Nutze die Heilkraft unserer Nahrung

II

Dr. med. Ernst Schneider

Nutze die Heilkraft unserer Nahrung

Neue Vollwert- und Heilkostküche mit Wochenplänen und zahlreichen Rezepten

Herausgegeben im Auftrag des
Deutschen Vereins für Gesundheitspflege e. V.
unter Mitarbeit von
Dr. med. Angelika Austerhoff-Schneider

II

Saatkorn-Verlag · Hamburg

Redaktion: Horst Zschunke
Layout: Reinhard Thäder, Hellmut Baensch
Einbandgestaltung: Hellmut Baensch

Die Bilder auf dem Titel sind von Komplett-Büro, München (l.), DE-VAU-GE, Lüneburg (r. o.), neuform-Kurier, Bad Homburg und Silvestris, Kastl (u).

4. erweiterte Auflage

Gesamtherstellung: Grindeldruck GmbH, Hamburg 13
 – Printed in Germany 1990 – Verlagsarchiv-Nr. 865 890
ISBN 3-8150-1540-5

ISBN 3-8150-9150-0 (Gesamtserie)
ISBN 3-8150-9152-7 (Band 1, Teile I und II)

Dr. Ralph Bircher

Viele Gesundheitsstörungen und Krankheiten haben ein sehr langes und im Verborgenen unmerklich verlaufendes Vorstadium. Der menschliche Organismus verfügt aber über eine geradezu unerschöpfliche Fähigkeit, um diese Störungen und Schäden immer wieder auszugleichen, so daß sie das Leben und die Tätigkeit des Menschen auf lange Zeit nicht beeinträchtigen. Still ertragend und fleißig ausgleichend nimmt der Körper Jahr für Jahr alle wachsende Erschwerung auf sich und macht sie für uns unmerkbar, solange es irgendwie geht. Für diese dem Menschenverstand kaum faßliche Leistung und dafür, daß der Schöpfer unseren Organismus dazu befähigt, schulden wir einen Dank, von dessen Größe die wenigsten unter uns eine Ahnung haben.

Aber auch eine große Tragik wird erkennbar: Gerade dank der unerhörten Ausgleichsleistung des Körpers wird es in jenem Augenblick, da die Krankheit schließlich zur sichtbaren Bedrohung wird und da sie zum Arzte führt, oft bereits zu spät sein für eine volle Heilung und muß, sofern Schlimmeres abgewendet werden konnte, mit Schäden und Schwächen gerechnet werden, die zum Teil vielleicht nicht mehr ganz verschwinden. Der Kranke muß in diesen Fällen lernen, mit seiner Krankheit zu leben. Er muß froh sein, davongekommen zu sein und zu wissen, wie er aus den verbliebenen Kräften und Möglichkeiten das Beste für sein künftiges Leben herausholen kann. Der Heilmittelschatz der Medizin bietet ihm zwar noch einige Möglichkeiten momentaner Krisenhilfe und Erleichterungen, manchmal durch das Geschick des Chirurgen eine mit Verstümmelung verbundene Entlastung; aber eine Beeinflussung im Sinne echter Heilung ist nur auf jenem Wege möglich, den Max Bircher-Benner die „Ordnungstherapie" genannt hat, das heißt auf dem Wege eines neuen Lebensstils, der den Ordnungsgesetzen des Lebens Rechnung trägt, und einer Förderung der lebendigen Ordnungskräfte von Körper, Seele und Geist. Das ist möglich durch kundige Zusammenarbeit von Arzt und Patient im Dienste der lebenseigenen Selbstheilungskräfte. Es muß jetzt eine größere, übermenschliche Kraft und Weisheit der menschlichen zu Hilfe kommen, eine, die in uns wirksam ist; denn „es gibt", wie Max Bircher-Benner schrieb, „eine unseren Augen verborgene, im Innern des Menschen selbst wirkende, erhabene und machtvolle Weisheit". Diese allein kann die Gesundheit erhalten und wiederherstellen.

Zunächst muß der Arzt natürlich die Lage eingehend und genau untersuchen und die allenfalls bestehende Gefahr bannen, um Zeit zu gewinnen. Er wird einen Heilplan aufstellen, der auf die Eigenart und die Reaktionslage des Patienten abgestimmt sein muß, wird dem Kranken klar machen, worauf es jetzt für ihn ankommt. Das ist, alles in allem, keine geringe, ja oft eine recht anspruchsvolle Aufgabe, welche Reife, Erfahrung und Können verlangt.

Der Kranke seinerseits muß die Lage kennenlernen, wie sie ist. Er muß wissen: Ich lebe jetzt nicht mehr „aus dem vollen" wie einst; die Reserven sind knapp, manchmal sehr knapp, und der Weg ist schmal geworden. Er muß seinen Organismus jetzt gut kennen und mit dem Leben haushalten lernen.

Vollwertkost und *Heilkost* aktivieren die Selbstheilungskräfte des Körpers. Sie setzen den therapeutischen Hebel gleichzeitig an allen Hauptpunkten an: an den feinsten Haargefäßen (Kapillaren), an den Schlagadern, an den Herzkranzgefäßen, an den Arteriolen, an der Zufuhr des Herzhormons, am endokrinen System (Hormondrüsensystem), an der Entlastung der Stoffwechsel- und der Ausscheidungsorgane und damit auch des Herzmuskels, an der Widerspiegelung der Regulationen und an der Regeneration der Zwischengewebe.

Eine Kost und Diät, die diesen Forderungen entspricht und in diesem Buch dargestellt wird, kann nur eine frischkostreiche, kochsalzarme, vegetabile und lacto-vegetabile Ernährung sein. Sie löst Gesundheitsprobleme auf lange Sicht und ändert unser Leben auf glückliche Weise. Immer wieder zeigt sich, daß diese Kost eine wahrhaft krankheitsverhütende und heilende Kraft besitzt.

Inhalt

Ernährungsabhängige Krankheiten sind für einen großen Teil der Todesfälle verantwortlich oder mitverantwortlich. Das gilt nach heutigem Wissen besonders für Kreislaufkrankheiten, Krebs, Leberzirrhose und Diabetes. Die Sterblichkeit an diesen Krankheiten ist neben der Krankheitshäufigkeit ein wichtiger Indikator zur Beurteilung der gesundheitlichen Entwicklung unserer Bevölkerung, z. B. um die Wirksamkeit von Vorsorge-, Gesundheitserziehungs- und Interventionsprogrammen oder den „medizinischen Fortschritt" zu messen.

Ernährungsbericht 1984, Seite 41

Große Forscher haben die Ernährung die Beherrscherin der Gesundheit genannt. Man kann mit geeigneter Ernährung einige Gesundheit und Widerstandskraft aufbauen, selbst in einer lichtlos-feuchten, unhygienischen Wohnung, und man kann in der sonnigsten Wohnung bei peinlicher Sauberkeit und reichlicher Körperbewegung die Gesundheit durch fehlerhafte Ernährung untergraben und zugrunde richten. Es ist darum keine Verkennung der großen Bedeutung anderer Einflüsse, wenn gesagt wird: Jede Bemühung um Gesundheit lohnt sich auf dem Gebiet der Ernährung ganz besonders.

Bircher-Benner-Kochbuch, Seite 8

Ein Frühstück, das aus natürlichen, unverfälschten Lebensmitteln zusammengestellt ist, schmeckt gut. Es enthält alle wichtigen Nähr- und Vitalstoffe und verleiht über längere Zeit hinweg ein angenehmes Gefühl der Sättigung, ohne den Stoffwechsel dabei übermäßig zu belasten. Es ist ideal für alle Berufstätigen, die viel sitzen müssen, denn es bewahrt sie vor allen nachteiligen Folgen, die eine gestörte Verdauung nach sich ziehen kann, wie Abgeschlagenheit, Konzentrationsschwäche, unerwünschten Fettansatz und unreine Haut. Der Gewinn an Vitalität durch ein gesundes Frühstück wirkt sich wohltuend auf das Gesamtbefinden aus und macht Stress und Anstrengung leichter erträglich.

Stephanie Faber, Mein Frühstücksbuch, Seite 21

Wissenschaft, zumal Ernährungswissenschaft, ist keine statische Einrichtung, die auf Glaubenssätzen oder Dogmen beruht. Sie muß sich neuen Erkenntnissen stellen und sie für die Praxis nutzbar machen.

Deutsche Gesellschaft für Ernährung, Empfehlungen für die Nährstoffzufuhr

Unsere Neue Küche

bringt Freude und Genuß,
hält gesund und leistungsstark,
macht schlank und fit,
beugt vor und heilt.

Die Zutaten:

Ein wenig Liebe zur Sache,
ein paar Überlegungen
und einige
gute Küchengeräte.

Vorwort

Dieser zweite Band von „Nutze die Heilkraft unserer Nahrung" ist von der Überzeugung bestimmt, daß eine lacto-vegetabile Ernährung einer Fleisch enthaltenden Kostform überlegen ist. Sie führt besonders unter den heutigen Umweltbedingungen am ehesten zu voller Gesundheit und Leistungsfähigkeit. Diese Überzeugung habe ich durch eine jahrzehntelange Praxiserfahrung, durch das intensive Studium der internationalen ärztlichen Erfahrungsberichte und zahlreicher wissenschaftlicher Forschungsergebnisse gewonnen.

Eine gesunderhaltende Ernährung ist aber nicht nur eine Frage, ob man Fleisch ißt oder nicht, sondern hat auch etwas mit den Nahrungsmengen zu tun, die wir zu uns nehmen. Es wird immer noch am meisten danach gefragt, wie*viel*, aber nicht wie *wenig* Nahrung notwendig ist, um vollwertig ernährt und gesund zu sein.

Der Durchschnittsverbrauch bei der Bevölkerung westlicher Industriestaaten liegt auch heute noch viel zu hoch. Man muß ganz klar sagen, daß der Durchschnittsbedarf für einen Menschen von 70 kg Körpergewicht und einer Größe von etwa 170 cm bei mäßiger körperlicher Tätigkeit zwischen 1700 und 2000 Kalorien liegt. Die Normalkostpläne dieses Buches sind deshalb auf diesen Durchschnittswert eingestellt.

Diese Durchschnittsmenge gilt allerdings nur, wenn die verwendeten Nahrungsmittel möglichst natürlich geblieben sind und damit eine hohe Qualität aufweisen. Nur dann ist es möglich, den Körper außer mit Energielieferanten auch mit allen Funktionsstoffen (Vitalstoffen) wie Vitaminen, Mineralien, Spurenelementen, Enzymen und Aromastoffen zu versorgen, um mit einer wirklichen Sättigung auch eine gute Funktionsfähigkeit des Organismus zu erreichen.

Jede einseitige und unausgewogene Kost wird trotz der Aufnahme größerer Mengen immer wieder, wie es jeder an sich selbst erfahren kann, zu einem Reizhunger führen, der bei der ständigen Wiederholung und einem stets vorhandenen verführerisch-verlockenden Angebot ein fast süchtiges Verlangen nach weiterer Steigerung der Nahrungsmenge auslöst. Wenn dieses Nahrungsverlangen nicht befriedigt wird, ist nicht auszuschließen, daß dann auch auf andere suchterzeugende Mittel ausgewichen wird. Hier berühren sich dann die Fragen der Ernährung mit den Problemen der Sucht.

Zur Vervollständigung der modernen Ernährung gehört heute auch die Zufuhr grob faserstoffhaltiger Ballaststoffe, wie sie in der Obst-Gemüse-Kost am meisten vorkommen. Faserstoffe stellen eine hochwirksame Unterstützung der Gesundheitsvorsorge dar. Sie erweisen sich sogar als unverzichtbar bei der Behandlung von zahlreichen, sonst schwer zu beeinflussenden Krankheiten wie Übergewicht (Fettsucht), Venenleiden, Divertikulose, Blinddarmentzündung, Herz-Kreislauf-Erkrankungen und Darmkrebs.

Deshalb muß jeder mehr oder weniger schwere Mangel an Pflanzenfasern (Zellulose, Ballaststoffen) ausgeglichen werden.

Es hängt schließlich auch alles davon ab,

welche Nahrungsmittel wir uns einverleiben, *was* mit diesen Stoffen während des Verdauungsprozesses geschieht und *wie* die Substanzen, die der Körper benötigt, an die Gewebs- und Organzellen herangebracht werden, damit sie in Energie und in körpereigene Funktions- und Baustoffe umgewandelt werden können.

Allein schon die Prozesse, die sich bei der Magen-Darm-Passage abspielen, sind so kompliziert und phantastisch – zum Beispiel der Aufbau körpereigener Eiweißstoffe –, daß es sich lohnt, ihnen unsere Aufmerksamkeit zu schenken und jede Überlastung der Organe zu vermeiden.

In den Überflußgesellschaften der Industrienationen ernähren sich die Menschen mit zu vielen, viel zu teuren, viel zu stark bearbeiteten und dennoch mangelhaften Nahrungsmitteln, die über kurz oder lang zu einer Einbahnstraße in Richtung Krankheit werden.

Dieses Buch möchte die Grundsätze für eine einfache Vollwert- und Gesundkost vermitteln, Fehlernährungen bewußt machen, davon überzeugen, daß Ernährung etwas mit Verantwortung zu tun hat. Sie lastet besonders auf unseren Frauen, die in der Regel mit ihrer Arbeit in der Küche das Wohl und Wehe der Familie entscheidend mitbestimmen. Die zahlreichen Rezepte zeigen, wie wohlschmeckend und abwechslungsreich eine rein lacto-vegetabile oder auch ovo-lacto-vegetabile Vollkost sein kann.

Ernährung, Wachstum, Gesundheit und Wohlbefinden sind Gaben, die wir dankbar aus der Hand des Schöpfers entgegennehmen können. Dabei sollten wir aber nicht verkennen, daß sich alles ins Gegenteil verkehren kann, wenn wir nicht pfleglich mit diesen Gaben umgehen. Die in diesem Buch enthaltenen Einsichten, Vorschläge und Anregungen wollen dazu beitragen, daß unsere Ernährungsweise für jeden von uns zum Segen wird.

Basel, im Herbst 1985

Ernst Schneider

Vorwort zur vierten Auflage

Zahlreiche engagierte und begeisterte Zuschriften bestätigen, daß dieses Buch den erhofften Zuspruch findet. Sie zeigen aber auch, daß vor allem unsere weiblichen Leser angeregt werden, oft recht brauchbare Verbesserungs- und Ergänzungsvorschläge mitzuteilen. Ich versuche sie nach Möglichkeit zu realisieren. Das ist natürlich immer nur bei Wiederauflagen möglich.

In dieser vierten Auflage sind einige Kapitel neu hinzugekommen, nämlich die Themen Mikrowelle, Unterzuckerungszustände, Heilkost bei Augenerkrankungen, Blutbildungsstörungen, Schilddrüsenerkrankungen und Knochenentkalkung.

Besonders wichtig ist heute auch, daß man nicht nur für Erwachsene, sondern auch für Säuglinge und Kleinkinder eine Vollwerternährung anbietet. Entsprechende Ergänzungen finden sich im Kapitel über die moderne Säuglings- und Kleinkind-Ernährung.

Immer wieder wird auch von einer „lebendigen Nahrung“ schon für Säuglinge und Kinder aller Altersstufen gesprochen. Die Lebendigkeit der Nahrung kann aber nicht wissenschaftlich gemessen werden. Hier ist die Erfahrung biologisch denkender Ärzte ebenso ausschlaggebend wie die sorgfältige Beobachtung der Kinder. Auch hieraus sind Rückschlüsse auf die Richtigkeit und Güte der Ernährung möglich.

Ich befinde mich mit dieser Auffassung in voller Übereinstimmung mit Prof. *Mommsen,* der darauf hinweist, daß die wissenschaftliche Analyse der Nahrung zwar notwendig ist, aber allein nicht ausreicht, sondern durch eine intimere Beobachtung ergänzt werden muß, um zu fundierten Resultaten zu gelangen, die dem Begriff wirklicher Gesundheit gerecht werden.

Unbestritten ist heute die Ernährung der wichtigste Umweltfaktor. Eine Nahrung, die Gesundheit bewirken und aufrechterhalten soll, muß vollwertig sein, das heißt, sie muß alle notwendigen Nähr- und Ergänzungsstoffe in ausreichender, besser optimaler Menge enthalten. Darüber hinaus ist aber auch frische, lebendige, unbehandelte Nahrung erforderlich, wie sie durch frisches Obst, Salate, Gemüse, unbehandelte Frischmilch und wenige, frische Eier von freilaufenden Hühnern (1–2 in der Woche) gegeben ist. Die Voraussetzung dazu ist jedoch eine gute Bodenfruchtbarkeit, die aber heute große Probleme mit sich bringt (siehe dazu auch in Band 1, Teil I, das Kapitel „Bearbeitung und Umwelteinflüsse verändern unsere Lebensmittel").

In dieser vierten Auflage kommen wiederum neben den Ergebnissen der naturwissenschaftlich-experimentellen Medizin auch die der Erfahrungsmedizin zur Geltung. Sie stellen die notwendige Ergänzung zur klassischen Medizin dar, weil sie den häufigen Mangel an einer ganzheitlichen Betrachtung des kranken Menschen, der in der hochspezialisierten Medizin unausbleiblich ist, weitgehend ausgleichen. Ich hoffe, daß die Leser dieses Buches weitere wertvolle Anregungen für ihre Ernährungsweise erhalten.

Basel, im Sommer 1990

Ernst Schneider

Die Berechnung der Nährstoffe sowie der Kalorien- und Joule-Angaben erfolgte in der Regel nach der „Großen GU Nährwert-Tabelle“ von Cremer, Aign, Elmadfa, Muskat und Fritzsche.

Ferner wurden folgende Quellen verwendet:

S. W. Souci/H. Bosch, Lebensmittel-Tabellen für die Nährwertberechnung
Documenta Geigy, Wissenschaftliche Tabellen
E. Wieloch, Gesund durch Obst, Gesund durch Gemüse

Unterschiedliche Angaben lassen sich auf eine unterschiedliche Qualität der untersuchten Objekte zurückführen. Die Daten können differieren je nach Boden, Art, Reifegrad und Sammelzeit der jeweiligen Nahrungsmittel.

Einer internationalen Vereinbarung entsprechend wurde vor einigen Jahren die Kalorie als Einheit für die Energie abgeschafft und durch das Joule (sprich: dschul) ersetzt. Amtlich wird nur nur noch in Joule gerechnet. Dieses Maß, von dem englischen Physiker und Bierbrauer James Prescott Joule (1818–1889) als Äquivalent zwischen mechanischer Energie und Wärme festgesetzt, ist genauer als die bewährte Kalorie. 1 Kalorie entspricht 4,184 Joule. Zu allen Kalorienangaben sind deshalb zusätzlich die Werte in Joule angegeben. Wenn Sie selbst rechnen wollen, müssen Sie die Kalorienzahl jeweils mit 4,18 (abgerundet) multiplizieren und erhalten dann den Wert in Joule.

Die physiologischen Brennwerte betragen für

1 g Eiweiß	= 4,1 Kalorien (kcal) = 17 Joule (kJ)
1 g Fett	= 9,3 Kalorien (kcal) = 39 Joule (kJ)
1 g Kohlenhydrate	= 4,1 Kalorien (kcal) = 17 Joule (kJ)

Nach der Verordnung über diätetische Lebensmittel (Diätverordnung) müssen zur Berechnung des physiologischen Brennwertes für

1 g verwertbares Eiweiß	= 4 Kalorien (kcal) = 17 Joule (kJ)
1 g verwertbares Fett	= 9 Kalorien (kcal) = 38 Joule (kJ)
1 g verwertbare Kohlenhydrate	= 4 Kalorien (kcal) = 17 Joule (kJ)
1 g Äthylalkohol	= 7 Kalorien (kcal) = 30 Joule (kJ)
1 g organische Säure	= 3 Kalorien (kcal) = 13 Joule (kJ)

zugrunde gelegt werden.

Natürliche Nahrung ist die beste Medizin

Grundlegend fordere ich als Arzt, daß die Ernährungstherapie nicht mehr wie früher nur ein kleiner Teil der Gesamttherapie ist, sondern daß die Ernährungstherapie die Grundlage aller Heilbestrebungen und der Gesunderhaltung bleiben soll. Das ärztliche Handeln beginnt damit, die Ernährung und den Stoffwechsel des Kranken zu ändern. Dadurch leitet er die Heilvorgänge im kranken Körper ein und bereitet so den Boden für die Therapie. Dr. Max Gerson

Vegetarische Vollkost – eine neue Essensfreude

Gesünderes Leben, besseres Leben, längeres Leben! Was immer auch unser Wunsch sein mag – wir werden entscheidend davon abgehalten durch einen Lebensstil, der uns zuviel des Guten anbietet. Was kann der einzelne tun, damit er sein Lebensschiff wieder selbst in die Hand bekommt, um zu dem gewünschten Ziel zu steuern?

Ein wesentlicher Teil unseres Lebens, den wir noch beeinflussen können, ist unsere Ernährung; denn wir können immer noch wählen, was, wann und wieviel wir essen.

Wir erweisen uns selbst etwas Gutes, wenn wir unseren Verbrauch an Obst, Gemüse, frischen Salaten, frischem Vollkorn und pflanzlichen Eiweißquellen steigern und gleichzeitig weniger Zucker, Weißmehlprodukte und Fett verwenden. Vor allem ist auf das versteckte Fett in Fleisch, Wurst, Käse und Milchprodukten zu achten.

IN DIESEM KAPITEL:

- Gesunde Vollkost für Erwachsene und Jugendliche
- Vollwerternährung erleichtert Schwangerschaft und Entbindung
- Moderne Säuglings- und Kleinkind-Ernährung
- Die Ernährung des älteren Menschen

Überhaupt ist es wichtig, uns die von einer ganzen Reihe von Wissenschaftlern immer erneut bestätigte Tatsache bewußt zu machen, daß nämlich jede übermäßige und qualitativ minderwertige Zufuhr von Hauptnährstoffen auf die Dauer ein großes Risiko für die Gesundheit darstellt. Die erste praktische Folgerung daraus kann nur heißen, jedes Übermaß an Fett, Kohlenhydraten und Eiweiß zu vermeiden.

Eine weitere Folgerung lautet: Jeder mehr oder weniger schwere *Mangel an Pflanzenfasern* (Zellulose, Ballaststoffen) muß ausgeglichen werden. Der Mangel hemmt die Darmfunktion. Bei verlängerter Verweildauer des Darminhaltes entstehen Darmgifte verschiedenster Art, darunter auch krebserregende Gifte (Kanzerogene), die nach den Vorstellungen von Prof. *D. Burkitt* einen zu langen Kontakt mit den Darmzellen bekommen. Sie schädigen aber nicht nur diese Zellen und beeinträchtigen ihre Filterfunktion, sondern auch die Leber und die Innenwandzellen der feinen Haargefäße (Kapillaren) sind in Mitleidenschaft gezogen. Sie machen ihre Filterfunktion unmöglich, wie es auch schon bei einem ständigen Überangebot von Eiweiß, insbesondere Tiereiweiß, geschieht. Das aber ist eine wesentliche Ursache für die ganze Reihe der Zivilisationskrankheiten.

Pflanzenfasern sollten daher in Form von Getreidefaserstoffen (Vollkornprodukte, Kleie), Blattgemüsen, Wurzelgemüsen, Erbsen, Bohnen und Früchten aller Art zugeführt werden. Wenn man die Fasern von den üblichen Kohlenhydrat-Nährmitteln entfernt, erzielt man eine an Zucker

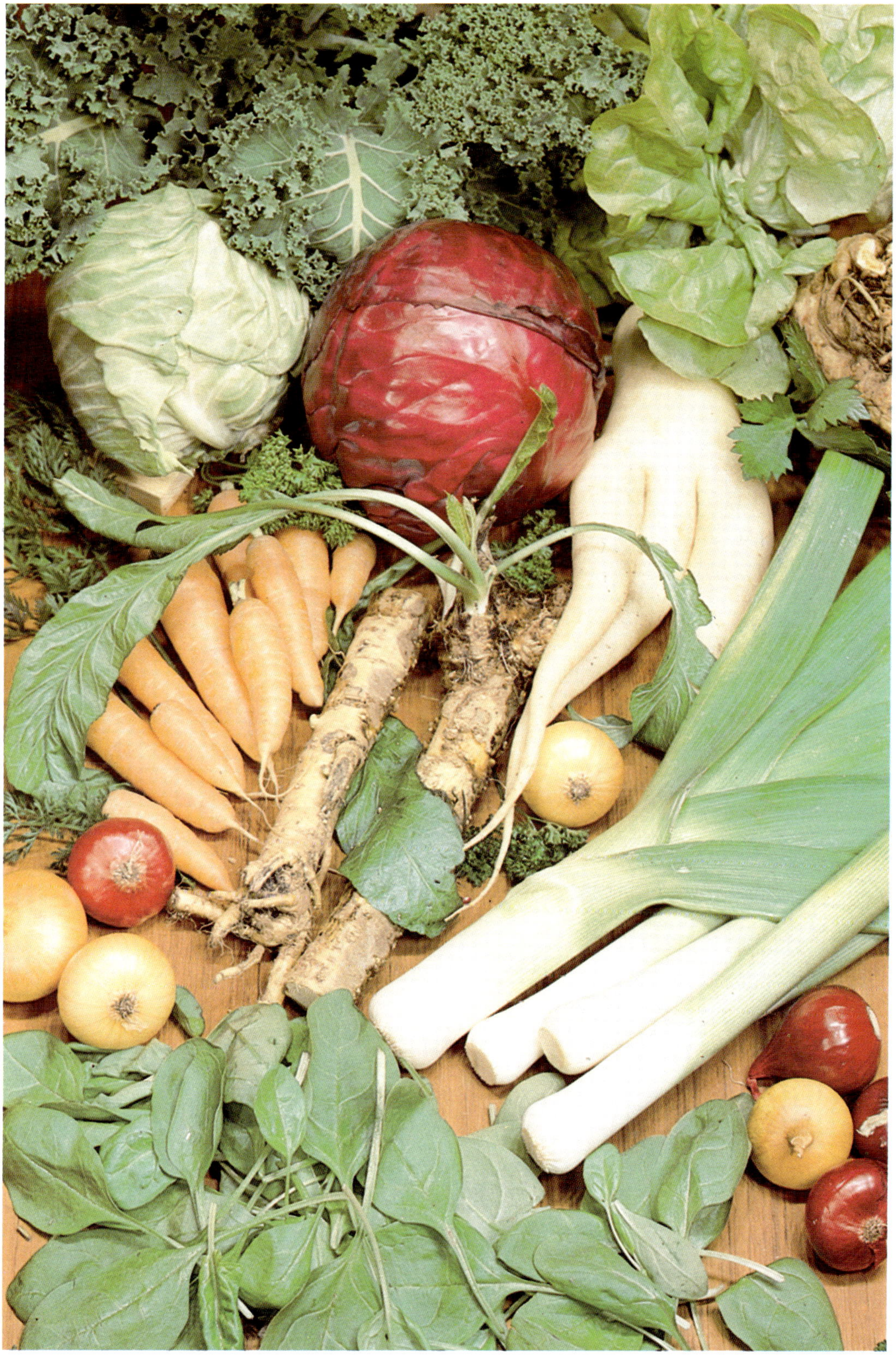

und Stärke angereicherte Nahrung, die dazu anregt, weit mehr Kalorien bis zum Sättigungsgefühl zu sich nehmen, als notwendig ist. Da die „gereinigte" Kohlenhydratnahrung die Darmpassage hemmt, wird sie schon dadurch wesentlich stärker ausgenützt, was schnell zur Überernährung führt.

Nur eine unseren heutigen Erkenntnissen entsprechende vollwertige Ernährung ist in der Lage, die Risikofaktoren und die daraus folgenden Erkrankungen (siehe Tabelle) zu vermeiden und die Erkrankungen teilweise sogar zu heilen.

„Gesundheit morgen, heute dafür sorgen" bedeutet heute schon die Konsequenzen zu ziehen, heute den vernünftigen Weg einzuschlagen, um ein gesünderes, besseres und längeres Leben zu haben.

Übersicht der wichtigsten Risikofaktoren und Zivilisationskrankheiten

Risikofaktoren	Zivilisationskrankheiten (ernährungsabhängige Krankheiten)
Übergewicht	Fettsucht
Blutdruckerhöhung	Hypertonie, Arterienverkalkung (Kopf, Herz, Nieren, Gliedmaßen, Augen), Herzinfarkt
Blutfetterhöhung	Hyperlipidämie
Blutzuckererhöhung	Zuckerkrankheit
Harnsäureerhöhung	Gicht

Das Bircher-Benner-Müsli hat nicht zuletzt durch seine einfache Zubereitung einen festen Platz in der Ernährung all jener gefunden, die sich gesund und fit erhalten wollen. Nüsse und Früchte variieren die geschmackliche Komponente.

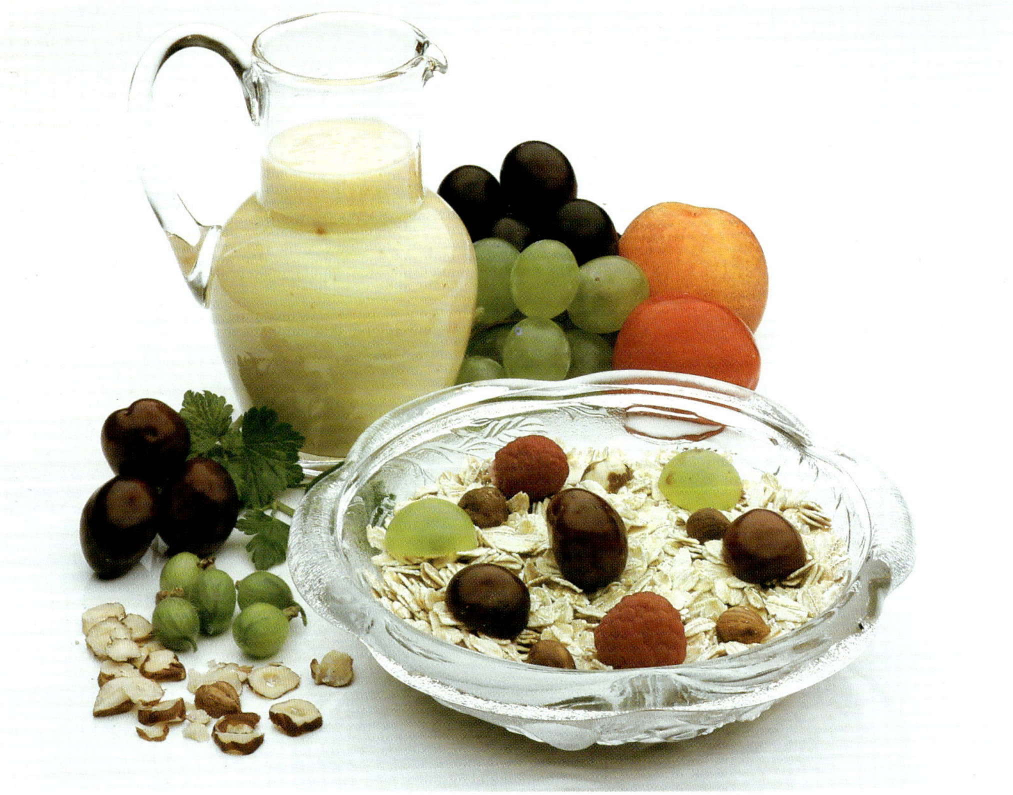

Gesunde Vollkost für Erwachsene und Jugendliche

Es gibt heute nach den neuesten Erkenntnissen der Wissenschaft keinen Zweifel mehr, daß viele Krankheiten eine gemeinsame Grundlage oder Ursache haben: die falsche Ernährung. Wir kennen sie in den verschiedensten Formen, und sie ist so weit verbreitet, daß die Lösung dieses Problems jeden von uns angeht.

Richtige Ernährung in jeder Lebensphase und in jedem Lebensalter bildet eine äußerst wichtige Voraussetzung für die Gesundheit und für die Verhütung von Krankheiten.

Jede Form der Fehlernährung führt aber zu Gesundheitsstörungen und Krankheiten. Wir nennen sie die ernährungsabhängigen Krankheiten. Dazu zählen hauptsächlich folgende, oft auch als Zivilisationskrankheiten bezeichnete Stoffwechselstörungen und Organveränderungen: *Übergewicht* (Adipositas), *hoher Blutdruck* (essentielle Hypertonie), *Fettstoffwechselstörungen* (Hyperlipidämie, Hypercholesterinämie), *Blutgefäßverkalkung* (Arteriosklerose), *Harnsäureablagerungen* (Gicht, Hyperurikämie) und *Zuckerkrankheit* (Diabetes mellitus).

Wir wissen auch, daß *einige Krebsarten* die Folge einer Fehlernährung darstellen oder daß die Fehlernährung eine wesentliche Voraussetzung für Krebs sein kann. Dr. *Gio Gori* vom National Cancer Institute (USA) ist sogar der Auffassung, daß bei den amerikanischen Frauen 60 %, bei den Männern 41 % aller bösartigen Neubildungen mit der Ernährung zusammenhängen.

Es kann unter dem Gesichtspunkt der Vorbeugung (Prävention) nicht die Aufgabe sein, eine spezielle Diät für jede dieser schwerwiegenden Krankheitsformen zu empfehlen; denn dies ist eine rein ärztliche Entscheidung. Es geht hier darum, die gemeinsamen Wurzeln der Fehlernährung aufzuzeigen; denn nur die schnelle Korrektur der Fehlernährung wird dazu führen, eine ganze Reihe von Erkrankungen zu verhüten.

Dieses Kapitel ist der echten *Vorbeugung*

Übergewichtige Kinder sollte es nicht geben. Deshalb regelmäßige Gewichtskontrolle!

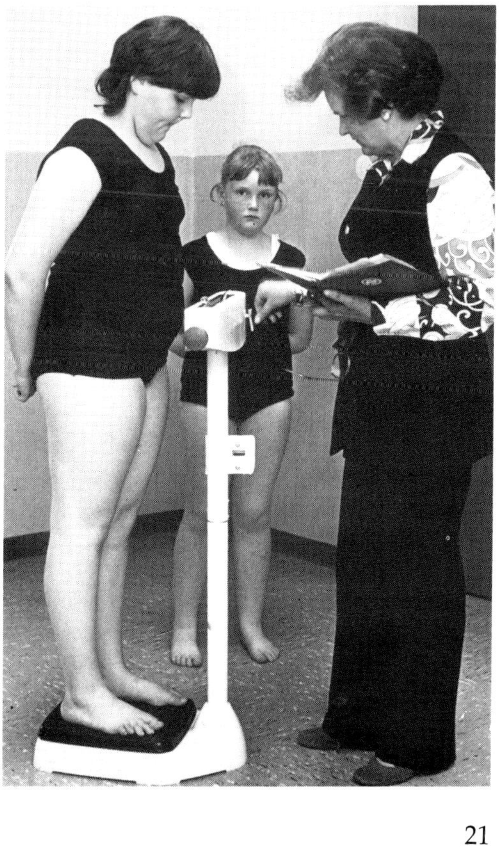

(Prophylaxe oder Prävention) gewidmet, wie sie jeder, dem seine Gesundheit lieb ist, durchführen kann und mit der auch jede Hausfrau in ihrer Familie großen Segen stiften wird.

Mit anderen Worten: Gesundheit und Krankheit gehen buchstäblich durch die Küche, und die Hausfrau hat es in der Hand, die Weichen in Richtung Krankheit oder Gesundheit zu stellen. Zunächst aber gilt es festzuhalten, welche Fehler in der täglichen Ernährung gemacht werden, um zu erkennen, wie wir sie vermeiden können.

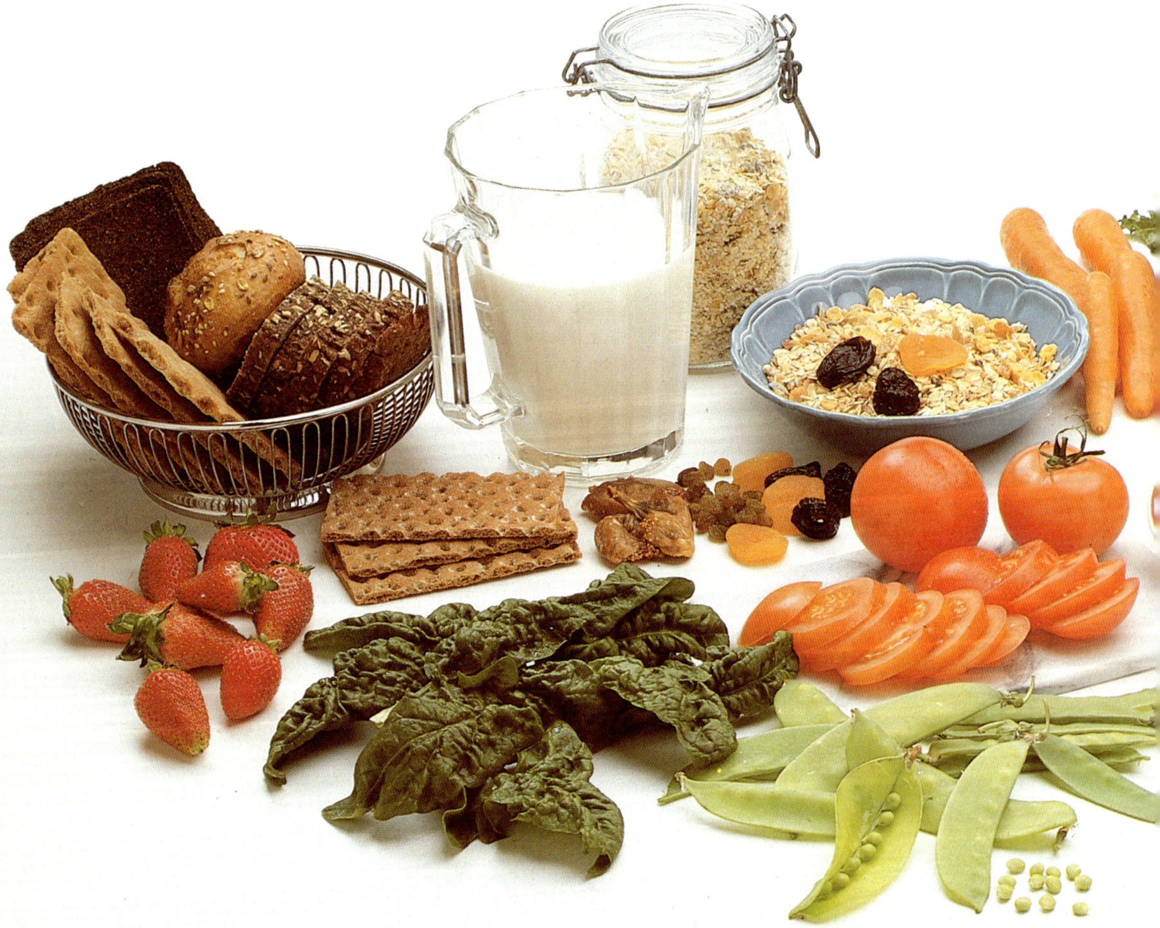

Nur eine unseren heutigen Erkenntnissen entsprechende, vollwertige Ernährung, wie sie unser Bild zeigt, ist in der Lage, die Risikofaktoren und die daraus entstehenden Krankheiten zu vermeiden und teilweise sogar zu heilen.

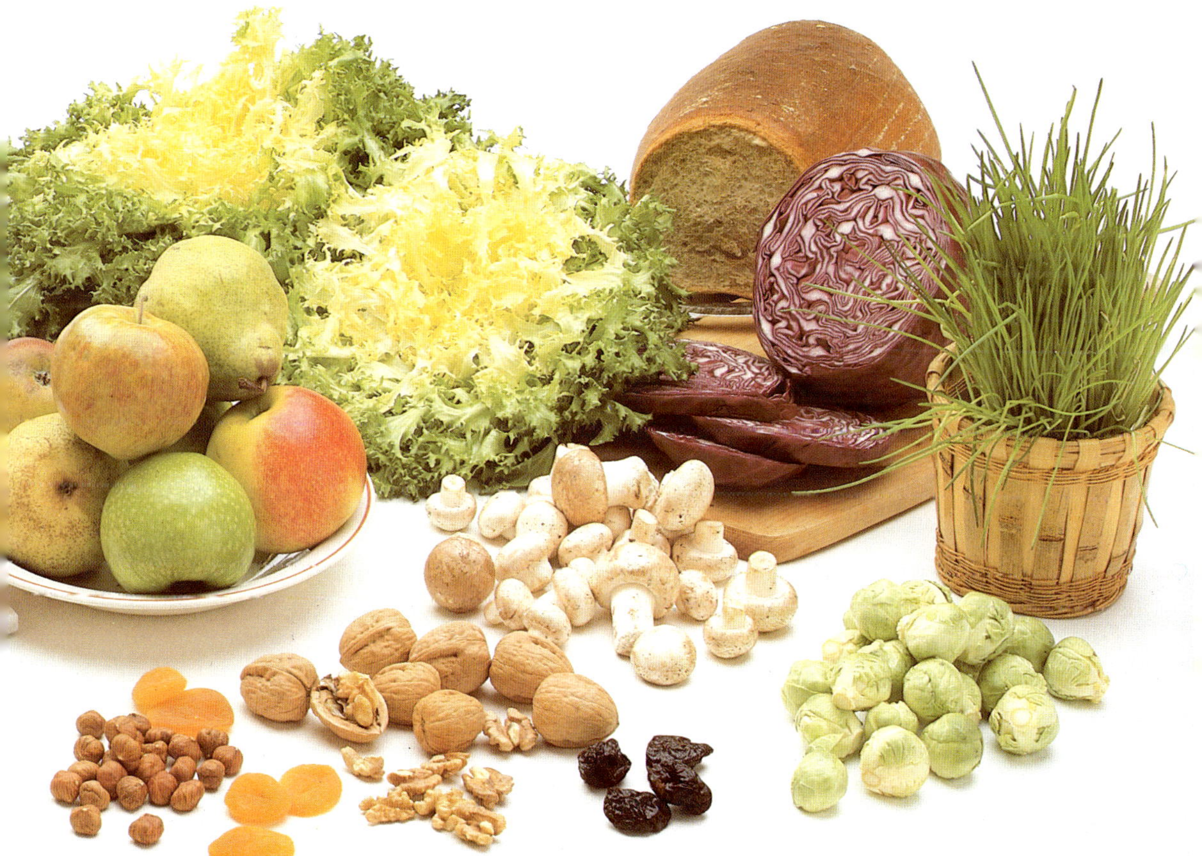

Die Bedeutung der natürlichen Vollwertkost für Gesundheit und Leistungsfähigkeit wird von immer mehr Menschen erkannt. Je früher diese Ernährungsweise einsetzt, desto besser für die Entwicklung der Kinder, die dann alle Chancen haben, zu gesunden, lebensfrohen und lebenstüchtigen Menschen heranzuwachsen.

So viel darf Ihr Kind wiegen:

Das Forschungsinstitut für Kinderernährung in Dortmund hat Gewichtstabellen für Kinder und Jugendliche erarbeitet, an denen Sie ablesen können, ob Ihr Kind bereits zuviel wiegt und wieviel es gegebenenfalls abnehmen muß:

Für Mädchen			Für Jungen		
Alter	Größe	Gewicht	Alter	Größe	Gewicht
1 Jahr	75 cm	9,9 kg	1 Jahr	77 cm	10,5 kg
2 Jahre	87 cm	12,4 kg	2 Jahre	89 cm	13,0 kg
3 Jahre	97 cm	14,7 kg	3 Jahre	97 cm	14,8 kg
4 Jahre	104 cm	16,6 kg	4 Jahre	106 cm	17,3 kg
5 Jahre	111 cm	18,6 kg	5 Jahre	112 cm	19,3 kg
6 Jahre	118 cm	21,3 kg	6 Jahre	118 cm	21,4 kg
7 Jahre	124 cm	24,0 kg	7 Jahre	125 cm	24,2 kg
8 Jahre	130 cm	27,1 kg	8 Jahre	131 cm	27,3 kg
9 Jahre	135 cm	29,8 kg	9 Jahre	136 cm	30,0 kg
10 Jahre	141 cm	33,6 kg	10 Jahre	141 cm	33,3 kg
11 Jahre	147 cm	38,5 kg	11 Jahre	146 cm	36,9 kg
12 Jahre	154 cm	44,8 kg	12 Jahre	152 cm	41,8 kg
13 Jahre	159 cm	50,1 kg	13 Jahre	158 cm	46,6 kg
14 Jahre	162 cm	53,5 kg	14 Jahre	165 cm	52,7 kg
15 Jahre	163 cm	54,5 kg	15 Jahre	171 cm	60,1 kg

Liegt das Gewicht Ihres Kindes mehr als 10 Prozent über dem Sollgewicht seiner Altersgruppe oder Größensparte, sollten Sie sich auf jeden Fall mit einer ausgewogenen gesunden Ernährung auseinandersetzen!

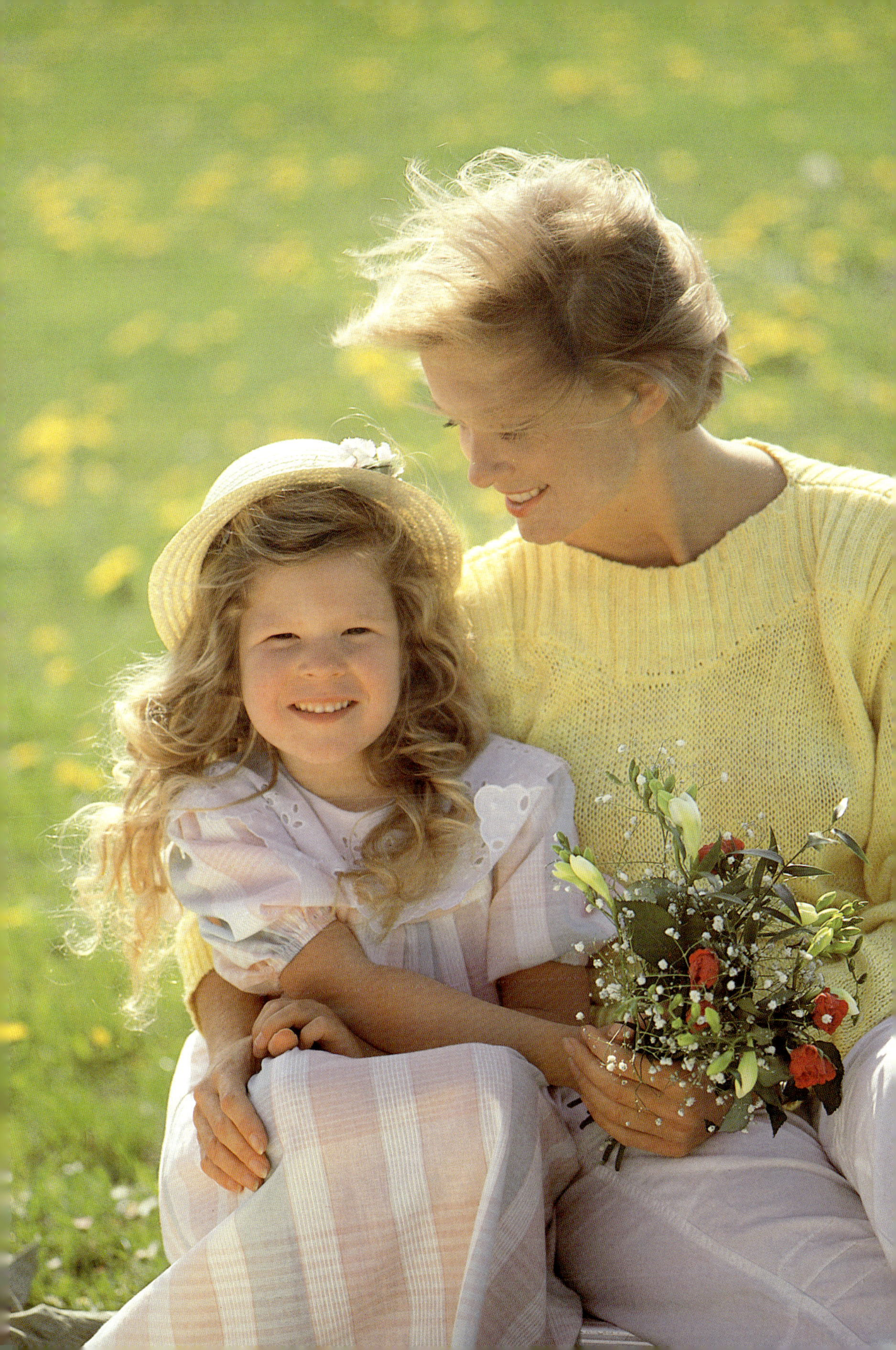

Fett-Fehlernährung

Wer sich im Dschungel der wissenschaftlichen Arbeiten über die Gefäßentartung (Atherosklerose, Arteriosklerose) zurechtzufinden versucht, stößt zunächst auf Arbeiten über die Rolle der *Fette* und ihrer wesentlichen Bestandteile, vor allem der gesättigten und ungesättigten Fettsäuren (Polyensäuren). Weiterhin findet man zahlreiche Arbeiten über die ursächliche Bedeutung der raffinierten *Kohlenhydrate* (Weißzucker, Weißmehl) und nun in zunehmendem Maße auch Untersuchungen über den Einfluß der heute meist noch üblichen Überschußernährung mit *Eiweiß* vor allem aus tierischen Quellen (Fleisch, Eier).

Beginnen wir mit den *Fettstoffwechselstörungen.* Jede Nahrung, die nicht zur Energiegewinnung benötigt wird, speichert der Körper als Fett in den Fettzellen. Sie bilden die Kaloriendepots. Jede Überernährung führt, besonders bei geringer körperlicher Betätigung, zu immer größerer Fettablagerung in den Fettzellen, die damit zu einem heimtückischen, meist unterschätzten Risikofaktor werden. Wer überflüssige Pfunde mit sich herumschleppt, muß wissen, daß er die ganze Reihe der wichtigsten Zivilisationskrankheiten (Arteriosklerose-Krankheitsgruppe) begünstigt.

Unbestritten ist heute, daß in Ländern, in denen etwa 40 % der Gesamtkalorien als Fett verzehrt werden, die Arteriosklerose (Atherosklerose) sehr häufig ist und der Serumcholesteringehalt mit zunehmendem Alter ansteigt. Dagegen ist diese Krankheit bei Völkern, die weniger Fett essen (Japaner, Bantus, Kimbus), selten und der Anstieg des Serumcholesterinspiegels und damit das Infarktrisiko gering.

Schon hieraus wäre der Schluß zu ziehen, daß die tägliche Fettmenge bei einem erwachsenen Menschen (70 kg) 35–45 g nicht überschreiten sollte. Sie darf also nicht mehr als 15–20 % der Gesamtzahl von 1800–2200 Kalorien (7524–9196 Joule) betragen.

In der westlichen Welt herrschte bis vor wenigen Jahren noch durchweg die Meinung vor, daß bei einer Gesamtenergiemenge von 2100 Kalorien (8778 Joule) 25–33 % aus Fett bestehen können. Dies entspräche einer Fettmenge von 60–80 g täglich.

Unser Fettkonsum geht weit darüber hinaus und muß zwangsläufig zum *Übergewicht* und den häufig daraus folgenden schweren gesundheitlichen Schäden führen, wie:

Arterienverkalkung
Bluthochdruck
Herzinfarkt
Schlaganfall
Blutfettspiegelerhöhung
Zuckerkrankheit
Gicht
Gallensteine
Hüft- und Kniegelenksarthrosen

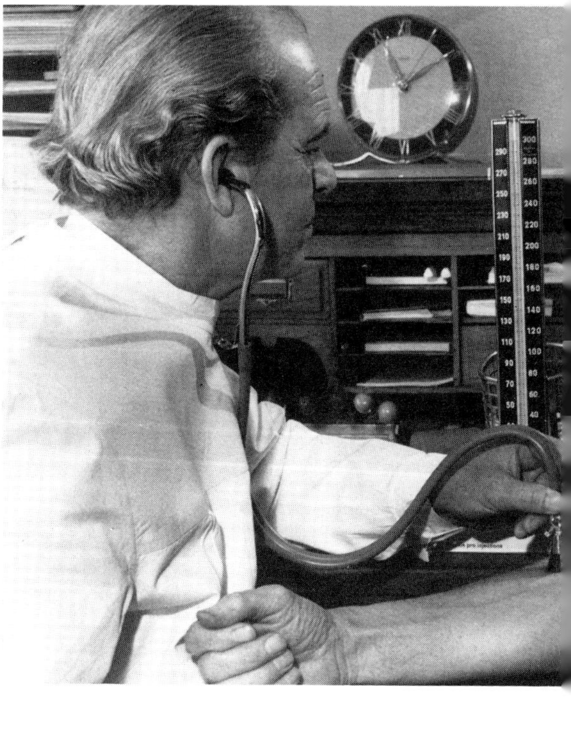

Cholesteringehalt der wichtigsten Nahrungsmittel

in Milligramm bezogen auf jeweils 100 g Handelsware

Tierische Nahrungsmittel		Mayonnaise (80 % Fett)	142	Käse (45 % Fett i.Tr.)	105
Rindfleisch	60–90	Eier (1 Ei ca. 60 g = 280)	390–540	Käse (30 % Fett i.Tr.)	54
Zunge	140	Eigelb, flüssig	1400	Käse (20 % Fett i.Tr.)	31
Kalbfleisch	150	Trinkmilch	12	**Pflanzliche Nahrungsmittel**	
Hammelfleisch	70–80	Fettarme Milch	7		
Leber	250	Buttermilch	0	Soja und Sojaprodukte	0
Niere	300	Magermilch	0	Brot	0
Hirn	2300–3150	Schlagsahne (30 % Fett)	102	Reis	0
Wiener Würstchen	100			Haferflocken	0
Wild	110	Kondensmilch	26	Kartoffeln	0
Geflügel (Huhn)	70	Speisequark, mager	0	Obst	0
Fische	33–90	Speisequark (20 % Fett)	14	Wurzel- und Blattgemüse	0
Fischfleisch	150–450	Joghurt aus Trinkmilch	10	Nüsse	0
Butter	240–285	Joghurt aus Magermilch	0	Hülsenfrüchte	0

Bluthochdruck gehört zu den Risikofaktoren des Herzinfarkts. Regelmäßige Kontrolle bei jedem Arztbesuch ist unerläßlich.

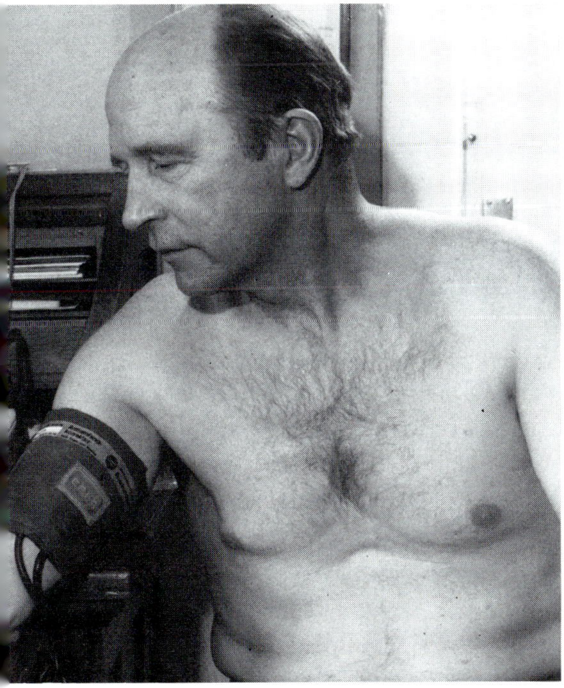

Es kommt jedoch nicht nur auf die Fettmenge, sondern ganz wesentlich auch auf die Art der verwendeten Fette an.

Fett ist leider nicht gleich Fett. Die Herkunft unserer Nahrungsfette (pflanzliche und tierische Fette) ist verschieden, ihr Gehalt an Cholesterin variiert sehr stark, ihr chemischer Aufbau (Fett mit vorwiegend gesättigten oder ungesättigten Fettsäuren) ist nicht gleich, und auch ihre Wirkung auf den Stoffwechsel (träge oder aktive Umsetzung und Energiefreigabe) ist unterschiedlich.

Seit einiger Zeit weiß man, daß Fett in sich in sehr unterschiedliche Fraktionen zerfällt – in die stark cholesterinhaltigen sogenannten „bösen" Lipoproteine von niedriger Dichte (low density lipoproteins = LDL), die die Arteriosklerose begünstigen, indem sie in die Arterienwand eindringen und die innersten Arterienschichten zerstören, und in die sogenannten „guten" Lipoproteine von hoher Dichte (high density lipoproteins = HDL), deren Eigenschaften denen der LDL nahezu entgegengesetzt sind. Sie beschleunigen den Ab-

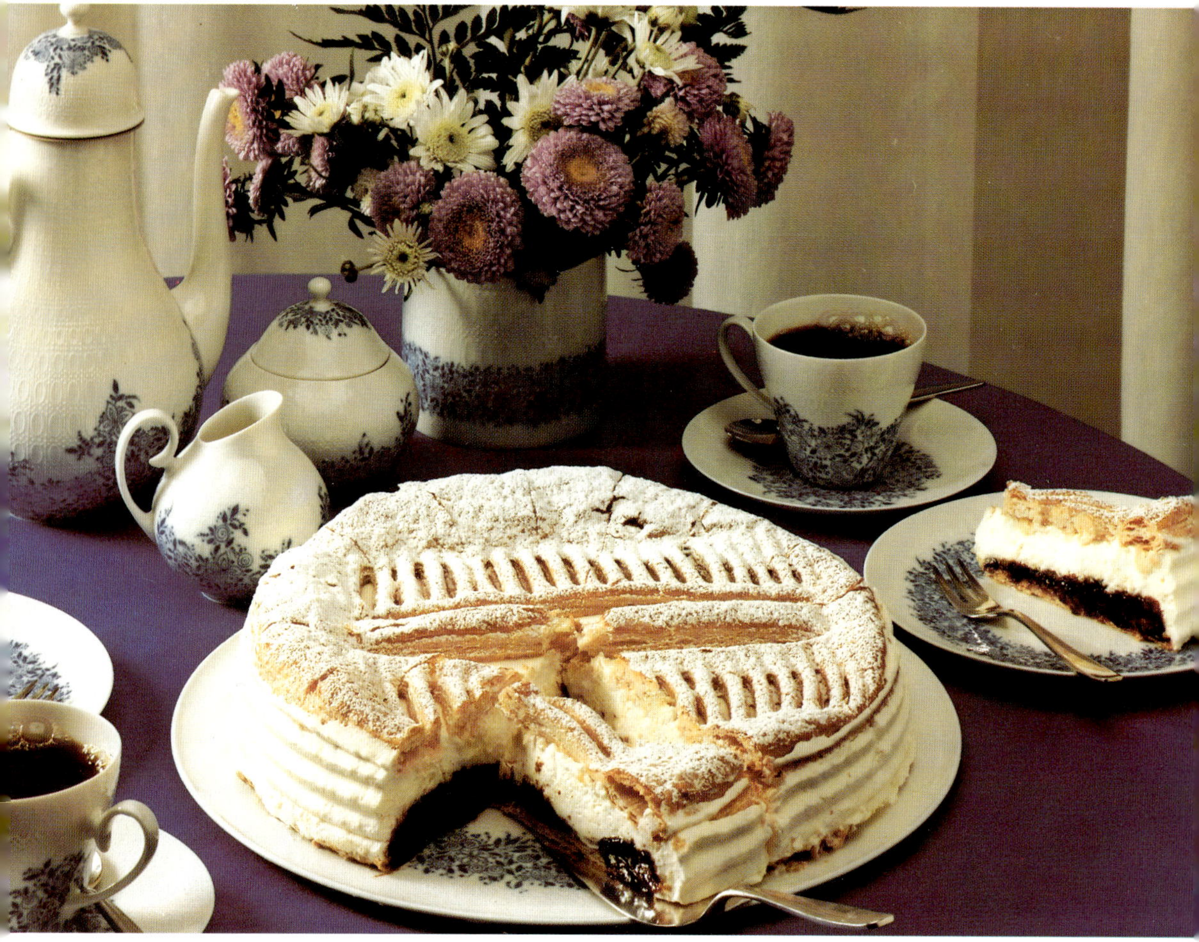

Kuchen und Torten bestreiten einen wesentlichen Teil des Speiseplans unserer Kinder. So apart diese Friesentorte aussieht – Torten aus Vollmehl und anderen vollwertigen Zutaten sind der Gesundheit zweifellos zuträglicher.

transport des Cholesterins aus Zellen und Gefäßen. Erhöhte HDL-Werte bedeuten offenbar einen gewissen Schutz vor Arteriosklerose.

Allgemein empfiehlt es sich, insgesamt mit Fetten sparsam umzugehen und vorwiegend solche mit einem hohen Anteil an mehrfach ungesättigten Fettsäuren zu verwenden.

Je nach der Art und Menge der verwendeten Fette sind verschiedene Fettstoffwechselstörungen möglich. Am häufigsten treten Störungen des Fettstoffwechsels mit einer Erhöhung des Cholesterins und der Neutralfette im Blut auf. Die Bedeutung des mit der Nahrung zugeführten Cholesterins und der Fette wurde in den letzten zwanzig Jahren sehr unterschiedlich beurteilt.

Heute scheint immerhin festzustehen, daß das mit der Nahrung aufgenommene Cholesterin den Blutcholesteringehalt ansteigen läßt, wenn die Aufnahme eine bestimmte Menge überschreitet. Die Empfehlung lautet daher: Es dürfen mit der Nahrung nicht mehr als 300 mg Cholesterin pro

Tag zugeführt werden. In der Tabelle über den Cholesteringehalt verschiedener Nahrungsmittel sind die zu vermeidenden Nahrungsmittel mit einem hohen Cholesteringehalt übersichtlich zusammengestellt.

In 100 g Hühnerei befinden sich danach bereits 390–540 mg Cholesterin. Ein Ei (etwa 60 g) weist zwischen 240 und 324 mg auf. Wer also glaubt, täglich sein Frühstücksei zu sich nehmen zu müssen, tut bereits des Guten zuviel, denn die anderen tagsüber aufgenommenen Nahrungsmittel enthalten auch noch mehr oder weniger große Mengen an Cholesterin. Nur bei schwerer körperlicher Arbeit wären größere Mengen auf die Dauer schadlos zu bewältigen.

Wir kommen nicht um die Tatsache herum, daß Vegetarier im Vergleich zu Personen, die eine „Normal-", d. h. Fleischkost, zu sich nehmen, häufig niedrigere Cholesterin- und Neutralfettwerte im Blut aufweisen.

Zu beachten ist jedoch, daß der Organismus auch ohne Zufuhr mit der Nahrung Cholesterin selbst aufbauen kann. Der erhöhte Serumcholesterinspiegel gilt heute (wieder) als wichtigster Risikofaktor sowohl für die Entstehung der Arteriosklerose als auch für den Herzinfarkt. Je höher der Cholesterinspiegel, desto größer ist das Risiko. Deshalb muß die Erhöhung der Fettwerte im Blut rechtzeitig, also vor Eintritt eines Schlaganfalls oder eines Herzinfarktes, behandelt werden, das heißt aber, daß für die normale Ernährung wie für die Diät nur Fette und Öle mit niedrigem oder fehlendem Cholesteringehalt zu verwenden sind.

Leicht sichtbare Cholesterinablagerungen, wie gelbe Platten (Xanthome) auf dem Handrücken, an der Achillesferse, an den Augenlidern oder bogenförmig in der Hornhaut des Auges, lassen schon den Verdacht auf eine Erhöhung des Cholesterinspiegels aufkommen.

Wir wissen heute, daß für den gesunden Stoffwechsel die *ungesättigten Fettsäuren* unerläßlich sind, z. B. für den Aufbau wichtiger Stoffwechselprodukte (Lipoide) und als Bausteine für verschiedene lebenswichtige Zellstrukturen. Deshalb müssen wir die Nahrungsfette mit ungesättigten Fettsäuren (hauptsächlich Pflanzenöle) besser kennen- und verwenden lernen.

Außerordentlich tückisch ist die Tatsache, daß viele Menschen, bei denen sich eine Arteriosklerose in einem der bevorzugten Gefäßgebiete (Herzkranzarterien, Beinarterien, Bauchaorta, Gehirnarterien) entwickelt hat, noch lange Zeit, auch nach den üblichen klinischen Untersuchungen, als „gesund" erscheinen können. Es muß daher nach indirekten Zeichen – nämlich den bereits genannten Risikofaktoren – gefahndet werden, die auf die Entwicklung von arteriosklerotischen Gefäßentartungen hinweisen und z. B. die Entstehung der koronaren Herzerkrankung und des Herzinfarktes begünstigen.

Fettsäuren-Zusammensetzung der derzeit gebräuchlichen Nahrungsfette
(in Prozent der Gesamtfettsäuren)

	gesättigte Fettsäuren	einfach ungesättigte Fettsäuren	mehrfach ungesättigte Fettsäuren
Kokosfett	92	6	2
Talg	54	43	3
Butter	60	37	3
Olivenöl	19	73	8
Palmöl	46	44	10
Margarine	60	25	15
Erdnußöl	19	50	31
Baumwollsaatöl	25	25	50
Maiskeimöl, Mazola	14	29	57
Sojaöl	14	24	62
Sonnenblumenöl	8	27	65
Leinöl	11	19	70
Safloröl (Distelöl)	10	15	75

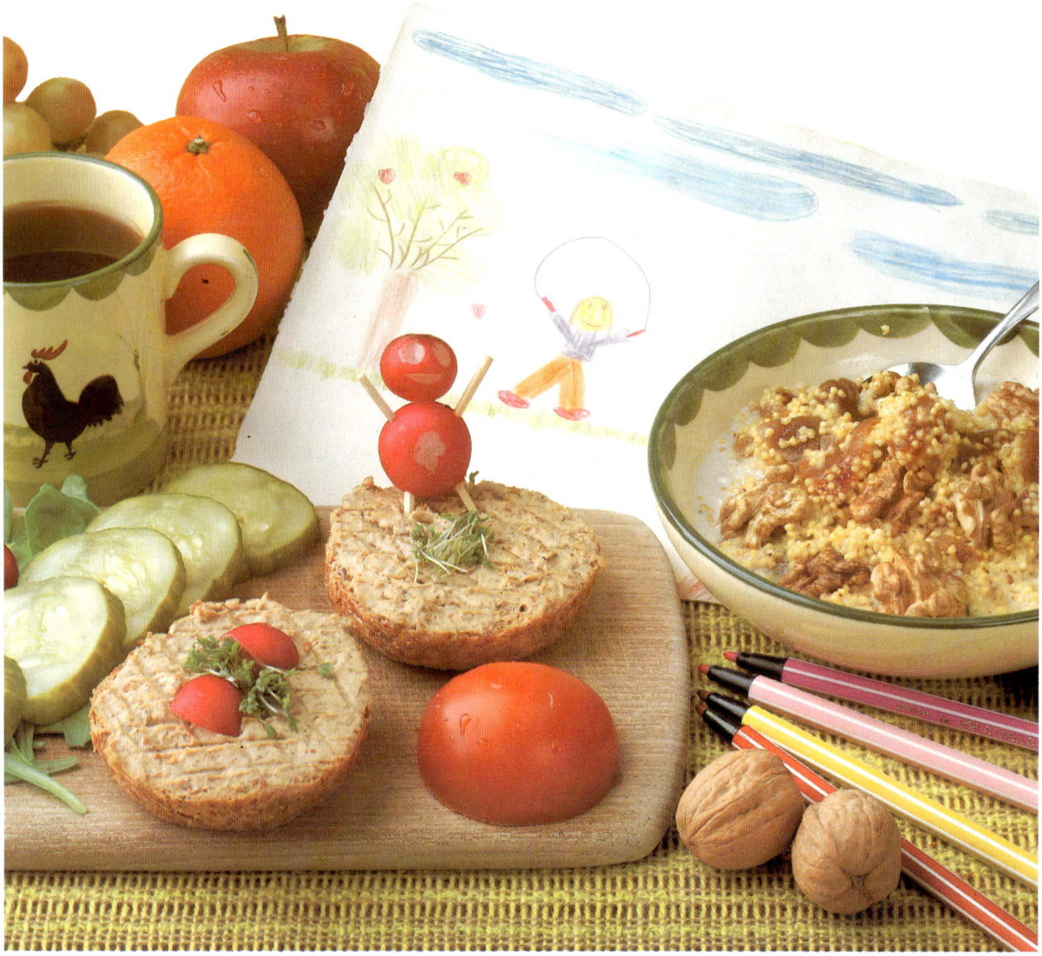

Die heute übliche Eiweißmast sollte vor allem in der Ernährung unserer Kinder vermieden werden. Nüsse, Vollkornbrötchen, Obst gehören neben Frischkornbrei zum Frühstück.

Sehr tröstlich ist jedoch die an sich alte, nun aber auch von einer Reihe von Fachleuten anerkannte Tatsache, daß die Rückbildung der Arteriosklerose nicht nur im Tierversuch, sondern auch beim Menschen möglich ist, und zwar durch eine rein vegetarische Kost, eine Maßnahme also, die ohne schädliche Nebenwirkungen bleibt und sich immer nur positiv auswirken kann.

Da wir heute das Fleisch durch vollwertige und dazu außerordentlich gut schmekkende Soja-Produkte ersetzen können, bestehen für eine fleischlose Kost auch küchentechnisch keine Schwierigkeiten mehr.

Kohlenhydrat-Fehlernährung

Auch die *Zufuhr von Kohlenhydraten* spielt nach Menge und Art eine wichtige Rolle bei der Entstehung der Arteriosklerose, des Übergewichtes, der Zuckerkrankheit und der Gicht.

Reine Kohlenhydrate, insbesondere Traubenzucker (Glukose), reizen die Bauchspeicheldrüse zur übermäßigen Absonderung von Insulin. Der vermehrte Insulinanstieg führt dann zum Auftreten eines starken Hungergefühls, weil danach der Blutzuckergehalt schnell wieder absinkt, eine Art Teufelskreis, der zur verstärkten Nahrungsaufnahme und damit zur Überernährung und Fettsucht führt.

Jede Kost, die eine *vorbeugende Wirkung* auf die in Frage stehenden Risikofaktoren und Zivilisationskrankheiten haben soll, muß daher arm an schnell in den Körper übergehenden Kohlenhydraten sein, wie sie in Weißzucker, Weißmehl, allen Arten von Gebäck, in Schokolade, Pralinen und vielen Zuckerwaren vorkommen. Bei den Obstsorten sind die fruchtzuckerreichen Sorten (Äpfel, Birnen) zu bevorzugen. Vermeiden der reinen Kohlenhydrate, Verminderung der Fettzufuhr und zeitweilige Fastenwochen verbessern die Stoffwechsellage des Zuckerkranken ganz wesentlich.

Eiweißmast

Es ist nun völlig konsequent, nicht nur bei den Nahrungsfetten und Kohlenhydraten, sondern auch bei den *Eiweißlieferanten* nach Krankheitsursachen zu suchen. In der Tat gibt es hierfür sehr wesentliche Gesichtspunkte, die Professor *Wendt* entdeckt (zumindest wiederentdeckt) und in seinen außerordentlich interessanten und wertvollen Veröffentlichungen erörtert hat. Er stellte klar heraus, daß die dauernde Überschußzufuhr von tierischem Eiweiß, besonders von Fleisch, als Grundursache einer ganzen Reihe von „ernährungsabhängigen Krankheiten" (den sogenannten Zivilisationskrankheiten) anzusehen ist.

Leider muß hier zugegeben werden, daß in der offiziellen Medizin bis heute noch und manchmal sogar in verstärktem Maße die Meinung vertreten wird, *hohe Eiweiß-*

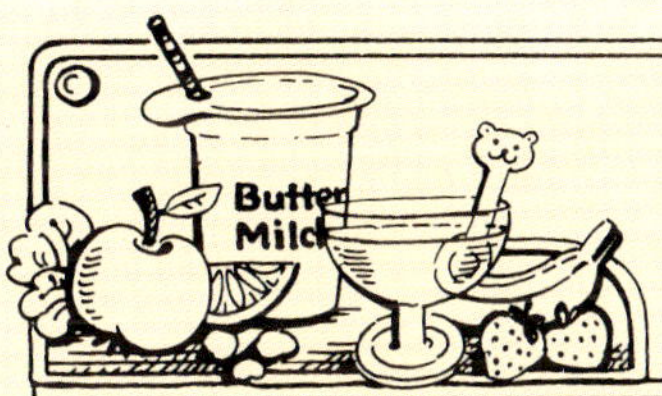

So essen Kinder richtig...

Alter der Kinder	Energie: kcal/kJ pro kg Körpergewicht pro Tag	Energie: Durchschnittswerte kcal/kJ pro Tag	Eiweiß: g pro kg Körpergewicht pro Tag	Eiweiß: Durchschnittswerte g pro Tag
6 – 9	70/290	2000/8400	1,8	52
10 – 12 Knaben	60/250	2400/10000	1,5	60
10 – 12 Mädchen	50/210	2100/8800	1,4	59
13 – 14 Knaben	50/210	2700/11300	1,5	81
13 – 14 Mädchen	45/190	2400/10000	1,4	75

Quelle: DGE — Grafik: Molkerei Alois Müller

zufuhren seien ungefährlich, ja sogar zweckmäßig.

Der amerikanische Ernährungswissenschaftler *C. Sherman* (Columbia-Universität) hat bereits 1950 diese Auffassung als „Viel- und Tiereiweißmentalität" der Fachwelt bezeichnet und abgelehnt. Vorher schon bekämpfte *Max Bircher-Benner*, und auch heute noch sein Sohn *Ralph Bircher*, aus Gründen, die hier im einzelnen nicht erörtert werden können, den hohen Eiweiß-, vor allem Tiereiweißkonsum.

Wer erfolgreich gegen die Serie von Zivilisationskrankheiten vorbeugen will, muß sich die Auffassung *Wendts* zu eigen machen: Jede Eiweißzufuhr, die den tatsächlichen und notwendigen Bedarf überschreitet, führt zur Eiweißüberlastung des Blutes (Hyperproteinämie), hat eine Schwerflüssigkeit (fibröse Viskosität) des Blutes und eine *Ablagerung auf die Innenwände der feinen Blutgefäße* zur Folge. Falls sich diese Ablagerung nicht durch fortwährende Eiweißmast ständig wiederholt und verstärkt, ist sie als vorübergehende unschädliche Eiweißreserve zu betrachten, die nach Bedarf abgebaut wird. Es sei nur nebenbei bemerkt, daß bisher die Möglichkeit einer Eiweißspeicherung geleugnet wurde. *Wendt* konnte elektronenmikroskopisch nachweisen, daß die bei der Ablagerung der Eiweißüberschüsse auftretende Verdickung der Gefäßwand (Kapillarmembran) bis zu einer Dicke von 100 Nanometer* ohne krankmachende Folgen bleibt.

Bei jahrelang anhaltender Eiweißmast, wie sie heute noch üblich ist, nimmt die Dicke der Kapillargrundschicht über das ohne Schaden zu ertragende Maß zu. Die Abbaufähigkeit des menschlichen Organismus wird also meist überfordert. Die Membranen der feinen Blutgefäße können ihre Aufgabe, die Gewebe durch entsprechende Filterung mit Nährstoffen zu versorgen, nicht mehr erfüllen, weil die zunehmende Membrandicke (über das Zehnfache) die Filtertätigkeit stört und durch Verstopfung der Membranporen völlig unmöglich macht. *Wendt* bezeichnet diesen bereits krankhaften Zustand als verminderte Kapillarmembran-Durchlässigkeit.

Einige Zeit kann der menschliche Organismus noch die großen Eiweißmoleküle durch die Gefäßwände hindurch bis ins Zwischenzellgewebe schleusen und hier ablagern. Nun aber kommt es zur Behinderung des Stoffaustausches zwischen Blutstrom und Organzellen – zur sogenannten *Bindegewebsblockade* mit ihren zahlreichen Auswirkungen auf den Stoffwechsel. Man konnte die Abstammung des im Zwischenzellgewebe abgelagerten Eiweißes von tierischen Quellen an dem hohen Gehalt verschiedener Eiweißbausteine (Aminosäuren) nachweisen, wie er für tierisches Eiweiß charakteristisch ist.

Die Folge dieser Ablagerung im Zwischengewebe, die meist in Form eigenartiger Faser- und Stäbchenstrukturen stattfindet, ist eine käsigspeckige Entartung des Zwischenzellgewebes, die unter dem Fachnamen *Amyloidose* bekannt ist. Prof. *G. Schettler* sagt von dieser Erkrankung, daß ihr „niemand entgeht, wenn er nur lange genug lebt", während Dr. *R. Bircher* hinzufügt: „... bei der heute üblichen Ernährungsweise". Damit meint er, daß sie vermeidbar ist, und zwar durch zeitweiligen *Entzug von tierischem Eiweiß aller Art* und Anwendung der Bircher-Benner-Diät (Rohkost), die später auf eine *vegetarische Kost mit pflanzlichen Eiweißträgern* umgestellt wird.

Die gleichen Maßnahmen empfiehlt nach langer Praxiserfahrung Prof. *Wendt*. Ich möchte nach meinen eigenen langen Praxisjahren hinzufügen, daß mit der vegetarischen Kost unter Einschluß von mäßigen Milchmengen und/oder Sojaprodukten ausgezeichnete Besserungs- und Heilungserfolge bei den genannten Krankheiten zu erzielen sind.

* 1 Nanometer (nm) = 10^{-9} m = 0,000001 mm

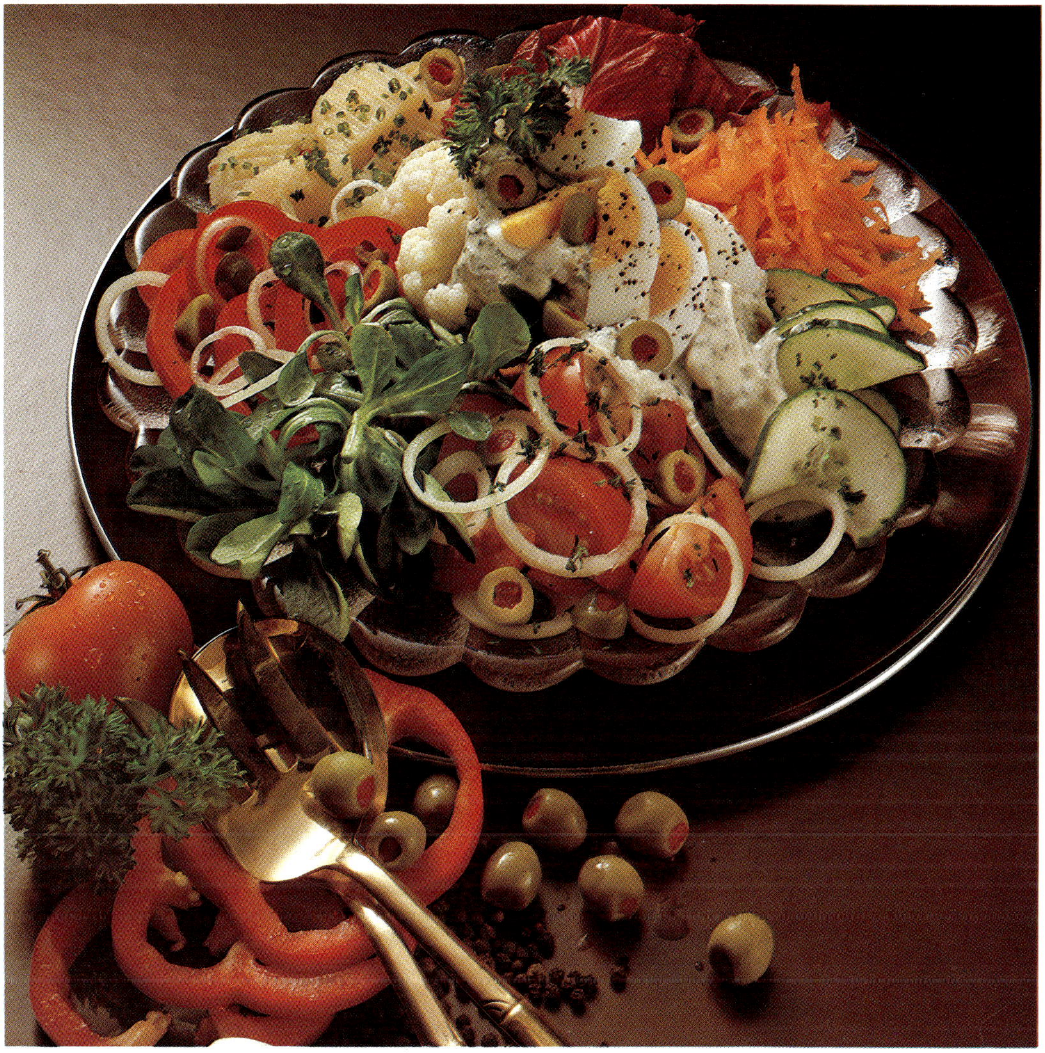

Rohkostplatte

4 kleine Tomaten, geviertelt · ½ Salatgurke, in Scheiben geschnitten · 4 Karotten, geraspelt · 100 g gewaschener Feldsalat · 1 rote Paprikaschote, entkernt und in Streifen geschnitten · 1 kleine gekochte Sellerieknolle, mit dem Bundmesser in Scheiben geschnitten · 2 kleine Köpfe Radicchio-Salat · ½ Blumenkohl, gekocht und in Röschen getrennt · 12 paprikagefüllte Oliven, halbiert · Saft von einer Zitrone · 1 hartgekochtes Ei, geachtelt

***Marinade:* 6 EL Öl · 3 EL Zitronensaft · ½ TL Meersalz · 1 EL gemischte gehackte Kräuter · 1 Becher Bioghurt**

Alle vorbereiteten Salatzutaten bunt auf einem großen Teller anrichten, mit Kräutern bestreuen und mit Zitronensaft beträufeln. Aus den angegebenen Zutaten eine herzhafte Marinade rühren und über den Salat gießen. Mit Ei-Achteln garnieren. Dazu passen Pellkartoffeln.

Die Marinade enthält: 7 g Eiweiß, 79 g Fett, 8 g Kohlenhydrate; Kalorien: 801 (3348 Joule)

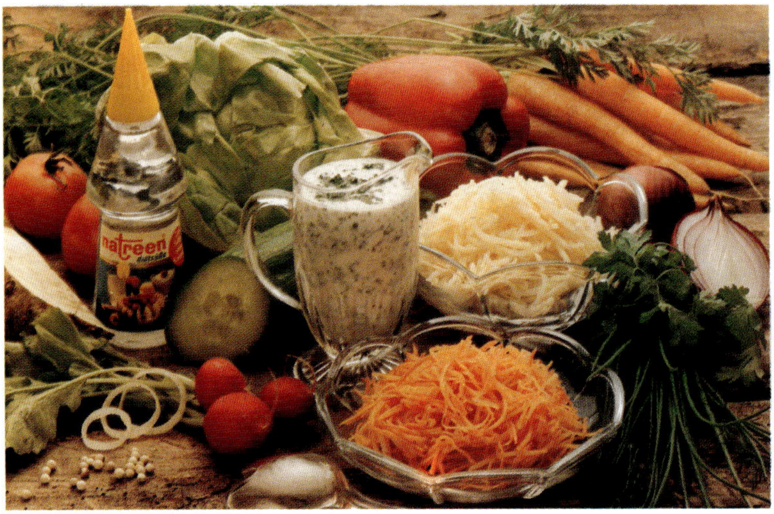

Pflanzenfasern stellen einen notwendigen Ballaststoff dar. Gemüserohkost sollte deshalb regelmäßig auf den Tisch kommen.

Es ist bis heute noch nicht völlig geklärt, ob das Cholesterin und die Fette mit überwiegend gesättigten Fettsäuren (manche Tierfette und gehärtete Öle), die reinen (raffinierten) Kohlenhydrate (vor allem Weißzucker und Weißmehl) oder die tierischen Eiweißlieferanten (Fleisch, Eier, Vollmilch) die *Hauptschuld* an der Entstehung der Arteriosklerose und der anderen genannten Zivilisationskrankheiten tragen. Die Hauptnährstoffe (Fett, Eiweiß und Kohlenhydrate) scheinen vor allem durch ein *Übermaß,* also durch eine zu große Zufuhr bei der Nahrungsaufnahme und durch eine Qualitätseinbuße zur Entstehung der Zivilisationskrankheiten beizutragen.

Natürlich sind auch noch andere Faktoren dabei im Spiele, z. B. Vererbungsfaktoren und familiäre Gewohnheiten, auf die wir aber oft kaum Einfluß haben, wie schon erwähnt wurde.

Ballaststoffmangel

Eine ganz andere, aber ebenfalls wesentliche Rolle spielt die *Zellulose oder pflanzliche Faser,* die lange Zeit als Verunreinigung bezeichnet und deshalb möglichst weitgehend entfernt wurde.

Während bei den Fetten, Kohlenhydraten und Eiweißen neben einigen speziellen Eigenschaften vor allem das *Übermaß* sich als krankmachender Faktor auswirkt, ist es bei der Pflanzenfaser vor allem ihr *Mangel* in der Nahrung der Wohlstandsländer. Zu diesem Mangel ist es gekommen, weil viele der an Kohlenhydraten reichen Nährmittel nur in „gereinigter", das heißt von Faserstoffen befreiter Form angeboten wurden und heute mehr denn je angeboten werden (z. B. Weißmehl statt Vollkornmehl, Weißzucker statt süßer Früchte, geschältes Obst statt ungeschältes und zuwenig Gemüse und Salate).

Heute wissen wir, daß die Pflanzenfasern einen sehr notwendigen Ballaststoff darstellen. Ihr Fehlen begünstigt nicht nur die Entstehung der Arteriosklerose, sondern auch die Entstehung einer ganzen Reihe anderer Stoffwechsel- und Darmerkrankungen: Übergewicht, Zuckerkrankheit, Gallensteine, Herzkranzgefäßerkrankung, Stuhlträgheit, Darmdivertikulose,

Blinddarmentzündung und auch Dickdarmkrebs.

Die Pflanzenfasern spielen also eine entscheidende Rolle in unserer Ernährung. Vollkornprodukte, Obst (möglichst mit Schale), Gemüse und Salate – bei Stuhlträgheit auch tägliche Zugabe von 1–3 Eßlöffeln Weizenkleie und Leinsamen – sind Nahrungsmittel mit diesen wichtigen Ballaststoffen.

Mineral-, Vitamin- und Spurenstoffmangel

Ein experimentelles Beispiel mag zeigen, wie der Mangel an nur einem Nahrungsfaktor, und zwar an einem Faktor, der nur in Spuren benötigt wird, bereits zu einer Reihe von Stoffwechselstörungen führen kann, nämlich der Mangel an Chrom.

Chrom wurde bis vor wenigen Jahren als ein körperfremdes, giftig wirkendes Element angesehen. Heute gilt Chrom – in geringer Menge – als Bio-Element, also als ein für die Gesundheit notwendiger Stoff. Verabreicht man Ratten eine Chrommangel-Diät, so kann man an diesen Tieren sehr bald einen Anstieg der Blutfettwerte (Hypercholesterinämie) und des Blutzuckers (Hyperglykämie) sowie eine Verkalkung (Arteriosklerose) der Aorta nachweisen. Dieses komplexe Krankheitsbild gleicht sehr der menschlichen Arteriosklerose.

Die Rolle des Spurenelements Chrom auch beim Menschen wird dadurch verständlich, daß man in der Aortenwand der an Kranzgefäßerkrankungen Verstorbenen einen bedeutend niedrigeren Chromgehalt fand als bei Toten, die an anderen Krankheiten litten. Bei der Ratte kennt man inzwischen die täglich notwendige Menge zur Sicherung des Zucker- und Cholesteringleichgewichts; die notwendige Dosis für den Menschen ist noch unbekannt. Rechnet man die bei der Ratte notwendige Menge auf den Menschen um, so käme man auf 500 bis 700 µg/Tag (millionstel Gramm pro Tag). Aus den USA ist bekannt, daß die tägliche Chromaufnahme mit der Nahrung nur 50–100 µg beträgt.

Von *Tarjan* wissen wir, daß in Ungarn mit der Tageskost auch nur 120–140 µg Chrom aufgenommen werden. Die Antwort auf die Frage, wieviel Chrom aus der Nahrung tatsächlich die Darmwand passiert und damit zur Wirkung kommen kann, ist noch nicht bekannt. Klinische Untersuchungen in dieser Richtung sind dringend erforderlich.

Das Beispiel des Chrommangels in der Ernährung habe ich deswegen gewählt, weil es gleichzeitig drei der wichtigen Risikofaktoren (erhöhte Fettwerte im Blut, erhöhter Blutzucker und erhöhte Verkalkungstendenz) betrifft, auf deren Zusammenhang hindeutet und in der Praxis noch nicht beachtet wird.

Genauso gefährlich wie Chrommangel sind auch Mangelzustände an anderen Spurenstoffen wie Kobalt, Kupfer und Zink, an Mineralien wie Kalzium und Magnesium und an Vitaminen, vornehmlich an Vitamin B_1.

Wir wissen, daß das Nervensystem z. B. auf einen Mangel an Vitamin B_1 (Thiamin) weitaus empfindlicher reagiert als auf jeden anderen Vitaminmangel. Gerade dieser Mangel tritt aber besonders häufig auf, wenn unsere Nahrung nicht die notwendigen Schutzstoffe enthält, wie sie vor allem in Vollkornprodukten, Gemüsen und Obst, Milch- und Milchprodukten, pflanzlichen Ölen und Sojaprodukten vorkommen.

Fermentmangel

Ein Wort muß noch zu den nahrungseigenen Fermenten gesagt werden. Wir wissen zwar, daß jede lebendige Zelle als Werkzeug zur Bewältigung der Stoffwech-

Vollkornbrote finden immer mehr Freunde. Hunderte von wohlschmeckenden Sorten mit dem vollen Korn stehen zur Verfügung.

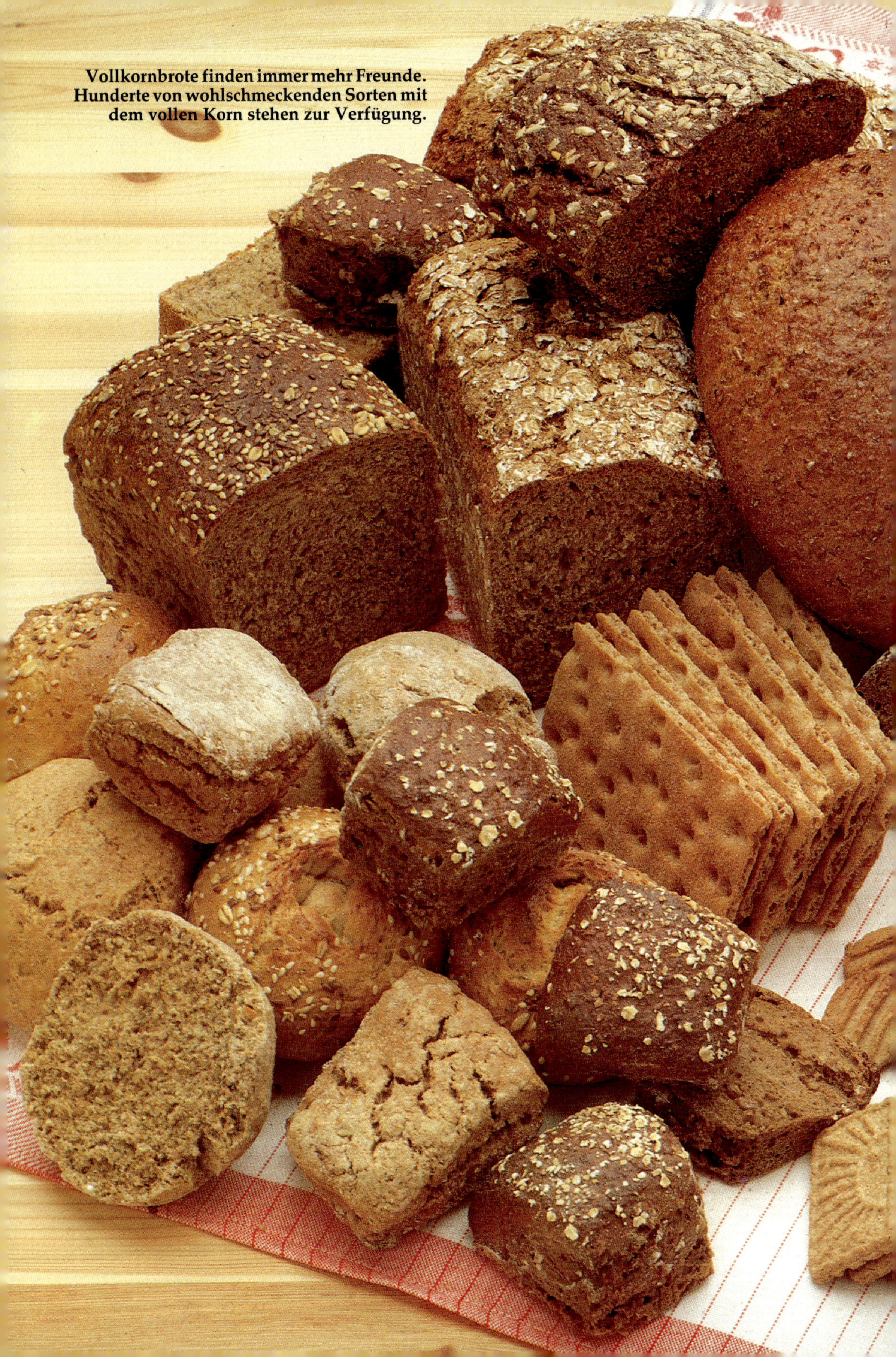

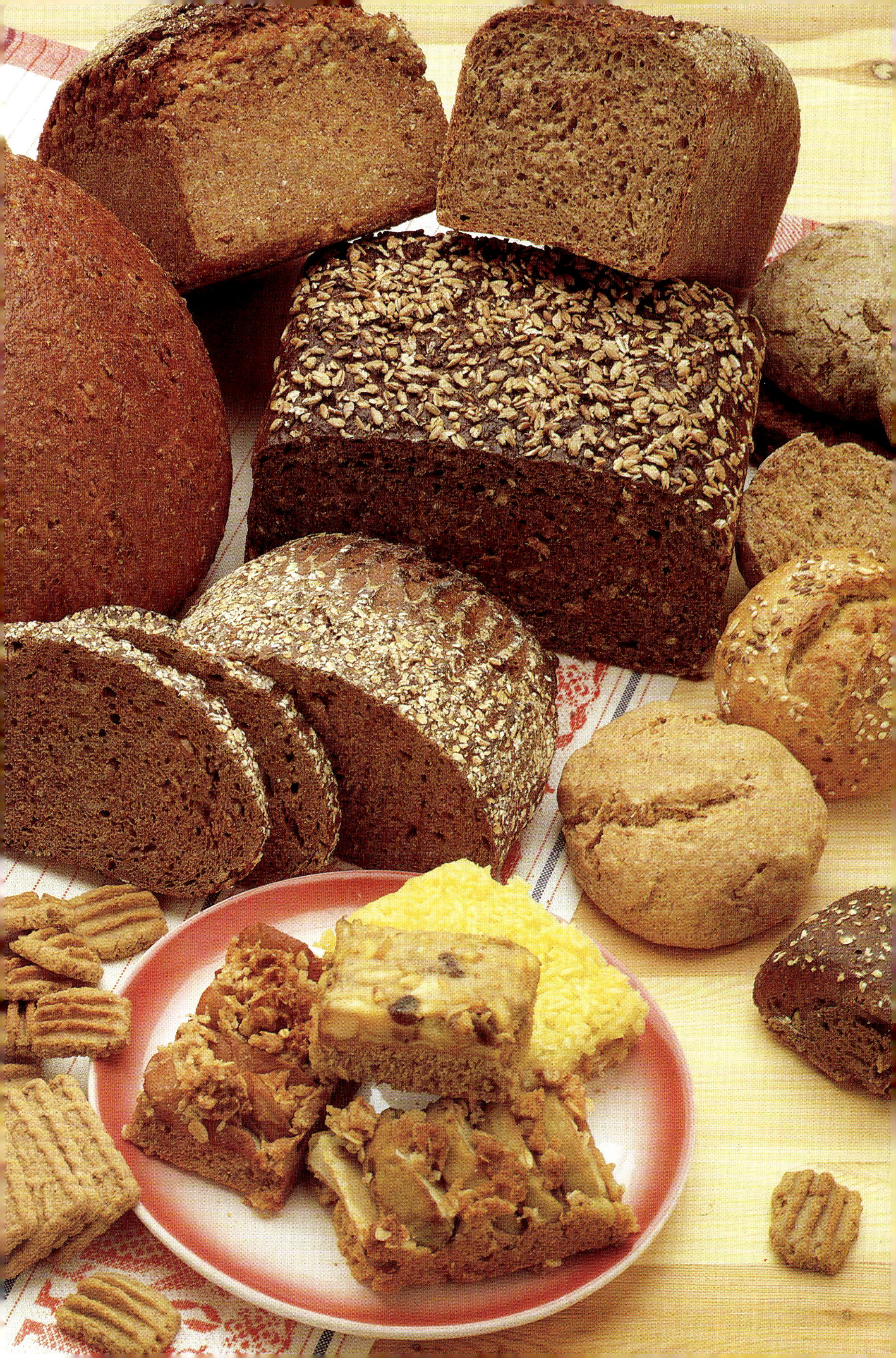

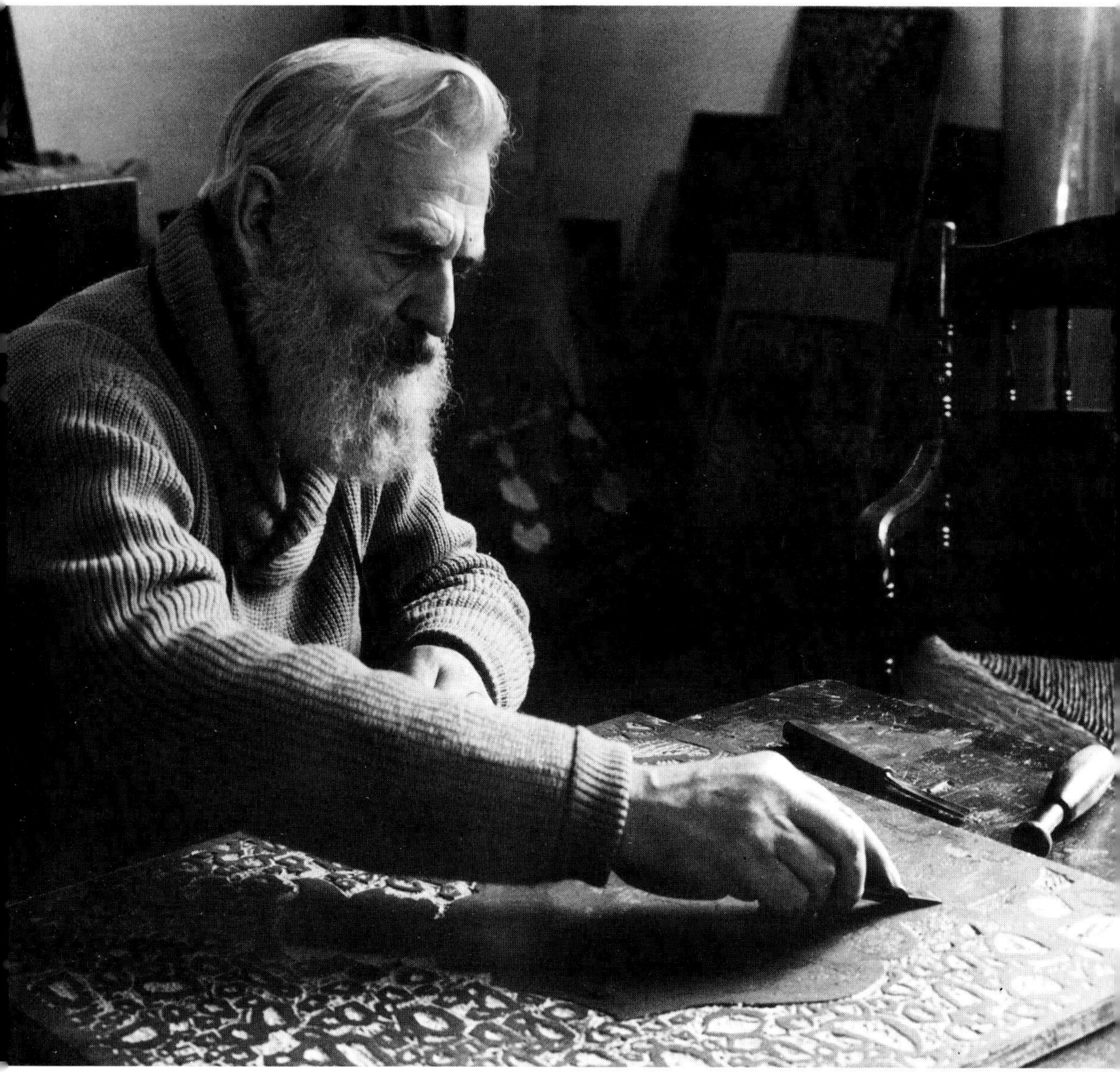

selprozesse Enzyme (Fermente) benötigt, und zwar für jeden der vielfältigen Schritte beim Auf- und Abbau der Stoffe ein besonderes Enzym. In der Tat enthält jede Zelle normalerweise Tausende verschiedener Enzyme. Ihre Aufgabe ist es, die zahlreichen chemischen Prozesse in der einzelnen Körperzelle zu beschleunigen, zu hemmen und zu regulieren. Enzyme sind notwen-

Altwerden ist ein Schicksal, das alle Menschen gemeinsam haben. Verschieden ist nur, wie der einzelne diesen Übergang in eine neue Lebensstufe bewältigt. Jene Menschen, die schöpferisch tätig sind, erreichen ihre höchste Reife nicht selten erst im biblischen Alter. Unser Bild zeigt den Maler und Graphiker Prof. Otto Pankok, der als über Siebzigjähriger noch künstlerisch tätig war.

dig, damit sich die Zelle teilen und vermehren kann oder als schädlich erkannte Stoffe (z. B. Bakterien oder Gifte) auflöst und ausscheidet.

Bekannt ist auch, daß die Enzyme schon auf kleine Änderungen ihres Milieus, z. B. Temperatur von 25 auf 50° C, sehr empfindlich reagieren und dabei ihre Aktivität einbüßen. Höhere Temperaturen können ebenso wie Gifte (auch überdosierte Medikamente) die Stoffwechsel- und Lebensprozesse (Leben ist an Strukturen gebundener Stoffwechsel) durch die Fermenthemmung so stark schädigen, daß eine Wiederherstellung der normalen Funktion nicht mehr möglich ist.

Man bedenke, daß gerade der Abbau und Umbau der Kohlenhydrate und der Aufbau der für die Zellmembranen notwendigen Fettsäuren aus Kohlenhydraten mit Hilfe der Fermente in der Regel von den Zellen selbst vorgenommen wird. Es ist deshalb nicht zu verstehen, daß man der Fermentschädigung im Organismus und seiner Überforderung (z. B. durch dauernd übermäßige Nahrungsaufnahme oder Gift- und Medikamenteneinwirkung) nicht genügend Beachtung schenkt, obwohl diese „Heinzelmännchen des Stoffwechsels" unsere besten Helfer sind.

Bei bereits bestehender Fermentschwäche und Schädigung oder Beeinträchtigung des Stoffwechsels sollte man als ersten heilsamen Schritt wenigstens die nahrungseigenen Fermente schonen und nicht durch Erhitzung, Kochen, Braten und Backen abtöten, damit sie die Verdauungsarbeit im Magen-Darm-Kanal unterstützen und nur wohlvorbereitetes Material die Darmwand passieren kann. Dadurch wird der Zellstoffwechsel erleichtert. In der Praxis heißt das aber, daß Frischkost (Rohkost) in Form von Obst, Gemüse und Salat erforderlich ist. Sie sollte ein Drittel der gesamten Tageskost ausmachen.

Es wird immer wieder behauptet, daß die nahrungseigenen Enzyme sehr schnell vernichtet würden. Meines Erachtens werden sie nicht vernichtet, sondern ge- und verbraucht. Sie kommen überdies meist nicht frei vor, sondern in Verbindung mit Vitaminen, die Bestandteile der Enzyme bilden.

Was zu bedenken bleibt

Selbstverständlich können wir den Naturvorgang des Alterns prinzipiell nicht verhindern. Wir wissen alle, daß dem menschlichen Leben eine Grenze gesetzt ist. Durch sinnvolle Bekämpfung der genannten Risikofaktoren wollen wir nicht in erster Linie das Leben verlängern, sondern vor allem ein beschwerdefreies und sinnvolles Leben im Alter ermöglichen. Eine entsprechende, frühzeitig begonnene vegetarische Vollwertkost hilft hier mehr als viele Medikamente.

Glücklicherweise wächst heute das Verständnis dafür, daß das einfache, gesundheitsbewußte Leben für die Gesunderhaltung des einzelnen und damit auch der ganzen Bevölkerung viel wichtiger und wirkungsvoller ist als die manchmal komplizierte und sehr aufwendige und meist mit Nebenwirkungen belastete medikamentöse Therapie. Sie sollte mit vollem Recht erst dann unter ständiger ärztlicher Kontrolle eingesetzt werden, wenn es für eine Vorbeugung zu spät ist und die diätetischen Maßnahmen allein nicht mehr zum Erfolg führen können.

Vollwerternährung erleichtert Schwangerschaft und Entbindung

Die „Umstände“ während der Schwangerschaft erfordern keineswegs, daß die Mutter nun für zwei, also doppelte Portionen, essen muß. Der Mehrbedarf entspricht in den ersten drei Monaten höchstens zehn, in den zweiten drei Monaten 15 und in den letzten drei Monaten 20 % des normalen Bedarfs von täglich 2400 Kalorien. Als Anhaltspunkt für die ersten drei Monate gilt: täglich etwa 90 g Eiweiß, 70 g Fett und 350 g Kohlenhydrate. Wieviel man von den üblichen Nahrungsmitteln zu sich nehmen sollte, um diese Mengen zu erreichen, läßt sich aus den Tabellen über die Eiweiß-, Fett- und Kohlenhydratquellen im Kapitel über die „Heilkost bei Erkrankungen der Verdauungsorgane“ (Leber) ersehen.

Neben der Menge ist besonders die Zusammenstellung der Nahrungsmittel und ihre Qualität von besonderer Bedeutung. Es liegen schon lange interessante Beobachtungen darüber vor, daß die Ernährung, besonders während der letzten zwei bis drei Monate der Schwangerschaft, den Verlauf der Geburt erheblich beeinflußt.

So beobachtete man, daß Schwangere, die wegen einer Nierenfunktionsstörung, wie sie in der Schwangerschaft häufig vorkommt, *kochsalzarme Kost* erhielten, viel leichter und in kürzerer Zeit entbunden haben als bei früheren Geburten, denen eine „normale“ kochsalzhaltige Kost vorausgegangen war.

Jede Frau sollte sich in der Schwangerschaft diese Ergebnisse zunutze machen,

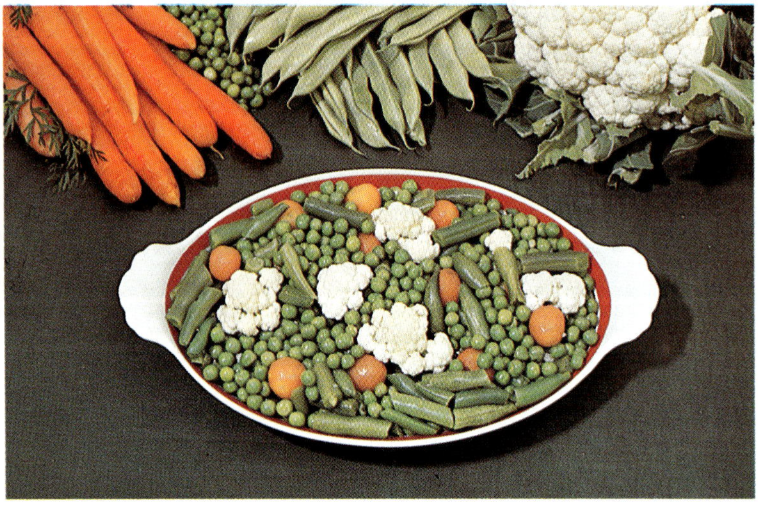

Die Ernährung, besonders während der letzten Monate der Schwangerschaft, beeinflußt erheblich den Verlauf der Geburt. Eine kochsalzarme Kost z. B. erleichtert und verkürzt den Geburtsvorgang.

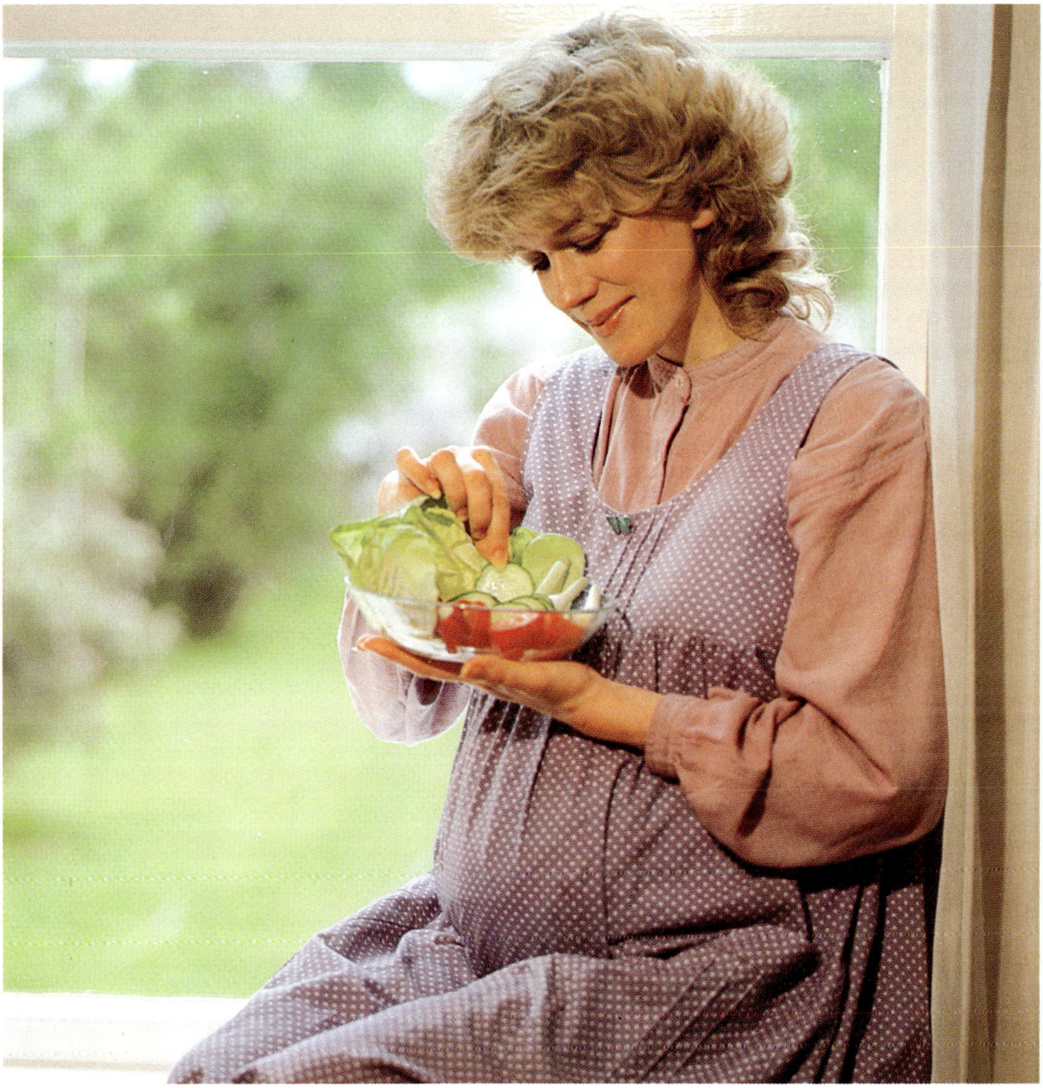

um eine rasche und weniger schmerzhafte Entbindung zu erzielen.

Die Beobachtungen sind gleichsam ein experimenteller Beweis für die Auffassung, daß der tägliche Kochsalzzusatz unphysiologisch und schädlich ist. Statt Kochsalz zuzusetzen, muß es unser Bestreben sein, den natürlichen Mineralgehalt der Nahrungsmittel möglichst zu erhalten.

Lediglich zu Beginn der Schwangerschaft, in dem sich der Körper in einer besonders empfindlichen Stoffwechselsituation befindet und häufig das sogenannte *Schwangerschaftserbrechen* eintritt, kann es zweckmäßig sein, Kochsalz in Form von Meerwasser oder Meersalz zuzuführen, weil das Erbrechen einen übermäßigen *Kochsalzverlust* mit sich bringt. Täglich 1 Glas Meerwasser führt den Ausgleich herbei.

Vitamine steuern den Geburtsverlauf

Die moderne Vitaminforschung, insbesondere der Amerikaner, führte zu der Erkenntnis, daß die Versorgung des Menschen mit dem lebensnotwendigen Vitamin B_1 im 20. Jahrhundert gegenüber dem 15. bis 19. Jahrhundert eine einschneidende und bedeutungsvolle Änderung erfahren hat. Während die Kost in den früheren Jahrhunderten in allen Bevölkerungsteilen bei einem Anteil von 3–5 mg immer einen Überschuß an Vitamin B_1 aufwies, erreicht sie seit Beginn des 20. Jahrhunderts bis in unsere Tage – wohl als Folge der Bevorzugung von Weißbrot, Zucker und Teigwaren industrieller Herkunft – nur noch 0,5 bis 1,3 mg. Das ist eine Menge, die unter der von den Amerikanern aufgestellten Norm für die ausreichende Ernährung gesunder Erwachsener liegt. Diese eindeutig mangelhafte Versorgung mit einem Stoff, der zu den Aktionssubstanzen der Nerven gehört, ist lange unerkannt geblieben. Man glaubte bis vor wenigen Jahren, daß die Versorgung mit Vitamin B_1 in Europa völlig ausreiche. Heute wissen wir, daß die Verfeinerung der modernen Kost zu einer Mangelernährung, unter anderem auch an Vitamin B_1, geführt hat. Abgesehen vom Geburtsvorgang hat Vitamin B_1 in allen Zellen wichtige Funktionen zu erfüllen, die besonders für das Gehirn und das Herz von Bedeutung sind. Es ist immer ein Bestandteil von Enzymen, die am Kohlenhydratabbau beteiligt sind.

Der normale Verlauf der Schwangerschaft wie der Geburt ist an eine Vitaminsättigung, besonders mit der B-Grup-

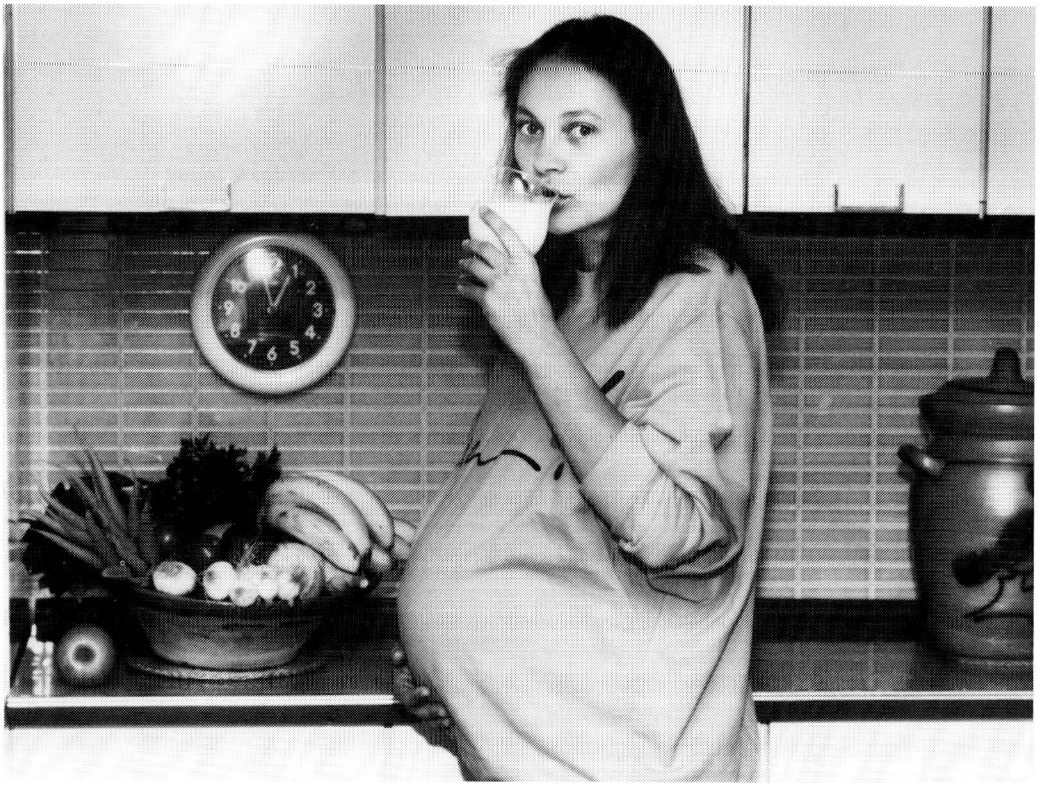

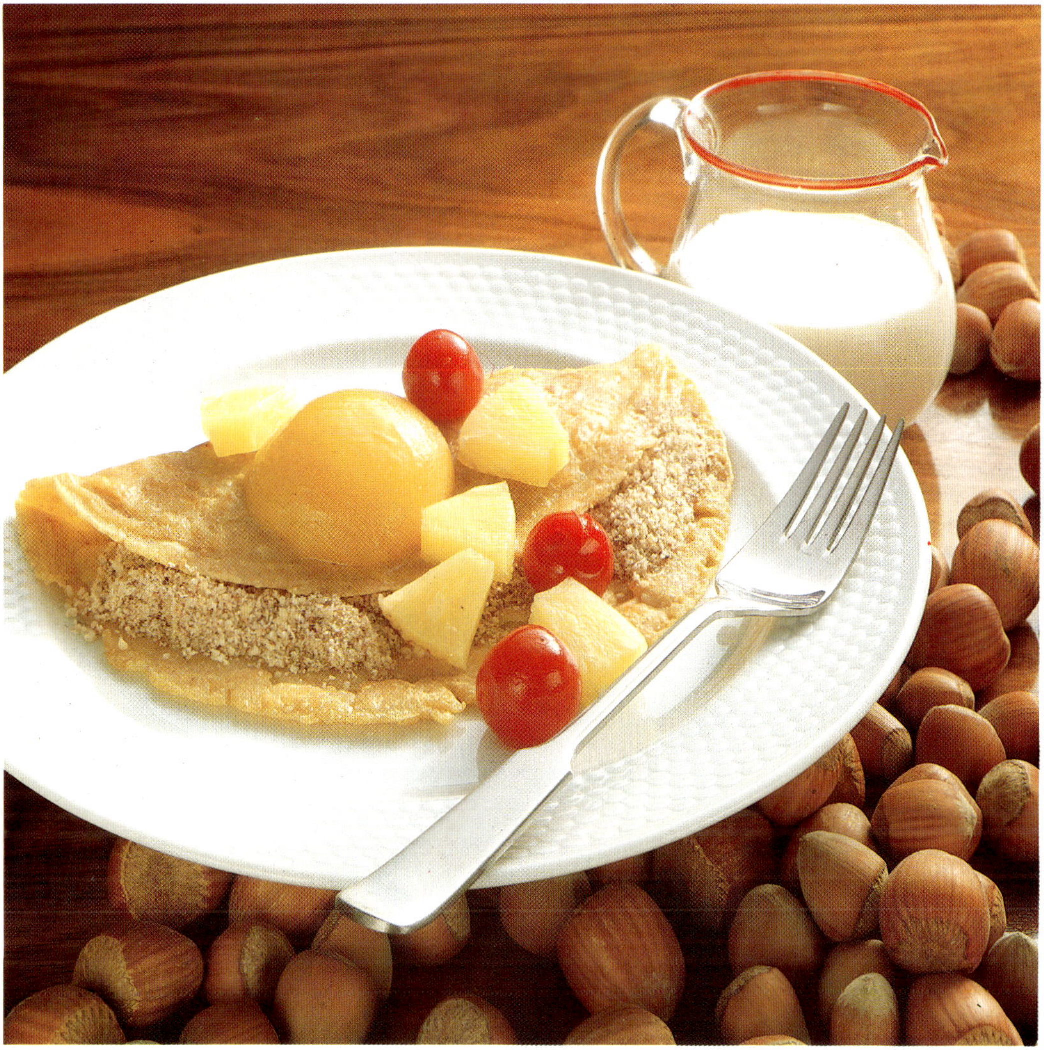

Vollkorn-Soja-Pfannkuchen mit Haselnüssen

(Rezept für 2 Pfannkuchen)

100 g Vollkornmehl (Type 1700) · 50 g Sojamehl · Meersalz · 1 Messerspitze Backpulver · 2 Eier · 200 ccm Milch · 40 g Pflanzenmargarine · 50 g gemahlene Haselnüsse · 20 g Zucker · 1 Prise gemahlenen Zimt · 50 ccm Sahne · ½ Dose Fruchtsalat (240 g)

Vollkornmehl mit Sojamehl, Meersalz und Backpulver in einer Schüssel vermischen. Eier und Milch zugeben und alles zu einem glatten Teig verrühren. Den Teig etwa 30 Minuten ruhen lassen. Die Hälfte der Margarine in einer beschichteten Pfanne erhitzen, die Hälfte des Teiges hineingeben und einen Pfannkuchen backen. Warm stellen. Die restliche Margarine erhitzen und den zweiten Pfannkuchen backen. Die Haselnüsse mit Zucker und Zimt vermischen, auf je eine Hälfte der Pfannkuchen geben, zusammenklappen und mit den abgetropften Früchten servieren. Die Sahne separat dazu servieren oder über die Pfannkuchen gießen.

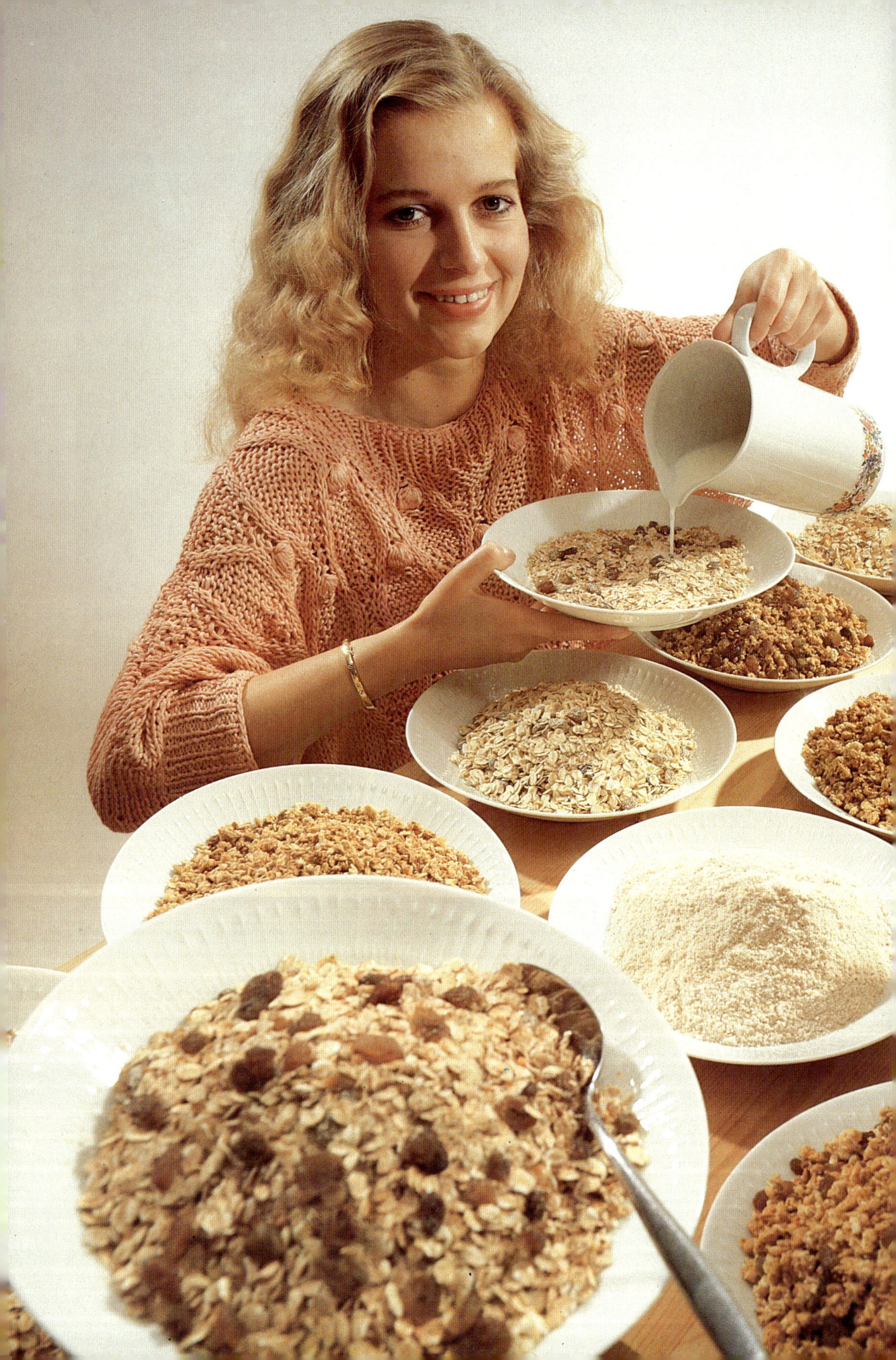

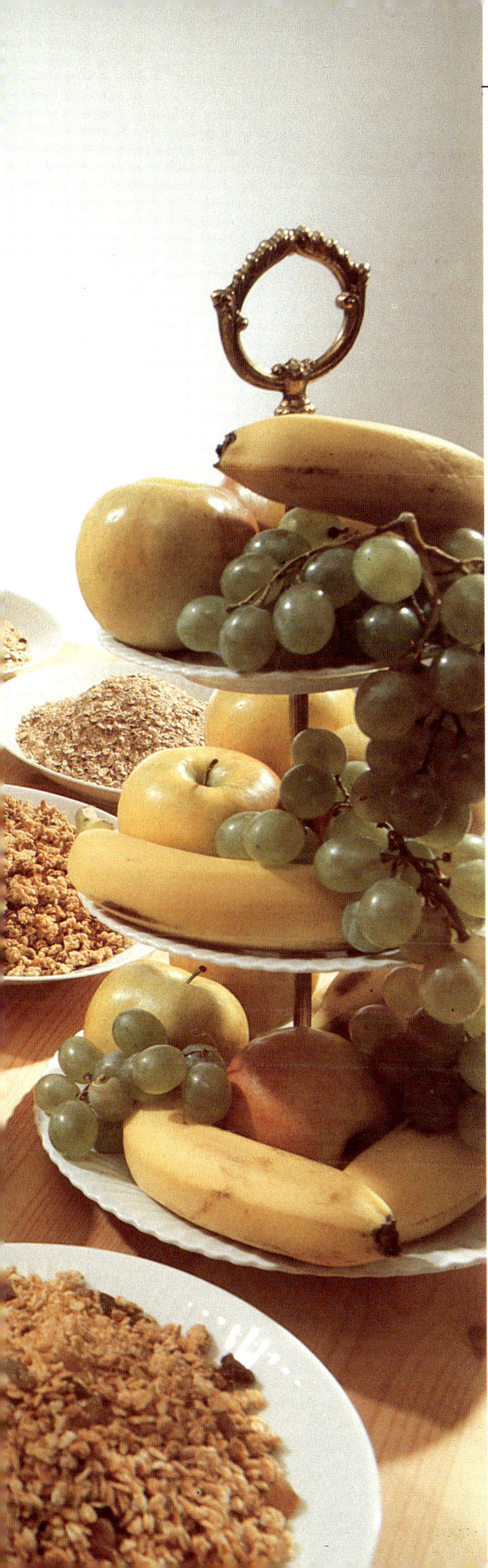

Geburten mit zusätzlichen Vitamin-B_1-Gaben liefen in etwa der Hälfte der Zeit ab wie „vitaminlose" Geburten. Vitamin B_1 ist vor allem in Getreidebreien und Frischkornmüslis enthalten.

pe und mit Vitamin C, gebunden. In der Praxis konnten tatsächlich bei Wehenschwäche und schneller Ermüdbarkeit während der Geburt beträchtliche Mängel an den Vitaminen B und C nachgewiesen werden.

Führte man dagegen diese Vitamine in erhöhtem Maße zu, so verschwand die Ermüdbarkeit, und es traten kräftige, gleichmäßige Wehen auf, wodurch der Geburtsverlauf natürlich erheblich beschleunigt und abgekürzt wurde. So konnte man feststellen, daß Geburten mit zusätzlichem Vitamin B_1 etwa in der Hälfte der Zeit abliefen wie „vitaminlose" Geburten. Vitamin B_1 darf jedoch nicht als Wehenmittel im üblichen Sinne aufgefaßt werden; es bereitet aber die Gebärmuttermuskulatur auf den Geburtsvorgang vor, so daß die einsetzenden Wehen ihren größtmöglichen Nutzeffekt erreichen und der Geburtsschmerz erheblich herabgesetzt wird. Das gleichzeitige Verabreichen von Vitamin C verhindert Blutungen in der Nachgeburtsperiode.

Es braucht nicht betont zu werden, wie wohltuend sich eine Schmerzlinderung und eine wesentliche Geburtsverkürzung auswirken.

Durch starke Bevorzugung von Vitamin-B- und Vitamin-C-reichen Nahrungsmitteln während der Schwangerschaft schaffen wir also die besten Voraussetzungen für einen normalen und leichten Verlauf des Geburtsvorganges.

Wir wissen, daß Obst der beste Vitamin-C-Lieferant ist, vor allem sind es Apfelsinen, Zitronen, Hagebutten, Sanddornbeeren und schwarze Johannisbeeren. Größere Mengen an Vitamin B liefern dagegen Weizenkeime, Frischgetreidespeisen und Nährhefe. Gleichzeitig sind diese Nahrungsmittel frei von Kochsalz. Sie bilden daher die beste und natürlichste Nahrung vor der Geburt.

Vitaminmangel ist nicht nur als Ursache von Frühgeburten anzusehen; er kann auch zu Mißbildungen des werdenden Lebens im Mutterleibe führen. So vermag er in kritischen Phasen die Wachstumsintensität so sehr zu hemmen oder gar zu unterbrechen, daß bestimmte Organe in der Entwicklung zurückbleiben, falsch angelegt und auch später nicht mehr normal gebildet werden, ohne daß dies auf krankhafte Erbanlagen zurückzuführen wäre. Die Beachtung einer gesunden, natürlichen Lebens- und Ernährungsweise ist neben einer heiteren Gemütslage für die Zeit der Schwangerschaft wirklich von ganz entscheidender Bedeutung.

Der tägliche Vitamin-B_1-Bedarf beträgt normalerweise beim Erwachsenen 1,4 bis 1,6 mg. Schwangere benötigen täglich als Minimum 1,6 mg. Eine etwas höhere Zufuhr ist besser. Der Bedarf ist jedoch abhängig vom Kohlenhydratanteil und wird höher, wenn dieser zunimmt. Das bedeutet für die Schwangerschaft, daß mehr Vitamin B_1 zugeführt werden muß, wenn der Kohlenhydratverzehr 350 g pro Tag übersteigt.

Leider wird der normale Tagesbedarf wegen einer falschen Zusammensetzung der Kost bei vielen Menschen nicht voll gedeckt, was sich besonders in der Schwangerschaft für Mutter und Kind ungünstig auswirkt. Ein wenig darüber nachzudenken lohnt sich für das ganze Leben. Es genügt meist vollauf, die Nahrungsmittel, die reichlich Vitamin B_1 enthalten, zu bevorzugen, um eine vollwertige Bedarfsdeckung zu erreichen.

Wie aus der Tabelle leicht ablesbar ist, wäre schon mit 10 g Hefe oder mit Vollkornprodukten, Haferflocken und Nüssen der Tagesbedarf voll zu decken. Das gilt auch für das Frühstücksmüsli.

Vitamin-B_1-Gehalt einiger Nahrungsmittel
(in Milligramm pro 100 Gramm)

Roggenvollkornbrot	0,18 mg
Knäckebrot	0,20 mg
Weizenvollkornbrot	0,23 mg
Linsen	0,43 mg
Hafermehl	0,56 mg
Buchweizenvollmehl	0,58 mg
Hafergrütze	0,60 mg
Paranuß	1,00 mg
Sesam-Samen	1,00 mg
Sojabohnen	1,00 mg
Pinienkerne	1,30 mg
Sonnenblumenkerne, geschält	1,90 mg
Bierhefe, getrocknet	14,00 mg
Torulahefe	15,00 mg

Milch als beste Eiweißquelle

Natürlich spielt auch die *Milch* in der Nahrung der Schwangeren eine besondere Rolle. Der Organismus ist in dieser Zeit weniger gut in der Lage, Eiweiß und Fett abzubauen. Eine mäßige Menge eines natürlichen Fett-Eiweiß-Gemisches, wie es die Milch darbietet, ist daher am bekömmlichsten. Der relativ hohe Kochsalzgehalt der Milch wird durch einen hohen Kalziumgehalt unwirksam gemacht. Das Kalzium selbst ist uns mit seiner krampflösenden, beruhigenden, entzündungswidrigen Wirkung sehr erwünscht. Gute Milch, am besten also Vorzugsmilch, enthält auch in ausreichender Menge das für Mutter und Kind sehr wichtige, den Kalk- und Phosphorstoffwechsel regulierende Vitamin D_2. Auf die Bedeutung der Milch in der

So könnte ein gesundes Frühstück aussehen.

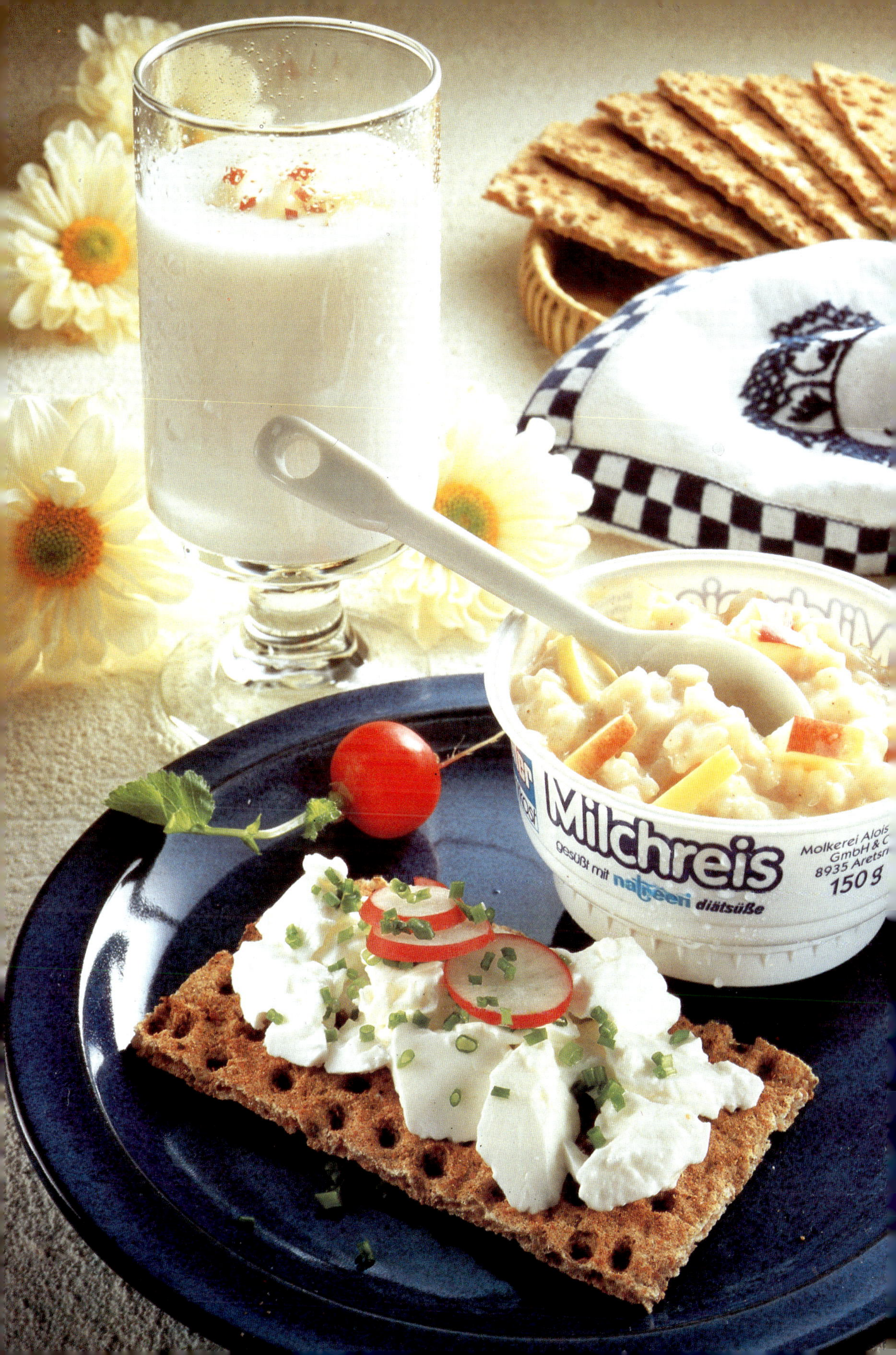

Milchreis
gesüßt mit natreen diätsüße
Molkerei Alois
150 g

Schwangerschaft und Stillzeit wurde bereits im ersten Band dieses zweibändigen Werkes hingewiesen.

Eisenhaltige Kost verhindert Blutarmut

Die beste Milch weist jedoch in bezug auf die Schwangerschaft noch einen Mangel auf: Sie ist arm an *Eisen*. Der Bedarf an Eisen ist in der Schwangerschaft jedoch ungewöhnlich hoch. Mangelhafte Zufuhr, wie sie bei der üblichen Kost meist eintritt, führt daher zu einer Eisenmangelanämie. Bei erst jüngst durchgeführten Untersuchungen an 100 normalen Schwangeren wurden in fast der Hälfte der Fälle Eisenmangelzustände in mehr oder weniger ausgeprägter Form aufgedeckt (als hypochrome Anämie oder larvierte Sideropenie).

Da der Eisengehalt das Blut befähigt, aus der eingeatmeten Luft den Sauerstoff aufzunehmen, der für die normalen Verbrennungsvorgänge lebensnotwendig ist, läßt sich leicht einsehen, daß ein chronischer Eisenmangel nicht nur eine Blutarmut, sondern eine schwere Stoffwechselschädigung nach sich zieht. Gerade diese aber muß in der Schwangerschaft, die sowieso schon eine gesteigerte innere Leistung und eine erhöhte Lebens- und Gesundheitsgefährdung mit sich bringt, unbedingt vermieden werden. Es sind daher in den Speisen neben Milch und Milchprodukten stark eisenhaltige Nahrungsmittel zu bevorzugen, also Äpfel, Erdbeeren, Weintrauben, Pflaumen, Brennesseln, Kopfsalat, Spinat, Spargel, Gerste, Roggen, Mais, Linsen, Bohnen, Soja, Sesam, Aprikosen, Feigen, Radieschen und Möhren.

Spinat sollte jedoch nicht mit Milch zusammen genommen werden, da die Oxalsäure des Spinats das Kalzium der Milch unausnutzbar macht. Das in einem Viertelliter Milch enthaltene Kalzium wird durch 100 g Spinat ausgefällt (Prof. Dr. *H. D. Cremer*). Allerdings sollte man den Eisengehalt des Spinats nicht überschätzen.

Was Mutter und Kind brauchen

Während der Schwangerschaft ist zunächst eine an Nährstoffen, also an Eiweiß, Fett und Kohlenhydraten vollwertige, aber mäßige Kost einzunehmen, etwa wie sie die nachfolgende Tabelle anzeigt:

Im 1.–3. Monat:	ca. 2400 Kalorien (10 032 Joule)	
	Eiweiß	90 g = 376 Kalorien (1572 Joule)
	Fett	80 g = 744 Kalorien (3110 Joule)
	Kohlenhydrate	310 g = 1271 Kalorien (5313 Joule)
Im 4.–6. Monat:	ca. 2500 Kalorien (10 450 Joule)	
	Eiweiß	90 g = 376 Kalorien (1572 Joule)
	Fett	70 g = 651 Kalorien (2721 Joule)
	Kohlenhydrate	360 g = 1476 Kalorien (6170 Joule)
Im 7.–9. Monat:	ca. 2650 Kalorien (11 077 Joule)	
	Eiweiß	90 g = 376 Kalorien (1572 Joule)
	Fett	65 g = 605 Kalorien (2529 Joule)
	Kohlenhydrate	400 g = 1672 Kalorien (6989 Joule)

Wir gewinnen diese Nährstoffe aus den nachfolgend angegebenen Lebensmitteln: Eiweiß aus Milch und Milchprodukten, Trockenhefe, Vollsoja, Tofu, wenig Fisch, Magerfleisch und Eiern; Fett aus kaltgeschlagenen Pflanzenölen (Sonnenblumen-, Lein-, Nuß-, Weizenkeimöl), Pflanzenmargarine und Butter; Kohlenhydrate aus Getreideprodukten (Brot, Schrot, Vollmehle, Flocken), Kartoffeln, Wurzelgemüse, Honig und Früchten. Die ebenso wichtigen Ergänzungs- und Vitalstoffe führen wir zu durch reichliche Verwendung von Obst und Südfrüchten, Blattgemüsen, Salaten, Wildkräutern und Wildfrüchten sowie Gewürzkräutern.

Zu alledem hat sich eine psychologische Geburtsvorbereitung nach der *Read-Methode* außerordentlich bewährt. Sie ist jeder werdenden Mutter anzuraten.

Kein Arzt, auch wenn er noch so tief in die Geheimnisse der Lebensentstehung zu blicken vermöchte, kann der Mutter einen Garantieschein für gesunden Nachwuchs ausstellen, weil der Schöpfungsplan unergründlich ist und wir weder von den Erbeinflüssen noch von den Umwelteinflüssen genügend Kenntnisse besitzen. Vermeiden wir aber alle selbstverschuldeten schädigenden Einflüsse, wie falsche Ernährung, Suchtmittel (Alkohol und Nikotin), radioaktive Strahlen und möglichst alle Medikamente, von denen eine Wirkung auf die Vererbungsfaktoren oder auf das bereits keimende Leben auch nur vermutet werden kann (ich erinnere an die vielen möglichen Medikamentenschäden), so können wir frohen Herzens einer glücklichen Geburt entgegensehen.

In der Geburtsvorbereitung lernt die werdende Mutter mit Hilfe von Gymnastik und Atemübungen ihren Körper auf die Entbindung vorzubereiten. Es ist inzwischen zur Selbstverständlichkeit geworden, daß sich der werdende Vater aktiv daran beteiligt.

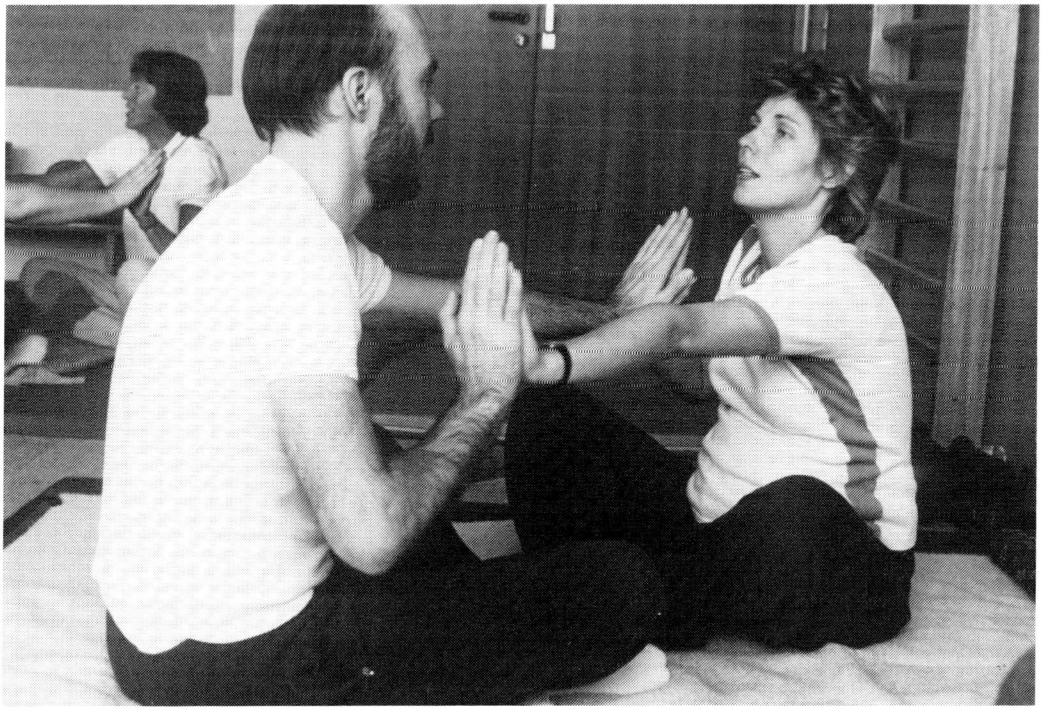

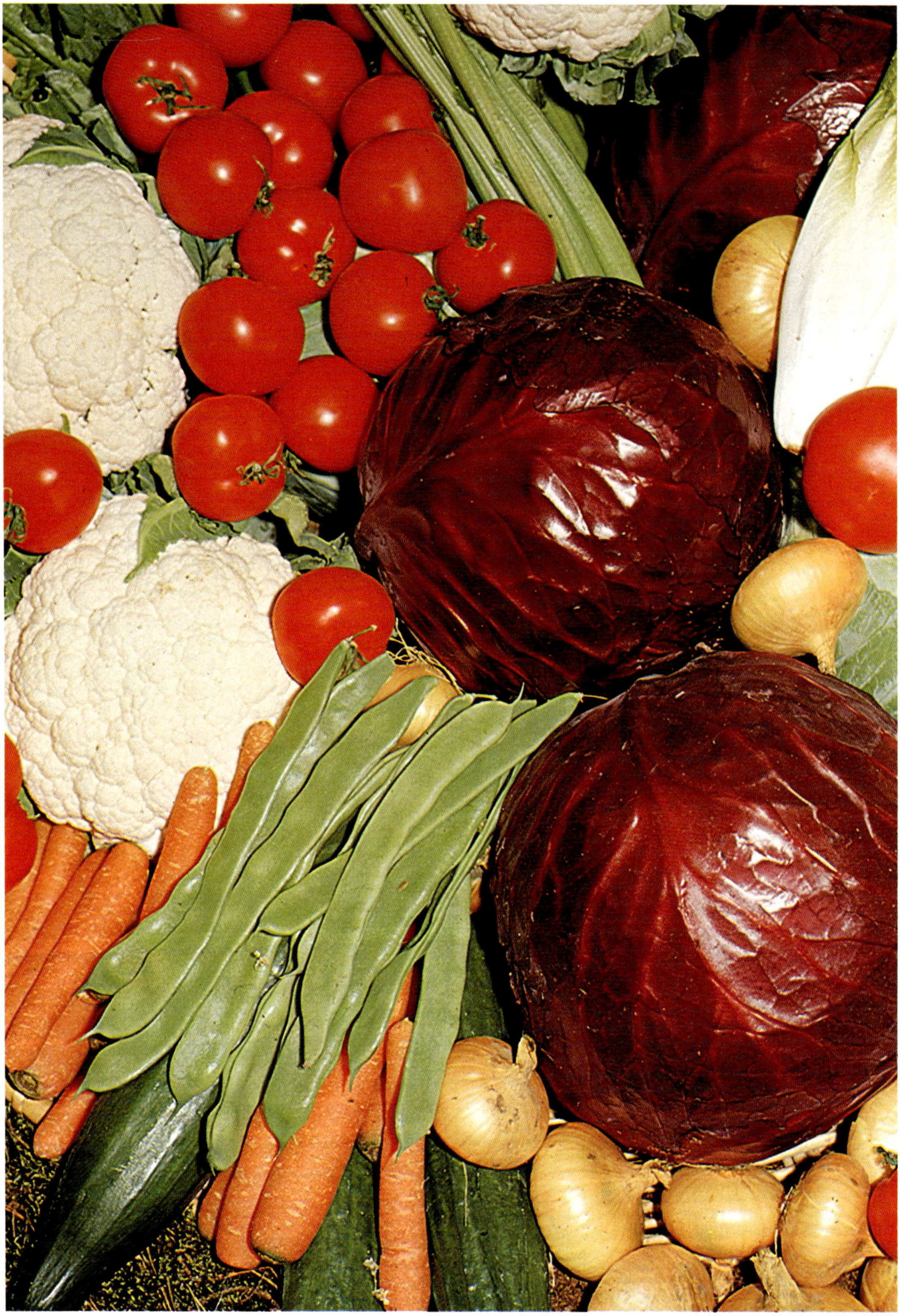

Die reichliche Verwendung von Gemüsen der verschiedensten Art sorgt für die Zufuhr lebenswichtiger Ergänzungs- und Vitalstoffe. Das ist besonders in der Schwangerschaft wichtig.

Moderne Säuglings- und Kleinkind-Ernährung

Unzweifelhaft ist die *Muttermilch* die beste naturnahe und naturbestimmte Nahrung für den Säugling, wenn er sie unmittelbar an der Mutterbrust erhält. Sie entspricht den Bedürfnissen des Neugeborenen am allerbesten. Nach Möglichkeit sollte daher der Säugling acht Monate lang gestillt werden. Leider kommt das in den westlichen, hochzivilisierten Ländern nur noch selten vor. Man hält die Babyflasche für „modern". Aber in Wirklichkeit ist sie ein Notbehelf und dürfte nur angewandt werden, wenn die Brusternährung nicht sofort einsetzt. Leider fehlen vielfach der Stillwille und die Stillfreudigkeit. Unsere jungen Mütter verlieren schnell die Geduld und greifen viel zu früh zur „bequemen" Flasche. Aber gerade beim Stillen hat der Säugling am stärksten das Erlebnis der Nestwärme, und für die Mutter ist es eine Quelle seelischer Bereicherung. In jüngster Zeit erst beginnt sich die Einstellung der jungen Mütter gegenüber dem Stillen positiv zu verändern.

Das größte Hindernis für die natürliche Ernährung ist der eingebildete *Milchmangel*. Unsere Frauen- und Kinderärzte wissen von zahlreichen Müttern zu berichten, die Angst hatten, nicht genügend Milch zu haben, aber in Wirklichkeit noch ein zweites Kind hätten stillen können. Auch bei mäßiger oder knapper Muttermilchmenge muß zu jeder Mahlzeit angelegt werden, weil der Saug- und der Entleerungsreiz für die Milchbildung ausschlaggebend sind. Oft wird „schlechte Muttermilch" als Grund für das vorzeitige Abstillen angegeben. Es gibt zwar Qualitätsunterschiede in der Muttermilch, aber selbst die sogenannte schlechte Frauenmilch ist immer noch viel besser als Kuhmilch. Auch die abgepumpte und von den Frauenmilchsammelstellen zu beziehende – meist allerdings sterilisierte – Frauenmilch ist trotz Wertminderung immer noch besser als jede künstliche Nahrung.

Das *erste Anlegen des Kindes* sollte möglichst innerhalb der ersten zwei Stunden nach der Entbindung erfolgen. In der ersten Zeit fünf- bis sechsmal täglich, bis sich ein normaler Schlaf- und Wachrhythmus eingestellt hat.

Der Saugreflex des Neugeborenen ist in den ersten Stunden nach der Geburt am stärksten. Durch das frühe Anlegen des Kindes an beiden Seiten wird die Milchbildung am besten und frühesten angeregt. Je häufiger und intensiver gesaugt wird, desto stärker wird die Milchproduktion gefördert. Das Anlegen erfolgt ab 6 Uhr im Abstand von ungefähr vier Stunden, wenn nötig auch nachts. Im übrigen „bestimmt" das Baby selbst, wann es trinken will.

Nachgewiesen wurde, daß nur vier Prozent der Mütter nicht fähig sind, die natürliche Brustmilchernährung durchzuführen. Die psychische Einstellung der Mutter zur Brustmilchernährung kann die Milchfreigabe entscheidend beeinflussen. Eine reine Unterernährung der Mutter vermindert zwar die Milchmenge, nicht aber die Qualität der Milch. Durch Muttermilch ernährte Säuglinge benötigen keine zusätzliche Nahrung, auch in den Wintermonaten kein zusätzliches Wasser. Es ist aber zu empfehlen, allen Säuglingen Wasser oder leicht gesüßten Tee mit dem Löffel anzubieten.

Die richtige *Technik des Stillens* vermeidet Unannehmlichkeiten, die das Stillen für Mutter und Kind unnötig erschweren. In den ersten Tagen, in denen das Kind im Bett gestillt wird, legt sich die Mutter halb auf die Seite der Brust, die sie reichen will. Dann nimmt sie das Kind so in den Arm, daß ihm Rücken und Kopf gestützt wird. Der andere Arm hält die Brust so weit zurück, daß die Nase des Kindes freibleibt, Brustwarze und Warzenhof aber in den Mund eingeführt werden können. Außer Bett setzt sich die Mutter in einen bequemen, möglichst niedrigen Stuhl mit Rükkenlehne. Der Säugling liegt beim Stillen halb quer über dem Schoß; der Fuß auf der Seite, auf der der Säugling trinkt, wird durch eine niedrige Fußbank unterstützt, damit sich die Mutter nicht herunterzubeugen braucht, was unnötige Rückenschmerzen und Ermüdung verursachen würde.

Die *Trinkzeit* sollte im allgemeinen 15 Minuten nicht übersteigen. Längere Trinkzeiten ermüden die Mutter und haben leicht Wundwerden der Warzen zur Folge. Die Angst, das Kind könnte zuwenig bekommen, ist unbegründet, da es bei normalem Saugen die Hauptmenge in den ersten fünf Minuten trinkt. Bei trinkschwachen und trinkfaulen Kindern muß die restliche Milch nach 15 Minuten ausgedrückt oder abgepumpt werden, um die Milchbildung zu unterhalten. Bei solchen Kindern ist ärztlicher Rat einzuholen.

Der *Nahrungsbedarf des Säuglings* beträgt im ersten Monat ⅕, im 2. bis 6. Monat ⅙–⅐, im zweiten Halbjahr ⅛ seines Körpergewichts. Dieses Verhältnis wird nach sechs Tagen erreicht und bleibt dann konstant.

Das normale *Geburtsgewicht* beträgt 3250–3450 g; es soll sich bis zum Ende des fünften bis Anfang des sechsten Monats verdoppelt haben (also etwa 6–7 kg betragen) und am Ende des ersten Lebensjahres verdreifacht sein (also fast 10 kg erreichen), aber nicht über 10 kg liegen. Die anfängliche physiologische Gewichtsabnahme darf 10% des Geburtsgewichts betragen und muß nach acht bis zehn Tagen wieder ausgeglichen sein.

Die Gewichtszunahme beträgt im ersten Vierteljahr wöchentlich 150 bis 200 g, im zweiten 150 g, im dritten 100 g und im vierten 90 g. Ein sechsjähriges Kind wiegt 20 kg und nimmt pro Jahr 2 kg zu.

Wenn hier die Muttermilch, auch heute noch wie eh und je, als die beste Nahrung des Säuglings bezeichnet wird, so entspricht das nicht nur einer sich seit Generationen bestätigenden Erfahrung; man kennt heute auch gute Gründe dafür.

Wir wissen beispielsweise, daß Muttermilch spezifische Eiweißstoffe enthält, die die Aufnahme anderer Stoffe erst ermöglichen oder begünstigen. Das ist für ein gutes Gedeihen sehr wichtig.

Weiterhin wissen wir, daß das Neugeborene mit der Muttermilch Abwehrkörper (Antigene) aufnimmt, die einen Schutz gegen Infektionskrankheiten ermöglichen. Diese Antikörper sind notwendig, weil das Neugeborene noch keine vollausgebildete Immunabwehr gegen Infektionen besitzt. Die Zeit bis zur vollen Entwicklung der Abwehr wird durch die Muttermilch überbrückt.

Die Muttermilch ist zunächst auch der einzig mögliche Schutz gegen allergische Erkrankungen. In einer breit angelegten Studie aus dem Jahre 1980, über die Prof. *Jörg Fahrländer* berichtet, kommt es nur während der ersten drei Lebensmonate zur Ausbildung einer Kuhmilchallergie, die sonst durch eine entsprechend lange Brustmilchernährung verhindert werden kann. Diese kurze Allergisierungsperiode gilt aber nicht nur für die Kuhmilchallergie, sondern wahrscheinlich auch für alle anderen Nahrungsmittelallergien, die bei langer Brustmilchernährung ebenfalls nur selten auftreten.

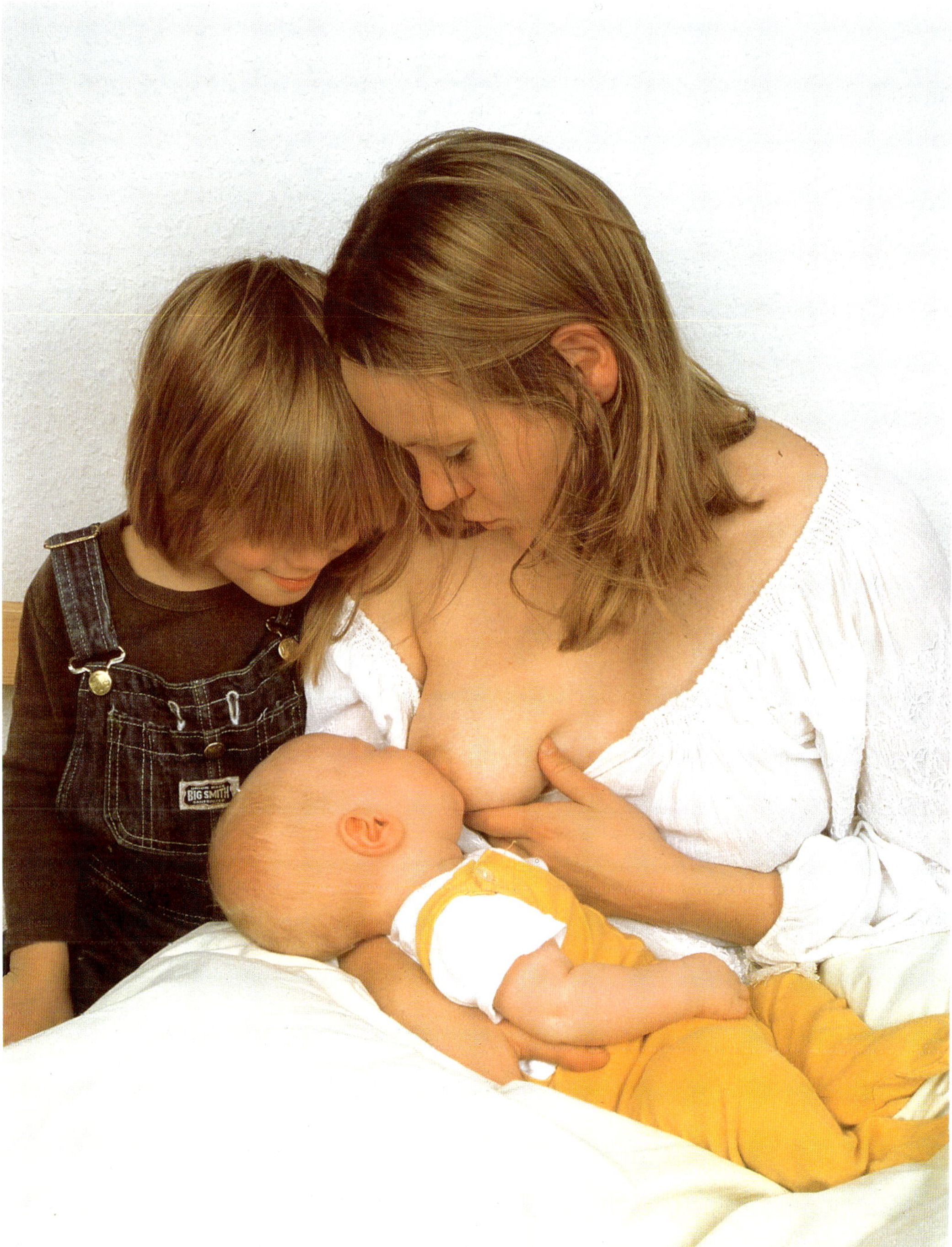

Muttermilch ist trotz aller Schadstoffbelastung immer noch die beste Nahrungsquelle für den Säugling. Kinderärzte empfehlen den jungen Müttern mit Nachdruck, auf das Stillen nicht zu verzichten.

Langes Stillen ist für die ungestörte Entwicklung des Urvertrauens und des Selbstwertgefühls des Kindes entscheidend.

Die Zwiemilchernährung des Säuglings

Wenn ein Kind bei einer ausreichend Milch abgebenden Brust und bei vernünftiger, zweckmäßiger Darreichung der Brust nicht gedeiht, so liegt das nicht an der Beschaffenheit der Milch, sondern an der Veranlagung des Kindes. In diesem Falle versucht man zunächst die Zwiemilchernährung, wobei also neben den Brust- noch Flaschenmahlzeiten gereicht werden. Die Zwiemilchernährung ist im Erfolg und in der Sicherheit der rein künstlichen Ernährung noch weit überlegen und kann auch befürwortet werden, wenn die Muttermilch zur Ernährung des Säuglings nicht ausreicht oder das Kind nur zwei- oder dreimal am Tage gestillt werden kann.

Kinder über drei Monate erhalten dann als Ergänzung der Muttermilch die *Kuhmilch-Mehl-Mischung* oder *Kuhmilch-Vollkornschrot-Abkochung*, die dem Alter und Gewicht des Kindes bei rein künstlicher Ernährung entspricht (siehe Schema unter dem Abschnitt „Die künstliche Ernährung des Säuglings“). Bei Kindern unter drei Monaten ist besondere Vorsicht geboten, da ihnen Ernährungsstörungen schnell gefährlich werden. Man wählt daher eine Nahrung, die den möglichen Störungen entgegenwirkt. Das geschieht am besten durch eine qualitativ hochwertige *Trocken-Buttermilch* für die Säuglingsernährung.

Eine weitere gute Möglichkeit der Zufütterung besteht in der Gabe von Säurevollmilch (Rezept 5), durch die mit kleinen Mengen hoher Nährwert zugeführt wird. Säurevollmilch wird am einfachsten mit Citretten (Zitronensäure in Tabletten) oder Acitetten (Milchsäure in Tabletten) hergestellt.

Die Wertminderung der Trockenmilch durch die Konservierung wird durch die gleichzeitig gereichte Muttermilch ausgeglichen. Die Buttermilch-Beinahrung ist besonders auch nach Absetzen der Muttermilch für Säuglinge mit „exsudativer Diathese“ geeignet. Die fehlende Muttermilchmenge stellt man durch Wiegen *vor* und *nach* jeder Brustmahlzeit fest und füttert dementsprechend die Beinahrung zu.

Bei der Verabreichung kann man entweder eine Brustmahlzeit mit einer Flaschenmilchmahlzeit abwechseln lassen, oder man gibt nach jeder Brustmahlzeit die zu ergänzende Menge an Flaschenmilch.

Die künstliche Ernährung des Säuglings

Wenn aus zwingenden Gründen die Flaschenernährung durchgeführt werden muß, hat sie mit größter Sorgfalt zu geschehen. Nur dann gelingt es, einen Säugling „künstlich“ zu ernähren. Vor allem ist auf peinliche Sauberkeit bei der Zubereitung der Nahrung zu achten und jedes unnötige Herumprobieren mit den verschiedenen Arten der Nährmittel zu vermeiden.

Das Wesen der künstlichen Ernährung besteht darin, eine der natürlichen Nahrung möglichst ähnliche Nahrung zu verabreichen. Man benutzt dazu meistens Kuhmilch, aber auch Schaf- und Ziegenmilch. Bei Ziegenmilch besteht Anämiegefahr.

In der Zusammensetzung der Kuhmilch und Frauenmilch bestehen Verschiedenheiten, die berücksichtigt werden müssen:

	Frauenmilch	Kuhmilch
Eiweiß	1,2–1,4 %	3,3 %
Fett	2–7 %	3,6 %
Zucker	6,9 %	4,8 %
Salze	0,21 %	0,78 %
Kalorien (je Liter)	700	670
Joule (je Liter)	2926	2801

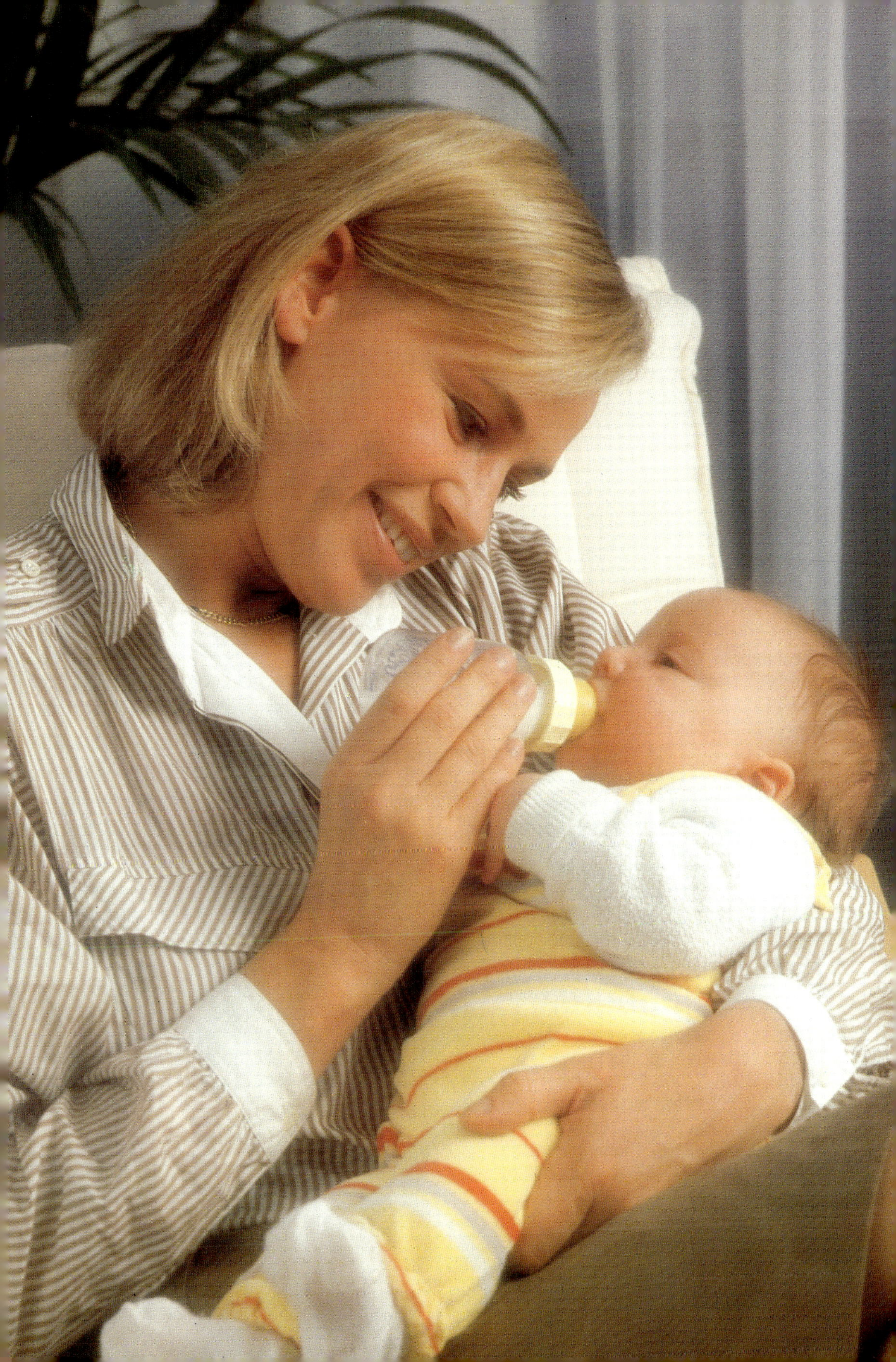

Die Kuhmilch enthält also zuviel Eiweiß und zuviel Salze. Sie muß daher verdünnt werden. Dadurch nimmt jedoch der Zukker- und Fettgehalt zu stark ab. Das Fett wieder anzureichern ist schwierig und wird daher gewöhnlich unterlassen, der Zuckerausfall wird durch den Zusatz von mindestens 5% Zucker gedeckt. Zur Milchverdünnung eignen sich am besten Getreideschleime. Man nimmt meist Haferschleim (Rezept 1)*, der aus hochwertigen, schnellkochenden Haferflocken in zwei- bis dreiprozentiger Abkochung oder aus Trockenhaferschleim zubereitet wird. Darmempfindliche Säuglinge erhalten statt Haferschleim besser Reisschleim (Rezept 2). Haferschleim führt leicht etwas ab, während Reisschleim hemmend wirkt. Wegen ihres hohen Vitamingehaltes (B_1, E) ist zur Milchverdünnung auch sehr die Weizenvollkornschrotabkochung nach W. *Keller* (Rezept 3) oder die Vollkornmehlabkochung (Rezept 4) zu empfehlen .

Ein *Fettzusatz* ist bei Zweidrittelmilch meist nicht erforderlich. Halbmilch reichert man mit Rahm oder Butter an, wobei man auf 100 g Trinkmenge 15 g Rahm, 35 g Vollmilch, 50 g Hafer- oder anderen Schleim und 5 g Koch- oder Nährzucker rechnet. Will man Butter verwenden, so gibt man zu je 100 g heißer Milch-Schleim-Mischung 2–3 g frische Butter, die man gut untermischt. Hin und wieder kann man wegen des Vitaminreichtums auch ¼–½ Eigelb unter die trinkfertige Tagestrinkmenge verrühren.

Um das Milcheiweiß zu einer feineren Gerinnung zu bringen und dadurch die Magenverweildauer herabzusetzen, kann man die Milch mit Milchsäure, Zitronensäure oder Zitronensaft *ansäuern.* Am einfachsten ist die Durchführung mit „Citretten" (Zitronensäure), von denen eine Tablette für 100 g Trinkmenge ausreicht, oder Zitronensaft (Rezept 5).

Die *Verdünnung der Milch* zur Hälfte mit Schleim unter Zusatz von 5% Zucker (z. B. 400 g Milch, 400 g Schleim, 40 g Zucker) ergibt die früher für die drei ersten Lebensmonate allgemein übliche *Halbmilch.* Da sie aber arm an Fett und wichtigen Eiweißbausteinen (Tryptophan) ist, beschränkt man die Halbmilch heute auf den ersten Lebensmonat und gibt von Anfang des zweiten Monats an *Zweidrittelmilch* (z. B. 400 g Milch, 200 g Schleim, 30 g Zucker oder 42 g Honig).

Die *Berechnung der Trinkmenge* geht immer vom Körpergewicht aus. Im ersten Lebensmonat gibt man Halbmilch und ⅕ des Körpergewichtes als Tagestrinkmenge, also ⅒ des Körpergewichtes an Milch, die gleiche Menge an Schleim und immer 5% der Trinkmenge an Zucker (1 Teelöffel = 5 g auf 100 g Nahrung) oder 7% Honig dazu.

Praktische Beispiele: Ein Kind im *ersten Lebensmonat* mit einem Gewicht von etwa 3600 g erhält Halbmilch und ⅕ des Körpergewichtes als Tagestrinkmenge, also 360 g Milch und 360 g Schleim und 35 g Zucker oder 49 g Honig. Diese Tagesmenge wird auf fünf Mahlzeiten verteilt.

Ein Kind im *zweiten Lebensmonat* mit einem Gewicht von 4200 g erhält Zweidrittelmilch und ⅙ seines Körpergewichtes an Tagestrinkmenge, also 700 g. Davon ⅔ Milch = 460 g und ⅓ Schleim = 230 g und 5% Zucker = 35 g oder 7% Honig = 49 g.

Ein Kind im *dritten Lebensmonat* mit einem Gewicht von 4800 g erhält Zweidrittelmilch. Die Tagestrinkmenge beträgt ⅙ des Körpergewichtes, also 800 g. Davon ⅔ = etwa 530 g Milch und ⅓ = 270 g Schleim und 5% Zucker = 40 g oder 7% Honig = 56 g.

Ein Kind im *achten Lebensmonat* mit einem Gewicht von 8000 g erhält Vollmilch und

* Die in diesem Kapitel angegebenen Rezepte befinden sich auf den Seiten 58–61.

Schema der künstlichen Säuglingsernährung

1. Lebensmonat:

1. Woche:
- 1. Tag: keine Nahrung, eventuell 2–4mal etwas dünnen Kamillentee mit 5% Honig, Zucker oder Traubenzucker.
- 2. Tag: 5mal 10–20 g
- 3. Tag: 5mal 20–25 g
- 4. Tag: 5mal 30–40 g
- 5. Tag: 5mal 40–50 g
- 6. Tag: 5mal 50–60 g
- 7. Tag: 5mal 60–70 g

(2.–7. Tag:) Halbmilch und 5% Honig, Zukker oder Nährzucker *oder* Säurehalbmilch und 5% Honig, Zucker oder Nährzucker.

2. Woche: 5mal 100–120 g Halbmilch oder Säurehalbmilch

3. Woche: 5mal 120–130 g Halbmilch oder Säurehalbmilch

4. Woche: 5mal 130–140 g Halbmilch oder Säurehalbmilch

2. Lebensmonat: 5mal 140 g Zweidrittelmilch. 3mal wöchentlich 1 Teelöffel Eigelb der Milch zusetzen. Eiklar sorgfältig entfernen. In der letzten Woche des zweiten Monats zunächst 1 Teelöffel ausgedrückten rohen Fruchtsaft (Möhren, Apfelsinen), dann langsam steigern auf 20–25 g täglich.

3. Lebensmonat: 5mal 160 g Zweidrittelmilch. Löffelweise mit Gemüsebrei beginnen, zunächst vor der Mittagsflasche, bei guter Verträglichkeit langsam steigern. Zunächst 3–4 Teelöffel rohen Obst- und Gemüsepreßsaft (Apfelsine, Zitrone, Hagebutten, Möhren, Tomaten, rote Bete).

4. Lebensmonat: 4mal 180 g Zweidrittelmilch. 1mal 180 g Gemüse- oder Milchbrei (Rezept 6 und 7). Eine Flasche ist damit durch Brei ersetzt. Löffelweise rohen Fruchtsaft oder Gemüsesaft.

5. Lebensmonat: 3mal 200 g Zweidrittelmilch. 1mal Milchbrei aus 200 g Vollmilch. 1mal 200–250 g Gemüsebrei (1mal wöchentlich mittags mit 1 Eigelb).

6. Lebensmonat: Wie im fünften Lebensmonat, jedoch wird eine Kuhmilchmahlzeit mit Vorteil durch eine Mandelmilchmahlzeit (Rezept 9) ersetzt.

7.–9. Lebensmonat: 1mal 200 g Vollmilch. 1mal 200 g Mandelmilch (Rezept 9).
1mal 200–250 g Gemüsebrei (1mal wöchentlich mittags mit 1 Eigelb).
1mal 200 g Obstbrei (nachmittags) (Rezept 8).
1mal Milchbrei aus 200 g Vollmilch. Allmählich drei Mahlzeiten (morgens, mittags und abends) als Hauptmahlzeiten ansetzen und zwei Zwischenmahlzeiten (vormittags und nachmittags).

10.–12. Lebensmonat: 1mal 200–250 g Vollmilch (morgens).
1mal 250 g Gemüsebrei (1mal wöchentlich mittags mit 1 Eigelb).
2mal 200 g Obstbrei (vormittags und nachmittags als Zwischenmahlzeit). 1mal Milchbrei aus 200–250 g Vollmilch (abends).

Die Ernährung ist im Laufe der letzten zwei Monate immer mehr der allgemeinen Ernährung der Familie anzupassen. Wer diese einfachen Ernährungsregeln und Maßnahmen sorgfältig beachtet, wird bei sonst normaler Veranlagung an der körperlichen und geistigen Entwicklung des Säuglings seine helle Freude haben.

an Trinkmenge ⅛ seines Körpergewichtes, also 1000 g = 1 Liter. Hierbei werden jedoch schon drei Milchmahlzeiten durch Gemüse-, Obst- und Milch*breie* ersetzt (siehe Schema).

Im ersten Lebensjahr darf zur Verhütung eines Milchnährschadens die tägliche Milchnahrung 600–700 g nicht überschreiten.

Häufig ist es zweckmäßig, die Kuhmilch zeitweilig teilweise oder ganz durch Mandelmilch (Rezept 9) zu ersetzen. Ausschließliche Ernährung mit Mandelmilch hat sich jedoch nicht bewährt.

Rezepte zum Schema der künstlichen Säuglingsernährung

Rezept 1

Haferschleimzubereitung (4prozentig)

20 g Haferflocken werden mit ½ l Wasser kalt aufgesetzt und bei kleiner Flamme ½ Stunde gekocht, dann streicht man den Brei durch ein feines Haarsieb und füllt die verdampfte Wassermenge mit abgekochtem Wasser wieder auf 500 g auf. Einfacher und schneller bereitet man Haferschleim heute aus den künstlichen Trockenschleimpräparaten, die kurze Kochzeiten haben.

Rezept 2

Reisschleimzubereitung

60 g Reiskörner (kein Reismehl!) weicht man in 1 l Wasser 12 Stunden vor, dann kocht man sie unter Nachfüllen des verdunsteten Wassers ½ Stunde, seiht zweimal durch, füllt mit abgekochtem Wasser auf 1 l auf und salzt ganz leicht mit Meersalz.
Einfach und bequem ist die Herstellung aus Trockenreisschleim in 3prozentiger Abkochung. Kochzeit wie auf der Packung angegeben.

Rezept 3

Weizenvollkornschrotabkochung nach W. Keller

50 g Weizenvollkornschrot (z. B. Steinmetz-Weizenkraft II) mit etwas Wasser kalt anrühren und in knapp 1 l kochendes Wasser geben, 3 Minuten kochen lassen, nicht durchseihen.

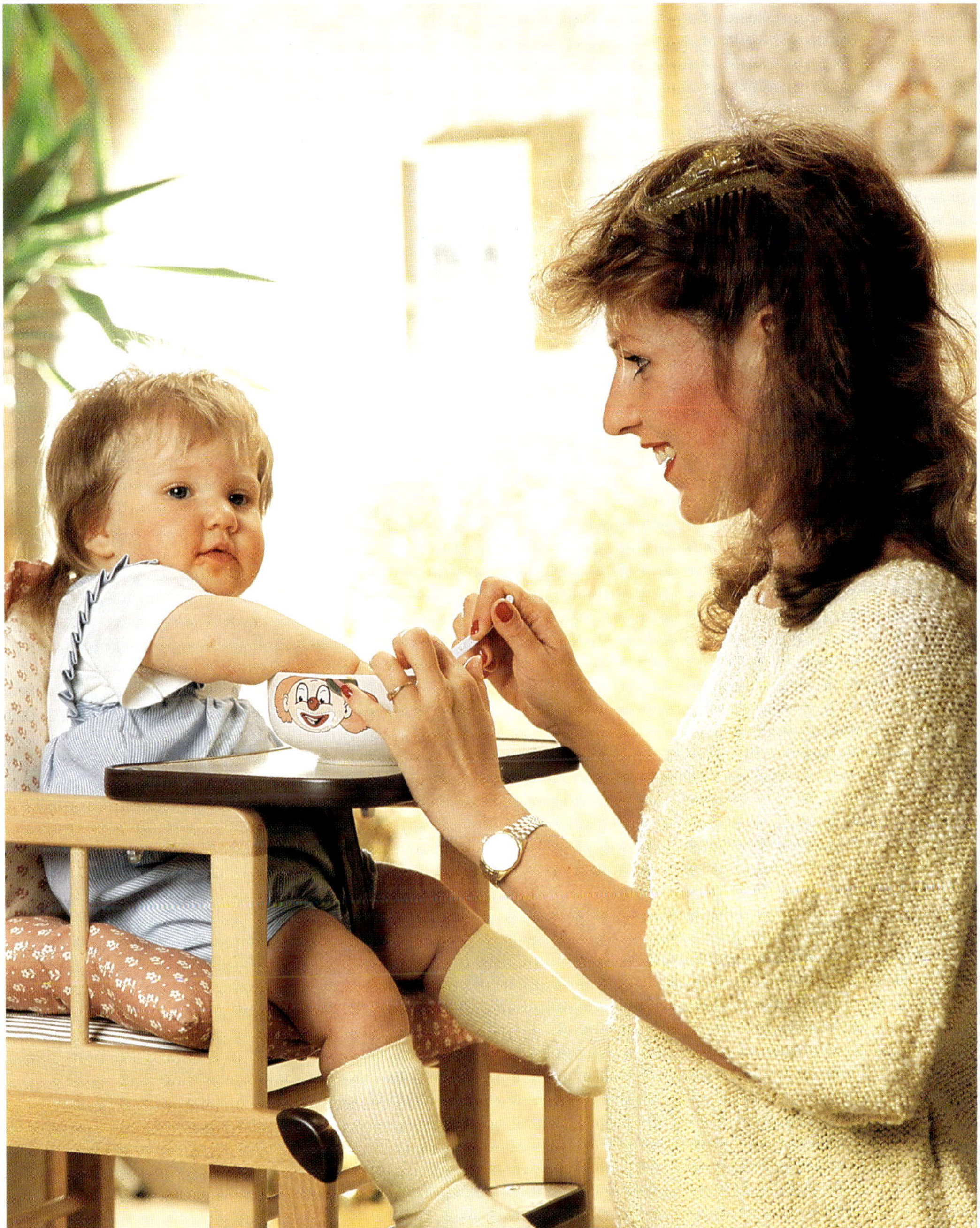

**Fehl- und Überernährung sind eine ernste Gefahr.
„Gesunde Kleinkinder durch alternative Ernährung" heißt deshalb das erste alternative Kochbuch, das sich konsequent mit einer fleischlosen Ernährung für Kleinkinder befaßt. Autor ist der bekannte „Soja-Koch" Uwe Kolster.**

Rezept 4

Mehlabkochung als Verdünnungsflüssigkeit

30–40 g Vollkornmehl mit 1 l Wasser anrühren, 10 Minuten kochen lassen, durch ein Haarsieb passieren und mit abgekochtem Wasser wieder auf 1 l auffüllen.

Rezept 5

Herstellung der Zitronensäurevollmilch nach Beumer

500 g Vollmilch werden mit 10 g Maispulver (Mondamin, Maizena) 2 Minuten gekocht, dann gibt man 25–30 g Zucker hinein. Nach dem Erkalten fügt man 5 vorher in abgekochtem Wasser aufgelöste Citretten oder 25 bis 30 ccm Zitronensaft unter ständigem Umrühren hinzu.

Herstellung der Zitronensäure-Zweidrittelmilch: Die fertige, auch schon mit 5 % Koch- oder Nährzucker versetzte Zweidrittelmilch wird nach dem Erkalten wie die Vollmilch mit Citretten (1 Tablette auf 100 g Trinkmenge) oder mit Zitronensaft (20–25 ccm auf 500 g Trinkmenge) angesäuert.
Die Herstellung der Säuremilch ist sehr viel leichter und schneller durchzuführen, wenn man die entsprechenden Trockenmilchpräparate benutzt, die durch Zusatz von abgekochtem Wasser sofort trinkfertig sind, z. B. eine gebrauchsfertige Milchsäure-Zweidrittelmilch mit allen Kohlenhydratzusätzen, oder auch *Alete-Milch,* eine gebrauchsfertige, mit natürlichem Zitronensaft gesäuerte Zitronensäurevollmilch, die sich auch als Halb- oder Zweidrittelmilch mit Schleim und Nährzucker zubereiten läßt.
Jüngere Säuglinge erhalten vorzugsweise Zitronensäure-Zweidrittelmilch. Säurevollmilch ist für ältere Säuglinge und als Beinahrung zur Brustnahrung geeignet.

Rezept 6

Gemüsebreie

Anfangs verwendet man Spinat, Mangold, Möhren, Salat (als Gemüsebrei zubereitet), Kartoffeln, später Kohlrabi, Grünkohl, Wirsing, Schwarzwurzeln, Blumenkohl, rote Bete.

Zubereitung: Das sorgfältig gewaschene Gemüse (etwa 200 g) wird mit wenig Wasser weich gekocht (Spinat, Mangold, Salat 3–5 Minuten, Möhren und die Kohlsorten 20–25 Minuten). Nach dem Kochen streicht man es durch ein feines Haarsieb und gibt 1–2 % gebräunte Butter (also 2 bis 4 g) dazu oder eine dünne Mehlschwitze, die aus dem Gemüsekochwasser, 1 Teelöffel Vollmehl und 1 Teelöffel Butter bereitet wird.

Versetzt man das Gemüse ohne Mehlschwitze mit ⅓ Kartoffelbrei, so erhält man einen Gemüsekartoffelbrei, mit ⅓ Brühgrieß einen Gemüse-Brühgrießbrei.
Wertvoll ist auch folgende spezielle Vorschrift für Möhrenbrei: Zarte, sorgfältig gereinigte Möhren werden zur Hälfte zerschnitten, mit etwas Butter weich gedünstet und durch ein Haarsieb gestrichen. Dann fügt man 1 Teelöffel Honig und 1 Teelöffel Zitronensaft hinzu. Die andere Hälfte der Möhren wird roh auf der Glasreibe gerieben und unter den Brei gemischt, wenn nötig mit etwas Gemüsebrühe verdünnt.

Rezept 7

Milchbrei

Man bereitet ihn aus Vollmilch mit 6–8 % Maismehl (Mondamin), 7–8 % Weizengrieß oder -mehl oder 5–7 % Haferflocken und 5 % Kochzucker oder Honig.
Sehr empfehlenswert ist auch ein Weizenvollkornmilchbrei nach W. Keller, den man aus Vollmilch mit 12 % Weizenvollkornschrot (Steinmetz-Weizenkraft II), 5 % Zucker und 5 % Butter herstellt. Die Milchbreie verabreicht man mit rohen Obstsäften, hin und wieder auch mit ¼ Eigelb.

Rezept 8

Obstbreie

Hierfür sind die leicht abführenden Früchte, wie Äpfel, Bananen, Pfirsiche und Birnen, geeignet, erst später Orangen, die manchmal etwas treibend wirken, und Beerenobst.

Zubereitung: Ein Apfel wird gut gewaschen, vom Kerngehäuse befreit und auf der Glasreibe gerieben. Den Brei verrührt man kräftig mit 1–2 Teelöffel Zucker, 1–2 Teelöffel Zitronensaft und 20 g in abgekochtem Wasser eingeweichtem Zwieback (= Zwieback-Apfelbrei).
Man kann auch 1 Banane mit 20 g Keksmehl kräftig mit der Gabel zu einem Bananenkeksbrei verschlagen.

Rezept 9

Mandelmilch (Fruchtmilch)

Man benötigt hierzu fertig käufliches Mandelmus oder -püree und frische Fruchtsäfte (Tomaten-, Orangen-, Trauben- oder Apfelsaft, auch Bananenbrei).
15 g Mandelpüree werden mit 50 g Fruchtsaft, 7 g Honig oder 5 g Zucker und 200 g sechsprozentigem Schleim angerührt und kräftig im Mixbecher geschüttelt.

Frischkost in der Babynahrung

Auch hierüber liegen heute gute Erfahrungen vor. Ich entnehme einer Veröffentlichung von *Barbara Rütting*, einer entschiedenen Vertreterin der lacto-vegetabilen Ernährung, ein *Rezept für die Frischkornmilch*, die wohl am besten die Muttermilch ersetzen kann, wenn eine Mutter nicht zu stillen vermag oder ihre Milch nicht ausreicht. Frischkornmilch ist für die meisten Mütter noch etwas völlig Neues, aber auf jeden Fall eine vorzügliche Alternative zur Muttermilch.

Das *Rezept nach Barbara Rütting*, die es selbst von *Ilse Gutjahr*, einer Mitarbeiterin von Dr. *Bruker* übernommen hat, lautet für eine Trinkmenge von 120 Gramm (1 Flasche):

20 g Vollgetreide
40 g Wasser
60 g Rohmilch

Wenn Rohmilch nicht zu beschaffen ist, kann auch pasteurisierte Frischmilch verwendet werden.

Zubereitung: Die Getreidekörner (Weizen, Roggen, Hafer) möglichst fein zermahlen (z. B. in der Bösen-Getreidemühle), über Nacht in der angegebenen Wassermenge einweichen und am Morgen mit der Milch vermischen, in die Saugflasche füllen und im Wasserbad auf Trinktemperatur erwärmen. Es kann eine Messerspitze Honig beigegeben werden. Die Milchbeimischung sollte man aber erst bei Gebrauch vornehmen. Übrigbleibende Mengen stets wegschütten.

Das Kind erhält von dieser *Frischkornmilch* täglich vier bis fünf Mahlzeiten. Man darf die vorgesehene Menge nicht aufzwingen. Das Kind bestimmt sozusagen die Menge, die es mag. Die Frischkornmilch wird am leichtesten angenommen, wenn sie möglichst glatt ist. Eventuell muß man die trinkfertige Milch durch ein Haarsieb passieren.

Es lohnt sich fast immer der Versuch, Frischkornbrei einzusetzen, wenn die Muttermilchernährung beendet oder nur ungenügend oder zu kurze Zeit möglich ist.

Nahrungsmittelallergie trotz Stillens

Es sei hier darauf hingewiesen, daß auch bei gestillten Säuglingen eine *Nahrungsmittel-Unverträglichkeit* auftreten kann, wenn die Mutter eine Nahrung zu sich nimmt, die allergieauslösende Eiweiße enthält. Diese stammen aus Kuhmilch, Eiern oder auch Getreideprodukten.

Trotzdem ist es gerade in Familien, in denen Allergien gehäuft auftreten, besonders bei stark allergischen Müttern, außerordentlich wichtig, daß sie ihren Säugling mindestens sechs Monate lang voll stillen. Das bedeutet, daß in diesem speziellen Fall keine andere Nahrung zugefüttert werden darf. Hier verspricht gerade die Einseitigkeit der Ernährung den Erfolg.

Häufig wird bekanntlich eine Allergie ausgelöst, sobald der Säugling Kuhmilch *zugefüttert* bekommt. Wenn ein Kind aus nicht ohne weiteres ersichtlichen Gründen öfter erbricht, Durchfälle bekommt, wenn sich Milchschorf bildet oder eine hartnäckige, nicht fieberhafte Bronchitis auftritt, muß man an eine allergische Reaktion denken.

Die allergischen Reaktionen auf der Haut können manchmal sehr rasch erscheinen und zuweilen auch bedrohliche Formen annehmen. In jedem Fall ist der Kinderarzt zu verständigen oder baldigst aufzusuchen. Er wird durch einen Nahrungsmittel-Verträglichkeitstest herausfinden, welche Nahrungsmittel gemieden werden müssen.

Eine gute praktische Hilfe leisten in diesen Fällen moderne Sojamilchprodukte, die dann am Platze sind, wenn zum Beispiel die Kuhmilch unverträglich ist.

Frischkost auch für Kleinkinder

Nirgendwo gilt der altbekannte Rat „Vorbeugen ist besser als Heilen" mehr als beim Säugling und Kleinkind. Unsere Kinder sind heute nicht selten krankheitsanfällig. Ich erinnere nur an die häufig auftretenden Infekte der oberen Luftwege und an die zahlreichen allergischen Reaktionen an Haut und Schleimhäuten sowie an das frühe Auftreten von Zahnschäden wie Karies (Zahnfäule) und Parodontose (Zahnfleischschwund). Oder man denke an die zahlreichen nervlichen und seelischen Störungen und die immer häufiger auftretenden Schulschwierigkeiten und Behinderungen.

Neben zahlreichen anderen Faktoren ist die *Ernährung* der wichtigste Umweltfaktor. Trotz unseres großen Wissens über den notwendigen Kalorien-, Nähr- und Ergänzungsstoffgehalt unserer Nahrung und unserer Erkenntnisse über die täglich zuzuführenden Nahrungsmengen und -qualitäten hat die Krankheitsanfälligkeit weiter zugenommen. Es ist deshalb naheliegend, anzunehmen, daß wir mit einem rein physikalisch-chemischen Denken und den entsprechenden Analysen nicht alle für die Gesunderhaltung des Menschen notwendigen Faktoren erfassen und daß die durch sorgfältige Beobachtung und Erfahrung gewonnenen Erkenntnisse hinzukommen müssen.

Das gilt insbesondere für die Frage der *Lebendigkeit der Nahrung*, wie sie zum Beispiel in der Keimfähigkeit der Getreidekörner zum Ausdruck kommt. Die Keimfähigkeit kann weder gemessen noch gewogen, aber beobachtet und erlebt werden. Hier tritt die lebendige Struktur des Nahrungsgutes voll in Erscheinung. Dasselbe gilt auch für frische Salate, Gemüse und Früchte.

Die Zahl der Ärzte, die der Lebendigkeit unserer Nahrung einen hohen Gesundheitswert beimessen, nimmt glücklicherweise ständig zu. Die Erkenntnisse über den Gesundheitswert der Nahrungsmittel gehen auf die Ärzte *Bircher-Benner, Kollath* und *Rusch* sowie auf den Zahnarzt *H. P. Rusch* zurück. *Rusch* sprach von dem Gesetz des Kreislaufs des Lebendigen, dem die Erkenntnis von der Einheit aller Formen des Lebens zugrunde liegt.

Prof. *H. Mommsen* weist darauf hin, daß das Schrotmehl, das durch Vermahlen des ganzen Kornes gewonnen wird, im Gegensatz zum weißen Mehl nicht haltbar, dafür aber lebendig ist. Er empfiehlt dafür jeder gesundheitsbewußten Familie die Anschaffung einer elektrischen Getreidemühle und den Genuß des ungekochten, über Nacht in Wasser eingeweichten Vollkornschrotes zum morgendlichen Müsli. Das Müsli kann natürlich in vielfältiger Weise geschmacklich variiert werden.

Für Kinder gilt die Regel, daß sie erst mit 1–1½ Jahren den „rohen" Schrotbrei bekommen sollten, weil dann ihre Enzymbildung und Enzymtätigkeit vollständig entwickelt ist. Es gibt allerdings auch dann noch enzymschwache Kinder, denen man zunächst nur gekochte Schrotbreie verabreichen muß.

Enzymschwache sind meist auch appetitschwache Kinder. Sie sollten immer einen Teil der pflanzlichen Kost als Rohkost zubereitet erhalten. Rohkost entspricht der Forderung, daß ein Teil der Nahrung „lebendig" sein soll. Appetit- und enzymschwache Kinder benötigen nach Prof. *Mommsen* sogar immer wieder Tage, an denen sie ausschließlich pflanzliche Rohkost zu sich nehmen sollten. Obst, Salate, Blatt- und Wurzelgemüse eignen sich am besten zur Rohkost. Getreidekörner sind nur zermahlen und über Nacht eingeweicht als Frühstücksmüsli zu verabreichen. Hülsenfrüchte sind als Rohkost ungeeignet.

Man sollte sich eine Aussage von Prof. *Kollath* zu eigen machen: „Leben lebt von Leben."

Diät bei Durchfallserkrankungen des Säuglings

Der gewöhnliche *Brechdurchfall* des Säuglings (Dyspepsie) tritt meist als Begleiterscheinung von *Infekten der oberen Luftwege*, bei *Darminfektionen*, bei *falscher Ernährung* (Fett- oder Stärkediarrhoe) oder als *Überempfindlichkeitserscheinung* (Kuhmilchallergie) auf.

Von den Angehörigen werden die Säuglingsdurchfälle meist nur auf eine *falsche* Ernährung oder *schlecht verträgliche* Nahrung zurückgeführt. Man sollte aber daran denken, daß auch Obst- und Gemüsesäfte als Keimquelle in Frage kommen und eine Infektion auslösen können, die die Leistungsfähigkeit des Verdauungs- und Stoffwechselsystems stark herabsetzt.

Die Behandlung des Säuglingsdurchfalls hängt strenggenommen von der Erkennung der Krankheitsursache ab. Da die Klärung der Ursache jedoch sehr schwierig und zeitraubend sein kann, richten sich die sofort einzusetzenden Behandlungsmaßnahmen danach, ob es sich um eine *leichte* oder *schwere* Durchfallserkrankung handelt. Natürlich gibt es dazwischen alle möglichen Übergänge, auch leichte Formen können noch zu schweren Störungen führen.

Bei *leichten Durchfallserkrankungen* ist das Allgemeinbefinden meist wenig beeinträchtigt. Die Kinder sind appetitlos, sehen blaß aus und neigen zu Erbrechen. Meist sind die Darmentleerungen noch nicht allzu wässerig, so daß kein größerer Wasser- und Salzverlust zu befürchten ist. Es genügt daher als einfachste, für die Mutter leicht durchzuführende Maßnahme ein *Zusatz von Johannisbrotpulver* (Arobon) von 3–5 g zu je 100 g Normalkost. Schon nach ungefähr zehn Stunden muß die Besserung am Stuhl zu erkennen sein. Die Stühle werden seltener und dunkelbraun. Sehr bald sind sie dann auch flüssigkeitsärmer und pastenartig.

Bei der praktischen Durchführung wird, nachdem die notwendige Menge abgekochten Wassers in die Flasche gefüllt ist, die entsprechende Menge Arobon-Pulver zugegeben (3–5 g je 100 g Flüssigkeit) und kräftig geschüttelt. Dann fügt man das Milchpulver zu und schüttelt nochmals gut durch. Bei Frischmilch-Schleimabkochungen verrührt man das Arobon-Pulver mit einem Teil der fertigen Flaschenmahlzeit.

Während man bei den milden Durchfallserkrankungen allein mit dem Arobon-Zusatz zur gewohnten Nahrung auskommt, wird man bei den *mäßig schweren Formen* auf eine anfängliche Teepause meist nicht verzichten können. Dabei werden die Milchmahlzeiten je nach individuellem Zustand und Alter des Kindes für 6–24 Stunden durch Fencheltee oder schwarzen Tee mit einem fünfprozentigen Arobon-Zusatz je 100 ccm Trinkmenge ersetzt. Prof. *Hungerland* empfiehlt für die Teepause Ringer-Tee (⅓ Ringerlösung, ⅔ Tee) mit 3% Arobon-Zusatz.

Nach der Teepause folgt dann eine antidyspeptische *Anfangsdiät*, nämlich Karotten-, Apfel-, Johannisbrot- oder Reisschleimdiät. Vom dritten Tag an geht man langsam, unter täglicher Steigerung um 50–100 g, auf antidyspeptische *Heilnahrung*, nämlich Buttermilch oder Eiweißmilch, über. Nach Abklingen der Durchfälle ersetzt man die Heilnahrung allmählich durch die dem Alter entsprechende Normalkost.

Man versucht heute so rasch wie möglich wieder auf eine vollwertige Nahrung überzugehen. Zwischen dem Beginn der Teepause und dem Einsetzen der Erhaltungsdiät sollten nicht mehr als sechs bis acht Tage und je nach Schwere des Falls nur ein bis drei Wochen bis zur völligen Umstellung auf Normalnahrung vergehen.

Die *schweren Durchfallserkrankungen* des Säuglings stellen nicht nur eine starke Belastung für die Mutter, sondern auch oft ein schweres Problem für den behandelnden

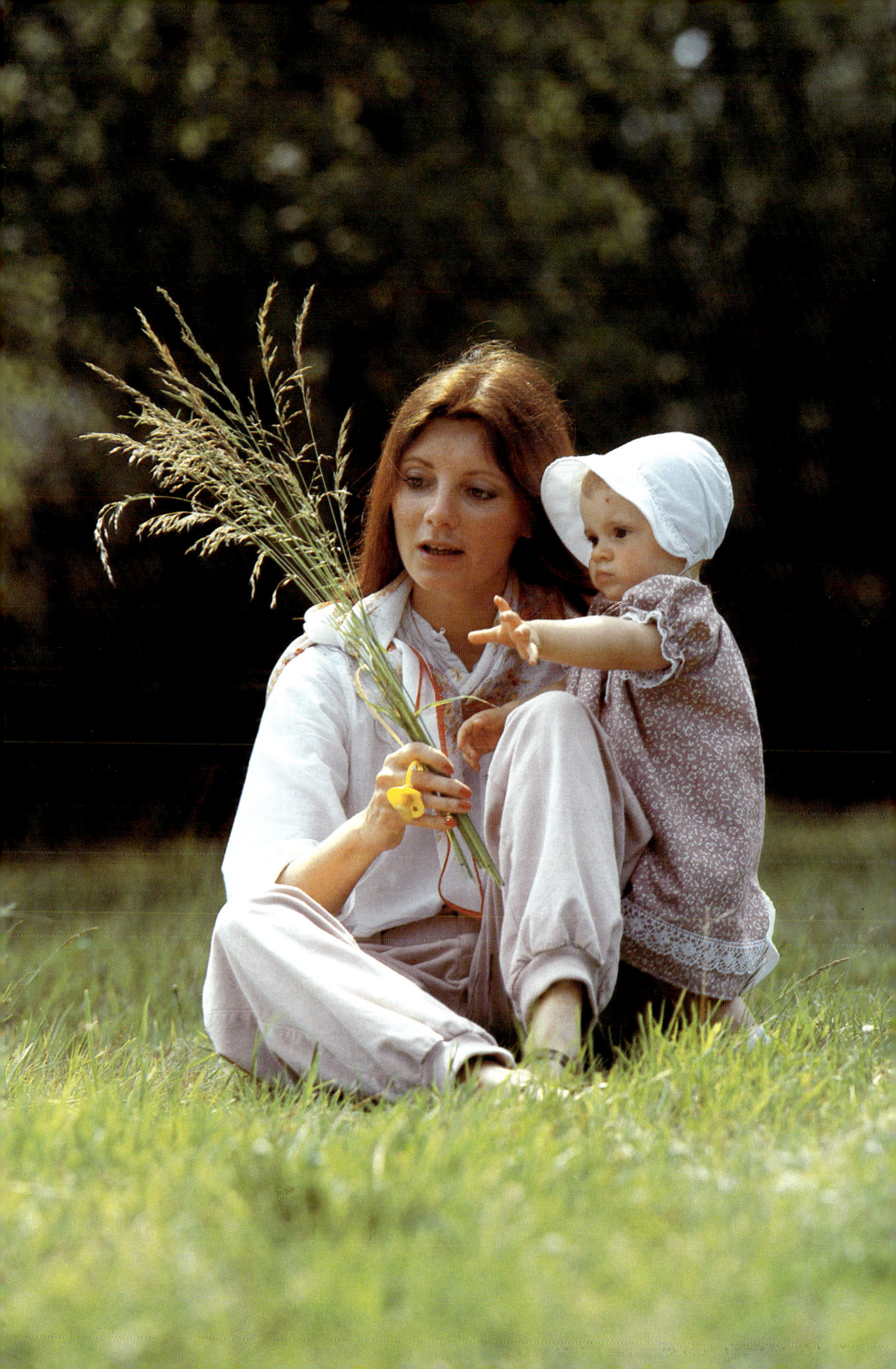

Arzt dar, der bei stärkeren, insbesondere fieberhaften, Durchfallserkrankungen sofort zu befragen ist. Der durch die starken Durchfälle eintretende hohe Wasser- und Salzverlust führt zu einer Verminderung der zirkulierenden Blutmenge und damit zu einer schlechteren Sauerstoffversorgung vor allem des Gehirns. Die Behandlung kann daher nur Erfolg bringen, wenn genügend Wasser und Salz zugeführt werden. Die sofort anzuordnenden Maßnahmen werden im allgemeinen einem Vorschlag von Prof. *Hungerland* folgen:

„Die bisherige Nahrung ist abzusetzen. An ihre Stelle tritt für 12 bis höchstens 24 Stunden eine Nahrungs- oder Teepause. Während dieser Zeit werden 150–200 g Flüssigkeit pro kg Körpergewicht pro Tag angeboten. Die Zahl der Mahlzeiten muß infolge der Appetitlosigkeit meist auf 6 bis 8 erhöht werden. Als Flüssigkeit kann gegeben werden: dünner Schwarztee, Kamillen- oder Fencheltee, besser sogenannter „Ringer-Tee“, der aus einem Teil Ringerlösung und zwei Teilen Tee besteht, 3- bis 5%ige Glukoselösung, 5%iger Reisschleim, Arobon(Johannisbrotmehl)-Tee.“

Falls nicht eine schnelle Besserung eintritt, ist eine stationäre Behandlung dringend erforderlich, da man nicht ohne Infusionen auskommen kann.

Etwa 5% aller Säuglinge leiden – häufig nur vorübergehend – an einer *Milchallergie,* die meist nach Kuhmilch, seltener nach Muttermilch, auftritt. Die Allergie zeigt sich durch Krankheitserscheinungen an den Atemwegen (Bronchitis, Asthma, anhaltender Schnupfen), am Magen-Darm-Kanal (Durchfälle) und an der Haut (Ekzeme, Urtikaria). In allen diesen Fällen sollte ärztlicher Rat eingeholt werden.

Diät zur Verhütung der Rhesus-Gefahr

Jährlich erkranken in der Bundesrepublik 4000–5000 Neugeborene an der schweren Blutkrankheit *Erythroblastose.* Diese Krankheit ist auf das Fehlen des Rhesusfak-

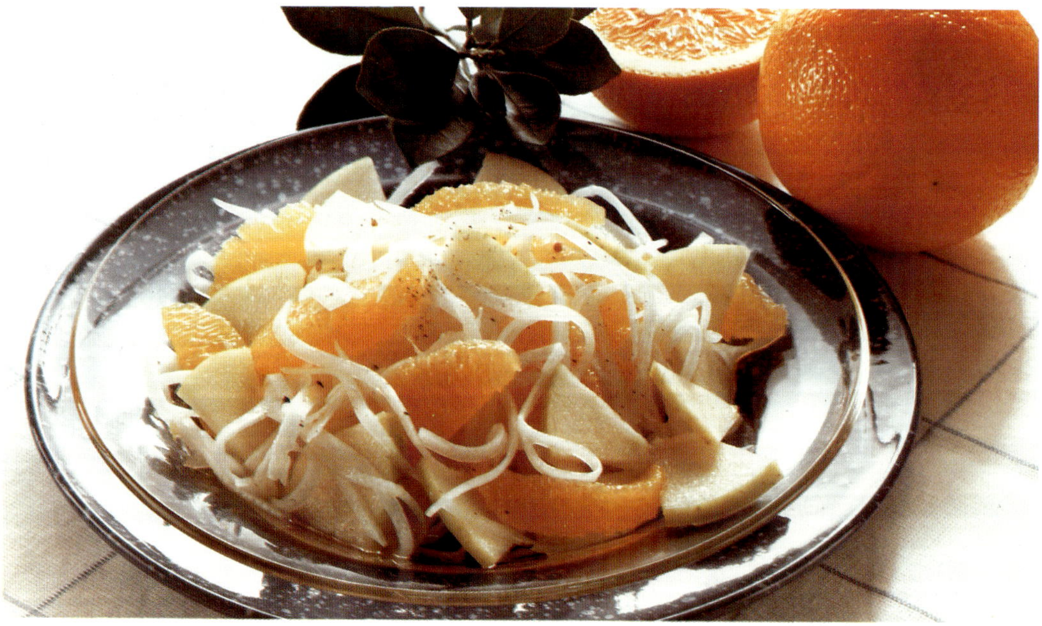

tors im Blut der Mutter zurückzuführen. Wenn das Kind den Rhesusfaktor vom Vater erbt, ist es selbst Rhesus-positiv (Rh) und veranlaßt die Rhesus-negative (rh) Mutter häufig zur Bildung von Antikörpern in ihrem Blut. Bei einer weiteren Schwangerschaft gehen diese Antikörper mit dem Blut der Mutter auf das Kind über und lösen bei ihm die Erythroblastose aus. Diese Zusammenhänge wurden in den letzten zwanzig Jahren erforscht. Sie erklären zwar, warum fast niemals das erste Kind erkrankt, sondern ein späteres, nicht aber, warum die Mutter die gefährlichen Antikörper bildet.

Bei Rhesus-negativer (rh) Mutter und Rhesus-positivem (Rh) Vater tritt aber nicht immer eine Antikörperbildung bei der Mutter ein, wenn das Kind Rhesus-positiv (Rh) ist. Sie kommt nur bei einem Teil (etwa 25 %) der Frauen zustande und gefährdet dann das zweite oder dritte Kind.

Inzwischen gelang es dem New Yorker Frauenarzt Dr. *C. T. Javert* zu klären, warum der größte Teil der Frauen gegen die gefährliche Antikörperbildung gefeit ist und ein kleinerer Teil nicht. An fast jeder dritten oder vierten Plazenta (Mutterkuchen) fand er kleinere Blutergüsse, die sich fast immer nur bei Müttern mit erkrankten Kindern gebildet hatten (79 % aller Fälle).

In den Blutergüssen des Mutterkuchens kommt es nun zu einer Vermischung des mütterlichen mit dem kindlichen Blut, und in diesen Fällen werden dann im mütterlichen Blut die Antikörper gebildet. Treten solche Blutergüsse aber nicht auf, so entwickeln sich keine Antikörper, und diese Mütter gefährden ihre späteren Kinder nicht, obwohl sie Rhesus-negativ (rh) sind.

Aus diesen Erkenntnissen ergibt sich nun die Möglichkeit einer echten Vorbeugung, die allein darin besteht, die Brüchigkeit der Haargefäße der Mutter zu beseitigen, damit im Mutterkuchen keine Blutergüsse auftreten können und die Vermischung des mütterlichen Blutes mit dem kindlichen Blut unterbleibt.

Dr. *Javert* behandelte zwanzig junge, Rhesus-negative (rh) Frauen, die ihr erstes Kind erwarteten, mit entsprechender *Diät* (Rohkost mit viel Zitrusfrüchten) und mit Vitaminpräparaten (Vitamin C, P-Faktor, Vitamin K, Rutin und Kalzium). Keine dieser Mütter wies Blutergüsse im Mutterkuchen auf, keine hatte Antikörper gebildet, und sechs von ihnen bekamen auch ein zweites gesundes Kind. Eine weitere Nachprüfung dieser Ergebnisse ist allerdings erforderlich.

Der Schutz der gefeiten Frauen besteht in der guten Filterqualität des Mutterkuchen-Kapillarnetzes. Sobald dieses durchlässig wird (durch Kapillarschädigung), kann das Embryoblut in den mütterlichen Kreislauf eindringen, die Antikörperbildung auslösen und damit dem Neugeborenen lebensgefährlich werden. Eine sofort nach der Geburt durchgeführte Austauschtransfusion kann zwar häufig (75–85 %) noch das Leben des Neugeborenen retten, aber es sind doch große Sorgen damit verbunden, und es bleiben 15–25 % der kranken Kinder, die entweder schon vor der Geburt sterben oder so schwer krank sind, daß auch eine Austauschtransfusion keine Hilfe mehr bringt.

Die Vorbeugung bleibt also der beste Schutz. Sie muß zu einer Verhinderung der Sensibilisierung der Mutter führen, damit sie keine Antikörper bilden kann. Rechtzeitig einsetzende *Rohkost* und *Verzicht auf Fleischkost*, von der wir mit Sicherheit wissen, daß reichliche Zufuhr einen ungünstigen Einfluß auf die Kapillaren ausübt, kann fast alle unglücklichen Abläufe verhüten und selbst bei vorhandenen Antikörpern im mütterlichen Blut die Geburt eines gesunden Kindes ermöglichen.

Rohkost mit Zitrusfrüchten und Vitaminen kann mithelfen, bei Rhesus-negativen Frauen die Vermischung des mütterlichen mit dem kindlichen Blut zu verhindern.

Die Ernährung des älteren Menschen

Bei älter werdenden Menschen entscheidet der körperliche und seelische Gesundheitszustand ganz wesentlich über Lebensfreude und Erlebnisfähigkeit sowie die Liebesfähigkeit gegenüber dem Ehepartner, der Familie und den Menschen der Umgebung. Auch die körperliche und geistige Leistungsfähigkeit hängen eng damit zusammen. Nicht selten erwacht erst beim älteren Menschen eine besondere schöpferische Fähigkeit, die, befreit von manchen beruflichen Lasten, nun zur Entwicklung drängt. Gesundheit ist deshalb beim Älterwerden ein kostbarer Besitz. Jede Information, die dazu beiträgt, dieses unschätzbare Gut zu schützen, kann nur erwünscht sein. Nahezu unabdingbar gehört dazu das Wissen, wie eine gesunde Ernährung auszusehen hat. Gewiß ist das Alter an sich keine Krankheit, die einer Diät bedürfte, aber es ist ein Lebensabschnitt, in dem man einige einfache Regeln und Maßnahmen zur Gesunderhaltung sehr sorgfältig beachten sollte. Sie betreffen nicht nur die Ernährung.

Vorkrankheiten belasten das Alter

Es ist eigentlich deprimierend zu sehen, daß bei den Krankheitsentwicklungen im Laufe eines Lebens sehr häufig

- falsche Ernährung,
- übermäßiger Salz- und Fettkonsum,
- Dauerstress,
- fehlende körperliche Arbeit (Bewegungsmangel),
- vielfältige seelische Konflikte und
- Gleichgültigkeit in Gesundheitsfragen

Pate stehen. Oft sind diese Faktoren direkte

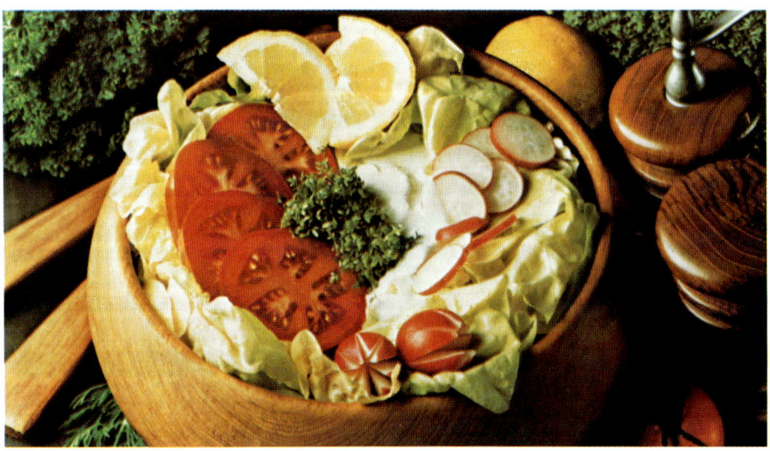

Schmackhafte Salate gehören auf jeden Tisch; sie enthalten die nötigen Vitamine, Mineralien und Ballaststoffe.

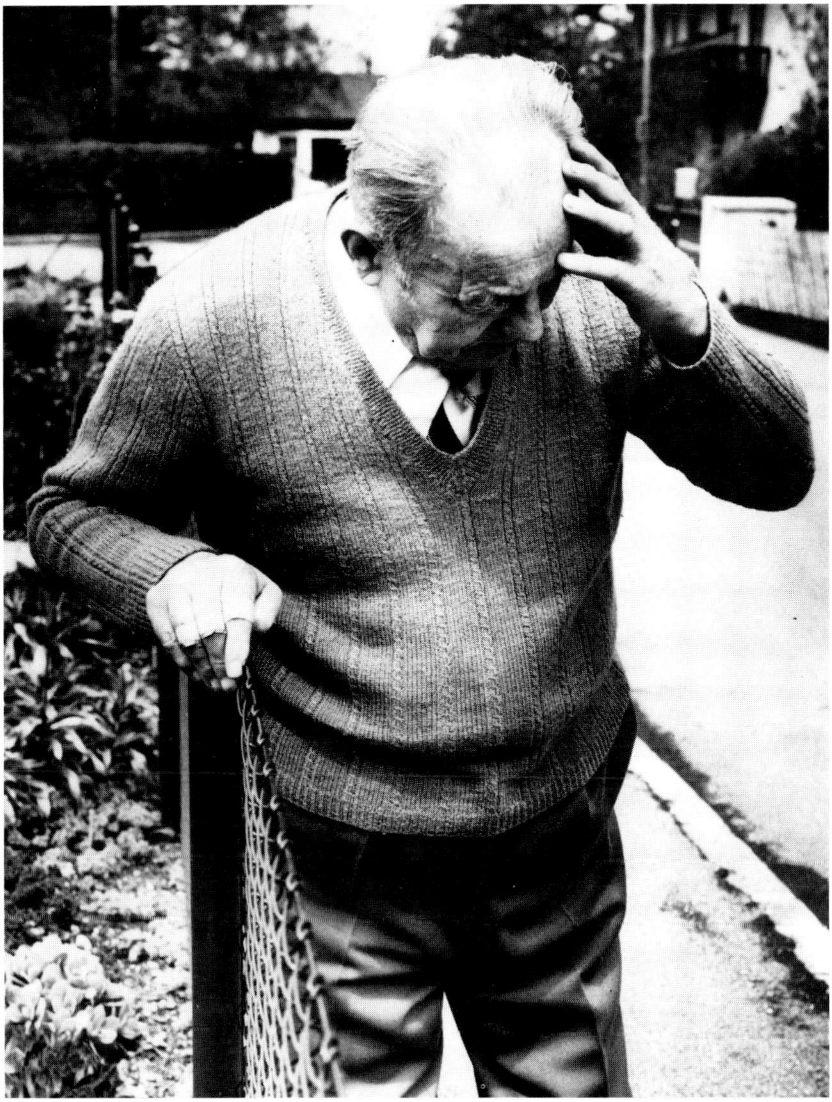

Wir sollten uns schon in mittleren Jahren auf eine vernünftige Lebens- und Ernährungsweise einstellen. Auch das Gedächtnis läßt sich trainieren – durch Übungen und eine lezithinreiche Ernährung.

Ursachen oder Mitursachen vorzeitiger Alterungsvorgänge.

Wer denkt schon daran, den Arzt aufzusuchen, um sich einmal durchuntersuchen zu lassen, wenn „in den besten Jahren" hin und wieder Ohrensausen, Schlafstörungen oder Kopfschmerzen auftreten! Und doch – wie oft wird dabei zufällig ein erhöhter Blutdruck festgestellt, der dann allerdings den Verzicht auf liebgewordene Gewohnheiten verlangt. Wartet man erst, bis es auch zur Beteiligung der Herzkranzgefäße kommt, ist es nicht mehr weit bis zum Herzinfarkt. Früher erlebte Krankheiten können mit ihren manchmal verhängnisvollen Folgen in den späteren Jahren eine schwere Hypothek bedeuten. Da sich die meisten Menschen nicht rechtzeitig – und das heißt schon in mittleren Lebensjahren – auf eine vernünftige Lebens- und zuträg-

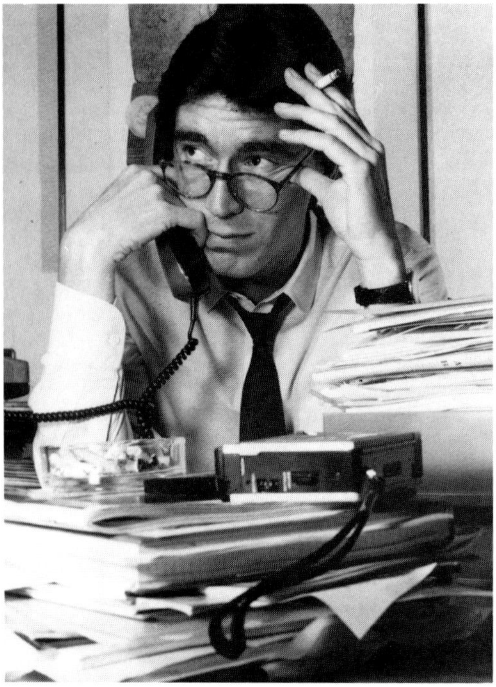

Raucher sind besonders gefährdet. Gefäßleiden drohen. Durch eine vernünftige, altersgerechte Ernährungsweise und regelmäßige körperliche Bewegung kann man frühzeitigen Alterserscheinungen vorbeugen.

liche Ernährungsweise einstellen, sind im Alter meist Vorschädigungen der Organe und Gewebe vorhanden, die dann einen vorzeitigen Alterungsprozeß auslösen.

Bei mehr als einem Drittel der älteren Frauen und mehr als der Hälfte der Männer gleichen Alters werden arteriosklerotische Veränderungen der Gehirngefäße festgestellt. Bei den über Siebzigjährigen ergaben die Untersuchungen einen Anteil von fast 90 Prozent.

Der Zusammenhang dieser bedrückenden Tatsache mit anderen organischen Krankheiten wie Überernährung, Übergewicht, erhöhter Blutdruck, Zuckerkrankheit, Gicht und Rheuma wird in diesem Buch mehrfach besprochen. Daß diese Vorläuferkrankheiten mit ihren Ablagerungen in den Gehirn-, Herz- und Nierengefäßen sowie den Arterien der Extremitäten gerade im Alter nicht ohne Folgen bleiben, ist wohl verständlich. Pumpschwäche des Herzens, Schlaganfälle und Herzinfarkte stehen dabei an erster Stelle.

Bei hohem Blutdruck wird die Kost salzarm sein müssen. Liegen Cholesterin- und Neutralfettablagerungen in den Arterien vor, wird eine Fett- und Kohlenhydratreduktion notwendig sein.

Oft kommt noch eine Alkoholschädigung des Herzens hinzu. Nach Prof. Dr. *G. Riecker* steht heute außer Zweifel, daß chronischer Alkoholismus, ebenso aber auch eine akute Erhöhung der Blutalkoholkonzentration, zahlreiche Funktionsstörungen des Herzens hervorrufen kann. Die Muskelspannungsfähigkeit des Herzens wird vermindert; es treten Veränderungen der Herzstromkurve und Rhythmusstörungen auf.

Die Schäden, die ein Raucher „produziert", sind ein weiteres drastisches Beispiel, um zu zeigen, wieviel Vorschäden wir bis ins Alter mit uns herumschleppen. Dabei wird deutlich, daß es kein allgemeingültiges Schema für eine Kost im Alter geben kann.

Für die meisten Menschen dürften aber einige feste Regeln und Empfehlungen für die Gestaltung ihrer Kost und ihrer Lebensgewohnheiten als Orientierungshilfe nützlich sein.

Richtige Ernährung hält lange frisch

Mit zunehmendem Alter steigt auch die Bedeutung der Ernährung. Das gilt für jeden einzelnen allerdings in sehr unterschiedlicher Weise, so daß keine starren, für alle gleichermaßen gültigen Verordnungen möglich sind. Für jeden gelten andere Voraussetzungen: Körperverfassung (Konstitution), Veranlagung zu bestimmten Krankheiten (Disposition) und verschiede-

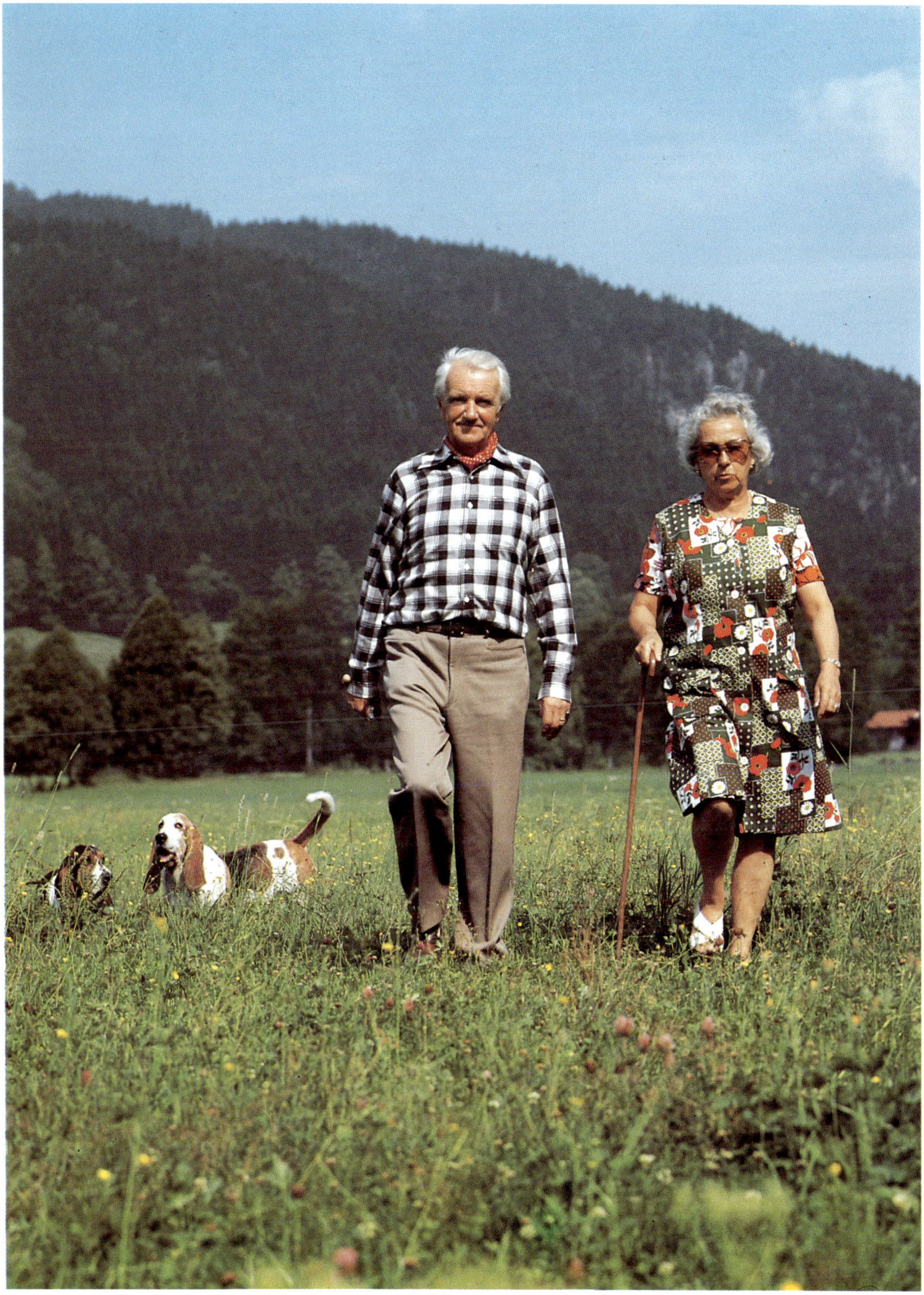

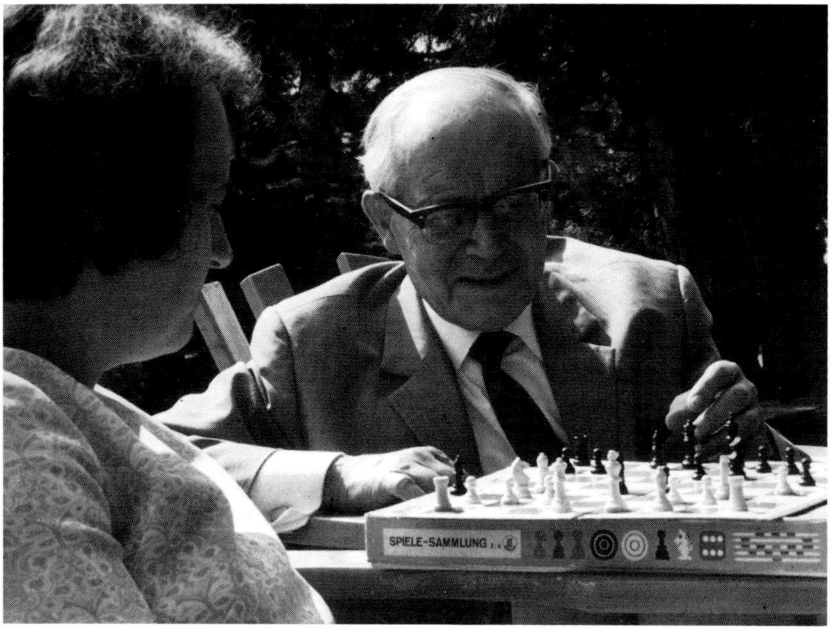

Schachspielen ist nicht nur Spiel, sondern rege geistige Beschäftigung. Es trainiert die Gehirnzellen und hilft mit, länger jung zu bleiben.

ne Umweltfaktoren, zum Beispiel auch aus der Familie übernommene Ernährungsgewohnheiten, spielen ebenso eine Rolle wie Berufstätigkeit, Arbeitszeit, Ruhezeit, Klimaverhältnisse und vieles andere mehr.

Gerade bei unserer durch Zivilisation und Technik geprägten Lebens-, Arbeits- und Wohnweise benötigen wir zum Ausgleich zahlreicher Zivilisationsschäden eine vollwertige und auf den persönlichen Bedarf abgestimmte Ernährung. Nur dann haben wir die Voraussetzungen geschaffen, um auch noch im Alter gesund, beweglich und leistungsfähig zu sein.

Das normale Altern können wir nicht verhindern. Aber es liegt doch in hohem Maße in unserer Hand, ob wir die „späten Jahre" in körperlicher und seelischer Ausgeglichenheit verleben oder die Zunahme an Jahren auch mit zunehmenden Leiden bezahlen müssen. Die Grundlagen zu ernsten Gesundheitsstörungen und Krankheiten werden jedenfalls schon in früheren Jahren gelegt. Dabei sind es vor allem die zahlreichen ernährungsabhängigen Krankheiten, die zu vorzeitigem Altern führen. Deshalb kann eine gesunde Lebensweise, wozu auch die vollwertige Ernährung gehört, nicht früh genug beginnen.

Überlegungen zur Kostform

Da ich von einer gesunden Vollkost gesprochen habe, könnte ich nun einfach auf den Abschnitt über die Vollwertkost für den Erwachsenen am Anfang dieses Kapitels verweisen. Es ist jedoch sinnvoll, hier noch auf einige Besonderheiten hinzuweisen, die das Alter, abgesehen von den Vorschäden, mit sich bringt und die in der Ernährung berücksichtigt werden sollten.

Wir haben schon betont, daß das Alter keine Krankheit ist und deshalb auch keiner Diät bedarf. Wenn aber Krankheiten auftreten, bedürfen sie wie in früheren Altersstufen einer angemessenen Heilkost. Das ist besonders bei Zuckerkrankheit, Gicht, Eiweiß- und Fettstoffwechselstörungen nötig.

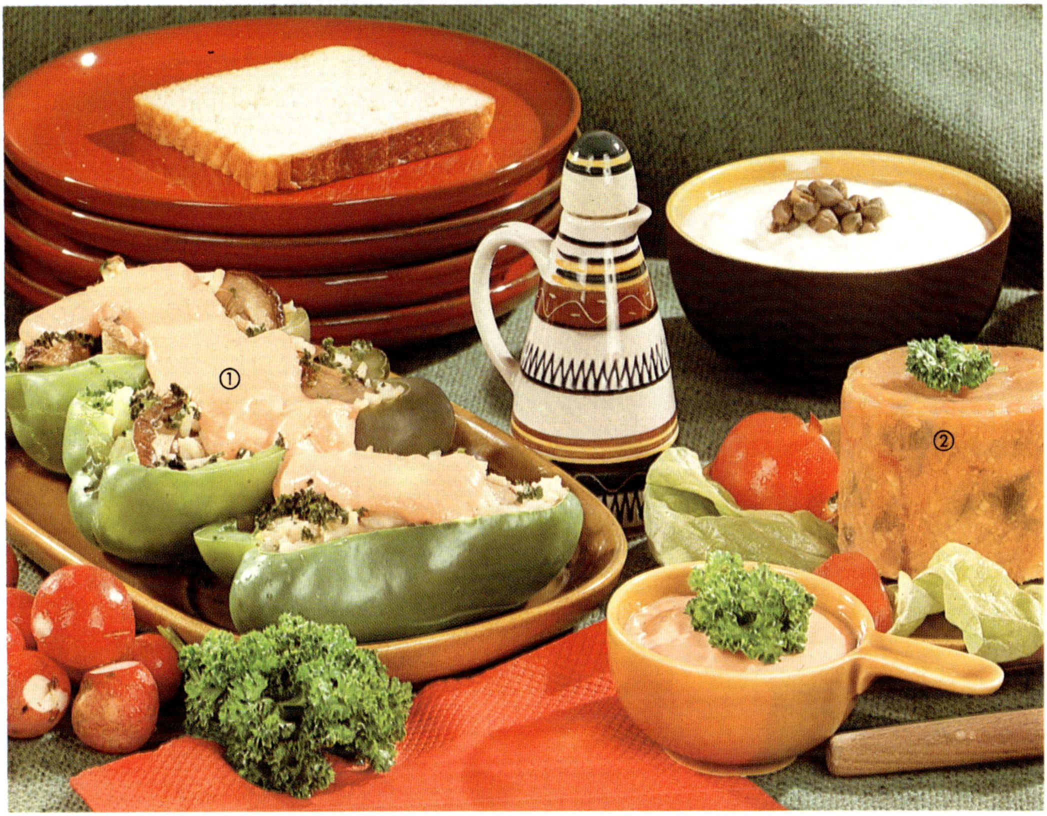

Gefüllte Paprikaschoten mit Tomatenmarinade (2 Portionen) ①

2 große Paprikaschoten · Salzwasser · 100 g Naturreis (Langkorn) · 300 g Brühe · 20 g Pflanzenmargarine · 1 kleine Zwiebel · 1 kleines Päckchen getrocknete Steinpilze · Cenofix · Knoblauchpulver · frischgehackte Petersilie

Tomatenmarinade: **1 Becher Magerjoghurt · 50 g Magerquark · 20 g Tomatenmark · 1 EL Öl · 30 g Gewürzgurke, feingerieben · 1 TL Apfeldicksaft · Meersalz**

Längshalbierte, gewaschene Paprikaschoten in kochendem Salzwasser 10 Minuten garen. Den gewaschenen Naturreis in herzhafter Brühe 40 Minuten quellen lassen. Die getrockneten Pilze in etwas Wasser 30 Minuten einweichen. Kleingeschnittene Zwiebel in Margarine anschmoren, abgetropfte Pilze dazugeben, dann das restliche Pilzwasser. Das Ganze etwa 5 Minuten bei kleiner Flamme kochen. Zum Schluß den gegarten Reis unterziehen und pikant abschmecken.

Marinade: Alle Zutaten zu einer lieblichen Marinade verrühren.

Die Paprikaschoten mit Cenofix ausstreuen, Reis hineinfüllen und mit etwas Marinade bedeckt servieren.

Pflanzliche Sülze mit pikantem Quark (2 Portionen) ②

100 g Magerquark · 1–2 EL Wasser · 1 TL Öl · ca 1½ TL Hefe-Extrakt-Würze · Kräutersalz · eventuell 1–2 EL feingehackte Zwiebeln · 1 Dose Pflanzliche Sülze

Den Quark mit Wassser, Öl und Gewürzen fein cremig verrühren. Pikant abschmekken und mit ganzen Haselnüssen garnieren. Pflanzliche Sülze (Dose von beiden Seiten öffnen und vorsichtig durchstoßen) zum Servieren in Scheiben schneiden.

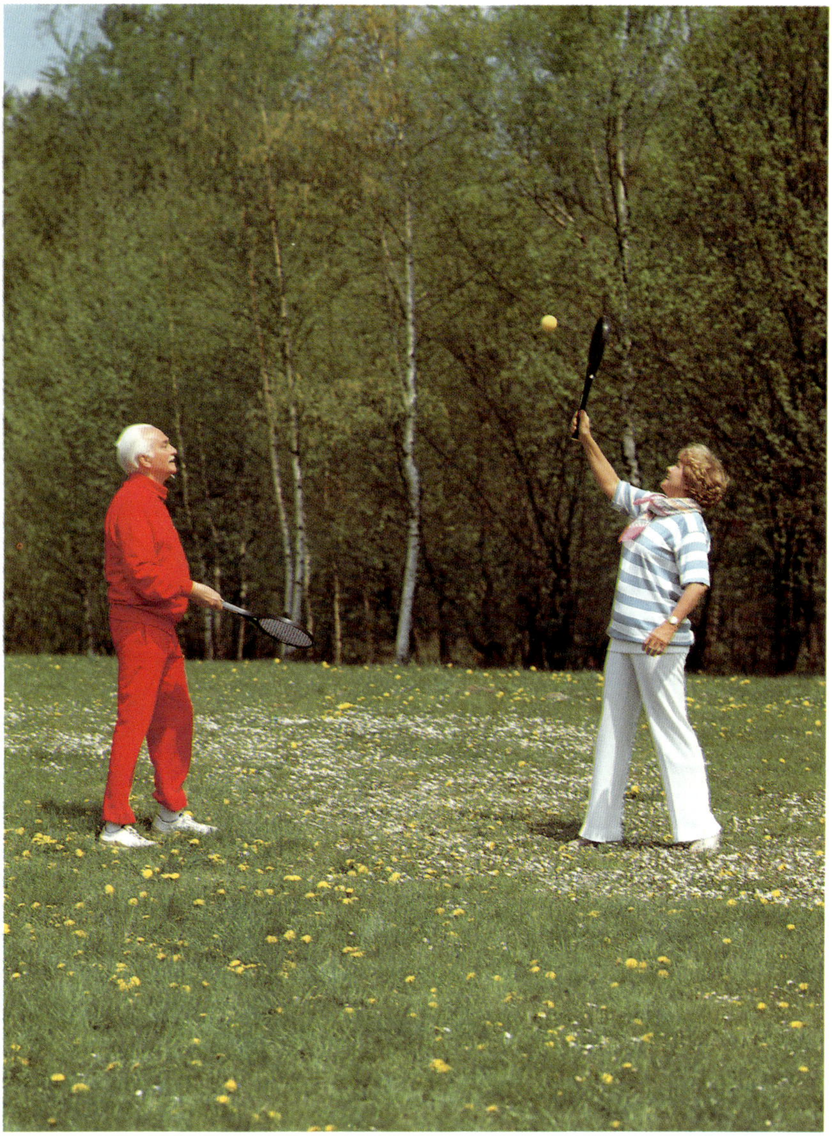

Den nachlassenden körperlichen Kräften begegnet man am besten nicht durch Schonung, sondern durch aktive Bewegung. Die Sportarten sollten natürlich altersgerecht sein – also keine Schnellkraft-Sportarten wählen, sondern eher etwas, das die Ausdauer fördert und dem Spieltrieb des Menschen entgegenkommt.

Da schließlich nicht zu übersehen ist, daß vor allem die körperlichen Kräfte mit zunehmendem Alter nachlassen, die Gelenke weniger beweglich sind, die Aufmerksamkeit oft zu wünschen übrig läßt und die Vergeßlichkeit zunimmt, könnte man die Frage stellen, ob nicht für die Ernährung doch eine Schonkost am zweckmäßigsten ist. Man hört zwar heute nicht mehr gern etwas von Schonkost, weil der Begriff zu ungenau ist und meist mit Verweichlichung, Krankheit, geschmacklosen Süppchen und Breien gleichgesetzt wird. Alles das erfreut sich keiner Sympathie. Man versucht jedoch individuell bestehende Unverträglichkeiten von Lebensmitteln und Speisen festzustellen, damit diese gemieden werden können, aber sonst ist es zweckmäßig, eine „Normalkost" beizubehalten. Eine Schonkost im herkömmlichen Sinne ist auch im Alter nicht notwendig, wenn keine schweren Erkrankungen der Verdauungs- und Stoffwechselorgane bestehen.

Um die bestmögliche Gesundheit zu erhalten oder zu erreichen, ist eine vollwertige Kost im Sinne dieses Buches notwendig. Daher sollte man sich mit der Menge der Nahrung nach dem Normalgewicht und in der Art und Qualität der Nahrungsmittel nach ihrem Gesundheitswert richten. Dieser ist auf keinen Fall mit dem Nährwert, also der Kalorienzahl, identisch. Von einem hohen Gesundheitswert können wir bei einem Nahrungsmittel allerdings nur sprechen, wenn es seine natürlichen Nähr- und Wirkstoffe möglichst vollständig und ohne Wertminderung, wie sie bei der Bearbeitung und Zubereitung schnell eintreten kann, enthält. Dabei ist selbstverständlich davon auszugehen, daß diese Forderung nicht in jedem Fall und nicht immer in vollem Umfang erfüllt werden kann.

Die gestellte Frage ist also so zu beantworten: Eine Vollwerternährung im besten Sinne des Wortes stellt die angemessene Kost für den älteren Menschen dar. Die einzige Korrektur kann in einer leichten Betonung der Eiweißzufuhr (auf 15 % der Gesamtkalorien) und einer Herabsetzung des Kohlenhydratanteils (auf 55 %) bestehen.

Zur Praxis der Ernährung im Alter

Zunächst stellt man nach der sehr einfachen Brocaschen Formel das Sollgewicht fest (Größe in Zentimetern minus 100 = Sollgewicht in Kilogramm). Dann stellt man sich auf die Waage und liest das tatsächlich bestehende „Istgewicht" ab. Ein Gewicht, das das Sollgewicht um mehr als 10 % überschreitet, muß als Übergewicht bezeichnet werden. Wenn das auf der Waage festgestellte Gewicht um mehr als 10 % unter dem Sollgewicht liegt, spricht man von Untergewicht.

Die täglich mit der Nahrung zugeführte Gesamtenergiemenge bewegt sich im allgemeinen zwischen 1800–2200 Kalorien (7524–9196 Joule). Bei Übergewicht geht man an die untere Grenze oder bei Fettsucht manchmal sehr weit darunter. Bei Normalgewicht sind 2000 Kalorien die richtige Menge, zumal der ältere Mensch keine Schwerarbeit mehr leistet. Bei Untergewicht steigert man die Kalorienzahl auf 2200 oder auch mehr Kalorien, bis das Normalgewicht wieder erreicht ist.

Die Verteilung der Hauptnährstoffe nimmt man mit den erwähnten Veränderungen in der Eiweiß- (Steigerung von 12 % auf 15 %) und Kohlenhydratzufuhr (Verminderung von 58 % auf 55 %) genauso wie bei der Normalkost vor, wie es die kleine Übersicht zeigt. Die Berechnung geht von 2200 Gesamtkalorien aus.

Normalkost				**Alterskost**			
Nährstoff	Prozent	Kalorien	Gramm	Nährstoff	Prozent	Kalorien	Gramm
Eiweiß	12	264	64	Eiweiß	15	330	80
Fett	30	660	70	Fett	30	660	70
Kohlenhydrate	58	1276	310	Kohlenhydrate	55	1210	295
	100	2200			100	2200	

Milchprodukte gehören nicht nur zu unseren wertvollsten Eiweißquellen, sie enthalten auch beträchtliche Anteile an Mineral- und Spurenstoffen. Unser Bild zeigt einen wohlschmeckenden Fitness-Kefir (1 Becher), der mit Weizenkleie (2 TL), Leinsamen (1 EL), Haferflocken (2 EL), Rosinen (1 EL) sowie gehackten Walnüssen (1 EL), Zitronensaft und Honig (1 EL) zubereitet wird.

Die prozentuale Verteilung der Hauptnährstoffe stellt keine feste Regel dar. Die Mengen können mit Rücksicht auf die individuellen Bedürfnisse in ziemlich weiten Grenzen schwanken.

So kann man durchaus die Erfahrung machen, daß Menschen mit 0,35 g Eiweiß pro Kilogramm Körpergewicht (= etwa 25 g bei 70 kg Körpergewicht) sich wohl fühlen und leistungsfähig sind, während andere bis zu 1,2 g pro Kilogramm Körpergewicht benötigen.

Da die Verdauungskraft und die Aufsaugungsfähigkeit (Resorption) im Alter vermindert sind, wählt man Eiweißquellen, die hochwertiges Eiweiß in leicht aufnehmbarer Form liefern. Dazu sind Milch und Milchprodukte, insbesondere saure Milchprodukte, Magerquark und halbfetter Quark am besten geeignet.

Während der Milch von allen tierischen Eiweißquellen zweifellos der Vorrang gebührt, gibt es für alle, die gegen Tiereiweiß eine Abneigung haben oder eine Überempfindlichkeit entwickeln, auch andere ausgezeichnete Eiweißquellen. Dazu gehören zum Beispiel

- Vollgetreide und seine Produkte
- Sojaprodukte
- Schalenkartoffeln (Pellkartoffeln)
- Nüsse und Nußprodukte
- Hülsenfrüchte in pürierter Form (je nach individueller Verträglichkeit und Verdauungskraft)
- Knollen-, Stengel-, Sproß- und Blattgemüse
- Milchsaure Gemüse
- Grüne Salate

Da die vegetarischen Eiweißquellen – von Soja abgesehen – keine ganz vollständigen Eiweiße liefern (sie enthalten nicht alle essentiellen Aminosäuren), muß man zwei oder mehr Nahrungsmittel kombinieren, damit das Eiweiß „vollwertig" wird (siehe auch Bd. 1, Seite 39 ff.).

Selbstverständlich darf das Ei nicht unerwähnt bleiben, da es ein hochwertiges Eiweiß mit allen unbedingt notwendigen Aminosäuren besitzt. Dennoch sollten Eier im Alter nur in bescheidener Menge verwendet werden, weil sie einen hohen Fett- und Cholesteringehalt besitzen. Mehr als 1–2 Eier wöchentlich sollte man sich schon im mittleren Alter nicht zugestehen, geschweige denn im hohen Alter.

Auch bei den Ölen und Fetten dürfen die zugeführten Mengen durchaus schwanken, sollten aber zwischen 50–70 g pro Tag liegen, denn gerade die Fette führen im Alter zu den meisten Problemen. Nach zahlreichen, kaum noch übersehbaren Arbeiten zur Frage, ob die Fette maßgeblich an der Entstehung der Arteriosklerose beteiligt sind, muß man heute sagen, daß eine fettreiche und hochkalorische Ernährung zu einem steilen Anstieg der Herz-, Gehirn- und Nierenarteriosklerose führt.

Andererseits hat eine Flut von Beobachtungen, Experimenten und epidemiologischen Untersuchungen gezeigt, daß beim Menschen hochwertige, möglichst naturbelassene Pflanzenöle und Pflanzenfette nicht nur den Cholesterinspiegel des Blutes zu senken vermögen, sondern auch die Arteriosklerose verhindern können. Das sind die chemisch aktiven, leicht spaltbaren

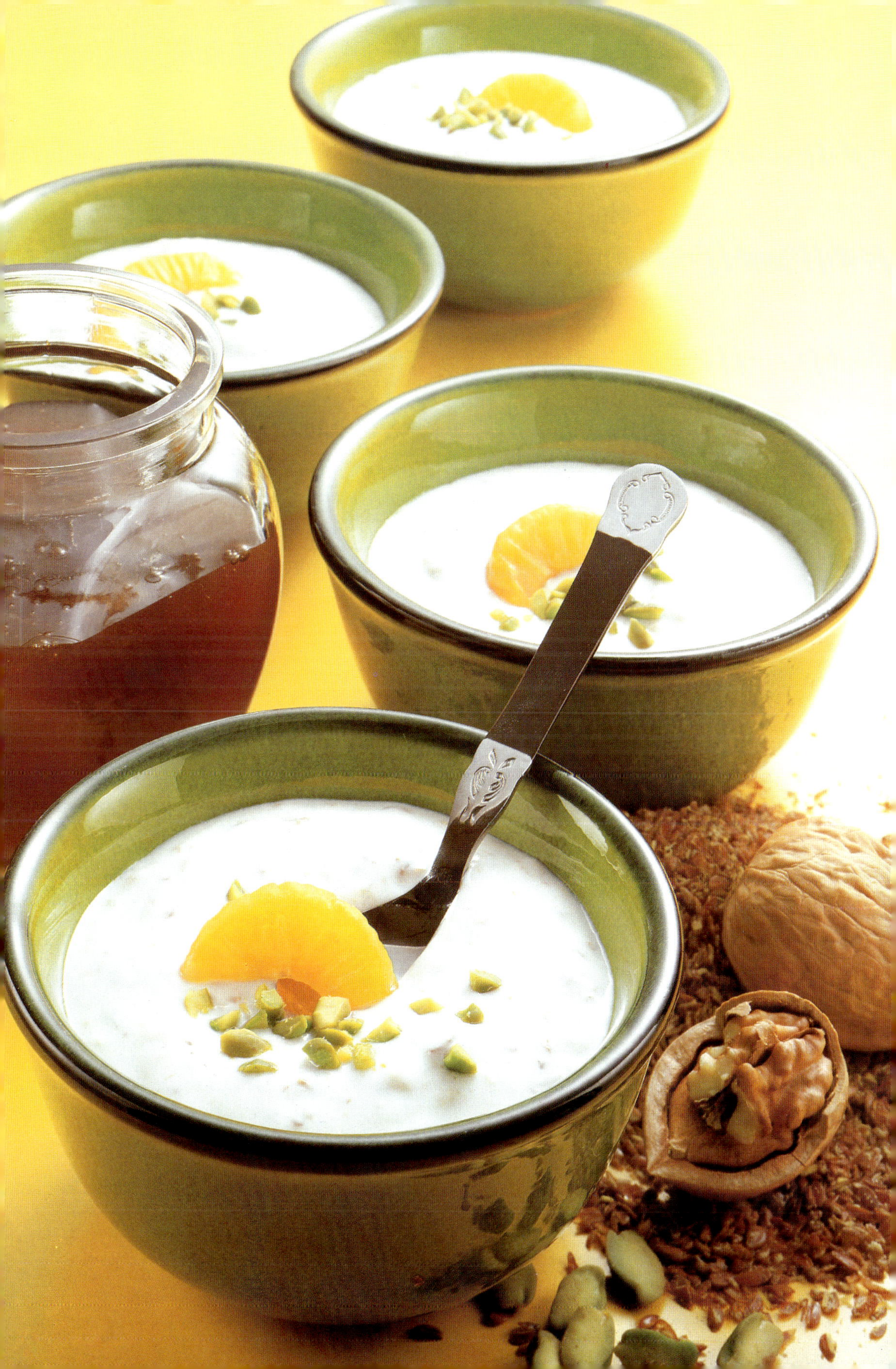

Öle und Fette mit einem hohen Gehalt an ungesättigten Fettsäuren. Diese allein kommen für unsere Alterskost in Frage. Dafür steht eine ganze Reihe von Samenölen und Fruchtfleischölen zur Verfügung. Die praktisch wichtigsten sind in der folgenden Tabelle mit ihrem Gehalt an ungesättigten Fettsäuren zusammengefaßt. Ihre Verwendung ist ein echter Beitrag zur Bekämpfung der Arteriosklerose, die das größte Problem in unserer zivilisierten Welt, und insbesondere im Alter, darstellt.

Bei einem hohen Gehalt an Linol- und Linolensäure sind die Öle leicht und schnell aufnehmbar, außerdem vermögen sie Sauerstoff zu binden und damit den Zellstoffwechsel anzufachen, der im Alter etwas träger ist.

Größere Aufmerksamkeit verdient auch die Frage, wieviel und in welcher Form die Kohlenhydrate am besten zugeführt werden. Festgestellt wurde, daß im Alter die Leistungsfähigkeit der Bauchspeicheldrüse vermindert ist und daher reiner Zucker schlechter verwertet wird. Erkennbar wird das auch an der Tatsache, daß bei alten Menschen oft eine Zuckerausscheidung im Urin auftritt. Man kann dann noch nicht von Diabetes sprechen. Zumindest ist es aber eine Stoffwechsellage, die dem Vorstadium der Zuckerkrankheit entspricht. Man bezeichnet das auch als Prädiabetes.

Für unsere Altersdiät müssen wir also Zucker in hochkonzentrierter Form und vor allen Dingen in größerer Menge vermeiden. Reiner Zucker überfordert die Bauchspeicheldrüse und provoziert die prädiabetische Stoffwechsellage.

Welche weiteren negativen Folgen in bezug auf den Vitamin- und Mineralstoffwechsel der Verbrauch reinen Zuckers hat, lese man im Kapitel über die „Heilkost bei Stoffwechselkrankheiten" nach.

Um den notwendigen Kohlenhydratbedarf in der Altersdiät vollwertig zu dekken, stehen folgende Quellen zur Verfügung:

- *Vollkornprodukte,* besonders Vollmehl und Vollkornbrot; wegen der im Alter oft vorliegenden Kauschwierigkeiten und einer verminderten Enzymproduktion der Drüsen sind feinkrumige Vollkorngebäcke zu wählen.

  Wie aus der Tabelle über den „Nähr- und Wirkstoffvergleich zwischen Vollkornbrot und Vollkornmehl" zu ersehen ist, sind die Vollkornmehle den Broten mit ihrer hohen Backtemperatur und langen Backdauer weit überlegen. Es sollten daher
- *Vollkornbreie* und *Vollkornmüslis* unbedingt in den Kostplan aufgenommen werden.
- *Süße Früchte,* die Zuckergemische, Mineralien, Vitamine, organische Säuren und Aromastoffe zuführen und daher nicht nur wegen ihres Wohlgeschmacks, sondern auch wegen ihrer anregenden Wirkung auf die Verdauungsorgane hoch willkommen sind.

Fettsäuren-Zusammensetzung der derzeit gebräuchlichen Nahrungsfette
(in Prozent der Gesamtfettsäuren)

	gesättigte Fettsäuren	einfach ungesättigte Fettsäuren	mehrfach ungesättigte Fettsäuren
Kokosfett	92	6	2
Talg	54	43	3
Butter	60	37	3
Olivenöl	19	73	8
Palmöl	46	44	10
Margarine	60	25	15
Erdnußöl	19	50	31
Baumwollsaatöl	25	25	50
Maiskeimöl, Mazola	14	29	57
Sojaöl	14	24	62
Sonnenblumenöl	8	27	65
Leinöl	11	19	70
Safloröl (Distelöl)	10	15	75

Nähr- und Wirkstoffvergleich zwischen Vollkornbrot, Buchweizen und Vollkornmehl

100 g eßbarer Substanz enthalten im Durchschnitt		Brötchen	Mischbrot	Weizen-vollkorn-brot	Buch-weizen	Vollmehl Vollkorn-mehl
Eiweiß	in Gramm	8	7,5	7,2	9,8	10,4
Fett		1	1,5	1,2	1,7	1,4
Kohlenhydrate		55,4	46,8	40	72,4	61,6
Ballaststoffe UN/RF*		0,9/0,3	2,6/0,4	5,4/1,1	–/1,6	10/1,8
Kalorien		265	236	213	344	311
Joule		1124	1002	904	1450	1320
Natrium	in Milligramm	485	400	430	2	2
Kalium		115	210	210	324	439
Kalzium		25	26	95	21	23
Phosphor		110	110	265	254	362
Eisen		0,6	1,7	2	3,2	4
Vitamin B_1 (Aneurin)	in Milligramm	0,1	0,14	0,23	0,26	0,3
Vitamin B_2 (Riboflavin)		0,05	0,07	0,15	0,15	0,14
Niacin		1	1,2	3,3	2,9	2,9

* UN = Unverdauliche Nahrungsbestandteile
RF = Rohfaser

- *Honig* ist wegen seines natürlichen Glukose-Fruktose-Gemisches mit zahlreichen Begleitstoffen in mäßiger Menge (15–20 g täglich) eine zu empfehlende Energiequelle für die Alterskost.

Zur Versorgung mit Mineralstoffen, Spurenstoffen und Vitaminen, deren Bedeutung in jedem Ernährungsplan oft genug gewürdigt wurde, bieten *Salate* (Rohkost), *Früchte* (roh und gekocht), *Nüsse* (in Form von Nußmusen) und *Gemüse* (teils roh, teils gedünstet) einen ganz entscheidenden Beitrag, weil sie geeignet sind, den vorzeitigen Alterungsprozeß zu verhindern.

Praktische Tips

Weitere beachtenswerte praktische Hinweise zur vollwertigen Ernährung im Alter:

1. Statt Vollkornmehl zur Zubereitung von Brot, Brei und Suppe kann man als Abwechslung auch Hafer, Hirse, Mais, Gerste, Buchweizen und Dinkel verwen-

den. Dem fertigen Brei fügt man einen Teelöffel Mandel- und Haselnußmus bei.

2. Täglich ein Glas Milch als Süßmilch, Buttermilch, Dickmilch, Joghurt oder Bioghurt ist zur ausreichenden Kalziumversorgung zweckmäßig. Wer Tiermilch (von Kuh, Schaf, Ziege oder Stute) weder in süßer noch in saurer Form verträgt, kann Soja- oder Mandelmilch verwenden. Statt Quark ist sehr gut Tofu zu gebrauchen.

3. Auch die notwendige Eisenzufuhr ist im Alter nicht selten schwierig, wenn zum Beispiel wegen Übergewicht eine kalorienverminderte Kost erforderlich ist. Den Ausgleich kann man sehr einfach durch Verwendung von Sojamehl (12,1 mg Eisen) und Bierhefe (17,5 mg Eisen) erreichen.

Früchte, Nüsse, Gemüse, Getreide mit hohem Eisengehalt (je 100 g)

Hagebutte	8,0 mg
Aprikose (getrocknet)	5,0 mg
Feige (getrocknet)	3,2 mg
Sesam	10,0 mg
Pistazie	7,3 mg
Sonnenblumenkerne	7,0 mg
Pinie	5,2 mg
Mandel	4,7 mg
Cashew-Nuß	3,8 mg
Haselnuß	3,8 mg
Sojabohne	8,6 mg
Kichererbse	7,2 mg
Weiße Bohne (getrocknet)	7,0 mg
Linse	6,9 mg
Saubohne	6,0 mg
Topinambur	3,7 mg
Schwarzwurzel	3,3 mg
Spinat	3,1 mg
Reiskleie	16,0 mg
Hirse	9,0 mg
Weizenkleie	8,1 mg
Hafer (Vollkorn)	4,2 mg
Roggen (Vollmehl)	4,0 mg
Haferflocken	3,6 mg

4. Die Deckung des Vitamin-B_1-Bedarfs (Aneurins) kann wegen altersbedingter Resorptionsstörungen schwierig sein. Durch tägliche Einnahme eines Eßlöffels flüssiger Bierhefe (14 mg Vitamin B_1) wird in Verbindung mit der übrigen Tageskost der Bedarf immer gedeckt.

5. Zur Verhinderung eines Cholesterinanstiegs im Blut ist der Verzehr von täglich 2 Äpfeln sehr nützlich. Der hohe Pektingehalt wirkt cholesterinsenkend.

6. Wenn im Alter der Magnesiumgehalt im Gewebe deutlich abnimmt, kann man seinen Getreidebreien oder Getreidesuppen 1 Teelöffel Haselnuß- oder Mandelmus zugeben. Nüsse enthalten zwischen 150–270 mg Magnesium in 100 Gramm. Der menschliche Tagesbedarf beträgt etwa 220 mg. Größere Mengen an Nüssen und Mandeln sind wegen des hohen Fett- und Eiweißgehaltes bei der täglichen Nahrungszufuhr mit anzurechnen.

Damit sind die Grundlagen einer gesunden Kost im Alter gegeben, nach denen entsprechende Speisepläne aufgestellt werden können.

Am Ende dieses Kapitels möchte ich zu den Fragen der Diätetik im Alter noch etwas hinzufügen, was sich nicht unmittelbar auf die Ernährung und den körperlichen Bereich des Menschen, insbesondere des älteren Menschen, bezieht. Gesundheit im Alter ist und kann auch nicht nur eine Ernährungsfrage sein. Ich habe mich in meinem ganzen Berufsleben stets bemüht, über eine Analyse der Organveränderungen zu einer Krankheitsdiagnose zu kommen, um entspechende diätetische, physikalische und medikamentöse Wege zur Heilung zu finden. Bei allen Beobachtungen, Untersuchungen und Überlegungen habe ich aber gelernt, daß unser ganzes Denken, das Beachten und Erfassen körperlicher Befunde über diesen faßbaren, materiellen Bereich hinausgehen muß. Jeder Arzt erlebt im Laufe seiner Tätigkeit Krankheitsabläufe, die man mit noch so

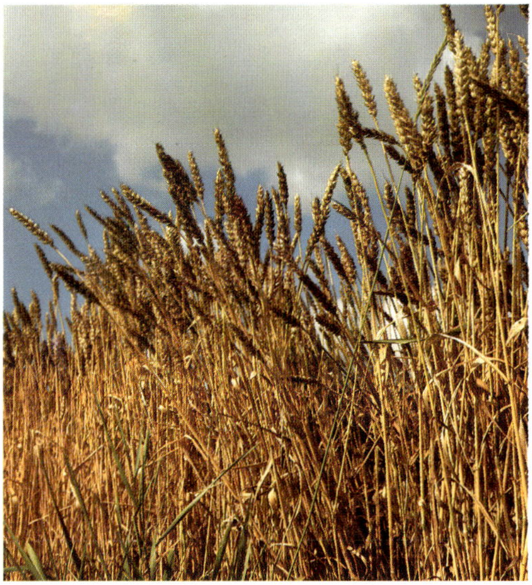

Auch beim Weizen wird das Mehl aus dem vollen Korn hergestellt.

subtilen klinischen, organpathologischen und laborchemischen Untersuchungen nicht erklären kann.

Ein Pathologe berichtete kürzlich in einer ärztlichen Fachzeitschrift über eine 91jährige Frau, die täglich ihre Enkel und Urenkel versorgte und Einkäufe tätigte. Nach ihrem Tode fand der Pathologe bei der Sektion einen riesigen alten Herzinfarkt, der vermutlich schon vor Jahren 90 % der linken Herzkammer zerstört hatte. Der Pathologe fragte mit Recht: „Woher nahm diese Frau von über 90 Jahren die Kraft, ein tätiges Leben zu führen, wenn sich nach ihrem Tode herausstellte, daß sie an schwersten Veränderungen vieler lebenswichtiger Organe litt, die nach unserer gängigen medizinischen Auffassung, jede für sich genommen, mit einem normalen Leben oder gar mit der Fortdauer des Lebens bis in ein hohes Alter hinein, nicht vereinbar gewesen wären?" Solche Fälle sind nicht häufig, gewiß, aber auch wiederum nicht so selten, daß man sie einfach ignorieren dürfte. Ich kenne selbst einige solcher Fälle.

Das führt uns zwangsläufig dazu, darüber nachzudenken,

- wie alte Menschen ihre Leiden ertragen,
- welche Bedeutung die „Krankheit" für den alten Menschen im seelisch-geistigen Bereich hat,
- welche Rolle der alte Mensch für seine Familie spielt und
- welche Bedeutung er für unsere Gesellschaft hat bzw. welche Rolle ihm unsere Gesellschaft zumißt.

Zwingt uns nicht gerade die uns täglich vor Augen tretende Tatsache der Vergänglichkeit alles Lebenden, uns Gedanken zu machen über die Bedeutung des Geistigen im Zusammenwirken mit dem Körperlichen?

Wir müssen uns doch überlegen, welche geistige Kraft es ist, die – oft unbewußt – in der Lage ist, körperliche Schwäche und Hinfälligkeit zu überwinden, so daß ein normales, altersentsprechendes Leben verwirklicht werden kann. Fast alle alten Menschen leiden an schweren Krankheiten, die geistig überwunden und beherrscht werden müssen.

Kann man diesen Dienst der alten Frau, dieses tägliche Opfer an der Familie und im weitesten Sinne auch an der Gesellschaft in unserer Zeit des Lebenshungers, des Genusses und Nie-genug-haben-Könnens, des Egoismus, des Sich-Durchsetzen-Wollens überhaupt noch verstehen?

Wissen wir überhaupt, wieviel alte Menschen ihre zusätzliche Kraft bis zuletzt aus dem Bereich des Geistigen beziehen? Für die das alte Bibelwort: „Der Mensch lebt nicht vom Brot allein, sondern von einem jeglichen Wort, das aus dem Mund Gottes geht", von brennender Aktualität ist?

Vergessen wir doch über den Ernährungsfragen nicht, daß der Begriff der Diätetik mehr beinhaltet als nur das Körperliche. Er schließt das Seelisch-Geistige ein. Dies ist eine Lebenshaltung. Ohne eine Diätetik der Seele blieben wir allzusehr dem Irdisch-Menschlichen verhaftet.

Wochen-Speiseplan: Ernährung des älteren Menschen

(ca. 2000 Kalorien täglich)

Als Zwischenmahlzeit täglich zusätzlich ein Apfel

1. Tag:	Morgens:	Bircher-Müsli *
	Mittags:	Kräuterkartoffeln mit Selleriesalat * Hagebutten-Quarkspeise *
	Abends:	Hirsesuppe * Soja-Fleischsalat mit Champignons *
2. Tag:	Morgens:	Apfel- oder Hagebuttentee Brot mit Honigaufstrich und Nüssen *
	Mittags:	Quarkklöße mit Meerrettichsoße * Apfelschalotte *
	Abends:	Soja mit Chicorée-Gemüse 1 Scheibe Vollkornbrot (40 g) 10 g Pflanzenmargarine Frischrahmkäse *
3. Tag:	Morgens:	Kollath-Frühstück *
	Mittags:	Soja-Braten mit Rote-Bete-Gemüse * Johannisbeerauflauf *
	Abends:	Gersten-Kräuter-Bratlinge mit Möhren-Rettich-Salat *

* = Die Rezepte für diese Gerichte finden Sie im Rezeptteil.

4. Tag:	Morgens:	Fencheltee Käse-Paprika-Schnitte * 1 Banane
	Mittags:	Spinatauflauf * Obstsalat *
	Abends:	Pilze mit Rührei und Röstkartoffeln *
5. Tag:	Morgens:	Nuß-Quark-Müsli *
	Mittags:	Paprika-Tomaten-Gemüse mit Reis * Gebackene Banane *
	Abends:	Haferbrei (Porridge) Obst (1 Banane, 1 Apfel)
6. Tag:	Morgens:	1 Glas fettarme Milch (200 ccm) 2 Scheiben Vollkornbrot (80 g) 10 g Pflanzenmargarine 10 g Honig 150 g Joghurt natur
	Mittags:	Gefüllte Gurken * Apfel-Apfelsinen-Salat *
	Abends:	Schmorkartoffeln mit Rote-Bete-Salat * Erdbeerschaum *
7. Tag:	Morgens:	Hagebuttentee 2 Scheiben Vollkornbrot (80 g) 30 g Pflanzenmargarine 2 Eßlöffel Magerquark (75 g) ½ Grapefruit mit Ahorncreme
	Mittags:	Möhrengemüse mit Zwiebelkartoffeln * 2 Stücke Frischobst (Birnen)
	Abends:	Apfelreis *

Heilen heißt reinigen

Es kann nicht immer nur von Nahrungsaufnahme die Rede sein, man muß auch einmal die Abgabe oder Ausscheidung und damit zugleich die Reinigung bedenken.

Wo Stoff-Wechsel stattfindet – und das geschieht in allen Körperzellen und Organen –, wird nicht nur Energie gewonnen und umgesetzt, es bleiben auch allerlei Abfälle, Stoffwechselschlacken und sogar Gifte übrig, die ausgeschieden werden müssen. Falls das nicht täglich geschieht, sammeln sich die Abfallprodukte in den Zellen, zwischen den Zellen, in den Geweben und Organen an, führen dadurch zu Kreislaufstörungen, Funktionsstörungen und schließlich zu organischen Erkrankungen.

Reinigen heißt also wieder Ordnung schaffen, heißt Krankheiten verhüten und, falls schon Stoffwechselhemmungen und -veränderungen eingetreten sind, oft auch noch heilen. Reinigen und damit Sauberkeit bilden immer die unumgängliche Voraussetzung zur Gesundheit wie zur Heilung von aller Ungesundheit.

Wie können wir die inneren Organe reinigen? Welche „Reinigungsmittel“ stehen uns zur Verfügung?

IN DIESEM KAPITEL:

- Die jährliche Entschlackungskur
- Übersäuerung – eine häufig verkannte Krankheitsursache

Schlacken entstehen in allen Körperzellen. Sie müssen über die Lymphwege und das Kreislaufsystem den für die Ausscheidung zuständigen Organen zugeführt werden, soweit der Körper sie nicht vorher durch Entgiftung, Verbrennung oder Rückführung und Wiederaufarbeitung erneut verwerten kann. Zu den Ausscheidungsorganen gehören Dickdarm, Nieren, Lunge und Haut.

Alle Körperzellen, Gewebe und Organe benötigen als „Reinigungsmittel“ genügend Wasser – reines, gesundes und klares Wasser ohne jede fremde Beimengung. Schon diese Grundvoraussetzung ist nicht immer und überall zu erfüllen. Das unterstreicht nur noch mehr, wie sehr wir auf die Behandlung und Verwendung guten Wassers achten müssen.

Die Urologen fordern nachdrücklich, daß der Mensch täglich ungefähr 3 l Flüssigkeit zu sich nehmen soll. Alle Ausscheidungsorgane benötigen für eine normale Funktion, nämlich die Ausscheidung von Abfallstoffen und Giften, das sei nochmals betont, ausreichend Wasser.

Wassermangel hemmt die Schleimbildung, die Wirkung der Verdauungsenzyme und das Wachstum der normalen und notwendigen Bakterienflora. Am besten trinkt man gleich nach dem Aufstehen ein Glas Wasser und ermuntert damit den Körper, seine „Reinigungsarbeit“ aufzunehmen. Heilen fängt immer mit Reinigen an!

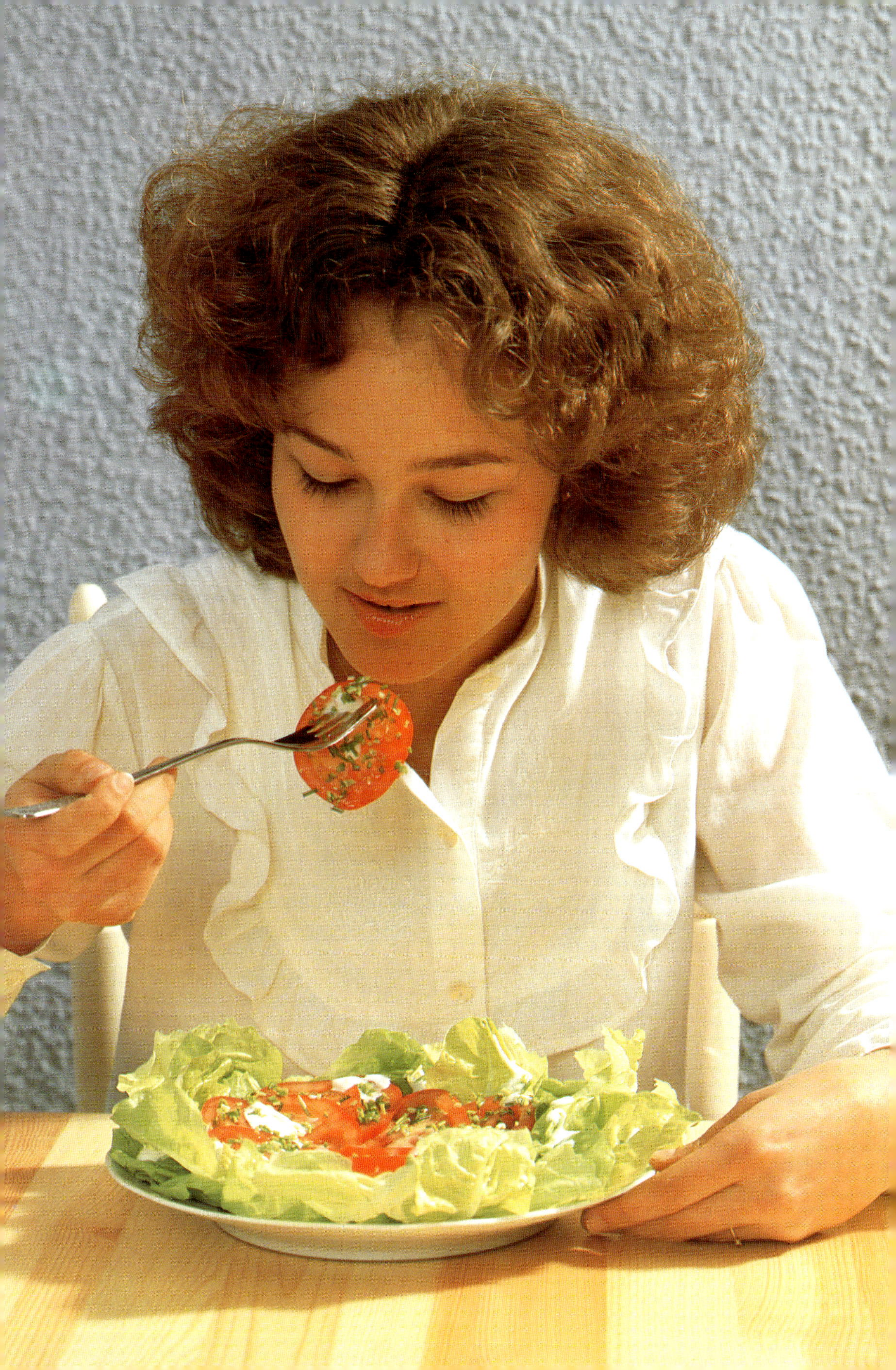

Die jährliche Entschlackungskur

Besonders im Frühjahr zeigt sich in erhöhtem Maße, daß wir fast alle eine Reihe von Krankheitszuständen durchleben, die man früher als „Blutverunreinigungen" ansah und durch die winterliche Mangelkost und Bewegungsarmut erklärte. Auch heute noch ist die Naturheilkunde der Auffassung, daß eine Anhäufung von Zwischen- und Endprodukten des Stoffwechsels (Stoffwechselschlacken) mit der Entstehung und dem Ablauf von Krankheiten ursächlich verbunden ist. Sie betont jedoch, daß sich die Stoffwechselschlacken weniger im Blut als vielmehr in den Geweben und den sie umfließenden Körpersäften anhäufen. Auch kennt sie vielfältigere Ursachen für die Stoffwechselstörungen. Außerdem sprechen wir heute besser von Gewebsverschlackungen als von Blutverunreinigungen.

Das Blut ist nicht unmittelbar mit den Gewebssäften und Geweben verbunden, ebensowenig übergibt es direkt die Nahrungsstoffe an die Zellen, noch übernimmt es deren Stoffwechselendprodukte aus erster Hand. Zwischen Blut und Geweben befindet sich ein besonderes Organsystem, das Grund- oder Bindegewebe (Mesenchym), das alle Blutgefäße bis zu den feinsten Haargefäßen umhüllt, alle Lücken zwischen den Organen ausfüllt, keinen direkten Stoffaustausch zuläßt, aber die Vermittlerrolle nach beiden Seiten, zum Blut und zu den Geweben hin, übernimmt. Zu dieser Vermittlungsfunktion ist das Gewebe auf Grund seiner besonderen (kolloidchemischen) Eigenschaften vorzüglich befähigt.

So vermag es vor allem, wie ein Schwamm, zahlreiche gelöste Stoffe aus dem Blut oder aus den Geweben und Gewebssäften aufzusaugen. Es gibt die aufgesaugten Stoffe erst wieder an die Gewebe oder an das Blut ab, wenn ihre Anhäufung oder zu starke Konzentration durch die verarbeitende oder ausscheidende Tätigkeit der Nieren, Lungen, Drüsen oder Haut beseitigt ist. Es schützt so das Gewebe vor einer Vergiftung seiner Zellen und das Blut vor einer Überschwemmung mit ausscheidungspflichtigen Stoffen. Durch diese vorübergehende Speicherung und Wiederabgabe von Nahrungs- und Stoffwechselstoffen ist der Körper in der Lage, einen gleichmäßigen Ablauf der Lebensvorgänge zu erreichen. Wir erkennen hieraus die lebenswichtige Bedeutung der Bindegewebsfunktionen.

Natürlich hat diese sehr wichtige vermittelnde, entgiftende und speichernde Funktion des Bindegewebes ihre Grenzen, wenn auch die Leistung oftmals erstaunlich groß ist. Treten jedoch immer wieder und jahrelang zu viele Stoffwechselprodukte, Zellgifte, weiterzugebende Nahrungsstoffe oder abzugebende Schlacken auf, wird also das Gewebe ständig überfordert und damit geschädigt, dann kann es auch zur Anhäufung dieser Stoffe im Blut kommen, wo sie teilweise nachweisbar sind. Meist treten in diesem Falle starke akute Krankheitserscheinungen oder fieberhafte Reaktionen auf. Bevor jedoch das Blut zum Beispiel seine Säure-Basen-Verhältnisse ändert, muß schon die gewaltige Fassungskraft des Bindegewebes für Säuren so überbeansprucht sein, daß sich schließlich die Übersäuerung auch im Blut bemerkbar macht.

Über die Gründe zur Anhäufung und Speicherung von Stoffwechselschlacken kann einiges gesagt werden. Sie kommt zustande bei zu reichlicher Zufuhr von Nahrung besonders tierischen Ursprungs (Eiweiß, Fett), bei zu geringer Ausscheidung durch Nieren, Darm, Lunge und Haut, bei einem vermehrten Anfall von Schlackenstoffen durch langandauernde Überanstrengung ohne ausreichende und ausgleichende Ruhe oder genügenden Schlaf (moderne Lebenshetze), bei verlangsamtem Stoffwechsel durch andauernden Mangel an körperlicher Arbeit und Bewegung (Büromenschen) oder Funktionsstörungen der hormonbildenden Drüsen (Schilddrüsen, Hypophyse, Keimdrüsen) und durch Fehlen wichtiger Funktionsstoffe (Vitamine, Fermente, Mineralien) in der täglichen Kost.

Erfahrungsgemäß ist unter den unnatürlichen Lebensbedingungen der Zivilisation die Zahl der Menschen mit Gewebsübersäuerung oder Überlastung der Bindegewebsfunktionen durch Anhäufung von unvollständig verarbeiteten und ausscheidungspflichtigen Stoffen außerordentlich hoch. Ist die Speicherung der Stoffwechselschlacken so groß, daß die Tätigkeit des Bindegewebes lahmgelegt ist, dann kommt es zu örtlichen und allgemeinen Krankheitserscheinungen. Zu diesen rechnet die Naturheilkunde vor allem auch die rheumatischen Veränderungen (Schwellungen und Verhärtungen) in den Weichteilen der Bewegungsorgane, die man fachlich auch *Gelosen* nennt. Solche Gelosen können natürlich auch von den Giften von Infektionserregern herrühren, so daß man mit Recht den durch Speicherung bedingten Rheumatismus von dem durch Infektion bedingten unterscheidet.

Es muß bei der Speicherung von Stoffwechselschlacken nicht immer nach außen hin eine Krankheit erkennbar werden. Gefährlich wegen ihres schleichenden Charakters sind die Zustände zwischen Krankheit und Gesundheit, die einer chronischen Vergiftung des Bindegewebes gleichkommen und vorzeitige Alterung und Halbgesundheit herbeiführen. Aber gerade hierfur bestehen auch heute noch völlig zu Recht die von alters her bekannten Frühjahrs- oder Entschlackungskuren, die nichts anderes erreichen wollen als eine Entlastung der lebenswichtigen Bindegewebsfunktionen, eine Stoffwechselbelebung und -normalisierung und die vermehrte Ausscheidung von Stoffwechselendprodukten.

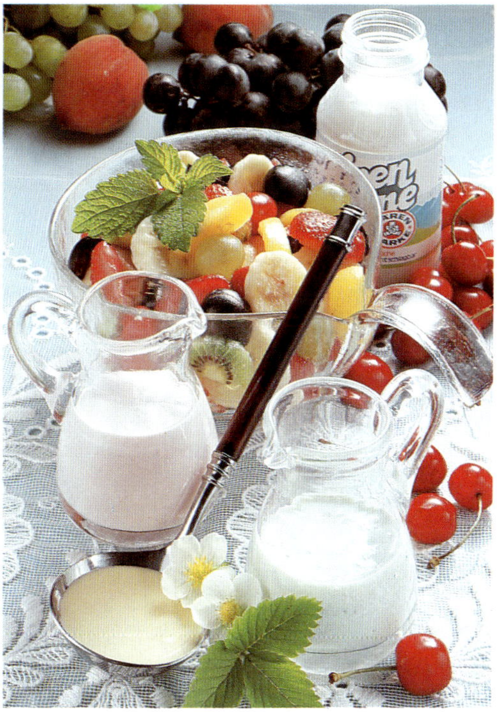

Verzicht auf die Zufuhr von Nahrung tierischen Ursprungs ist die erste Voraussetzung für eine Entschlackungskur.

Die Wege zu einem Frühjahrshausputz im Körper sind mannigfaltig. Ich erinnere nur an Fastenkuren, Saftfastenkuren, Rohkostdiät, Teemischungen, Wildkräuter-

Wer eine Entschlackungs- oder auch Fastenkur erfolgreich durchführen will, muß dafür sorgen, daß auch der Organismus ausreichend Bewegung erhält. Nicht Gewaltleistungen sind gefragt, sondern eine regelmäßige körperliche Belastung, wobei man durchaus wenigstens einmal am Tag kurzzeitig in die Nähe der Grenzen seiner Leistungsfähigkeit, also ins Schwitzen, kommen sollte.

salate, Schwitzkuren, Saunabäder, ansteigende Halbbäder, römisch-irische Bäder und vieles andere. Auch die spezielle und kurmäßige Verwendung frischer Heilpflanzen, wie Brennessel, Bärenlauch oder Knoblauch, Brunnenkresse, Stiefmütterchen, Löwenzahn oder Gänseblümchen, sind Möglichkeiten, einer „Säfteentmischung" wirksam zu begegnen und die naturnotwendige Erneuerung vorzunehmen.

Natürlich unterstützen auch Darmbäder, Atemgymnastik, viel Bewegung in frischer Luft, salzarme und vegetarische Ernährung unsere Bemühungen um eine Entlastung und Erneuerung der Gewebe.

Wie wirkt die Kur?

Die moderne Stoffwechselchemie und zahlreiche Untersuchungen über die wirkenden Kräfte beim Auf- und Abbau unseres Blutfarbstoffes haben zu der Erkenntnis geführt, daß das Leben unserer Körpergewebe von der ungestörten Atmungsfähigkeit der Zellen abhängt, hauptsächlich von der Fähigkeit, Sauerstoff aufzunehmen und abzugeben (Prof. Dr. *Bingold*). Bei diesen Vorgängen spielen aber die sauerstoffübertragenden Fermente eine entscheidende Rolle. Bei einer Unterbrechung der Reaktionskette infolge Fehlens eines Fermentes häuft sich das unmittelbar vor der Unterbrechungsstelle stehende Stoffwechselprodukt an. Es wird zwar laufend weiter gebildet, aber nicht weiter verarbeitet. Ein Stoffwechselprodukt ist nun im Übermaß vorhanden, die aus ihm hervorgehenden Produkte fehlen (Dr. *Hellmann*). Hier ergibt sich das Verständnis für die alte Anschauung der „Gewebsverschlackung" und einer notwendigen „Blutreinigung".

Ein weiteres Beispiel hierfür kann die gestörte Leberfunktion sein, wie sie nach infektiösen, katarrhalischen oder vergiftenden Prozessen eintritt. Auch hier kommt es leicht bei fehlerhafter Ernährung zu Unterbrechungen lebenswichtiger Stoffwechselvorgänge, was wiederum zu „Rückständen" von Stoffwechselzwischenprodukten und Fehlen anderer wichtiger Zwischenglieder der Stoffwechselreaktionskette führt. Gerade die Leber aber als unser größtes stoffwechselchemisches „Laboratorium" bedarf jährlich einer großen anhaltenden Entlastung mit nachfolgender Auffrischung und Anregung ihrer zahlreichen Funktionen durch Wirkstoffe, wie wir sie uns durch frische Pflanzen- und Fruchtsäfte, Heilkräuter, Gemüse und Salate in natürlicher Form zuführen können.

Auch daß jeder Blut- bzw. Gewebsreinigung am besten eine gründliche Darmreinigung vorangehen muß, ist uns einleuchtend, nachdem vor allem Prof. *E. Becher* nachweisen konnte, daß gerade der schlecht funktionierende Darm zum Giftherd werden kann, wobei sich dann stark giftige Stoffwechselprodukte in einer Konzentration im Blut nachweisen lassen, mit der man sogar künstlich Vergiftungen erzielen würde. Wir haben dann die Selbstvergiftung vom Darm aus vor uns.

Die Beobachtungen von *Ragnar Berg* über die Kochsalzverschlackung der Körper-

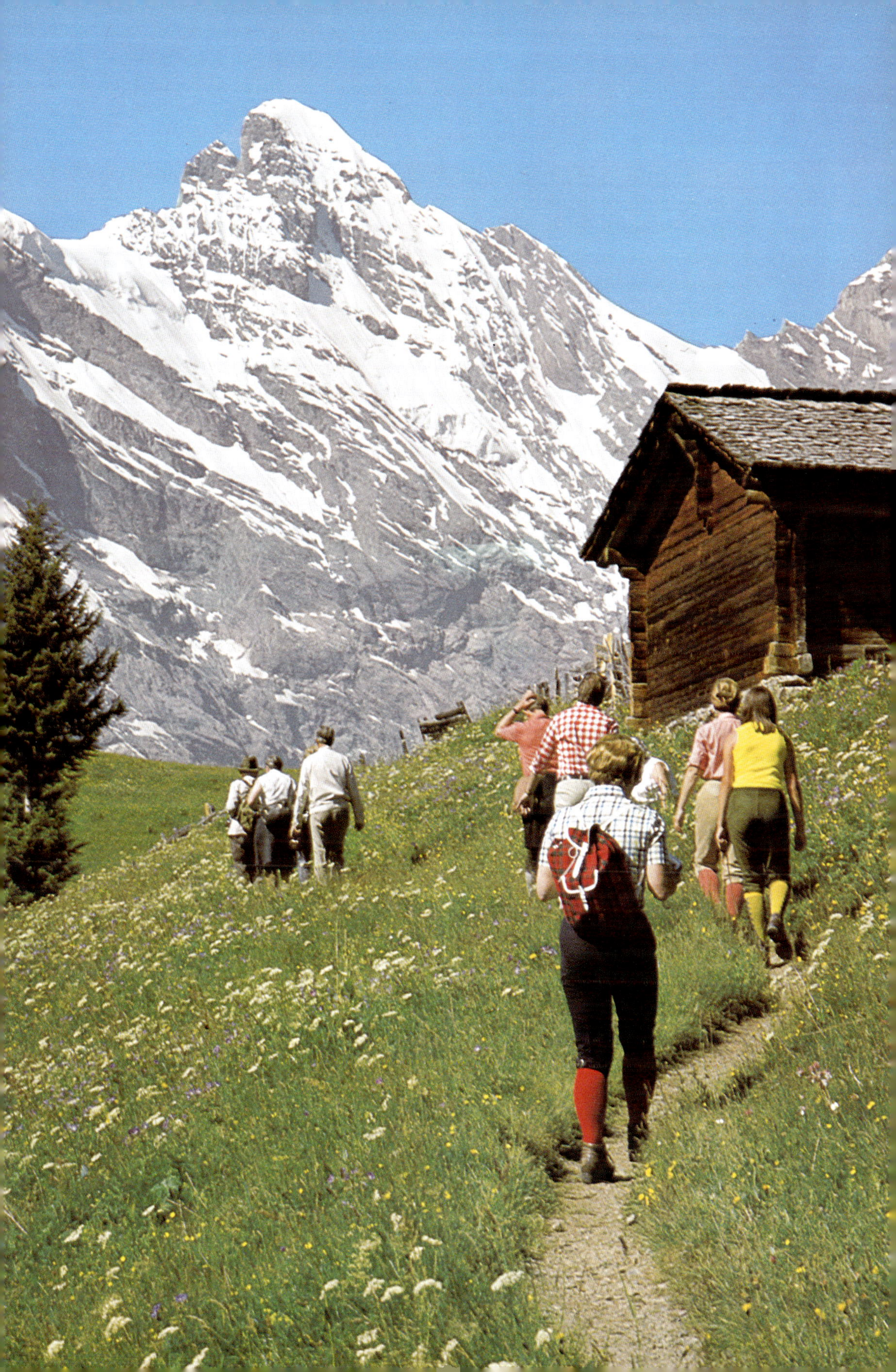

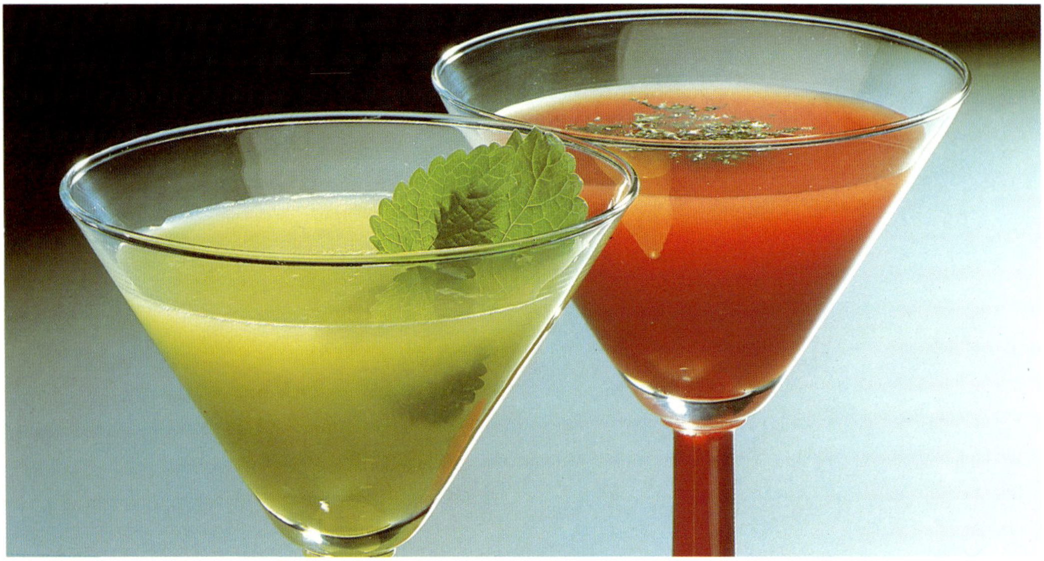

gewebe bei der üblichen zu reichlichen, zu fetten und zu eiweißreichen Kochkost sind ebenfalls ein Beweis für die „Verunreinigung" von Blut und Gewebe. Er beobachtete, daß ein kochsalzfrei ernährter Patient auch nach sechs Monaten noch täglich Kochsalz ausschied.

Da unsere Blutreinigungskuren alle Ausscheidungsorgane stark anregen, die frischen Frucht- und Pflanzensäfte genügend „Zündstoffe" für den Stoffwechsel zuführen und durch ihren hohen Kaliumüberschuß das Kochsalz austreiben, sind sie in hervorragendem Maße wie vor alters dazu geeignet, uns vor schweren Erkrankungen, vorzeitiger Alterung und Siechtum zu bewahren.

Unsere „Frühjahrs- und Blutreinigungskuren" sind echte Maßnahmen zur Auffrischung unseres Zellenlebens, zur Anregung der Organfunktionen und zur stärkeren, natürlichen Blutneubildung und Durchblutung aller Körperzellen.

Alle Maßnahmen dieser Art wären aber wenig erfolgreich, wenn dabei nicht eine völlig geregelte Darmfunktion erzielt wird. Vor jeder Mahlzeit 1 Glas Apfelsaft oder Brennesselmilch (siehe Rezeptteil) getrunken, vermag meist allein schon Darmträgheit zu beheben. Die Regulierung der Darmfunktion ist immer Blutreinigung und daher erstes Gebot bei jeder Frühjahrskur.

Praktische Durchführung einer Entschlackungskur

Die strenge Fastenkur läßt sich nur unter ärztlicher Aufsicht durchführen und eignet sich nicht für Berufstätige. Teilweiser Nahrungsentzug in Form von *Morgenfasten* ist jedoch sehr empfehlenswert. Hierbei trinkt man vier bis sechs Wochen lang morgens nur 1–2 Tassen Blutreinigungstee, ißt etwas Obst und nimmt erst mittags wieder seine regelmäßige Mahlzeit zu sich.

Damit kommen wir schon zur *vegetarischen Kost*, die als Heilkost gute Dienste leistet. Sehr energisch wirkt die reine *Frischkost* (Rohkost), die, zwei bis drei Wochen durchgeführt, eine Umstimmung und Säfteaufbesserung herbeizuführen geeignet ist. Noch eingreifender wirkt schließlich die *Rohsäftekur* als diätetische Maßnah-

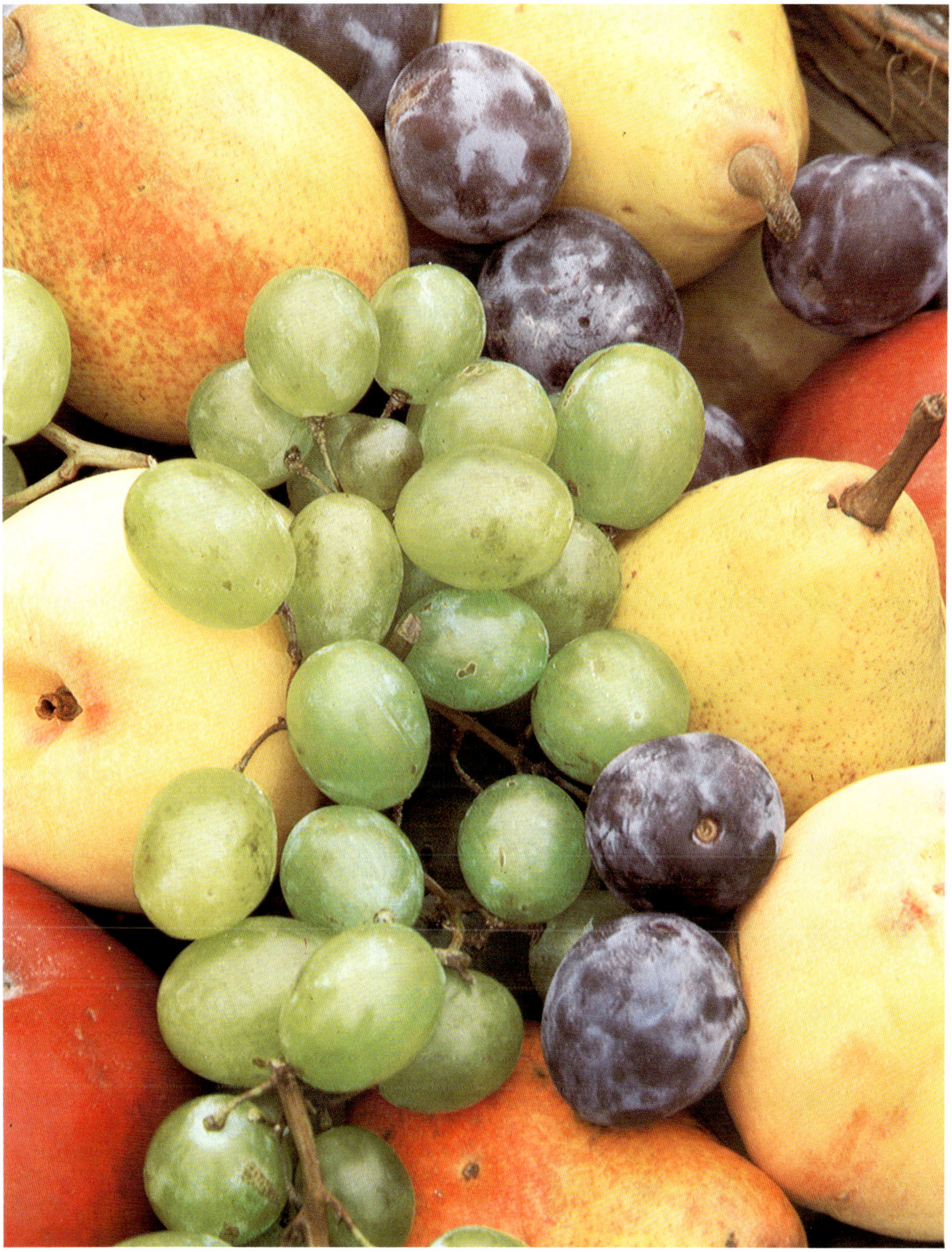

Obst-, insbesondere Traubenkuren, sind hervorragende Entschlackungsmittel. ■ Linke Seite: Auch Möhren-Gurken- und Rote Bete-Tomaten-Säfte gehören dazu.

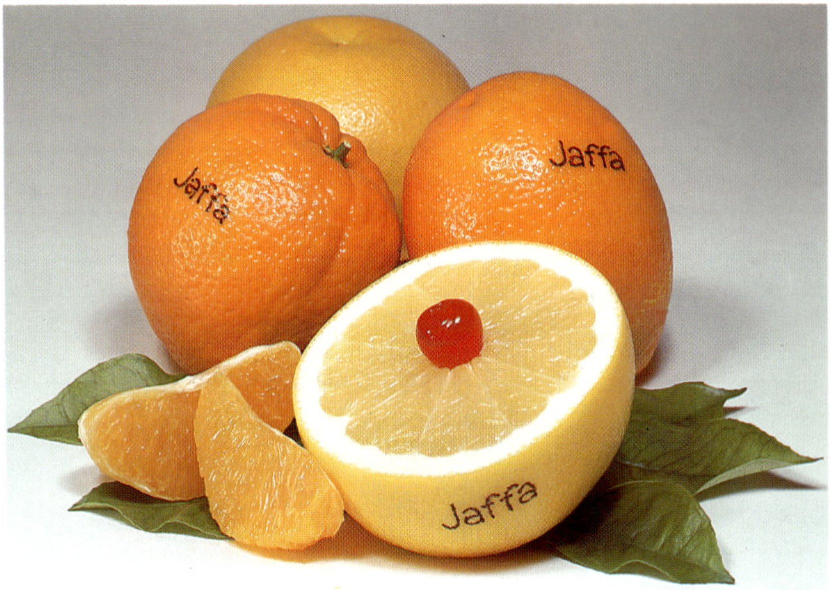

Reine Obsttage sind ein starker Eingriff zur Entlastung und Auffrischung des Stoffwechsels.

me, wobei morgens und abends ein Viertelliter Obstsaft und mittags ebensoviel Gemüsesaft getrunken wird. Ärztliche Überwachung ist dabei notwendig, besonders wenn eine Rohsaftkur in ausgesprochenen Krankheitsfällen angewandt wird (siehe: Beispiel einer Saftfastenkur). Kräutersäfte, -suppen und -salate bewirken ebenfalls eine intensive Umstimmung des Stoffwechsels und Anregung der Darmtätigkeit. Am einfachsten ist die Anwendung eines guten *Blutreinigungstees,* der zu gleichen Teilen aus Huflattich, Gänseblümchen, Veilchenblättern, Löwenzahn, Fenchel und Pfefferminze selbst zusammengestellt werden kann. Man trinkt früh und abends 1 Tasse des warmen Aufgusses aus 1 Eßlöffel der Teemischung. Einen stärker wirkenden „Frühstückstee“ erhält man aus je 10 g Sennesblättern und Weidenrinde, je 20 g Süßholz und Walnußblättern und 40 g Stiefmütterchen. Man bereitet aus 1 Eßlöffel Teemischung eine Abkochung, von der man früh und abends 1 Tasse trinkt.

Nicht vergessen werden darf in diesem Zusammenhang die alte, vielfach bewährte **Wacholderbeerkur** nach *Kneipp.* Bei dieser Kur zerkaut man am ersten Tag 4 Beeren und an den folgenden Tagen je 1 Beere mehr, bis man am 12. Tag 15 Beeren erreicht hat. Sobald die Menge größer wird, kann man die Beeren in 2 oder 3 Portionen über den Tag verteilt einnehmen. Dann wird die Beerenzahl wieder täglich um 1 Beere bis auf 4 verringert. Diese Kur, 4–5mal wiederholt, stellt eine sehr starke Stoffwechselanregung und -reizung dar; sie darf aber bei entzündlichen Erkrankungen der Nieren nicht durchgeführt werden.

Ebenso sind **Obsttage,** an denen täglich 8–10 Apfelsinen gegessen werden, ein starker Eingriff zur Entlastung und Auffrischung des Stoffwechsels.

Erdbeertage, das sind ein bis zwei Tage in der Woche, an denen ausschließlich etwa 1,5–2 kg Erdbeeren genossen werden, haben sich nicht nur als Blutreinigungsmittel, sondern auch bei Nierenleiden, leichter Zuckerkrankheit und Kreislaufstörungen mit wassersüchtigen Anschwellungen bewährt.

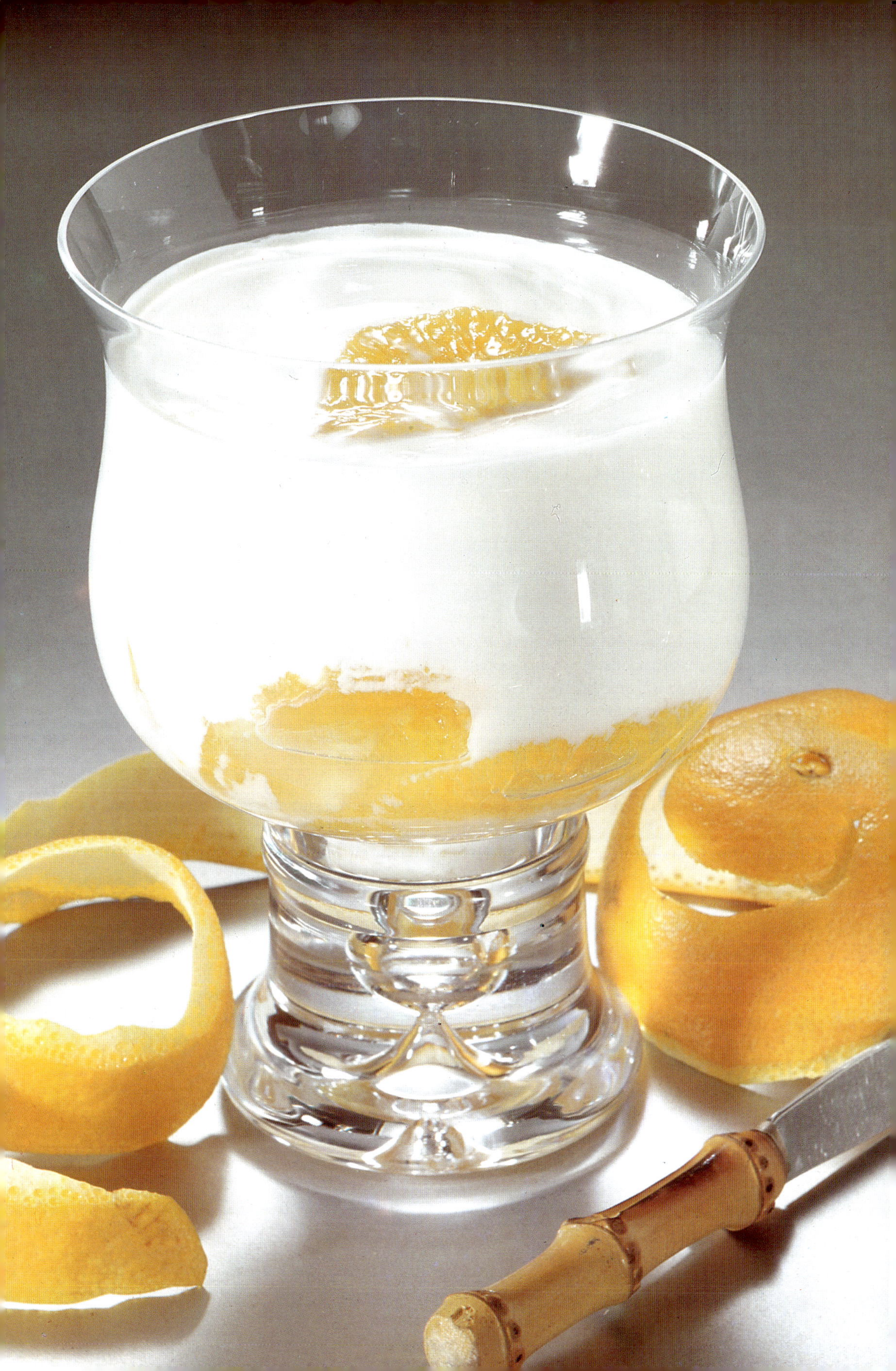

Kirschen sind ebenfalls ein diätetisches Mittel ersten Ranges. Sie vermögen viele Ernährungssünden, wie sie durch den ausschließlichen Gebrauch von Weißzucker, Weißmehl, Fleisch und Genußmitteln entstehen, auszugleichen. Fettsüchtige sollten Kirschenkuren durchführen, wobei man an mehreren Tagen der Woche ausschließlich Kirschen zu sich nimmt. Die Menge richtet sich nach dem Hungergefühl (1,5–2,5 kg).

Es ist allgemein bekannt, daß auch der im Frühjahr zeitig zur Verfügung stehende **Rhabarber** zur „Generalreinigung" und für die „Organismuswäsche" herangezogen werden kann.

Während der Entschlackungskuren morgens und abends regelmäßig Ganzwaschungen vorzunehmen (kalt oder warm, je nach Außen- und Raumtemperatur) und, wenn möglich, Luft- und Sonnenbäder zur Unterstützung der Hautausscheidungen und Entgiftungsfunktionen der Haut heranzuziehen ist zweckmäßig.

Gegen Frühjahrsmüdigkeit und Fettansatz

Wie oft hören wir, insbesondere von Frauen, den besorgten Ausruf: Ich nehme täglich zu! Sie versichern meist gleich hinterher, daß es bestimmt nicht vom Essen komme, da sie sich kaum noch satt äßen. Dennoch zeige die Waage eine stetige Gewichtszunahme an.

Hinzu kommt oft ein Gefühl verminderter Leistungsfähigkeit. Bereits am frühen Nachmittag werden die Glieder schlaff und träge, ein sonderbares Schweregefühl lähmt den Willen, und es kostet große Überwindung, der täglichen Arbeit nachzugehen. Meist greift man dann zu einer Tasse Kaffee oder Tee. Solange wir jedoch Kaffee oder Tee benötigen, um unsere Leistungsfähigkeit aufrechtzuerhalten, sind die Organe unseres Körpers nicht gesund. Wir sollten diese Erscheinungen nicht vertreiben, sondern nach ihrem Grund fragen. Dabei entdecken wir, daß zu den Erscheinungen der schon lange bekannten „Frühjahrsmüdigkeit" außerdem noch Störungen durch das in der Regel zu viele, zu hastige und zu wahllose Essen hinzugekommen sind. Was ist zu tun?

Wir erinnern uns dann der altbewährten Methoden, die durch äußere und innere Einwirkung dem Körper helfen, sich der überflüssigen Fettdepots zu entledigen und die im Winter angehäuften Stoffwechselschlacken auszuschwemmen. Die äußeren Anwendungen, wie Massage, Gymnastik, Bäder und Schwitzkuren, werden stets ihren besonderen Wert behalten. Als innere Anwendung führen wir eine der vorerwähnten Entschlackungskuren durch, die sich, streng durchgeführt, auch immer als Entfettungskuren auswirken.

Einige Hinweise für die Küche

Eine *Frühlingssuppe:* Gekochte Gemüsereste oder geputztes, stiftig geschnittenes Wurzelwerk, ein Stückchen Blumenkohl und ein paar Erdartischocken werden in 1½ l Würfelbrühe oder Salzwasser weich gekocht, durch ein Sieb gestrichen und nochmals aufgekocht. Ein Eßlöffel Kartoffelmehl wird zum leichten Verdicken in kalter Gemüsebrühe angerührt. Zuletzt gibt man 250 g gekochten, durch die Hackmaschine gedrehten Spinat und feingehackten Kerbel in die Suppe, die man durch etwas Butter verbessert.

Eine weitere *Frühlingssuppe* besteht aus 2–3 Eßlöffeln Grieß, Fett und 2 Tassen gehackter Wild- und Gartenkräuter. Man röstet den Grieß – in Fett – zusammen mit einer feinwürflig geschnittenen Zwiebel hellgelb, füllt nach Bedarf Wasser auf und läßt unter zeitweiligem Umrühren den Grieß sämig kochen. An Frühlingskräutern können wir Kerbel, Brennesselspitzen, junge Löwenzahnblättchen und Schnittlauch

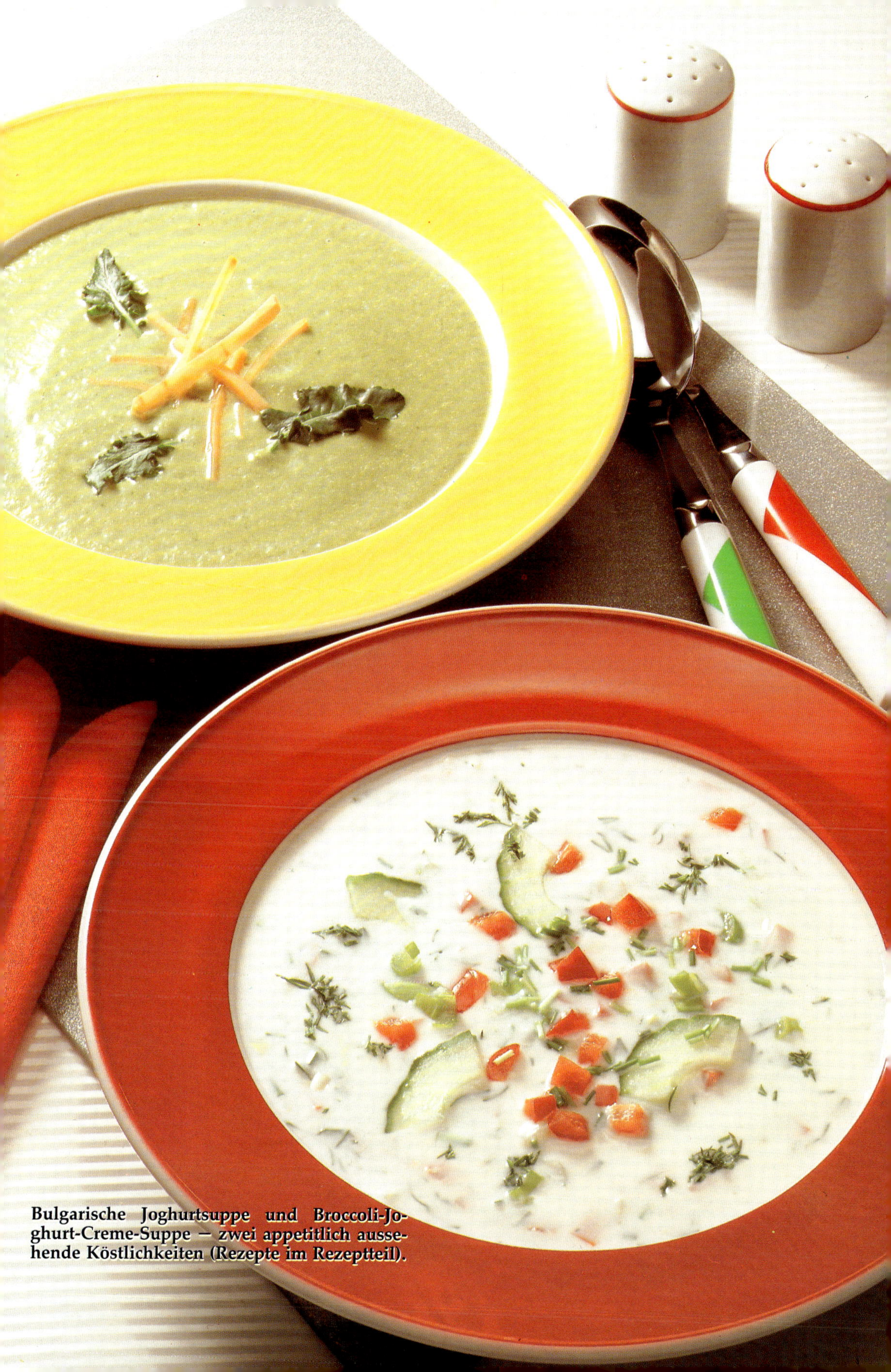

Bulgarische Joghurtsuppe und Broccoli-Joghurt-Creme-Suppe – zwei appetitlich aussehende Köstlichkeiten (Rezepte im Rezeptteil).

verwenden. Man gibt die Kräuter fein gehackt in die Suppe, die man dann nur noch kurz aufwallen läßt.

Brennessel als Gemüse: Hierzu werden nur ganz junge, zarte Blättchen verwendet. Diese werden roh durch die Hackmaschine gedreht, in Fett weich gedünstet und mit etwas Mehl angestaubt. Sodann gibt man einige Löffel kochende Milch hinzu und kocht das Gemüse einige Minuten unter ständigem Rühren. Man überstreut das Ganze zuletzt mit feingehackten Kräutern und reicht es mit Eiern oder Eierkuchen.

Wer kennt Brennesselsalat? Nur die ganz jungen Triebspitzen eignen sich zu Salat. Die gewaschenen und dann grob geschnittenen Blättchen kann man entweder allein als Salat zubereiten oder besser mit anderen Kräutern, wie Löwenzahn, Melde oder auch Kopfsalat, mischen.

Löwenzahnsalat: Von Februar bis Mai schneidet man vor der Blüte die Blattrosette dicht am Boden ab. Die ausgelesenen jungen Blätter werden nach gründlichem Waschen unter fließendem Wasser ganz fein geschnitten und mit einer Salattunke oder mit anderem Salat vermischt.

Sauerampfersalat für den Feinschmecker: Vom jungen Sauerampfer, den man im Frühjahr und Herbst sammeln kann, werden die Stiele abgepflückt und die verlesenen Blätter bei öfterem Wechsel so lange gewaschen, bis kein Sand mehr am Boden der Schüssel zurückbleibt. Dann drückt man den Sauerampfer leicht aus, schneidet oder hackt ihn ganz grob (oder läßt kleine Blättchen auch ungeteilt) und fügt die Salattunke hinzu.

Auch Spitzwegerichsalat schmeckt gut. Die lanzettförmigen jungen Blättchen werden vor der Blüte gesammelt, nach dem Waschen fein gewiegt und am besten mit anderen Wildkräutern, wie Löwenzahn, Brennessel, Schafgarbe, Sauerampfer oder Melde, zu Salat verarbeitet.

Blutreinigungskuren sind um so notwendiger, je naturferner die Lebensweise sich abspielt. Sie entschlacken nicht nur den Organismus und verleihen ihm neue Kräfte, sondern wirken auch vorbeugend gegen manche Krankheit. Beachten wir die Weisungen der Natur, so wird sie helfen, unsere Gesundheit zu erhalten.

Zu einer Entschlackungskur gehört körperliche Bewegung, und zwar sollte der Organismus jeden Tag wenigstens für einige Minuten voll gefordert werden.

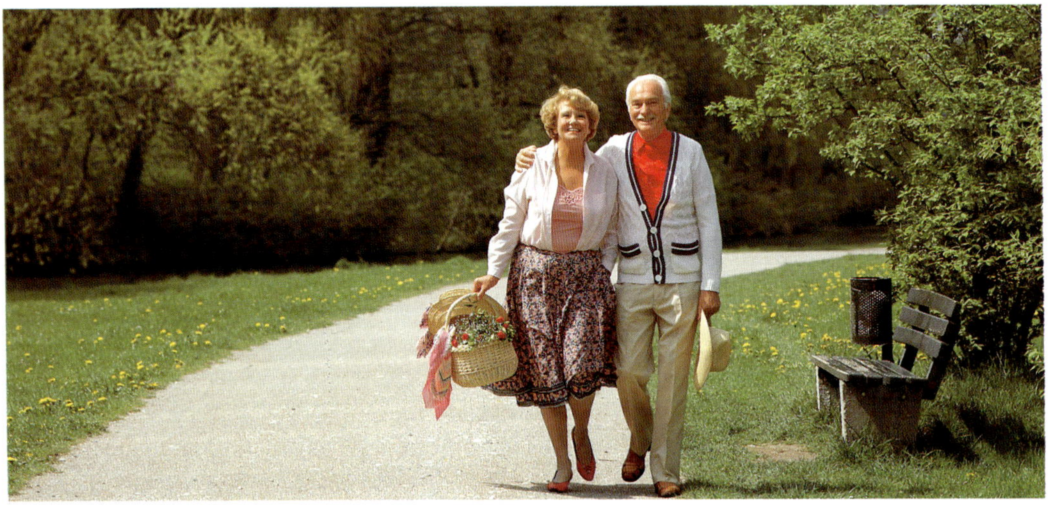

Übersäuerung – eine häufig verkannte Krankheitsursache

Untersuchungen von *Sander*, der sich in besonderer Weise mit dem Säure-Basen-Haushalt des Körpers beschäftigte, ergaben, daß zahlreiche Krankheiten mit einem gestörten Gleichgewicht der Säuren und Basen (der sauren und laugenhaften Stoffwechselprodukte) einhergehen oder diese von sich aus Krankheitsursachen darstellen. So fand er zum Beispiel eine Verschiebung des Säure-Basen-Haushaltes zur sauren Seite bei zahlreichen Stoffwechselstörungen, rheumatischen Erkrankungen und Magen-Darm-Leiden. Es lag nahe, in solchen Fällen durch eine basenbildende oder basenüberschüssige Nahrung eine Normalisierung anzustreben. In der Tat wird immer wieder über außerordentlich günstige Erfahrungen besonders mit einer Kost, die überwiegend basenbildende Nahrungsmittel zuführt, berichtet.

Sander konnte weiterhin zeigen, daß durch unsere heutige Lebens- und Ernährungsweise bei einer großen Zahl von Patienten ein Überschuß an versteckter Säure (eine latente Azidose) vorhanden ist, eine Stoffwechsellage also, die unbedingt einer Normalisierung zugeführt werden muß, wenn sich wieder Gesundheit und Wohlbefinden einstellen sollen.

Der Nachweis der „Übersäuerung" läßt sich ziemlich leicht durch eine fünfmalige Urinuntersuchung am Tag führen.

Nach *Sander* soll beim Gesunden der Morgenharn (vor dem Frühstück), mit dem die während der Nacht anfallenden sauren Stoffwechselprodukte ausgeschieden werden, sauer reagieren. Zwei Stunden nach dem Frühstück (10 Uhr) müßte er alkalisch geworden sein, weil mit der Verdauung des Frühstücks eine Basenflut einsetzt. Die durch die Arbeit des Vormittags und durch den Gesamtstoffwechsel anfallenden Säuren (Schlacken) sollten normalerweise kurz vor dem Mittagessen wieder zu einer sauer reagierenden Urinausscheidung führen. Einige Stunden nach dem Mittagessen erscheint dann wieder alkalischer Urin (16 Uhr) und abends gegen 19 Uhr (vor dem Abendessen) durch die Arbeit des Körpers wieder saurer Urin. Dr. *K. Rummler* hat den normalen Tagesablauf der Säuren-Basen-Ausscheidung in ein Schema gebracht, wie es die Abbildung wiedergibt.

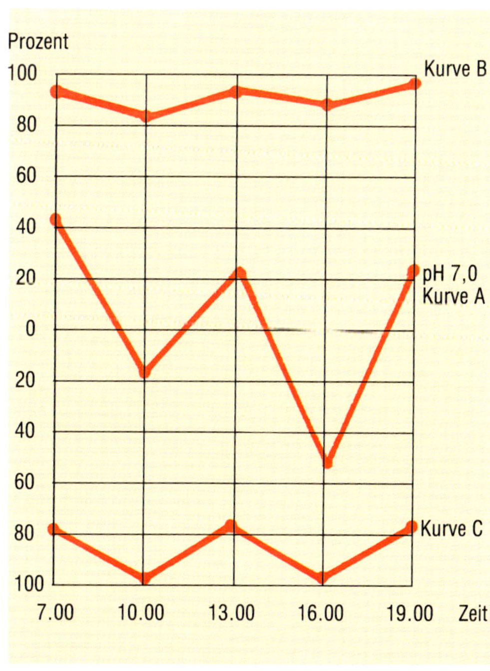

In dieser Abbildung sind auch die Kurvenverläufe eingetragen, wie sie bei Säureüberschuß (Kurve B) und bei Untersäuerung – Basenüberschuß – (Kurve C) auftreten.

Wird der Säuregrad jeweils ab 7.00 Uhr morgens alle drei Stunden, insgesamt fünfmal, gemessen, so läßt sich aus den fünf Werten nicht nur der dargestellte Kurvenverlauf, sondern auch ein Mittelwert (mittlerer Aziditätsquotient = MtQ) errechnen, der für den Gesunden bis +10% und bis –10% vom normalen Säurewert (= pH 7,0) abweichen darf, mit anderen Worten, er kann schwach sauer oder schwach alkalisch sein. Befindet sich der Mittelwert zwischen +10 und +30% über dem normalen Säurewert, so spricht man von einer leich-

Nach statistischen Angaben ist der Obst- und Gemüseverbrauch bei uns rückläufig. Dabei sollten gerade Obst und Gemüse in unserer Ernährung eine bevorzugte Rolle spielen.

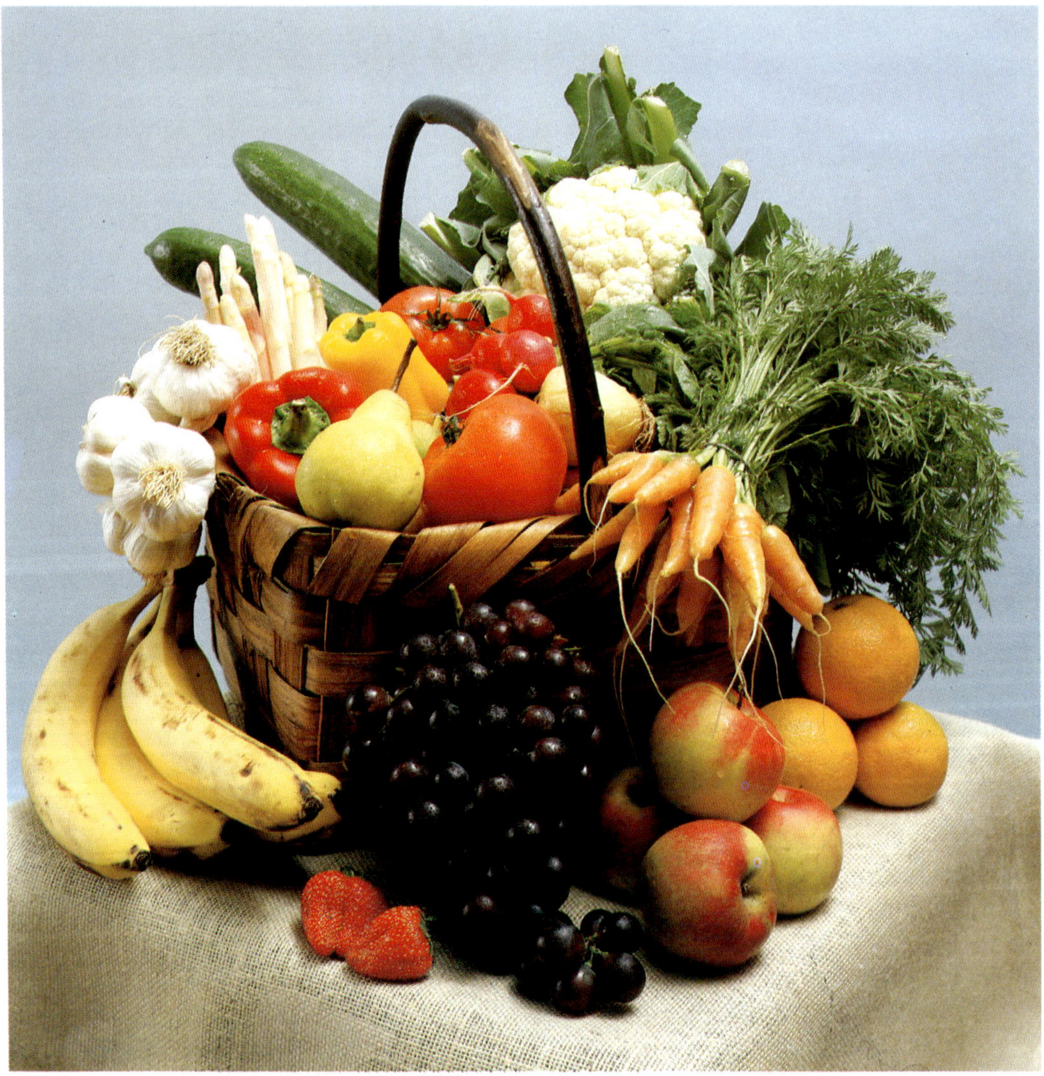

ten Übersäuerung, bei +30 bis +50% von einer mittelschweren, bei +50 bis +70% von einer schweren und bei +70 bis +100% schließlich von einer sehr schweren Übersäuerung.

Entsprechend verfährt man auch bei der Untersäuerung (Alkalose), und zwar nach *Rummler* von einer leichten Alkalose, wenn der mittlere Säurewert um 10 bis 60% unterschritten wird. Eine Unterschreitung von 60 bis 100% entspricht einer mittelschweren, von 100 bis 110% einer schweren und über 110% einer sehr schweren Alkalose.

Eine Reihe äußerer und innerer Faktoren können zu einer Störung des Säure-Basen-Haushalts führen, vor allem durch die aufgenommene Nahrung, durch Medikamente, durch die Darmflora, durch Wetter oder Klima, körperliche und geistige Arbeit, besondere seelische Beanspruchungen und andere nervöse Einflüsse, durch Entzündungen und Stoffwechselgifte.

Die ärztliche Erfahrung lehrt, daß bei der überwiegenden Zahl der Erkrankungen eine „zu saure" Stoffwechsellage auftritt und das normale Wechselspiel der Basen- und Säureflut blockiert ist. Die Blockade macht sich dann auch in Krankheitszeichen verschiedenster Art bemerkbar.

Wenn in der ärztlichen Praxis fünf Urinproben (von 7, 10, 13, 16 und 19 Uhr) auf ihren Säuregehalt untersucht werden, so läßt sich aus den Werten der mittlere Säuregrad (Aziditätsquotient) errechnen und damit der Grad der Über- oder Untersäuerung erkennen, woraus sich dann konsequenterweise ergibt, ob eine alkalisierende oder säuernde Kost einzuhalten ist.

Da man in den meisten Fällen eine mehr oder weniger starke Übersäuerung findet, muß meistens eine *basenbildende Kost* eingehalten werden, eine Kost also, die überwiegend basenbildende Nahrungsmittel enthält.

Da 80% des menschlichen Körpers aus basenbildenden und 20% aus säurebildenden Elementen bestehen, muß auch das tägliche Nahrungsverhältnis etwa zu 80% aus Basenbildnern und zu 20% aus Säurebildnern bestehen. Das ist aber nur möglich, wenn die Hauptbasenbildner, nämlich Obst und Gemüse, eine bevorzugte Rolle in unserer Ernährung spielen und zum großen Teil auch roh verzehrt werden, wie ich es in diesem Buch immer wieder betont habe (Salate, Obst, Rohgemüse). Das läßt sich im allgemeinen durch Rohkost und rein vegetarische Kost erreichen, wenn die ausgesprochenen Säurebildner (Getreideprodukte, Käse, Eier, Fleisch, Fisch, Wild und Geflügel) weitgehend ausgeschlossen werden. Auch die beschriebenen „Blutreinigungskuren" und das Saftfasten dienen diesem Zweck.

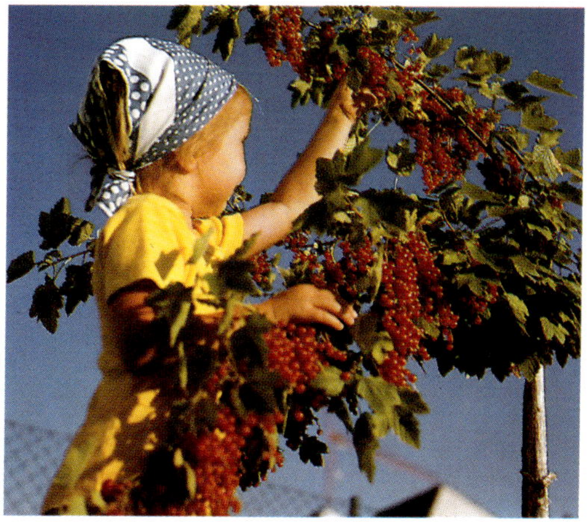

Beachtet man außerdem, daß bei drei Mahlzeiten täglich morgens eine basenbildende Mahlzeit, mittags eine Eiweißmahlzeit und abends eine Kohlenhydratmahlzeit verabreicht wird, so entspricht das *dem Prinzip der Hayschen Trennkost.* Diese Kostform, bei der die beiden Hauptnahrungsmittel Eiweiß und Kohlenhydrate bei jeder Mahlzeit konsequent getrennt gehalten werden, daher der Name Trennkost, wurde zuerst von dem amerikanischen Arzt Dr. *Howard Hay* beschrieben, nachdem er damit bei sich selbst eine schwere Nieren-

Da in vielen Fällen eine mehr oder weniger starke Übersäuerung besteht, ist es zweckmäßig, eine basenbildende Kost einzuhalten. Etwa 80 % unseres Organismus bestehen aus basenbildenden und 20 % aus säurebildenden Elementen. So sollte auch die Zusammenstellung unserer täglichen Nahrung diesem Verhältnis entsprechen. Früchte und Fruchtsäfte zum Beispiel gehören zu den basenbildenden Stoffen.

erkrankung (Schrumpfniere) zu heilen vermochte. Im Jahre 1939 kam das Haysche Buch, in dem er seine Trennkost beschreibt, in die Hände von Dr. *Walb,* der das Kostprinzip in einem schweren Schrumpfnierenfall mit Erfolg erprobte, dann die praktische Durchführung ergänzte und schließlich in einer allgemeinverständlichen Form darstellte. Er praktizierte diese Kost in der „Klinik am hohen Berg" in Homberg (Kreis Alsfeld).

Wie bereits erwähnt, folgt die Haysche Trennkost dem Prinzip, zu einer Mahlzeit die von Natur aus konzentrierten Eiweißträger (Fleisch, Fisch, Ei, Käse) und Kohlenhydratträger (Getreideprodukte, Kartoffeln, Zucker) nicht zusammen genießen zu lassen, sondern getrennt zu verschiedenen Mahlzeiten zu verabreichen. Das kann bei großer Empfindlichkeit oder Schwäche der Verdauungsorgane angebracht sein, auch bei Stoffwechselkrankheiten mit Übersäuerungsfolgen, bei Verdauungsschwäche und im Alter, da dann die Leistungen der Verdauungsdrüsen erheblich nachlassen.

Basenbildende Mahlzeiten
bereitet man aus

- den hauptsächlichen Basenbildnern, nämlich Früchten und Fruchtsäften,
- Gemüsen (außer Rosenkohl und Artischocken) und einigen Pilzen (besonders Pfifferlingen und Steinpilzen) und
- Milch, zusammen mit
- neutralen Nahrungsmitteln wie Nüssen (außer Erdnüssen und Kastanien), pflanzlichen Ölen und Fetten und
- etwas Leinsamen (1 Eßlöffel).

Säurebildende Eiweißmahlzeiten
bereitet man aus

- Mehl und Mehlprodukten (Brot und anderen Backwaren, Teigwaren, Flocken),
- Quark, allen Käsearten und Eiern (auch Fleisch, Fisch, Wild und Geflügel sind säureüberschüssig).

Kohlenhydratmahlzeiten
bereitet man aus

- Getreideprodukten (säureüberschüssig),
- Kartoffeln (basisch),
- Melasse (basisch),
- wenig Honig und wenig Zucker (neutral),
- pflanzlichen Ölen und Fetten, bis 20 g Butter täglich (neutral).

Dr. *Biedermann* und Dr. *Rummler* empfehlen zu dieser Kost auch ein *Basengetränk* aus Gemüsen und Gewürzen, herzustellen aus Zwiebeln, Sellerie, Petersilie, Lauch, Karotten, grünen Kohlrabiblättern, Blumenkohlresten und Radieschenkraut, 2 bis 3 rohen Kartoffeln mit Schale, 2 Tomaten, Blumenkohlblättern (oder was die Jahreszeit an Gemüsen und Gewürzen sonst bietet). Alles zusammen wird kleingeschnitten, in Wasser gekocht und durchgeseiht. Von dem Getränk nimmt man täglich 2 bis 3 Tassen schluckweise zu sich. Pflanzliche Gewürze sind nach Geschmack zu wählen.

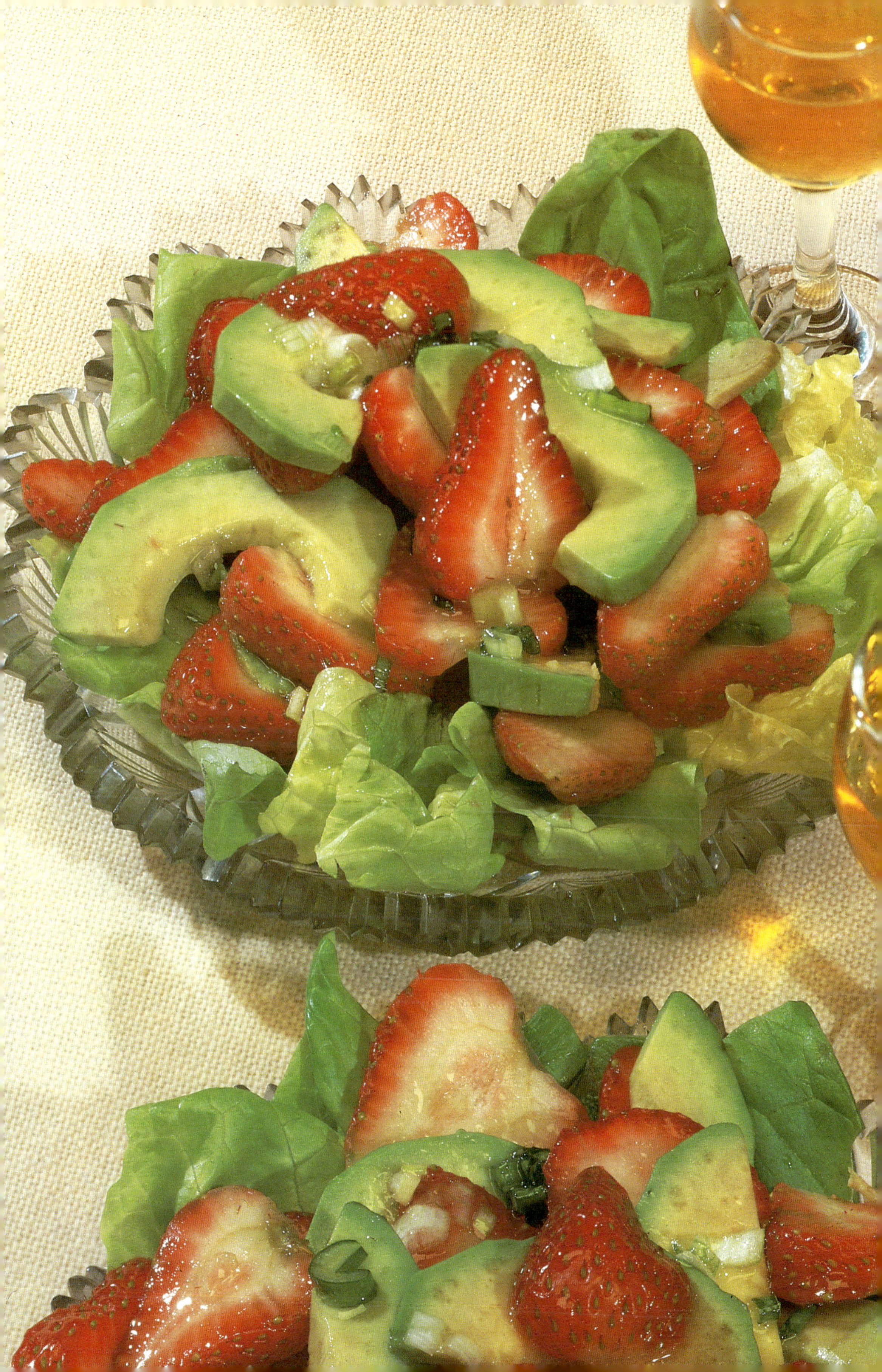

Die Fastenkur – Operation ohne Messer

Die Fastenkur ist wohl die diätetisch strengste, aber auch heilsamste Maßnahme, die für den größten Teil der Krankheiten in Frage kommt. Dr. *Kapferer* nennt sie „die Kur aller Kuren". Nach Dr. *Otto Buchinger* befreit das Heilfasten den Menschen nicht nur von leiblichen, sondern auch von seelisch-geistigen Schlacken. Was hinter einem Menschen steckt, so sagte Prof. Dr. *Zabel,* das offenbart sich häufig, auch zu seinem eigenen Erstaunen, erst im Fasten, und manche wichtige Entscheidung im Leben eines Menschen reift oft erst während der Fastenzeit. Dr. *Heun* macht besonders darauf aufmerksam, daß das Fasten die Intuition fördert, und zwar sowohl die der Umwelt zugewandte als auch die innere Einfühlung. Das ist auch der tiefere Grund, warum alle Religionen stets das Fasten gepflegt haben. Doch dienten die religiösen Fastenvorschriften nicht nur zu asketischen Übungen und zur Willensstärkung, sondern auch zur rein körperlichen Gesunderhaltung. Dr. *Ralph Bircher* nennt das Fasten einen „königlichen Heilsweg". Für ihn ist das Fasten eine große Entschlakkung und damit zugleich ein Weg zur Gewebsverjüngung, die sich durch Kombination mit einer Rohsäftekur noch verstärken läßt. Seine schönste und meines Erachtens auch tiefste Aussage ist das, was er über das Eigenartigste beim Fasten sagt, nämlich: „Das intensive Erlebnis des ‚inneren Arztes', also jener Kraft und Fähigkeit, die jedem lebenden Organismus innewohnt, auf höchst intelligente Weise sich selber zu heilen. Der Patient gibt sich beim Fasten ja dem inneren Arzte vollständig hin, und dieser übernimmt die ganze Arbeit des Heilens."

IN DIESEM KAPITEL:

- Der natürliche Weg des Heilens
- Saftfasten und Rohsäftekuren

Die Waage ist unbestechlich. Sie zeigt wirklich an, was ist. Und das ist oft zuviel.

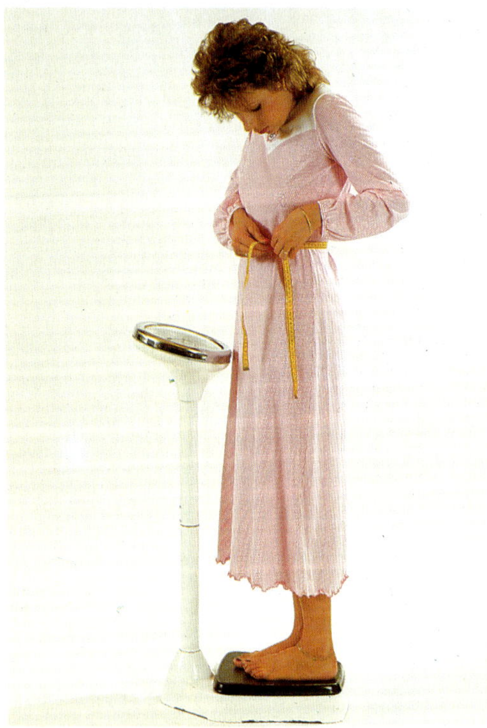

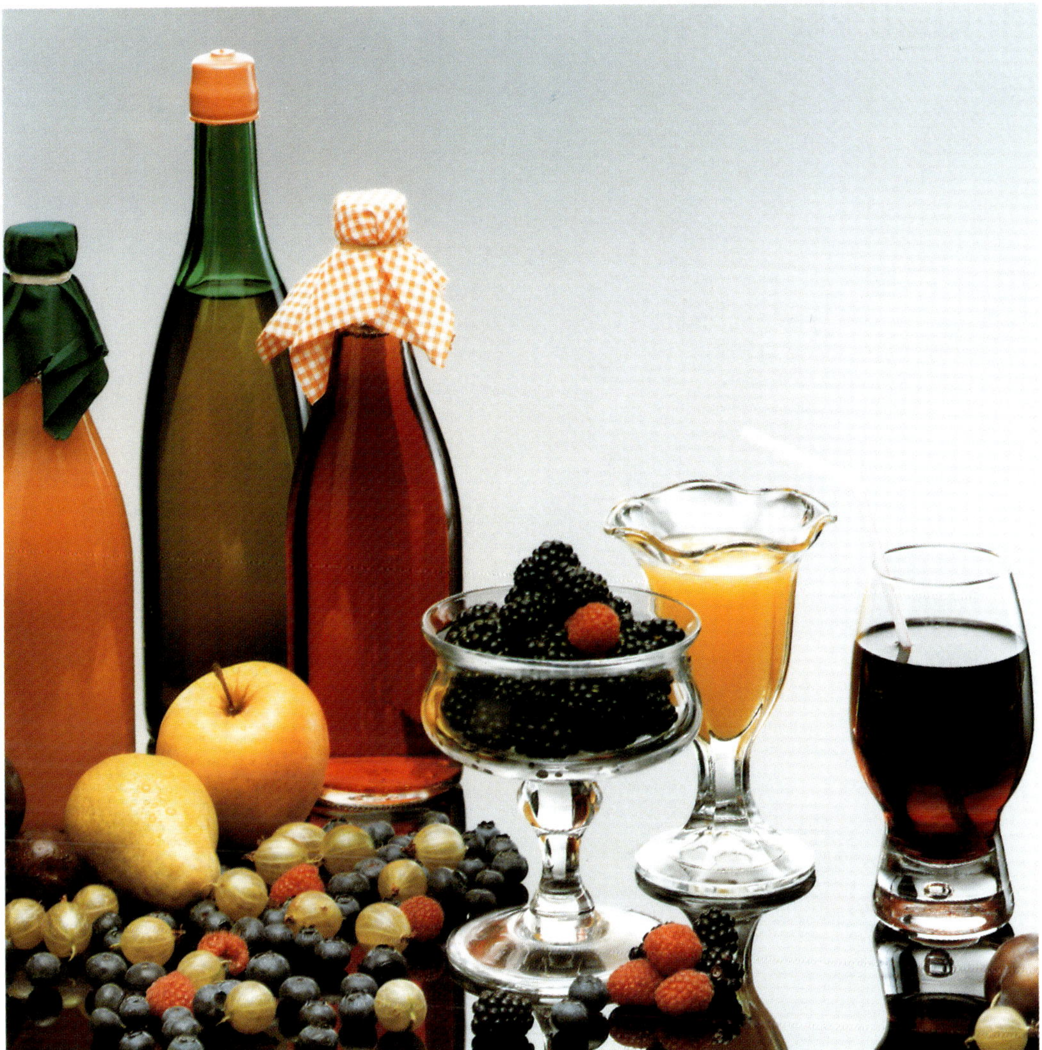

Obstsäfte gehören zum Instrumentarium einer Entschlackungskur. Mit den modernen Küchengeräten ist es überhaupt kein Problem, jede Frucht zu einem wohlschmeckenden Trunk aufzubereiten. Vor allem an heißen Tagen sind sie das Getränk der Wahl, wenn man nicht Mineralwasser bevorzugt. Fruchtsäfte enthalten durchaus die nötigen Vitamine und Mineralstoffe, so daß diese Getränke nicht nur erfrischen, sondern auch als Zwischenmahlzeit eine höchst belebende Wirkung entfalten. Rohe Obstsäfte und rohe Gemüsesäfte sollten nicht gemischt und auch nicht zusammen in einer Mahlzeit getrunken werden. Der Magen müßte sonst nämlich verschiedene Verdauungssäfte gleichzeitig produzieren, wozu er aber nicht in der Lage ist.

Der natürliche Weg des Heilens

Eine Fastenkur sollte im allgemeinen zwei bis drei Wochen dauern. Längeres Fasten muß immer unter ärztlicher Aufsicht durchgeführt werden, am besten in einem Fastensanatorium.

Am Tag vor dem ersten Fastentag wird die Nahrungsmenge bereits erheblich vermindert. Dann beginnt das eigentliche Fasten.

1. Jeden Morgen wiegen.
2. Dann erhält der Fastende vormittags täglich einen halben Liter Kräutertee mit Milchzucker und 5 Tabletten Chlorophyll (grüner Pflanzenfarbstoff) wegen des auftretenden Körper- und Mundgeruchs. Der Kräutertee kann auch durch Obst- oder Gemüsesaft ersetzt werden. Sonst wird keinerlei Nahrung mehr verabreicht. Die rein ärztliche Entscheidung, ob Tee- oder Saftfasten durchgeführt wird, kann im Einzelfall sehr wesentlich sein.
3. Mittags Kräutertee oder 1 Teller schmackhafte Gemüsebrühe. ½ Stunde nach dem Essen warme Leibwickel bei Bettruhe von 13–14 Uhr. Anschließend Kräutertee.
4. Jeden Tag Kamilleneinläufe. Gleichzeitig muß sorgfältige Mundpflege betrieben werden.
5. Durch tägliche Spaziergänge oder Luftbäder regt man die Hautausscheidungen an.
6. Eine halbe Stunde leichte Gymnastik und eventuell Massage.

Was Fasten nicht ist

- Fasten ist nicht Hungern.
- Fasten hat nichts zu tun mit Entbehrung und Mangel.
- Fasten bedeutet nicht: weniger essen.
- Fasten meint nicht: Abstinenz von Fleisch am Freitag; das wäre nur ein Verzicht.
- Fasten ist nicht Schwärmerei einiger Sektierer.
- Fasten hat nicht notwendigerweise mit Religion zu tun.

Das ist Fasten wirklich

- Fasten ist eine naturgegebene Form menschlichen Lebens.
- Fasten ist Leben aus körpereigenen Nahrungsdepots.
- Fasten bedeutet, daß der Organismus durch innere Ernährung und Eigensteuerung weitgehend autark ist.
- Fasten ist die Verhaltensweise eines selbständigen Menschen, zu der er sich frei entscheidet.

Die Voraussetzungen für das Fasten sind: Aufgeschlossenheit, Bereitschaft und der freiwillig gefaßte Entschluß.

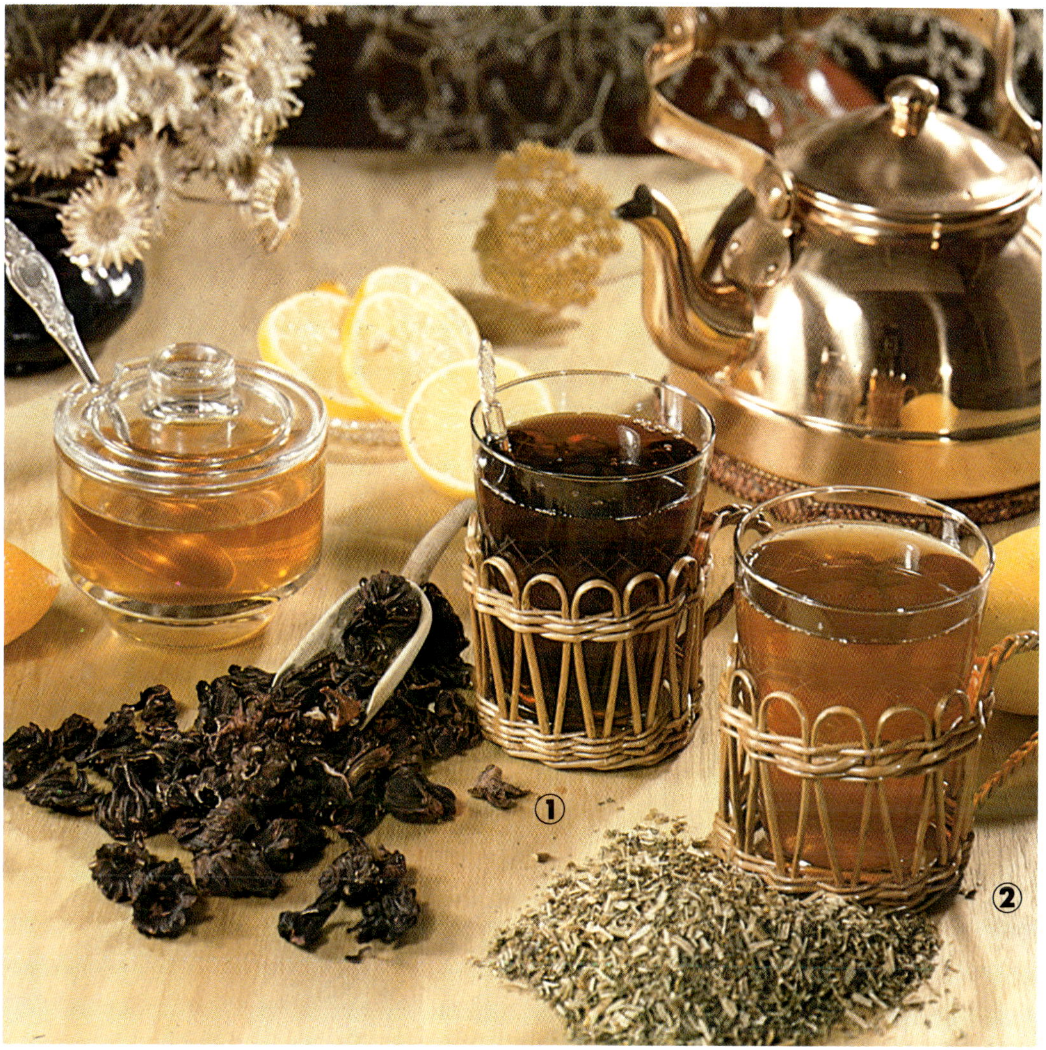

Malve-Orangengetränk ①

2 EL getrocknete Malvenblüten · ¾ l kochendes Wasser · 2 EL Honig · 1 Orange · Delifrut

Malvenblüten mit Wasser überbrühen, 10 Minuten ziehen lassen. Abgeseihten Tee, Honig, feine Orangenscheiben vermischen und mit etwas Delifrut abschmecken. Variationsmöglichkeit: Orangensaft in Würfel einfrieren und in den fertigen Tee geben. Dieses Getränk kann heiß und kühl serviert werden.

Johanniskrauttee mit Zitronensaft ②

2 EL Johanniskraut · ¾ l kochendes Wasser · Zitronensaft oder auch Johannisbeersaft · eventuell Honig

Teeblätter mit Wasser überbrühen, 10 Minuten ziehen lassen. Mit Zitronensaft oder auch mit Johannisbeersaft abschmecken. Nach Belieben süßen.

Jeden Tag eine halbe Stunde leichte Gymnastik gehört zum Kurplan für das Fasten. Die Hautausscheidung muß angeregt werden.

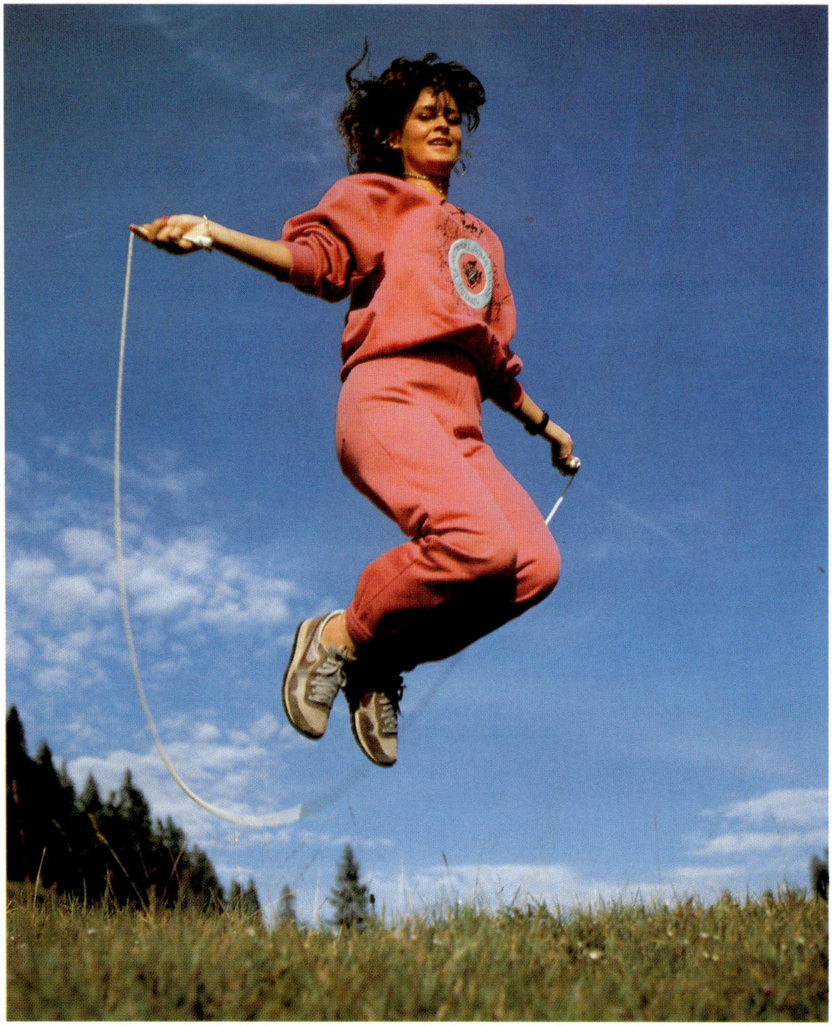

7. Abends Gemüsebrühe (warm) oder Kräutertee.

8. Kamilleneinlauf vor dem Schlafen, wenn tagsüber kein Stuhlgang erfolgt ist.

9. Wöchentlich kurzdauernde Bäder mit Fichtennadelextrakt.

Folgende *erwünschte* Wirkungen treten beim Fasten ein:

- Gute und schnelle Gewichtsreduktion. Nach den ersten drei Tagen besteht nur noch geringes oder gar kein Hungergefühl.
- Tägliche Gewichtsabnahme, die bei Männern 450 bis 500 g, bei Frauen 350 bis 400 g beträgt. Bei körperlichem Training ist die Gewichtsabnahme größer.
- Besserung wichtiger Risikofaktoren, und zwar des Bluthochdrucks (Hypertonie), der Zuckerkrankheit bei Übergewichtigen und der Stoffwechselstörungen (Hyperlipidämie).
- Besserung der Beschwerden im Bereich der Bewegungsorgane, so daß sich vielfach eine Operation erübrigt.

- Steigerung des persönlichen Wohlbefindens, das sich bei manchen Menschen bis zur leichten Euphorie entwickeln kann.

Mehr oder weniger *unerwünschte* Wirkungen des Fastens sind folgende:

- Anstieg des Harnsäurespiegels, der sich aber durch vieles Trinken kalorienarmer Flüssigkeit, besonders Gemüsesaft, beseitigen läßt. Manchmal ist auch der Einsatz eines entsprechenden Medikaments notwendig. Nach erfolgter Gewichtsabnahme sinken die Harnsäurewerte ohnehin wieder.
- Stärkerer Eiweißverlust, wenn die Kur über drei Wochen ausgedehnt wird. Sie ist aber bei Eiweißspeicherkrankheiten, wie sie Prof. *Wendt* (Frankfurt) schildert, eine große Heilungschance.
- Abfall des Kaliumspiegels im Blutserum. Ein Ausgleich ist erforderlich durch die Zufuhr von kaliumreichen Mineralwassern, Gemüsesäften oder notfalls Kaliumtabletten. Der mögliche Kaliumabfall ist einer der Gründe, statt des Teefastens das Fasten mit Obst- und Gemüsesäften durchzuführen. Das Ergebnis ist in beiden Fällen gleich.
- Ödeme (Wasseransammlungen), die gegen Ende der Fastenperiode auftreten können, weil eine Natriumretention (Zurückhaltung) mit entsprechender Wasserbindung auftritt. Sie verschwinden mit Beginn der Aufbaukost. Beim Saftfasten treten sie kaum auf.
- Blutdruckabfall, der natürlich bei Bluthochdruckkranken sehr erwünscht ist, aber bei Personen mit ursprünglichem Unterdruck zu Kollapserscheinungen führen kann. Daher sind unbedingt ärztliche Überwachung und eventuelle medikamentöse Steuerung nötig.
- Ganz selten können auch depressive Reaktionen auftreten, die gegebenenfalls einer ärztlichen Psychotherapie bedürfen, wofür die Patienten auch meist sehr zugänglich sind.

Heilanzeigen

Fastenkuren lassen sich bei folgenden, besonders auch chronischen Krankheiten erfolgreich durchführen:

Angina pectoris, Blutdrucksteigerung, Blutgefäßerkrankungen (besonders mit Gefäßkrämpfen), Bronchialasthma, Fettsucht, Gelenkrheumatismus, Hämorrhoiden, Hautleiden (besonders Ekzeme), Herzasthma, chronische Magen-Darm-Krankheiten (insbesondere chronische Obstipation), Migräne, akute Nierenentzündungen (besonders auch bei Wasseransammlungen in der Schwangerschaft, bei Schwangerschaftsniere), Parodontose, Stoffwechsel- und Hormondrüsenstörungen, zahlreiche nervöse Störungen, Steinleiden, schlecht heilende Wunden und Geschwüre, kurzdauernde fieberhafte Erkrankungen (Angina, Grippe). Wichtig sind einige Fastentage auch vor Operationen und Geburten.

Grenzen und Gegenanzeigen

Nicht geeignet für eine Fastenkur sind im allgemeinen alle schweren organischen Erkrankungen, wie bösartige Geschwülste, Tuberkulose, Zuckerkrankheit, schwere Nieren- und Leberzellschäden sowie schwere organische Herzleiden. In einigen Fällen kann allerdings auch hier eine Fastenkur von in der Regel kürzerer Dauer von großem Nutzen sein.

Das *Heilfasten*, die Operation ohne Messer, hat nach einem Wort von *Gustav Riedlin*, dem Nestor der deutschen Fastenärzte, jedoch nur dann dauernden Wert, wenn es den goldenen Mittelweg der Mäßigkeit einleitet. Man kann nicht immer fasten, wohl aber immer mäßig essen und macht dadurch weitere Fastenkuren überflüssig.

Die Auswertung von Fastenkuren aus vier Krankenhäusern (Wien, Lübeck, St. Gallen und Neustrauchburg/Allgäu) brachte folgende Ergebnisse:

Gemüsesäfte, kurmäßig über mehrere Wochen verabreicht, helfen mit, eine Umstimmung des Organismus herbeizuführen und ihn zu entschlacken.

Übersicht über anerkannte Risikofaktoren des Herzinfarkts und die durch Fastenkuren zu erzielenden Wirkungen

Begünstigende Faktoren	Durch gezielte Nahrungsenthaltung zu beseitigen	Durch Fastenkuren zu beseitigen
Übergewicht	ja	ja
Bluthochdruck	ja	ja
Hypercholesterinämie	ja	ja
Hyperlipidämie	teilweise	teilweise
Erhöhter Blutzuckergehalt	ja	ja
Erhöhter Harnsäuregehalt	teilweise	teilweise
Nikotingenuß	–	ja
Bewegungsmangel	–	ja
Stress	–	ja
Neurotische Züge	–	meist
Linksvergrößerung des Herzens	ja	ja
Intraventrikuläre Reizleitungsstörungen des Herzens	ja	ja

* * *

Das Erlebnis eines Fastens kann tiefere Schichten des menschlichen Seins berühren, denn es ist gleichzeitig eine Zeit der Besinnung. Außer der Erfahrung des Körpers werden auch Innenerfahrungen gemacht, die so vielfältig und reich sein können, wie Menschen verschieden sind.

Die Männer hatten im Durchschnitt 12 kg, die Frauen 10,15 kg abgenommen.

Kontrollen nach 7–60 Monaten zeigten als Spätergebnisse, daß 4,3 % der Patienten das Anfangsgewicht überschritten und 6,4 % das Anfangsgewicht wieder erreicht hatten; bei 43,6 % lag das Gewicht zwischen Aufnahme- und Entlassungsgewicht, bei 16,4 % wurde das Entlassungsgewicht gehalten und 29,3 % hatten weiter abgenommen.

Insgesamt gab es also 10,7 % Versager, 43,4 % Langzeit-Teilerfolge und 45,7 % Langzeiterfolge. Von 60 % der Patienten wurden eine überlegte Kostform beibehalten und der Nährwert berechnet. Das zeigt sicher den Wert einer guten Beratung.

Stationäre Fastenkuren sind nur sinnvoll und wirklich angezeigt bei einem schweren Grad von Fettsucht (Adipositas), vor notwendigen Operationen und nur bei Patienten, die gut motiviert sind und deren Umgebung nicht nur Verständnis für strenge diätetische Maßnahmen hat, sondern auch eine gewisse Garantie dafür bietet, daß die Einschränkung der Kalorienzufuhr langfristig beibehalten wird.

Diese Forderungen gelten sicher uneingeschränkt besonders bei strengem Teefasten, also quasi bei Null-Diät.

Wesentlich vielfältiger sind die Heilanzeigen für das Saftfasten und für Rohsäftekuren, die praktisch ohne Komplikationen durchführbar sind, wie das folgende Kapitel zeigt.

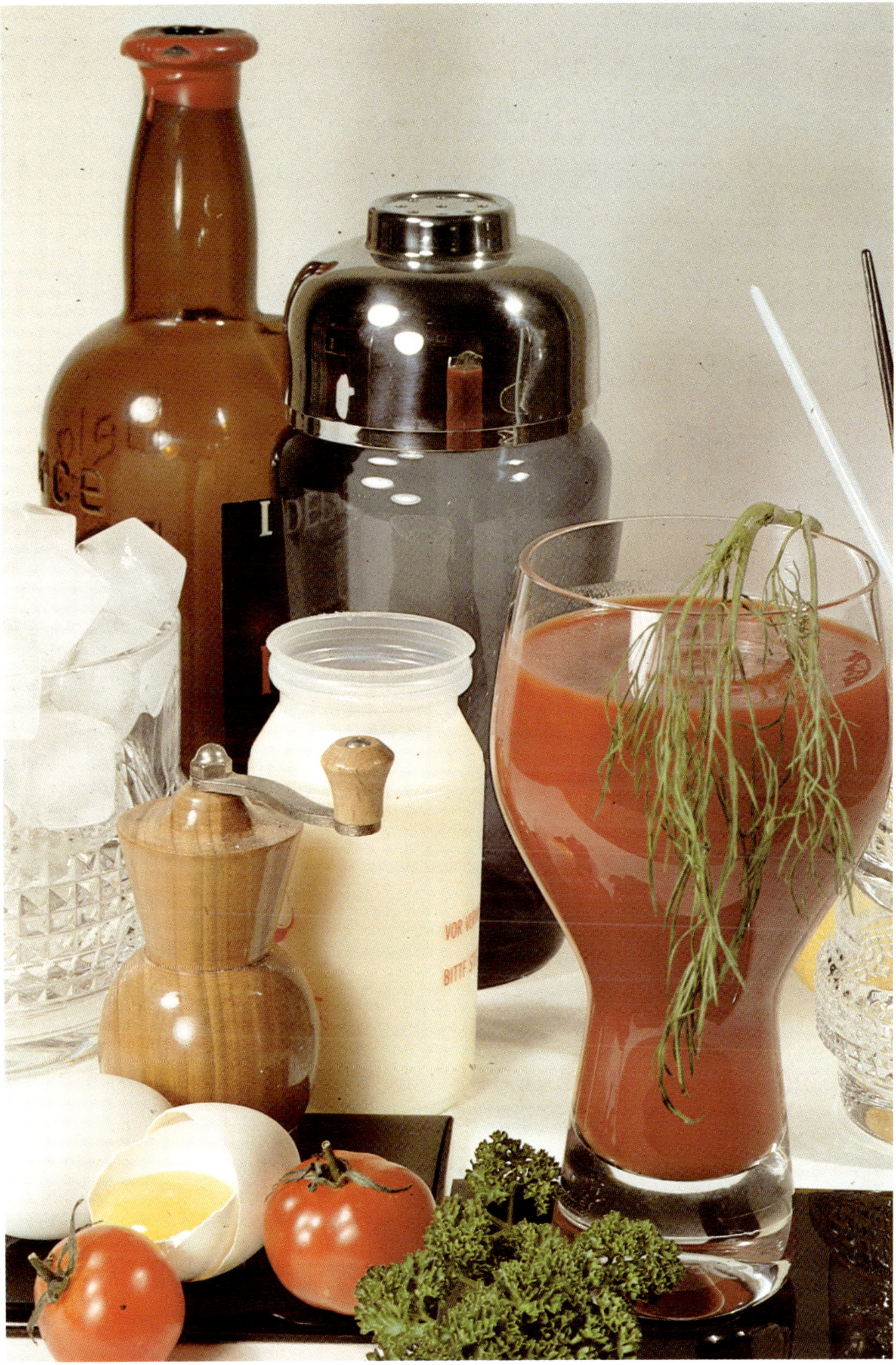

Saftfasten und Rohsäftekuren

Sowohl beim Saftfasten als auch bei reinen Rohsäftekuren benutzt man „flüssige Rohkost" als ein ausgesprochenes Heilmittel. Die längsten und größten Erfahrungen mit solchen Kuren wurden vermutlich in der Bircher-Benner-Klinik in Zürich gemacht. Man gab und gibt auch heute noch dreimal täglich ¼ l Fruchtsaft, Gemüsesaft und Mandelmilch, alles aus frischem Grundmaterial. Das ist eine stark reduzierte, aber noch notwendige Kost (200–800 Kalorien) von unschätzbarem Wert.

Saftfasten und Rohsäftekuren sind angezeigt bei

- fieberhaften Zuständen, Kinderkrankheiten (wenige Tage bis zur Entfieberung),
- bei schlechter Verdauungs- und Verbrennungskraft des Körpers durch Magen- und Darmleiden oder durch Kreislaufstörungen,
- bei Leber- und Nierenleiden sowie
- im Alter.

Sehr wertvoll sind Rohsäftekuren aber auch bei Stoffwechselkrankheiten wie *Fettsucht, Gicht* und *Zuckerkrankheit*. Meist ist es dabei erforderlich, die Nahrungszufuhr stark einzuschränken (800–1200 Kalorien), die Fettverbrennung dadurch anzuregen und die giftigen Stoffwechselendprodukte, z. B. die Harnsäure, zu neutralisieren, zu koppeln und auszuscheiden.

Ich kann hier nicht alle oft erstaunlichen Heilwirkungen der Rohsäfte und die praktische Durchführung der Kuren im einzelnen darstellen. Es hängt ja auch sehr viel davon ab, aus welchen Früchten, Gemüsen, Wurzeln und Heilkräutern der Saft gewonnen wurde und welche Mischungen verwendet werden. Alle Früchte und Gemüse, Salate und Gewürzkräuter haben ihre speziellen Qualitäten und Heilwerte.

Das Experiment im Royal Free Hospital

Für alle aber, die nicht glauben und nicht verstehen können, daß so einfache und natürliche Mittel wie frische Obst- und Gemüsesäfte, Rohgemüse und Nüsse in der Lage sind, eine große Heilkraft und überraschende Wirkungen auch bei schweren Krankheiten auszuüben, möchte ich auf ein von der Bircher-Benner-Klinik mitgeteiltes Experiment im Royal Free Hospital in London hinweisen.

Den Londoner Ärzten ist es bei dem Experiment in Zusammenarbeit mit den Ärzten der Bircher-Benner-Klinik gelungen, die Heilung langjähriger schwerer rheumatischer Gelenkentzündungen nur mit Rohsäften und Rohkost ohne Verwendung von Mitteln der pharmazeutischen Industrie zu erreichen.

Der ganze Prozeß wurde im ersten Falle, einer Frau, die in der Bircher-Benner-Klinik behandelt wurde, in einem Dokumentationsfilm festgehalten. Die Veröffentlichung erfolgte in einem englischen Fachblatt (Proceedings of the Royal Society of Medicine, Vol. XXX) und ist nachzulesen im Bircher-Benner-Handbüchlein „Frischsäfte und Rohkost".

Es ist sehr eindrucksvoll und beglükkend, in der Praxis Heilungen von chro-

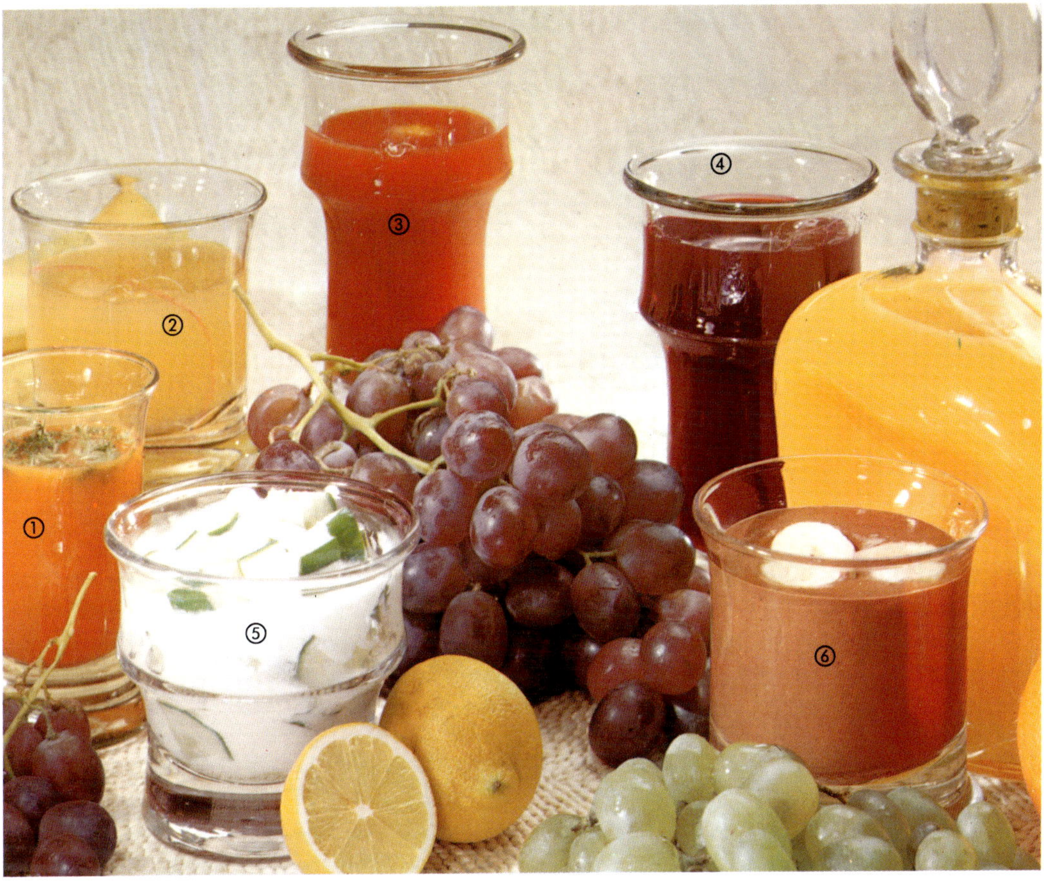

Für Gemüsesäfte gibt es viele Variationen. Die Palette reicht vom Möhren-Cocktail ① und Sellerietrunk ② über Tomaten-Aperitif ③ und Johannisbeer-Zitronentee ④ bis zur Dickmilchkaltschale mit frischen Gurken ⑤ und dem Nougat-Mix ⑥.

nischen rheumatischen Gelenkentzündungen oder anderen Erkrankungen durch Nahrungsmittel in diätetischer Anwendung zu erleben. Die Frucht meiner langjährigen Erfahrung mit der Heilkraft unserer Nahrung ist dieses zweibändige Werk. Es will Ausdruck meiner Überzeugung sein, daß gesunde Nahrung ein großer Segen für uns Menschen ist und immer wieder heilende Kräfte entfaltet, wenn wir es verstehen, Maß zu halten.

Psychologische Wirkungen der Saftfastenkuren

Bei und nach Rohsäfte- und Fastenkuren kommt es nicht nur körperlich, sondern auch geistig und seelisch zu Veränderungen. Im allgemeinen ist ein Mensch, der es gelernt hat, sich auch einmal für eine begrenzte Zeit der Nahrung ganz oder teilweise zu enthalten, besinnlicher, ruhiger, stiller, manchmal verschlossener. Es ist so, als wenn er eine „Brutzeit“ durchlebte, nach der er froher, freier, aufgelockerter, allerdings zuweilen auch angriffslustiger sein kann. Meistens überwiegt aber die Toleranz. Durch das Erlebnis des Fastens verändert sich unsere Sichtweise gegenüber den Problemen des Alltags und des Lebens. Viele Ärzte und Patienten legen großen Wert auf die seelischen Wirkungen des Fastens und der Rohsäftekuren. Sie benutzen diese auch als Beginn einer psychotherapeutischen Behandlung.

5 verschiedene Kostformen als Grundlage der Heilnahrung

Es ist heute weitgehend geklärt, daß durch die vegetarische Ernährung (rein vegetarisch, lacto-vegetabil und ovo-lacto-vegetabil) zahlreiche Krankheiten gebessert werden können und sich das Entstehen von Krankheiten weitgehend verhüten läßt. Gallensteine und Divertikulose (Aussackungen der Darmwände) zum Beispiel finden sich bei Vegetariern viel weniger als bei Nichtvegetariern *(Rottka, Gear, Brodribb, Heaton)*. Auch Lungen- und Dickdarmkrebs kommen bei Vegetariern – wie zahlreiche Untersuchungen gezeigt haben – wesentlich seltener vor.

Selbst Erkrankungen der Herzkranzgefäße sind bei Vegetariern weniger häufig anzutreffen als bei Nichtvegetariern. Man führt diese Tatsache auf die nachgewiesenen engen Zusammenhänge zwischen diesen Erkrankungen und der Menge des täglich zugeführten Nahrungs-Cholesterins zurück *(Phillips, Lemon, Beeson, Kuzma)*. Vegetarier bevorzugen pflanzliche Fette und haben daher erheblich niedrigere Cholesterinspiegel als Nichtvegetarier.

Bluthochdruck, an dem etwa 10–15 % der erwachsenen Bevölkerung leiden, war in einer Berliner Studie von Prof. *Rottka* bei Vegetariern wesentlich weniger häufig anzutreffen als bei der Vergleichsgruppe *(Rottka, Anhohn, Armstrong)*.

Bei Herz-Kreislauf-Erkrankungen, Gehirngefäßerkrankungen, aber auch bei Lungen- und Dickdarmkrebs wurde bei (vorwiegend vegetarisch lebenden) kalifornischen Siebenten-Tags-Adventisten eine im Vergleich zur Gesamtbevölkerung sehr viel niedrigere Zahl der Todesfälle festgestellt. In den Untersuchungen zur Feststellung der Sterberaten wurden bei den Adventisten zugleich weniger häufig Risikofaktoren für den Herzinfarkt angetroffen. Der Cholesterinspiegel und die Neutralfettwerte blieben signifikant unter vergleichbaren Werten anderer Testgruppen. Auch Übergewicht, Zuckerkrankheit und bestimmte Herzkrankheiten wurden bei ihnen seltener angetroffen *(Böning, Frentzel-Beyme, Phillips)*.

In einer weiteren amerikanischen Arbeit stellte *Sacks* mit seinen Mitarbeitern an der Harvard-Universität (Boston) fest, daß Vegetarier im Vergleich zu Personen, die sich mit Normalkost ernähren, häufig niedrigere und damit gesundheitlich günstigere Plasmafett- und Lipoproteinwerte aufweisen. Dadurch kommt sowohl ein heilender als auch ein vorbeugender Einfluß auf Fettstoffwechselstörungen zustande. Andere

IN DIESEM KAPITEL:

- Die Anwendung der fünf grundlegenden Kostformen

  Tee- und Saftfasten (Kostform 1)
  Flüssig-breiige Kost (Kostform 2)
  Rohkost (Kostform 3)
  Kochsalzarme, streng vegetarische Kost (Kostform 4)
  Lacto-vegetabile oder ovo-lacto-vegetabile Vollkost (Kostform 5)

Forschergruppen kamen zu dem gleichen Ergebnis *(Ruys, Hickie, West, Hayes, Taylor, Allen, Mikkelson, Fraser, Swannel).* Es sollte auch nicht vergessen werden, daß die vegetarische Ernährungsweise nicht zu erhöhten Harnsäurewerten führt und dadurch eine geringere Wahrscheinlichkeit besteht, an Gicht zu erkranken.

Insgesamt muß man feststellen, daß eine vollwertige vegetarische Kost weitgehend einen normal ablaufenden Stoffwechsel garantiert, da man mit ihr alle notwendigen Nähr- und Wirkstoffe in gut verträglicher Form zuführt. Dazu gehört auch immer ein ungefähr 25prozentiger Anteil der Tagesmenge an Rohkost/Frischkost.

Dagegen führt eine Kost, bei der vorwiegend von Tieren stammende Produkte, insbesondere Fleischwaren, verzehrt werden, eher als fleischlose Kostformen zu Stoffwechselstörungen und krankhaften Veränderungen der Funktionen und Strukturen an Geweben und Organen. In jedem Fall sind aber die heute durchschnittlich verzehrten, viel zu großen Mengen von Übel.

Darüber hinaus ist zu bemerken, daß Rohkost und vegetarische Kost ausgesprochene Heilwirkungen entfalten, die bei der sogenannten „Normalkost" (Fleisch-Kochkost) nicht zur Geltung kommen und auch gar nicht zu erwarten sind.

Das ist der Grund, weshalb die vegetarischen Kostformen (siehe tabellarische Übersicht über die Heilkostformen) in diesem Buch nicht nur zur Gesunderhaltung, sondern auch als natürliches Heilmittel zur Wiedergesundung eingesetzt werden. Das entspricht uralter Erfahrung ebenso wie dem heutigen Wissensstand.

Prof. Dr. *Claus Leitzmann* vom Institut für Ernährungswissenschaft der Universität Gießen gelangte in einer kritischen Arbeit über die vegetarischen Kostformen zu dem Schluß: „Vegetarische Kost sowie die primär gesundheitlich begründeten vegetarisch betonten Ernährungsweisen bieten einen meßbaren Nutzen für die Gesundheit und damit für die Leistungsfähigkeit. Die umfangreichen bereits vorliegenden Erkenntnisse sind zwar nicht in allen Fällen eindeutig mit statistisch signifikanten Daten zu belegen, zeigen aber die unübersehbaren Vorteile dieser Kostform.

Die vielen positiven Erfahrungen, verbunden mit den epidemiologischen Ergebnissen, gestatten es nicht länger, daß diese Kostformen ignoriert werden."

Die große Auswahl an Kostformen ermöglicht eine individuelle Ernährungsweise, die den verschiedenen Bedürfnissen gerecht wird.

Da die vegetarisch betonten Kostformen neben dem gesundheitlichen Wert noch weitere Vorteile bieten, kann und sollte sich jeder verantwortungsbewußte Bürger von deren positiven Aspekten überzeugen.

Die nachfolgende Tabelle gibt eine Übersicht über die 5 Kostformen, die anschließend mit Beispielen entsprechender Speisepläne erläutert werden.

Übersicht der bei den Heilkostformen zu verwendenden Nahrungsmittel

	1 Tee- und Saftfasten	2 Flüssig-breiige Kost
Getränke	Alle 2 Stunden 100–150 ml Kräutertee (Kamille, Hagebutte, Lindenblüten, Pfefferminze, Brombeerblätter, Leinsamen, Wermut, Apfeltee) oder ungezuckerte Fruchtsäfte (verdünnt).	Frische Obst- und Gemüsesäfte, Gemüsebouillon. Alle Milcharten, Kräutertees, Mineralwasser ohne Kohlensäure. Verdünnte Obstkonzentrate.
Obst		Alle frischen Obstsäfte rein oder verdünnt mit Haferschleim, Mandelmilch oder Rahm. Alles reife Obst als Frischbrei oder Kompott.
Gemüse/Salate		Milchsaure Gemüsesäfte oder durch Saftpresse oder Zentrifuge gewonnene rohe Säfte aus allen Gemüsesorten, verdünnt mit Getreideschleim. Rohgemüse gemixt als Pürée.
Eiweiße		Mandel-, Soja-, Sesammilch, Haferschleim, Sojamilchbreie, Bioghurt, Buttermilch, Molke, Sauermilchprodukte. Höchstens zweimal wöchentlich 1 geschlagenes Eigelb.
Fette		Kaltgeschlagene Pflanzenöle (Sonnenblumen-, Oliven-, Lein-, Nuß-, Distel-, Getreidekeimöl). Frischer Rahm in mäßigen Mengen.
Kohlenhydrate		Honig in Tee oder Säften gelöst. Getreideschleime, Weizen-Gel. Honig in Obstbrei und Müsli, Getreidebreie. Kartoffelpüree.

3 Rohkost	4 Kochsalzarme, streng vegetarische Heilkost	5 Lacto-vegetabile bzw. ovo-lacto-vegetabile Vollkost
Wie bei flüssig-breiiger Kost.	Wie bei flüssig-breiiger Kost, auch Süßmost.	Wie bei allen vorhergehenden Kostformen.
Alle frischen Obstsäfte wie bei flüssig-breiiger Kost. Trauben ohne Schalen und Kerne, alles reife Obst.	Wie bei flüssig-breiiger Kost, Trauben auch mit Schalen und Kernchen, Bircher-Müsli alle Formen, Kollath-Frühstück.	Alles reife Frischobst, alle frischen Obstsäfte. Wenn Frischobst nicht zur Verfügung steht, Obstkompotte.
Gemüserohsäfte wie bei flüssig-breiiger Kost. Rohgemüse, Salate.	Wie bei flüssig-breiiger Kost, Rohgemüse und Salate fein gehackt und mit Salatsoße (aus Öl, Zitrone, Rahm und Kräutern) angemacht.	Alle rohen und gekochten Gemüse. Gut reinigen, erst kurz vor Verwendung zerkleinern, nicht wässern, kein Wasser abgießen. Erst vor dem Anrichten Fett zufügen.
Wie bei flüssig-breiiger Kost, dazu Nuß- und Mandelmus mit Getreideflocken, Soja-Milch. Nüsse, Frischgetreide.	Wie bei flüssig-breiiger Kost, alle Pflanzenmilcharten, Vollgetreideprodukte.	Wie bei Kostform 4. Quark-Obst-Speisen, Kräuterquark, Streichkäse, etwas Schnittkäse. Bioghurt, Buttermilch, Molke.
Alle kaltgeschlagenen Pflanzenöle wie bei flüssig-breiiger Kost, dazu Pflanzenmargarine, Nußbutter.	Wie bei flüssig-breiiger Kost, zum Kochen Olivenöl verwenden, sonst Öle mit hochungesättigten Fettsäuren (Sonnenblumen-, Maiskeim-, Weizenkeim-, Lein-, Distel- und Nußöl).	Wie bei Kostform 4, auch Nüsse (gut und lange kauen!).
Alle Getreidearten, Trockenobst, Nüsse, Mandeln.	Honig, Trockenobst (Pflaumen, Aprikosen, Datteln, Feigen, Bananen, Rosinen). Alle Vollkornprodukte, Knäckebrot, Weizenkeime, alle Kartoffelspeisen.	Wie bei Kostform 4. Weißzucker nur als Gewürz. Bonbons, Schokolade, Kuchen möglichst meiden. Getreideprodukte und Brote wie unter Kostform 4.

Die Anwendung der 5 grundlegenden Kostformen

Der diätetische Aufbau der Heilkostformen kann – je nach Schwere und Art der Krankheit – in fünf Stufen erfolgen, und zwar

Kostform 1: Saftfasten, das nur 1–2 Tage lang zur Einleitung einer Diät durchgeführt wird
Kostform 2: Flüssig-breiige Kost
Kostform 3: Rohkost
Kostform 4: Kochsalzarme, streng vegetarische Heilkost
Kostform 5: Lacto-vegetabile oder ovo-lacto-vegetabile Vollkost

Bei der heute mit vollem Recht so sehr propagierten „Vollwertkost" sollte man nicht mehr von Heilkost oder Diät sprechen. Sie ist eine normale, leistungsfähig und gesunderhaltende Kost.

KOSTFORM 1

Tee- und Saftfasten

Wer von Säften und Säftekuren als Heilmittel spricht, darf eigentlich nicht unterlassen, auch das Saftfasten zu erwähnen. Rohsäftekuren wurden von einem Schüler *Bircher-Benners* besonders differenziert entwickelt, um das strenge Fasten zu mildern und annehmbarer zu machen.

Saftfasten kann an einzelnen Tagen erfolgen. Saftfastenkuren bestehen aus einer Reihe von Saftfastentagen. Sie sollten nur unter ärztlicher Aufsicht durchgeführt werden. Das gilt für manche Menschen auch für einzelne Saftfastentage.

Am ersten Tag muß der Darm durch einen hohen Einlauf mit 1 l Kamillentee gründlich entleert werden. Das ist jeden zweiten Tag zu wiederholen, weil bei der Saftfastenkur von selbst keine Darmentleerung auftritt. Auch Aufenthalt an frischer Luft mit Spaziergängen gehört dazu sowie mittags zwei Stunden Liegeruhe. Notwendig sind auch Trockenbürsten und Wasseranwendungen verschiedenster Art (Abwaschungen, Abreibungen, Güsse und laue, aber keine heißen Bäder).

Das anfängliche Hunger- und Durstgefühl verschwindet nach wenigen Tagen und macht einem Gefühl der Erleichterung Platz. Es können allerdings auch Krisen auftreten, wie depressive Verstimmungen, erhöhte Reizbarkeit oder Mutlosigkeit. Eine Saftfastenkur sollte 7–14 Tage dauern.

Die körperliche Leistungsfähigkeit ist während einer Saftfastenkur natürlich nicht vermehrt, sondern vermindert. Darauf muß jeder aufmerksam gemacht werden, dem eine solche Kur angeraten wird.

Da die Saftdiät außerordentlich arm an Kochsalz (natriumarm) und relativ reich an Kalium ist (Verhältnis 1 : 6 bis 1 : 10), erlebt man in den ersten Fastentagen einen starken Entwässerungseffekt, weil sichtbare oder unsichtbare Ödeme ausgeschwemmt werden. Das bedeutet eine starke Kreislaufentlastung und damit eine wesentliche Unterstützung der eventuell notwendigen medikamentösen Behandlung.

Eine Saftfastenkur mit einer Dauer von 7–14 Tagen bewirkt nicht nur eine Kreislaufstabilisierung, sondern auch eine Gewebsverjüngung mit neu sich entfaltender Kraft und Leistungsfähigkeit.

Tee- und Saftfasten (2-Tage-Plan) (Kostform 1)

1. Tag: Teefasten für 24 Stunden

In beliebiger Menge (2–3 l) kann ohne jeden Zusatz getrunken werden:

Dünner, schwarzer Tee

Hagebuttentee

Pfefferminztee

Malventee

Apfeltee

Am folgenden Morgen ist ein hoher Einlauf mit 1 l Kamillentee durchzuführen.

2. Tag: Saftfasten für 24 Stunden

1. Frühstück: 200 ccm frisch gepreßter, reiner Fruchtsaft aus Früchten der Jahreszeit, auch Fruchtsaftmischungen

150 ccm Mandel- oder Sojamilch (Fertigpräparate aus dem Reformhaus)

1–2 Tassen Hagebuttentee

2. Frühstück: 200 ccm möglichst frisch gepreßter Fruchtsaft

Mittags: 150 ccm Gemüsesaft, auch Mischungen möglich (milchsaure Gemüse aus dem Handel, z. B. Reformhaus)

150 ccm Sojamilch

Abends: wie morgens

Beispiel einer Saftfastenkur

1. Tag: Saftfasten

1. Frühstück:	200 ccm Hagebutten- oder Malventee
2. Frühstück:	200 ccm Pflaumenwasser
Mittags:	200 ccm Apfelsaft oder schwarzer Johannisbeersaft
Nachmittags:	200 ccm Pflaumenwasser
Abends:	200 ccm Hagebutten- oder Malventee mit 1 Teelöffel Zitronensaft

2. Tag: Obst- und Gemüsesafttag

1. Frühstück:	200 ccm Hagebutten- oder Malventee mit 1 Teelöffel Zitronensaft oder warmes Zitronenwasser mit 1 Teelöffel Honig
2. Frühstück:	200 ccm Apfelsinen-, Mandarinen- oder Grapefruitsaft
Mittags:	200 ccm Möhren- oder Tomatensaft oder gemischter Gemüsesaft (Möhren-, Tomaten- und Spinatsaft zu gleichen Teilen)
Nachmittags:	200 ccm Pflaumenwasser
Abends:	200 ccm schwarzer Johannisbeersaft oder frischer Preßsaft aus 300 g Himbeeren, Johannisbeeren, Brombeeren, Stachelbeeren, Erdbeeren oder Weintrauben (zu süße Säfte mit Zitronensaft, zu saure Säfte mit Honig abschmecken)

Der Obst- und Gemüsesafttag kann bis zum siebenten Tag wiederholt werden. Längeres Saftfasten nur unter täglicher ärztlicher Kontrolle, dann bis zum 14. oder sogar 21. Tag möglich.

Fastenbrechen	geschieht am besten ab mittags mit 1 rohen (oder auch frischgeriebenen) Apfel und 2–3 Schluck Dickmilch (Bioghurt, Joghurt), abends mit ungesalzener Kartoffel- oder Weizenschleimsuppe.

1. Nachfastentag	1. Frühstück:	200 ccm Weizenschleimsuppe mit 5 zerkleinerten, vorgeweichten Feigen
	2. Frühstück:	200 ccm Hagebutten- oder Malventee mit 1–2 Scheiben Knäckebrot
	Mittags:	300 ccm Kartoffelsuppe mit feingewiegten frischen Kräutern
	Nachmittags:	200 ccm Pfefferminztee mit 2–4 Stück Diätzwieback
	Abends:	250 ccm Tomatensuppe*
2. Nachfastentag	1. Frühstück:	150–200 g Bircher-Müsli*, Kollath-Frühstück*, Müsli aus vorgekeimtem Getreide oder milchsaures Müsli* (nach Dr. *Kuhl*) mit 5 vorgeweichten Feigen
	2. Frühstück:	1 Apfel
	Mittags:	Sauerkraut (halb frisch, halb gekocht) mit Kartoffelbrei oder Möhren mit Kartoffelbrei
	Nachmittags:	1 Apfel
	Abends:	Obstsalat aus 200 g Früchten mit 50 ccm Sahne, 30 g geriebenen Haselnüssen oder Haselnußmus und 10 g Honig, 1–2 Scheiben Knäckebrot mit 10 g Butter und Hagebuttentee
3. Nachfastentag	1. Frühstück:	5 vorgeweichte Feigen (mit Saft), 200 g Müsli, 2–3 Scheiben Graham- oder Vollkornbrot mit Butter und Honig oder Marmelade
	2. Frühstück:	1 Apfel oder 1 Apfelsine
	Mittags:	Rohkostplatte, Pellkartoffeln, feingewiegte Zwiebel, Butter
	Nachmittags:	Tee, Zwieback oder 1 Glas Mandelmilch
	Abends:	200–250 g Dickmilch mit Mais-Knusperflocken, Vollkornbrot, 20 g Butter, Gervais, Malventee

* Die Rezepte für diese Gerichte finden Sie im Rezeptteil

Aufbau-Diät (7 Tage)

1. Tag:	Morgens:	Joghurt mit Früchten und Nüssen, Vollkornbrot oder Vollkornzwieback mit Butter oder Honig
	Mittags:	Möhrenrohkost*, Broccoli in Käsesauce mit Ei* und Pellkartoffeln, Obstsalat* mit Schlagsahne
	Abends:	Blattsalat, Ei über Grahambrot, Vollkornbrot, Butter, Radieschen
2. Tag:	Morgens:	Bircher-Müsli*, Vollkornbrot, Pflanzenmargarine, Hagebuttenmus, Kräutertee oder 1 Tasse Milch
	Mittags:	Frisches Obst, Spinat und überbackene Käseschnitten (Grahambrotschnitten mit schaumiggerührter Butter, geriebenem Käse und 1 Ei bis goldbraun backen), Pellkartoffeln
	Abends:	Gersten-Kräuter-Bratlinge mit Möhren-Rettich-Salat*, Brot, Butter, Kresse, Hagebuttenschalentee
3. Tag:	Morgens:	Weizenschrot-Müsli*, Grahambrot, Nußmus, Honig, Joghurt
	Mittags:	Kressesalat, Möhrengemüse, Gersten-Kräuter-Bratlinge*, Pellkartoffeln, Quarkspeise*
	Abends:	Spargelsalat mit Champignons, Vollkornbrot oder Knäckebrot, Butter, Gurke
4. Tag:	Morgens:	Kollath-Frühstück*, Vollkornbrot mit Butter, Joghurt mit Sanddornbeeren-Extrakt verschlagen
	Mittags:	Wildkräutersalat oder Blattsalat, gefüllte Gurken* mit Kümmelkartoffeln*, Apfelreis*
	Abends:	Frische Beerenfrüchte nach Jahreszeit, Vollkornbrot mit Quark, Malventee

* Die Rezepte für diese Gerichte finden Sie im Rezeptteil

5. Tag:	Morgens:	Milch-Frucht-Cocktail* oder Mandelmilch-Cocktail*, Grahambrot, Pflanzenfett, Hagebuttenmus
	Mittags:	Grüner Salat mit Radieschen, Quarkklöße mit Meerrettichsauce*, Obstsalat*
	Abends:	Kirschkaltschale*, Vollkornbrot, Butter, Schnittkäse, Kräutertee
6. Tag:	Morgens:	Weizenschrot-Müsli*, Knäckebrot, Butter, Pflaumenmarmelade, Vollmilch warm oder kalt
	Mittags:	Kräuterkartoffeln mit Selleriesalat*, Stachelbeerkompott
	Abends:	Dickmilch mit Mais-Knusperflocken, Grahambrot, Butter, Gervais, Malventee
7. Tag:	Morgens:	Vollkornbrot oder Knäckebrot mit Butter und frischem Quark, Apfeltee
	Mittags:	Broccolisalat*, Omelette mit Tomaten*, Apfelreis*
	Abends:	Selleriebraten*, grüner Salat, Pellkartoffeln mit Kräuter-Quark (statt Selleriebraten auch granoVita-Soja-Kost verwenden)

KOSTFORM 2

Flüssig-breiige Kost

Bei einer Reihe von Krankheitsfällen, insbesondere bei entzündlichen Erkrankungen im Bereich der Mundhöhle, des Rachens, der Speiseröhre und des ganzen anschließenden Magen-Darm-Kanals, ist die Aufnahme fester Nahrungsmittel zunächst nicht möglich. Es kommt dann nur eine flüssig-schleimige bis schleimig-breiige Kost in Frage. Bei hochentzündlichen Erkrankungen mit Fieber besteht ohnehin Appetitlosigkeit, und der Kranke wird erfrischende Getränke verlangen. Es empfiehlt sich dann auch, zunächst mit Tee, Fruchtsäften, Möhrenfrischsaft und kalter Milch zu beginnen. Die dabei bestehende Kalorienarmut ist für die ersten Tage ohne Belang.

Wenn die Krankheit, zum Beispiel eine Mandelentzündung, länger anhält, muß man versuchen, die Kost langsam vollwertiger zu gestalten und sie in flüssiger bis flüssig-schleimiger Form in kleinen Portionen alle 2–3 Stunden zu verabreichen. Flüssigkeiten können oft gut mit dem Strohhalm (Trinkröhrchen) aufgenommen werden.

Geeignete Teearten: Tees aus folgenden Kräutern sind vorteilhaft als Ergänzung zu verwenden: Kamille, Schafgarbe, Eisenkraut, Hagebutte, Heidelbeere, Eibischwurzel.

Obstsäfte können aus folgenden Früchten hergestellt werden: Äpfel, Aprikosen, Birnen, Heidelbeeren, Himbeeren, Johannisbeeren, Kirschen, Melonen, Pflaumen und Weintrauben sowie einigen Zitrusfrüchten (Orangen, Mandarinen, Grapefruit, wenn keine Allergie dagegen besteht).

Gemüsesäfte bereitet man aus sämtlichen Blatt-, Knollen- und Wurzelgemüsen. Besonders geeignet sind Tomatensaft, Möhrensaft (Karottensaft), aber auch Rettich- und Selleriesaft. Auch die Salatpflanzen ergeben wertvolle Frischsäfte, die möglichst sofort nach der Herstellung schluckweise getrunken werden müssen.

Die Anreicherung der Säfte und der Milch kann geschehen mit Haferschleim, Gerstenschleim, Reisschleim, Leinsamenschleim, Weizen-Gel, Mandelmus, Haselnußmus.

Sehr gut zu verwenden ist Nußmilch aus Mandeln, Soja, Sesam und Pinienkernen. Ferner eignen sich Milchprodukte wie Sahne, Dickmilch und Joghurt.

Außer ungemischten und gemischten Fruchtsäften sollten auch ungemischte und gemischte Gemüsesäfte verwendet werden. Im allgemeinen mischt man nicht mehr als zwei Obst- oder Gemüsearten miteinander, wobei auch immer individueller Geschmack und persönliche Unverträglichkeiten berücksichtigt werden müssen.

Besonders erwähnt sei auch der **Kartoffelsaft,** den man aus gut gereinigten, reifen, nicht gekeimten und ungeschälten Kartoffeln herstellt. Er ist geschmacklich sicher nicht jedermanns Sache, aber er wirkt krampflösend, entzündungswidrig und heilend besonders bei entzündlichen Veränderungen der Magenschleimhaut. Man kann ihn zur geschmacklichen Verbesserung mit Möhrensaft mischen oder Schleim (besonders Leinsamenschleim) zusetzen.

Es darf auch **Kohlsaft** (aus Weißkohl und Rotkohl) nicht vergessen werden. Mit Sicherheit gehört frischer Preßsaft aus Kohlblättern zu den heilkräftigen Säften mit entzündungswidriger, reinigender und heilungsfördernder Wirkung in allen Bereichen des Magen-Darm-Kanals.

Milch und Milchprodukte, Pflanzenmilch: Sowohl die tierischen als auch die pflanzlichen Milcharten und Milchprodukte bilden wichtige Bestandteile der flüssig-breiigen Kost. Wir können unserem Körper durch diese Nahrungsmittel biologisch hochwertiges Eiweiß in der am leichtesten aufnehmbaren Form zuführen. Die pflanzlichen Produkte sind Mandelmilch, Sesammilch und Sojamilch. Auch aus Sonnenblumenmehl und Erdmandeln läßt sich eine sehr gute „Pflanzenmilch" herstellen. (Entweder durch Verdünnen von entsprechenden Musen selbst herstellen oder als Fertigprodukt aus dem Reformhaus beziehen.)

Zu den tierischen Produkten zählen Trinkmilch, Magermilch, Buttermilch, Joghurt und Molke. Die aus der Kuhmilch hergestellten konzentrierten Produkte (Quark und andere Weichkäsearten) werden ebenso wie der aus Sojamilch hergestelle Tofu (oft Soja-Quark genannt) erst in der salzarmen, streng vegetarischen Kost (Kostform 4) in den Speiseplan aufgenommen.

Die **Molke** verdient meines Erachtens eine viel größere Beachtung, als ihr bisher zuteil wird. Sie ist im Rahmen unserer flüssig-breiigen Kost sehr gut zu gebrauchen. Molke hat nicht nur eine allgemein erfrischende Wirkung bei Gesunden und Kranken, sondern sie wird mit Vorteil verwendet bei allen Stoffwechselstörungen, zahlreichen Erkrankungen der Verdauungsorgane, Hauterkrankungen und zur Reduktionskost. Molke gibt es in allen Geschäften, die Milch und Milchprodukte führen. Zur kurmäßigen Verwendung der Molke trinkt man täglich einen Liter auf fünf Mahlzeiten verteilt.

Schleime, Suppen und Gele: Wenn man in der Ernährung von Schleim spricht, denkt man sogleich an Haferschleim. Er ist auch am bekanntesten. Schon im Säuglingsalter spielt er als Zusatz zur Milch die größte Rolle. In der Tat enthält er viele Stoffe, die zum Aufbau der Knochen, Zähne und Muskeln notwendig sind. Haferschleim ist sehr leicht verdaulich und wird vom empfindlichsten Kindermagen vertragen.

Beim Kleinkind geht man vom Haferschleim zur Hafersuppe und dann zum Haferbrei über.

Haferschleim, Hafersuppe oder Haferbrei ist besonders beliebt bei der Behandlung von Magen- und Darmerkrankungen. Haferschleimsuppe wirkt sehr wohltuend bei erkrankten Verdauungsorganen. Nach Besserung der Erkrankung gibt man dem Schleim oder der Suppe zur Anreicherung und Geschmacksänderung Frucht- oder Gemüsesäfte oder auch zerkleinertes Frischobst und ein wenig Sahne oder Mandelmus zu. Anstelle von Haferschleim läßt sich aber auch Reis-, Gersten- oder Leinsamenschleim verwenden.

Selbstverständlich ist es bei allen Erkrankungsfällen notwendig, diese Diätmaßnahmen mit dem behandelnden Arzt zu besprechen.

Haferschleim

1 Tasse Flüssigkeit (Wasser, Milch oder ½ Wasser und ½ Milch), 1 Teelöffel Honig und 1 gehäuften Teelöffel Schmelzflocken (Haferflocken) mischen und kurz aufkochen. Wer keine süße Suppe wünscht, läßt den Honig weg und würzt mit etwas Meersalz oder verzichtet ganz auf ein Gewürz.

Kalorien: mit Wasser 50 (209 Joule)
mit ½ Wasser und ½ Milch 82 (343 Joule)
mit Milch 114 (477 Joule).

Wer mit 10 g Mandelmus anreichert, erhöht die Kalorienzahl um 70 Kalorien.

Suppen: Wenn Abwechslung und geschmackliche Varianten verlangt werden, geht man vom Getreideschleim und -Gel zu Suppen über. Man kann dazu verwenden: süße, geschlagene und saure Sahne, Milch oder Joghurt; Sojasoße, Tomatenmark; Zitronensaft, Mango-Chutney, Zwiebel (flüssig, gerieben, gewiegt, gepulvert), Knob-

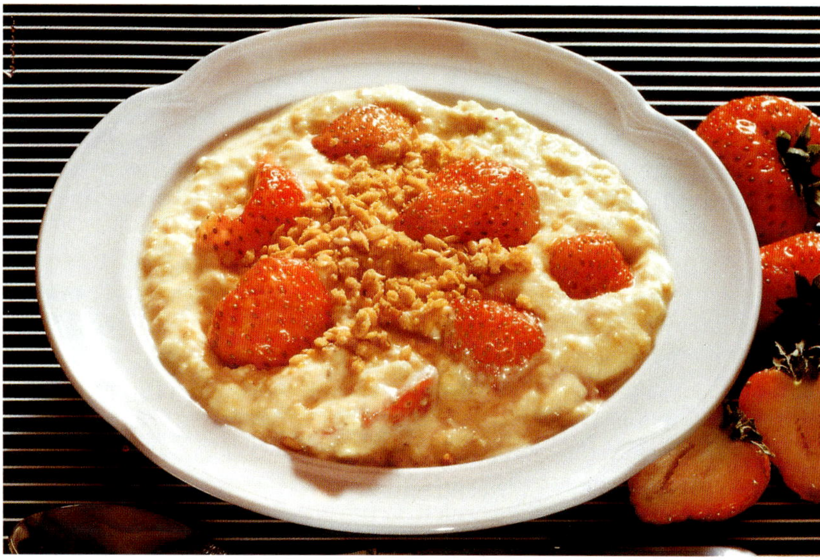

Breie und Müslis bilden den Übergang von der flüssigen zur festen Kost. Mit Frischobst, zerdrückt oder geschlagen, wird Breikost zu einer hochwertigen Nahrung.

lauch (gerieben, flüssig), Kresse, Petersilie und Schnittlauch.

Natürlich ist es bequem und oft auch billiger, eine Fertigsuppe zu verwenden. Abgesehen von dem meist uniformen Geschmack enthalten sie aber erhebliche Mengen an Kochsalz, das ja bei allen Kostformen radikal einzuschränken ist. Frisch zubereitete Suppen lassen sich im Rahmen einer Heilkost sehr leicht den geschmacklichen Bedürfnissen des Kranken anpassen. Die Zugabe von süßer Sahne vermag den Geschmack zu verfeinern.

Vollweizen-Gel darf bei der flüssig-breiigen Kost nicht unerwähnt bleiben. Der griechische Arzt Dr. *Kousa* verabreicht seinen Magen-Darm-Kranken für eine Dauer von 1 bis 3 Wochen (je nach Schwere und Dauer der Erkrankung) ausschließlich Vollweizen-Gel. Durch diese Diät wird der Hunger ohne Ermüdung der Verdauungsorgane gestillt. Stoffe, die an den Magen- und Darmwänden abgelagert sind, werden aufgelöst und ausgeschieden. Es erfolgt eine Selbstreinigung des Magen-Darm-Kanals, wobei die Eingeweide ihre volle physiologische Tätigkeit wieder aufnehmen und vollständig ausgeheilt werden können.

Die **Zubereitung** des Weizen-Gels ist sehr einfach: Man rechnet für eine Mahlzeit 50 g Vollweizen-Gel, das mit 350 g Wasser auf kleiner Flamme unter ständigem Umrühren zum Kochen gebracht wird. 50 g Weizen-Gel enthalten ungefähr 200 Kalorien. Bei 4 bis 5 Mahlzeiten kommt man immerhin auf 800–1000 Kalorien. Bei einer Reihe von Krankheitsfällen im Magen-Darm-Bereich berichtete der Düsseldorfer Arzt Dr. *H. Süttinger* über eindrucksvolle Erfolge mit der Vollweizen-Gel-Diät.

Aus diesen und anderen Untersuchungen ergeben sich folgende *Heilanzeigen:* Magenerkrankungen (Schleimhautentzündungen, Geschwüre), Darmentzündungen, Obstipation, Leber- und Nierenerkrankungen, Übergewicht (als Reduktionskost) und Arthritis (als Stoffwechselentlastung).

Als Beikost sind, je nach Verträglichkeit, Früchte möglich: Aprikosen, Pfirsiche (vollreif), Melonen, Birnen (ohne Schalen) und Zitrusfrüchte (alles roh oder gekocht).

Breie und Müslis: Sie bilden einen Übergang von der flüssigen zur festen Kost. Der Begriff „Brei" löst bei den meisten Menschen bereits die Vorstellung von Getreidebrei, besonders Haferbrei, aus. Erweitert man den Begriff auf Pürée oder „pürierte Kost", so ist bereits klar, daß sich alle Nahrungsmittel, die durch Kochen oder rein mechanische Zerkleinerung eine breiartige Konsistenz annehmen, zur Breiherstellung eignen. Schließlich werden auch alle Müsli-Zubereitungen durch die Zerkleinerung der Bestandteile zu Breien.

Für eine Reihe von Rachen-, Speiseröhren-, Magen- und Darmkrankheiten ist Breikost erforderlich, wenn Entzündungen im Mundhöhlenbereich, Schwierigkeiten mit dem Gebiß, Speiseröhrenverengungen oder Magenentzündungen mit oder ohne Säure, Zustände nach Magenoperationen oder Darmkrankheiten vorliegen.

Die Breikost sollte aber schon alle notwendigen Nahrungsfaktoren in einem normalen Verhältnis enthalten, damit Mangelzustände vermieden werden und Sättigung eintritt. Sie stellt also bereits eine hochwertige Nahrung dar.

Bei der *Herstellung von Breien* darf man nicht einfach alles durch den elektrischen Mixer laufen lassen. *Frischobst* sollte unerhitzt fein gerieben, zerdrückt oder geschlagen und sofort serviert werden. Frischobst ist gegenüber Kochkost immer zu bevorzugen. Wer einfach behauptet „Ich kann Rohes nicht vertragen", hat nie versucht, mit Kleinstdosen beginnend und die Mengen langsam steigernd, sozusagen teelöffelweise wie beim Säugling, die „Unverträglichkeit" durch langsame Gewöhnung zu verändern und schließlich abzubauen.

Gemüse läßt sich in frischer Form sehr leicht im Mixer pürieren und mit Zitronensaft, Öl, Mandel- oder Sesam-Mus und etwas Rahm schmackhaft anrichten.

Getreidebreie, besonders Hafer-, Gersten-, Hirse-, Reis- und Maisbreie, sind fester Bestandteil der Breikost und lassen sich durch Süßen, Säuern, Würzen und durch Mischungen mit Obst und Joghurt in mannigfacher Weise abwandeln.

Ein „klassischer" Brei ist auch der *Kartoffelbrei,* der nicht nur ein „rechtes Magenpflaster" darstellt, sondern auch eine gesunde Grundlage zahlreicher Mahlzeiten bildet.

Wie bei der Vollkost, so kann auch bei der Breikost ein- bis höchstens zweimal wöchentlich ein Ei in den Breien verwendet werden.

Als *Süßungsmittel* verwendet man Honig, Obst-Dicksäfte, Ahornsirup, Zuckerrohr-Vollextrakt und Ur-Süße (granoVita), aber keinen Weißzucker.

Einschaltung einzelner Heilkost-Tage

Manche Breie sind vorzüglich bei einzelnen Diättagen für bestimmte Krankheiten zu verwenden, zum Beispiel frisch geriebener Apfelbrei bei Durchfällen verschiedenster Art, Reisbrei mit Apfelkompott (gekocht) zur vermehrten Wasserausscheidung bei Ödemen (Kempnersche Reisdiät), Haferbrei in Form von Hafertagen bei Zukkerkrankheit (von Noordenscher Hafertag), Apfel-Kartoffel-Tage (nach *Gerson*) bei Herz-, Leber- und Nierenerkrankungen zur Wasserausscheidung (alle 14 Tage wiederholen).

Die *flüssig-breiige Kost* stellt eine ausgesprochene „Schonkost" (hier ist diese Bezeichnung wirklich angebracht) dar, bei der Frischsäfte, Frischbreie, gedünstetes Obst und Gemüse neben den verschiedenen Getreidebreien vom Schleim über Suppen bis zum kompakteren Brei verwendet werden. Sie kommt bei allen Magen-Darm-Störungen vorübergehend in Frage.

Bei einer längere Zeit durchgeführten Breikost sowohl in der Kinder- als auch in der Krankenkost darf nicht versäumt werden, *frische Obst- und Gemüsepreßsäfte* zuzusetzen, da insbesondere Getreidebreie arm an Vitamin C sind.

Tagesplan einer flüssig-breiigen Kost (Kostform 2)

1. Frühstück: 200 ccm fein zerriebene oder gemixte Früchte
(1 Fruchtart oder 2–3 Arten gemischt)
Mandelmilch aus 30 g Mandelmus

2. Frühstück: 1 Glas Apfelsaft (¼ l)

Mittags: Rote-Bete-Trank*
oder
Lauchcremesuppe*
Bananenbrei aus 200 g Banane
Sojamilch aus 30 g Soja (am besten als Fertigpräparat)

Nachmittags: 1 Glas Apfelsaft (¼ l)

Abends: Mandelmilch aus 30 g Mandelmus
200 ccm Haferschleim, Hafersuppe
oder Haferbrei (20–40 g Haferflocken)

*Die Rezepte für diese Gerichte finden Sie im Rezeptteil

KOSTFORM 3

Rohkost

Der Begriff Rohkost ist fast untrennbar mit dem Namen des Schweizer Arztes Dr. *Maximilian Bircher-Benner* verbunden. Er ging in ganz besonderer Weise den Heilwirkungen unserer Nahrung nach und gab der Medizin wertvolle Denkanstöße und Erfahrungsberichte. Durch Behandlung seiner Kranken mit Rohkost erzielte er außerordentliche Heilwirkungen. Dr. *Bircher-Benner* glaubte, daß seine Heilerfolge auf die Zufuhr „lebendiger Substanzen" zurückzuführen seien, wie sie nur in frischer, lebendiger Pflanzenkost vorkommen. Weder seine Beobachtungen noch seine Erklärungsversuche wurden zu seiner Zeit von seinen Kollegen in der Züricher Ärztegesellschaft anerkannt. Seine Heilerfolge aber bleiben unbestritten.

In der Fachliteratur gibt es eine Reihe von Veröffentlichungen über Rohkostbehandlungen mit sehr guten Erfolgen bei Lebererkrankungen, Hautkrankheiten, besonders des chronischen Ekzems, der Psoriasis und der Akne, sowie über ihre hemmende Wirkung bei Krebskrankheiten. Bei zahlreichen Krankheiten, darunter Herz-Kreislauf-Erkrankungen und insbesondere Hypertonien, wurde eine Abkürzung der Krankheitsdauer und eine starke Verminderung der erforderlichen Arzneimitteldosis erreicht.

Eine eingehende Darstellung des Rohkostproblems findet sich im ersten Band dieses Buches unter dem Kapitel „Erkennt die Zivilisationsschäden".

Der folgende Wochenplan gibt eine Anleitung für die praktische Durchführung dieser Heilkostform. In den vorgeschlagenen Mahlzeiten sind alle Früchte, Gemüse, Salate und Nüsse austauschbar, so daß das Angebot der verschiedenen Jahreszeiten mit seinen vielen Variationsmöglichkeiten genutzt werden kann.

Für den Menschen, der sich zum ersten Male mit strenger Rohkost als Heilnahrung befaßt, ist es eine Zumutung, bis er zu der Erkenntnis kommt, daß die Rohkostnahrung ja gar nichts Neues ist, sondern seit Jahrtausenden auf der ganzen Erde gegessen wird und sogar schon in der Bibel zu finden ist.

Die Ernährung ist sicher nicht das Höchste im Leben, aber im wahrsten Sinne des Wortes der Nährboden, auf dem alles andere gedeihen oder verderben kann.

Dr. *Bircher-Benner*, dessen einfache, einleuchtende und fundierte Anschauungen mich mein ganzes Leben lang begleiten, schrieb einmal: „Eine Nahrung kann Eiweißstoffe, Kohlenhydrate und Fette im reichlichsten Überschuß enthalten und dabei das Sonnenlicht völlig verloren haben. Sie enthält wohl Kalorien übergenug, aber ihr Licht schwelt trübe und rauchig. Eine solche Nahrung nährt schlecht und macht krank. Die Sonnenlicht-Nahrung aber erhält gesund und stark und vermag zu heilen, wo die andere Nahrung Krankheiten erzeugt."

Um klare Heilwirkungen zu erzielen, muß man sich schon zu mehrtägigen oder sogar mehrwöchigen Perioden völliger Rohkost entschließen und dies konsequent durchhalten.

Völlige Rohkost heißt, auf die einfachste Formel gebracht, sich für Tage bis Wochen ausschließlich von frischen Früchten aller Art, Gemüsefrüchten, Wurzeln, Blättern, Stengeln und Kräutern zu ernähren.

Bei einem schlechten Zustand des Gebisses und der Verdauungsorgane muß man das Material zerkleinern und durch eine schmackhafte Zusammenstellung nicht nur genießbar machen, sondern zu einem Genuß werden lassen. Auch und gerade Rohkost muß gut schmecken und anregend zubereitet sein. Und nun der sehr variable Wochenplan.

Rohkost – Frischkost (7-Tage-Plan)
Kostform 3

1. Tag:	Morgens:	Müsli mit Früchten nach Jahreszeit (250 g) Nüsse: Haselnüsse, Walnüsse, Mandeln, Paranüsse (20 g) Früchte nach Jahreszeit (150 g) Kräutertee: Hagebutten, Fenchel, Gänseblümchen (1–2 Tassen)
	Mittags:	Früchte und Nüsse wie morgens Rohkost: Salatteller aus Sellerie, Tomaten und Feldsalat
	Abends:	Müsli mit frischen und getrockneten Früchten (Datteln, Pflaumen, Feigen) Frische Früchte, Nüsse Kräutertee wie morgens
2. Tag:	Morgens:	wie am ersten Tag (Früchte und Nüsse variieren)
	Mittags:	Früchte und Nüsse wie morgens Rohkost: Tomaten mit Rettich gefüllt, Kopfsalat und Stangensellerie
	Abends:	wie am ersten Tag
3. Tag:	Morgens:	wie am ersten Tag
	Mittags:	Früchte und Nüsse wie morgens Rohkost: Salatteller aus Kohlrabi, rote Bete und Gartenkresse
	Abends:	wie am ersten Tag
4. Tag:	Morgens:	wie am ersten Tag
	Mittags:	Früchte und Nüsse wie morgens Rohkost: Salatteller aus Gurken, Karotten (Möhren) und Gartenkresse
	Abends:	wie am ersten Tag

5. Tag:	Morgens:	wie am ersten Tag
	Mittags:	Früchte und Nüsse wie morgens Rohkost: Salatteller aus Zucchinis, Karotten und Blumenkohl
	Abends:	wie am ersten Tag
6. Tag:	Morgens:	wie am ersten Tag
	Mittags:	Früchte und Nüsse wie morgens Rohkost: Salatteller aus Sellerie, Rotkraut und Endivien
	Abends:	wie am ersten Tag
7. Tag:	Morgens:	Müsli wie bisher, verschiedene Nüsse, frische und getrocknete Früchte Hagebuttentee mit Zitronensaft und 1 Teelöffel Honig
	Mittags:	Nüsse, Rosinen, Datteln und getrocknete Banane Rohkost: Salatteller aus Sauerkraut, rote Bete und Eissalat
	Abends:	wie morgens

Diesen Wochenplan 2–4mal wiederholen

Was die Frischkost (Rohkost) unbedingt enthalten muß

1. *Frischkost* (Rohkost)
2. *Genügend vollwertige Hauptnährstoffe* (Eiweiß, Fett, Kohlenhydrate)

   2–3 verschiedene pflanzliche Eiweißträger ergeben immer vollwertiges Eiweiß. Kaltgeschlagene pflanzliche Öle enthalten einfach- und mehrfach ungesättigte Fettsäuren, wodurch sie vollwertig sind.
3. *Vitamine, Mineralien, Spurenstoffe*

   Sie sind durch Früchte, Gemüse, Salate, Vollgetreide und pflanzliche Öle immer reichlich vorhanden.
4. *Gewürz- und Duftstoffe*

   Sie sind reichlich enthalten in frischen Früchten und Würzpflanzen.
5. *Ballaststoffe*

   Durch Obst, Gemüse, Salate und Vollgetreide sind sie stets ausreichend vorhanden. Falls Stuhlträgheit besteht, kann Weizenkleie zugesetzt werden.
6. *Flüssigkeit*

   1,5–2 l täglich, eventuell mehr. Die notwendige Flüssigkeitsmenge ist durch Früchte, Kräutertee, Mineralwasser sowie Obst- und Gemüsesäfte leicht zu erreichen.

Rohkost und Frischobst sind eine echt gesundheitsfördernde, in vielen Fällen auch heilende Nahrung. Der Gehalt der Gemüse an Pflanzenfasern ist zudem geeignet, dem Ballaststoffmangel, unter dem heute viele Menschen leiden, abzuhelfen (siehe auch Seite 34 f.)

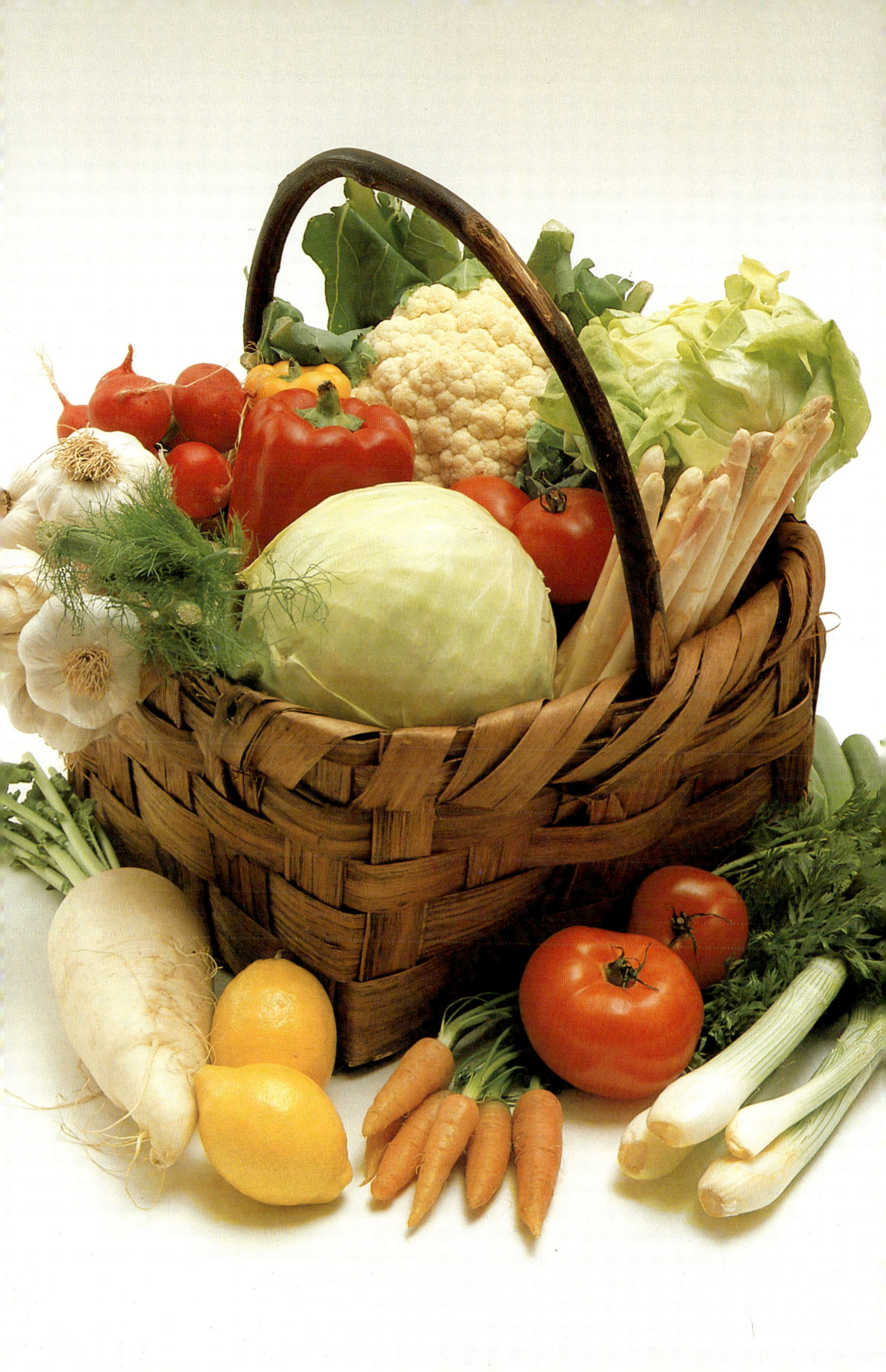

KOSTFORM 4

Kochsalzarme, streng vegetarische Heilkost

Eine „kochsalzfreie" Kost im strengsten Sinne ist praktisch unmöglich, da fast alle Nahrungsmittel die Kochsalzbestandteile Natrium und Chlor enthalten. Wir verstehen daher unter „kochsalzfrei" eine Kost, die frei von jedem Kochsalz*zusatz* ist. Praktisch ist sie dann immer *arm* an Kochsalz. Ich verwende deshalb auch lieber die Bezeichnung „kochsalzarm" für diese Kostform. Bei strenger Durchführung dieser Kost wird täglich nicht mehr als 1 g Kochsalz ausgeschieden.

Dieser heilkräftigen Kost werden wir bei den Erkrankungen des Nierensystems sowie in möglichst strenger Form selbst beim Krebs wieder begegnen.

Die kochsalzarme Kost bildet – sachgemäß durchgeführt – einen sehr starken Eingriff in den Salz- und Wasserstoffwechsel. Wir erzielen damit Rückwirkungen auf das Hormondrüsensystem (Hypophyse-Zwischenhirn, Nebennierenrinde), weil es den Wasser-Salz-Stoffwechsel steuert, und gewinnen damit Einfluß auf das gesamte Bindegewebe, das als Wasser-Salz-Speicher und „Umschlagplatz" wirksam ist. Ferner beeinflussen wir damit Haut und Nieren, die die Ausscheidungsorgane für Wasser und Salz darstellen.

Die kochsalzarme Kost ist so gesundheitsfördernd, daß bei leichtem bis mittelschwerem Kreislaufversagen mit wassersüchtigen Anschwellungen in wenigen Tagen eine starke Kochsalz- und damit eine vollständige Ausscheidung krankhafter Wasseransammlungen ohne Unterstützung durch Medikamente erreicht wird. Das ist keine Theorie, sondern vielfache praktische Erfahrung, die von namhaften Klinikern bestätigt wird.

Der Wassergehalt des Körpergewebes ist von seinem Kochsalz*gehalt* abhängig, während der Kochsalzgehalt des Gewebes mit der Kochsalz*zufuhr* in Verbindung steht. Schalten wir die Kochsalzzufuhr bis auf den geringen natürlichen Eigengehalt der kochsalzarmen Nahrungsmittel aus, so sinkt der Kochsalzgehalt der Gewebe rapide ab, wodurch gleichzeitig das Wasser nicht mehr festgehalten werden kann und darum in großen Mengen ausgeschieden wird.

Man muß es daher heute als große Unterlassungssünde ansehen, wenn bei der Behandlung der Kreislauferkrankungen, insbesondere mit wassersüchtigen Anschwellungen, von der kochsalzarmen Kost nicht in größtem Umfang und ernst genug Gebrauch gemacht wird. Selbst bei Zuhilfenahme der bekannten Kreislaufmittel aus den Fingerhutarten, dem Strophanthussamen, aus dem Maiglöckchen, den Kaktusarten oder dem Oleander wirken diese um so kräftiger, je ärmer die Kost an dem unnatürlichen Kochsalz*zusatz* ist. Anregungen zur praktischen Durchführung dieser Heilkost schließen sich diesem Text an.

Wenn wir uns der sogenannten kochsalzarmen Kost bedienen, das heißt, um es hier nochmals zu betonen, daß jeder Kochsalz*zusatz* zum Nahrungsmittel und jedes von Natur aus kochsalzreiche Nahrungsmittel vermieden werden, so befolgen wir damit im Grunde genommen lediglich den ersten und wichtigsten Grundsatz jeder natürlichen Lebensweise und Krankenbehandlung: Rückkehr zur natürlichen Ordnung.

Mit dem Wegfall des Kochsalz*zusatzes* beschränken wir uns auf die Zufuhr einer Kochsalzmenge, wie sie jedes Naturprodukt von sich aus mitbringt. Dieser Kochsalzgehalt ist aber nicht nur unschädlich, sondern lebensnotwendig, und wir müssen jetzt unser ganzes Augenmerk darauf richten, daß wir diesen natürlichen Mineral- und damit auch Kochsalzgehalt der

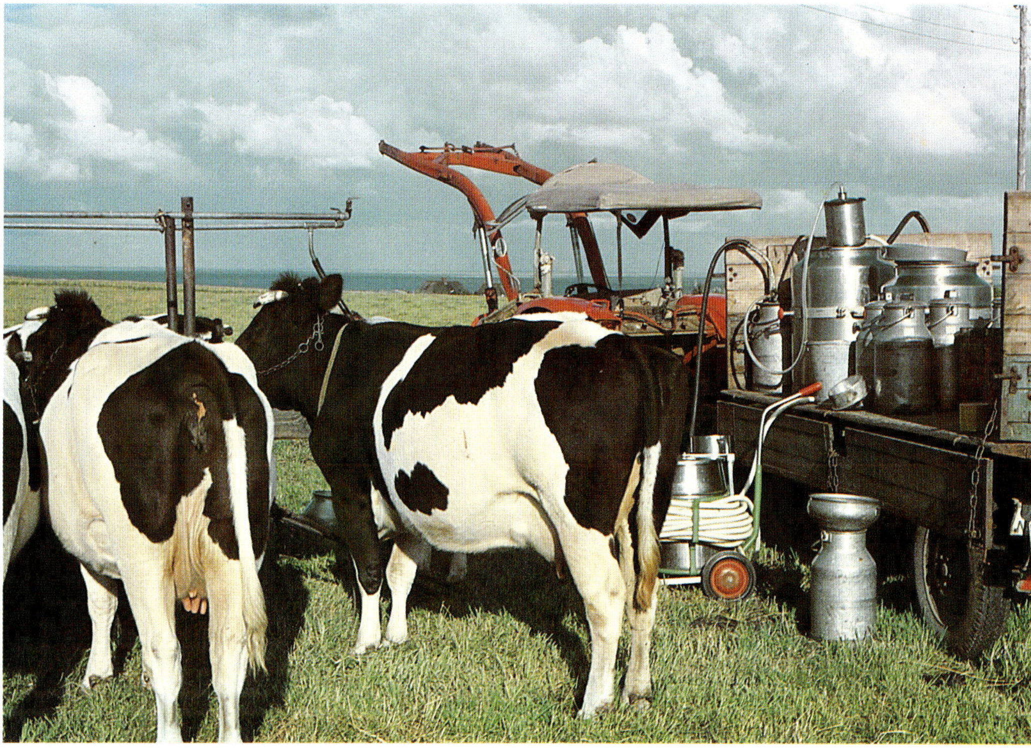

Fleischkost „provoziert" erhöhten Salzkonsum. Welche Konsequenzen sich für Hochdruckkranke daraus ergeben, liegt auf der Hand – nämlich der weitgehende Verzicht auf Fleisch.

Nahrungsmittel nicht durch wertmindernde Zubereitungs- und Kochmethoden (feines Zerschneiden oder Schälen, dann langes Wässern und Abkochen mit Weggießen der Kochflüssigkeit) vermindern oder vernichten. Die Mineralverarmung der Nahrungsmittel ist dann genauso schädlich wie der künstliche Zusatz von „reinem" Kochsalz.

Salzmangel äußert sich in hochgradiger Appetitlosigkeit, auffallender Schwäche und Müdigkeit. Täglich 1 Glas Meerwasser beseitigt diese Erscheinungen sofort. Mangel an Natrium muß also ebenso vermieden werden wie Überschuß. Wir sollten uns mit der Prise Salz begnügen, die die Natur unseren Nahrungsmitteln mitgab.

Die praktische Durchführung der kochsalzarmen Heilkost

Da diese nicht ganz einfach ist, muß sie eine etwas nähere Beschreibung erfahren. Häufig wird eine „strenge" und eine „mildere" Form unterschieden. Bei der strengen werden täglich bis höchstens 1 g Kochsalz mit dem Harn ausgeschieden, bei der milderen höchstens 2–3 g. Wie bereits eingangs betont, ist eine völlig kochsalzfreie Kost praktisch weder zu erreichen noch zweckmäßig, weil dem Körpergewebe ein gewisses physiologisches Maß an Natrium und Chlor erhalten bleiben muß. Natrium und Chlor dienen der Aufrechterhaltung des Säure-Basen-Gleichgewichts.

Da Nahrungsmittel bereits im natürlichen Kochsalzgehalt große Unterschiede aufweisen, müssen in der kochsalzarmen Kost alle Nahrungsmittel mit mittlerem und hohem Kochsalzgehalt wegfallen. Damit sich jeder Leser ein eindrucksvolles Bild von dem natürlichen Kochsalzgehalt unserer Nahrungsmittel machen kann, sei eine Tabelle über den Kochsalzgehalt der wichtigsten Nahrungsmittel eingeschaltet (nach Angaben von Prof. Dr. *Heupke*). Diese Tabelle enthält auch tierische Nahrungsmittel, um einen Vergleich mit den vegetabilen Nahrungsmitteln zu ermöglichen.

Wer diese Tabelle betrachtet, wird selbst leicht feststellen, welche Nahrungsmittel zur Durchführung einer salzarmen Kost am besten geeignet sind, wenn wir einen Salzgehalt bis zu 200 mg in 100 g Substanz noch als zulässig ansehen; nämlich:

Obstsäfte, Frisch- und Trockenobst (außer Bananen), Frischgemüse und -salate (außer Spinat und Sellerie), Pflanzenöle, ungesalzene Pflanzenmargarine und ungesalzene Butter (in möglichst geringer Menge, da von Natur aus schon hoher Kochsalzgehalt), Flußfische und mageres Schlachtfleisch (bis zur erlaubten Eiweißmenge), Honig und Marmelade, salzfreies Brot, Vollmehl, Reis, Getreideflocken, Eigelb (kein Eiweiß; ein Eiweiß enthält bereits etwa 80 mg Kochsalz!), Nüsse und Weizenkeime, Buttermilch, Magermilch, Vollmilch, Sahne (Quark enthält auch ungesalzen, wie alle Fest- und Hartkäse, *viel* Kochsalz), alle Küchenkräuter einschließlich Zwiebeln (keine Kapern, kein Senf, kein Hefe-Extrakt, kein Maggi!).

Alle Salzkonserven (Sauerkraut, saure Bohnen, Salzgurken), Fischkonserven und Seefische sind streng zu meiden. Die Auswahl an Nahrungsmitteln ist groß genug, um auch bei Salzlosigkeit schmackhafte Mahlzeiten zubereiten zu können. Die tierischen Nahrungsmittel müssen jedoch bei Kostform 4 ausgenommen bleiben und durch Sojaprodukte ersetzt werden.

Als Getränke stehen Kräutertees und Obstsäfte zur Verfügung.

Die Auswahl unter den Brotaufstrichen ist mit salzloser Butter oder Pflanzenmargarine sowie Honig und Marmelade zwar begrenzt, aber völlig ausreichend.

Zwischen gedünstetem Gemüse und frischen Salaten wechselt man ab oder gibt zu jeder Hauptmahlzeit einige Blätter frischen Salat. „Salzkartoffeln" sind ohne Salz völlig geschmacklos, Pellkartoffeln dagegen haben einen sehr angenehmen Eigengeschmack.

Kochsalzfreie Nahrungsmittelerzeugnisse

Verschiedene Zweige der Nahrungsmittelindustrie haben sich auf kochsalzfreie oder zumindest natriumarme Produkte eingestellt, die in einwandfreier Beschaffenheit in den Reformhäusern vorrätig gehalten werden und die Herstellung abwechslungsreicher Mahlzeiten erleichtern. So sind erhältlich: kochsalzfreie Brotsorten, besonders Vollkornbrot, kochsalzfreie Konserven, kochsalzfreie Vollmilcherzeugnisse (Dosenmilch, Milchpulver, Käsearten), kochsalzfreie Würzmittel. Diese salzfreien Erzeugnisse liegen allerdings im Preis etwas höher als die salzhaltigen.

Es werden auch einige Kochsalz-Ersatzpräparate hergestellt. Diese Präparate können geschmacklich alle nicht recht befriedigen. Man versucht am besten, ohne sie auszukommen. Pflanzliche Würzpulver stehen in fertigen Mischungen jederzeit zur Verfügung.

Bei *Herz- und Gefäßerkrankungen*, ebenso auch bei *Nierenerkrankungen* ist die möglichst salzarme Kost unumgänglich, weil sonst eine Wasserspeicherung im Körper erfolgt, die das Herz-Gefäß-System außerordentlich belastet. Kochsalz vermag die hundertfache Menge seines Eigengewichtes an Wasser zu binden; deshalb ist Wasserentzug notwendig. Bei *Nierenkrankheiten*

Kochsalzgehalt der wichtigsten Nahrungsmittel

100 g des Nahrungsmittels enthalten:

1. Obst und Nüsse

Beerenobst	1– 25 mg
Kernobst	1– 41 mg
Steinobst	1–100 mg
Bananen	200 mg
Trockenpflaumen	21 mg
Korinthen	90 mg
Rosinen	160 mg
Nüsse	2–100 mg

2. Gemüse, Gemüsefrüchte und Salat

Kartoffeln	45 mg
Blumenkohl	48 mg
Grüne Erbsen	58 mg
Möhren	61 mg
Rüben	66 mg
Spargel	69 mg
Kohlarten	90–125 mg
Weiße Bohnen	93 mg
Kohlrabi	94 mg
Trockene Erbsen	100 mg
Tomaten	110 mg
Rettich	120 mg
Salat	200 mg
Spinat	210 mg
Sellerie	250 mg

3. Fette

Palmin	2 mg
Margarine, ungesalzen	100 mg
Öl	170 mg
Butter, ungesalzen	690 mg

4. Fleisch von Schlachttieren und Fischen

Flußfische im Mittel	80 mg
Schweinefleisch	100 mg
Rindfleisch	110 mg
Kalbfleisch	130 mg
Seefische	320 mg

5. Konzentrierte Süßigkeiten

Honig	Spuren
Marmelade	Spuren

6. Getreideprodukte

Salzfreies Brot	fast nichts
Knäckebrot, salzfrei	fast nichts
Mehl	4 mg
Reis	6 mg
Zwieback	46–200 mg
Nudeln	65 mg
Makkaroni	65 mg
Mondamin	66 mg
Maizena	66 mg
Haferflocken	103 mg

7. Eier

1 Eigelb	7,8 mg
1 Ei	84 mg

8. Milch und Milchprodukte

Sahne	130 mg
Vollmilch	160 mg
Magermilch	160 mg
Fettkäse, ungesalzen	200 mg
Quark, ungesalzen	250 mg
Halbfettkäse, ungesalzen	580 mg
Quark, gesalzen	2,5 g

9. Pilze

Pilze, frisch	36 mg
Pilze, getrocknet	240 mg

10. Gewürze

Küchenkräuter	sehr wenig
Zwiebeln	45 mg
Kapern	200 mg
gewöhnlicher Senf	2,6 g
gewöhnlicher Hefe-Extrakt	18 g

kann die kochsalzarme Kost lebensrettend sein. Bei allen anderen Krankheiten verlängert sie das Leben.

Da bei der vegetarischen Kost nur „unraffinierte" Nahrungsstoffe verwendet werden (besonders aus den Bereichen der Fette und Kohlenhydrate), schützt sie weitgehend vor *Darmstörungen*. Der hohe Gehalt an Ballaststoffen bewirkt eine rasche Darmpassage. Das bedeutet weniger Bakterien und weniger Giftstoffe im Darm und damit ein geringeres Krebsrisiko.

Vegetarisch lebende Menschen leiden selten an Übergewicht, bleiben daher auch weitgehend von den typischen „Fettkrankheiten" und den Folgekrankheiten des Übergewichts verschont.

Eine salzarme, streng vegetarische Kost – auch wenn sie natürlich ihre Grenzen hat – vermag viel zur Verhütung und Heilung von Krankheiten beizutragen.

Diese Kostform wird 4 bis 8 Wochen oder auch länger durchgeführt. Rohkost (Frischkost) steht zunächst noch im Vordergrund, gekochte Gerichte werden nebenher gereicht. Es fehlen alle tierischen Produkte (Fleisch, Fisch, Geflügel, Tierfette, Eier, Milch und Milchprodukte). Sie sind leicht durch Sojaprodukte zu ersetzen. Diese Kost sollte möglichst lange beibehalten werden, mindestens so lange, bis eindeutige Besserungen erzielt sind.

Was die streng vegetarische Kost unbedingt enthalten muß, unterscheidet sich nicht von dem, was auch die Frischkost (Rohkost) enthalten soll.

Vergleich des Natriumgehaltes zwischen Vollkornbrot und Müsli

Es ist erstaunlich, wie man durch eine kleine Variante in der Mahlzeit das angestrebte Ziel der Kochsalz- bzw. Natriumarmut viel besser erreicht. Ersetzt man zum Beispiel beim Frühstück das meist gebrauchte und erwünschte Vollkornbrot durch ein Müsli nach dem untenstehenden Rezept, so erhält man mehr Energie (Kalorien) und viel weniger Natrium, so wie es für die Diät erwünscht ist. Man sollte also in den Frühstücksrezepten das Müsli nicht zu kurz kommen lassen, zumal es im Kaloriengehalt nur wenig höher liegt als Vollkornbrot, aber sehr viel niedriger im Kochsalzbzw. Natriumgehalt.

	Kalorien (Joule)	Natrium
Roggenvollkornbrot (100 g)	213 (904)	424 mg
Weizenvollkornbrot (100 g)	213 (904)	430 mg
Müsli (100 g)	222 (926)	7 mg

Eine weitere Kochsalzeinschränkung ist möglich, wenn man Käse durch Honig und Milch durch Fruchtsaft ersetzt, wobei aber beachtet werden muß, daß der Eiweißgehalt der Tageskost im Normbereich (meist 35–40 g) bleibt.

Müslirezept	Kalorien (Joule)	Natrium
20 g Haferflocken	73 (306)	1,0 mg
20 g Sahne (30 % Fett)	62 (251)	7,0 mg
50 g Apfelsine (Orange)	27 (111)	0,5 mg
20 g Weintrauben	14 (61)	0,6 mg
20 g Haselnüsse	131 (551)	0,4 mg
10 g Zitrone	4 (16)	0,3 mg
140 g Müsli enthalten also:	311 (1296)	9,8 mg

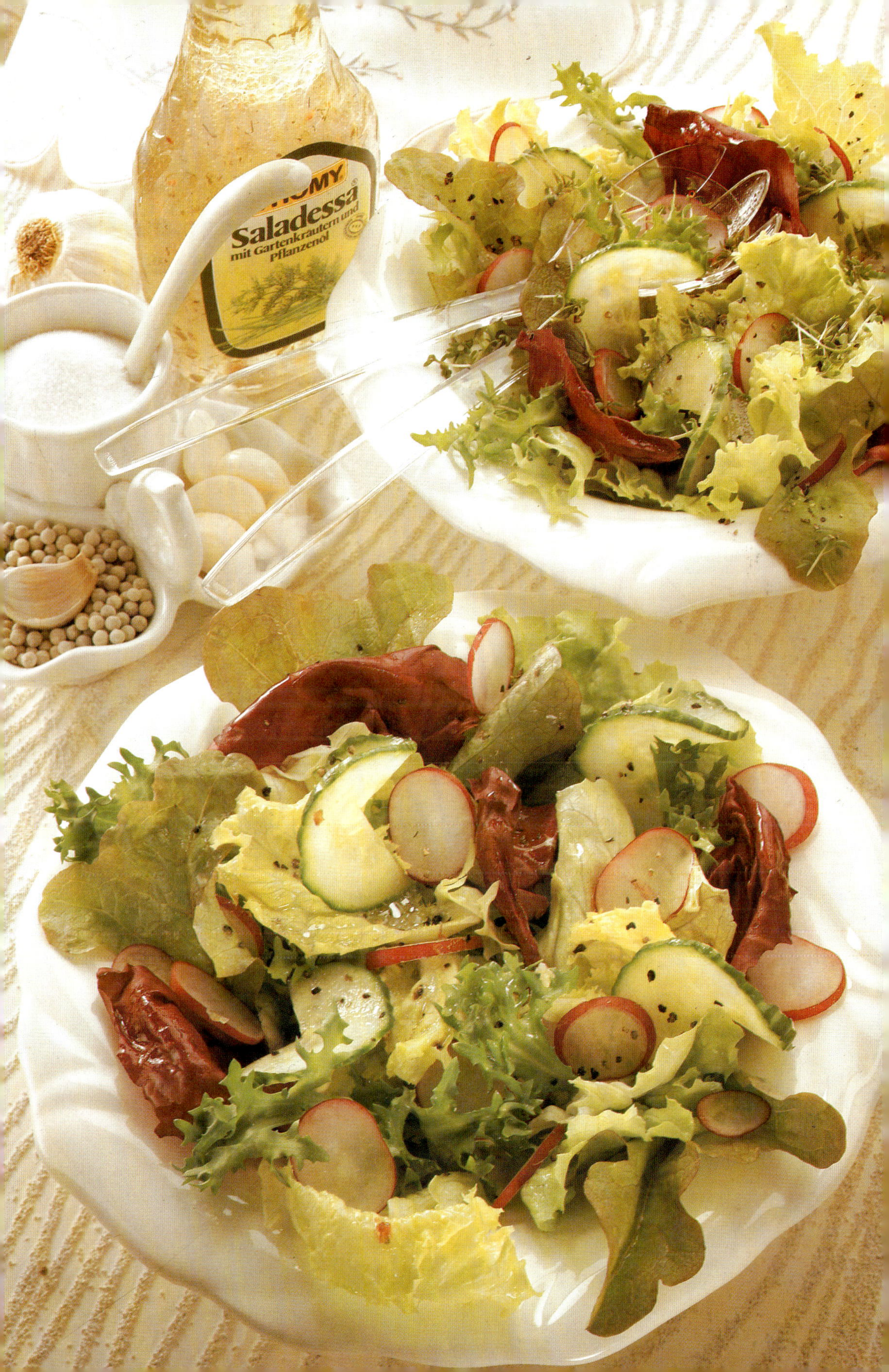
Saladessa
mit Gartenkräutern und
Pflanzenöl

7-Tage-Plan einer kochsalzarmen, streng vegetarischen Heilkost (Kostform 4)

Bei dieser vegetabilen Kost müssen die Regeln über die erlaubten und zu meidenden Nahrungsmittel und Getränke eingehalten werden (siehe Seite 140).

1. Tag:

Morgens:
Müsli mit Mandelmus* (1 Portion)
Früchte (150 g)
Vollkornbrot mit DE-VAU-SAN Nußcremefett oder Pflanzenmargarine (2 Scheiben)
Kräutertee: Fenchel, Hagebutten, Malve (1–2 Tassen)

Mittags:
Früchte
Rohkost: Chicorée mit Tomatenwürfelchen und Feldsalat
Kochkost: Lauchcremesuppe (ohne Hefe-Extrakt)*
Blattspinat und grüne Nudeln

Abends:
Früchte
Schrotbrei* mit Mandelmus
Fruchtsaft oder Kräutertee: Salbei, Kamillenblüten, Birkenblätter

2. Tag:

Morgens:
wie am ersten Tag

Mittags:
Früchte
Rohkost: Möhren, Kopfsalat
Kochkost: Weizenschrotsuppe (ohne Salzzusatz)*, Rosenkohl, Pellkaroffeln

Abends:
Müsli, Früchte und Nüsse
Vollkornbrot mit Mandelmus und Hagebuttenkonfitüre als Aufstrich
Kräutertee: Gänseblümchen

3. Tag:

Morgens:
wie am ersten Tag

Mittags:
Früchte
Rohkost: Salat aus Zucchini und Gartenkresse
Kochkost: Kraftsuppe*, Vollreis mit Gemüsen
Gefüllte Melone

Abends:
Müsli und Früchte
Vollkornbrot mit DE-VAU-SAN Nußcremefett oder Pflanzenmargarine
Kräutertee: Melisse, Veilchen, Gänseblümchen

* Die Rezepte für diese Gerichte finden Sie im Rezeptteil.

4. Tag:	Morgens:	wie am ersten Tag
	Mittags:	Früchtesalat Rohkost: Chicorée mit Tomatenwürfelchen und Löwenzahnblättern, Lattich oder Feldsalat Kochkost: Minestra*, Karottengemüse
	Abends:	Müsli und Früchte Knäckebrot mit DE-VAU-SAN Nußcremefett und Honig Sojamilch Kräutertee: Gänseblümchen, Veilchen
5. Tag:	Morgens:	wie am ersten Tag
	Mittags:	Früchte Rohkost: Blumenkohl, Lattich, Eissalat und Gemüsepaprika Kochkost: Kartoffelpüree, grüne Bohnen
	Abends:	Sojamilch mit Orangensaft vermischt Apfelreis* Kräutertee: Fenchel mit 1 Teelöffel Honig
6. Tag:	Morgens:	wie am ersten Tag
	Mittags:	Früchte Rohkost: Salatteller aus Fenchel, Tomate und Feldsalat Kochkost: Chicoréegemüse (ohne Salzzusatz)* mit Pellkartoffeln
	Abends:	Müsli und Früchte Vollkornbrot mit DE VAU SAN Nußcremefett und Hagebuttenkonfitüre Kräutertee: Fenchel, Thymian, Rosmarin
7. Tag:	Morgens:	wie am ersten Tag
	Mittags:	½ Melone (reif, süß, zum Auslöffeln) oder 1 Mangofrucht Rohkost: Salatteller aus Möhren, rote Bete und Eissalat Kochkost: Rosenkohl mit Kastanien Reis-Zitronenpudding mit Mandelmilchsauce
	Abends:	Fruchtsalat und Nüsse Mandelmilch, Sojamilch oder Sesammilch Vollkornbrot mit Mandelmus und Honig Kräutertee: Holunderblüten, Lindenblüten, Süßholz

KOSTFORM 5

Lacto-vegetabile und ovo-lacto-vegetabile Vollkost

Ergänzt man die kochsalzarme, streng vegetarische Kost durch Milch oder Milchprodukte und Hühnerei, so spricht man von einer lacto-vegetabilen oder auch ovo-lacto-vegetabilen Kost. Sie stellt schon eine Dauerkostform dar, kann aber auch als Diät eingesetzt werden, wenn sie im Kalorienwert und Fettgehalt niedrig, im Eiweißgehalt normal (das heißt 7% der Gesamtkalorienmenge von 1800–2000 Kalorien [7526–8360 Joule], das sind etwa 35 g Eiweiß) und im Kochsalzgehalt nicht über 3 g täglich gehalten wird.

Auch zu dieser angereicherten Kostform folgt ein 7-Tage-Plan. Hierin können alle erlaubten und erwünschten Nahrungsmittel untereinander ausgetauscht werden, so daß der Phantasie der Hausfrau keine wesentlichen Grenzen gesetzt sind.

Bei aller nun gegebenen Freiheit in der Auswahl darf aber die kritische Bewertung der Nahrungsmittel nicht außer acht gelassen werden. Wir können nur eine Vollwertkost erreichen, wenn auch die einzelnen Nahrungsmittel vollwertig sind. Das heißt aber nach dem alten Spruch von Prof. *W. Kollath*, daß die Nahrung so natürlich wie möglich bleiben muß.

Selbstverständlich ist eine Bearbeitung nicht zu vermeiden, wenn es sich um Nahrungsmittel handelt, die im Rohzustand weder genießbar noch verträglich, noch ausnutzbar sind. Hier bilden die Kartoffeln das beste Beispiel. Sie sind nur nach dem Kochen (Garen) zu verwenden. In solchen Fällen muß der Grundsatz einer sehr schonenden Verarbeitung gelten. Mit der Schale gegarte Kartoffeln sind wertvoller als sogenannte Salzkartoffeln, die schon einen wesentlichen Mineralstoffverlust erlitten haben. Bei Beachtung der küchentechnischen Regeln lassen sich durch Auslaugen und durch Licht, Sauerstoff, Hitze oder falsche Aufbewahrung verursachte Einbußen weitgehend verhindern.

Wer sich bewußt an die Regeln der gesunden Vollwerternährung hält, wird für sich und seine Familie großen gesundheitlichen Nutzen daraus gewinnen.

Zu meidende Nahrungsmittel und Getränke

In allen Stufen der Heilkost sind streng zu meiden:

- Konserven aller Art
- Gewürze aller Art außer den einheimischen Gewürzpflanzen (wenn keine Allergie dagegen besteht)
- Kochsalzzusatz (Früchte, Nüsse, Gemüse und Getreide enthalten genug Kochsalz)
- Konservierungs- und Aromastoffe aller Art (obwohl manche als harmlos anzusehen sind)
- Bohnenkaffee, auch koffeinfreier Kaffee und Malzkaffee (wegen der Röststoffe)
- Schwarzer Tee (schwacher Aufguß)
- Alkohol und Tabak
- Raffinadezucker und alle zuckerhaltigen Produkte
- Weißmehl und alle Weißmehlprodukte
- Gluten und glutenhaltige Produkte (Gluten = reines, isoliertes Getreideeiweiß)

Bei den Kostformen 3 und 4 sind generell alle tierischen Produkte zu meiden (Fleisch, Fisch, Geflügel, Eier, Milch, Milchprodukte).

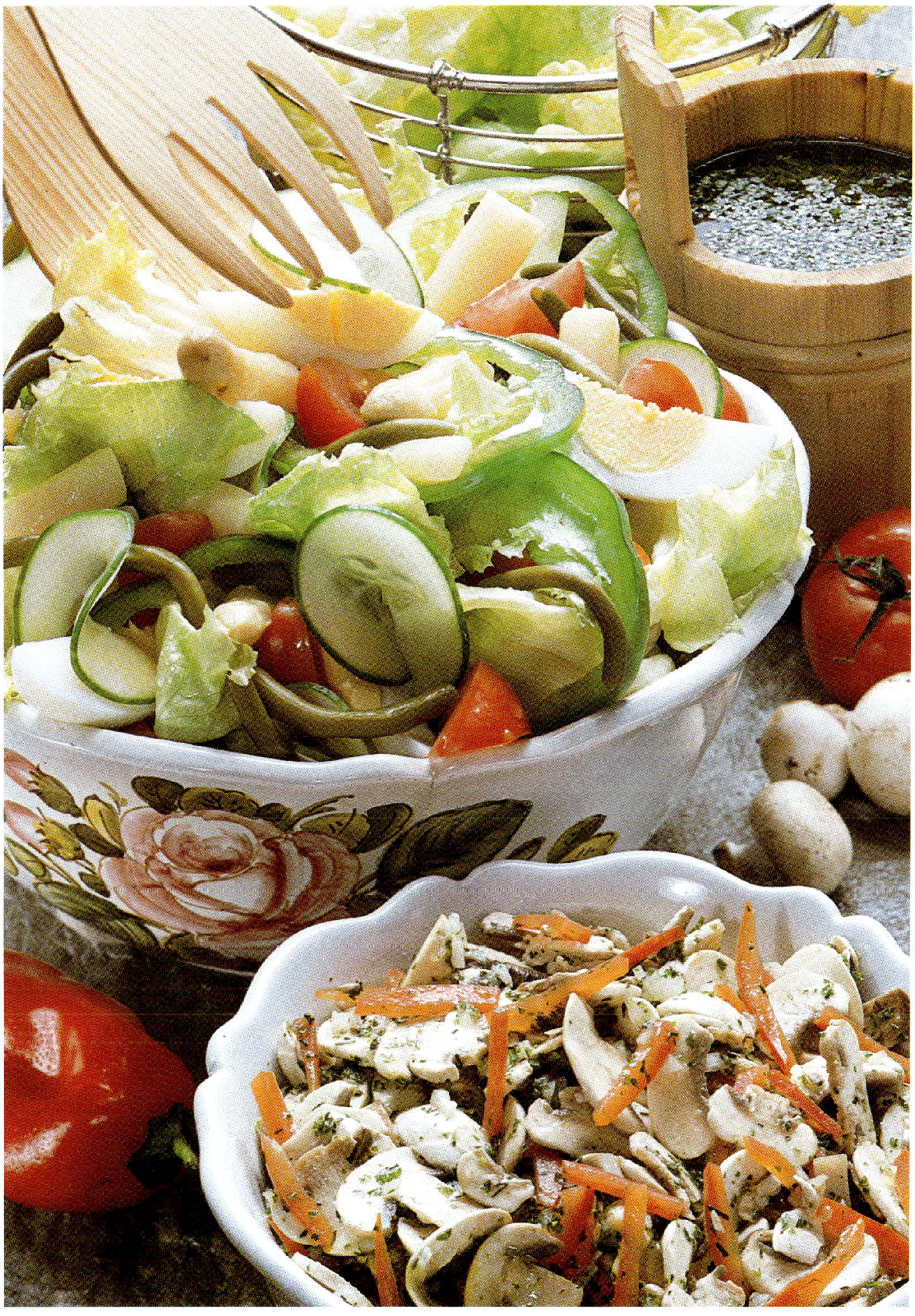

Rohkost ist kein Wundermittel, doch wenn man sie über mehrere Wochen konsequent einhält, lassen sich deutliche Heilwirkungen erzielen.

7-Tage-Plan einer lacto-vegetabilen oder ovo-lacto-vegetabilen Kost (Kostform 5)

1. Tag:

Morgens:
1 weichgekochtes Ei
2 Scheiben Käse
5 g Butter
1 Scheibe Schwarzbrot
1 Scheibe Knäckebrot
1 Tasse Tee ohne Milch und Zucker

Vormittags:
Apfelsalat*

Mittags:
Soja-zart mit Blumenkohlröschen*
1 Portion Reis
Ananas-Joghurt

Nachmittags:
1 Stück Quarkblätterteig-Teilchen*

Abends:
Käsebrot mit Sellerie-Rohkost*

2. Tag:

Morgens:
Müsli*
1 Scheibe Knäckebrot
5 g Butter oder Pflanzenmargarine
1 Tasse Tee ohne Milch und Zucker

Vormittags:
1 Glas Bu-Zi-Getränk*

Mittags:
Gefüllte Kohlrabi mit Tofu*
1 Pellkartoffel oder 1 entsprechende Portion Reis
Tomaten-Käse-Würfel*

Nachmittags:
1 Stück Wassermelone oder 1 Portion Magerjoghurt

Abends:
Paprika-Rohkost*
1 Scheibe Vollkornbrot
5 g Butter

3. Tag:

Morgens:
Rührei mit Champignons*
1 Scheibe Knäckebrot
1 Tasse Tee ohne Milch und Zucker

Vormittags:
1 Schälchen Obstsalat*

Mittags:
1 Tasse Grünkernsuppe*
Sauerkraut-Eintopf*
1 Orange

Nachmittags:
1 Glas warme Milch

Abends:
1 Gentleman-Schnitte*
1 Schale Salat
1 Tasse Brombeerblättertee

* Die Rezepte für diese Gerichte finden Sie im Rezeptteil.

4. Tag:	Reis-Obst-Tag	(wenn ärztlich angeraten oder angeordnet) Zu allen Mahlzeiten wird Wasserreis mit Apfelkompott* gegessen. Das Apfelkompott kann schwach gesüßt sein. An diesem Tag tritt meist eine verstärkte Wasser- und Kochsalzausscheidung über die Nieren auf, was durchaus erwünscht ist. Sollten sich im Laufe des Tages Schwindel und Kopfschmerzen einstellen, ist es ratsam, sich für ein bis zwei Stunden hinzulegen. Halten die Beschwerden dennoch an, darf dieser strenge Reis-Obst-Tag nicht durchgeführt werden. Man beschränkt sich dann auf ein bis zwei Reismahlzeiten bei sonst normaler Diät. Auch bei niedrigem Blutdruck ist von Reis-Obst-Tagen abzusehen, bei erhöhtem Blutdruck sind sie dagegen äußerst nützlich.
5. Tag:	Morgens:	Käsequark* · 1 Scheibe Graubrot · 5 g Butter 1 Tasse Tee ohne Milch und Zucker
	Vormittags:	Käsespieße* · 1 Glas Milch
	Mittags:	Auberginen à la reine* · 1 Tasse Reis · 1 Schale Salat
	Nachmittags:	1 Stück Biskuitrolle mit Marmelade gefüllt*
	Abends:	Omelette* mit Tomaten · 1 Scheibe Vollkornbrot 1 Tasse Pfefferminztee ohne Milch und Zucker
6. Tag:	Morgens:	„Guten Morgen"* · 1 Scheibe Knäckebrot 1 Tasse Tee ohne Milch und Zucker
	Vormittags:	1 Schälchen Möhren-Rohkost*
	Mittags:	Sojawürstchen gebacken 1 Pellkartoffel oder 1 Portion Reis Gemischer Salat · Zitronenquark*
	Nachmittags:	1 Stück Wassermelone mit Kirschen garniert
	Abends:	2 Scheiben Vollkornbrot mit granoVita Mandelmus 1 Tasse Tee ohne Milch und Zucker
7. Tag:	Morgens:	Tomatenquark* · 2 Scheiben Knäckebrot 1 Tasse Tee ohne Milch und Zucker
	Vormittags:	1 Glas Milch · 1 Apfel
	Mittags:	Gemüse-Eintopf mit Flockenklößchen* · ½ Pampelmuse
	Nachmittags:	1 Schälchen Obstsalat*
	Abends:	Gurkenkästchen mit Möhren-Rohkost* 1 Scheibe Vollkornbrot · 1 Tasse Hagebutten- oder Malventee ohne Milch und Zucker

Heilkost bei Herz-Kreislauf-Erkrankungen

In diesem Buche wird immer wieder betont, daß zwischen Gesundheitszustand, Leistungsfähigkeit, Wohlbefinden und Ernährung enge ursächliche Verbindungen bestehen. Das geschieht deshalb, weil diese Zusammenhänge häufig – bewußt oder unbewußt – übersehen werden, wobei allerdings bedacht werden muß, daß viele Zusammenhänge zwischen Ernährung und Gesundheit oder auch schon leichteren Befindensstörungen wissenschaftlich noch nicht erklärt werden können. Die Forschung gerade in diesem Bereich wird mit zunehmender Intensität betrieben, und es ist sicherlich nur noch eine Frage der Zeit, bis weitere Erkenntnisse vorliegen werden, die es uns gestatten, auch den Herzkrankheiten gezielt mit einer entsprechenden Ernährungsweise vorzubeugen oder sie gar zu heilen.

IN DIESEM KAPITEL:

- Störungen und Erkrankungen des Herz-Kreislauf-Systems

  Herzleistungsschwäche
  Herzinfarkt
  Bluthochdruck
  Schlaganfall
  Arteriosklerose
  Niedriger Blutdruck
  Venenerkrankungen
  Reizleitungs- und Rhythmusstörungen des Herzens
- Ernährung bei Herz-Kreislauf-Erkrankungen

Während die Bevölkerungen der Entwicklungsländer in erheblichem Maße unter Hunger und Unterernährung zu leiden haben, liegt das Problem der hochentwickelten Industrienationen in der ständig steigenden Überernährung mit ihren verhängnisvollen Folgen Übergewicht und Fettsucht, die eine Kette von weiteren Krankheiten nach sich ziehen können, nämlich

- Bluthochdruck
- Herzkranzgefäß-Durchblutungsstörungen
- Arteriosklerose
- Schlaganfall
- Zuckerkrankheit
- Venenleiden
- Leber-Gallen-Erkrankungen

Am häufigsten treten Herz-Kreislauf-Erkrankungen auf, wie schon aus dieser Übersicht zu erkennen ist. In dem Maße, wie die ständige Überernährung eine Ursache dieser Erkrankungsreihe darstellt, muß eine starke Reduktion der Nahrungsstoffe, teilweise bis hin zu Fastentagen, helfen, die ernährungsbedingten Krankheiten zu verhüten, zu bessern und zu heilen.

Ein bunter, knackiger Rohkostteller entlastet den Herz-Kreislauf-Kranken. Mit Rohkost gelingt es am besten, den Cholesterinspiegel zu senken, einen ausreichenden Vitamin-K-Gehalt zuzuführen und fast völligen Kochsalzentzug zu erreichen.

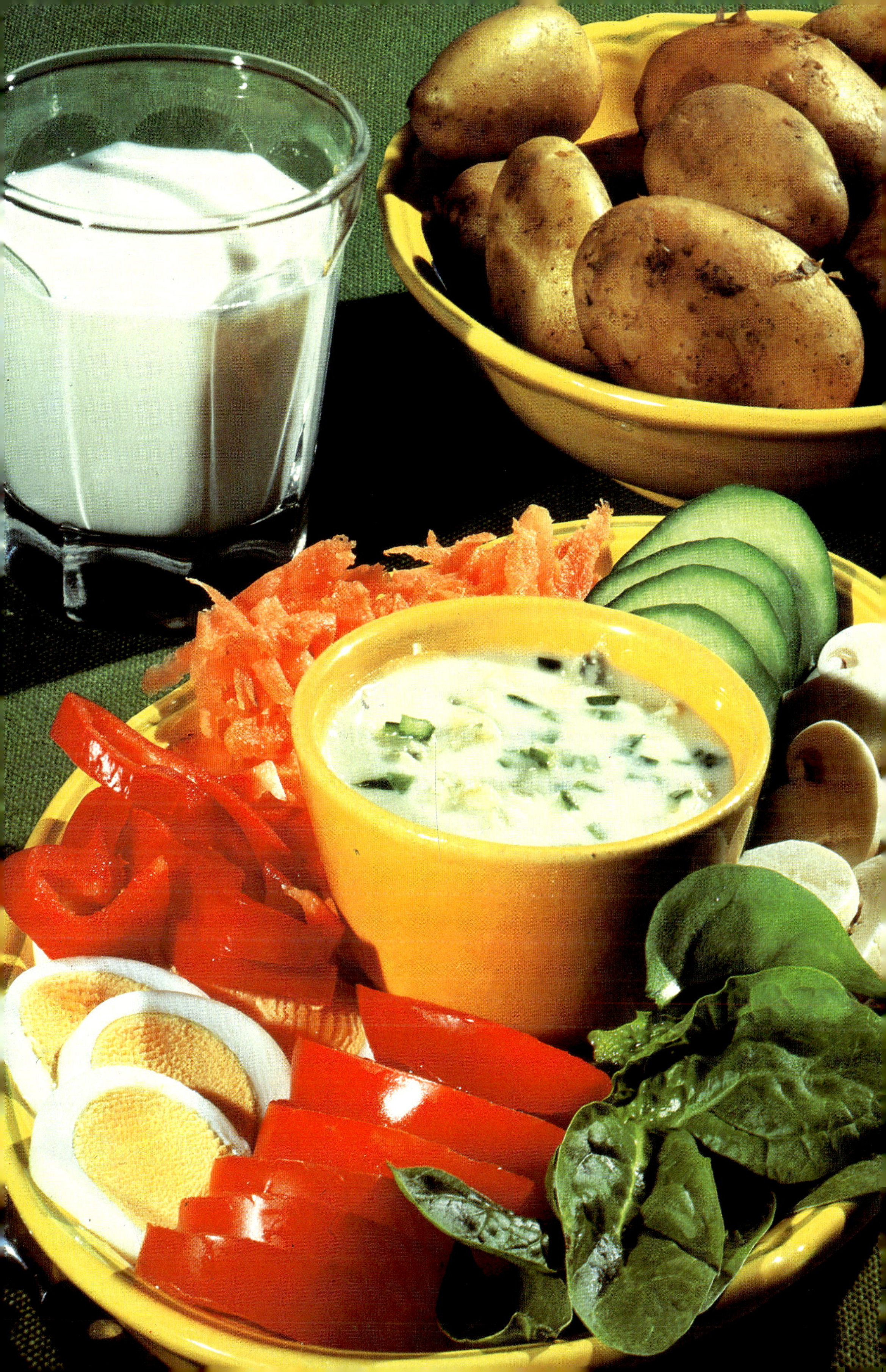

Störungen und Erkrankungen des Herz-Kreislauf-Systems

Überall im doch ziemlich komplizierten Kreislaufsystem können Störungen der Funktion oder auch organische Störungen, also krankhafte Veränderungen, und damit leichte, schwere oder sogar tödlich wirkende Beeinträchtigungen auftreten.

Eine Übersicht über diese Veränderungen oder Krankheiten gibt die nebenstehende Tabelle.

Es ist nicht möglich, die Vielzahl der Herz-Kreislauf-Erkrankungen im Rahmen dieses Buches darzustellen. Es sollen aber die wichtigsten und in der Praxis am häufigsten vorkommenden organischen Herz-Kreislauf-Erkrankungen näher besprochen werden, zumal diese auch durch natürliche und diätetische Maßnahmen gebessert oder sogar geheilt werden können. Es sind dies:

- Herzleistungsschwäche (Herzinsuffizienz)
- Herzinfarkt
- Bluthochdruck (Hypertonie)
- Schlaganfall (Apoplexie)
- Arteriosklerose
- Blutunterdruck (Hypotonie)
- Venenerkrankungen
- Herzrhythmusstörungen

Herzleistungsschwäche (Herzinsuffizienz)

Unter diesen Begriffen versteht man eine Verminderung der Pumpleistung des Herzens, so daß der Organismus nicht mehr ausreichend durchblutet wird. Die Herzleistungsschwäche kann eine Reihe von Ursachen haben:

- Angeborene Fehlentwicklungen an den Herzklappen (Klappenmißbildungen) oder Mißbildungen an den großen Gefäßen
- Löcher in der Scheidewand zwischen der linken und der rechten Herzhälfte, sogenannte Kurzschlußverbindungen (Shunts), die sowohl die Scheidewand zwischen den Vorhöfen als auch zwischen den Herzkammern betreffen können
- Mechanische Behinderungen der Zusammenziehungs- und Erweiterungsfähigkeit des Herzens
- Reizbildungs- und Reizleitungsstörungen im Herznervensystem
- Zu geringe Füllung in der Erweiterungsphase des Herzens (Diastole)
- Schädigungen der Arbeitsmuskulatur des Herzens

Am häufigsten kommen vor:

- Zu hoher Blutdruck (Hypertonie)
- Ungenügende Funktion der den Herzmuskel mit Blut versorgenden Herzkranzgefäße
- Herzklappenschäden

Wir unterscheiden am Herzen eine linke und eine rechte Hälfte, jeweils mit Vorhof und Kammer. Die Herzleistungsschwäche läßt sich an einer Reihe von Krankheitszeichen (Symptomen) erkennen. Diese Zeichen hängen sehr davon ab, ob nur die rechte Herzhälfte, nur die linke oder das ganze Herz geschädigt ist. Man unterscheidet deshalb auch zwischen einer Rechts-Herzschwäche, einer Links-Herzschwäche

Übersicht der wichtigsten Herz-Kreislauf-Erkrankungen

Funktionelle Erkrankungen

Grundlage: Veränderter Spannungszustand des vegetativen Nervensystems

Auftreten: Zeitweilig, aber auch dauernd vorhanden

Verlauf: Rückbildungsfähig

Krankheitszeichen: Leistungs-, Befindens- und Verhaltensstörungen, teils objektivierbar, teils nur subjektiv erfahrbar

- Herzneurose
- Reizleitungsstörungen
- Herzjagen (Hyperkinetisches Herzsyndrom)
- Gefäßschwäche, Unterdruck (Orthostatisches Herzsyndrom)

Organische Erkrankungen

Grundlage: Fehlentwicklungen in der frühembryonalen Entwicklungsphase, Auswirkungen von vorgeburtlichen Infektionen

Nach der Geburt: Infektionen, Strahlenschäden, Medikamentenschäden, hormonelle und Stoffwechselschäden, Sauerstoffmangel, Ernährungsmangelschäden, körperliche und seelische Dauerüberlastung

- Angeborene Herzfehler
- Erworbene Herzfehler
- Herzmuskelschäden (entzündlich, toxisch, degenerativ)
- Herzkranzgefäßerkrankungen
- Arterielle Gefäßerkrankungen
- Venöse Gefäßerkrankungen
- Herzrhythmusstörungen
- Arteriosklerose

und einer totalen, also das ganze Herz betreffenden, Herzschwäche.

Wenn das linke Herz betroffen ist, entwickelt sich eine zunehmende Stauung in der Lunge bzw. im Lungenkreislauf. Die Stauung macht sich durch Husten, Auswurf und Atemnot bemerkbar. Bei zunehmender Stauung tritt Atemnot nicht nur nach Belastung, sondern auch schon in Ruhe auf und führt besonders nachts zu Atemnotanfällen mit bläulicher Verfärbung der Lippen.

Bei weiter zunehmender Stauung kommt es zu dem gefürchteten Lungenödem, einer Flüssigkeitsansammlung in den Lungenbläschen. Das bedeutet schon Lebensgefahr.

Bei einer ungenügenden Funktion des rechten Herzens, der Rechts-Herzinsuffizienz, treten Rückstauungen im großen Kreislauf auf. Meist sind sie zunächst als Völlegefühl im Bauchraum als Ausdruck einer Leberstauung zu spüren. Die Stauungen gehen aber auch auf den Magen-Darm-Kanal über – man spricht dann zunächst von einer Stauungsgastritis –, ziehen die Nieren in Mitleidenschaft (Stauungsnieren) und lassen die Knöchel und Unterschenkel anschwellen (Beinödeme), was meist eine nächtliche Harnflut auslöst.

Schon ganz allgemeine Symptome wie nächtliches Wasserlassen, erhöhte Körpertemperatur (Fieber) und gesteigerte Pulsfrequenz (wenn sie nicht durch stärkere Anstrengungen, Bergsteigen, Aufenthalt in großer Höhe, Blutarmut oder eine Schilddrüsenüberfunktion bedingt ist) können als Anzeichen einer Herzinsuffizienz gewertet werden.

Solange das Herz auftretende Mängel und Schädigungen ausgleichen und eine ausreichende Durchblutung des Organis-

Von unserem Herzen erwarten wir Schwerstarbeit. Es ist ein erstaunlich robustes Organ. Doch hält es immer Schritt?

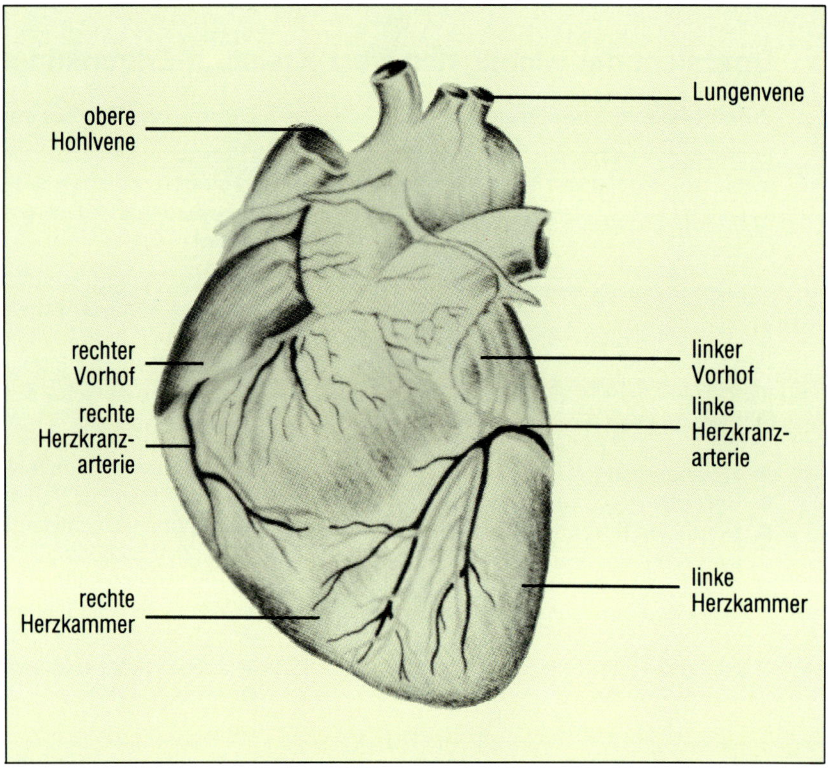

mus sichern kann, spürt man kaum etwas von einer Herzinsuffizienz. Da aber die Heilungsmöglichkeiten bei einer Früherkennung viel größer sind als in einem fortgeschrittenen Stadium, sollte man auf die ersten Anzeichen achten und sogleich den Arzt zu Rate ziehen.

Natürlich wird der Arzt zunächst zwischen einer akuten Herzinsuffizienz, die bei plötzlichen, starken Schädigungen auftreten kann, und einer chronischen Herzinsuffizienz, die sich langsam und schleichend entwickelt, unterscheiden. Es ist aber ohne weiteres einleuchtend, daß gerade die chronische Herzinsuffizienz, die in ihren Anfängen keine eigentlichen Herzbeschwerden macht, besonders schwer zu erfassen ist. Um aber eine Frühbehandlung durchführen zu können, ist eine diagnostische Klärung erforderlich. Das heißt, daß möglichst alle auslösenden oder verschlimmernden Faktoren erkannt und nach Möglichkeit beseitigt werden müssen. Das ist oft nur mit Hilfe eines Herzspezialisten (Kardiologen) möglich, der über die notwendigen Untersuchungsmöglichkeiten verfügt (z. B. Herzultraschall, Koronarangiographie, Radionuklid-Ventrikulographie oder Herzkatheter).

Bei der Behandlung müssen die wichtigsten Gesichtspunkte der Lebensführung berücksichtigt werden. Je nach körperlicher Belastbarkeit sind Ruhe- oder Trainingsmaßnahmen angezeigt. Die Situation am Arbeitsplatz ist zu überprüfen (Stress-Situationen, nervliche Belastung), Rauchen und Alkoholgenuß müssen aufgegeben und die Ernährung eventuell umgestellt werden (kochsalzarm und kalorienreduziert oder Herz-Diät).

Es ist Sache des Arztes, ob er darüber hinaus noch herzstärkende Mittel (Digitalisglykoside), wasserausscheidende Mittel (Diuretika) und gefäßerweiternde Mittel (Vasodilatantien) einsetzen muß.

Als Basisbehandlung wird immer eine vollwertige, aber kochsalzarme, lacto-vegetabile und kalorienangepaßte Ernährung erforderlich sein, wie sie am Ende dieses Kapitels beschrieben ist.

Alle Behandlungsmaßnahmen werden natürlich davon abhängen, ob zu den Symptomen der Herzinsuffizienz noch diejenigen einer Grunderkrankung (z. B. Bluthochdruck oder Arteriosklerose) hinzukommen, die zur Herzinsuffizienz geführt haben. Die chronische Herzinsuffienz ist wegen ihrer schleichenden Entwicklung eine gefährliche Krankheit, zumal ihr Verlauf außerordentlich stark von Grund- und Begleitkrankheiten bestimmt wird. Nicht nur diagnostisch, sondern auch in der Behandlung stellt die chronische Herzinsuffienz eine große Herausforderung für den Arzt wie für den Patienten dar. Eine partnerschaftliche Zusammenarbeit ist in schwereren Fällen oft lebenslang notwendig.

Herzinfarkt

Der Herzinfarkt mit seinen oftmals lebensbedrohenden Folgen hat in den Industrieländern eine geradezu seuchenhafte Verbreitung erfahren. Er steht heute unter den natürlichen Todesursachen an der Spitze. Bis auf die USA zeigt er immer noch leicht steigende Tendenz, und die Infarktkandidaten werden immer jünger. In der Bundesrepublik erkrankt gegenwärtig jeder fünfte Mann über vierzig an einem Infarkt. Der Anteil der Herz- und Kreislaufkrankheiten an der Zahl der Todesfälle beträgt fast 50 %. Von 1936 bis 1984 hat sich die Zahl der tödlich verlaufenden Herzinfarkte verfünffacht. Pro Jahr gibt es in der Bundesrepublik etwa 400 000 Infarktkranke, von denen nahezu 130 000 den Infarkt nicht überleben.

Erläuterung der Tabelle
(Seiten 150/151)

Ein Test zum Thema

Risiko des Herzinfarkts

Für die meisten Menschen bekommt die Statistik erst dann Bedeutung, wenn sie eine direkte Beziehung zu ihrer eigenen Person herstellen können. Aus dieser Erkenntnis heraus hat eine Gruppe amerikanischer Ärzte ein „Spiel" mit dem Namen „Risiko" entwickelt. Damit kann jeder feststellen, ob er ein Kandidat für den Herzinfarkt ist oder nicht.

„Risiko" ist selbstverständlich kein Ersatz für die Untersuchung durch Ihren Arzt. Aber Sie können mit ihm in wenigen Minuten den Grad Ihrer Infarktgefährdung feststellen.

Suchen Sie bei jedem Risikofaktor das für Sie zutreffende Kästchen, und kreisen Sie die darin enthaltene Zahl ein. Zählen Sie dann die eingekreisten Zahlen zusammen. Anhand der Summe können Sie Ihr Risiko abschätzen:

1–8 Punkte: Bei jährlichen Nachuntersuchungen mit gleicher Punktzahl praktisch vor Infarkt geschützt (gilt nur, wenn Punktzahl aus den ersten drei Kolonnen stammt)

9–17 Punkte: Kein erhöhtes Risiko (gilt nur, wenn Punktzahl aus den ersten drei Kolonnen stammt)

18–40 Punkte: Mäßig erhöhtes Risiko

41–59 Punkte: Höchste Zeit, den Arzt regelmäßig zu konsultieren

60–73 Punkte: Erheblich erhöhtes Risiko

74 Punkte: Maximale Gefährdung

Risikofaktoren des Herzinfark

1	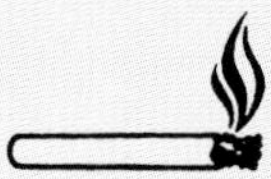	**Raucher**	Nie-Raucher **0**	Ex-Raucher oder Zigarre oder Pfeife (nicht inhalieren) **1**
2	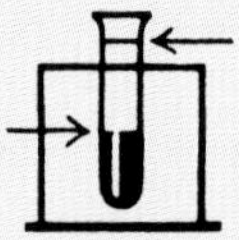	**Blut-cholesterin (in mg %)**	unter 180 **0**	181–200 **1**
3	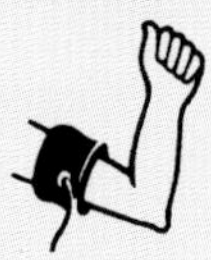	**Oberer Blutdruckwert (in mm Hg)** (= systolisch)	110–119 **0**	120–130 **1**
4	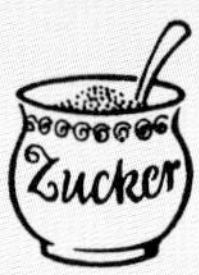	**Blutzucker (in mg %)**	nüchtern unter 80 **0**	Zuckerkranke in der Familie **1**
5	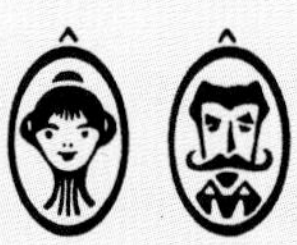	**Vererbung**	keine atheroskler. Herzkrankheiten in der Familie **0**	ein Elternteil **über** 60 mit atheroskler. Herzkrankheit **1**
6	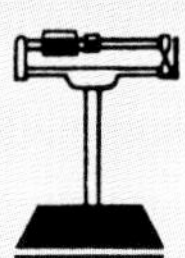	**Körper-gewicht**	mehr als 5 kg unter Normalgewicht **0**	± 5 kg Normalgewicht **1**
7	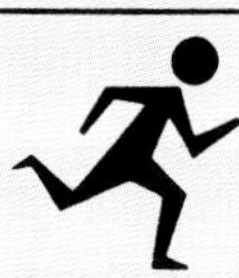	**Körperliches Training**	intensive berufliche und sportliche Bewegung **0**	mäßige berufliche und sportliche Bewegung **1**
8	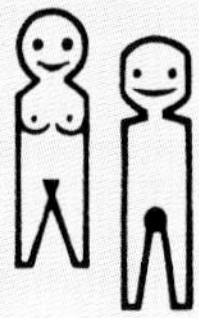	**Geschlecht und Alter**	**weiblich** unter 40 **0**	**weiblich** 40–50 **0**
			männlich und weiblich 20–30 **0**	männlich 31–40 **1**

Michigan Heart Association, bearbeitet und ergänzt von Prof. Dr. S. Heyden

e stark bin ich gefährdet?

2 ls tten	8 20 Zigaretten	9 30 Zigaretten	10 40 Zigaretten
2	7 221–249	9 250–280	10 281–300
2	6 141–160	9 161–180	10 180 und mehr
2 00, ı Mahl-	5 nüchtern 120, 1 Std. nach Mahlzeit 160	6 behandlungsbedürftige Zuckerkrankheit	10 schlecht eingestellte Zuckerkrankheit
2 rn **über** eroskler. heit	3 ein Elternteil **unter** 60 mit atheroskler. Herzkrankheit	7 beide Eltern **unter** 60 mit atheroskler. Herzkrankheit	8 Eltern und Geschwister der Eltern unter 60 mit atherosklerotischer Herzkrankheit
2 cht	3 11–19 kg Übergewicht	7 20–25 kg Übergewicht	8 26 kg und mehr Übergewicht
2 rbeits- inten- t	3 sitzende Arbeitsweise und mäßiger Sport	4 sitzende Arbeitsweise und wenig Sport	6 körperliche Inaktivität
2 ach den hren	3 jüngere Frauen mit entfernten Eierstöcken	5 Geschwister mit Herzinfarkt	6 Frauen mit Zuckerkrankheit
2	3 männlich 46–50	4 männlich 51–60	6 männlich 61–70 und darüber

Zu jeder Herzuntersuchung gehört die Aufzeichnung seiner Funktion, ein Elektrokardiogramm (EKG), das dem Arzt wesentlichen Aufschluß über die Herzleistung gibt. In vielen Fällen lokalisiert das EKG einen Herzinfarkt und zeigt an, ob der Herzmuskel wieder heilt.

Nach der bisher noch vorherrschenden Meinung der Medizin steht bei der Entstehung des Herzinfarkts die Koronarsklerose im Vordergrund, eine Erkrankung der Herzkranzgefäße, die das Herz mit Blut und Sauerstoff versorgen. Durch diese Koronarsklerose werden allmählich die Wände der Herzkranzgefäße immer stärker verdickt. Die Ader wächst gewissermaßen nach innen zu, so daß nicht mehr genügend Blut hindurchfließen kann. Bei erhöhten körperlichen Belastungen wird dann das Herz nicht mehr ausreichend mit Sauerstoff versorgt. Ist die Anstrengung nun besonders groß, muß das Herz ohnehin eine gewaltige Pumpleistung vollbringen, dies jetzt um so mehr, da der Widerstand durch die Verengung der Gefäße schon recht beträchtlich ist. Die mangelhafte Versorgung verursacht Herzbeschwerden, die sich u. a. in Erschöpfungszuständen, Unruhe, Schlaflosigkeit und Mißempfindungen im linken Oberarm äußern. Das Gefühl, mit seinen Kräften am Ende zu sein, ist dabei vorherrschend. Eines Tages kann sich dann in dem Engpaß der Gefäße ein Blutgerinnsel bilden, oder die Ader ist verstopft, so daß nun der nicht genügend durchblutete Teil des Herzmuskels zugrunde geht; er stirbt ab. Anstelle der abgestorbenen Herzmuskelzellen bildet sich dann ein Narbenbezirk aus Bindegewebe, die sogenannten *Herzschwielen*.

Neuere Befunde einiger Untersuchergruppen in Schweden, Italien, Österreich und der Bundesrepublik lassen freilich offen, ob dieser bisher angenommene Mechanismus des Infarkts sich auch wirklich so abspielt. Immer häufiger wird nämlich die Auffassung diskutiert, daß durch eine Gefäßverstopfung kein Infarkt zustande kommen könne, sondern daß er im Herzmuskel selbst entstehe. Erst danach könne es zu einer Thrombose kommen. Der Thrombus in den Koronararterien, bisher als Verursacher des Infarkts angesehen, sei nur ein sekundäres Ereignis. Sollten sich diese Ergebnisse bestätigen lassen, so eröffnete das für die Infarktforschung völlig neue Perspektiven.

Unter Herzinfarkt verstehen wir heute eine Herzmuskelschädigung, bei der ein Ast einer Herzkranzarterie (Koronararterie) verengt oder verschlossen ist. Die Herzkranzarterien bilden die Blutversorgungsbahnen für den Herzmuskel. Fällt die Blutversorgung für diese Arterien mehr oder weniger aus, so ist das akute Herzversagen die Folge. Die häufigste Ursache eines Kranzgefäßverschlusses ist die Bildung eines Blutgerinnsels (Thrombose) in einer Kranzgefäßarterie. Die Thrombose wiederum entsteht meist auf Grund einer arteriosklerotischen Gefäßwandveränderung im Bereich der Koronararterien.

Das wichtigste Anzeichen eines Herzinfarktes ist plötzliches Auftreten schwerer Schmerzen (Vernichtungsschmerz) in der Herzgegend (unter dem Brustbein), meist in den linken Arm, zwischen die Schultern, seltener auch einmal in die rechte Brust oder den Bauch ausstrahlend. Es sind die gleichen Schmerzen wie bei Angina pectoris, nur stärker und andauernder. Bei anhaltenden, starken Herzschmerzen muß immer an Herzinfarkt gedacht, für schnelle

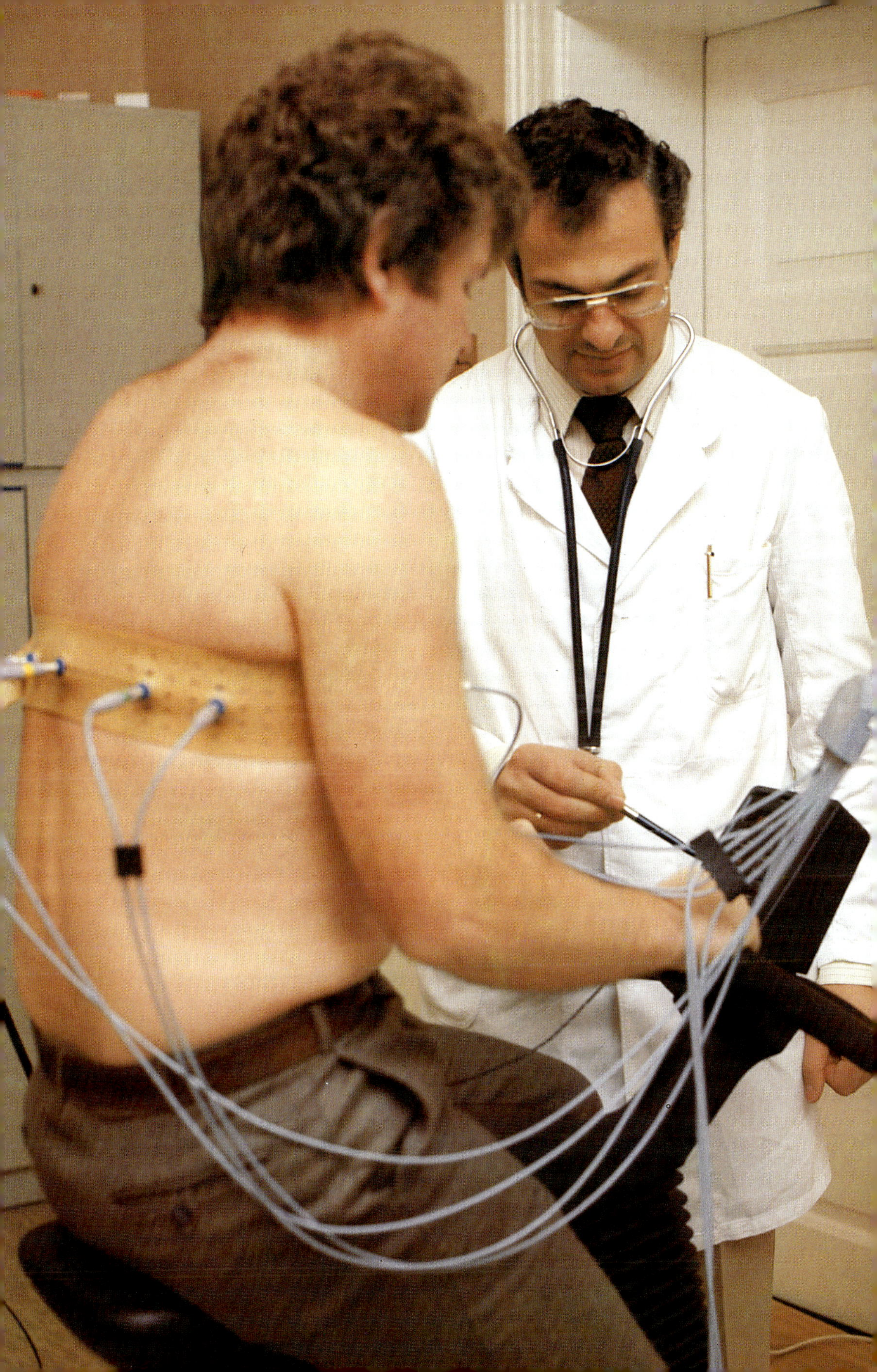

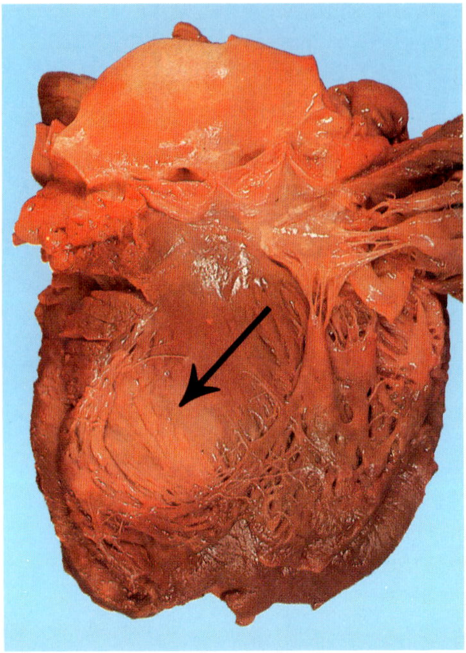

Die Herzwand zeigt eine Narbe (zentral gelegene, blasse Stelle). Ein alter Herzinfarkt!

ärztliche Hilfe und, wenn es der Zustand zuläßt, für Transport ins Krankenhaus gesorgt werden, weil Intensivpflege und ständige Überwachung erforderlich sind.

Wer nicht an den Folgen eines frischen Herzinfarktes stirbt, hat statistisch gesehen die reelle Chance, mit seinem Narbenherzen eine Reihe von Jahren weiterzuleben, sofern seine allgemeine Gefäßsklerose in begrenzten Schweregraden bleibt! Das heißt aber: Es ist unabdingbar, die Lebens- und Ernährungsweise danach einzurichten, weil es nur dadurch möglich ist, die Grundkrankheit der Herz- und Kreislauferkrankungen, insbesondere des Herzinfarkts, nämlich die Arteriosklerose, aufzuhalten und sogar zurückzubilden, wie neuere Erkenntnisse gezeigt haben.

Die dem Herzinfarkt zugrunde liegende Herzkranzgefäßveränderung hat keine einzelne Ursache. Sie entwickelt sich vielmehr unter einer Reihe von Einflüssen, die wir heute als Risikofaktoren bezeichnen. Dazu gehören:

- Störungen im Stoffwechsel
- Steigerung der Blutfettwerte, des Blutzuckers, der Bluthamsäure und des Bluteiweißes sowie der Blutgerinnungskörperchen-Zusammenballung
- Erhöhter Blutdruck
- Verhaltensstörungen
- Übergewicht durch übermäßige und falsche Ernährung
- Zigarettenrauchen
- Bewegungsmangel
- Chronische Infekte
- Seelische Dauerspannung (psychosozialer Stress)
- Alter
- Erbanlage

Schicksalhaft und unabänderlich sind nur wenige dieser Faktoren, wie Alter, Erbanlage und einige erblich bedingte Formen von Stoffwechselstörungen. Die meisten Faktoren sind durch medizinische Behandlung zu bessern oder sogar zu normalisieren. Die seelische Behandlung sollte dabei eingeschlossen sein.

Die Themen Zigarettenrauchen und Bewegungsmangel als Risikofaktoren kann ich nur erwähnen, obwohl sie eine große Rolle spielen. Sie bedürften einer besonderen Besprechung.

Einige andere Faktoren gehören – sofern sie bereits zu organischen Veränderungen geführt haben – in eine entsprechende ärztliche Behandlung, z. B. schwere Arteriosklerose, Gicht, Thrombose, chronische Infekte.

Die noch verbleibenden Faktoren sind auch die wichtigsten für das Zustandekommen eines Herzinfarktes, nämlich Stoffwechselstörungen (Blutfett, Blutzucker, Harnsäure und Gerinnung), Bluthochdruck und Übergewicht.

Diese Faktoren sind nicht nur hinsichtlich ihrer Entstehung und ihrer Wirkung

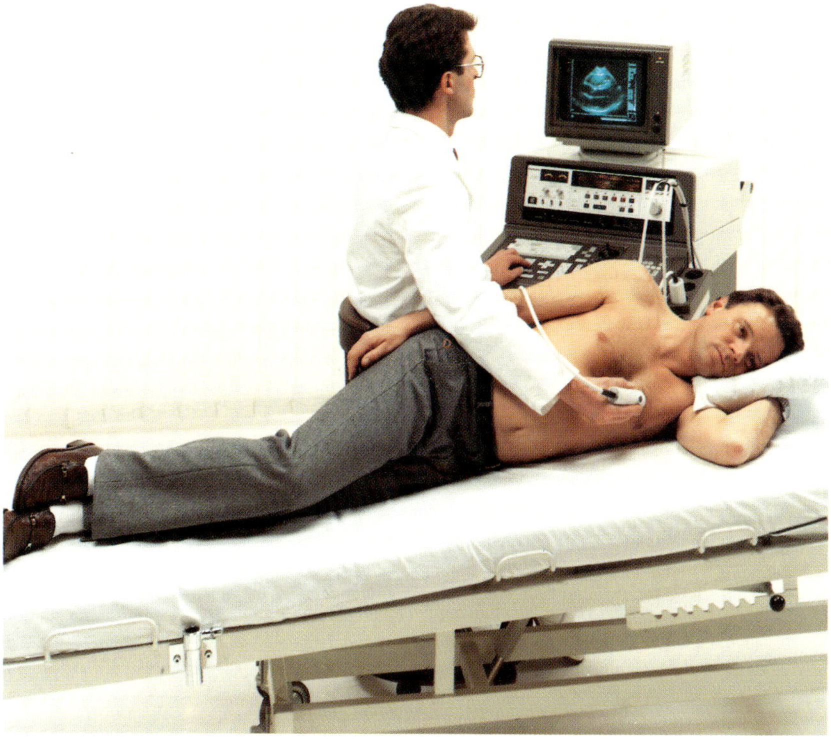

Herzuntersuchung mit Ultraschall. Das einfache und risikoarme Verfahren wird eingesetzt zur Untersuchung von Schwangerschaften, Herz, Leber, Gallenblase und Nieren sowie bei Hüftgelenks-untersuchungen Neugeborener.

auf das Herz miteinander verwandt, sondern sie sind zugleich auch jene Faktoren, auf die jeder von uns den größten Einfluß hat. Die Verwandtschaft dieser drei wichtigsten Risikofaktoren bezieht sich vor allem auf ihre Abhängigkeit von der Ernährung oder genauer Fehlernährung.

Eine unseren heutigen Erkenntnissen entsprechende kochsalzarme, *vollwertige vegetarische Ernährung* ist in der Lage, die mehrfach genannte Gruppe von Risikofaktoren zu vermeiden und dem Herzinfarkt wirkungsvoll vorzubeugen.

Herzkraftstärkende Kost

Es genügt nicht, nachlassende Herzkraft oder gestörte Kreislauffunktionen durch bestimmte spezielle Herz- und Gefäßmittel, die der Arzt zu verschreiben gewohnt ist, zu normalisieren. Um eine wirkliche Heilung zu erzielen, müssen auch die entweder als Ursachen oder als Folgeerscheinungen aufgetretenen Stoffwechselstörungen nachhaltig beeinflußt werden. Es herrscht heute in der Ärzteschaft aller Kulturländer Einigkeit darüber, daß dies am besten durch kochsalzfreie Kost, durch Obst- und Gemüsesafttage oder Buttermilchtage geschieht.

Durch zahlreiche internationale klinische Studien konnte gesichert werden, daß die Art der Ernährung beim Zustandekommen des Herzinfarktes eine wesentliche Rolle spielt. Die Aufklärung darüber war lange Zeit ungenügend. Solange sich aber eingefahrene Ernährungsgewohnheiten nicht ändern, ist mit einem Absinken der Erkrankungs- und Sterbefälle an Herzinfarkt nicht zu rechnen. Deshalb steigt das Interesse an systematischen Rehabilitationsmaßnahmen in der „Zeit danach" außerordentlich

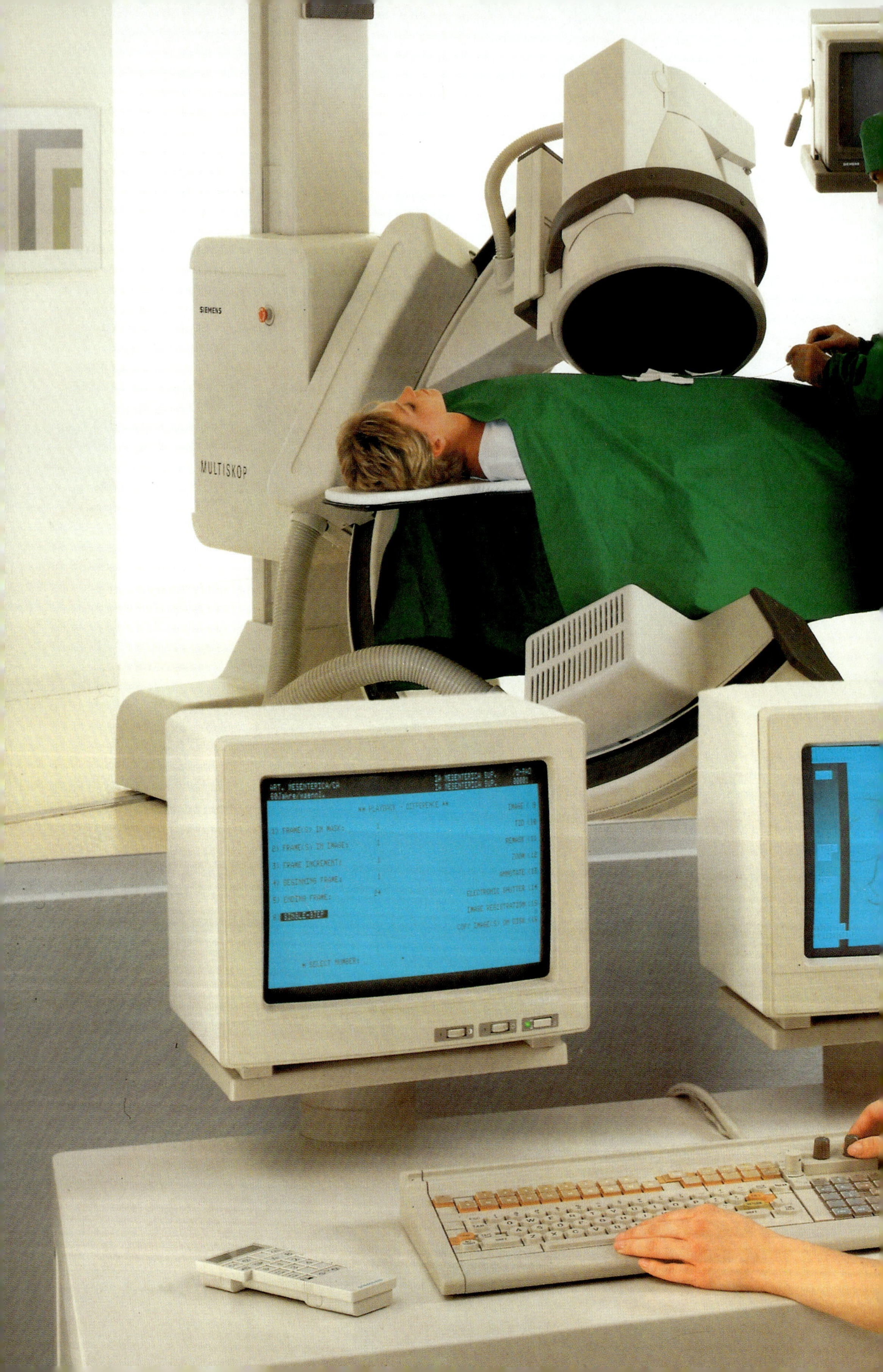
SIEMENS
MULTISKOP
** PLAYBACK - DIFFERENCE **
1) FRAME(S) IN MASK:
2) FRAME(S) IN IMAGE:
3) FRAME INCREMENT:
4) BEGINNING FRAME:
5) ENDING FRAME:
ELECTRONIC SHUTTER
IMAGE REGISTRATION
* SELECT NUMBER:

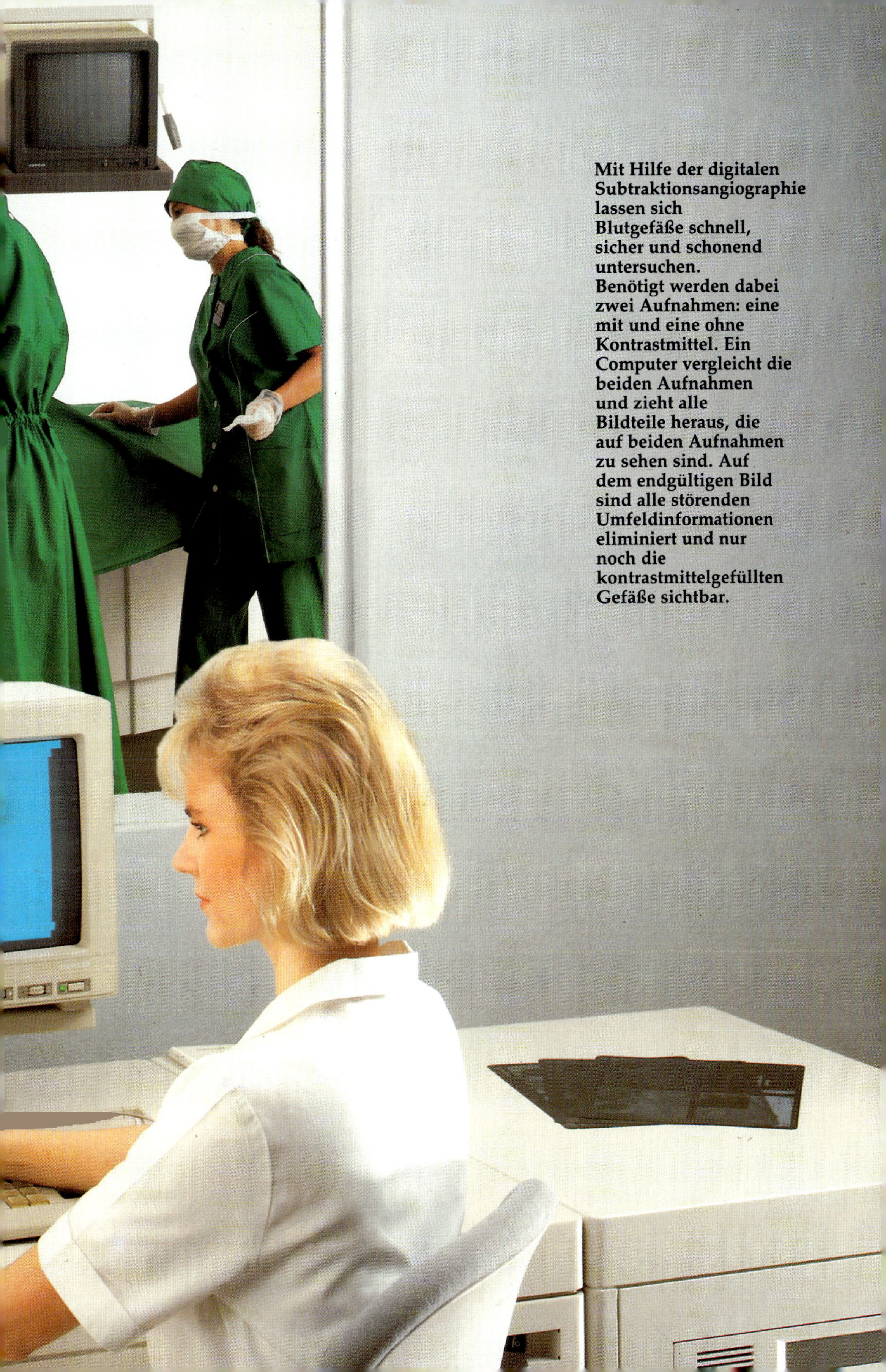

Mit Hilfe der digitalen Subtraktionsangiographie lassen sich Blutgefäße schnell, sicher und schonend untersuchen. Benötigt werden dabei zwei Aufnahmen: eine mit und eine ohne Kontrastmittel. Ein Computer vergleicht die beiden Aufnahmen und zieht alle Bildteile heraus, die auf beiden Aufnahmen zu sehen sind. Auf dem endgültigen Bild sind alle störenden Umfeldinformationen eliminiert und nur noch die kontrastmittelgefüllten Gefäße sichtbar.

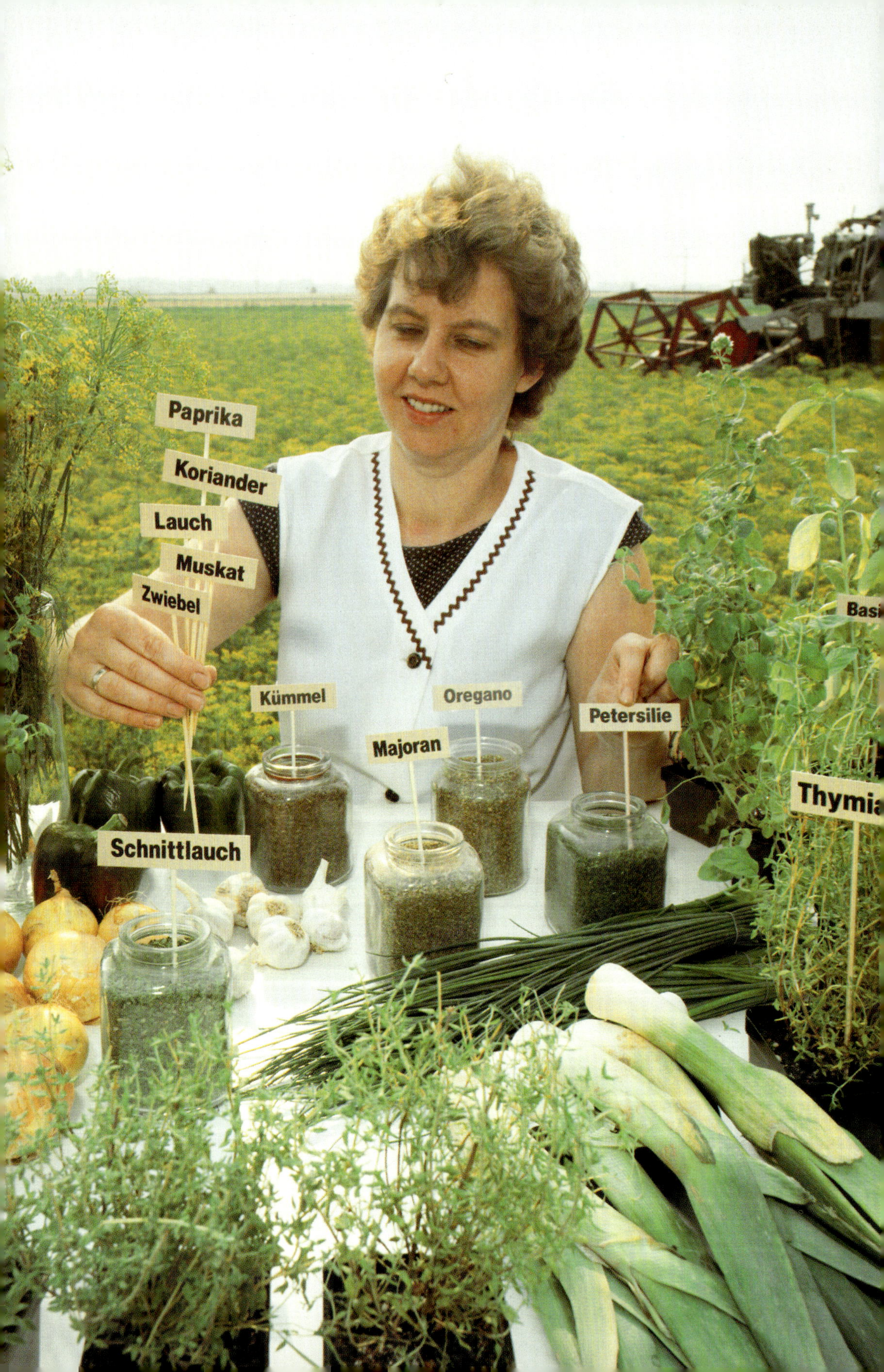
Paprika
Koriander
Lauch
Muskat
Zwiebel
Kümmel
Oregano
Majoran
Petersilie
Schnittlauch

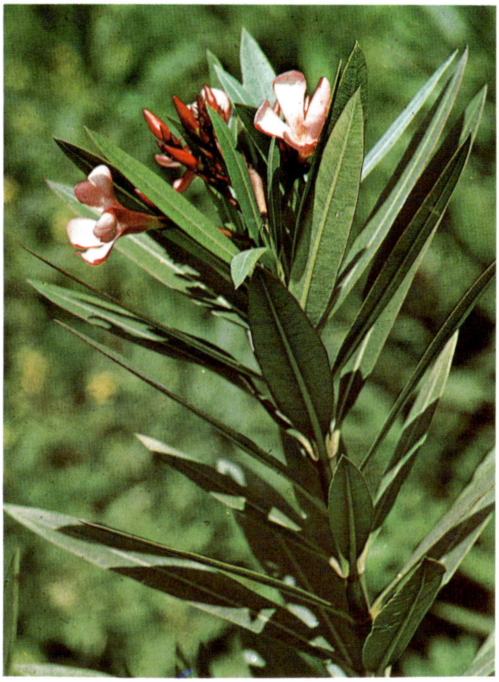

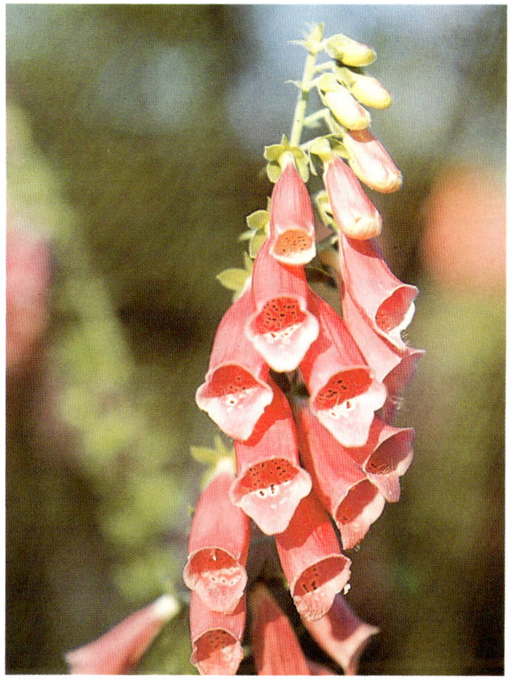

Gute Dienste bei Herz-Kreislauf-Erkrankungen leisten Kreislaufmittel aus Oleander (links) und Fingerhut ■ Linke Seite: Die Fülle der heimischen Gewürzkräuter hilft uns, richtig zu würzen lernen.

an. Es erwiese sich als völlig unzureichend, einen Patienten, der im Akutkrankenhaus auf der Intensivstation mit viel Mühe und Not einen Herzinfarkt überstanden hat, nach Hause zu entlassen, wenn er nicht durch eine weitere Betreuung zu einem aufgeklärten, aktiv mitarbeitenden Partner wird mit dem Ziel der möglichst weitgehenden Rehabilitation. Danach wird es sogar notwendig sein, diätetisch und, je nach Einzelfall, auch medikamentös eine lebenslange Vorbeugung (Prävention) gegen Arteriosklerose und koronare Herzkrankheit zu betreiben.

Für die Durchführung der Kost Kostform 4 beachten.

Bluthochdruck (Hypertonie)

Weit häufiger als früher hat heute der Arzt den Beschwerden zu begegnen, die der abnorm hohe Blutdruck mit sich bringt. Nie war auch die Angst vor dem hohen Blutdruck größer als in der letzten Zeit, weil für die meisten die Verbindung zwischen hohem Blutdruck, Verkalkung und Schlaganfall selbstverständlich ist. Wenn es in das sechste oder siebente Lebensjahrzehnt geht, glauben viele, unabwendbar der Verkalkung anheimzufallen. Spricht man von einem Fünfzig- bis Sechzigjährigen, der sich nicht mehr auf der Höhe seiner körperlichen oder geistigen Leistungsfähigkeit zeigt, so kommt meist mehr oder weniger deutlich zum Ausdruck, daß man ihn eben für „schon verkalkt“ ansieht.

Übertriebene Angst ist unnötig, aber andererseits sollte in wirklich ernsten Fällen von Blutdruckerhöhung ein Arzt zu Rate gezogen werden, um energische Gegenmaßnahmen zu ergreifen. Dies soll die folgende Darlegung der verschiedenen Ursachen zeigen.

Wir sehen die Blutdruckerhöhung in den allermeisten Fällen nur als ein Symptom einer Reihe verschiedenster Krankheitsbilder an, wenn man auch bisher glaubte, einen sogenannten selbständigen Hochdruck (essentielle Hypertonie) als selbständiges Krankheitsbild anerkennen zu können.

Es sind hauptsächlich fünf Faktoren, die den Blutdruck beeinflussen: die Blutmenge, die Beschaffenheit des Blutes, die Arbeitsleistung des Herzmuskels, die Tätigkeit der Gefäße (Verengung, Erweiterung) und der Zustand der Gefäßwände.

Praktisch am häufigsten sind Änderungen in der Tätigkeit und im Zustand der Gefäße die Ursache der Blutdrucksteigerung. Nur diese beiden Punkte sollen deshalb hier etwas ausführlicher besprochen werden.

Kommt es aus irgendeinem Grunde (z. B. durch Einwirkung von Bakteriengiften) zu Funktionsänderungen der Nieren, so tritt, insbesondere bei Sauerstoffmangel, eine Anhäufung blutdrucksteigernder Stoffwechselprodukte (Amine = chem. Abkömmlinge des Ammoniaks) auf. Der Körper ist gegen diese Störung nicht wehrlos. Er kann die blutdrucksteigernden Stoffe entgiften, wenn ihm – und das ist bei der üblichen Kost meist nicht der Fall – genügend Vitamin K zur Verfügung steht, das diese Stoffe unwirksam und damit unschädlich macht.

In der Tat läßt sich mit Vitamin K eine Senkung des Blutdrucks erzielen, wenn die Erhöhung durch die erwähnten drucksteigernden Stoffwechselprodukte verursacht ist. Genügend Vitamin K ist aber nur dann im Körper, wenn die Zufuhr durch die Nahrung ausreicht und eine normale Darmbakterienbesiedlung besteht; denn nur diese vermag das Vitamin K im Darm aufzubauen.

Die Rolle der gestörten Gefäßfunktion

Blutdrucksteigerung durch eine veränderte Tätigkeit der Gefäße kommt meist auf dem Weg über das vegetative Nervensystem zustande. Hierbei wirken folgende Faktoren mit: Bakteriengifte (Toxine), Hormone, Nahrungs- und Stoffwechselgifte und seelisch-nervöse Einflüsse.

Die Bakteriengifte, wie sie z. B. bei Mandelentzündung, Entzündungen des Zahnfleisches und der Zahnwurzel, bei Blinddarmentzündungen usw. in die Blutbahn gelangen, rufen Gefäßverengungen hervor und damit Blutdrucksteigerung. Ebenso kann auch artfremdes Eiweiß (bei vielen Personen schon Hühnereiweiß) als Gift wirken.

Auf die blutdrucksteigernden und -senkenden Wirkungen der verschiedensten Hormone kann nicht näher eingegangen werden. Bekannt ist ja, daß das Adrenalin, das Hormon der Nebenniere, einen besonders großen Einfluß auf die Blutdruckhöhe hat. Sehr häufig kommt es bei Frauen mit dem Eintritt der Wechseljahre zur Blutdruckerhöhung durch den Ausfall der Eierstocktätigkeit. An die Hormone der Schilddrüse, der Nebenschilddrüsen und besonders der Hypophyse knüpft sich eine ganze Reihe von Krankheitsbildern, die mit Veränderungen des Blutdrucks einhergehen. Es soll hier nur darauf hingewiesen werden.

Außer den Toxinen und Hormonen sind es vor allem giftige Stoffwechselprodukte, die bei längerer Fäulnis im Darm (Verstopfung!) ins Blut aufgenommen werden und nun die Ursache der Blutdrucksteigerung, der Kopfschmerzen, Müdigkeit und anderer Erscheinungen bilden. Es muß deshalb auf die Notwendigkeit einer geregelten Darmfunktion ausdrücklich hingewiesen werden. Fasten- und Saftfastenkuren (Sauerkrautsaft) sind hier von durchgreifendem Erfolg!

	Symptom	Häufigkeit ca. %
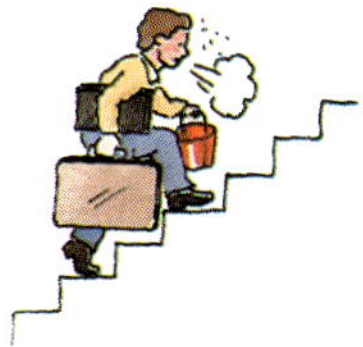	Atembeschwerden bei Belastung	40
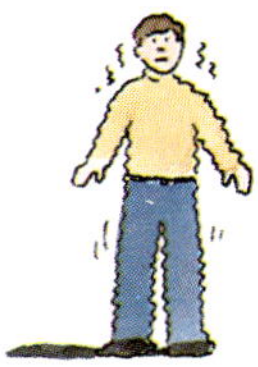	Nervosität	35
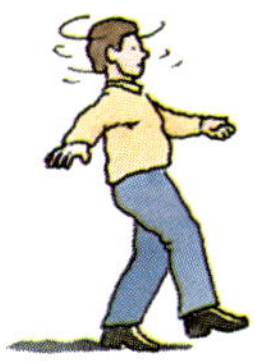	Schwindelgefühl	30
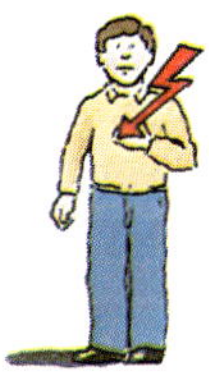	Schmerzen hinter dem Brustbein	25
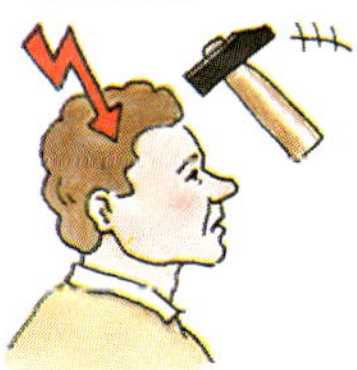	Kopfschmerz	25
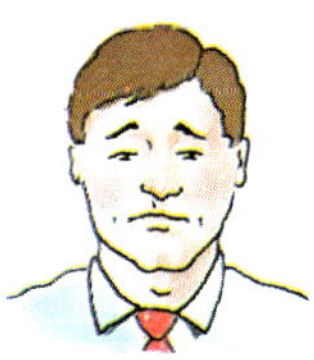	Depression	5–10
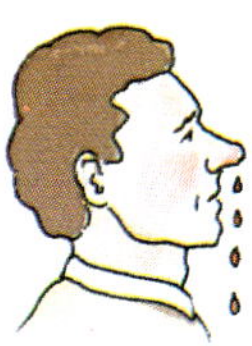	Nasenbluten	3

Die in dieser Übersicht aufgeführten Beschwerden sind eigentlich schon Spätsymptome und müßten bei vorbeugenden Maßnahmen vermeidbar sein.

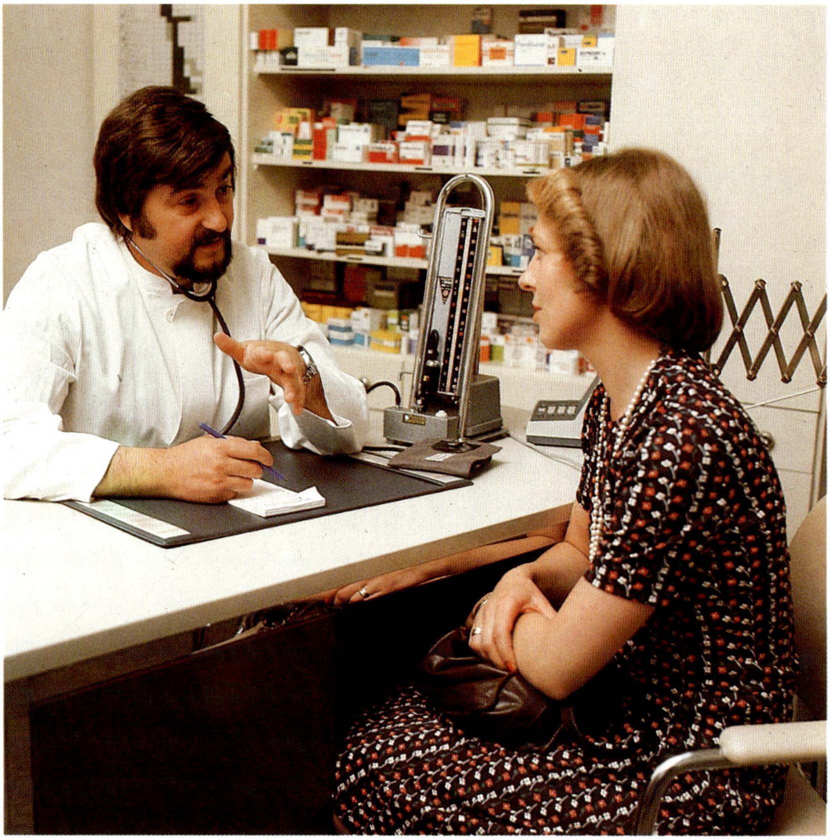

Das aufklärende Gespräch des Arztes mit seinen Patienten ist ein wichtiger Teil des Behandlungsplanes. Der Gesprächsmedizin gehört die Zukunft!

Stoffwechselentgleisungen entscheiden!

Wie innig die Blutdruckfunktion vom Stoffwechsel abhängt, haben zahllose wissenschaftliche Untersuchungen eindeutig ergeben.

Da bei hohem Blutdruck häufig eine starke Vermehrung der drucksteigernden Stoffe und der Cholinesterase im Blut erfolgt, ergibt sich hieraus schon der Hinweis, Nahrungsmittel mit hohem Vitamin-K-Gehalt in der Diät der Kranken mit erhöhtem Blutdruck zu berücksichtigen.

Vitamin K, das wie die Vitamine A, D und E fettlöslich ist, findet sich besonders in Pflanzen, unter den Nahrungspflanzen in Spinat, Weißkohl, Blumenkohl, Brennnesselblättern und Tomaten. Unter den tierischen Produkten ist die Leber der Säugetiere das Vitamin-K-reichste Organ.

Vitamin K ist jedoch nicht der einzige Faktor in der Ernährungsbehandlung des Blutdruckkranken. Eine Reihe von amerikanischen Forschern hat in den letzten Jahren mehrfach erklärt, daß auch das Natrium (besonders des Kochsalzes) bei der Entwicklung des hohen Blutdrucks eine große Rolle spielt. Es ließ sich nämlich im Tierversuch an Ratten und Hühnern nachweisen, daß die Zufuhr größerer Kochsalzmengen hohen Blutdruck sowie Nieren- und Gefäßveränderungen im Sinne einer Gefäßverkalkung herbeiführt. Ferner fand der kanadische Forscher *Selye* bei Kranken mit hohem Blutdruck einen Natriumüberschuß im Blut. Entzog man aber der Nahrung völlig das Kochsalz (und damit das Natrium), so sank auch der Blutdruck.

Die Rolle der Blutfette

Lange war man im Zweifel, ob auch die Blutfette (Lipoide) für die Verkalkung der Blutgefäße und die Entstehung des hohen Blutdrucks von Bedeutung sind. Nach dem heutigen Stand unseres Wissens müssen wir sagen, daß ein erhöhter Lipoidgehalt (Neutralfett, Cholesterin u. a.) des Blutes (Hyperlipoidämie) der Entstehung der Arteriosklerose zumindest erheblich Vorschub leistet. Es wird hiernach klar, daß zur Verhinderung der Verkalkung und des hohen Blutdrucks die tierischen Nahrungsmittel als hauptsächliche Cholesterin- und Neutralfettquellen nur in sehr beschränktem Maße genossen werden dürfen. Sicher ist auch, daß körperliche Übung und Arbeit einen Schutz gegen den Anstieg der Blutfettwerte bildet.

Wesentliche Arbeiten liegen auch darüber vor, daß der Verbrauch rein pflanzlicher Fette mit einem hohen Gehalt an ungesättigten Fettsäuren den Cholesteringehalt des Blutserums senkt, während beim Ersatz des pflanzlichen Fettes durch Milchfett (Butter) und andere tierische Fette der Serumcholesterinspiegel sofort wieder ansteigt. Vegetarier zum Beispiel, die kein Fleisch, keine Milch und keine Eier zu sich nehmen, haben niedrige Cholesterinwerte.

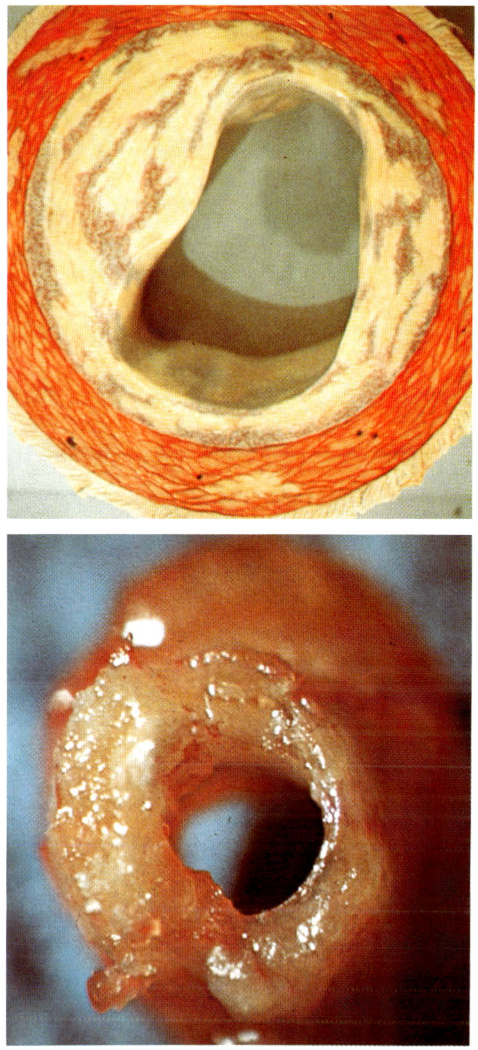

Die Ablagerung von Cholesterin verengt den Durchmesser der Adern und verringert den Durchfluß. Unten eine Cholesterinablagerung, die aus einer Arterie herausoperiert wurde.

Was können wir noch tun?

Aus den bisherigen Ausführungen wird ersichtlich, wie mannigfaltig die Einflüsse sein können, die eine Steigerung des Blutdrucks bewirken. Sie müssen beim einzelnen Kranken sorgfältig erforscht werden, um sie ausschalten zu können. Solange sich auch seelisch-nervöse Ursachen nicht beseitigen lassen, kann eine diätetische oder sonstige naturgemäße Maßnahme nicht wirksam werden. Bestehen keine störenden Momente aus dem seelischen Bereich mehr, so kann eine diätetische Behandlung in ihre vollen Rechte treten.

Die Besprechung der Stoffwechselursachen hat sicher im Leser bereits die Überzeugung geweckt, daß sich jeder Blutdruckkranke der heilenden Kraft der Rohkost anvertrauen muß, mit der es am einfachsten gelingt, den fast völligen Kochsalzentzug und die Senkung des Cholesterinspiegels sowie den nötigen Vitamin-K-Gehalt der Nahrung zu erreichen. Wer sich mit reiner Rohkost nicht anfreunden kann, greift zur vorerwähnten „kochsalzfreien" Kost. Alle tierischen Fette werden durch kaltgeschlagene pflanzliche Öle ersetzt. Die Basisbehandlung des Bluthochdrucks ist immer die Einschränkung des Kochsalzverbrauchs und die Gewichtsnormalisierung.

Praktisch nahezu völligen Kochsalzentzug erzielt man auch mit der *Kempnerschen Reis-Früchte-Diät.* Diese besteht aus 250–300 g Reis mit Früchten oder (am besten mit Honig) gesüßten Fruchtsäften. Bei nur 0,5 g Kochsalz enthält diese Kost 20 g Eiweiß und 2000 Kalorien. Sie entspricht damit der Normalkost der asiatischen Bevölkerung, deren niedriger Blutdruck immer wieder festgestellt wurde.

Wie die Rohkost ist auch diese Diät ein erheblicher Eingriff in unser Organgeschehen und den Gewebsstoffwechsel. Wir sollten sie nicht ohne ärztliche Anleitung und Überwachung durchführen. Sie muß der Reaktionslage des Kranken angepaßt werden.

Noch eingreifender sind reine *Saftfastenkuren* mit Obst- und Gemüsesäften. Siehe hierzu den Abschnitt „Beispiel einer Saftfastenkur" auf den Seiten 118–121. Sie sollten, wie die strengen Fastenkuren, nur im Sanatorium durchgeführt werden, wo die nötige Heilatmosphäre herrscht. Solche Kuren können von verblüffendem Erfolg sein, der zum großen Teil ein Dauererfolg ist, wenn die Kuren 14 bis 28 Tage lang durchgeführt werden. Sie bedeuten eine Generalreinigung des ganzen Körpers und sind daher von unschätzbarem Wert, verlangen aber vom Kranken einen starken, eigenen Willen zur Gesundung.

Zur Erhaltung eines einmal errungenen Erfolges, wie auch zur Vorbeugung gegen hohen Blutdruck und Verkalkung, eignen sich besonders gut die sogenannten *Safttage* oder *Kompott-Tage,* die Prof. *Jagić* sehr befürwortet. Dabei wird entweder nur 1 l Apfelsaft (oder ein sonstiger Obstsaft) über den Tag verteilt getrunken, oder man bereitet 1½ kg Äpfel in gewohnter Weise als Kompott zu und ißt dieses in 4–6 Portionen an einem Tag. Alle andere Nahrungsaufnahme muß dann natürlich unterbleiben. Wenn Durst auftritt, kann ½ bis ¾ l Wasser oder Mineralwasser getrunken werden.

Zur Dauerbehandlung tragen auch unsere *Heil- und Würzpflanzen* bei. So gilt heute als gesichert, daß die *Mistel* bei Verkalkungsbeschwerden und erhöhtem Blutdruck verschiedenster Herkunft außerordentlich wirksam ist. Die moderne und vielgestaltige Mistelforschung konnte die volksmedizinische Erfahrung, daß die Mistel nur im Winter – auf dem Höhepunkt ihres Wirkstoffgehaltes – ihre altbekannte Wirksamkeit bei erhöhtem Blutdruck und Verkalkung aufweist, bestätigen. Auch der alte Volksglaube, daß die Mistel ein Krebsmittel sei, ließ sich klinisch und experimentell bestätigen.

Eine weitere wesentliche Hilfe bietet uns der *Knoblauch.* Er fand seine Darstellung und Würdigung bereits in Band 1 dieses Buches unter dem Kapitel „Gewürzpflanzen bereichern die Kochkunst", so daß hier ein Hinweis genügt. Er ist in der natürlichsten Form am zweckmäßigsten. Wenn gleichzeitig mit dem frischen Knoblauch ein Chlorophyllpräparat verzehrt wird, ist von dem unangenehmen Geruch kaum noch etwas zu spüren.

Da wir beim hohen Blutdruck mit oder ohne Verkalkung niemals ärztlichen Rat entbehren können, so werden wir doch die ärztlichen Maßnahmen, soweit sie sich nicht überhaupt mit diesen Ausführungen decken, mit den geschilderten einfachen diätetischen und aus der Pflanzenheilkun-

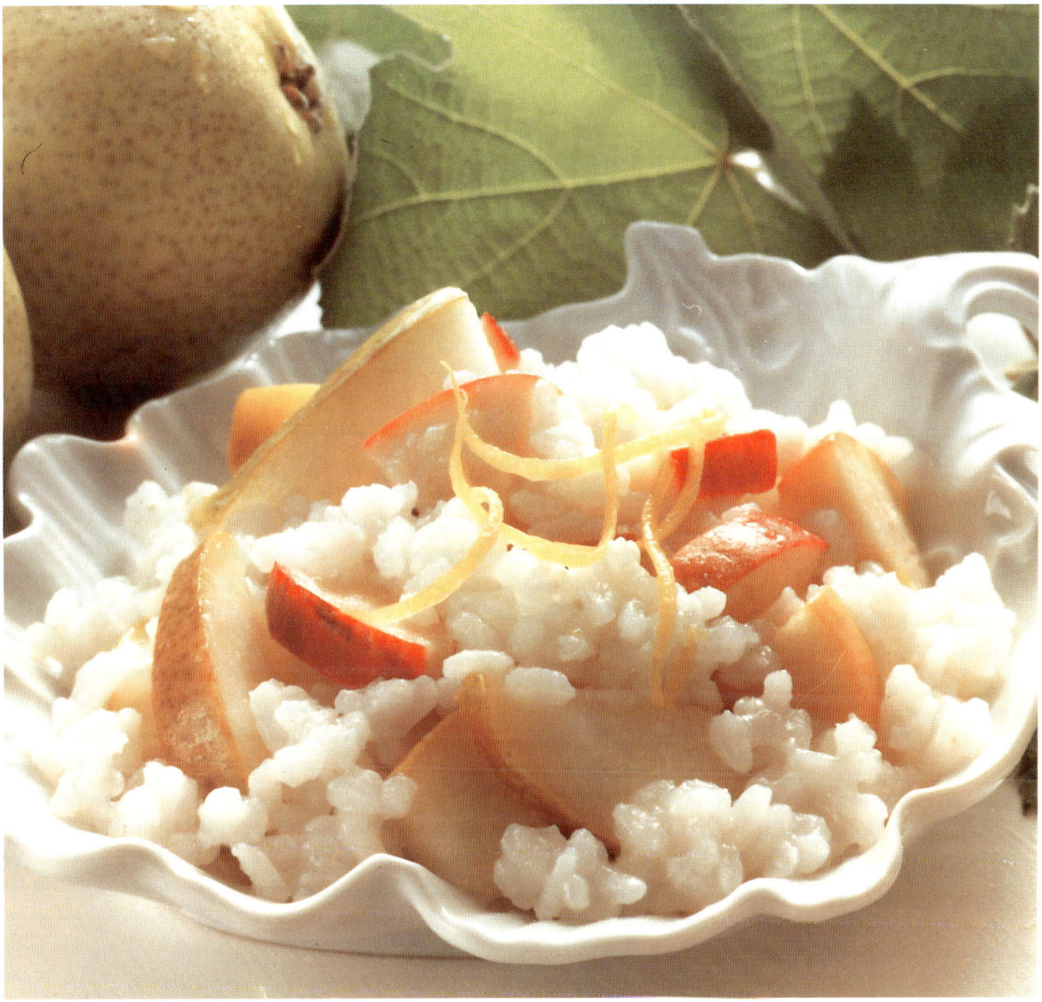

Kempnersche Reis-Früchte-Diät

50 g Milchreis (Rundkornreis) · 200 ml Wasser · 100 g Äpfel · 100 g Birnen · 1 Stück Stangenzimt · 1 Stück Zitronenschale

Den Reis in kaltem Wasser waschen. Mit der angegebenen Menge Wasser zum Kochen bringen und langsam etwa 20 Minuten quellen lassen.

Das in nicht zu kleine Stücke geschnittene Obst und die übrigen Zutaten zugeben. Weitere 15–20 Minuten garen. Zwischendurch umrühren.

Den Fruchtreis ohne Stangenzimt und ohne Zitronenschale erkalten lassen. Das Rezept ergibt 4 Portionen.

1 g Eiweiß, 0,1 g Fett, 14 g Kohlenhydrate; Kalorien: 71 (301 Joule), 1¼ BE

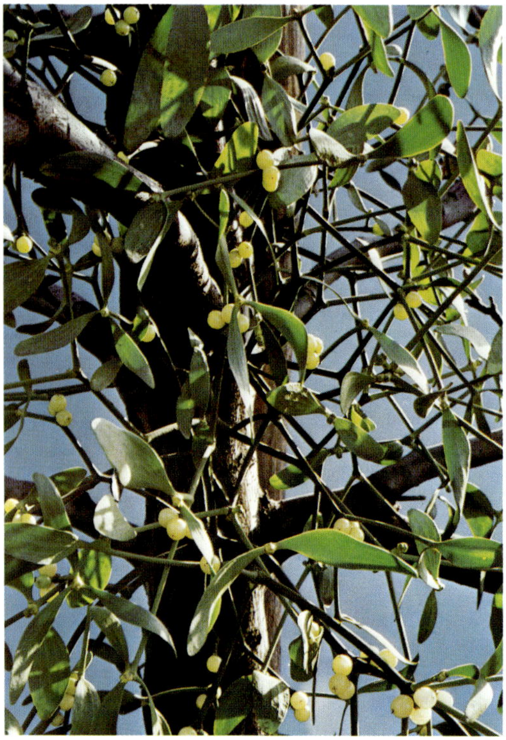

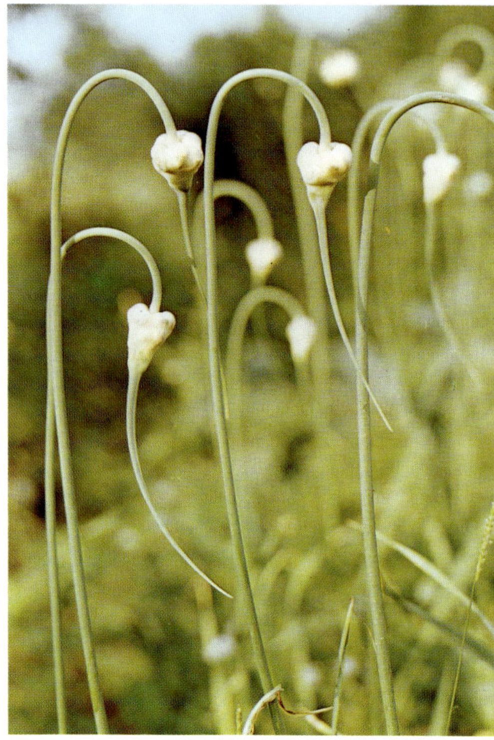

Mistel und Knoblauch – zwei wichtige Pflanzen, die bei Verkalkungsbeschwerden und erhöhtem Blutdruck außerordentlich wirksam sind.

de stammenden Anwendungen wirksam ergänzen und unterstützen. Der an Verkalkung und hohem Blutdruck Leidende kann nicht mehr rücksichtslos „drauflosleben", er muß in der Tat eine andere „Gangart einschalten" und die von ihm geforderten Leistungen mit der noch vorhandenen Anpassungsfähigkeit seiner Kreislauforgane in Einklang bringen.

Es dürfte fast selbstverständlich sein, daß eine Behandlung des Bluthochdrucks nicht nur in der Einhaltung einer gewichtsmindernden (kalorienarmen) und kochsalzarmen Diät bestehen kann. Seelische (emotionelle) Faktoren, körperliche Belastungen und tageszeitliche Schwankungen sowie eine zirkadiane Blutdruckrhythmik spielen neben der Diät für die Höhe des Blutdrucks eine erhebliche Rolle. Da viele Faktoren den Blutdruck stark schwanken lassen, sind wenige oder sogar seltene Einzelmessungen in der Sprechstunde des Arztes für den wirklichen Blutdruckverlauf völlig unzureichend. Es wird daher heute mit Recht *die Selbstmessung durch den Hochdruckkranken* oder einen seiner Angehörigen gefordert. Nur durch konsequente tägliche Messungen läßt sich ein Blutdruckprofil erhalten, das weit über den Wert der Momentaufnahme des „Sprechstundenblutdrucks" hinausgeht. Solch ein Blutdruckprofil erleichtert dem Arzt nicht nur die Beurteilung der notwendigen Therapie, es läßt auch klar den Verlauf und damit den Erfolg der Therapie erkennen. Außerdem sichert die Selbstbetätigung auch die Mitarbeit und das Interesse des Patienten selbst.

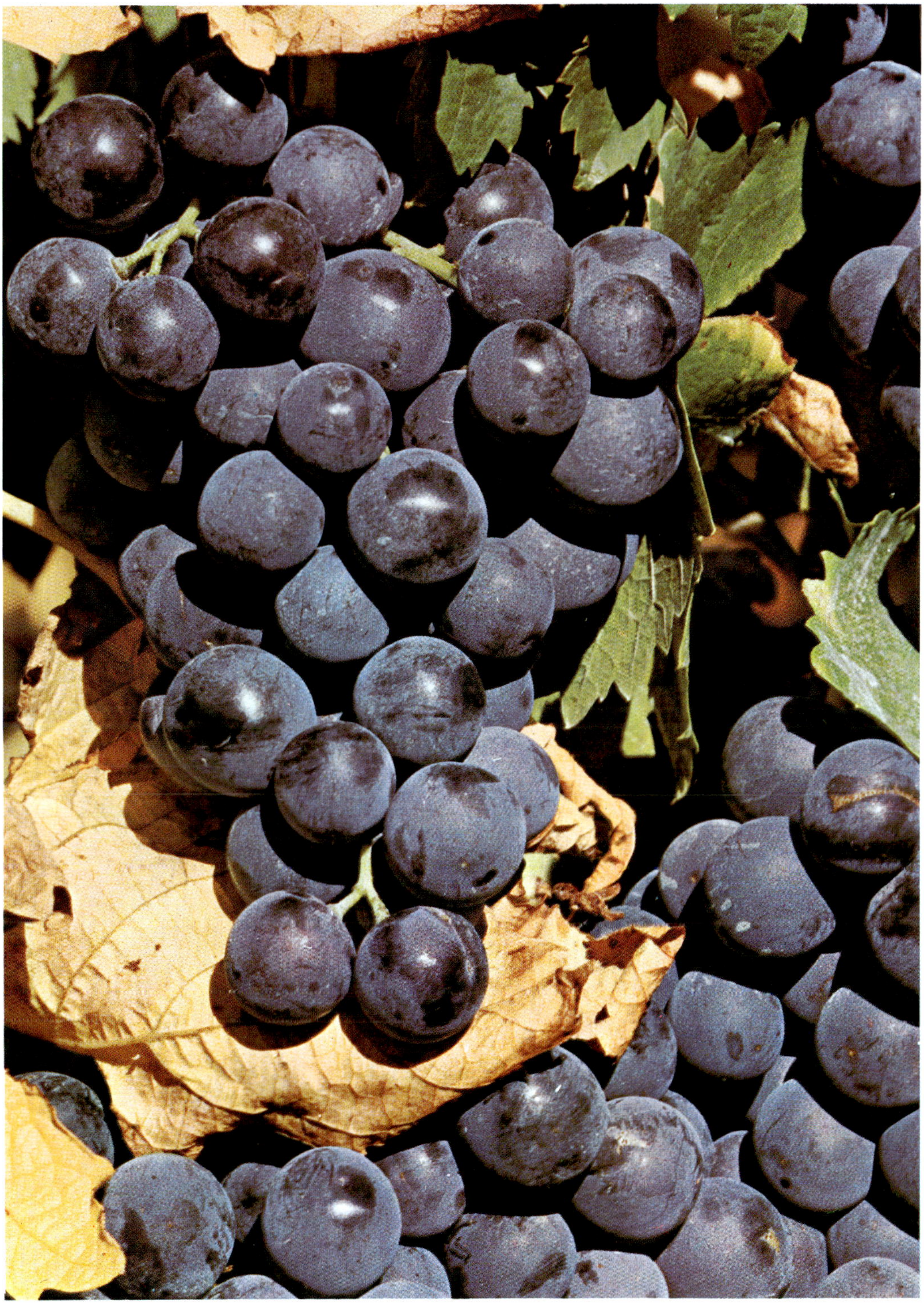

Obst- und Rohsäftekuren bedeuten einen schwerwiegenden Eingriff in den Organismus. Doch sie sind, wie die Erfahrung zeigt, heilsam. Die berühmten Meraner Traubenkuren zum Beispiel sind für Kranke und Gesunde ein hervorragender Jungbrunnen.

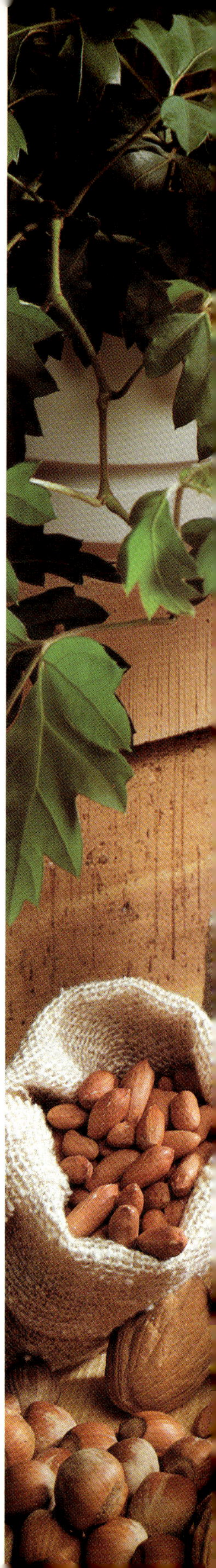

Tagesbeispiel einer Diät bei Verkalkung und Bluthochdruck

Prinzip: Jede übermäßige Nahrungszufuhr meiden! Kochsalzarm, cholesterinarm, keine chemisch konservierten Nahrungsmittel, wenig tierisches Eiweiß (möglichst nur in Form von sauren Milchprodukten), keine Tierfette (außer 40 g Butter täglich, sonst nur kaltgeschlagene Pflanzenöle verwenden, ferner Nüsse, Mandeln, Weizenkeime und Nußmus oder Nußcremefett), reichlich Rohkost, viel Frucht- und Gemüsesäfte (oder Gemüsebouillon), viel Würzkräuter, Wildkräuter und Wildfrüchte.

Morgens: Apfel-Apfelsinen-Salat
Vollkornbrot mit Pflanzenbutter und Kräuterquark
Kräutertee oder Hagebuttenkerntee

Oder: Bircher-Müsli
Vollkornbrot (salzlos) mit Nußmus
1 Tasse Milch oder Apfeltee

Mittags: Frische Früchte oder Fruchtsalat
Rohgemüse: Sauerkraut, Sellerie, Kopf- oder Endiviensalat
Gekocht: Gedämpfte Erbsen im Reisring
Quark-Hagebutten-Speise

Oder: Früchte nach Jahreszeit oder Trockenobst
Rohgemüse: Möhren, Tomaten, Kresse
Gekocht: Lauchkartoffeln mit vegetarischem Aufschnitt
Quitten- oder Preiselbeerkompott

Abends: ½ Grapefruit
Kraftsuppe

Oder: Früchte und Nüsse
Reis (trocken) mit Apfelkompott oder gebackenen Bananen
oder Hagebuttenkompott mit Äpfeln

Oder: Vollkornbrot mit Rettichbutter und frischem Quark
Eingeweichte Trockenpflaumen oder -feigen

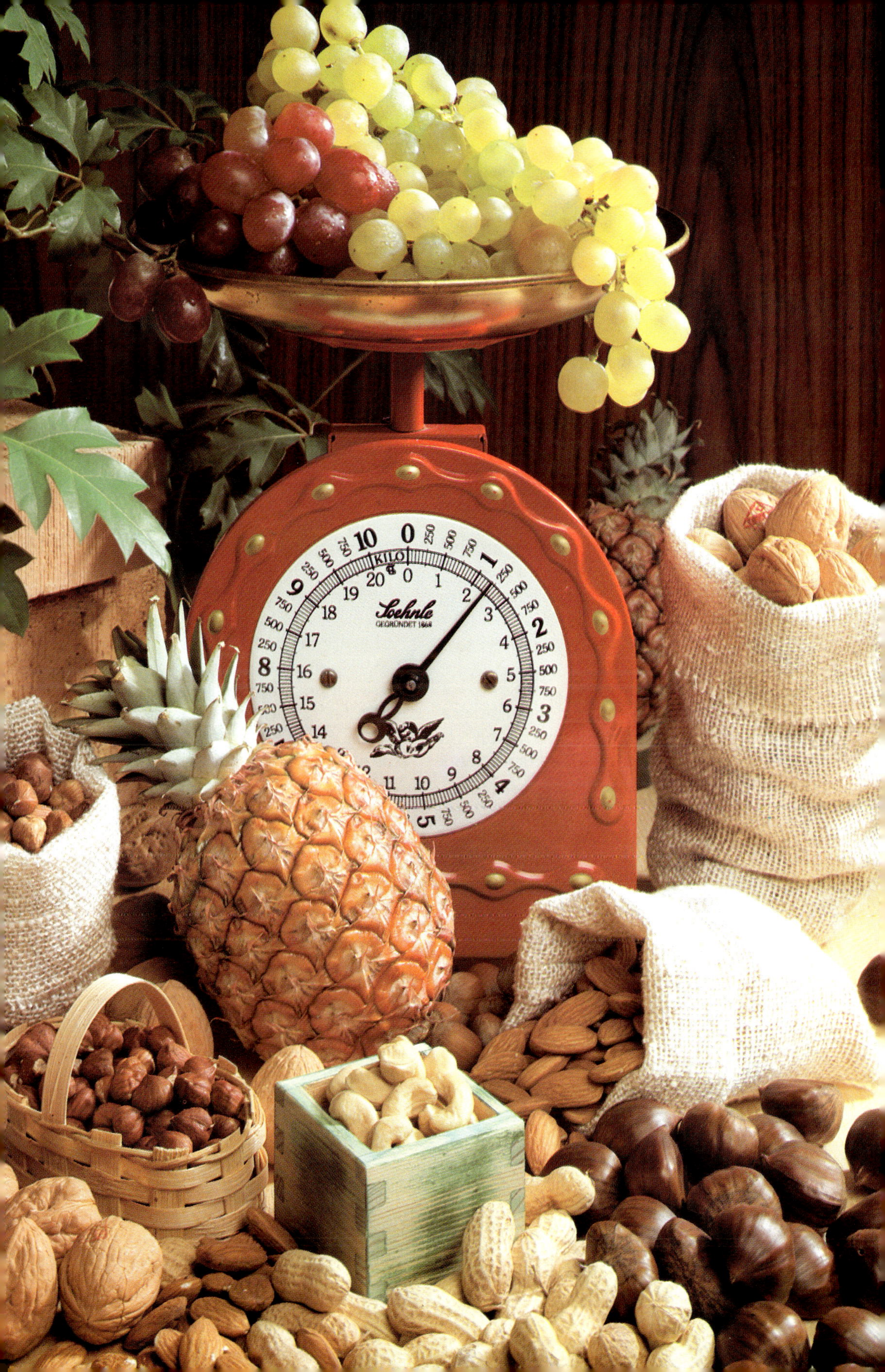
KILO
Soehnle
GEGRÜNDET 1868

Schlaganfall (Apoplexie)

Jeder achte Bundesbürger stirbt am Schlaganfall. Meist sind es um 75 000 Todesfälle im Jahr. 150 000 Bundesbürger erleiden jährlich einen Schlaganfall, sterben aber zunächst nicht daran. Die Hälfte davon bleibt völlig hilflos oder zumindest invalide.

Eine exakte Diagnose und schnelle, wirkungsvolle Behandlung sind leider nicht immer möglich. Akutbehandlung ist aber von entscheidender Bedeutung; sie muß daher mit allen Mitteln angestrebt werden, das heißt: Schnellstens den Arzt rufen und eilige Einweisung ins Krankenhaus.

Die Vorstellung, daß hoher Blutdruck immer eine Voraussetzung und Ursache des Schlaganfalls sei, ist ebenso unrichtig wie die Meinung, daß dieser hohe Blutdruck zu einer Hirnblutung aus einem geplatzten Hirngefäß führe.

Neuere Untersuchungen, besonders von Prof. *Gottstein* (Kiel), haben nämlich ergeben, daß nur in 18 % der Erkrankungen eine Hirnblutung und in 13 % eine Hirnembolie die Ursache des Schlaganfalls ist. Es bleiben 69 %, von denen nochmals 7 % auf schnell abklingende Hirndurchblutungsstörungen zurückzuführen sind. Die restlichen 62 % entstehen durch einen Hirninfarkt aufgrund einer arteriosklerotischen Verengung oder Verschließung einer im Gehirn gelegenen oder zum Gehirn führenden Arterie.

Das sind also die überwiegenden Fälle, und gerade ihnen kann man am besten vorbeugen. Auch kann man sie relativ gut behandeln. Die Vorbeugung besteht in

- Meiden von Gefäßgiften (Nikotin u. a.)
- ausreichender Bewegung, am besten körperlicher Arbeit oder sportlicher Betätigung
- fettarmer Ernährung mit mäßigem Kalorienwert und mäßigem Eiweißgehalt.
- Magnesiumzufuhr (mit der Nahrung oder als Medikament)

Nur durch Vorbeugung ist es möglich, einen vorzeitigen unwiderruflichen Abbau der Gehirnfunktionen und damit den berühmten „Riß in der Persönlichkeit“ zu verhindern.

Vom Beginn des 50. Lebensjahres an müssen Schwindelzustände, kurze Bewußtseinsstörungen, überraschende Ohnmachtsanfälle, Ohrensausen, gehäufte Kopfschmerzen, Schlafstörungen, plötzliches Leeregefühl im Kopf, erhöhte Reizbarkeit und depressive Verstimmungen als Alarmsymptome aufgefaßt werden.

Man hat den Eindruck, daß diese Erkrankung trotz ihrer katastrophalen Auswirkungen nicht genügend beachtet wird. Die weitverbreitete Auffassung, daß beim Schlaganfall sowieso nicht mehr viel zu machen sei, ist heute nicht mehr berechtigt.

Es stimmt einfach nicht, daß die Hirnzellen bereits nach einem fünf Minuten andauernden Blutmangel unwiderruflich geschädigt seien. Wenn der Notarzt schnell genug eintrifft, kann er medikamentös dafür sorgen, daß ein Durchblutungsmangel des Gehirns bis zu einer Stunde toleriert wird und somit Zeit bleibt für den Transport zur nächsten Intensivstation.

Wie bei der Herzinsuffizienz und der Hypertonie muß darauf aufmerksam gemacht werden, daß der Schlaganfall meist keine isolierte Krankheit darstellt und nicht nur als Folge der Verengung oder Zerreißung eines Gehirngefäßes auftritt. Bei 20–30 % der Erkrankungen spielen Herzinsuffizienz und Blutdruckveränderungen eine große Rolle.

Für die Grundlage des Schlaganfalls, die Hirngefäßveränderungen, kommen folgende Krankheiten und Lebensgewohnheiten in Frage: Überernährung, Zuckerkrankheit (Diabetes mellitus), Übergewicht, Rauchen und Stress (nervöse Dauerüberforderung).

Rauchen führt auf die Dauer sogar zu einer mehrfachen Schädigung des Gehirns.

Je nach der Anzahl der täglich gerauchten Zigaretten erhöht sich die Häufigkeit von Arterienverschlüssen bei Männern um das Neunfache, bei Frauen um das 16fache.

Die Entwicklung des ungeheuer verbreiteten Gefäßleidens Arteriosklerose mit der häufigen Folge des Schlaganfalls ist durch folgende Maßnahmen zu bremsen oder gar zu verhindern:

- Diätetische Beeinflussung aller etwa nachweisbaren Risikofaktoren (Blutzuckererhöhung, Harnsäureerhöhung im Blut, Hypertonie und Herzinsuffizienz); das ist praktisch nur mit einer vegetarischen Kost (siehe Kostpläne am Ende des Kapitels über die verschiedenen Kostformen) möglich.
- Absolutes und sofortiges Nichtrauchen.
- Regelmäßiges Körpertraining zur Leistungssteigerung des Herzens (Belastbarkeit vom Arzt feststellen lassen, Übertreibung schadet!) und zum Schutz gegen Stressreaktionen.

Arteriosklerose

Die Arteriosklerose ist nach Prof. Dr. *Schettler* heute die führende Krankheits- und Todesursache in der industrialisierten

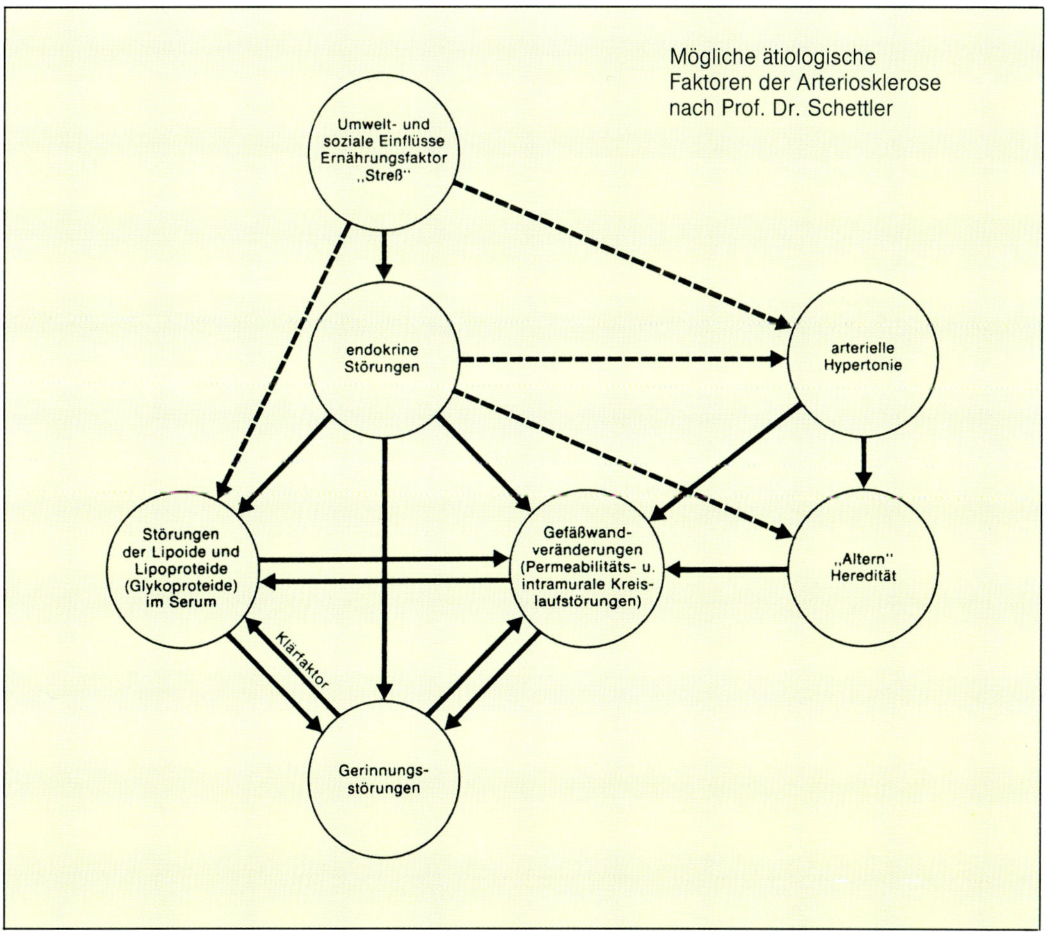

Die meisten krankmachenden Faktoren sind nicht angeboren, sondern erworben, um nicht zu sagen – selbstverschuldet. Regelmäßige körperliche Bewegung ist einer der Faktoren, die wir selbst beeinflussen können. Beim Seilhüpfen läßt sich auch gut „abspecken".

Welt. Man muß sogar etwas genauer sagen, daß die Herz- und Gefäßkrankheiten seit etwa 50 Jahren eindeutig an der Spitze stehen.

Über die Ursachen – es sind viele und nicht nur eine! – wird seit Jahrzehnten heftig gestritten. Von Prof. Dr. *Schettler* stammt die meines Erachtens beste Darstellung der möglichen ursächlichen Faktoren der Arteriosklerose (siehe Graphik auf Seite 171).

Die arteriosklerotischen Gefäßprozesse können je nach Lokalisation unter folgenden Krankheitsbildern in Erscheinung treten:

- Angina pectoris (Herzenge)
- Herzinfarkt
- Herzrhythmusstörungen
- Durchblutungsstörungen in den Extremitäten
- Durchblutungsstörungen des Gehirns
- Durchblutungsstörungen zahlreicher Arterien (= allgemeine Gefäßsklerose)

Diese Krankheiten entwickeln sich langsam über viele Jahre und bleiben lange Zeit symptomlos, führen aber schließlich und häufig akut zu irreparablen Funktionsausfällen.

Die Graphik läßt die außerordentliche Verflechtung von Umwelt- und Innenwelt-Faktoren erkennen. Die Arteriosklerose ist als ein Leiden zu betrachten, das sich aus vielen Ursachen entwickelt, wobei die Ernährung eine ganz entscheidende Rolle spielt.

Man erkennt aus dieser Darstellung aber auch die innere Verwandtschaft einer ganzen Reihe von krankhaften Gewebs- und Organveränderungen, Krankheiten, bei denen auf den ersten Blick gar kein Zusammenhang ersichtlich ist, wie: Umwelt und soziale Verhältnisse, die den Blutdruck erhöhen, die Hormondrüsen und wichtige Blutbestandteile (Fettstoffe und Fett-Eiweiß-Verbindungen) stören und das Altern beschleunigen.

Die veränderten Blutfaktoren wiederum haben eine verstärkte Gerinnungsneigung des Blutes zur Folge, wodurch der Blutstrom träge wird. Alle diese Wirkungen, Rückwirkungen und Veränderungen beeinflussen letztlich so stark die Gefäßwände, besonders die der Arterien und Kapillaren, daß sie sich verdicken. Einlagerungen entstehen, die Poren verstopfen, die Durchlässigkeit zu den Geweben und Organen hin wird verringert oder gar völlig aufgehoben, und der Blutdurchfluß kommt zum Stocken.

Zahlreiche Krankheiten sind unter den beschriebenen Umständen die logische und unausbleibliche Folge.

Die Darstellung läßt aber noch einen, für unser Handeln sehr wichtigen Rückschluß zu: Die meisten krankmachenden Faktoren sind nicht *angeboren*, sondern *erworben*, um nicht zu sagen, größtenteils selbstverschuldet, und zwar durch den Wohlstand, der zur Maßlosigkeit auf allen Gebieten führt, durch Verhaltensänderungen besonders in bezug auf unsere Nahrungsaufnahme und durch Bewegungsmangel und Mangel an körperlicher Arbeit.

Alle anderen denkbaren und sogar nachweisbaren Faktoren sind sekundärer Art und lediglich Folgen dieser drei genannten

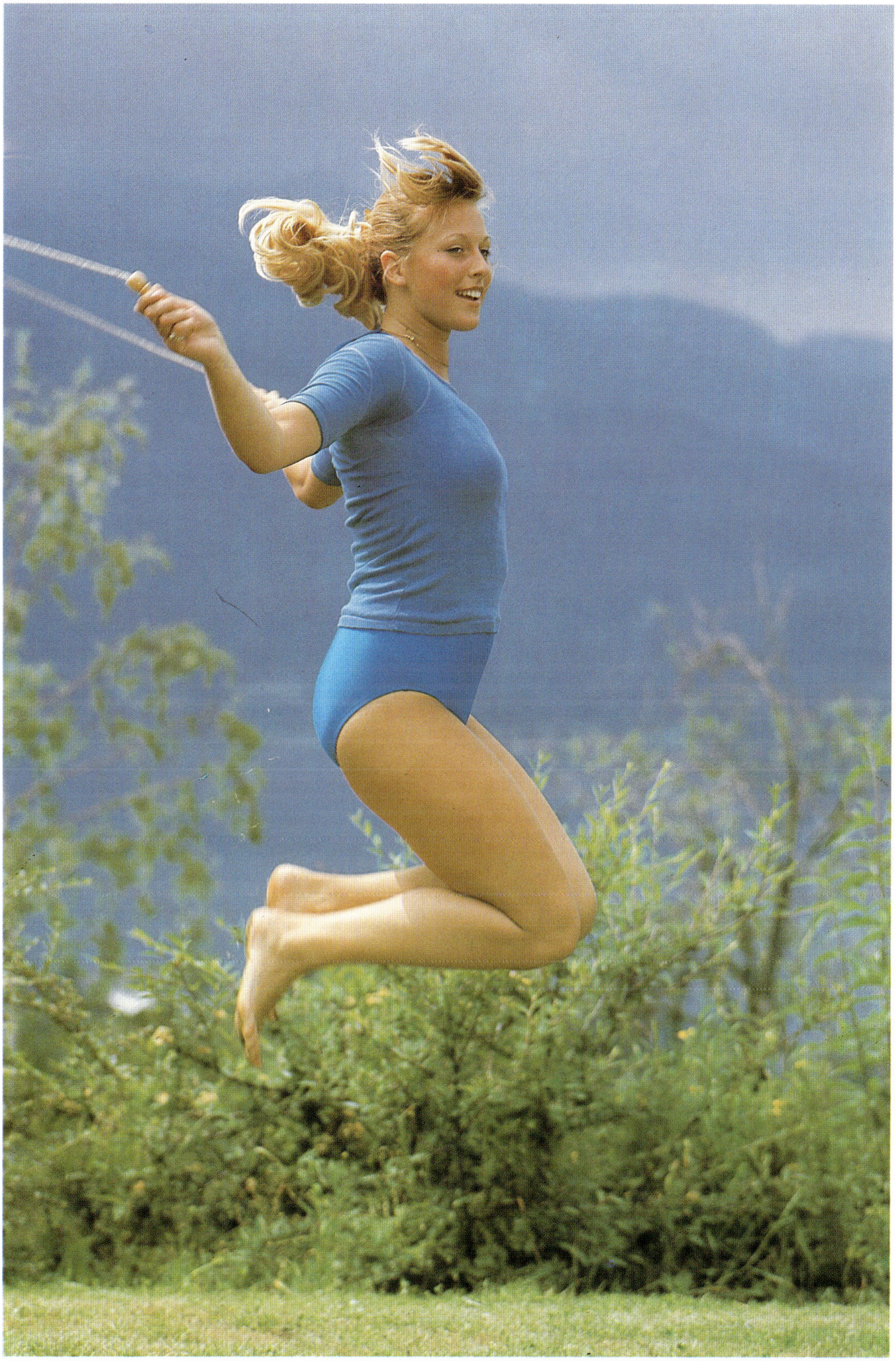

Hauptursachen. Dazu gehören z. B. die sogenannten Risikofaktoren: Übergewicht, erhöhte Fett-, Zucker- und Harnsäurespiegel im Blut, Bluthochdruck, Zigarettenrauchen und Stress.

Man erinnere sich nur an die Mangeljahre in und nach den beiden Weltkriegen. Es gab kaum Übergewicht, Gicht, Diabetes, Herzinfarkte, Bluthochdruck und anderes. Man brauchte von Risikofaktoren nicht zu sprechen und blieb von den verheerenden Folgen der Arteriosklerose weitgehend verschont.

Erst mit dem wiederaufkommenden Wohlstand und der damit verbundenen „Freßwelle" traten diese vorwiegend ernährungsbedingten Krankheiten ihren „Siegeszug" an, was heute eine ungebremste Kostenexplosion in der Krankenbehandlung zur Folge hat.

Wer sein Leben liebt und für sich und andere, zu seiner eigenen Freude sowie der seiner Kinder und sonstigen Angehörigen, tätig sein möchte, sollte sich sofort auf eine einfache Ernährungs- und Lebensweise umstellen.

Auf dem Gebiet der Ernährung, das uns hier in erster Linie interessiert, heißt das ganz generell:

- Nur soviel essen, wie nötig ist. Allein schon die Einschränkung der Nahrungsmenge auf das notwendige Maß ist ein nicht zu unterschätzender Gesundheitsfaktor, der viele Krankheiten verhütet.
- Ein ausgewogenes Verhältnis zwischen den verschiedenen hauptsächlichen Kalorienträgern (Eiweiß, Fett und Kohlenhydrate) finden, wobei die Gesamtmenge zwischen 1800 und 2200 Kalorien (7526–9196 Joule) schwanken kann.
- Ungefähr 25–30% der Kost in ungekochtem Zustand genießen, also als Roh- oder Frischkost.

Nähere Hinweise siehe unter „Ernährung bei Herz-Kreislauf-Erkrankungen" (Seite 180ff.).

Niedriger Blutdruck (Hypotonie)

Hier muß auch ein Wort zu einem zu niedrigen Blutdruck (Hypotonie) gesagt werden, an dem mindestens 5% der Bevölkerung leiden. Blutdruckwerte zwischen 100–150 mmHg systolisch (d. h. während der Zusammenziehung des Herzmuskels) und Werte zwischen 60–95 mmHg in der Diastole (d. h. während der Entspannung des Herzmuskels) gelten als normal. Sinkt der systolische Wert nun unter 100 mmHg, so können Kopfschmerzen, Schwindel, Angstgefühl, Konzentrationsschwäche, Herzklopfen und anhaltende Müdigkeit auftreten.

Ein zu niedriger Blutdruck tritt auf bei Infektionskrankheiten, zahlreichen Vergiftungen, nach schweren anderen Krankheiten, bei Blutverlusten, Magenleiden, körperlicher und geistiger Erschöpfung sowie bei schweren seelischen Erschütterungen.

Manche Menschen haben aber auch ohne diese Vorkrankheiten eine Veranlagung zu niedrigem Blutdruck, besonders wenn sie zum sogenannten asthenischen Körpertyp gehören. Das sind Menschen, die neben einem zu niedrigen Blutdruck auch schlaffes Bindegewebe, schlaffe Muskulatur, sehr schlanken Körperbau, schmale, zarte Knochen und meist auch eine blasse Hautfarbe aufweisen. Häufig klagen diese Menschen über rasche geistige und körperliche Ermüdbarkeit, Schwindel, Neigung zu Ohnmachten, großes Schlafbedürfnis, ständig kalte Hände und Füße und große nervöse Reizbarkeit.

Bei Menschen mit einer Veranlagung zu niedrigem Blutdruck richten die heute üblichen blutdrucksteigernden Medikamente wenig und nur so lange überhaupt etwas aus, wie die Medikamente eingenommen werden. Eine dauerhafte Besserung ist nur zu erwarten, wenn man durch Sport, insbesondere durch Schwimmen, eine Besserung der ganzen Körperverfassung er-

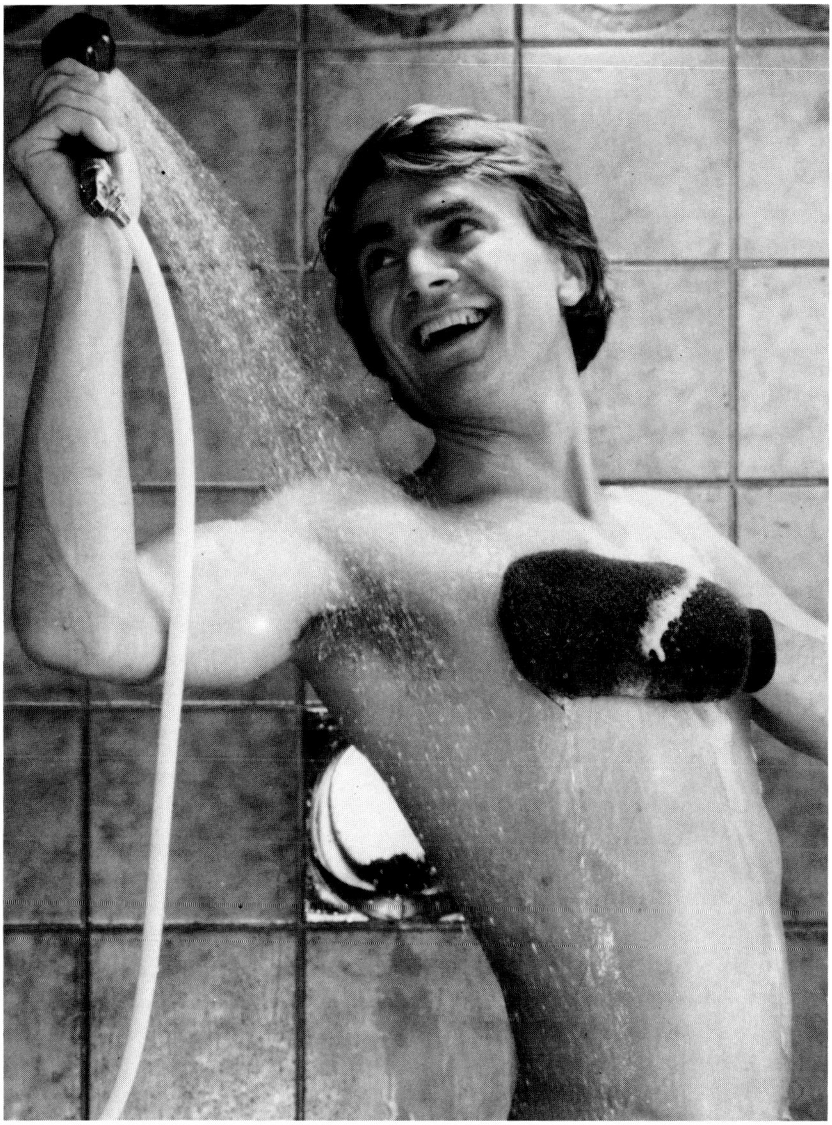

Dem niedrigen Blutdruck kann man nicht mit blutdrucksteigernden Medikamenten beikommen, da sie nur so lange wirken, wie sie eingenommen werden. Eine dauerhafte Besserung ist nur zu erwarten, wenn man durch sportliche Betätigung eine Besserung der ganzen Körperverfassung erreicht. Kalte Abwaschungen und morgendliche Wechselduschen helfen den Blutdruck normalisieren.

reicht. Viel kalte Abwaschungen und morgendliche Wechselduschen helfen den Blutdruck normalisieren. Diätetisch ist in diesem Falle eine salzarme Kost nicht zweckmäßig; man sollte sogar die Salzzufuhr durch Trinken von Meerwasser oder Zugabe von Voll- oder Meersalz steigern. Auch die tägliche Eiweißmenge kann langsam gesteigert werden.

Als normal gelten entsprechend der jeweiligen Altersstufe die folgenden Blutdruckwerte (in Millimeter Quecksilber):

bis 15 Jahre	100/80 mmHg
16–30 Jahre	120/80 mmHg
31–40 Jahre	125/85 mmHg
41–50 Jahre	130/90 mmHg
50–60 Jahre	135/95 mmHg
über 60 Jahre	140/95 mmHg

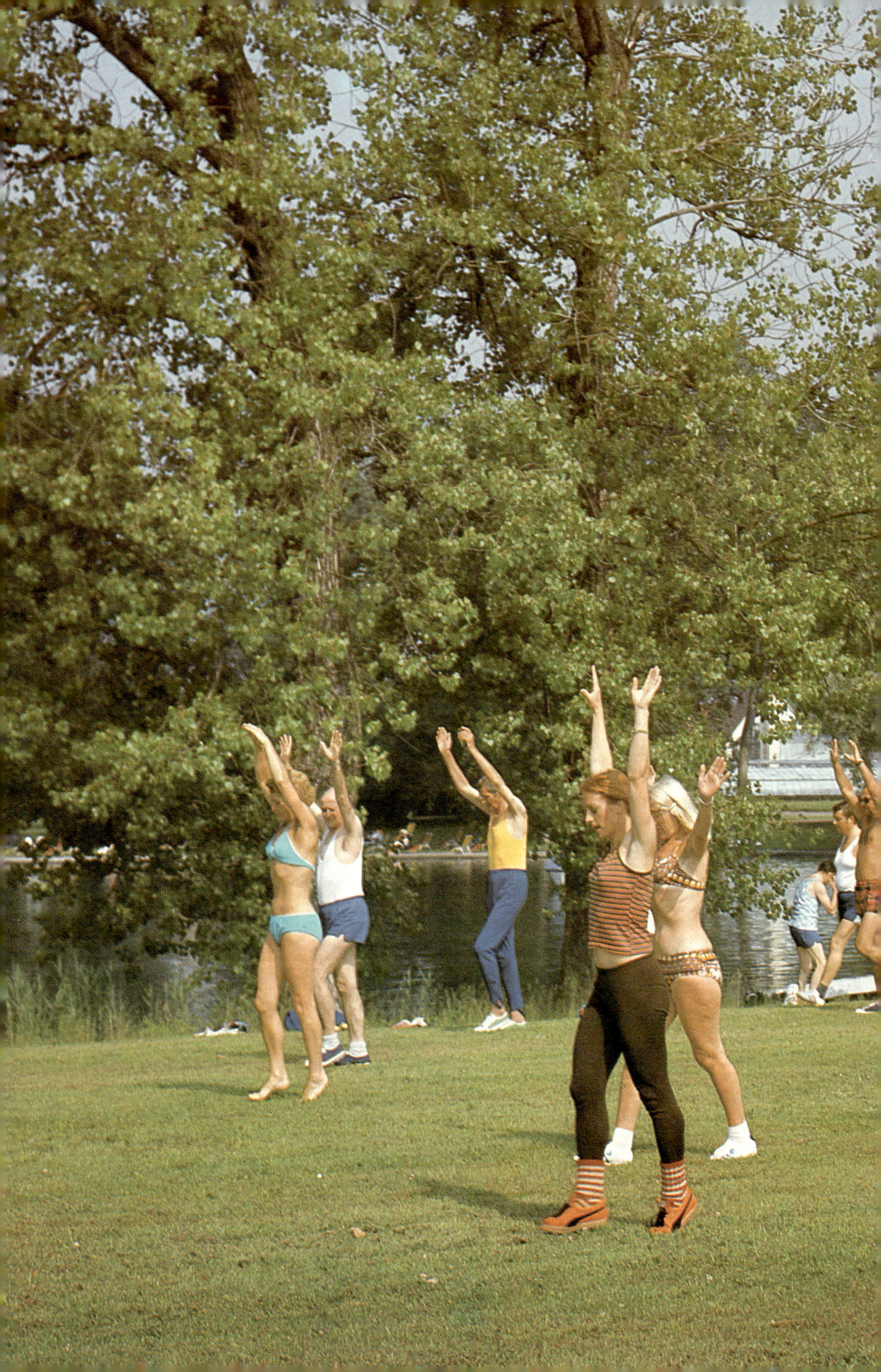

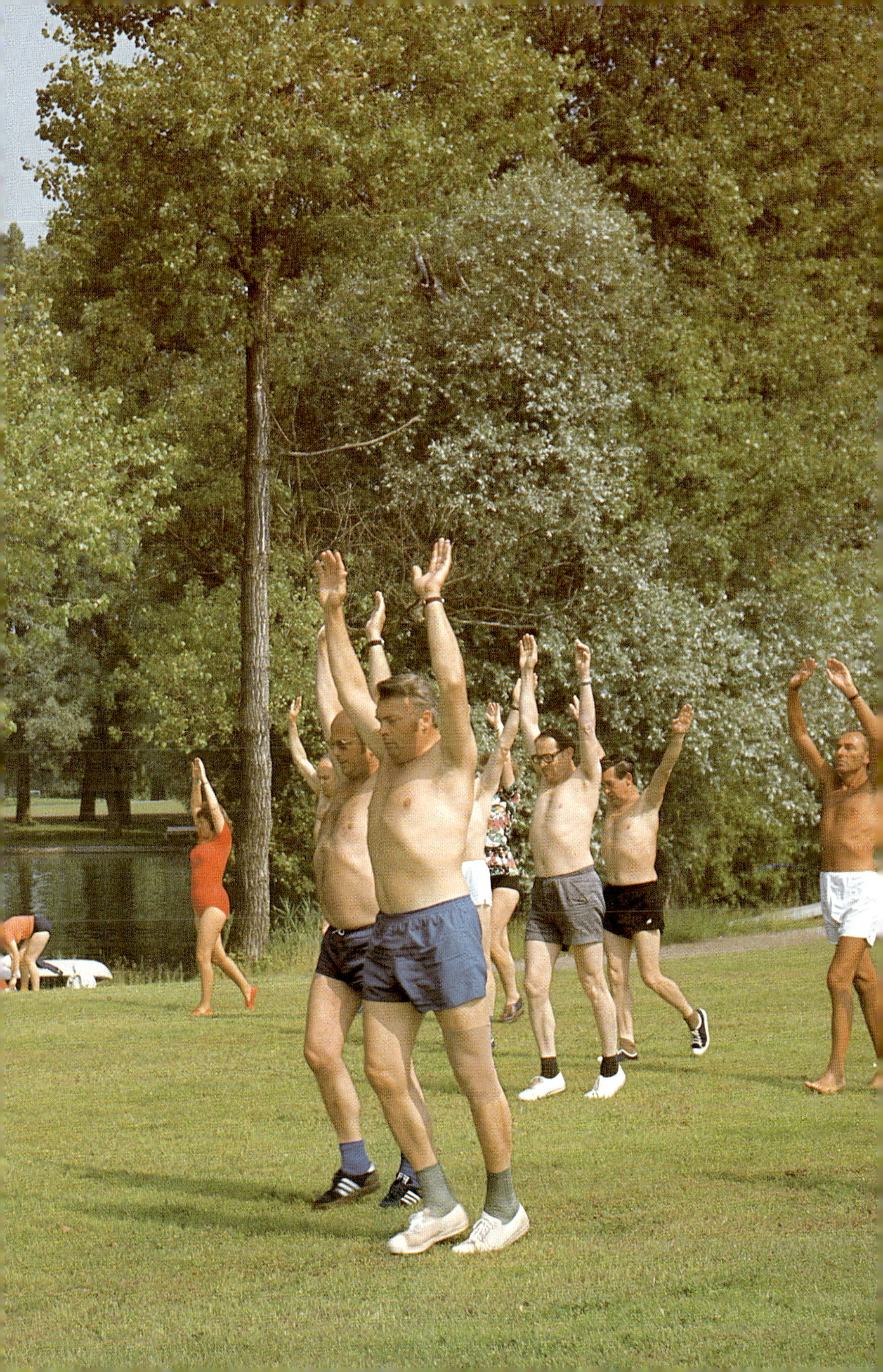

Diese Meßwerte sind natürlich Durchschnittswerte, die im Einzelfall erheblichen Schwankungen unterliegen können. Ruhe, Bewegung, Liegen, seelische Einflüsse, starke körperliche Anstrengungen führen zu vorübergehenden Änderungen. Darüber hinaus gibt es Veranlagungen für ständig zu hohe oder zu niedrige Werte.

Weichen die Meßwerte ständig und erheblich von den Normalwerten ab, läßt das auf krankhafte Vorgänge im Körper schließen, die vom Arzt aufgeklärt und eventuell behandelt werden müssen.

Auch beim niedrigen Blutdruck ist zur Kontrolle der Wirksamkeit der empfohlenen Maßnahmen die *Selbstmessung des Blutdrucks* zu empfehlen. Man sollte in vierwöchentlichen Abständen, dann aber ein- bis zweimal täglich, eine Woche lang messen, weil selbstverständlich eine schnelle Wirkung nicht zu erwarten ist.

Sobald sich aber die allgemeine Körperverfassung gebessert und damit einhergehend der Blutdruck normalisiert hat, bleibt er stabil. Ein Erfolgserlebnis ist ja dazu geeignet, weiterhin eine körperliche Ertüchtigung, insbesondere durch Schwimmen, Geh- und Lauftraining, beizubehalten.

Venenerkrankungen

Am Ende der arteriellen Strombahn befinden sich die kleinsten Arterien, Arteriolen genannt, die sich wiederum zu noch kleineren Gefäßen, den Haargefäßen oder Kapillaren, verengen. Hier und am Übergang in das venöse System, den Venolen – insgesamt terminale Strombahn genannt –, findet der Flüssigkeits- und Stoffaustausch zwischen Blut und Zwischengewebe statt. Den Kapillaren kommt hierbei die größte Bedeutung zu, weil sie ingesamt eine riesige Austauschfläche bilden.

Die Kapillaren besitzen mit ihren Innenwandzellen (Endothelzellen) und der darunter liegenden Basalmembran die wunderbare Fähigkeit des Auswahlvermögens, das heißt, sie schleusen verschiedene Stoffe ins Zwischengewebe durch und versperren anderen den Durchgang. Man nennt das auch Permeabilitätsbarriere. Das Durchschleusen geschieht einmal durch die Zwischenzellräume, die normal etwa 9 Nanometer (1 Nanometer = 0,000001 mm) groß sind, und zum andern direkt durch die Endothelzellen hindurch. Daß an diesen empfindlichen und feinsten Zell- und Gewebsvorgängen bereits ein Ansatzpunkt für Schädigungen durch Nahrungsüberlastung und Giftwirkungen besteht, ist leicht verständlich. Nur bei vernünftiger Ernährung entstehen keine Stoffwechselgifte und Ablagerungen an diesem hochdifferenzierten Schleusenmechanismus. So schädigt Nikotin z. B. besonders die Endothelzellen der Kapillaren, während sich überschüssiges Eiweiß in der Basalmembran ablagert. Beides hemmt den Stoffaustausch und beeinträchtigt damit die Gewebe und Organe, insbesondere das Herz.

Da sich Stoffwechselstörungen und Ablagerungen auf den Endothelzellen oder in der Basalmembran bei unserer übermäßigen Ernährung, dem hohen Genußmittelkonsum und der Giftbelastung unserer Nahrungsmittel nicht vermeiden lassen, müßte es naheliegen, daß Fastentage, Safttage, leichte Speisen und weitgehend vegetabile Ernährung die beste Hilfe und Entlastung darstellen.

Aus der Endstrombahn gelangt das Blut über die Venen in das venöse System, in dem das nun dunkle, mit nur noch wenig Sauerstoff und viel Kohlendioxid angereicherte Blut zum Herzen zurückgeführt wird. Die die Venen in ihrem Verlauf umgebende Muskulatur übt bei jeder Kontraktion eine rhythmische Druckwirkung auf die Venen aus und fördert damit den Rücklauf. Ein Teil der Venen besitzt Klappen, die sich nur in eine Richtung öffnen und so einen Rücklauf des Blutes verhindern. Die

Pumpfunktion ist bei der Gliedmaßenmuskulatur, besonders am Unterschenkel, am größten.

Solange normal ausgebildete Venen nicht geschädigt sind und die Venenklappen gut funktionieren, ist ein guter Blutrückfluß garantiert. Leider gibt es aber häufig angeborene Bindegewebsschwächen (Venen bestehen aus Bindegewebe), die zu schlaffen Venenwänden führen. Erweitern sich schließlich die größeren, teilweise sichtbaren (oberflächlichen) Venen stärker, so sprechen wir von Venenerweiterung, Varizen oder Krampfadern, die regelmäßig starke Rückstauungen, bei längerer Dauer auch Wasseransammlungen im Gewebe (Ödeme), entzündliche Veränderungen (Phlebitis = Venenentzündung) sowie schließlich geschwürige Defekte besonders an den Unterschenkeln (Ulcus cruris = „offene Beine") hervorrufen. Als Folge der Venenentzündung kann dann noch eine Venenthrombose (Thrombophlebitis) auftreten.

Alles das ist ein Grund, um sowohl angeborenen als auch erworbenen Venenveränderungen frühzeitig größte Aufmerksamkeit zu widmen, weil dann die zahlreichen schweren Folgezustände mit Hilfe der entsprechenden Fachärzte (Phlebologen) vermieden werden können. Wenn gleichzeitig Übergewicht, Herzinsuffizienz oder eine Erkrankung des arteriellen Systems besteht, was häufig der Fall ist, muß auch die diätetische Behandlung mit einer salzarmen, lacto-vegetabilen oder rein vegetabilen Kost zum Zuge kommen.

Reizleitungs- und Rhythmusstörungen des Herzens

Jede nervöse Übererregbarkeit kann sich auch auf das Reizbildungssystem auswirken. Es entstehen dann Herzjagen, Extraschläge (Extrasystolen) und unter Umständen Kammerflimmern. Eine Unterbrechung im Reizleitungssystem hat Reizleitungsstörungen, wie Herzblock oder das WPW-Syndrom (= Wolff-Parkinson-White-Syndrom) zur Folge, wobei eine verkürzte Vorhofkammerleitung und eine Leitungsverzögerung im Kammerbereich auftritt. Diese Erkrankung kommt aber auch angeboren und bei entzündlichen oder degenerativen Herzerkrankungen vor, wie Herzmuskelentzündung bzw. Herzinfarkt.

Wie die verschiedenen Reizbildungs- und Reizleitungsstörungen zustande kommen, ist im einzelnen noch nicht geklärt. Die Reizbildungsmechanismen unterscheiden sich hinsichtlich der Gewebspartien, in denen sie auftreten, auch in der elektrischen Erregbarkeit sowie der Art der beteiligten, die Zellmembranen durchdringenden Ionenströme. Wegen dieser Unterschiedlichkeiten ist auch die medikamentöse Beeinflußbarkeit oft recht verschieden.

Einflüsse, die den Kalziumeinstrom in die Zelle erhöhen, z. B. Frequenzsteigerung, zu hoher Kalziumspiegel im Blut und ein erniedrigter Blutkaliumgehalt, können die krankhafte Erregungsbildung fördern. Substanzen oder andere Maßnahmen, die den Kalziumeinstrom vermindern, haben einen hemmenden Einfluß auf die unnormale Erregungsbildung. Generelle Empfehlungen sind noch nicht möglich. Kranke mit Rhythmusstörungen des Herzens müssen sich einem Facharzt für Kardiologie anvertrauen, der am ehesten feststellen kann, auf welche Behandlung der einzelne Patient anspricht. Die Möglichkeiten dazu reichen von physikalischen Maßnahmen über medikamentöse Einwirkungen bis zu chirurgischen Eingriffen.

Eine spezielle Diät für Herzrhythmusstörungen gibt es bis jetzt nicht. Die neueren Erkenntnisse über den Einfluß der Ionenbewegungen, vor allem von Kalzium und Kalium, bieten Ansatzpunkte für Überlegungen zu einer kaliumreichen Ernährung, wie sie mit Früchten und Gemüsen möglich sein dürfte.

Ernährung bei Herz-Kreislauf-Erkrankungen

Geht man die Reihe der besprochenen Krankheiten durch, so erkennt man, daß die zu ihrer heilenden Beeinflussung notwendigen Maßnahmen den gleichen Prinzipien entsprechen müssen. Dabei sind die Maßnahmen zur Vorbeugung (Prophylaxe) die gleichen wie zur Therapie dieser Erkrankungen. Sie erfordern aber zum Teil tiefgreifende Umstellungen der Lebensweise, der Lebensgewohnheiten und der Ernährung.

Die Maßnahmen zur Umstellung der Ernährung lauten:

- Reduktion der Kalorienzufuhr (= Energiezufuhr) auf 1800–2200 Kalorien (7526–9196 Joule) je nach tatsächlicher körperlicher Betätigung.
- Reduktion der Fettzufuhr auf 30% der täglich zugeführten Energie,
  bei 1800 Kalorien (7526 Joule) = 58 g,
  bei 2000 Kalorien (8360 Joule) = 65 g,
  bei 2200 Kalorien (9196 Joule) = 70 g.
  Hinsichtlich der Qualität der Fette muß darauf geachtet werden, daß sie genügend ungesättigte Fettsäuren enthalten, was am einfachsten durch den Gebrauch von kaltgeschlagenen Pflanzenölen (Olivenöl, Sonnenblumenöl, Maiskeimöl, Weizenkeimöl u. a.) zu erreichen ist. Diese Öle enthalten auch kein unnötiges Nahrungscholesterin.
- Bei den Eiweißlieferanten sind die pflanzlichen Eiweißträger den tierischen vorzuziehen, vor allem statt Fleisch lieber Soja, Nüsse, Bohnen verwenden und schließlich auch saure Milchprodukte bevorzugen (wenn keine nachgewiesene Allergie dagegen besteht).
- Bei den kohlenhydratreichen Lebensmitteln vermeide man Weißzucker, Weißmehl und bevorzuge Vollkornprodukte, Honig, Trockenfrüchte und wiederum Bohnen- und Sojaprodukte, da sie nicht nur Eiweiß, sondern auch Kohlenhydrate liefern.
- Bei der täglichen Kochsalzzufuhr, die bei der Durchschnittskost meist 10–15 g täglich beträgt, ist eine Reduktion auf 3 g täglich äußerst wichtig.
- Ein Viertel der täglichen Nahrungsaufnahme muß Frischkost (Rohkost) sein, weil sie unter anderem die für eine normale Darmfunktion notwendigen Rohfasern (Ballaststoffe) enthält.
- So wertvoll Frucht- und Gemüsesäfte auch sind, es ist besser, die ganzen Früchte und Gemüse zu verzehren, weil nur so alle Wirkstoffe einschließlich der Rohfasern erhalten bleiben.
- Früchte und Salate sollte man als Vorspeise servieren.

Natürlich erfordert eine solche Kostform nicht nur eine intensive und interessierte Mitarbeit des Patienten, sondern auch eine positive Einstellung des Arztes dazu. Ohne einen gewissen Zeitaufwand für diese Fragen geht es in einem guten Arzt-Patienten-Verhältnis nicht. Es soll auch nochmals betont werden, daß die Kostform (Diät) bei der Behandlung der Herz-Kreislauf-Erkrankungen nicht alles ist. Eine erhöhte körperliche Aktivität, deren Form und Ausmaß vom Arzt bestimmt werden muß, ist ebenso notwendig wie die Raucherentwöhnung und das Vermeiden von Alkoholmißbrauch.

Die Heilkostformen bei Herz-Kreislauf-Erkrankungen

Immer mehr setzt sich die Erkenntnis durch, daß bei der *Herzleistungsschwäche* (Herzinsuffizienz) die salzarme, vegetarische Kost (Kostform 4) die empfehlenswerteste ist. Die praktische Durchführung mit einem Wochenspeiseplan wurde im vorhergehenden Kapitel über „Die Anwendung der 5 Heilkostformen" dargestellt.

Beim *Herzinfarkt* führen alle Erfahrungen und wichtige wissenschaftliche Erkenntnisse dazu, daß es hierbei am sinnvollsten ist, die Reihenfolge der Heilkostformen vom Saftfasten (Kostform 1) über die Rohkost (Kostform 3) bis zur salzarmen, streng vegetarischen Kost (Kostform 4) durchzuführen, um erst nach Wochen oder Monaten und nach wesentlicher Besserung oder gar Normalisierung aller Krankheitserscheinungen zur lacto-vegetabilen Vollkost (Kostform 5) überzugehen, die dann längere Zeit beibehalten werden muß.

Auch beim *hohen Blutdruck* liegt das Schwergewicht der Heilkost, wie die Darstellung des Krankheitsbildes zeigt, ganz eindeutig auf der salzarmen, streng vegetarischen Kost. Am besten beginnt man aber bei der Kostform 1 (Tee- und Saftfasten), geht nach 2–3 Tagen auf Kostform 3 (Rohkost) über, die am besten 2–3 Wochen beibehalten wird. Dann folgt für 6–8 Wochen die Kostform 4 (salzarme, vegetarische Kost), die äußerst wichtig ist. Erst nach wesentlicher Besserung der Blutdruckwerte kann man auf die lacto-vegetabile Kost (Kostform 5) übergehen, die am besten lebenslang beibehalten wird.

Die *praktische Durchführung der Kostformen* geht wiederum aus dem vorhergehenden Kapitel „Die Anwendung der 5 Heilkostformen" hervor.

Da sowohl der *Schlaganfall* (Apoplexie) als auch die *Arteriosklerose* in einem engen Zusammenhang stehen mit den vorher beschriebenen Herz- und Gefäßerkrankungen und den sogenannten Risikofaktoren, die sich vor allem auch aus den Stoffwechselveränderungen (hoher Blutzucker, hoher Cholesterin-, Neutralfett- und Harnsäurespiegel) im Blut ergeben, ist schon zu erwarten, daß für diese oft lange Jahre unerkannt bleibenden Erkrankungen zur Vorbeugung und Behandlung vor allem die Heilkostformen 3 (Rohkost) und 4 (salzarme, streng vegetarische Kost) in Frage kommen und die Basis aller sonstigen Maßnahmen (Medikamente, physikalische Behandlung) darstellen.

Für die führenden Stoffwechselforscher und Kardiologen bestehen darüber heute kaum noch Zweifel. Selbstverständlich gehören große Willenskraft und ständige liebevolle Unterstützung aus der engeren Umgebung des Kranken dazu, mehr oder weniger strenge Heilkostmaßnahmen (man vermeidet heute gern den negativ beladenen Begriff „Diät") über längere Zeit, manchmal ein Leben lang, durchführen zu können. Doch zeigt dieses Buch mit seinen Wochenplänen und den zahlreichen Rezepten, daß die verschiedenen Heilkostformen, richtig zubereitet, schmackhaft sind und zur Essensfreude beitragen.

Daß der krankhaft *niedrige Blutdruck* eine Ausnahme bei der Beeinflussung durch Heilkostmaßnahmen bildet, hat die Darstellung des Krankheitsbildes gezeigt. Die Ernährung kann hierbei nur in einer Vollwertkost (Kostform 5) bestehen, um eine bestmögliche Versorgung des Körpers zu sichern. Eine fühlbare Besserung läßt sich nur durch Bewegungsübungen (Gehen, Laufen, Schwimmen) erreichen, die zu einem regelrechten Konditionstraining ausgebaut werden können.

Auch die *Venenerkrankungen* vermag man nur durch entsprechende Heilkostmaßnahmen zu beeinflussen, wenn nicht Begleiterkrankungen wie Übergewicht, Herz- oder Lebererkrankungen ohnehin Heilkostmaßnahmen erfordern, die oft auch zugleich eine Besserung der Venenfunktion zur Folge haben. Eine gute lacto-vegetabile Vollwertkost bildet in Verbindung mit den genannten Übungsmaßnahmen auch die beste Vorbeugung gegen Verschlimmerungen.

Bei den *Reizleitungs- und Rhythmusstörungen des Herzens* steht die nervöse Übererregung im Vordergrund. Wenn sich die Überlegungen zu einer kaliumreichen Ernährung als richtig erweisen, dann ist die reichliche Verwendung von Früchten und Gemüsen, also der Kostformen 3, 4 oder auch 5, der richtige Weg dazu.

Die Durchführung der verschiedenen Kostformen ist im Kapitel „Die Anwendung der 5 Heilkostformen" nachzulesen.

Aufbau der Heilkost ...

Der *Aufbau der Heilkost* geschieht in fünf Stufen, die je nach Schwere der Erkrankung von unterschiedlicher Dauer sein können. Die einzelnen Stufen lassen sich zwanglos unseren fünf Kostformen zuordnen.

Beginn mit *Stufe I*, entsprechend unserer Kostform 1: Saftfasten, das 1–2 Tage lang zur Einleitung der Heilkost durchgeführt wird.

Es soll dabei zur völligen Entleerung des Darmes kommen. Eventuell muß mit Kamilleneinläufen oder einem Darmbad nachgeholfen werden. Meist kommt es auch zu einer vermehrten Urinabgabe und als Folge der gesteigerten Entleerungen zu einer Entgiftung des Stoffwechsels.

In der *Stufe II* geht man zur flüssig-breiigen Kost (Kostform 2) über, die den gleichen Zielen dient wie das Saftfasten, aber viel leichter zu ertragen ist, da der Körper schon wieder mit den notwendigsten Nähr- und Wirkstoffen versorgt wird, wenn auch in verminderter Menge. Dauer: 1–3 Tage oder länger.

Die *Stufe III* führt uns zur Rohkost (Kostform 3), die bereits ausgesprochene Heilwirkungen auf Kreislauforgane, Nieren, Leber und den gesamten Stoffwechsel entfaltet. Allerdings muß man versuchen, einwandfreie Nahrungsmittel zu erhalten. Dr. *Bircher-Benner* hatte schon erkannt, daß chemische Überdüngung die Heilwirkung der Pflanzen mindert. Der Gehalt an Rohkost (Frischkost) ist mitentscheidend für die Lebensqualität des Organismus (nach Frau Dr. med. *D. Liechti-von Brasch*). Es ist sinnvoll, die Stufe III möglichst lange durchzuhalten, nach Möglichkeit 2–4 Wochen, was in bezug auf Menge und Qualität der Nahrungsstoffe durchaus möglich ist.

Der Übergang zu *Stufe IV* – das entspricht unserer Kostform 4 (salzarme, streng vegetarische Kost) – bezieht die Kochkost ein und vervielfältigt den Speisezettel erheblich. 25–30 Prozent unserer Nahrung müssen täglich als Rohkost erhalten bleiben. Man kann diese Kostform ohne Schwierigkeiten einige Monate lang beibehalten.

Der letzte Übergang zu *Stufe V* (Kostform 5 = ovo-lacto-vegetabile Vollkost) sollte langsam vollzogen werden, weil nun Milch und Milchprodukte sowie Eier (sparsam) verwendet werden. Diese Kostform entspricht in allen Stücken der sogenannten Vollwertkost. Sie stellt eine normale, leistungsfähig und gesund erhaltende Kost dar.

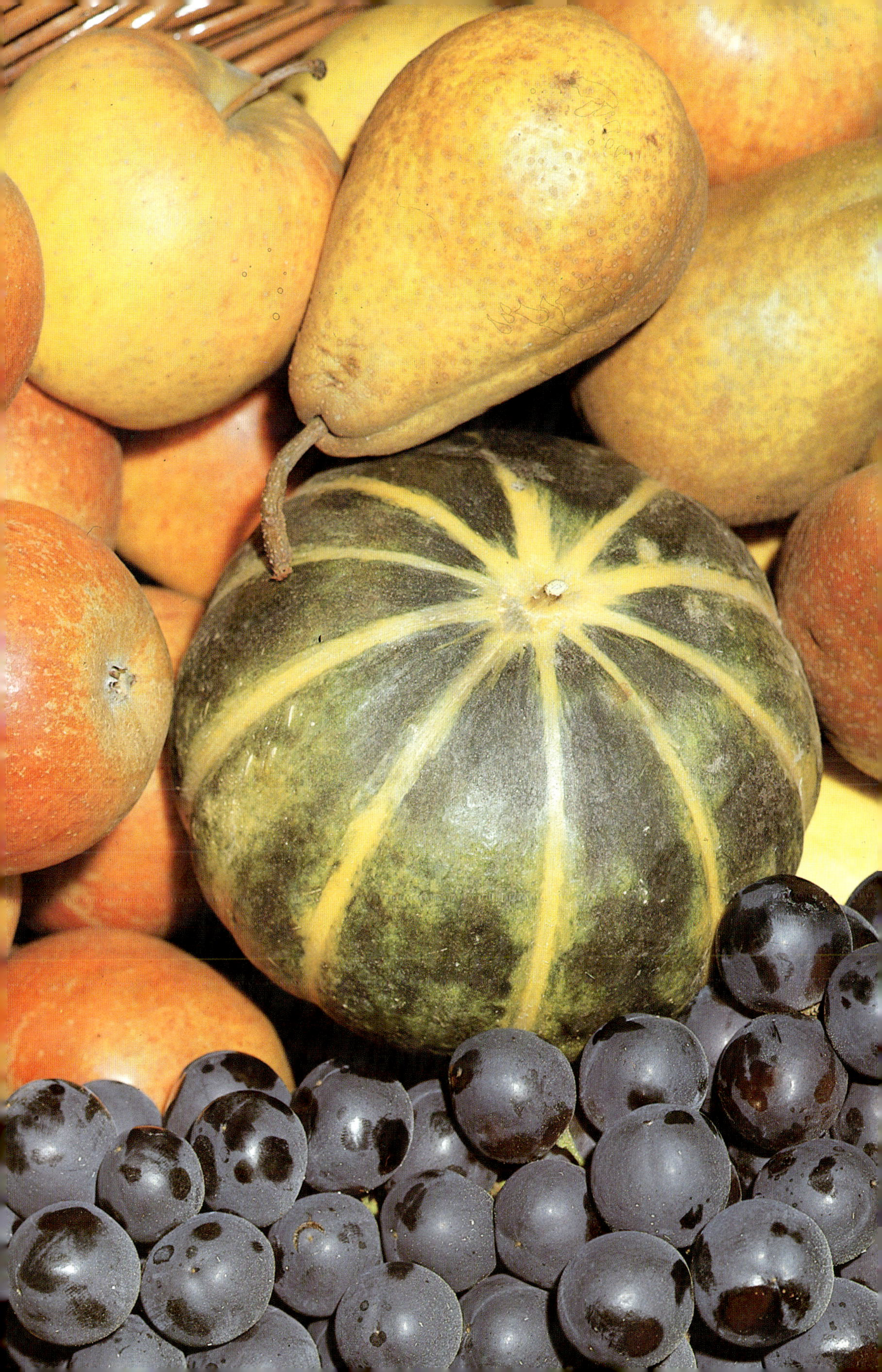

Heilkost bei Erkrankungen der Verdauungsorgane

An der Verarbeitung und Aufsaugung der täglich mehrmals zugeführten Nahrung sind zahlreiche Organe beteiligt. Sie stehen durch vielseitige Wechselwirkungen miteinander in Verbindung. Das Ziel der mannigfaltigen, nervös gesteuerten Einflüsse auf die Nahrungsmittel ist zunächst die Vorbereitung zu einer Form, in der wir sie aufnehmen können.

IN DIESEM KAPITEL:

- Heilnahrung bei Erkrankungen der Kauorgane
- Heilnahrung bei Erkrankungen des Magens und des Zwölffingerdarms
  Magenschleimhautkatarrh, Reizmagen (akut und chronisch) · Magengeschwür · Zwölffingerdarmgeschwür · Magenkrebs
- Heilmaßnahmen bei akuten und chronischen Darmerkrankungen
  Darmträgheit · Chronische Verstopfung (Obstipation) · Darmkatarrh (Diarrhoe) · Crohnsche Krankheit · Blinddarmentzündung · Blähsucht (Meteorismus) · Reizkolon · Dickdarmpolypen · Divertikulose · Dickdarmentzündung · Dickdarmkrebs · Hämorrhoiden und Krampfadern · Analfissur und Analrhagaden · Parasitäre Darmerkrankungen
- Heilmaßnahmen bei Erkrankungen der Bauchspeicheldrüse
- Heilmaßnahmen bei Leber-Gallen-Krankheiten

Den komplizierten Verdauungsvorgängen entsprechend können die Verdauungsstörungen und die mangelhafte Aufsaugung der Nahrungsmittel verschiedene Ursachen haben. Manchmal beginnen die Störungen schon im Anfangsteil des Magen-Darm-Kanals, nämlich im Mund. Häufig liegen sie im Magen, in den verschiedenen Darmabschnitten oder in den großen Verdauungsdrüsen.

Über den Sitz oder die Art der Störung, wie Entzündung, Degeneration oder Entartung (Tumorbildung), gibt die Bezeichnung der Krankheit Auskunft, z. B. Mundschleimhautentzündung, Blähsucht, Magengeschwür, Darmkatarrh, Dickdarmkrebs oder die verschiedenen Leber- und Bauchspeicheldrüsenstörungen.

Bei aller Unterschiedlichkeit dieser Krankheiten wird man in deren Diätbehandlung stets auf einige wenige Grundformen zurückgreifen müssen, die aber so gestaltet sind, daß man nach mehr oder weniger langer Schonung der Verdauungsorgane und entsprechender Besserung zu einer gesunden Vollkost zurückkehren kann.

In der Übersicht auf den Seiten 114 und 115 sind diese Grundformen auf knappstem Raum zusammengestellt. In den folgenden Kapiteln werden die einzelnen Krankheiten oder Krankheitsgruppen des Magen-Darm-Kanals mit ihrer Heilkost besprochen, die sich immer wieder auf die in der Übersicht dargestellten Grundformen bezieht.

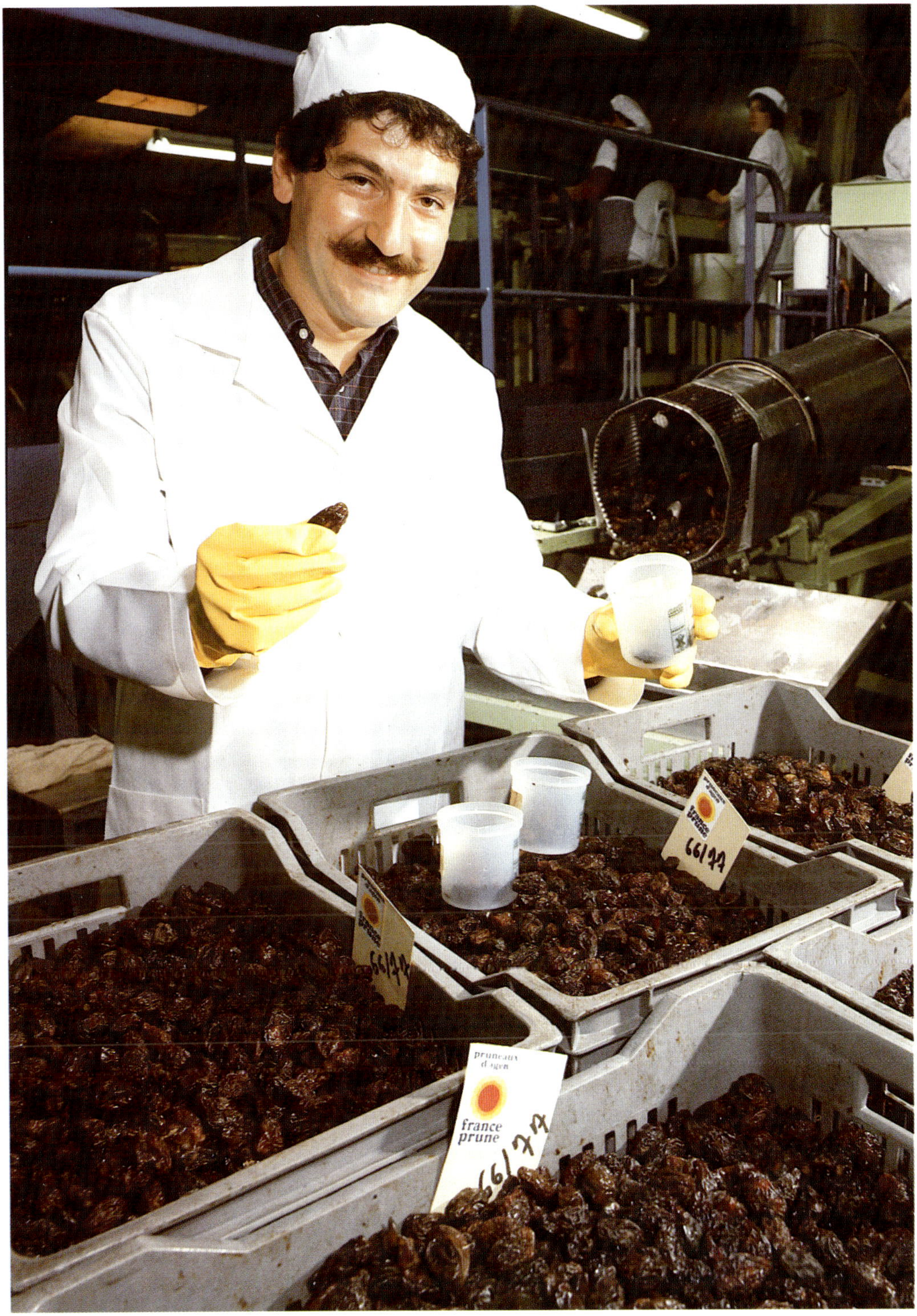

Trockenpflaumen – wie überhaupt alles Trockenobst – gehören zur lacto-vegetabilen Heilkost. Unser Bild zeigt den Verarbeitungsprozeß der frisch angelieferten Früchte. Die Trockenpflaumen, die in den Reformhäusern angeboten werden, enthalten keine chemischen Zusätze.

Heilnahrung bei Erkrankungen der Kauorgane

Wenn wir über den heilenden Einfluß der Nahrung auf die Erkrankungen der Verdauungsorgane sprechen wollen, so müssen wir zunächst die *Zahnfäule* (Karies) betrachten. Leider wird ihr von seiten des praktischen Arztes oder des Facharztes für innere Krankheiten nur wenig Beachtung geschenkt, weil sie heute noch fast allgemein als eine nur örtlich bedingte Erkrankung angesehen wird, die allein durch Zahnpflege und rein zahnärztliche Methoden behandelt werden müsse. Diese Auffassung aber hat sich längst als überholt herausgestellt.

Doch wie kann man dieser Seuche „Karies" am besten beikommen?

Zahnfäule (Karies)

Die Theorie von der rein örtlichen Entstehung der Zahnfäule (Karies) stammt aus den achtziger Jahren des vorigen Jahrhunderts, als die Bakteriologie begann, allem Forschen und Denken ihren Stempel aufzudrücken. Es ist die sogenannte chemisch-parasitäre Kariestheorie von *Miller*, die leider bis heute noch bei vielen Vertretern der Wissenschaft allein maßgebend ist. Danach entsteht die Zahnfäule auf folgendem Wege: Die zwischen den Zähnen haftengebliebenen Speisereste (Kohlenhydrate) gären, wodurch es zur Säurebildung kommt. Die Säuren entziehen den Zähnen die Kalksubstanz. Der erweichte Rückstand ist für die reichlich in der Mundhöhle vorhandenen Bakterien angreifbar, die nun den Zahn zerstören.

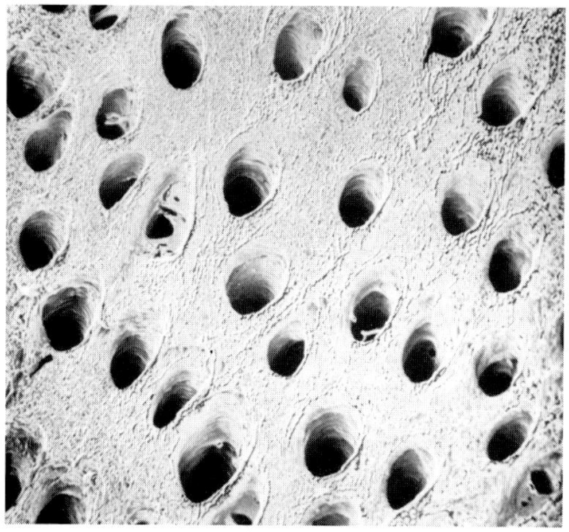

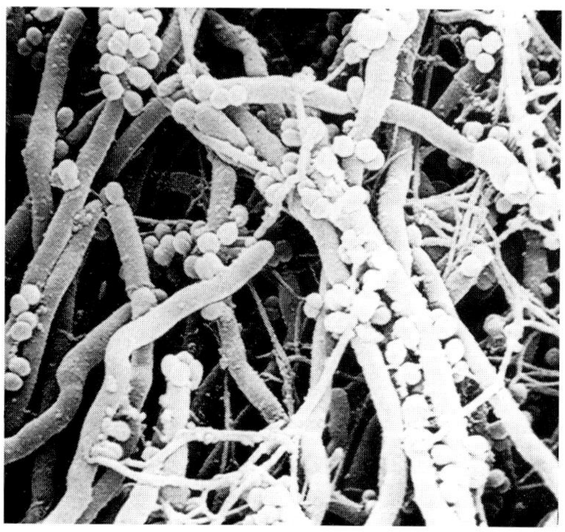

Wenn das die alleinige oder hauptsächliche Ursache der Zahnfäule wäre, dann hätte durch eine tägliche gewissenhafte Zahnpflege und Mundsäuberung mit Hilfe von Zahnpasta, Zahnbürste und Mundwasser die Erkrankung in kurzer Zeit nahe-

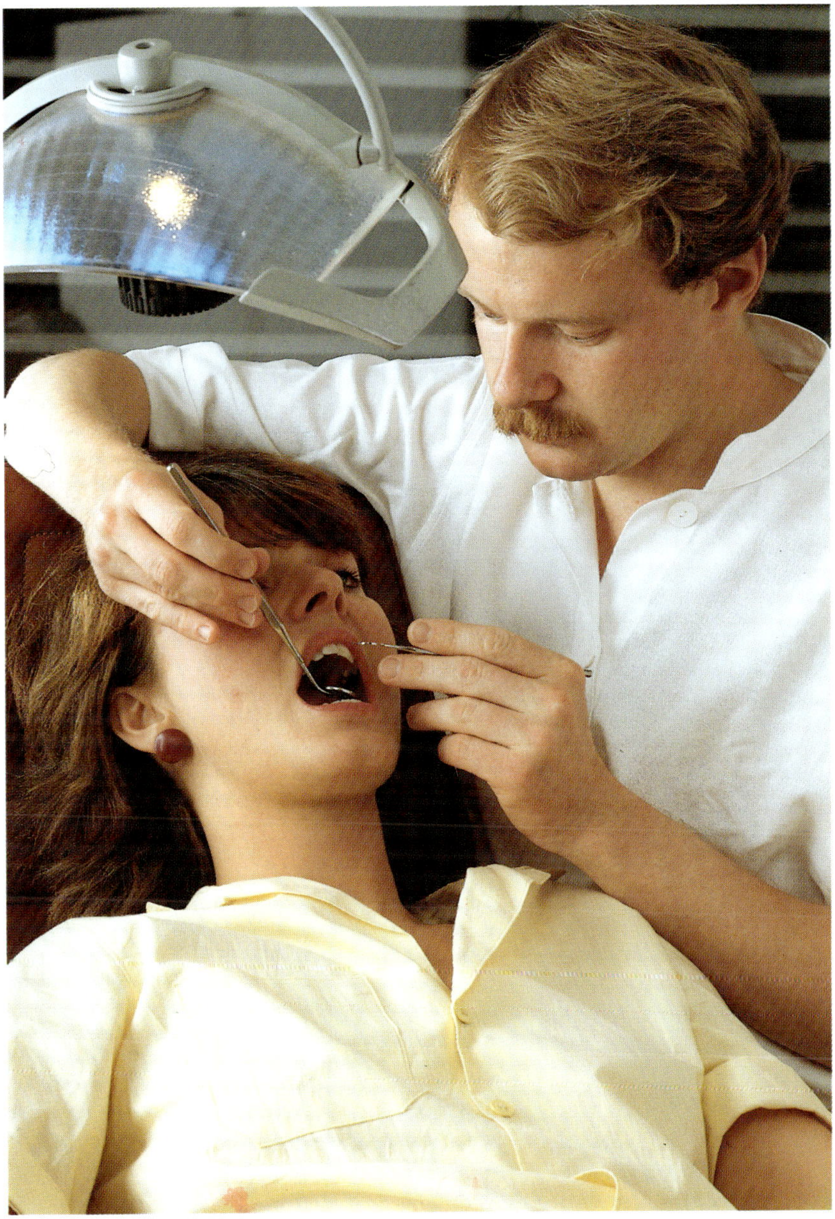

Regelmäßige Zahnpflege ist wichtig für die Erhaltung der Zähne. Nur wer jedes Jahr seine Zähne kontrollieren läßt, erhält von der Krankenkasse einen „Bonus". ■ Linke Seite oben: So sehen Zähne unter dem schützenden Zahnschmelz aus. Feine Kanälchen durchziehen das Zahnbein. Unten: Zähne Stunden nach dem Putzen – ein Treffpunkt der Bakterien.

zu ausgerottet sein müssen. Das ist leider nicht der Fall. Die Zahnfäule konnte durch örtliche Maßnahmen nicht nur nicht zum Stehen gebracht werden, sondern sie stieg im letzten Jahrhundert in allen Kulturländern ungeachtet aller Zahnbürsten und Pasten so enorm an, daß wir heute vor der Tatsache stehen, daß kaum 5 % aller in hochkultivierten Ländern lebenden Menschen noch ein gesundes Gebiß haben. Andere Untersuchungen, die auch höhere Altersklassen berücksichtigen, fanden, daß

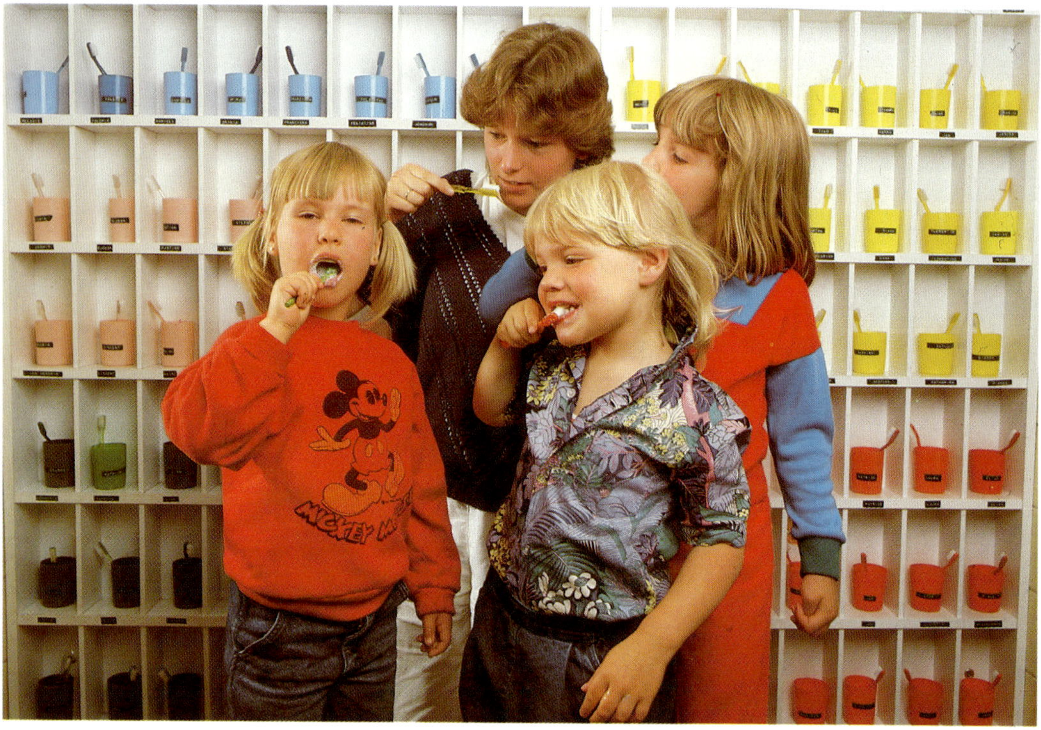

Zähne sind ein Spiegel der Gesundheit. Kinder sollten schon von klein auf zur regelmäßigen Zahnpflege angehalten werden.

von 100 Menschen gerade noch *einer* gesunde Zähne hat.

Dieses Ergebnis läßt sich trotz aller Erkenntnisse, Fortschritte und Erfolge der medizinischen Wissenschaft nicht mehr verbergen. Die Entwicklung der Zahnheilkunde in den letzten 50 Jahren und die Vervollkommnung der Methoden zur Wiederherstellung des Gebisses durch Füllungen aus Zement, Amalgam, Gold, Porzellan oder durch Zahnersatz aus Kautschuk, Stahl, Gold oder durch komplizierte Porzellanvollkronen oder Brücken legen ein beredtes Zeugnis für die steigende Notwendigkeit der Zahnbehandlung ab. Dieses Ergebnis fordert aber auch eine Berichtigung oder Ergänzung der Millerschen Theorie.

Es besteht Grund genug, die örtliche Krankheitserscheinung der Zahnfäule auch als Ausdruck einer Schädigung anzusehen, die den ganzen Körper erfaßt hat, also als Folge einer tiefgreifenden Stoffwechselstörung oder Allgemeinerkrankung. Einer der hervorragendsten Sachkenner dieser Fragen, Prof. *Rebel*, bestätigt, daß man heute die jahrzehntelang heiß umstrittene Frage, ob der ausgereifte, harte Zahnschmelz noch am allgemeinen Stoffwechsel teilnimmt, also noch Austauschvorgänge aufweist, grundsätzlich mit ja beantworten muß, wenn es sich hierbei auch um einen stark gemäßigten Stoffwechsel handelt. Ein Organ aber, das noch am Stoffwechsel teilnimmt, wird auch noch von ihm beeinflußt. Natürlich ist der Einfluß des Stoffwechsels in der Entwicklungsperiode am größten.

Wir dürfen jedoch andererseits nicht soweit gehen, wie es ernste Forscher heute tun, und die Zahnfäule *nur* als innerliche, also vom Stoffwechsel abhängige und bedingte Erscheinung ansehen; denn es sind zahlreiche, langjährige Beobachtungen und Versuche bekannt, die die örtlichen Schädigungsmöglichkeiten des Zahnschmelzes geklärt haben. In beiden Fällen bestehen jedoch enge Beziehungen zur Nahrung. Unzweckmäßige Nahrung kann sowohl örtlich beim Verweilen in der Mundhöhle als auch später nach der Aufsaugung durch den Darm ebenso Schaden stiften, wie eine vollwertige Nahrung vorbeugende und heilende Kräfte entfaltet.

Prof. *Cremer* weist auf die Beobachtung hin, daß der einwandfrei nachgewiesene starke Anstieg der Erkrankungen an Zahnfäule im letzten Jahrhundert zeitlich mit der Umschichtung unserer Ernährungsgewohnheiten zusammenfällt, woraus sich mit größter Wahrscheinlichkeit ein ursächlicher Zusammenhang ergibt. Dieser Beobachtung einer schädigenden Wirkung unserer üblichen Ernährung steht eine andere, bedeutsamere und in unserem Zusammenhang noch wichtigere Beobachtung gegenüber: In den Jahren der Mangelernährung und in der unmittelbar darauffolgenden Zeit nahm in vielen europäischen Ländern die Häufigkeit der Zahnfäule, besonders bei Klein- und Schulkindern, ab. Natürlich legt das den Gedanken nahe, daß die Kriegskost eine Zusammensetzung hatte, die die Widerstandskraft gegen die Zahnfäule erhöhte. Diese Beobachtungen stammen nicht nur aus unserem eigenen Lande, sondern auch aus der Schweiz, aus Norwegen, Frankreich und Spanien.

Welche Kostbestandteile es im einzelnen waren, konnte zwar noch nicht ermittelt werden, wesentlich ist nach meinem Dafürhalten sicher das Brot aus dunklen Mehlen gewesen, die bekanntlich einen wesentlich höheren Gehalt an hochwertigen Eiweißkörpern, Vitaminen, Mineralien und Spurenstoffen enthalten. Wahrscheinlich kommen jedoch noch unbekannte Faktoren hinzu. Natürlich spüren die Forscher aller zivilisierten Länder diesen Faktoren nach. Ihre Arbeit war bisher auch nie ohne Früchte.

Bei Forschungen auf einer ganzen Reihe von Südseeinseln verglich man Eingeborenengruppen, die noch gar nicht mit der Zivilisation und vor allem mit importierten Nahrungsmitteln in Berührung gekommen waren, mit solchen Gruppen, die bereits die „Segnungen" der Zivilisation hinter sich hatten und seit längerem importierte Nahrungsmittel genossen (namentlich Weißmehl, Zucker und Zuckerwaren). Bei den natürlich lebenden Insulanern zeigte sich eine hohe Immunität gegen Zahnverfall, alle Zähne waren regelmäßig gewachsen. Unter 1000 untersuchten Zähnen fanden sich nur bis zu sechs von Zahnfäule befallene Zähne. Bei den zivilisationsberührten Insulanern dagegen ergaben sich vielfach eine falsche Stellung der Zähne und Kieferverkrümmungen. Unter 1000 Zähnen waren 300 kranke.

Es ist heute ebenfalls sicher, daß der reine, weiße, entmineralisierte Zucker in erheblichem Maße Zahnfäule hervorruft. Prof. Rebel erklärte sinngemäß, daß übermäßiger Zuckergenuß lokal und allgemein im Hinblick auf die Karies (Zahnfäule) keineswegs zuträglich sei und daß eine Herabsetzung des Zuckerkonsums zugleich auch eine Verminderung der Kariesanfälligkeit bedeute.

Der weiße Zucker greift zunächst einmal die Zähne von außen an, eine Tatsache, die heute nicht mehr zu bestreiten ist und Beachtung in der täglichen Ernährung verlangt. Dann gelangt er ins Blut und in die Leber, wo er zur eigenen Aufarbeitung eine große Menge von Mineralien und Vitaminen der B-Gruppe benötigt. Der dadurch hervorgerufene Mangel beeinträchtigt die Hormon- und Fermentbildung und damit ihre lebenswichtigen Funktionen. Nehmen wir den bei stark zuckerhaltiger Nahrung meist gleichzeitig bestehenden Mangel an anderen lebenswichtigen Nahrungsstoffen hinzu, so wird deutlich, daß eine ernste Stoffwechselstörung die Folge ist, die nach und nach zu tiefgreifenden chronischen und oft nicht mehr rückgängig zu machenden Gewebsschädigungen auch am Zahnsystem führt. Prof. Dr. *Friedrich Proell* bewies in überzeugender Weise an Zahnschliffen im polarisierten Licht die entmineralisierende Wirkung von Zuckerzusätzen und Feinmehlen.

Bei Mangelernährung ist es nicht nur der Kalk, der den Zähnen vorenthalten oder entzogen wird, es sind vor allem auch Magnesium (Zahnbein) und Fluor (Zahnschmelz). Das Zahnbein weist den höchsten Prozentsatz an Magnesium (etwa 4 %) aller Organe im Körper auf und der Schmelz den höchsten Gehalt an Fluor (0,3–0,5 %). Und gerade das Fluor macht den Schmelz zur härtesten Substanz des tierischen und menschlichen Körpers überhaupt. Dem Fluor verdanken die Zähne auch ihre ausgeprägte und zu einem Abschluß gekommene Form, ganz abgesehen von den mannigfachen – bereits bekannten und sicher noch vielen unbekannten – Aufgaben, die gerade Fluor und Magnesium im übrigen Körper zu erfüllen haben. Mengenmäßig findet sich Fluor am meisten in den Gräsern und Getreidearten. Betrachten wir aber unser reines, gebleichtes, mit chemischen Backhilfen versetztes weißes Mehl, so müssen wir mit Bedauern feststellen, daß es kaum noch Fluor oder sonstige Mineralien enthält. Es ist praktisch nur reinste, blütenweiße Stärke. Ebenso ist unser abgekochtes Gemüse entmineralisiert oder nur einseitig mit großen Kochsalzmengen versehen.

Es sind also immer wieder die gleichen Ernährungsfehler, denen wir auf Schritt und Tritt begegnen. Wir brauchen aber zur Erhaltung unserer Zähne ein Brot, das alle Bestandteile des Korns enthält; wir brauchen Gemüse, das nicht abgebrüht, sondern möglichst roh zubereitet wird, und wir brauchen Obst, das uns als guter Mineralspender dient. Fleisch, Weißmehlbackwaren, Zuckerzeug benötigen wir nicht zur täglichen Nahrung, denn sie sind eine Mangelnahrung, die die Zähne ihrer Hartsubstanzen beraubt und sie widerstandslos gegen den Angriff zersetzender Bakterien macht.

Notwendig ist jedoch ein gesundes Gebiß, denn schadhafte Zähne verursachen eine ganze Anzahl von Herderkrankungen. Zu den meistverbreiteten Herderkrankungen gehören Herz-, Kreislauf-, Nierenleiden, Gelenkrheumatismus, Ischias, Nerven- und Muskelrheuma, ferner Magen-, Darm- und Lebererkrankungen.

Von Zahnfäule befallene Zähne sind ein Warnruf zur gründlichen Überholung der Lebensgewohnheiten. Sie sind eine Mahnung zur endlichen Abkehr von unnatürlicher und entwerteter Nahrung.

Wenn die Aufhellung dieser Zusammenhänge auch noch nicht vollständig ist, so lassen sich aus den bisherigen intensiven Forschungen über die Entstehung der Zahnfäule sowie über deren Verhütung folgende Nutzanwendungen gewinnen:

1. *Übermäßiger Zuckergenuß* (Weißzukker, Rübenzucker oder Rohrzucker) wirkt sich zweifellos sowohl lokal von der Mundhöhle her als auch über den Blutweg begünstigend auf die Entstehung der Zahnfäule aus, besonders in der Periode der Zahnentwicklung. Natürliche Zucker dagegen (Früchte, Fruchtsäfte) sind durch ihre Begleit- und Schutzstoffe unschädlich.

2. Eine *überwiegende Kohlenhydratkost* (besonders mit Weißbrot, Weißmehlprodukten, Salzkartoffeln) wirkt bereits ungünstig in der Mundhöhle, mehr noch, nachdem sie vom Darm aufgenommen ist. Getreidekleie und -keime dagegen üben auf Grund ihres hohen Mineral-, Vitamin- und Eiweißgehaltes einen schützenden Einfluß aus. Soweit verträglich, müssen daher Vollkornbrot und Vollmehlerzeugnisse in der Ernährung, besonders auch des Kleinkindes, eingeschaltet werden.

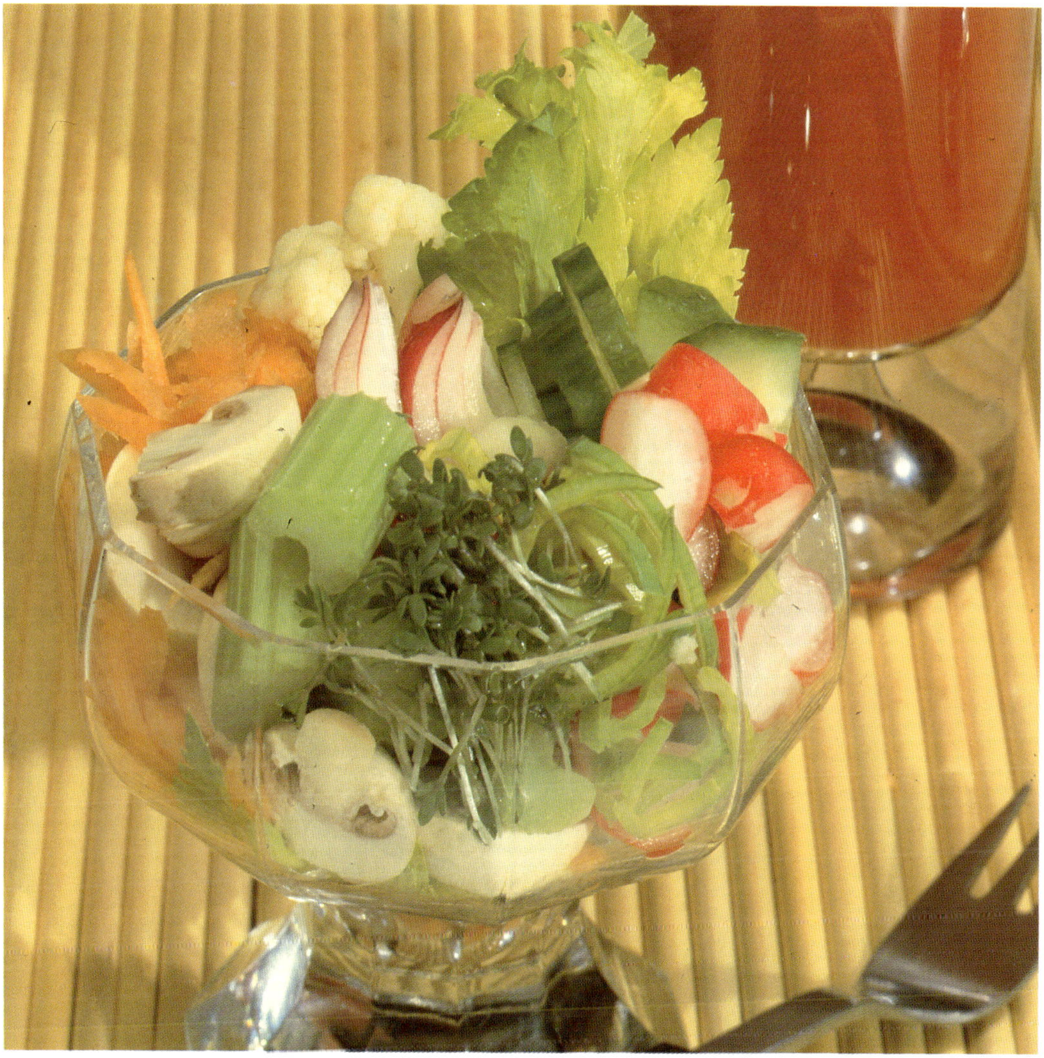

Frühlings-Rohkost-Becher

½ Salatgurke · 2 Bund Radieschen · 100 g frische Champignons · 1 kleine Staude Stangensellerie · 1 frische Zwiebel mit Grün oder 1 Stange Porree · 1 rote Zwiebel · 2 Möhren (200 g) · 1 Kästchen Kresse

Sauce: 3 EL Kräuteressig · 5 EL Pflanzenöl · Meersalz · Pfeffer

Das Gemüse putzen und waschen. Gurke halbieren, in Scheiben schneiden. Radieschen vierteln, Sellerie in 1½–2 cm dicke Stücke schneiden. Frische Zwiebel in Würfel und rote Zwiebel in Segmente schneiden. Möhren raspeln. Champignons blättrig schneiden. Alle Rohkostzutaten auf vier Gläser verteilen, mit Kresse bestreuen. Die Sauce aus obigen Zutaten verrühren und darüber gießen.

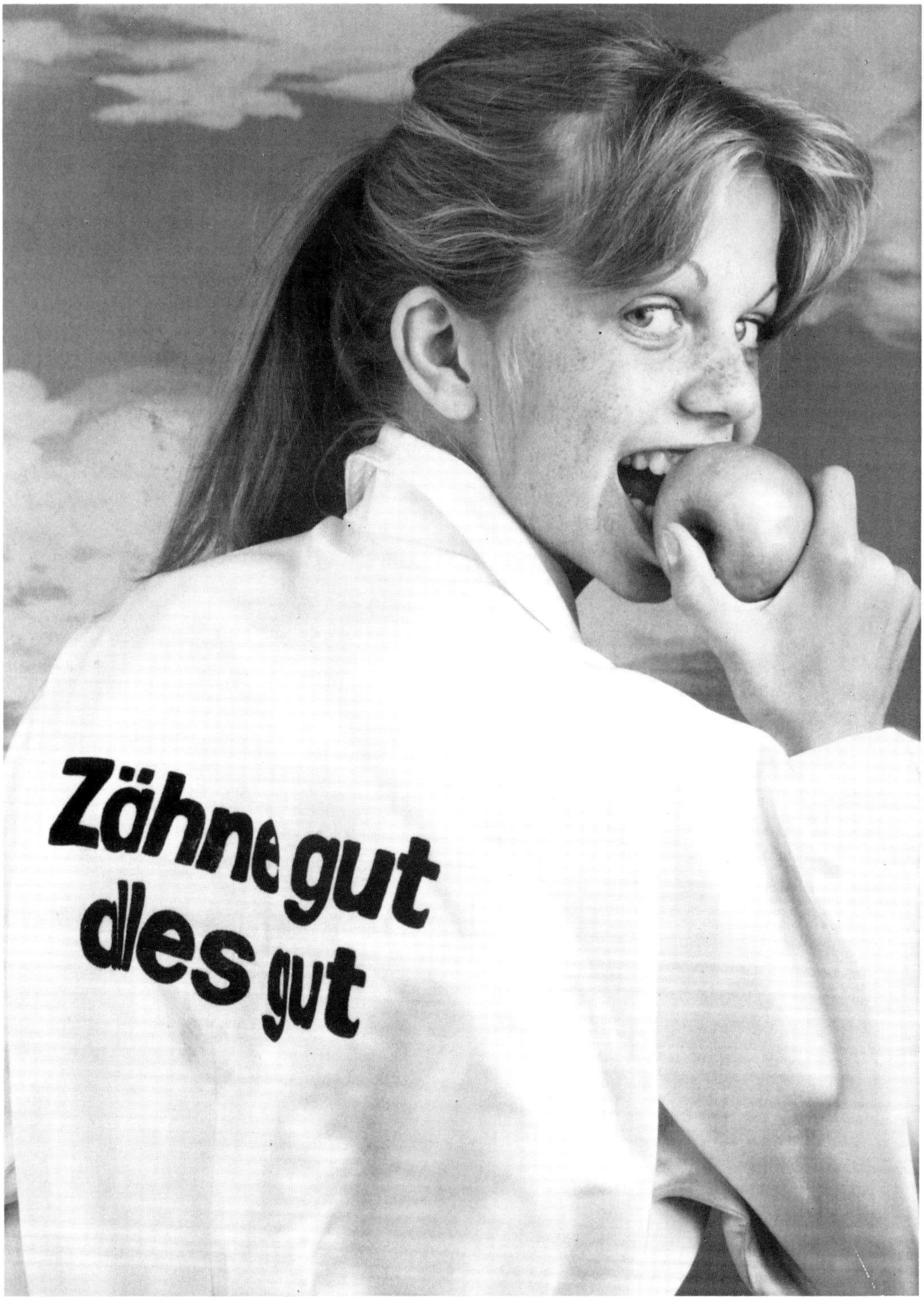
Zähne gut
alles gut

Der Apfel-Test beweist, ob das Zahnfleisch gesund ist. Der Apfel muß knacken, und nicht die Zähne, wenn man herzhaft hineinbeißt. Ist Blut am Apfel oder schmerzen die Zähne, dann sollte man schleunigst den Zahnarzt aufsuchen.

3. Die lebenswichtige Bedeutung einer mengenmäßig geringen, qualitativ aber hochwertigen *Eiweißversorgung* erstreckt sich nicht nur auf den Leber-, Mineral- und Vitaminstoffwechsel sowie auf die Bildung der Hormone, sondern auch auf die Zähne. Aus Tierversuchen wissen wir, daß Eiweißmangel – unter vielem anderen – auch zu Defekten am Zahnschmelz führt. Hochwertige Milchprodukte sind daher täglich erforderlich.

4. Neuerdings scheint auch dem *Fluorgehalt* der Nahrung und des Trinkwassers eine wichtige Rolle zuzukommen, da Fluor unter bestimmten Voraussetzungen eine hemmende Wirkung auf die Zahnfäule ausübt. Über die Wirkungsweise des Fluors und seine Unschädlichkeit lassen sich jedoch noch keine endgültigen Aussagen machen.

5. Da die Entwicklungszeit des Zahnes *vor* und nach seinem Durchbruch (also von der Geburt bis zum siebenten Lebensjahr) für das ganze Leben von entscheidender Bedeutung ist, müssen in dieser Zeit die für eine normale Zahnbildung erforderlichen Mineralien (Kalzium, Phosphor, Magnesium und Fluor) und ihre Ordner (Fermente, Vitamine, Hormone) uneingeschränkt zur Verfügung stehen. Das heißt aber: möglichst Muttermilchernährung bei bester Kost der Mutter, ab drittem oder viertem Monat frische Gemüse- und Fruchtsäfte als Beikost, später genügend Rohkost.

Die moderne Forschung bestätigt also die Forderung, die Dr. *Bircher-Benner* auf Grund seiner eigenen Beobachtungen zur Verhütung und Behandlung der Zahnfäule schon früher erhob. Er war einer der ersten, die klar aussprachen, daß Zahnfäule wie Zahnfleischerkrankungen Anzeichen einer Erkrankung des Gesamtorganismus durch Mißernährung sind.

Zahnfleischschwund (Parodontose)

Von hundert Menschen im mittleren Alter leiden mehr als achtzig an Zahnfleischschwund und Zahnlockerung (Parodontose), oft auch mit entzündlichen Erscheinungen am Zahnhalteapparat (Parodontitis), die bis zur Zahntascheneiterung (Alveolarpyorrhöe) gehen können. Zu dieser Feststellung gelangte ich, als ich aus meiner Patientenkartei hundert Karten wahllos herausgriff und die Aufzeichnungen über den Gebißzustand der Patienten bei der ersten Untersuchung auswertete. Ein wirklich erschreckendes Ergebnis! In der Tat ist der Zahnfleischschwund mit oder ohne entzündliche Erscheinungen unter der Bevölkerung stark verbreitet und geht oft mit der Zahnfäule (Karies) parallel. Man kann sich des Eindrucks nicht erwehren, daß das menschliche Gebiß in immer stärkerem Maße der Zerstörung ausgesetzt ist, woran auch alle aufopfernde Tätigkeit der Zahnärzte nichts ändern kann.

Zahnfleisch*blutung* und langsam zunehmende Zahn*lockerung* sind zunächst der fühlbar werdende Auftakt zu dem oft hemmungslosen Verlauf der Zahnfleischerkrankung, die wir als Parodontose bezeichnen.

Es soll hier nicht der Versuch gemacht werden, die Ernährung generell als die alleinige Ursache der Zahnlockerung hinzustellen, es muß aber unter voller Anerkennung aller lokalen, von den Zahnärzten intensiv erforschten Ursachenmöglichkeiten darauf hingewiesen werden, daß in vielen Fällen von Zahnlockerung *Ernährungsfaktoren* als Mit- oder Hauptursache in Frage kommen. Wie bei der Zahnfäule müssen wir auch wieder beim Zahnfleischschwund möglichst äußere und innere Entstehungsbedingungen zu trennen versuchen oder uns zumindest bewußt bleiben, daß selten eine einzelne Ursache ausschließlich für die Entstehung der Parodontose verantwortlich ist. Leider sind wir bisher in den Ursachenkomplex der Zahnfleisch- und Zahntaschenerkrankungen noch nicht so tief eingedrungen wie in den der Zahnfäule.

Die eindrucksvollen experimentellen Ergebnisse des russischen Forschers *Speranski* und des deutschen Pathologen *Ricker*, die dem gesamten medizinischen Denken neue fruchtbare Anregungen gaben, führten bereits zu der Ansicht, daß es sich auch bei diesen Krankheiten, wie bei vielen anderen, im Grunde um eine durch krankhafte, chronische Reize verursachte Veränderung der Reaktionsweise des zentralen Nervensystems handelt (Neurodystrophie).

Dieses Nervensystem übermittelt dann krankhafte Einflüsse an die Gewebe und Organe. Eine solche „Neurodystrophie" kann allein schon durch einen Vitamin-B-Mangel ausgelöst werden, wie es *A. Odal* ganz eindeutig und eingehend als Folge eines Ernährungsschadens beobachtete und beschrieb.

Diese Beobachtung aber ist eine ausgezeichnete Grundlage für die hier vertretene Auffassung über die ursächliche Bedeutung einer Miß- oder Mangelernährung, denn diese ist ja gerade der häufigste krankhafte Reiz, der neben den Reizen

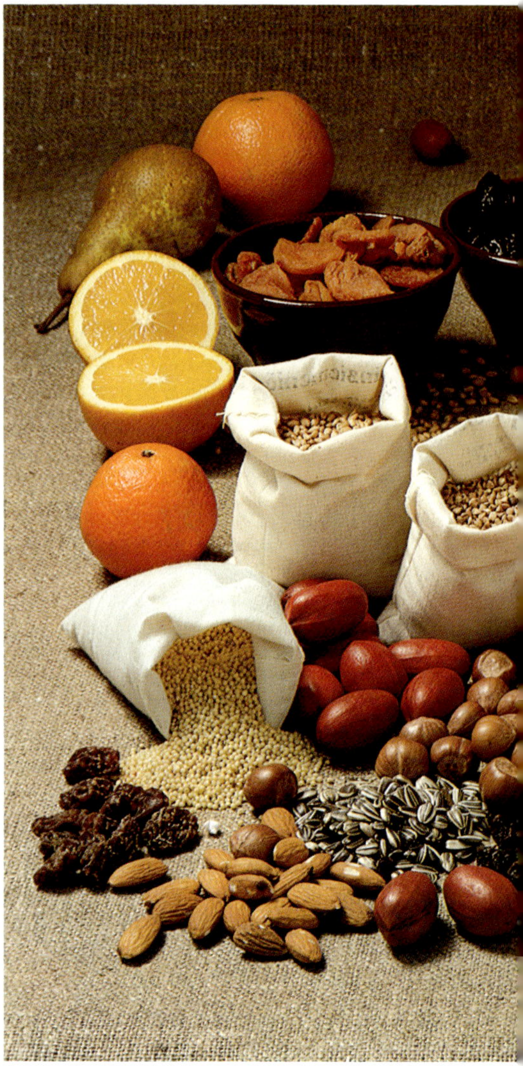

durch die Genußmittel ständig unser Nervensystem trifft.

Aber auch eine ganze Reihe von Einzelbeobachtungen anderer Wissenschaftler lassen uns erkennen, wie weitgehend die Gesundheit und Funktionstüchtigkeit des Zahnhalteapparates von der Zusammensetzung unserer Nahrung abhängig ist. Einige sollen kurz angeführt werden.

Argentinische Ärzte untersuchten eine große Zahl von Kindern, wobei sie die

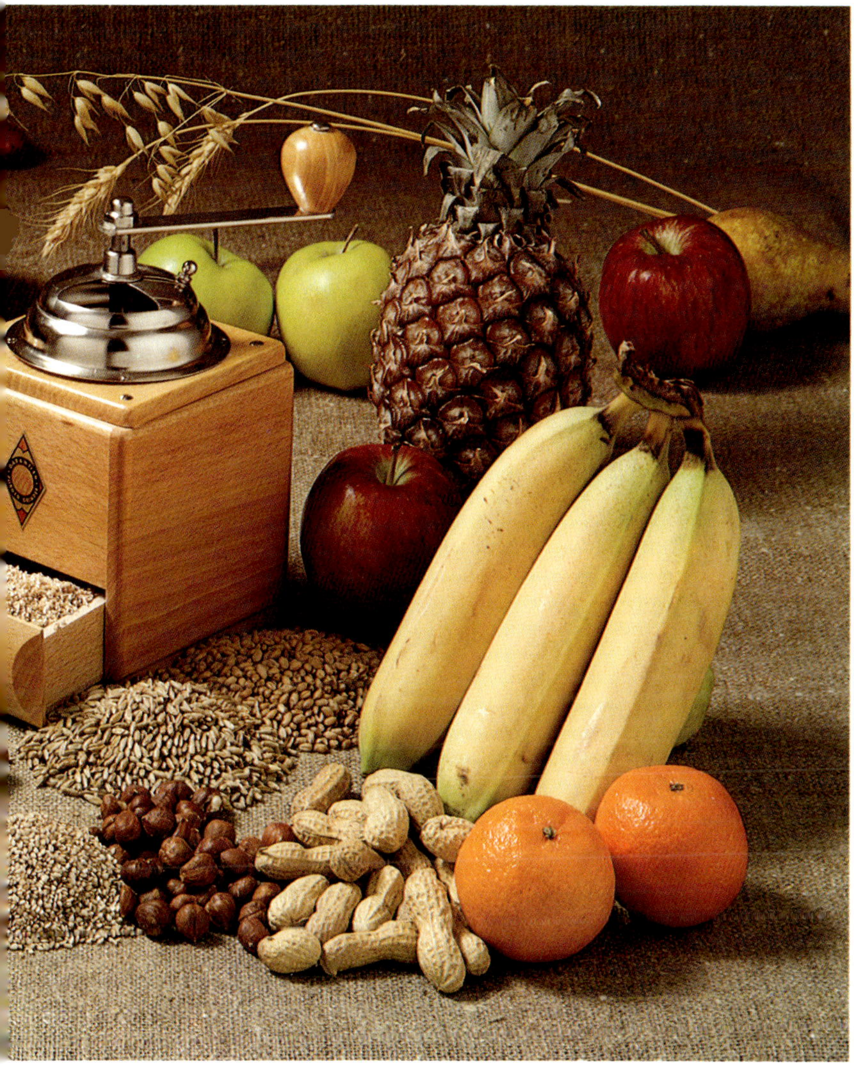

Wenn unsere Ernährung überwiegend aus den hier abgebildeten Nahrungsmitteln besteht, ist schon viel für die Entwicklung und Erhaltung eines gesunden Gebisses getan.

Feststellung machen mußten, daß alle mehr oder weniger schwerwiegende krankhafte Veränderungen in der Mundhöhle aufwiesen. Meist waren es Schwellungen und geschwürige Entzündungen des Zahnfleisches, in schweren Fällen sogar Eiter zwischen Zahnfleisch und Zähnen, wodurch diese sich lockerten und schließlich ausfielen. Man faßte die Erkrankung als Vitaminmangel auf und beobachtete daher die Heilwirkung verschiedener Vitamine bei verschiedenen Kindergruppen. Die erste Kindergruppe erhielt Vitamin A, das als Schutzvitamin für Haut- und Schleimhautzellen bekannt ist, und Vitamin C, dessen Fehlen immer für charakteristische Veränderungen an Zahn und Kiefer verantwortlich gemacht wird. Ein Erfolg blieb aus. Ergänzte man dagegen die beiden Vitamine durch *Bierhefetabletten*, die viele Faktoren der Vitamin-B-Gruppe enthalten, so ergab sich bald eine Besserung.

Eine zweite Kindergruppe erhielt nur Bierhefetabletten. Bei diesen Kindern trat bereits nach vier bis sechs Tagen Besserung und nach ein bis drei Monaten Heilung ein. Prüfte man die Wirkung der einzelnen Faktoren der Vitamin-B-Gruppe, so waren diese schwächer.

Man ersieht hieraus bereits die Wichtigkeit einer vollständigen Vitaminversorgung, die am besten und natürlichsten durch die tägliche Nahrung geschieht. Unter den Einzelfaktoren der Vitamin-B-Gruppe fällt die besondere Wirksamkeit der *Pantothensäure* an dem Gewebe des Zahnfleisches auf. Das zeigen Untersuchungen und Studien am Zahnärztlichen Institut der Universität Kalifornien über die Auswirkungen der Pantothensäure auf den Zahnhalteapparat. Anlaß zu diesen Studien war die Beobachtung, daß Pantothensäuremangel beim Hund zu erheblichen Veränderungen im Zahnhalteapparat, besonders aber im Zahnfleisch, führt. Man sah vor allem die schwere Zerstörung der Deckschichten der Schleimhaut bis zu ihrer Ablösung und völligen Abstoßung. Auch bei Ratten kam es durch Pantothensäuremangel zu ähnlich schwerwiegenden Veränderungen.

Wir wissen heute, daß die Pantothensäure auch beim Menschen für den Aufbau sowie für die Erhaltung der normalen Funktion der Gewebe unentbehrlich ist. Mangel führt beim Menschen zu Stoffwechselstörungen, die sich besonders schädigend auf Haut und Schleimhäute auswirken und die Abwehrfähigkeit gegen Infektionen vermindern. Wir tun also gut daran, zur Verhinderung und Heilung der Erkrankungen des Zahnhalteapparates jene Nahrungsmittel zu bevorzugen, welche Pantothensäure in größerer Menge enthalten, wie z. B. Getreidefrischkost, Weizenkeime und Hefe (siehe Band 1 dieses Buches).

Weitere Erfahrungen besagen, daß auch Kalzium, Vitamin C und Vitamin D bei den Frühformen der Erkrankungen des Zahnhaltegewebes, die mit Zahnfleischbluten und geringfügiger Lockerung der Zähne einhergehen, von Nutzen sein können. Die engen Beziehungen, die zwischen den Vitaminen D und C und dem Mineralstoffwechsel bestehen, lassen ihre Anwendung völlig begründet erscheinen.

Ich selbst beobachtete bei kombinierter Anwendung großer Mengen von Vitamin C und von Nebennierenrindenhormon bei Rheumatismus und Diphtherie in einigen Fällen – nur als Nebenerscheinung – ein Festwerden vorher lockerer Zähne und ein Abheilen des aufgelockerten und entzündlich veränderten Zahnfleisches.

Überblicken wir die ganzen Beobachtungen und die einzelnen Forschungsergebnisse, so erkennen wir unschwer, daß eine ganze Reihe von Faktoren an der Gesunderhaltung und Heilung des Zahnhalteapparates beteiligt ist, entsprechend den verschiedensten, das Zahn-Kiefer-System bildenden Geweben und des auf sie einwirkenden zentralen Nervensystems. Es wird daraus auch deutlich, daß uns völlige Heilung und Verhütung dieser Erkrankungen mit Medikamenten höchstens in einzelnen besonderen Fällen gelingen wird, im allgemeinen aber die Fülle der Nähr-, Mineral- und sonstigen Funktions- und Wirkstoffe erforderlich ist, wie sie nur eine vollwertige, natürliche und zugleich mäßige Ernährung mit Obst, Salat, Gemüse, Milch und Vollkornprodukten gewährleistet.

Eine solche Ernährung muß bereits bei Müttern selbstverständlich sein, wenn nicht bei ihren Kindern in der Anlage des Zahn-Kiefer-Systems Schädigungen eintreten sollen, die sich erst im späteren Leben auswirken.

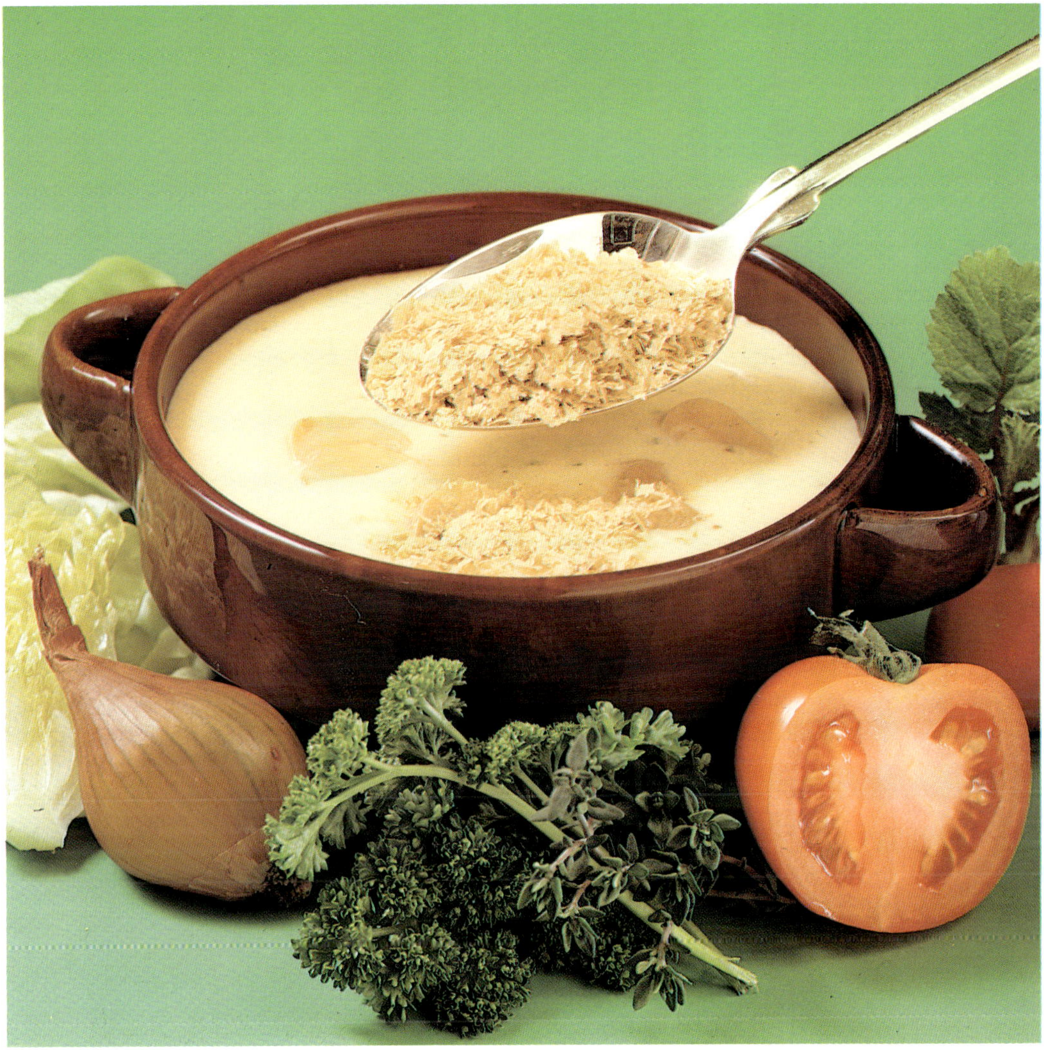

Champignoncreme-Suppe
(2–3 Personen)

20 g Pflanzenmargarine · 100 g Champignons, frisch oder aus der Dose · 2 EL Mehl · ½ l Wasser · 1 Gemüsebrühwürfel · 2 EL Sahne · 1 Eigelb · Zitronensaft · Muskat · Hefeflocken

Die Pilzscheiben mit Zitronensaft beträufeln, in heißer Margarine im Topf 3 Minuten dünsten. Das Mehl darüberstäuben, mit Flüssigkeit ablöschen. Brühwürfel hineinkrümeln, die Suppe unter Rühren 3 Minuten durchkochen lassen, von der Kochstelle nehmen, mit Zitronensaft, Muskat und Hefeflocken abschmecken. Vor dem Servieren mit einer Mischung aus Eigelb und Sahne legieren, dann aber nicht mehr kochen lassen. Nach Belieben am Tisch mit Hefeflocken nachwürzen.

9 g Eiweiß, 30 g Fett, 18 g Kohlenhydrate; Kalorien: 399 (1668 Joule)

Heilnahrung bei Erkrankungen des Magens und des Zwölffingerdarms

Auf dem Gebiet der Magenerkrankungen haben sich in den letzten zehn Jahren durch die Forschung viele neue Erkenntnisse ergeben, wodurch Änderungen in der Namensgebung (Nomenklatur) der Magenerkrankungen zweckmäßig erschienen.

Die unverbindliche Überschrift „Erkrankungen des Magens" wurde absichtlich gewählt, weil der Begriff „Magenschleimhautentzündung" = „Gastritis" heute nur noch als histologische Diagnose, also als Ergebnis der mikroskopischen Untersuchung von entnommenen Gewebspartikelchen, angesehen wird. In der Praxis spricht man nur noch von einem *akuten Magenkatarrh* oder einer *Magenreizung* sowie von einem *chronischen Reizmagen*, der auf einer Störung des Bewegungsablaufs im oberen Abschnitt der Verdauungsorgane (Speiseröhre, oberer Darmabschnitt) beruht und auch zur Folge hat, daß sich Speisebrei aus dem Zwölffingerdarm in den Magen und umgekehrt Speisebrei aus dem Magen in die Speiseröhre ergießt. Im ersten Fall spricht man dann von einer „Reflux-Gastropathie" und im zweiten Fall von einer „Reflux-Ösophagitis".

Man weiß inzwischen mit Sicherheit, daß das untere Stück der Speiseröhre, der Übergangsteil von der Speiseröhre über den Magenöffner in den Anfangsteil des Magens, das *Sodbrennen* auslöst. Eine Entzündung dieser Region ist mit Sicherheit nicht nur eine histologische, also mikroskopische, Diagnose, sondern sie ist auch kli-

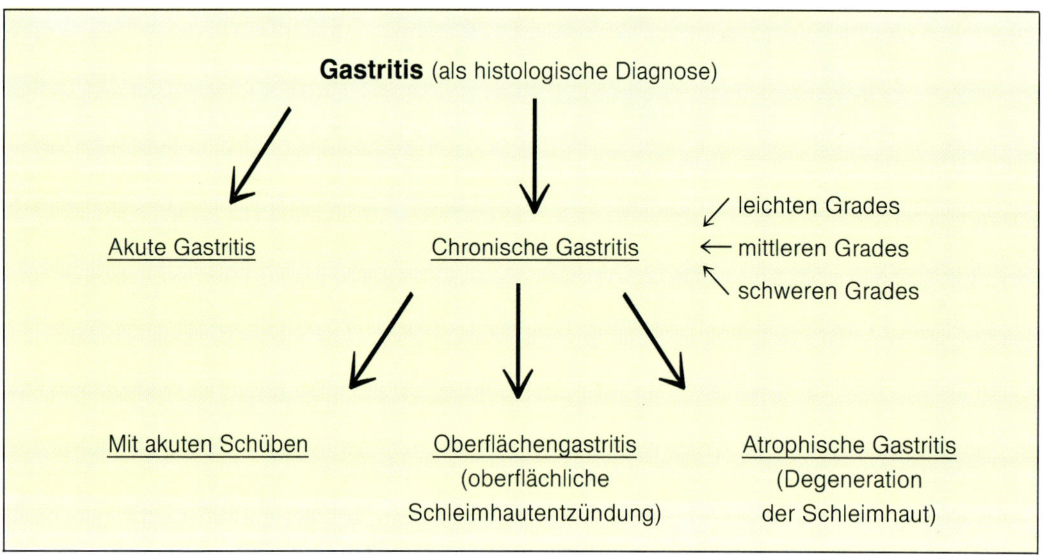

nisch und für die Praxis immer krankhaft und damit behandlungsbedürftig. Das ist durchaus mit pflanzlichen Mitteln (z. B. Iberogast), diätetisch wie beim Magenkatarrh und notfalls chemisch (z. B. mit Paspertin) möglich.

Die histologischen Zusammenhänge sind aus der graphischen Darstellung auf Seite 198 zu ersehen.

Rein wissenschaftlich hat man bisher keine Beziehung zwischen

1. Magenschmerzen und histologischem (feingeweblichem) Befund,
2. Magen- (bzw. Oberbauch-) Schmerzen und Magengeschwür,
3. Schmerzen, Säureproduktion und Magengeschwür

feststellen können.

Beim *Zwölffingerdarmgeschwür* dagegen besteht mit Sicherheit eine Beziehung (Relation, Abhängigkeit) zwischen Schmerz und Zwölffingerdarmgeschwür.

Die *Magensaftuntersuchung* spielt zur Zeit – bis auf wenige Ausnahmen – keine wesentliche Rolle.

Magenschleimhautkatarrh, Reizmagen

Die häufigste Erkrankung des Magens ist der *Schleimhautkatarrh.* Er kann sich schnell entwickeln – meist nach Überladung, Vergiftung oder Infektion – und wird dann *akuter* Magenschleimhautkatarrh genannt. Langandauernde körperliche oder nervliche (seelische) Überlastungen und Gifteinwirkungen (Medikamente, Alkohol, Nikotin, Kaffee) führen häufig zunächst zu einer geringen, dann zu einer langsam zunehmenden Schädigung der Magenschleimhaut, aus der sich meist ein *chronischer* Magenschleimhautkatarrh entwickelt.

Während sich der *akute* Schleimhautkatarrh, meist mit einer vermehrten Saft- und Säurebildung einhergehend, durch einige Tage Diät (1 Tag Teefasten, 2 Tage flüssigbreiige Kost, dann bereits die kochsalzarme, streng vegetarische Heilkost und schließlich die Vollkost) heilen läßt, muß bei dem *chronischen* Magenschleimhautkatarrh geklärt werden, ob es sich um eine Entzündung mit erhöhter Säurebildung, also einen übersäuerten Reizmagen (hyperacide Gastritis) oder um eine Entzündung mit geringer oder fehlender Salzsäurebildung (atrophische Gastritis) handelt.

Meist verursacht der chronisch übersäuerte Magen krampfhafte Schmerzen nach dem Essen und in nüchternem Zustand Druck, Brennen oder Wundgefühl im Oberbauch. Nicht selten entsteht dabei auch ein Magen- oder Zwölffingerdarmgeschwür, besonders dann, wenn scharf gewürzte, zu heiße oder zu kalte Speisen hastig gegessen werden und zugleich eine entsprechende Veranlagung besteht.

Oberbauchschmerzen nach dem Essen oder in nüchternem Zustand sollten immer Anlaß sein, einen Arzt aufzusuchen, damit er eventuell auch durch Röntgenkontrolle oder Magenspiegelung eine eindeutige Diagnose stellen kann.

Dauert der Zustand der Magenübersäuerung längere Zeit an oder wiederholt er sich des öfteren, so erschöpfen sich die in der Schleimhaut vorhandenen Saft- und Säuredrüsen. Es entsteht dann der säureverarmte und meist zugleich schlaffe Magen, der die Speisen nur verlangsamt und ungenügend verarbeitet und sich schlecht entleert, so daß es zu vermehrten Gärungs- oder Fäulnisprozessen kommt, was wiederum Magendruck durch Gasbildung, fauliges Aufstoßen und Übelkeit zur Folge hat.

Mangelhafte oder fehlende Säurebildung kann unter anderem Anlaß zum Eindringen krankmachender und entzündungserregender Bakterien in die weiteren Verdauungsorgane sein, weil die desinfizierende Wirkung der Säure fehlt. Es kommen so Entzündungen des Zwölffingerdarms, des Dickdarms, der Gallenblase, der Leber und der Bauchspeicheldrüse zustande.

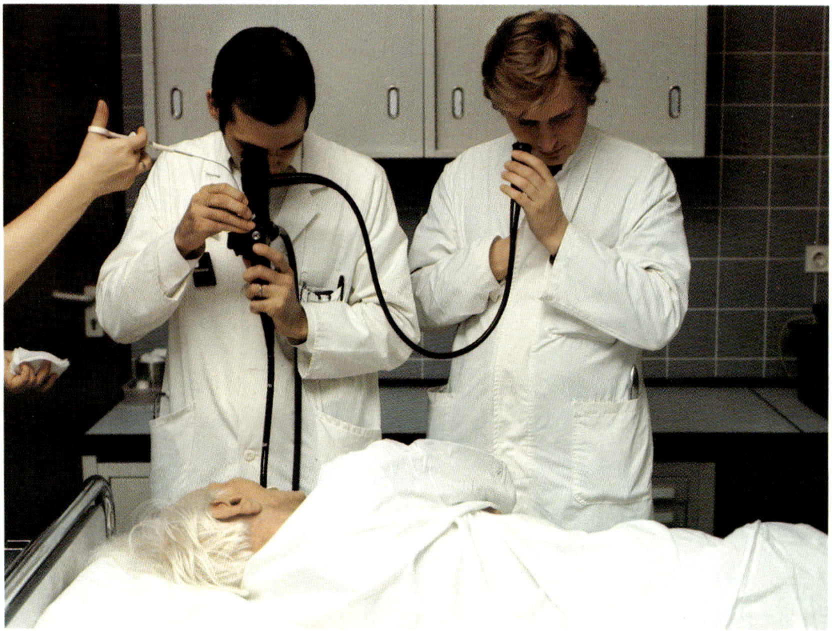

Mit Hilfe einer Magenspiegelung (Gastroskopie) lassen sich mit der von außen dirigierten Spitze des Instruments alle Bezirke des Magens betrachten; zugleich können Gewebeproben entnommen werden.

Man hat auch Grund genug anzunehmen, daß sich auf dem Boden eines jahrelang bestehenden Magenschleimhautkatarrhs mit fehlender Säurebildung der Magenkrebs entwickelt.

Hieraus wird deutlich, daß besonders der Behandlung des chronischen Magenschleimhautkatarrhs, sei es mit oder ohne Säurebildung, besondere Beachtung zu schenken ist, um nach Möglichkeit eine völlige Heilung oder wenigstens weitgehende Wiederherstellung zu erreichen.

Die *Behandlung* besteht bei allen Formen der Magenschleimhauterkrankung zunächst in Ruhe, Wärme und Diät. Sehr bald müssen dann auch andere Maßnahmen hinzukommen, die natürlich individuell verordnet werden müssen, wie Atemübungen, autogenes Training, heiße Leibwickel, heiße Kompressen oder gar Rumpfwickel. Es folgen dann Gehtraining und Wandern. Auch Bindegewebsmassage im Bereich der Magenzone ist nützlich.

Die Diät des *akuten Magenschleimhautkatarrhs* folgt dem auf Seite 114f. angegebenen Schema. Für jeweils einen Tag Kostform 1 = Teefasten und Kostform 2 = flüssig-breiige Kost. Dann können salzarme, streng vegetarische Kost (Kostform 4) und Vollkost (Kostform 5) folgen.

Die Diät des chronischen Magenschleimhautkatarrhs hat sich danach zu richten, ob ein zu schmerzhaften Krämpfen neigender übersäuerter Magen oder ein schlaffer säurearmer Magen vorliegt. Bei Übersäuerung beginnt man sofort mit Kostform 2 (flüssig-breiige Kost) und bevorzugt Rohsäfte mit säurebindender Wirkung, wie Möhren-, Rote-Rüben-, Kohl-, Sellerie- und Tomatensaft. Sie können abgemildert und schmackhafter gemacht werden durch Zusatz von Leinsamenschleim, Getreideschleim, süßem Rahm und Mandelmilch. Diese Säfte werden zu den Hauptmahlzeiten gereicht. Als Zwischenmahlzeit kann milder Kräutertee (meist Kamillentee) getrunken oder eine Moortrinkkur (Neydhartinger Moor) durchgeführt werden.

Eine stärkere Säurebindung erreicht man auch durch Heilerde und Kartoffelsaft.

Schon nach einigen Tagen verträgt man milde Obstsäfte (Apfelsaft) und geriebene reife Äpfel, geschlagene Bananen und Traubensaft unverdünnt und unvermischt.

Nach einer Woche können auch saure Obstsäfte und Grüngemüsesäfte gegeben werden, wenn man sie mit Leinsamenschleim, Vollweizen-Gel oder Agar-Agar vermischt oder mit Wasser verdünnt.

In der Regel kann man innerhalb der zweiten Woche breiige (pürierte) Kost bevorzugen (Kostform 2), nach einer weiteren Woche vegetarische Heilkost oder Schonkost (Kostform 4) und innerhalb oder nach der vierten Woche Vollkost (Kostform 5) geben.

Dem übersäuerten Magen sollten möglichst nur drei Mahlzeiten täglich angeboten werden, um ihn nicht öfter zu reizen, weil auch die mildeste Nahrung einen Reiz darstellt. Wenn nötig, kann man zwischen den Mahlzeiten schluckweise Kamillentee, Heilerdeaufschwemmungen, Schleim oder Milch zu sich nehmen, weil dadurch meist eine Beruhigung der Säurebildung eintritt. Natron ist möglichst zu meiden.

Da sich das *Magengeschwür* fast immer auf dem Boden des lange übersäuerten Magens und der dabei erfolgten Entzündung entwickelt, entspricht die Diät des Magengeschwürs der des übersäuerten Magens. Wegen des wesentlich schwereren Befundes beim Magengeschwür (Defekte in der Magenschleimhaut mit der Gefahr des Durchbrechens in den Bauchraum!) sind dauernde ärztliche Überwachung und nur sehr vorsichtiger und langsamer Übergang von einer Kostform in die andere erforderlich. Es muß hierbei in besonderem Maße auf körperliche und seelische Entspannung geachtet werden.

Bei *mangelhafter* oder *fehlender Säurebildung* ist auch heute noch die Zufuhr natürlicher Säure und baldmöglichst auch die Zufuhr von Vollgetreide, Rohobst und Rohgemüse erforderlich, um die Tätigkeit des schlaffen Magens wieder anzuregen.

Nach einem Teetag (Kostform 1) beginnt man zunächst mit 1–3 Tagen Schleimkost (Kostform 2), dann aber bereits mit Zugabe, von sauren Frischobstsäften, wie Apfelsinen, Pampelmusen, Grapefruit und verdünntem Zitronensaft, frischgepreßtem Saft von sauren Äpfeln, mittags aber auch Gemüsesaft (Sauerkraut, Kohl, Tomate, Mohrrüben, Sellerie) unter Zusatz von Buttermilch, saurer Sahne oder Sauermilch. Auch Zusätze von Rettich- und Wildkräutersaft sind möglich.

Feingewiegte Gewürzkräuter in kleinen Gaben bilden eine besonders gute Anregung für die Erneuerung der Saft- und Säureproduktion der Magenschleimhautdrüsen und für die Wiederherstellung des normalen Spannungszustandes des Magens.

Solange noch Magenbeschwerden bestehen, reicht man alle Säfte mit Schleimzusatz. Nach Abklingen der Beschwerden nimmt man mehr breiförmige Kost zu sich. Hierbei wird alles mit Hilfe eines elektrischen Mixers püriert oder durch ein Sieb getrieben. Verwendet werden nun Vollgetreidebreie, Müsli, Getreideflocken in Milch oder Joghurt, Knäckebrot eingeweicht oder lange gekaut. Intensives Kauen regt auch die Drüsenabsonderung der Magenschleimhaut an.

Auch Frischobst und Gemüse werden püriert, Gemüsebrei mit Kartoffelbrei, Obstbrei mit Quark gemischt gereicht (Kostform 2). Eine stärkere Anregung der Magendrüsen erzielt man durch Gemüsebouillon eventuell unter Zugabe von Hefewürzen (Cenovis, Vitam R). Als Getränke eignen sich besonders saure Obstsäfte und bittere Kräutertees (leicht herstellbar aus Gastricholan, einem Bitterkräutergemisch in Tropfenform, das in Apotheken erhältlich ist).

Unbedingt zu *meiden* sind Alkohol, Nikotin, Kaffee, Gebratenes, Gebackenes, überhaupt alle Röstprodukte, Weißmehlprodukte, reiner Zucker und reines Kochsalz.

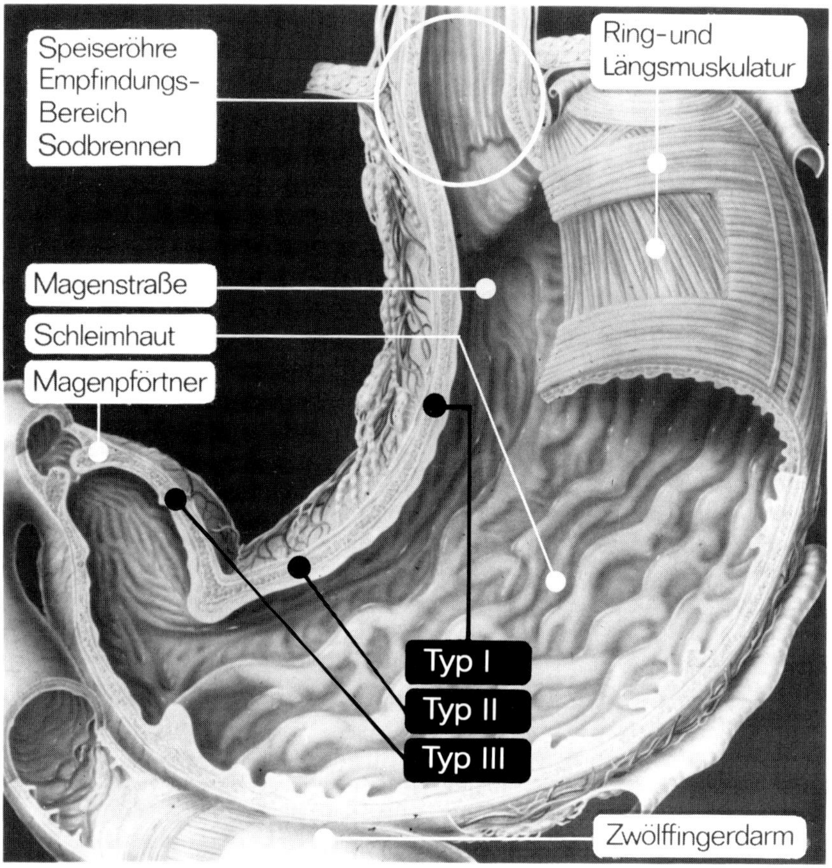

Unsere schematische Darstellung zeigt den Magen und den Sitz der verschiedenen Typen von Magengeschwüren:
Typ I = Korpus-Ulcus
Typ II = Antrum-Ulcus
Typ III = Präpylorisches Ulcus

Magengeschwür

Die Zahl der an einem *Magengeschwür* (Ulcus ventriculi) leidenden Kranken ist heute ungemein groß, ebenso die Zahl der deswegen Operierten. Es lohnt sich daher angesichts der weiten Verbreitung dieser nicht ungefährlichen Erkrankung, ihren Ursachen nachzugehen und die Möglichkeiten ihrer Beseitigung und damit ihrer Heilung abzuwägen.

Man hat für seine Entstehung alles mögliche verantwortlich gemacht, zum Beispiel zu hastiges oder zu heißes Essen, Verstopfung kleiner Arterienästchen durch Blutgerinnsel oder Bazillenhaufen, die von einem anderen Krankheitsherd verschleppt worden sind, ferner schlechte Blutversorgung durch krampfhafte Blutgefäßverengung oder durch Arterienverkalkung oder Syphilis oder Tuberkulose. Man könnte die Reihe dieser vermeintlichen und manchmal auch gesicherten Ursachen noch weiter fortsetzen. Nach langem Suchen und Forschen und nach vielen Beobachtungen hat sich schließlich ergeben, daß wir wahrscheinlich noch nicht alle Faktoren erkannt haben:

Das *Magengeschwür* (auch das Zwölffingerdarmgeschwür) entsteht immer nur an ganz bestimmten Stellen, und zwar etwas vor oder hinter der kleinen Krümmung des Magens oder am Übergang des eigentlichen Magens in den letzten engen Abschnitt oder kurz vor dem Muskel, der den Magen vom Zwölffingerdarm abschließt. Es sind gerade die Teile, wo der Magensaft besonders reichlich gebildet wird und die, mechanisch gesehen, am meisten beansprucht werden. Diese Stellen werden aber nun bei *allen* Menschen am meisten beansprucht. Dennoch erkranken nicht alle an einem Magengeschwür.

Offenbar muß zu der gesteigerten mechanischen Beanspruchung noch etwas hinzukommen, damit ein Magengeschwür entstehen kann. Wenn es aber nur ein Teil der Menschen ist, der an dieser Krankheit leidet, so muß in diesen Menschen sich irgend etwas ereignet haben, das in ihnen eine „Krankheitsbereitschaft" entstehen ließ. Damit sind wir bei dem schwer deutbaren Begriff der Krankheitsbereitschaft (genetische Prädisposition).

Wir wissen, daß diese Bereitschaft angeboren oder auch erworben sein kann. Die angeborene Krankheitsbereitschaft ist im allgemeinen an einen bestimmten Körperbautyp gebunden, wie uns eine immer häufiger zu beobachtende Tatsache lehrt. Die Menschen, die an Magengeschwüren leiden, sind meist nicht die „Ernährungsnaturelle", die Pykniker, jene Menschen mit Bauch und Fetthals, denen es „immer so gut schmeckt", die kochend heiß oder eiskalt essen können, wie es gerade kommt, und von denen man es zuerst annehmen müßte. Nein, es sind gerade die Menschen, die eine leptosome (schmale, zartgliedrige), leptosom-athletische oder athletische Körperverfassung besitzen, Menschen mit einem labilen (schwankenden, schwachen) Nervensystem, es sind die übernervösen, stets rastlosen und quecksilbrigen Menschen.

***

Woher kommen die Magengeschwüre? Menschen mit Bauch und Fetthals sind nicht dazu disponiert, wohl aber die schmalen, zartgliedrigen, übernervösen, rastlosen und quecksilbrigen. Aufregung kann zu Magengeschwüren führen, aber auch die Lebensweise kann die Ursache sein.

Die so charakterisierten Personen bekommen vielfach schon aus geringfügigem Anlaß (Aufregung, schlechte Verdauung, Überarbeitung, gehetzter Tagesablauf) sehr leicht Krämpfe, die oft lange anhalten können. Dadurch wird unter anderem die Schleimhaut des Magens schlecht ernährt, widerstandsunfähig und an den mechanisch am meisten beanspruchten Teilen leicht verletzlich. Sobald an einer solchen Stelle eine kleine Wunde entstanden ist, wird diese für den Magensaft angreifbar, der nun beginnt, die eigene Magenwand zu verdauen, womit die Ausbildung des typischen Magengeschwürs in Gang gekommen ist.

Zu der größeren *mechanischen Beanspruchung* einzelner Magen-Darm-Abschnitte und der angeborenen Krankheitsneigung müssen jedoch noch weitere, nämlich die sogenannten *auslösenden Faktoren* hinzukommen. Als solche spielen natürlich die Lebensgeschichte, die Lebensweise (Unregelmäßigkeit, Hetze, Fehlernährung), der Beruf (körperliche Anstrengungen), familiäre und wirtschaftliche Verhältnisse eine ausschlaggebende Rolle.

Die volkstümliche Redewendung: „Die Aufregung ist mir auf den Magen geschlagen" bezeichnet treffend den großen Einfluß seelisch-nervöser Faktoren.

Dieser körperlich-seelische Zusammenhang kann heute nicht mehr ernsthaft bestritten werden. Die große Bedeutung des seelischen Verhaltens und der Reaktionsweise des sogenannten vegetativen Nervensystems wird vielmehr von wissenschaftlicher Seite besonders hervorgehoben. Von chirurgischer Seite wird sogar zur Erzielung von Dauererfolgen nach Magengeschwür-Operationen eine zielbewußte

Änderung der gesamten Lebensweise wie auch eine grundsätzliche Neueinstellung zum Leben überhaupt verlangt.

Die Überreizung und Irritation des vegetativen Nervensystems kann manchmal auch ganz unerwartete Ursachen haben. So ist von Prof. Dr. *H. Konietzko* darauf hingewiesen worden, daß der regelmäßige Umgang mit Lösungsmitteln aus der Gruppe der Kohlenwasserstoffe Magenbeschwerden auslöst, hinter denen nicht selten eine Intoxikation (Vergiftung) des Zentralnervensystems steht, welche zu einer Polyneuropathie (Nervendegeneration) führt, die sehr bald nicht mehr rückbildungsfähig ist. Hier machen die Magenschmerzen auf die Gefahr im zentralen Nervensystem aufmerksam. Da die Ursache klar wird, ist durch Änderungen der Arbeitsbedingungen Abhilfe zu schaffen, bevor es zur Ulcusbildung kommt.

Wir haben als wichtigste Glieder in der Ursachenkette des Magen- und auch des Zwölffingerdarmgeschwürs folgende Faktoren erkannt:

1. Die besondere mechanische Beanspruchung bestimmter Stellen an Magen und Zwölffingerdarm.
2. Eine zentralnervöse Fehlsteuerung oder Schädigung, die selbst wieder unter verschiedenen Bedingungen (darunter Fehlernährung) zustande kommen kann.
3. Die Erbeinflüsse und eine entsprechende Konstitution (Körperbautyp) und die Überhöhung des sauren Magensaftes, der zur Selbstverdauung in geschädigten Schleimhautbezirken und damit zur Geschwürbildung (Ulcusentstehung) führen kann.

Diese Zusammenhänge müssen unsere Heilmaßnahmen bestimmen, obwohl die Erkenntnisse noch unzureichend sind.

Erbanlagen und Konstitution (Punkt 3) können wir nur schwer beeinflussen. Der subjektiv als außerordentlich quälend empfundene *Magensäureüberschuß* (Punkt 3) kann chemisch, z. B. durch moderne Magenmittel (Histaminabkömmlinge) „neutralisiert" werden. *Vermehrte Magensäure* findet sich meist bei einigen Formen von Magenkatarrh und beim Magen- und Zwölffingerdarmgeschwür.

Verringerte Säurewerte zeigt in der Regel der Magenkrebs und gar keine Säure oft die „gefährliche Blutarmut", die sogenannte „perniziöse Anämie", die jedoch heute nicht mehr so gefährlich erscheint, da wir gegen sie ausgezeichnete Behandlungsmethoden kennen. Aber gerade diese Blutkrankheit hat uns gelehrt, in welch engem Zusammenhang die Magenwand mit dem Blut steht, und vor allem, wie abhängig das Blut von einer richtigen Nahrung ist. Das heißt, anders ausgedrückt, daß eine fehlerhafte Zusammensetzung des Magensaftes nicht nur Ausdruck einer örtlichen Erkrankung der Magenwand, sondern immer Merkmal einer Allgemein- oder einer zentralnervösen Störung ist.

Das bei zu reichlichem Eiweiß-, Fett- und Kochsalzgenuß mit sauren Stoffwechselprodukten überladene Blut kommt mit den normalen Ausscheidungsorganen, trotz deren erhöhter Aktivität, nicht mehr aus; der Körper sucht Notventile und verstärkt die Säureabsonderung des Magens. Wer jetzt noch ein leicht reizbares Nervensystem besitzt, das bei Aufregungen mit nervösen Spannungen reagiert, bei dem ist die Grundlage zur Selbstverdauung der Magenwand, also zur Entstehung von Magengeschwüren, in hohem Maße gegeben.

Diese *Störungen* stehen mit der *zentralnervösen Fehlsteuerung* (Punkt 2) in engem Zusammenhang. Sie verlangt viel Ruhe, Wärme und Entspannung, körperlich und seelisch. Das seelische Ungleichgewicht des Kranken ist sogar zunächst die Hauptursache. Erst wenn die innere Unruhe und die Hast des Alltags aufhören, kann eine körperliche und seelische Entspannung eintreten. Damit aber ist erst eine Voraussetzung geschaffen zu einer wirklichen Heilung,

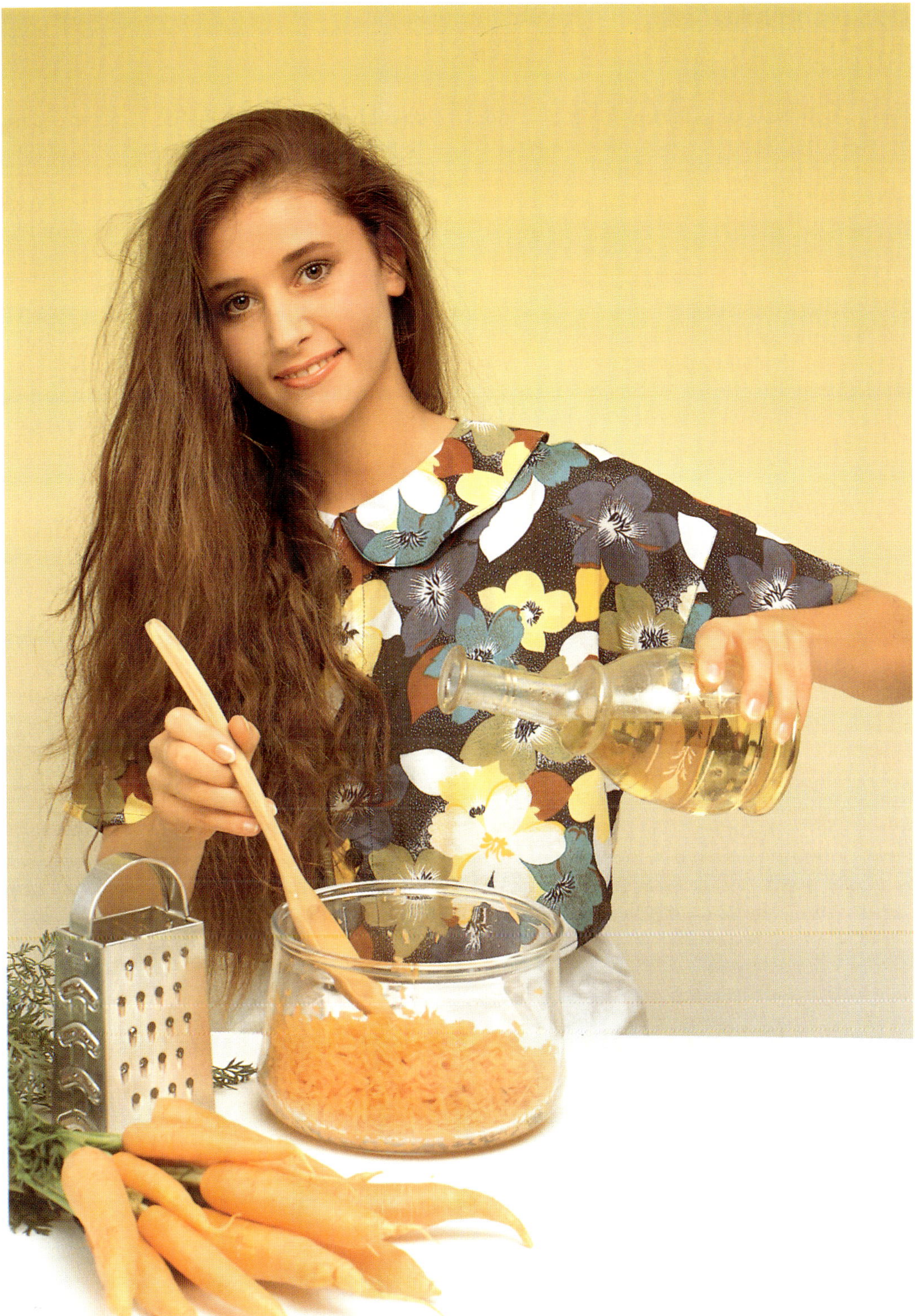

In der dritten Stufe der Magen- Schon- und Heilkost können geriebene Mohrrüben gegeben werden.

denn auch Nahrungsfaktoren sind an der Entstehung der nervösen Fehlsteuerung ursächlich beteiligt. Sie verlangt daher eine Schonkost, die der in Punkt 1 erwähnten *besonderen mechanischen Beanspruchung* bestimmter Stellen an Magen und Zwölffingerdarm bis zur völligen Abheilung des Geschwürs gerecht wird.

Zusammengefaßt müssen also die Forderungen für die Behandlung lauten: Wärme und körperliche Ruhe, seelische Entspannung, Diät. Dadurch werden zugleich Magen und Darm weitgehend geschont.

Die Magen-Schon- und Heilkost

Stufe I 1.–7. Tag: Das Prinzip der Schonkost wird natürlich am strengsten und eindeutigsten durch absolutes Fasten (oder wenigstens Tee- oder Saftfasten) erfüllt. Man sollte nach Möglichkeit zu Beginn jeder Magenkur wenigstens für einen Tag davon Gebrauch machen, wenn es der Allgemeinzustand des Kranken zuläßt.

Auf einen Fasten-, Tee- oder Safttag, an dem fünfmal nur Pfefferminztee, Kamillentee, schwacher schwarzer Tee oder verdünnter Möhrensaft gereicht wird, folgen *sechs Saft-Schleim-Milch-Tage,* an denen man wiederum fünf Mahlzeiten mit Schleim aus Leinsamen, Reis, Mais, Weizen, Hafer, Gerste oder Roggen reicht, der leicht mit Meersalz gesalzen oder mit Honig gesüßt wird. Obstsäfte werden mindestens im Verhältnis 1 : 1, eventuell noch stärker verdünnt, damit sie keinerlei Reizung verursachen. Wenn Schleim beschwerdefrei vertragen wird, geht man sofort auf Bananen-Milch-Brei über, den man aus warmer Milch und frischen Bananen herstellt. Weitere Anreicherung durch Weizenkeime. Warme Kamilleneinläufe zur Stuhlregulierung.

Stufe II 8.–17. Tag: Ergänzung und Bereicherung der Mahlzeiten durch Kartoffelbrei mit frischer, nicht erhitzter Butter, mit Eigelb, Sahne, Weizenflocken und Weizenkeimen. Eingeweichte, getrocknete Pflaumen oder Leinsamen zur Stuhlregulierung.

Stufe III 18.–27. Tag: Ergänzung durch zartes, gedünstetes Grün- und Wurzelgemüse, durchgetriebene Frischkost, geriebene Möhren, eventuell etwas zartes Fleisch (Kalb, Huhn, Taube). Rohkost und eingeweichte Trockenfeigen zur Stuhlregulierung.

Wenn die drei Diätstufen beschwerdefrei vertragen wurden, langsamer Übergang zu vegetarischer Vollkost für lange Zeit.

Während der ganzen Schonzeit müssen völlig gemieden werden:

1. alle Fleischarten (außer Kalb, Huhn, Taube in Stufe III),
2. alle Fischarten (außer magerem Fisch in Stufe III),
3. alle Wurst-, Räucher- und Pökelwaren,
4. alle erhitzten Fette und alle Hartfette,
5. alle Hülsenfrüchte, grobe Kohlarten und Rettich,
6. alle Genußmittel (Alkohol, Tabak u. a.) und kohlensäurehaltigen Getränke und
7. zu kalte oder zu heiße Getränke oder Mahlzeiten.

Zu beachten ist: *Alles langsam essen und gründlich kauen!* Hier gilt wie sonst nirgends: „Gut gekaut, ist halb verdaut." Verteilung der täglichen Nahrungsmenge auf fünf Mahlzeiten um 7, 10, 13, 16 und 19 Uhr.

Zahlreiche neue Medikamente haben in den letzten Jahren die alte, vielfach erprobte Ruhe-Wärme-Behandlung der an Magen- oder Zwölffingerdarmgeschwür Leidenden anscheinend in den Hintergrund gedrängt. Es wird beim Magengeschwür kaum möglich sein, die drei alten, natürlichen und starken Heilfaktoren Ruhe, Wärme und Schonung außer acht zu lassen.

Es muß aber noch ausdrücklich betont werden, daß die Ernährungsfrage nicht alles ist, sondern, da es sich beim Magen- und Zwölffingerdarmgeschwür um eine

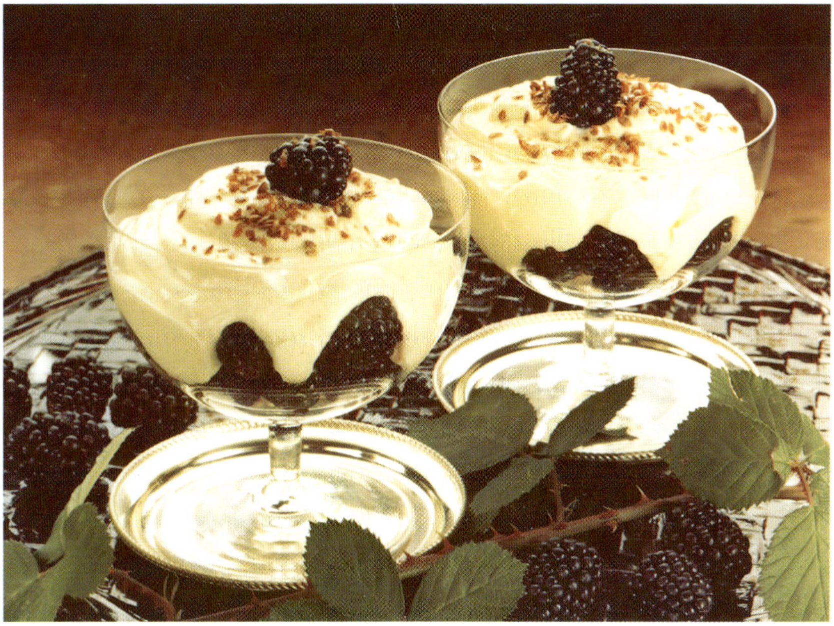

Quark-Creme mit Brombeeren, eine erfrischende und stärkende Kost von guter Bekömmlichkeit. Das genaue Rezept finden Sie im Rezeptteil dieses Buches.

psychosomatische Erkrankung handelt, der Abbau des Stresses durch eine grundlegende Änderung der Lebensweise ganz im Vordergrund steht. Ohne diese Änderung kann man mit einer Ausheilung des Ulcusleidens nicht rechnen.

Die Änderung muß sich vor allem auf die starken psychischen, beruflichen und sozialen Umweltreize beziehen, die das seelische und körperliche Gleichgewicht nachhaltig stören.

Der international bekannte Psychiater Prof. Dr. *Paul Kielholz* (Basel) versteht unter den krankmachenden, langandauernden Umweltreizen die Hetze, den Lärm, den Konkurrenzkampf, den Zerfall der Familie, die Mißachtung der Gemütskräfte, die Isolierung und Vereinsamung in der Masse sowie den Verlust der religiösen Bindungen.

Eine erfolgreiche Vorbeugung oder Heilung des Ulcusleidens, ganz gleich welchen Typs, ist nur möglich, wenn man den Ursachen und Entstehungsbedingungen des Dauerstresses nachgeht und diese abzubauen vermag.* Ernährungsfragen spielen nur für die akute Phase und erst in zweiter Linie eine wesentliche Rolle.

Nicht selten gibt es beim Magengeschwür auch ernste Komplikationen in Form eines Durchbruchs des Geschwürs in die freie Bauchhöhle, genannt Ulcusperforation, oder in Form einer Blutung aus dem Geschwür in den Magen hinein. Beim Durchbruch eines Geschwürs gelangt Speisebrei in die Bauchhöhle, wodurch sehr schnell eine Bauchfellentzündung ausgelöst wird, die heftige Schmerzen, Erbrechen und einen „fliegenden" Puls verursacht. Es besteht akute Lebensgefahr. Sehr bald wird der Bauch gespannt und bretthart. Krankenhauseinweisung ist daher schnellstens erforderlich. Wo es möglich ist, Notarztwagen rufen. Nur bei baldiger Operation besteht noch eine Überlebenschance.

* Die psychosomatischen Zusammenhänge werden in dem Buch „Nutze die Heilkräfte für Seele und Geist", das im gleichen Verlag erschienen ist, eingehend dargestellt.

Bei der Magen-Schon- und Heilkost sollten die Obstsäfte mindestens im Verhältnis 1:1 verdünnt werden, damit sie keinerlei Reizung verursachen können. Für die vegetarische Vollkost, die ja unsere Normalkost sein sollte, können die Obstsäfte „pur" getrunken werden.

Man muß ferner daran denken, daß Magenblutungen auch nach der Einnahme von Medikamenten (z. B. von Acetylsalicylsäure [ASS] und Indometacin) auftreten können.

Zwölffingerdarmgeschwür

Ein Zwölffingerdarmgeschwür (Ulcus duodeni) ist, einfach ausgedrückt, ein Defekt in der Schleimhaut des Zwölffingerdarms. Eine eindeutige Ursache für das Zwölffingerdarmgeschwür ist leider nicht bekannt. Bei der Entstehung spielt die Vererbung ebenso eine Rolle wie Hormonstörungen.

Es wird angenommen, daß das Vorkommen des Ulcus duodeni von der Einwirkung der Säure und des proteolytischen Enzyms Pepsin (aus dem Magen) abhängig ist. Weiterhin nimmt man an – der Beweis steht allerdings noch aus –, daß zunächst durch die beiden genannten Substanzen eine oberflächliche, auf die Schleimhaut beschränkte Beschädigung (Erosion) entsteht, die langsam zum Schaden, zu einer Läsion wird, aus der dann ein Geschwür (Ulcus) entsteht. Man unterscheidet je nach Dauer des Prozesses einen *akuten* und einen *chronischen* Verlauf der Geschwürskrankheit.

Das chronische Duodenalgeschwür ist häufiger als das akute. Es geht meist tiefer bis zur Muskelschicht der Darmwand, aber auch die akuten Geschwüre können tiefe Gewebeschäden verursachen und dann in die Bauchhöhle eindringen (perforieren).

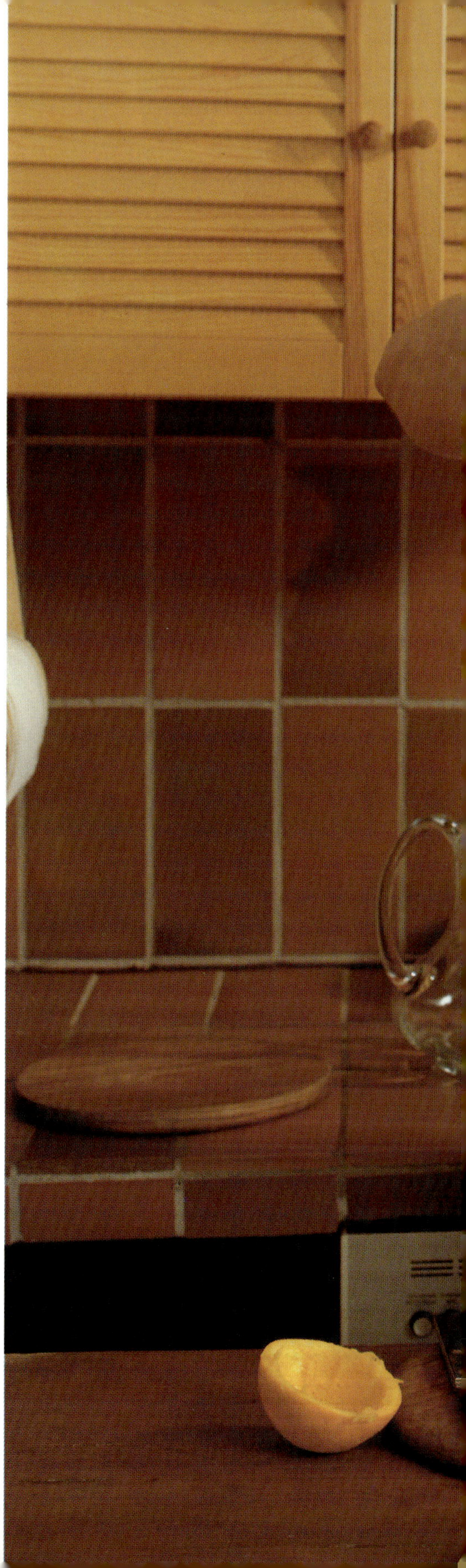

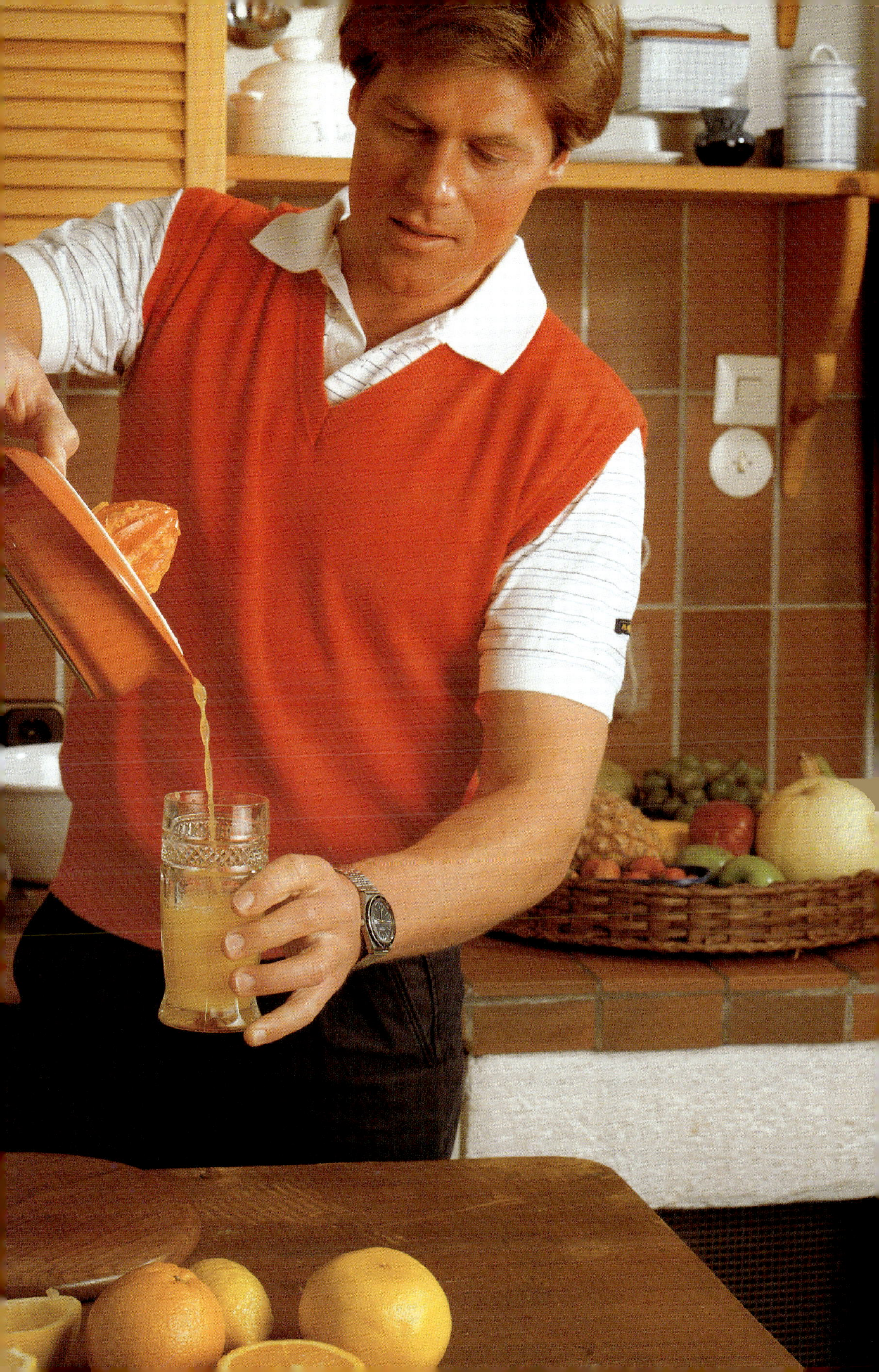

So schlimm sich beide Formen entwickeln können, so schnell vermögen sie aber auch einmal in einigen Wochen abzuheilen, allerdings nicht, ohne einen Defekt zu hinterlassen.

Der weit überwiegende Teil der chronischen Duodenalgeschwüre tritt am Anfangsteil des Zwölffingerdarms auf, meist wenige Zentimeter unterhalb des Magenschließmuskels. Die Erosionen und Läsionen können außer durch Säure und auch durch Stress-Situationen und durch neurologische Erkrankungen hervorgerufen werden. Ganz gleich, wie die Läsionen und Geschwüre zustande gekommen sind, immer wird das physiologische Gleichgewicht zwischen Angriffs- und Abwehrkräften tiefgreifend gestört.

Man spricht von einer Zwölffingerdarm-Schleimhautentzündung (Duodenitis), wenn die Schleimhaut geschwollen und entzündet ist. Das läßt sich bei der mikroskopischen Betrachtung einer Gewebsentnahme, wie es häufig bei endoskopischen Untersuchungen geschieht, eindeutig feststellen. Aber auch die endoskopische Betrachtung allein läßt schon eine Entzündung erkennen, die sich fast immer in der Umgebung eines Geschwürs findet oder auch im gesamten Anfangsteil des Zwölffingerdarms auftreten kann. Aus der Duodenitis kann wiederum ein Geschwür entstehen.

Es hat den Anschein, daß Magengeschwür und Zwölffingerdarmgeschwür verschiedene Krankheitsbilder sind. In der Literatur werden jedenfalls Unterschiede mancherlei Art beschrieben. Eine eindeutige Aufklärung ist bisher nicht erreicht. Sicher ist nur, daß bei beiden Geschwürsarten die Einwirkung von Säure und Pepsin erforderlich ist. Nicht selten kommen sie auch zusammen vor.

Im allgemeinen ist das Geschwürsleiden gutartig und bedarf zumindest heute nicht mehr der stationären Behandlung. Aber es gibt auch Geschwüre, die bluten, in die Tiefe des Gewebes dringen und durchbrechen oder zu einer Verengung des Magenausgangs führen. Warum viele Geschwüre einen leichten und andere einen schweren Verlauf nehmen, ist noch unbekannt und daher eine entsprechende Vorsorge nicht möglich.

Umweltbedingungen und seelischen Faktoren muß wahrscheinlich eine wesentlich größere Bedeutung zugemessen werden, als es bis heute geschieht. Unter den Umweltfaktoren spielt ganz sicher auch, was uns hier besonders interessiert, die *Ernährung* eine nicht unwesentliche Rolle. Die stetig fortschreitende Verfeinerung unserer Nahrung und der ständig steigende Zuckerkonsum können ursächlich beteiligt sein.

Ob der Mangel an Faserstoffen, der heute für viele unserer Wohlstandskrankheiten verantwortlich gemacht wird, auch beim Ulcusleiden eine Rolle spielt, kann noch nicht gesagt werden. Es ist aber eher unwahrscheinlich, weil Kleie kein wesentlicher Säurepuffer, sondern vielmehr ein Reiz für die Säurebildung ist. Wir wissen wohl, daß gute Einspeichelung und gutes, längeres Kauen die Magenentleerung hemmt und dadurch weniger Säure in den Zwölffingerdarm gelangt, wodurch dieser besser geschützt ist. Es ist jedenfalls bis heute nicht möglich, von einer spezifischen, ein Zwölffingerdarmgeschwür heilenden Diät zu sprechen.

Dennoch spricht lange und vielfältige ärztliche Erfahrung dafür, daß auch beim Zwölffingerdarmgeschwür – wie bei jeder anderen Krankheit – die ganz einfachen und grundlegenden Heilmaßnahmen außerordentlich nützlich sind. Es sind dies Ruhe, Wärme, seelische Ausgeglichenheit und eine Schonkost für kurze Zeit mit langsamem Übergang auf eine mäßige, vegetarische Vollwertkost. Gerade die Zeit der Kostumstellung auf die notwendige Menge (nicht mehr und nicht weniger) und die Besinnung auf ihren natürlichen Vollwert, kann der Anlaß zu einer Umstellung auch der anderen schädlichen Lebensgewohnheiten sein. Der totale Verzicht auf Suchtmittel wie Tabak und Alkohol trägt unendlich viel dazu bei, nicht nur das Ulcusleiden, sondern auch viele andere Krankheiten und Störungen zu verhindern.

Die Ernährungsempfehlung für das Magengeschwür kann ohne weiteres auf die Schonkost für das Zwölffingerdarmgeschwür übertragen werden.

An dieser Stelle sei noch ein Wort zu dem weit verbreiteten **Sodbrennen** gesagt, das allgemein heute ursächlich als eine Übererregung der Nerven- und Muskeltätigkeit der unteren Speiseröhrenmuskulatur und des Magenöffners erklärt wird. Jede Reizung dieser Gegend, gleich welcher Art, wird als Sodbrennen empfunden.

Sodbrennen tritt als Begleitsymptom bei zahlreichen Speiseröhren- und Bauchorgan-Erkrankungen auf, so vor allem bei Speiseröhrenentzündung, Hiatushernien, nach Operation im Magenöffnerbereich, bei Magenkrebs, Magenschließmuskelverengung, Zwölffingerdarmgeschwür und häufig auch bei chronischen Gallenblasenerkrankungen.

Sehr oft läßt sich das Sodbrennen beseitigen, wenn man sich völlig aufrecht hinstellt und ein Stück trockenes Brot kaut und schluckt. Manchmal genügt ein Schluck Milch oder auch einer anderen Flüssigkeit.

Selten tritt Sodbrennen gehäuft auf. In solchen Fällen ist eine Diät erforderlich, wie sie die Kostform 2 (flüssig-breiige Kost) vorschlägt.

Magenkrebs

Magenkrebs oder Magenkarzinom ist die Bezeichnung für eine von der Magenschleimhaut ausgehende bösartige Geschwulst. Früher stand der Magenkrebs an erster Stelle der durch Krebs bedingten Todesfälle. Heute nimmt er in der Bundesrepublik den dritten Platz in der Statistik der Krebstodesfälle ein. Worauf dieser Rückgang zurückzuführen ist, konnte bisher nicht endgültig geklärt werden. Auffallend ist das besonders häufige Vorkommen des Magenkrebses in Japan.

Die Ursache des Magenkrebses ist immer noch ungeklärt. Folgende Faktoren werden aber für die Entwicklung als wesentlich angesehen:

- Vererbung
- Blutgruppe und Körperverfassung
- Lebensweise und Lebensverhältnisse
- Eßgewohnheiten
- Trinkwasserqualität
- Rauchgewohnheiten
- Alkoholkonsum und frühere Erkrankungen

Die Japaner *Yamagata* und *Masuda* halten darunter folgende Faktoren für die wichtigsten: Vererbung, Konstitution, Lebensverhältnisse und Eßgewohnheiten.

Je tiefer ein Krebs in die Magenwandschichten eindringt, um so kürzer wird die Überlebenszeit. Nur der Patient mit einem früh erkannten Magenkarzinom, das nur die Magenschleimhaut infiltriert und noch nicht die Muskelschicht erreicht hat, hat eine gute Überlebenschance. Er muß aber bis heute noch radikal operiert werden.

Die entscheidende Frühdiagnose ist heute durch die röntgenologischen, endoskopischen, zytologischen und histologischen Untersuchungsmethoden möglich und zuverlässig. Radikaloperation (Gastrektomie oder Magenexstirpation genannt) bedeutet die Entfernung des ganzen Magens mit der Geschwulst und den beteiligten Drüsen. Der Magen wird dann durch eine Dünn- oder Dickdarmschlinge ersetzt. Bei 90 % der Erkrankten besteht nach Gastrektomie eine 5-Jahres-Überlebenszeit. Chemotherapie und Bestrahlung haben noch keine überzeugenden Erfolge gebracht.

Die Kostform muß nach einer Gastrektomie vom behandelnden Arzt sorgfältig auf den Einzelfall abgestimmt werden.

Heilmaßnahmen bei akuten und chronischen Darmerkrankungen

Auf *die Selbstvergiftung vom Darm aus* als einer Krankheitsquelle ersten Ranges aufmerksam zu machen und natürliche Wege zu ihrer Vermeidung zu weisen ist eine der wichtigsten Aufgaben jeder Gesundheitspflege.

Die anomale Darmfunktion, insbesondere die *Verstopfung*, ist eines der weitestverbreiteten und dennoch viel zuwenig beachteten Übel unserer Zeit. Das ist um so schwerwiegender, da der Darm für die Aufrechterhaltung der Gesundheit und Leistungsfähigkeit eine überragende Aufgabe zu erfüllen hat. Der Darm bedeutet für den Menschen das gleiche wie die Wurzel für die Pflanze. Es ist uns allen selbstverständlich, daß eine Pflanze ohne eine normale Wurzelfunktion nicht lebensfähig ist; ebensowenig aber auch der Mensch. So wie die Pflanze ihre Kräfte mit Hilfe ihres Wurzelgeflechtes aus dem Erdreich, dem Nährboden, saugt, genauso tauchen unsere Darmzotten in den Nährbrei ein, den wir durch die Nahrungsaufnahme zuführen, und genauso wie bei der Pflanze liegt hier im wahrsten Sinne des Wortes das Wurzelgebiet unserer Kraft und Leistungsfähigkeit. Hier gilt wie sonst nirgends das Sprichwort: Was der Mensch *ißt*, das ist er.

Ein gesunder Darm wird mit seinen zahlreichen, die Oberfläche des Darmes ungeheuer vergrößernden Zotten aus einem natürlich und normal zusammengesetzten Nahrungsbrei die nötige Energie zum gesunden Aufbau der Organe und Gewebe, zur Blutbildung und Kraftentfaltung ziehen. Ein unnatürlicher Nährboden wird dagegen einen gewaltigen Einfluß auf Körper, Seele und Geist ausüben, eine Erfahrungstatsache, die nicht oft genug betont werden kann. Es ist gar nicht zu übersehen, wieviel Freude, Glück, Kraft, Lebensgenuß, seelische und geistige Entwicklungsfähigkeit, aber andererseits auch Leid, Schmerz, Elend, Siechtum, Leistungsunfähigkeit, seelisches und geistiges Versagen aus dem gesunden oder kranken Verhältnis Nährboden–Darmfunktion hervorgehen.

Die erste Ursache der Schädigung der Darmfunktion liegt also in einer unnatürlichen und meist unmäßigen Ernährung, die ja den Nährboden, den Nährbrei, abgibt. Es werden dadurch die notwendigen Darmbakterien (Colibakterien) in ihrer Tätigkeit so stark beeinträchtigt, daß giftige Substanzen entstehen, die unsere Gesundheit bedrohen. Zunächst kann die Darmwand selbst das Eindringen der Gifte abwehren. Auf die Dauer erliegen die Darmzottenzellen jedoch der ständigen Reizung durch giftige Stoffwechselprodukte und werden durchlässig. Damit ist die erste Schranke durchbrochen. Aber auch die weiteren Sperren und Filter, wie sie durch Leber und Lunge gegeben sind, können einer dauernden Überlastung ihrer Entgiftungstätigkeit nicht standhalten, und dann bleiben die Stoffe im Blut und gelangen damit in alle Organe.

Die Folgen sind nun unausbleiblich. Ist der Einbruch der Gifte in die Blutbahn besonders massiv oder langandauernd, so kommt es zu akuten Erkrankungen, wie Nesselsucht, Asthma, Heuschnupfen, Rheuma, Hautveränderungen und Vergif-

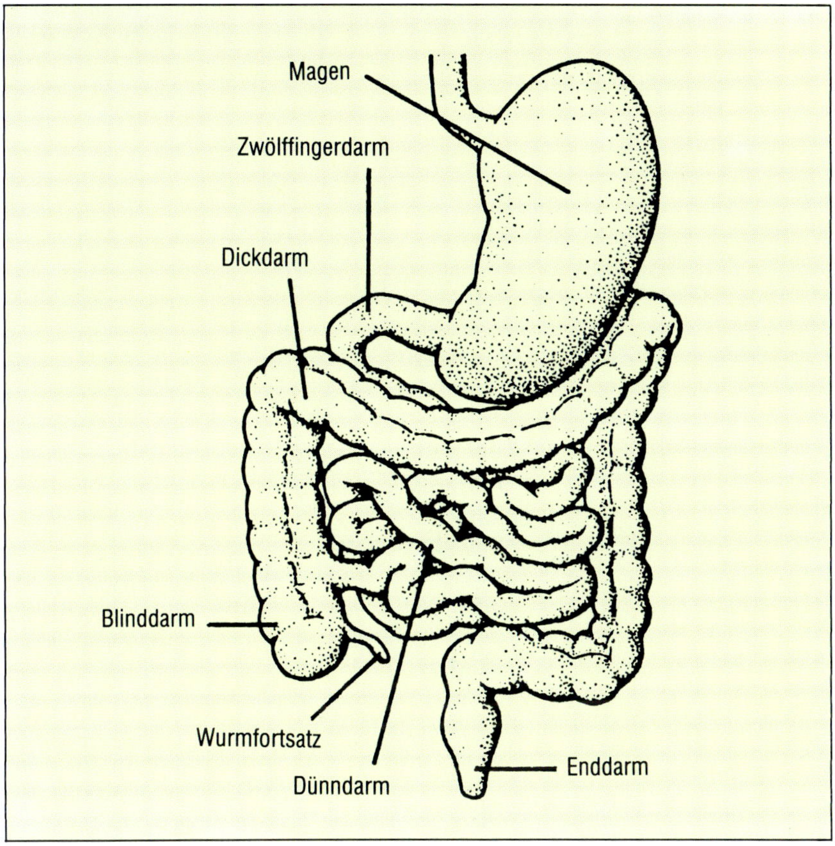

Schematische Darstellung der Baucheingeweide. Die Selbstvergiftung vom Darm aus gehört heute zu den wichtigsten Zivilisationskrankheiten und bedarf einer sorgfältigen Behandlung.

tungserscheinungen von seiten des Zentralnervensystems, wie Kopfschmerzen, Schlaflosigkeit, Erregungs- und Verwirrungszustände. Alle Entgiftungsstationen des Körpers arbeiten jetzt mit fieberhafter Erregung. Dabei benötigen sie erfahrungsgemäß große Mengen an Vitaminen.

Werden diese jedoch nur unzureichend mit der Nahrung zugeführt, so kann (nach Prof. *Erwin Becher*) der Vitaminmangel wiederum Grund zur weiteren Vergiftung sein.

Wir wissen, daß eine ungenügende Vitamin-B_1-Zufuhr Anlaß zu Aufsaugungsstörungen wird, wodurch Gifte aus dem Darm in die Blutbahn gelangen und nach Umstimmung des Nervensystems Gelenkentzündungen erzeugen können.

Die Beeinträchtigung der Darmbakterienbesiedlung durch falsche Ernährung (oder zahlreiche Medikamente, besonders der Gruppe der Sulfonamide und der Antibiotika) führt zu einer Entartung dieser Bakterien und zu einer vermehrten Giftbildung. Dabei ist eine normale Darmbakterienflora wesentlich für die Aufrechterhaltung der Gesundheit.

Immer müssen wir an die Selbstvergiftung vom Darm aus denken, wenn sich folgende Allgemeinerscheinungen einstellen, ohne daß sonstige, schwerwiegende Gründe dafür entdeckt werden können: rasche Ermüdbarkeit, manchmal schon vormittags, Kopfschmerzen, Reizbarkeit, niedergedrückte Stimmung, Leistungsunfähigkeit, Arbeitsunlust, Appetitmangel,

Afrikaner haben, sofern sie ihre einheimische Nahrung bevorzugen, in der Regel ein gesundes Gebiß. Ihre faserstoffreiche Kost trägt außerdem dazu bei, Darmkrankheiten zu vermeiden, weil die Darmpassage bei ihnen sehr viel kürzer verläuft als bei Europäern.

gelblich-bräunliche oder blaßgelbe Gesichts- und Körperfarbe.

Diese Zustände bedürfen einer langen und gründlichen Behandlung, wenn Leistungsfähigkeit und Lebensfreude wiederkehren und unheilbare organische Veränderungen vermieden werden sollen.

Darmträgheit, chronische Verstopfung (Obstipation)

Abführmittel gehören zu den meistgebrauchten Medikamenten. Das ist nicht verwunderlich, wenn man weiß, daß Störungen der Dickdarmfunktion, je nach dem Schweregrad der Funktionsminderung Stuhlträgheit oder Verstopfung (Obstipation) genannt, zu den verbreitetsten Leiden unserer Zeit gehören. Fast jeder dritte Angehörige unserer Zivilisation leidet darunter.

Die meisten Menschen versuchen durch regelmäßige Einnahme von „Stuhlregulierungsmitteln" den Darm zur erwünschten Pünktlichkeit zu erziehen. Man beginnt gewöhnlich mit schwächeren Mitteln, greift aber zu immer stärkeren, wenn sich der Darm nach einiger Zeit an das bisherige Mittel „gewöhnt" hat, d. h. nicht mehr recht darauf reagiert.

Bei akut auftretenden Störungen der Darmentleerung ist sicher nichts gegen eine kurzfristige Einnahme von Abführmitteln einzuwenden. Auf die Dauer treten aber – abgesehen von der Gewöhnung – heute näher bekannte besondere Gefahren auf. So führen verschiedene Abführmittel zu Veränderungen der Darmschleimhaut, was schon seit längerer Zeit bekannt ist.

Neuere Veröffentlichungen weisen auf Leberschäden mit Gelbsucht bei Langzeiteinnahme besonders von oxyphenisatinhaltigen Abführmitteln hin. Auch diphenolhaltige Abführmittel können bei entsprechender Veranlagung das Krankheitsbild der Leberentzündung (Hepatitis) hervorrufen. Diese Hinweise allein zeigen schon, daß bei der Einnahme von Abführ- oder Stuhlregulierungsmitteln größte Vorsicht geboten ist.

Auch andere Medikamente können die Darmschleimhaut schwer in Mitleidenschaft ziehen oder so schädigen, daß die Funktion stark beeinträchtigt ist. So mußte man feststellen, daß Patienten, die mit einem Medikament aus der Stoffgruppe der Tetrazykline behandelt wurden, mitunter eine degenerativ veränderte Darmschleimhaut aufweisen. Der Zusammenhang konnte auch im Tierexperiment nachgewiesen werden, wobei man noch zu der Erkenntnis kam, daß sich die Veränderung an den Mitochondrien, d. h. an den Zellbestandteilen abspielen, die wichtige Fermente produzieren. Nach Ansicht einiger Heidelberger Forscher werden die Strukturen der Darmzellen auch durch Phenylbutazon- und Acetylsalicylsäure-Präparate geschädigt.

Eine weitere Schädigungsquelle für den Darm stellt unsere „veredelte" Zivilisationskost dar. Der bekannte englische Forscher Prof. *Dennis C. Burkitt* konnte das allein durch den Vergleich der in Europa und Nordamerika vorkommenden mit den

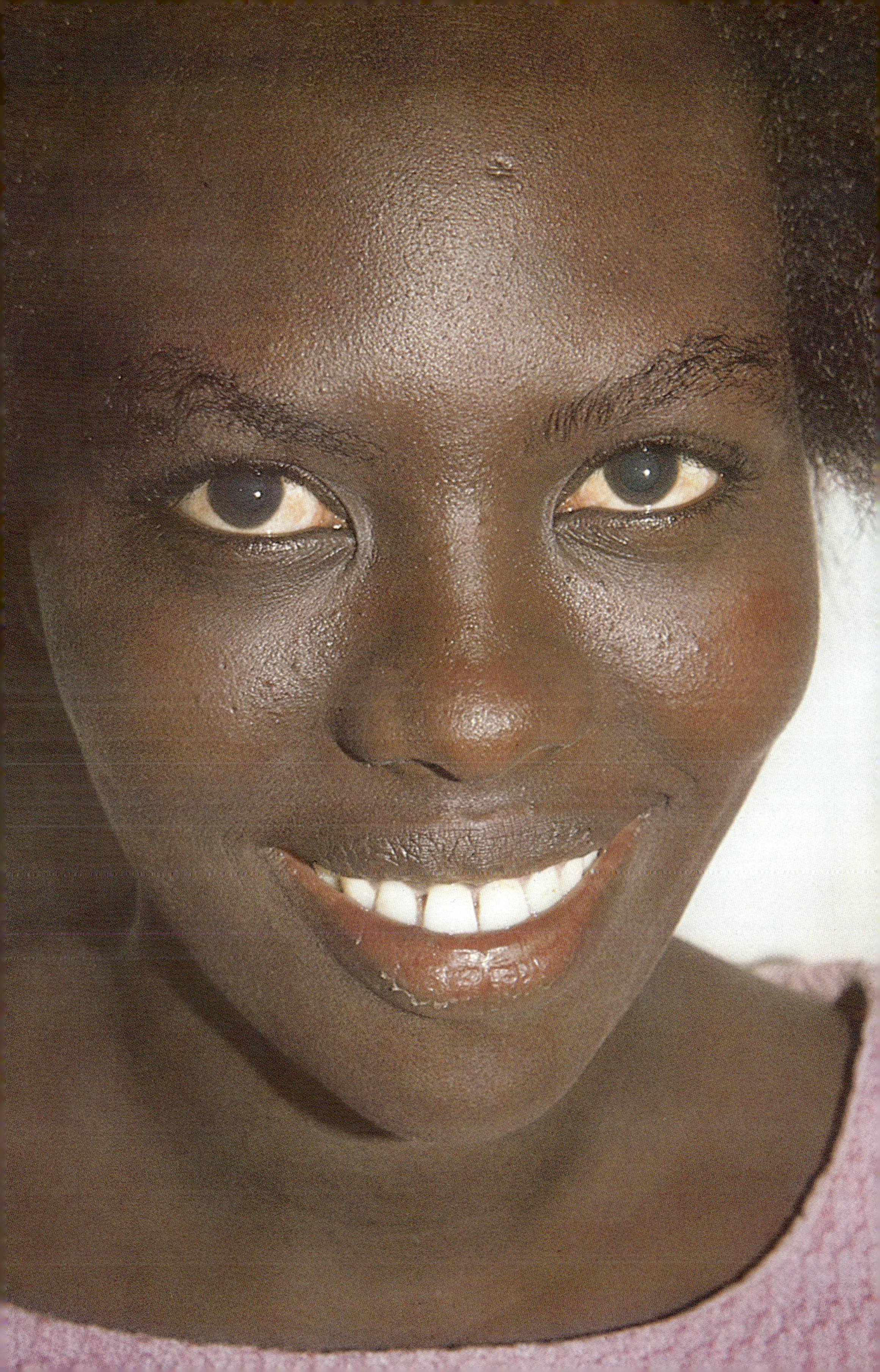

in Afrika hauptsächlich auftretenden Krankheiten zeigen. Dabei mußte er feststellen, daß die wichtigsten westlichen Zivilisationskrankheiten bei Afrikanern nahezu unbekannt sind, nämlich Herzerkrankungen, Lungen- und Dickdarmkrebs, Zuckerkrankheit, Venenerkrankungen, Thrombosen, Embolien, Hämorrhoiden, Gallensteine, Blinddarmentzündung, Zahnfäule und Fettsucht. Es liegt nahe anzunehmen, daß viele dieser Krankheiten mit der typisch westlichen Lebensweise zusammenhängen.

Burkitt fand auch heraus, daß die typischen westlichen Gesundheitsstörungen bei Afrikanern nur dann zu finden waren, wenn sie Englisch sprachen und sich in europäisch geführten Küchen ernährten. Wenn afrikanische Männer unter Verkalkungserscheinungen und Zahnausfall litten, handelte es sich meist um Köche europäischer Familien.

Auf der Suche nach den Unterschieden in den Ernährungsgewohnheiten fand *Burkitt* neben der Steigerung des Fettverbrauchs um das Eineinhalbfache und einer Steigerung des Zuckerkonsums um das Vierfache einen außerordentlich starken Rückgang der unverdaulichen Rohfasern in unserer Zivilisationsnahrung. Das eindrucksvollste Beispiel ist der hohe Verbrauch von rohfaserfreiem Weißmehl statt der rohfaserreichen Vollkornprodukte. Die Folge des verminderten Rohfasergehaltes der Nahrung ist die *Verlangsamung der Darmpassage.* Es dauert viel zu lange, bis die Nahrungsreste den Darm wieder verlassen.

Bei Afrikanern dauert die Darmpassage der Nahrung im Durchschnitt 35 Stunden, bei Europäern mit vegetarischer Lebensweise 49 Stunden, bei Engländern mit der für sie üblichen (herkömmlichen) Kost 77 Stunden.

Das Gewicht des täglichen Stuhls beträgt in Afrika durchschnittlich 470 g, in Europa 105 Gramm. Während die großen Stuhlmengen mit den darmanregenden Rohfasern bei den Afrikanern eine normale Darmfunktion ermöglichen, treten bei Europäern durch die stark verzögerte Darmpassage wegen der fehlenden Ballaststoffe Stauungs- und Druckerscheinungen im Unterbauch und Beckenbereich auf, die wiederum Hämorrhoiden und Venenerkrankungen zur Folge haben.

Burkitt ist der Auffassung, daß sich durch eine schnellere Darmpassage auch die Häufigkeit des Darmkrebses verringert, weil dann die Darmbakterien gar nicht so schnell krebserregende Stoffe bilden können. Das gleiche muß natürlich dann auch für die mit der Nahrung aufgenommenen krebserregenden Stoffe (Karzinogene) gelten.

Erfreulicherweise zieht *Burkitt* aus seinen Beobachtungen die notwendigen Folgerungen: Statt Weißmehlprodukte nur noch Vollkornprodukte und Mitverwendung der Kleie. Das sind Folgerungen, die uneingeschränkt auch für unsere Diät gegen Darmträgheit und Verstopfung gelten müssen.

Bei einer länger bestehenden, also meist chronischen Darmträgheit oder Verstopfung genügt die Umstellung auf Vollkornprodukte allein nicht. Die *Vollgetreidespeisen* müssen durch ballaststoffreiche (zellulosereiche) *Rohprodukte* (Rohgemüse, Obst) ergänzt werden.

Die rohe Pflanzenkost besitzt aber nicht nur einen hohen, für die normale Darmfunktion wichtigen Gehalt an unverdaulichen Rohfasern, sie ist auch reich an Vitaminen, Mineralien und Spurenelementen, an Stoffen, durch die der Darm die Fähigkeit erlangt, die zugeführte Nahrung ökonomisch auszunutzen. Man wird bei wiederholten und konsequent durchgeführten Rohkostperioden die Erfahrung machen, daß der menschliche Organismus mit wesentlich geringerer Nahrungsmenge viel besser funktioniert und wieder eine normale Leistungsfähigkeit erreicht.

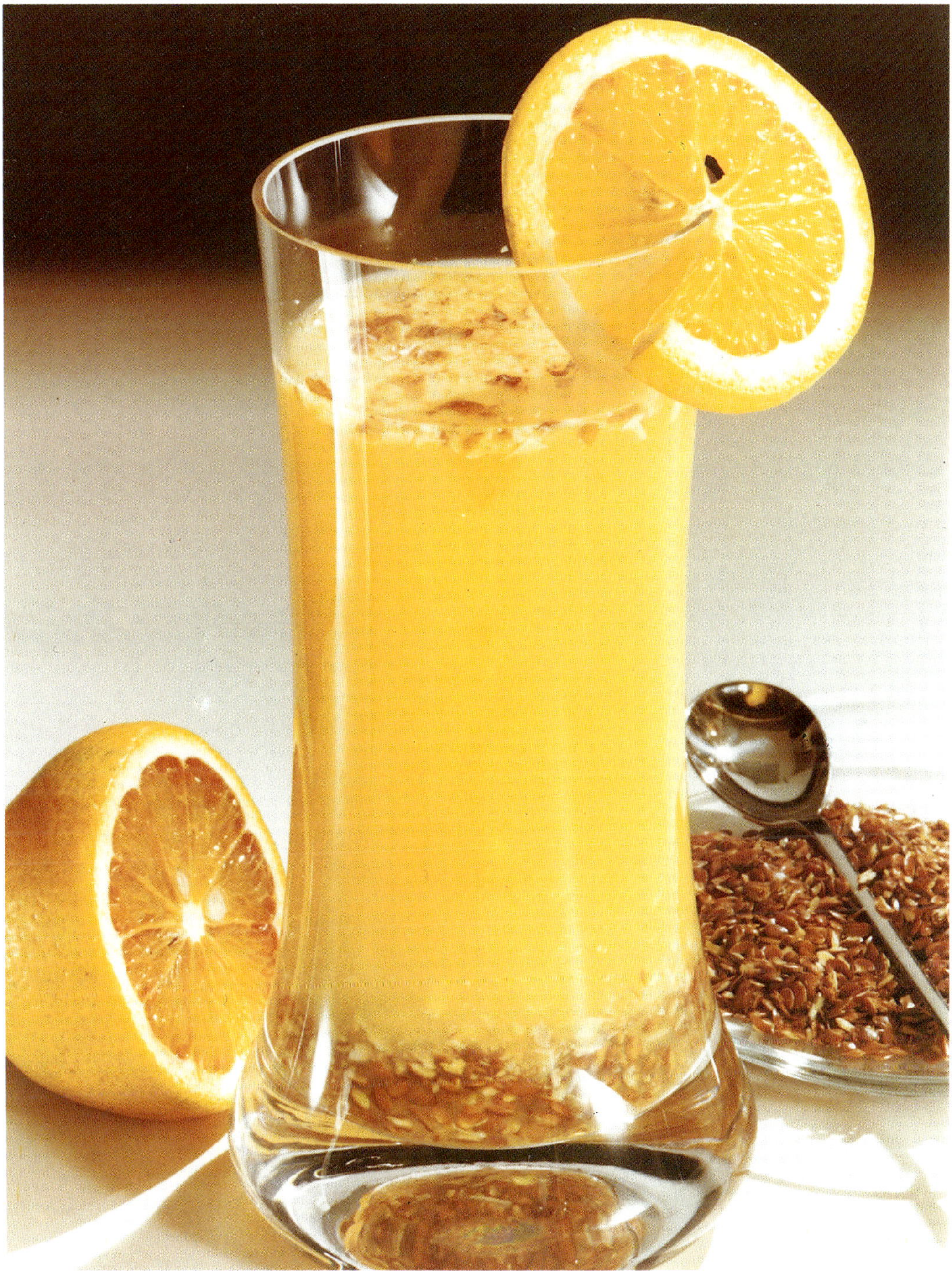

Leinsamen ist nicht nur eiweißhaltiger als Fleisch, er enthält auch viele hochungesättigte Fettsäuren. Da die essentiellen Fettsäuren sehr rasch vom Luftsauerstoff zerstört werden, sollte man den Leinsamen stets frisch geschrotet verwenden. Man streut die nußartig schmeckenden bräunlichen Körner über Müslis, Quarkspeisen, Obstsalate und Rohkost. Gegen Darmträgheit helfen vorzüglich 3mal täglich 1–2 Eßlöffel voll mit ¼ l Wasser, Tee, Saft oder Milch. Nicht vorher einweichen!

Meist sind zwei bis drei Wochen strenger Rohkost notwendig (Kostform 3), um eine chronische Verstopfung dauerhaft zu bessern, schließlich auch zu heilen und das bakterielle Milieu zu regenerieren.

Der Einwand, daß rein pflanzliche Kost, insbesondere Rohkost, wegen des fehlenden tierischen Eiweißes nicht vollwertig sei, ist heute nicht mehr angebracht, weil wir wissen, daß durch Mischung von mehreren Getreidearten (Vierkorn- oder Sechskornmüsli) *vollwertiges* Eiweiß in ausreichender Menge erzielt wird. Ferner müßte längst bekannt sein, daß Nuß- und Soja-Eiweiß ebenfalls vollwertig sind. Außerdem können Sauermilchprodukte verwendet werden, wenn unbedingt tierisches Eiweiß vorhanden sein soll.

Prof. *Werner Schuphan* betonte schon vor Jahren, daß der Mangel an Faserstoffen in der Nahrung zu chronischer Obstipation und außerdem zu kleinen Aussackungen der Darmschleimhaut (Divertikulose) führe.

Die pflanzliche Rohkost vermag aber nicht nur die Darmträgheit zu beseitigen, sondern auch der Divertikelbildung im Darm vorzubeugen.

Ballaststoffreiche Nahrung regt den Darm zur Eigentätigkeit an.

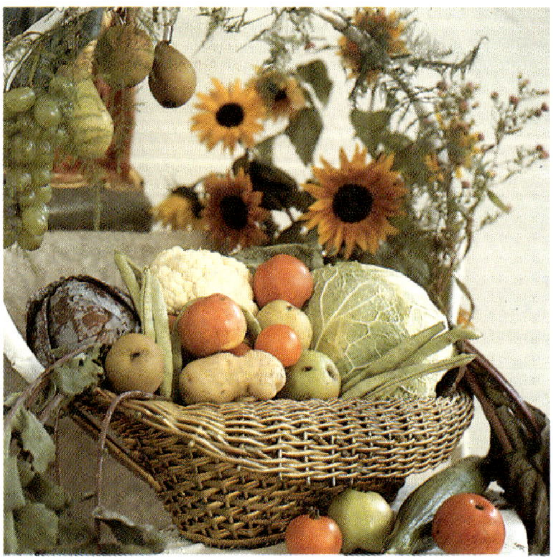

Daß die Diät durch einige physikalische Maßnahmen ergänzt werden sollte, dürfte selbstverständlich sein. In Frage kommen: Anfänglich heiße, später auch kalte *Lendenwickel* jeden zweiten Tag. Bei Sitzberuflern muß das viele Sitzen durch *Laufen* und andere *körperliche Bewegung* (Sport, Gartenarbeit) ausgeglichen werden. Sitzen vermehrt die Stauungen im Unterbauch, vermindert den Blutumlauf und hemmt den Stoffwechsel. Bauchdeckengymnastik belebt die Funktion.

Aus den bisherigen Ausführungen ergeben sich für die diätetische Beeinflussung der Stuhlträgheit die folgenden Grundsätze:

1. Statt Weißmehlprodukte nur noch Vollkornprodukte unter Einschluß der Kleie verwenden. Reiner Zucker muß vollständig vermieden werden. Die Kohlenhydrate – vor allem Zuckerstoffe – werden zwar auch bei zu großer Menge leicht und vollständig vom Körper aufgenommen. Jeder Überschuß aber wird als Depotfett eingelagert, das den Körper erheblich belastet.

2. Die notwendigen Fettmengen liefern uns Olivenöl und alle anderen reinen Pflanzenöle mit ausreichendem Gehalt an ungesättigten und hochungesättigten Fettsäuren (Sonnenblumenöl, Maiskeim- und Getreidekeimöl, Leinöl, Nußöle, Distelöl) sowie Pflanzenmargarine.

Eine zu große Fettmenge wird ungenügend gespalten und als winzige, ungespaltene Fett-Tröpfchen durch die zwischen den Darmwandzellen liegenden Lymphspalten direkt ins Lymphgefäßsystem übernommen und damit (über den Milchbrustgang) dem Venensystem des Blutkreislaufs zugeführt.

Jeder Überschuß an Fettzufuhr führt zur Belastung des Körpers durch Bildung von Fettdepots und Entstehung von Gefäßschäden.

3. Obwohl durch Mischung mehrerer Getreidearten eine mengenmäßig ausreichende und qualitativ vollwertige Eiweiß-

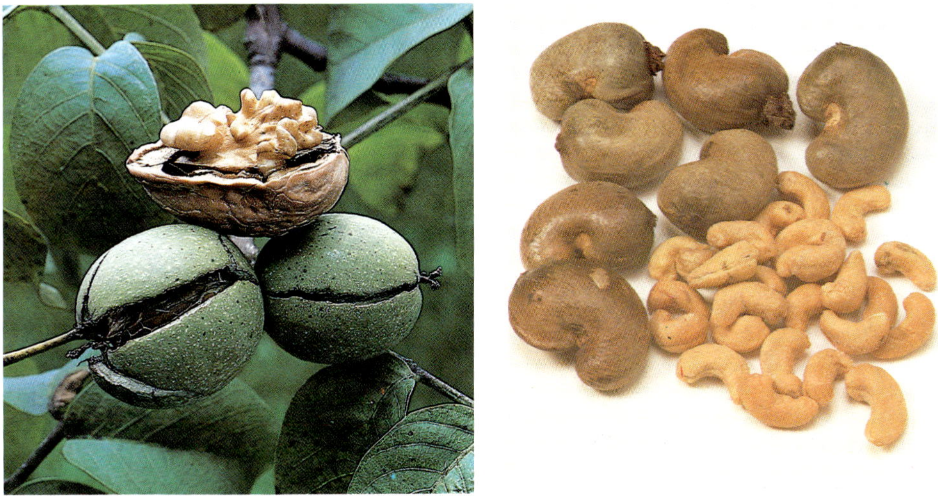

Darmgifte stammen letztlich aus der Nahrung, und zwar vorwiegend aus dem Eiweiß. Milch und Nüsse können die Fäulnis im Darm wesentlich einschränken. Vor allem schädigt das Eiweiß der Nuß nicht, weil in ihr das natürliche Nährstoffgleichgewicht erhalten ist. Unsere Bilder zeigen Walnüsse und Cashewnüsse, deren Eiweiß gut verträglich ist.

versorgung erreicht wird, kann das *Eiweißangebot* durch *Nuß-* und *Soja-Eiweiß* sowie durch *saure Milchprodukte* erweitert werden, schon damit man die Mahlzeiten abwechslungsreicher gestalten kann.

In zu großer Menge zugeführtes Eiweiß wird nicht genügend gespalten, verbleibt zu lange im Darm und löst dort Fäulnisprozesse aus, aus denen Darmgifte entstehen (Phenol, Indol, Skatol, Indikan, Schwefelwasserstoff, Harnstoff, Harnsäure und Ammoniak), die sich im Urin nachweisen lassen und Leber und Nieren belasten.

Ob die heute übliche Überernährung mit der Propagierung eines hohen Eiweißanteils günstig oder sogar gesund ist, dürfte also höchst fraglich sein.

4. Die reichliche Verwendung von ballaststoffreicher (zellulosereicher) *Rohkost* aus Obst, Rohgemüse und Salaten ist unbedingt notwendig. Rohkost ist zugleich Vitamin-, Ferment-, Mineral- und Spurenstofflieferant, bildet aber auch den notwendigen „Darmbesen", der den Darm zur Eigentätigkeit ebenso anregt wie die Kleie bei den Vollkornprodukten, um die Darmpassage zu beschleunigen.

5. Eine reinigende und heilende Wirkung auf den Magen-Darm-Kanal geht auch von *Gemüsesäften* aus, die ätherische Öle enthalten, wie z. B. Rettich, Sellerie, Zwiebel und Küchenkräuter. Wenn die Frischsäfte anfangs als unverträglich, reizend oder zu scharf empfunden werden, so mischt man sie mit (aufgequollenem) Leinsamen. Diese Beimischung ist auch deshalb anzuraten, weil frische Gemüsesäfte bei vielen Menschen in der Anfangsphase leicht stopfend wirken.

6. Da bei der üblichen Kost ein erheblicher Kochsalzüberschuß meist mit Magnesium- und Kaliumarmut einhergeht, was zu Krampfzuständen im Bereich des Magen-Darm-Kanals bis zur Verstopfung führen kann, muß auch auf die Zufuhr von Nahrungsmitteln mit einem hohen Magnesiumgehalt geachtet werden (siehe Tabelle auf der nächsten Seite).

Magnesiumgehalt wichtiger Nahrungsmittel

In 100 g Nahrungsmittel	Magnesiumgehalt in mg
Weizenkeime	336
Mandeln	252
Sojamehl	235
Paranüsse	225
Erdnüsse	181
Pistazien	158
Haselnüsse	150
Heppinger (1 Flasche)	150
Haferflocken	145
Walnüsse	134
Weiße Bohnen	132
Dill	120
Hagebutten	120
Reis (unpoliert)	119
Magermilchpulver	111
Grahambrot	92
Linsen	77
Roggenmehl	73
Eierteigwaren	67
Mangold	65
Spinat	62
Schokolade	58
Emmentaler	55
Datteln	50
Kohlrabi	43
Rosinen	42
Limburger	39
Banane	31
Grünkohl	31
Avocado	30
Himbeeren	30
Grüne Bohnen	25
Mischbrot	20–50
Tee	1–13

Ich möchte nebenbei daran erinnern, daß magnesiumreiche Kost auch einen Schutz bildet gegen arteriosklerotische Veränderungen der Gefäßwände, vegetative Dystonie, verborgene Tetanie, nervöse Herzbeschwerden und Muskelkrämpfe vor allem in den Beinen (nächtliche Wadenkrämpfe).

Sehen wir uns nach den eben entwickelten Grundsätzen die Tabelle der Kostformen an (Seiten 114/115), so läßt sich schnell feststellen, daß als Dauerkost nur die Kostform 5, also die krankheitsverhütende Vollkost, den erwähnten Grundsätzen am ehesten entspricht.

Doch um praktische Beispiele zu geben, nach denen anfänglich für zwei bis drei Wochen Rohkost und anschließend auch die Kostform 5 (Vollkost) durchgeführt werden können, sind zwei allgemein gehaltene Tagesbeispiele angeführt (siehe auch Seiten 129/130).

Gegen die plötzliche Nahrungsumstellung sind keine Bedenken zu erheben. Natürlich benötigt der Darm Zeit, sich auf die veränderte Kost einzustellen. Meist wird die Wiederbelebung der Darmtätigkeit in einer Woche erreicht. Die bisherigen Abführmittel müssen konsequent weggelassen werden. Man kann die Rohkostkur höchstens mit einigen Kamilleneinläufen oder einem Darmbad einleiten.

Es ist wohl selbstverständlich, daß besonders in der Umstellungszeit jede Hetze, jeder unnötige Stress und jede Aufregung nach Möglichkeit vermieden werden muß. Für körperliche Bewegung oder Arbeit sollte ebenso gesorgt werden wie für die nötigen Ruhezeiten.

Die Diätbehandlung unterstützt man bei jahrelanger Verstopfung durch Darmmassage, Hautbürsten, Lendenwickel, Wechselduschen und besonders die Bauchmuskulatur beanspruchende Gymnastik. Langes Sitzen und langes Stehen wird besser vermieden, weil es den Blutkreislauf und den Stoffwechsel hemmt.

Sobald der Darm wieder normal funktioniert, geht man schrittweise von der strengen Rohkost zur Kostform 5 (Vollkost) über.

Natürlich sind diese Tages-Speisepläne nur Beispiele mit zahlreichen Variationsmöglichkeiten, bei denen darmanregende Nahrungsmittel wie Sauerkraut, saure Bohnen, Löwenzahn, Meerrettich, Knoblauch und Zwiebel weitgehend berücksichtigt werden sollten.

	Rohkost-Diät	Vollkost-Tagesplan
Morgens:	Birchermüsli oder Vollgetreidebrei, 1 Tasse Kräutertee mit 1 Teelöffel Honig	Birchermüsli oder Kollath-Frühstück oder Weizenschrotbrei, 2 Scheiben Knäckebrot mit Butter oder Pflanzenmargarine und etwas Honig, 1–2 Tassen Hagebuttentee, Früchte nach Jahreszeit
Vormittags:		1 Tasse Buttermilch
Mittags:	Rohkost aus roter Bete und Möhren oder Apfel, grüner Salat, als Nachtisch 1 Apfelsine oder anderes Frischobst und einige Nüsse (gut kauen!)	Rohkostvorspeise aus roter Bete und Apfel oder roter Bete und Möhren, Pellkartoffeln und gekochtes Gemüse nach Jahreszeit, Quark-Obst-Speise als Nachtisch
Nachmittags:	1 Apfel mit Schale	1 Apfel oder 1 Birne oder 1 Apfelsine
Abends:	Joghurt (Bioghurt) mit granoVita-Getreideflocken, frisches Obst oder eingeweichtes Dörrobst	Haferbrei mit Rahm oder Müsli oder Joghurt mit Früchten, 1–2 Scheiben Knäckebrot mit Quark
Vor dem Schlafengehen:	2 Teelöffel Weizenkleie mit etwas Wasser oder Kräutertee. In der ersten Woche kann bei Bedarf auch noch Leinsamen oder Agiolax zugesetzt werden	Kräutertee, falls erforderlich 1 Eßlöffel Leinsamen oder 2 Teelöffel Weizenkleie

Körperliche Bewegung ist notwendig, um die Darmtätigkeit auf natürliche Weise anzuregen. Doch können Reisen und extreme Klimawechsel sowohl Verstopfung als auch Durchfall auslösen.

Darmkatarrh (Diarrhoe)

Die ganz erhebliche Fehlernährung der westlichen zivilisierten Völker, insbesondere auch der deutschen Bevölkerung, ist eine der Hauptursachen gestörter Darmfunktion. Sie äußert sich bei den meisten Menschen in Darmträgheit bis zu tagelanger Verstopfung oder in Durchfall oder einem Wechselspiel von beidem. Meist ist dabei nicht nur die Darmbewegung und Darmentleerung, also die Darmmotorik, sondern auch die normale Bakterienbesiedlung des Darmes mehr oder weniger schwer verändert. Man spricht dann meist von einer *Dysbakterie.*

Rein subjektiv äußern sich die Darmstörungen in einer Reihe von Beschwerden verschiedener Schweregrade, wie Völlegefühl, Bauchschmerzen, vermehrte Blähungen, Übelkeit, Brechreiz, zeitweilig auftretende breiige bis wäßrige Darmentleerungen oder völlig verhärteten, nur mühsam zu entleerenden Stuhl. Manchmal werden Durchfälle oder Verstopfungen auch durch individuell sehr verschiedene (als Allergen wirkende) Nahrungsmittel, durch Erregung, Überarbeitung, Reisen oder Klimawechsel ausgelöst. Oft sind auch die ursächlichen oder auslösenden Faktoren vorerst nicht zu erkennen. Eine Überernährung ist vielfach im Spiel.

Das Ganze kann unter der Krankheitsbezeichnung Dünn- oder Dickdarmkatarrh, aber auch als Dünn- *und* Dickdarmkatarrh verstanden werden.

Der Darmkatarrh, ganz gleich welche Darmabschnitte betroffen sind, führt für

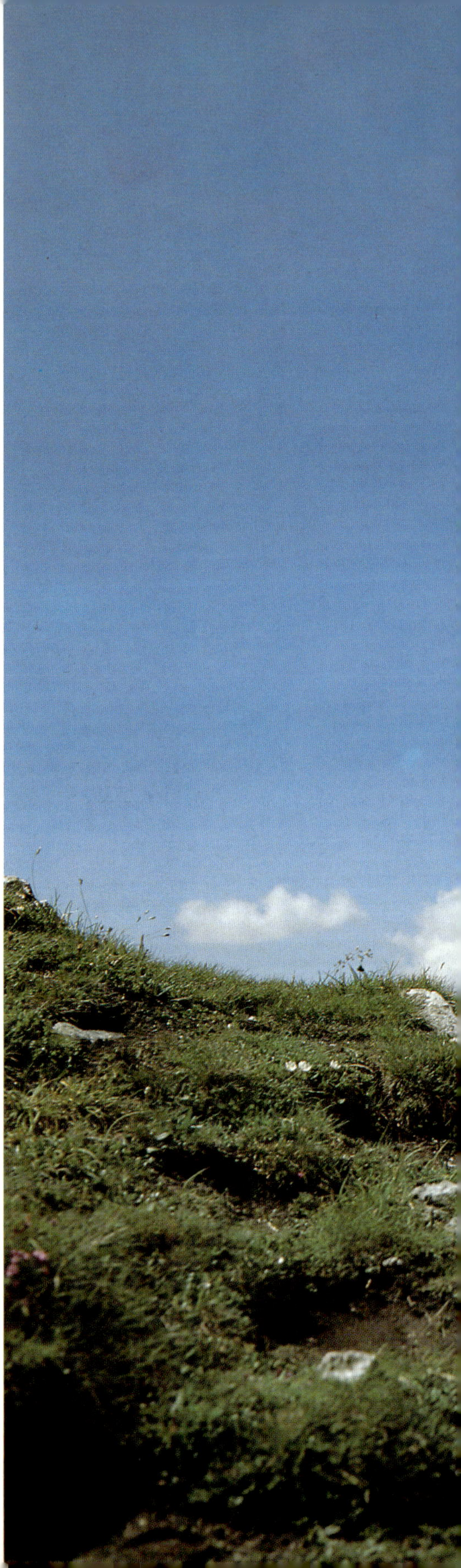

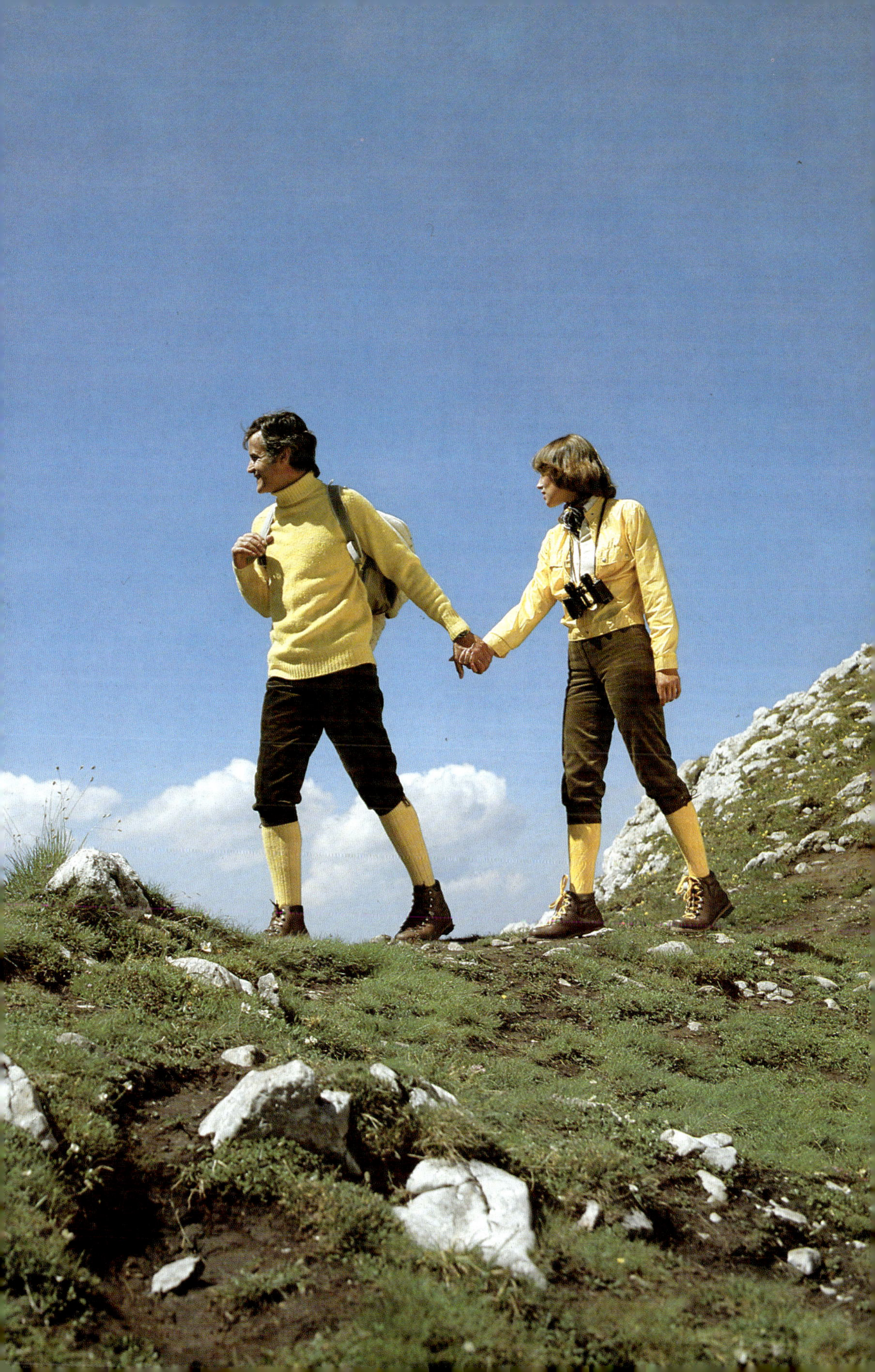

den daran Erkrankten fast immer zu einer schweren Störung des Allgemeinbefindens. Er ist meist bedrückt, übererregt, stimmungslabil, lustlos und schnell müde. Auch kann er einfach nichts leisten und klagt immer wieder über kalte Hände und Füße. Jeder Wetterumschlag bringt Kopfschmerzen mit sich, die sich zuweilen bis zur Migräne steigern.

Dr. Bircher-Benner machte bereits darauf aufmerksam, daß eine große Zahl von Arthritiskranken („Rheumakranken") zugleich Dickdarmpatienten seien. Heute bestehen auf Grund zahlreicher Literaturberichte kaum noch Zweifel, daß eine chronische Darmerkrankung (insbesondere die Colitis ulcerosa) nicht selten mit Gelenkerkrankungen einhergeht.

Ein kranker Darm kann ein Störherd und eine Giftquelle für den gesamten Organismus werden. Mangelhafte Darmbewegungen, sei es durch Krampf oder Erschlaffung, und eine kranke oder gar entartete Dickdarmflora verhindern die normale Darmfunktion, wie Aufschluß und Umwandlung der Nahrungsstoffe in für uns verwertbare und energieliefernde Stoffe, Entgiftung und Ausscheidung schädlicher Stoffe, Aufnahme (teilweise auch Produktion z. B. von Vitamin B_{12} durch normale Colibakterien) von Schutzstoffen, Vitaminen, Fermenten, Mineralien und Spurenstoffen (z. B. kann Kupfermangel die autoimmune Reaktion der Proteine begünstigen und zur Gelenkentzündung durch Aminosäuren führen).

Bei einer zu langen Verweildauer der Nahrung im Darm zersetzt sich die Nahrung, insbesondere wenn auch körpereigene und Nahrungsfermente fehlen. Die Zersetzung (vermehrte Gärung und Fäulnis) führt zur Bildung von Giftstoffen (z. B. Indol, Skatol, Indikan aus der Eiweißumwandlung), die durch die geschädigten Darmwände in die Blutbahn übergehen, die Leber belasten und das Körpergewebe schädigen.

Wenn die Darmträgheit und der entzündete Darm zu akuten Reaktionen führen, wie schwere Durchfälle, schwere Verstopfung mit Trommelbauch und Schmerzen, muß zunächst mit entsprechenden, ärztlich verordneten Stopf- oder Abführmitteln geholfen werden.

Nach Abklingen des akuten Stadiums ist jedoch noch längst keine Heilung erreicht. Sie ist nun mit einer entsprechenden Heilkost (Diät) anzustreben, da es sonst zu chronischen, schwer heilbaren Zuständen kommt (z. B. chronische Colitis). Dazu reicht eine Schonkost oder Schleim-Breikost für einige Tage nicht aus, da der Organismus dabei an lebenswichtigen Nahrungsbestandteilen verarmt und die Regenerationsleistungen ungenügend sind. Es muß eine natürliche, richtig kombinierte Nahrung sein, die alle lebenswichtigen Nahrungs- und Schutzstoffe (Vitamine, Fermente, Mineralien, Spurenstoffe, Duftstoffe) in einer für den Darm annehmbaren Form enthält. Siehe dazu wiederum die Tabelle der Diätformen am Anfang dieses Kapitels und die folgenden allgemeinen Anweisungen.

Akute Durchfallserkrankungen lassen sich mit einer *Apfelrohkost* in wenigen Tagen

* * *

Empfehlung der Weltgesundheitsorganisation (WHO) bei Durchfall (Diarrhoe):
Um einen akuten Flüssigkeitsverlust durch die Diarrhoe mit der Gefahr der Austrocknung zu beheben, nimmt man 8 gestrichene Teelöffel Zucker und 1 Teelöffel Salz, löst diese in 1 l Wasser auf und trinkt davon schluckweise. Da der Darm wieder Wasser und Salz aufnehmen kann, wenn Zukker beigemischt wird, kann man damit der Austrocknung schnell und wirkungsvoll vorbeugen.

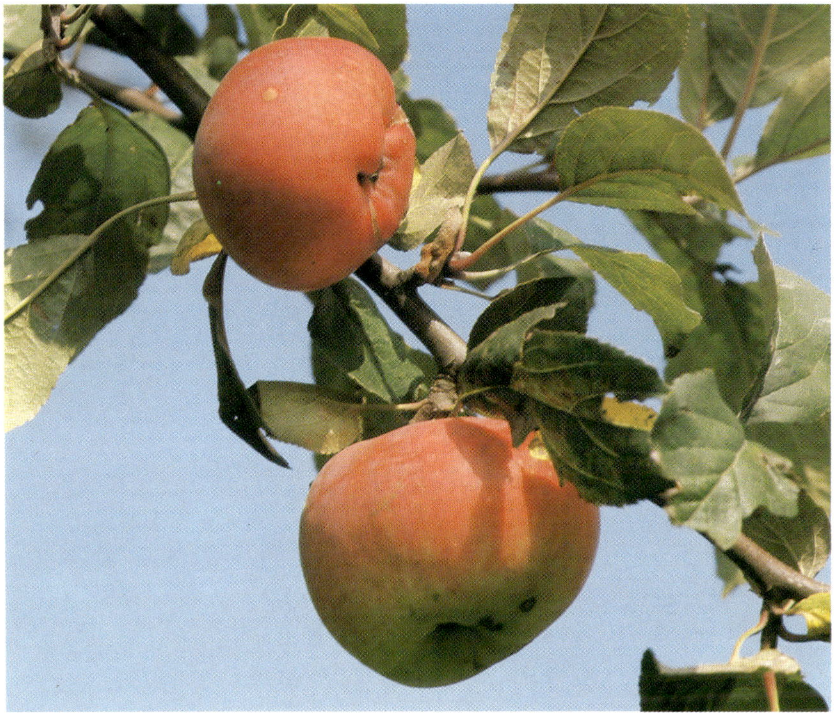

Der Apfel ist eine ausgezeichnete Frucht zur Behebung von Durchfallserkrankungen. Apfelrohkost kann nach dem unten angegebenen Rezept verabreicht werden.

beheben. Man verabreicht dazu einige Tage 1–2 kg auf einer Glasreibe frisch geriebene Äpfel. Etwas saure, nicht vollreife Äpfel eignen sich dazu am besten. Die organischen Säuren und das Fehlen von Eiweiß führen zu einem schnellen Rückgang der Fäulniserreger, der hohe Gehalt an Gelierstoff (Pektin) begünstigt die Bindung und Ausscheidung der bakteriellen Zersetzungsprodukte, so daß sie die Darmwände nicht passieren können.

Nach dem Abklingen der Durchfälle und damit der akuten Erkrankung kann man auf Kostform 2 der Tabelle (Seiten 114/115) übergehen und dabei besonders die Sauermilchprodukte bevorzugen, wenn inzwischen eine Verstopfung oder Darmträgheit eingetreten ist.

Außer bei der Verstopfung (auch der chronischen) wendet man diese Kostform auch an bei Blähsucht, Magen-Darm-Entzündungen, Gärungs- und Fäulnisdyspepsien. Nach fünf bis sieben Tagen flüssig-breiiger Kost (Kostform 2) kann man auf die kochsalzarme, streng vegetarische Heilkost (Kostform 4) und schließlich auf die lacto-vegetabile Vollkost (Kostform 5) übergehen.

Crohnsche Krankheit (Morbus Crohn)

Bei dieser recht tückischen und schwer diagnostizierbaren Krankheit entwickelt sich langsam eine chronische Entzündung der Schleimhaut und weiterhin der tieferen Schichten der Darmwand im Endabschnitt des Dünndarms sowie im Anfangsteil des Dickdarms. Die Ursache ist unbekannt. Eine familiäre Häufung kommt vor.

Der Verlauf der Krankheit kann sich sehr unterschiedlich gestalten. Man hat schließlich mehrere Verlaufsformen unterscheiden können. Dies sind

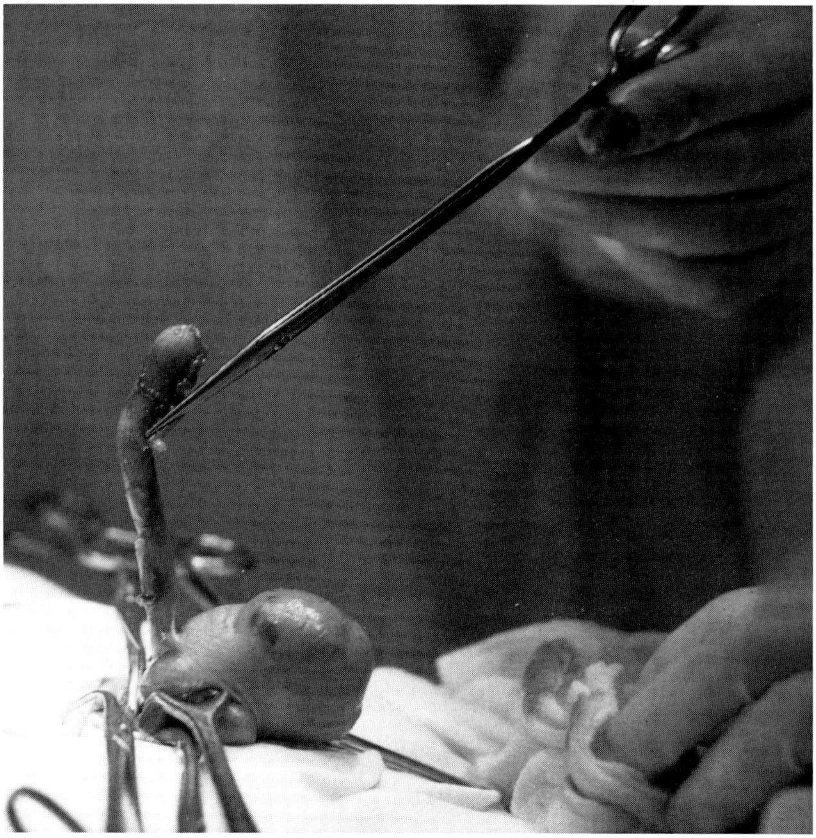

Die Unterscheidung zwischen einer chronischen Blinddarmentzündung und der Crohnschen Krankheit ist manchmal nicht einfach. Unser Bild zeigt den Wurmfortsatz, das Anhangsgebilde des Blinddarms.

- eine pseudoappendizitische Form, wobei Krankheitssymptome wie bei der Blinddarmentzündung auftreten. Die Unterscheidung zwischen einer chronischen Blinddarmentzündung und dem Morbus Crohn ist deshalb sehr schwer;
- eine chronisch-enteritische Form, die mit Bauchschmerzen beim Stuhlgang und zuweilen Durchfällen mit Schleim und Blut im Stuhl auftritt. Durchfall und Blutarmut, und zwar in Form der hypochromen Eisenmangelanämie. Bei vorsichtiger Abtastung des Bauches läßt sich meist eine Anschwellung im rechten Unterbauch fühlen;
- eine zirkulär-stenosierende Form, die zu einer Einengung des Darminneren und damit zu einer Passagehemmung führt;
- eine geschwürige, zu Furunkeln und Durchbruch neigende Form, die häufig zu Verklebungen mit den Nachbarorganen (Harnblase, andere Darmabschnitte oder äußere Haut) neigt, wobei es wiederum zu Fistelbildungen kommen kann.

Die Crohnsche Krankheit ist häufig von Veränderungen am After und der näheren Umgebung begleitet. Dabei handelt es sich meist um Einrisse der Schleimhaut (Fissuren), Geschwürsbildungen oder auch Fisteln. Vielfach sind diese Veränderungen der erste Grund, einen Arzt aufzusuchen. Daher wird dieser auch den Darm näher untersuchen wollen. Die Veränderungen der Aftergegend können der Crohnschen Erkrankung um drei bis fünf Jahre vorausgehen. Nicht selten sind auch Ausstülpungen der Dickdarmschleimhaut (Divertikel) mit der Crohnschen Krankheit vergesellschaftet.

Für die Behandlung ist zunächst körperliche und seelische Ruhe erforderlich. Wenn Durchfälle auftreten, sind Kosteinschränkungen nötig. Es müssen daher rohe Früchte und Gemüse, Früchte mit Kernen und Schale und alle reizenden Gewürze bis zur Beseitigung der Durchfälle ausgeschaltet werden. Selbst Milch und Milchprodukte muß man zunächst meiden, da sie wegen der beschleunigten Passage nicht gut aufgespalten werden können. Vor allem kann beim Durchfall der Milchzucker (die Lactose) nicht ausreichend aufgeschlossen werden, was den Durchfall verstärkt. Am besten hält man sich an die Reihe der Heilkostformen 1, 2, 4 und 5, wobei die Anwendungszeiten der Kostformen je nach Verträglichkeit zu verkürzen oder zu verlängern und die oben gemachten Einschränkungen zu berücksichtigen sind.

Die Crohnsche Krankheit mit ihren entzündlichen Vorgängen an der Darmschleimhaut führt sehr bald zu einer verminderten Aufsaugung (Malabsorption) von wichtigen Nahrungsbestandteilen, vor allem der Vitamine A, B_{12}, C, D und Folsäure. Diese Unterversorgung mit Vitaminen verschlechtert den Allgemeinzustand der Patienten. Die angegebene Vier-Stufen-Diät ist daher zu Beginn durch die aufgeführten Vitamine zu ergänzen, wobei das Vitamin B_{12} am besten injiziert wird.

Die außer den Diätmaßnahmen notwendige medikamentöse Behandlung muß der Arzt jeweils individuell festlegen.

Blinddarmentzündung

Die *Blinddarmentzündung* (Appendizitis) ist die häufigste Erkrankung der Bauchorgane, die insbesondere Menschen zwischen dem 20. und 30. Lebensjahr befällt. Es ist für unser Bemühen, Krankheiten durch eine entsprechende Ernährungsweise zu verhüten oder zu heilen, sehr interessant, daß Völker mit vorwiegend oder ausschließlich pflanzlicher Ernährungsweise viel weniger von der Blinddarmentzündung betroffen werden als die hochzivilisierten Länder, in denen meist eine viel zu hohe Zufuhr von tierischem Eiweiß und Fett üblich ist. Es entspricht auch ganz allgemein der Erfahrung, daß in Kriegsjahren und Hungerzeiten die Blinddarmentzündung viel seltener vorkommt als in Wohlstandsjahren, in denen sie mit dem steigenden Wohlstand zunimmt.

Trotz aller epidemiologischen und klinischen Forschungen und Erfahrungen ist die Ursache der Blinddarmentzündung unbekannt. Es ist daher wenig sinnvoll, die vielen Überlegungen, Erwägungen, Vermutungen und Theorien hier darzustellen. Die für die Blinddarmentzündung typischen Schmerzen im rechten Unterbauch treten aus vermeintlich voller Gesundheit wie ein Blitz aus heiterem Himmel auf. Sie beginnen meist mit dumpfem Druck in der Magengegend, werden schnell intensiver und ziehen um den Bauchnabel herum zum rechten Unterbauch, wo sie bald einen bohrenden Charakter annehmen. Die Temperatur steigt anfänglich nur bis 38° C. Plötzliches hohes Fieber und Schüttelfrost sprechen eher gegen eine Blinddarm- oder genauer Wurmfortsatzentzündung. Wenn die Differenz zwischen der in der Achselhöhle und der im Darm gemessenen Temperatur mehr als 0,5° C beträgt, ist akute Gefahr gegeben.

Die Diagnose ist oft schwierig, da der Blinddarm nicht immer an der typischen Stelle im rechten Unterbauch liegt. Wenn anhaltender und sich verstärkender Schmerz im rechten Unterbauch besteht, ist sofort für ärztliche Hilfe zu sorgen. Wenn der Arzt bereits den begründeten Verdacht auf Blinddarmentzündung hegt, wird er zwecks Operation sofort ins Krankenhaus einweisen.

Es gilt heute allgemein der Grundsatz, daß bei einer akuten Blinddarmentzündung die Frühoperation die sicherste und beste ist. Frühoperation meint eine Operation innerhalb der ersten 48 Stunden. Sie führt zu den besten Resultaten und vermeidet Komplikationen und Rückfälle. Die chirurgische Therapie ist bei gesicherter Diagnose die einzig richtige Maßnahme. Die Anwendung von Antibiotika ist gefährlich, weil sie die Entzündungszeichen verschleiern und damit die Diagnose sehr erschweren.

In der Erholungsphase nach der Operation sind einige Tage kochsalzarme, streng vegetarische Heilkost (Kostform 4) zweckmäßig, danach kann man ohne weiteres auf Vollkost (Kostform 5) übergehen.

Blähsucht (Meteorismus)

Im allgemeinen versteht man unter Blähsucht eine Auftreibung des Bauches oder des Unterleibes durch Gase im Verdauungskanal. Die vom Darm ausgehende Blähsucht stellt eine sehr lästige und oft schmerzhafte Begleiterscheinung fast aller chronischen Magen- und Darmkrankheiten dar. So kann man sie bei der chronischen Magenschleimhautentzündung mit zu starker wie auch mit fehlender Säurebildung, bei Störungen und Erkrankungen der Leber, der Bauchspeicheldrüse, bei Dünndarm- und insbesondere auch Dickdarmerkrankungen feststellen.

Die Blähungen durch Gasansammlungen im Bauch, genauer im Dünn- und vor allem Dickdarmbereich, haben ihre Ursache in einer mehr oder weniger schweren Veränderung der Bakterienbesiedelung des Darmes. Sie wird durch zahlreiche schädigende Einflüsse hervorgerufen, wie Alkohol, Tabak, konzentrierte Süßigkeiten, Zucker, Weißmehl, Röstprodukte (Kaffee) und jahrelange Ernährungsfehler. Meist kommt eine Überreiztheit durch Ärger, Hetze und häufig stundenlanges Hinausschieben des Stuhlgangs und zu wenig körperliche Betätigung in sauberer, sauerstoffreicher Luft (bei vorwiegend sitzender Tätigkeit unerläßlich) hinzu.

Darüber hinaus können zahlreiche Medikamente die Struktur und die Funktion der normalen Darmbakterien verändern und sie verkümmern lassen. Am bekanntesten sind diese Erscheinungen bei antibiotischen Mitteln (Penicillin, Sulfonamide), Desinfektionsmitteln und einigen Abführmitteln.

Auch Infektionen des Darmes, der Leber (infektiöse Gelbsucht) oder der Bauchspeicheldrüse können Mitursache oder alleinige Ursache sein. Außer der Degeneration der Darm*bakterien* können auch die Darm*zellen* selbst geschädigt werden. Es ist natürlich nicht zu vergessen, daß auch eine Reihe von Nahrungsmitteln bei einzelnen Menschen oder ganzen Gruppen sehr bald nach dem Verzehr der Speisen heftige Blähungen auslösen können, die Ausdruck einer Überempfindlichkeit (Allergie) gegen diese Speisen sind.

Bekannt sind solche Reaktionen bei folgenden Nahrungsmitteln: frisches Brot, Kohlgemüse, süße Vollmilch, Schokolade oder andere Süßigkeiten, Obstarten (besonders Steinobst), Schweinefleisch, aber auch andere Fleischarten, Käsearten (besonders wenn sie mit Schimmelpilzen hergestellt wurden). Geschädigte Darmbakterien bilden besonders in einem Milieu mit schlecht verarbeiteten Nahrungsbestandteilen sehr schnell Gase, und zwar je nach Bakterienart durch Gärung oder Fäulnis.

In einem träge funktionierenden oder gar verstopften Darm tritt schnell eine stark *vermehrte Gärung* oder *Fäulnis* auf. Diese sind die Grundlagen des Blähbauches und der daraus folgenden chronischen Vergiftung des Blutes und der Gewebe, weil die geschädigten Darmwände für die Gifte

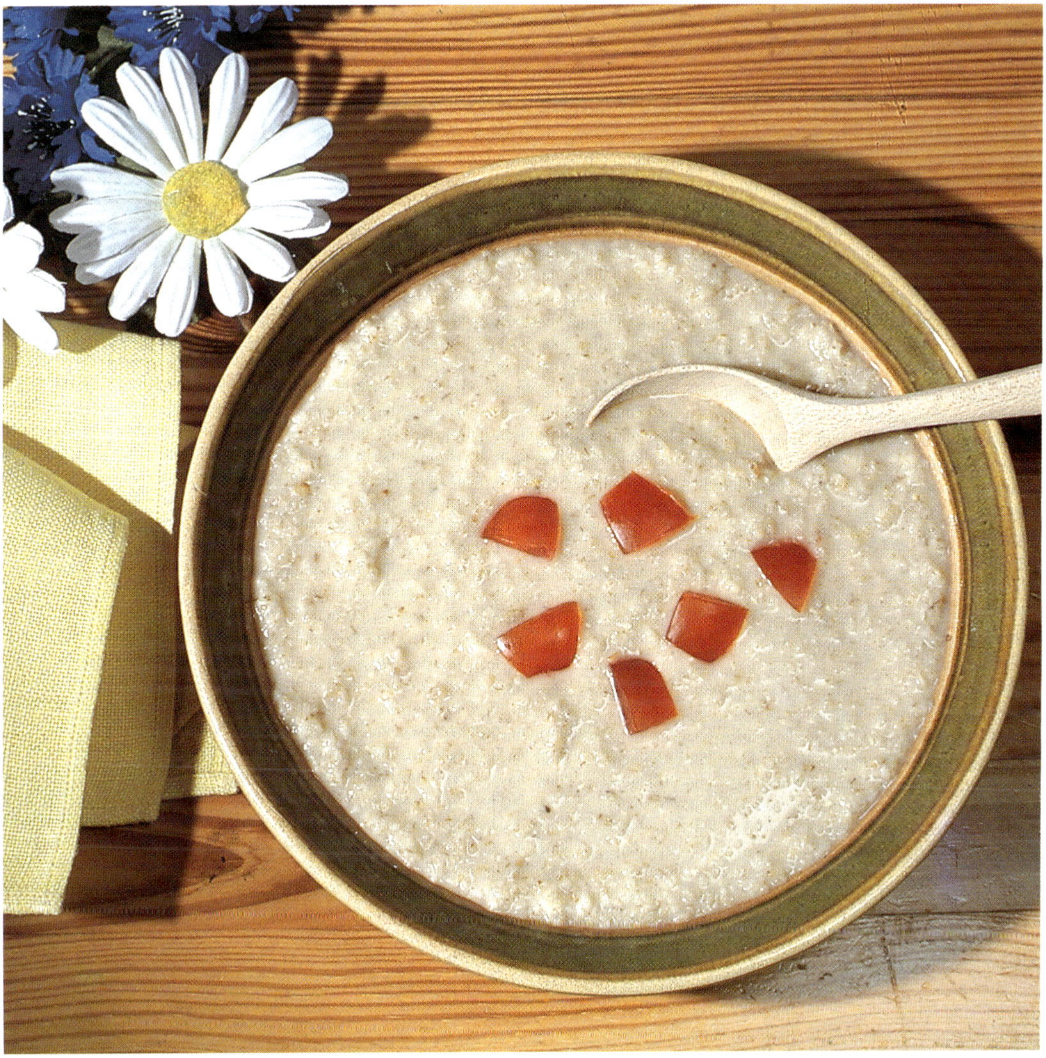

Herzhafte Haferschleimsuppe

(2 Personen)

80 g feine Haferflocken · ½–¾ l Gemüsebrühe (selbst zubereitet oder aus dem Reformhaus) · eventuell etwas Meersalz zum Nachwürzen · 1 Tomate (geschält und gewürfelt) · 1 TL gehackte Petersilie

Gemüsebrühe zum Kochen bringen, Haferflocken einrühren. Bei abgeschalteter Kochplatte einige Minuten rühren und ausquellen lassen. Tomatenwürfel dazugeben und das Ganze kurz durchziehen lassen. Eventuell mit Meersalz abschmecken. Nach Bedarf mit der gehackten Petersilie servieren.

durchlässig werden. Eine gesunde und gut funktionierende Darmschleimhaut besitzt ein wunderbares Auswahlvermögen, das so lange intakt bleibt, wie der Darm nicht ständig überlastet wird.

Ein ständig durch Gifte, Bakterien und zu viele oder falsch gewählte Nahrungsstoffe überforderter Darm verliert das Auswahlvermögen seiner Darmwandzellen und wird dann für allerlei unzuträgliche Stoffwechselprodukte, die zum Teil hochgiftig sind, durchlässig, so daß sie in die Lymphbahnen und Blutgefäße geraten.

Bei vermehrten Fäulnisprozessen im Darm entstehen aus dem Nahrungseiweiß die giftigen Produkte Indikan, Phenol, Schwefelwasserstoff und mehr oder weniger giftige Amine (z. B. Histamin, Allylamin, Mercaptan, Putrescin, Ptomaine, Sepsine und andere). Aus dem Eiweißbaustein (Aminosäure) Tryptophan entstehen im Dickdarm die Gifte Indol und Skatol, aus Tyrosin die Gifte Phenol und Kresol. Es ist nicht unwichtig zu wissen, daß man bei Mäusen durch eine chronische Indolvergiftung schwere Blutkrankheiten (Leukämie) und bösartige Geschwülste (Lymphosarkome) erzeugen konnte.

Gerade die vermehrten Fäulnisgifte sind es auch, die die normale Darmflora schädigen und verändern. Die veränderten Bakterien verlieren ihr Vermögen der Wasserstoffaufnahme und -abgabe, wodurch normalerweise die langsamen Verbrennungsvorgänge ermöglicht werden, was für den Energiehaushalt auch der Darmzellen sehr wichtig ist.

Darmgifte und krankhafte Darmbakterien können bei geschädigter Darmschleimhaut (Darmträgheit und zu langem Verweilen des Darminhaltes) die Barriere der Dickdarmschleimhaut durchbrechen und so reichlich ins Blut gelangen, wo sie eine Reihe von krankhaften Veränderungen auslösen.

Allein diese Darstellung der Folgen einer Blähsucht als Zeichen einer chronischen Erkrankung der Darmschleimhäute macht klar, daß die möglichst ursächliche Bekämpfung der Blähsucht eine außerordentlich wichtige Aufgabe der Heilbehandlung ist, die ganz vorwiegend diätetischer Natur sein muß.

Wie sieht diese Heilkost aus? Das Ziel der Diät muß die Regeneration sowohl der geschädigten Darmschleimhäute als auch der krankhaft veränderten Bakterien sein. Zugleich muß sie die Darmfunktion regulieren. Die Heilkost muß also alle Stoffe liefern, die ein normales Bakterienwachstum ermöglichen, die Regeneration der Darmschleimhaut anregen und die normalen Darmbewegungen fördern.

Diese Voraussetzungen können nur von einer ganz natürlichen, vollwertigen Nahrung erfüllt werden. Nur sie kann die notwendigen Heilfaktoren bereitstellen. Die Frage ist nur die Form der Darreichung.

Nach Möglichkeit beginnt die Behandlung mit einem Darmbad oder einigen Kamilleneinläufen. Am selben Tag setzt man mit Kostform 1 ein (siehe die Tabelle auf den Seiten 114/115), also mit einem Teetag.

Am zweiten Tag kann man bereits auf Kostform 2 (flüssig-breiige Kost) übergehen. Hierbei eignen sich am besten: Buttermilch, Bioghurt, Molke, blähungswidrige Tees aus Fenchel, Kümmel und Anis, Leinsamen, Gersten- und Reisschleim.

Als rohe Gemüsesäfte (dritter Tag) kommen in Frage: Möhren-, Rote-Bete-, Kohl- und Sauerkrautsaft. Hierbei ist besonders zu bemerken, daß man rohe Kohl*säfte* ohne Blähungsbildung verträgt. Saure Obstsäfte sind ebenfalls geeignet, am besten zur Hälfte mit Schleim (Leinsamen, Hafer) vermischt.

Der vierte Tag kann eventuell noch ein Safttag sein. An jedem Safttag muß aber ein Kamilleneinlauf verabreicht werden, da an reinen Safttagen die Darmbewegungen ungenügend bleiben.

Nach dem Safttag folgt wieder Breikost

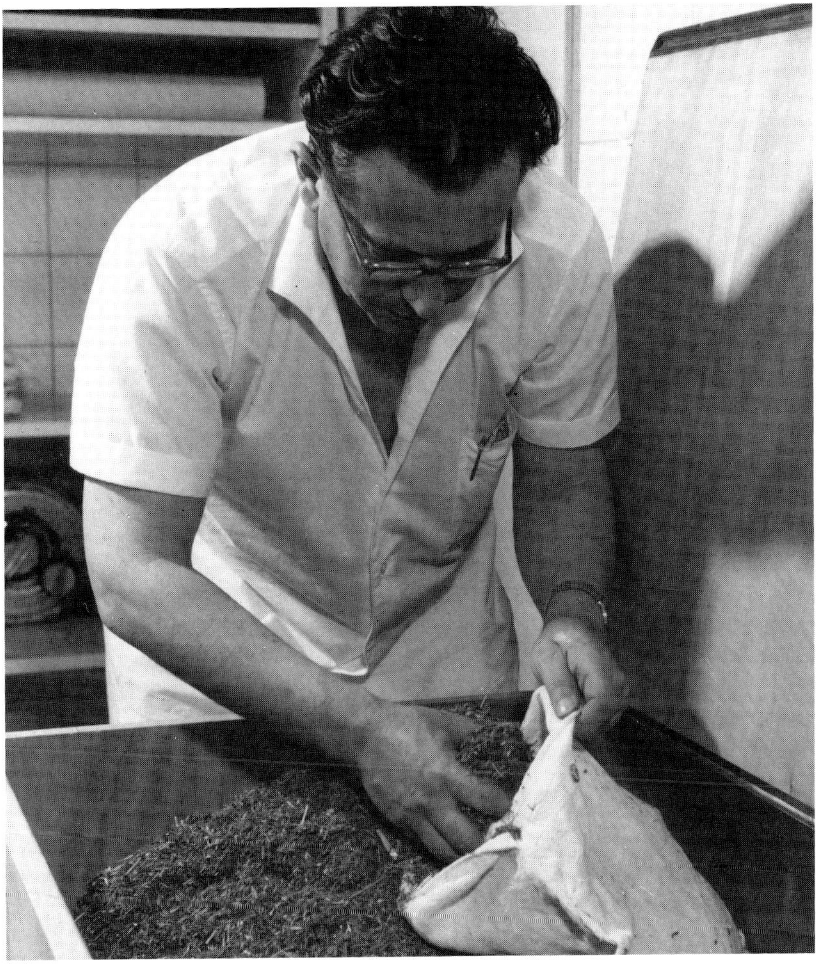

Der Heublumensack wirkt krampflösend und schmerzstillend. Man nennt ihn auch das „Morphium der Naturheilkunde". Er gehört zu ihren wertvollsten Anwendungen. Heublumen erhält man in jeder Apotheke. ■ Bild nächste Seite: Verschiedene Hirsegerichte. Sie sind eine wertvolle Bereicherung unserer Speisepläne.

(Kostform 2). Sie soll schon alle Bestandteile der Kostform 4 enthalten, aber eben in breiiger Form, in einer Zubereitung also, die dem kranken Magen-Darm-Kanal die Arbeit erheblich erleichtert. Bestehen gegen irgendwelche Nahrungsmittel Überempfindlichkeiten (Allergien), so müssen diese auf längere Zeit gemieden werden. Wenn möglich, sollte man biologisch gezogenes Gemüse verwenden.

Die Breikost muß man mindestens eine Woche einhalten; sie läßt sich aber auch mehrere Wochen lang durchführen. Anschließend geht man zu Kostform 4 (streng vegetarische Heilkost) und nach einer weiteren Woche zu Kostform 5 (Vollkost) über.

Folgende physikalische Maßnahmen unterstützen die Heilkost: Bauchdeckengymnastik, Lendenwickel (zuerst heiß, später kalt), Heublumensack, nach Besserung: Wandern, Wassertreten, Schwimmen.

Vor jeder strengen Heilkostkur ist zu beachten, daß vorher ärztlich festgestellt werden muß (eventuell durch Röntgenuntersuchungen oder Spiegelung), ob an Magen oder Darm keine organischen Veränderungen (Polypen, Krebs) vorhanden sind.

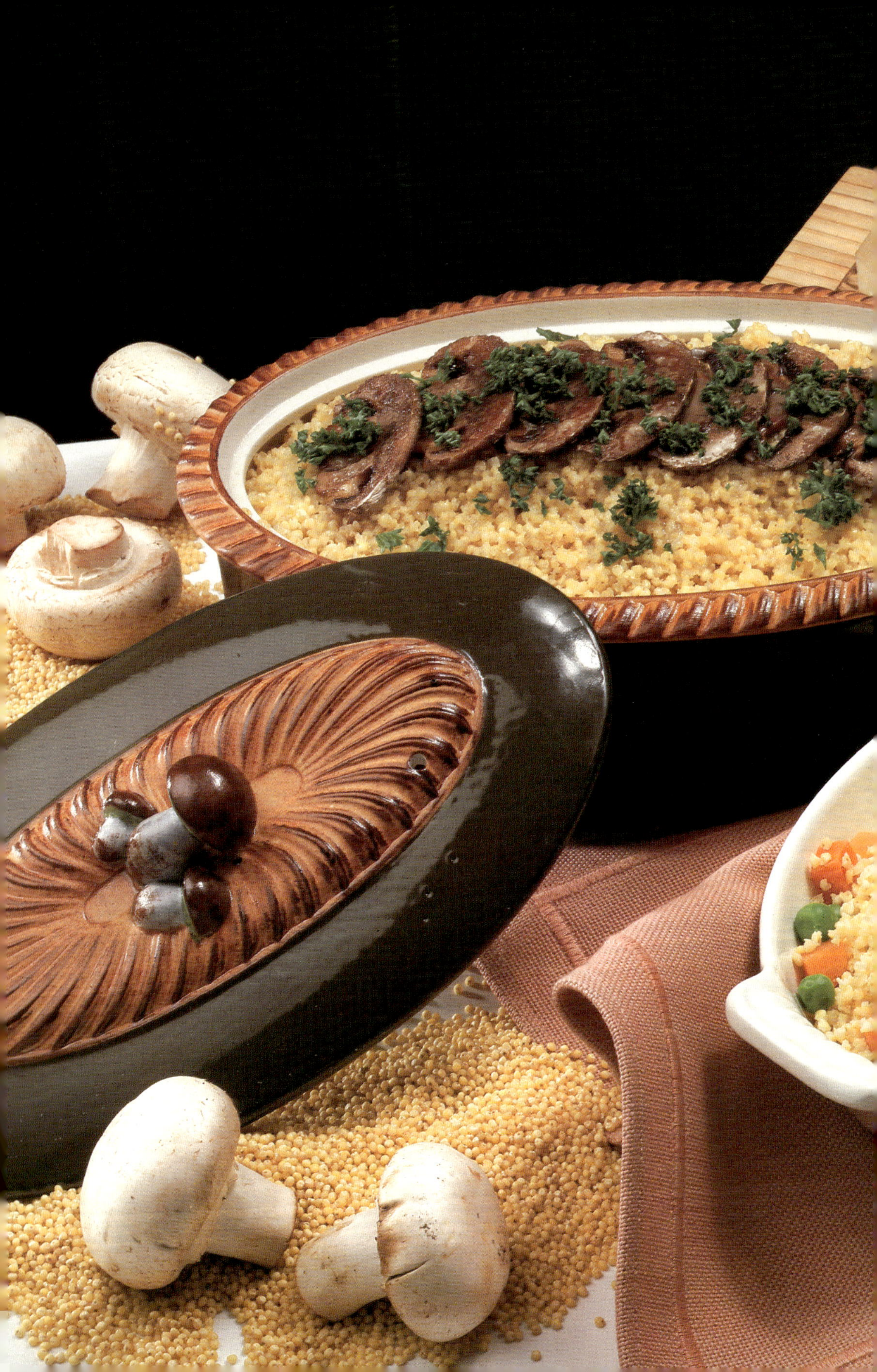

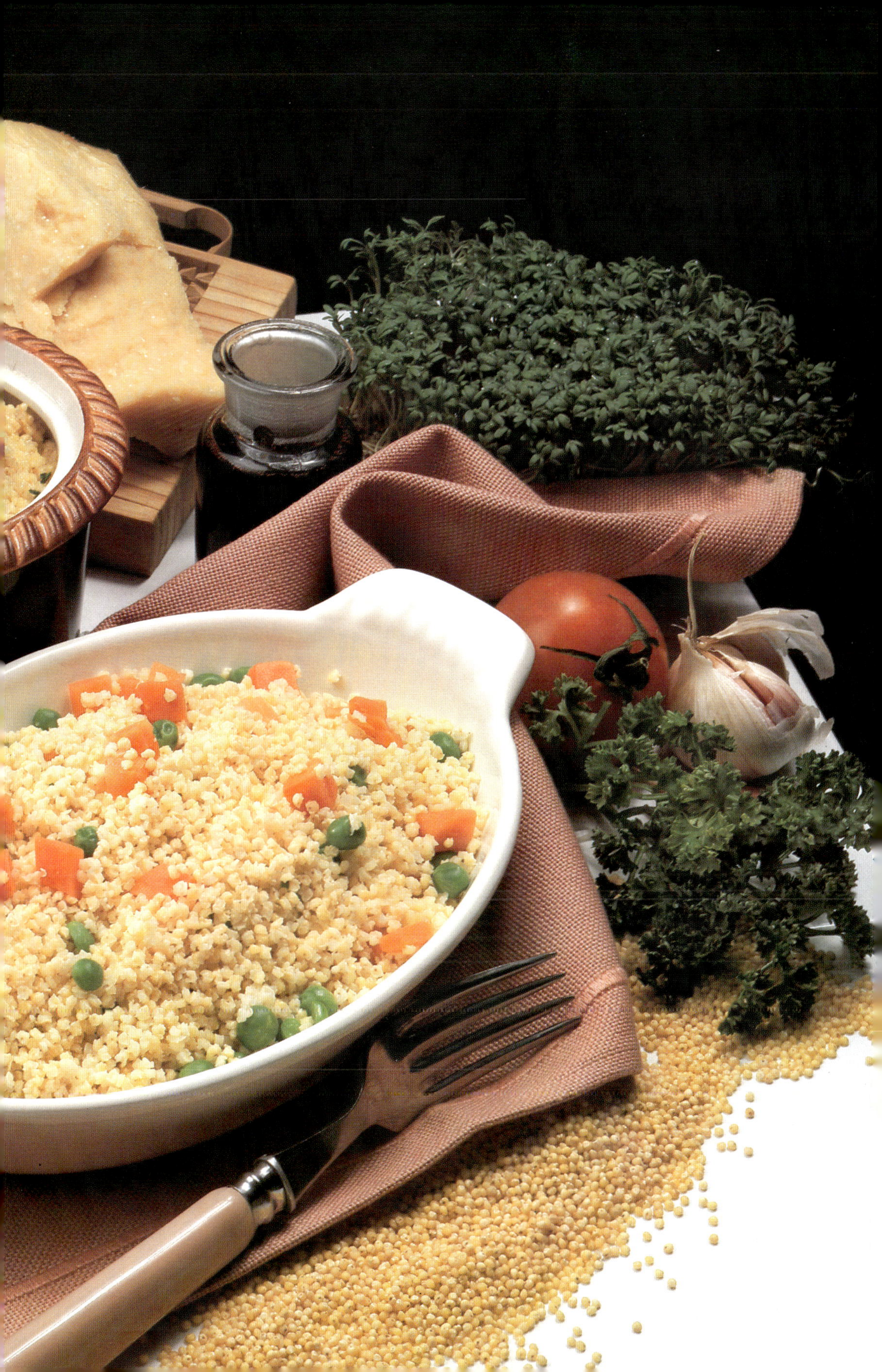

Reizkolon

Die Hälfte aller Patienten, die den Arzt wegen Bauchbeschwerden aufsuchen, leidet an einem *Reizkolon*. Das sagen uns jedenfalls die Fachärzte für Magen- und Darmkrankheiten, die Gastroenterologen. Damit gehört das Reizkolon zu den am häufigsten vorkommenden Krankheiten.

Man versteht unter Reizkolon eine Störung der unbewußt ablaufenden Dickdarmbewegungen mit wechselnden Bauchbeschwerden. Krampfartige Bauchschmerzen stehen dabei im Vordergrund. Durchfall wechselt mit Verstopfung. Das Reizkolon gehört zu den psychosomatischen Erkrankungen, das heißt, daß seelische Ursachen dabei eine wesentliche Rolle spielen. Zu diesen Ursachen zählen:

- Hastige und unregelmäßige Einnahme der Mahlzeiten
- Ungenügender Schlaf
- Allgemeine Überanstrengung
- Mißbrauch von Abführmitteln

Zum Krankheitsbild gehört ferner, daß entweder kleine, harte Kotballen entleert werden oder dazwischen wäßriger Durchfall auftritt, der manchmal auch durch Abführmittel bedingt ist.

Die Diagnose *Reizkolon* darf erst festgelegt werden, wenn organische Erkrankungen, zum Beispiel die Crohnsche Krankheit, Dickdarmpolypen oder Dickdarmentzündung mit Sicherheit ausgeschlossen sind. Das ist mit Hilfe moderner Darmuntersuchungsmethoden sehr gut möglich (Röntgenuntersuchung, Koloskopie u. a.). Auch muß klargestellt sein, daß keine speziellen Nahrungsmittelunverträglichkeiten bestehen.

Wenn das Reizkolon seelische Ursachen hat, wie das sehr häufig der Fall ist (Angstzustände, Depressionen), muß die psychotherapeutische Behandlung im Vordergrund stehen. Oft genügt ein sorgfältiges ärztliches Gespräch mit einer entsprechenden Aufklärung über die meist negativen organischen Befunde, um auf längere Zeit ein Abklingen der Beschwerden zu erreichen. Man muß sich aber darüber im klaren sein, daß es oft nicht möglich ist, eine verfahrene oder schwierige Lebenssituation, die das Leiden auslöste, zu normalisieren. Manchmal ist der Kranke zunächst auch gar nicht dazu bereit. Trotzdem dürfen Arzt und Patient dann die Geduld nicht verlieren. Das Leiden wird den Patienten prägen, und er muß wissen, daß „sein" Arzt ihn immer wieder annimmt und sich ihm erneut zuwendet.

Eins kann aber auf jeden Fall geschehen. Zahlreiche Untersuchungen haben nämlich ergeben, daß durch eine *faserreiche Kost* die Krankheit, wenn keine ernsthaften psychologischen Gründe dahinterstecken, gut in den Griff zu bekommen ist. Dazu reichert man einfach die Kostform 5 (lacto-vegetabile oder ovo-lacto-vegetabile Vollkost) mit täglich 30–60 g Weizenkleie an. In zwei bis drei Monaten ist dann oft Beschwerdefreiheit zu erzielen.

Dickdarmpolypen

Der drüsige Polyp ist die häufigste, relativ gutartige Geschwulstbildung im Dickdarm. Der Ausdruck Polyp bedeutet eigentlich nur Schleimhautvorwölbung, wobei sich aber erst bei der feingeweblichen (histologischen) Untersuchung ergeben muß, ob sich dahinter lediglich eine Vergrößerung oder eine Wucherung der vorhandenen Schleimhautzellen verbirgt oder ob eine echte Neubildung von Zellen, insbesondere von Drüsenzellen, vorliegt.

Meist finden sich einzelne, in 20% aller Fälle treten aber zahlreiche Polypen auf. Man spricht von einer *Polyposis*, wenn sie familiär und auch schon im Jugendalter vorkommen.

Die Größe der drüsigen Polypen schwankt zwischen wenigen Millimetern und der Größe einer Grapefruit. Die Mehrzahl der diagnostisch erfaßten Polypen haben einen Durchmesser von weniger als 5 mm. Bis zu einer Entfernung von 28 cm vom After kann man sie durch Spiegelung (Rektoskopie) sichtbar machen. Im ganzen übrigen Dickdarm lassen sie sich röntgenologisch erfassen. Mit der Doppelkontrastmethode gelingt es sogar, nur stecknadelkopfgroße Tumoren zu diagnostizieren.

Neuerdings gibt es auch Geräte, sogenannte Koloskope, mit denen sich der *gesamte* Dickdarm inspizieren läßt, wobei es außerdem möglich ist, die nicht zu breitbasigen Polypen mit einer elektrischen Schlinge abzutragen und aus dem Darm zu entfernen.

Es folgt eine feingewebliche Untersuchung des entnommenen Materials, so daß geklärt werden kann, ob ein gutartiger oder ein bösartiger Tumor vorliegt. Im Falle der Bösartigkeit muß der Tumor oder ein entsprechender Darmabschnitt operativ entfernt werden.

Die Frage, ob drüsige Polypen von Anfang an bösartig oder aber gutartig sind, jedoch krebsig entarten können, ist noch umstritten. Es wird jedoch allgemein die Regel anerkannt, daß drüsige Polypen, die größer als einen Zentimeter sind, entfernt werden müssen, sei es operativ oder im Verlaufe einer Koloskopie mit der elektrischen Schlinge und damit ohne operative Eröffnung des Bauches und des Dickdarms.

Mit zunehmendem Lebensalter werden die Dickdarmpolypen immer häufiger. Bei Untersuchungen fand man sie bei 40 % aller Siebzigjährigen. In 50 % aller Fälle machen sie sich durch Sickerblutungen bemerkbar, also dadurch, daß man im Stuhl Blutbeimengungen feststellt. Daneben können krampfartige Leibschmerzen und Änderungen der Stuhlgewohnheiten auftreten.

Bei der vererbbaren familiären Polyposis, die bei beiden Geschlechtern gleich häufig anzutreffen ist, treten die genannten Symptome meist erst im dritten Lebensjahrzehnt auf. Auch bei dem ererbten Leiden wechselt die Zahl der Polypen von wenigen bis zu vielen Hunderten. Es lassen sich dann manchmal schwere operative Eingriffe nicht vermeiden. Im Magen und Dünndarm finden sich bei der familiären Polyposis so gut wie nie Polypen.

Prof. *Stelzner* (Chirurgische Klinik und Poliklinik der Universität Bonn) ist der Meinung, daß die Möglichkeit der krebsigen Entartung der Polypen überschätzt wird. Er fand durchweg drüsige Polypen (Adenome) ohne Zeichen der Krebsbildung. Statistische Untersuchungen haben gezeigt, daß Polypen von geringerer Größe als 10 mm selten bösartig sind.

Im allgemeinen wachsen entfernte Polypen nicht nach. Kontrollen sind aber in halbjährlichen Abständen notwendig (mindestens aber nach 6, 12 und 24 Monaten).

Auch Kinder können bereits Polypen haben. Diese unterscheiden sich jedoch von denen der Erwachsenen dadurch, daß sie sehr selten bösartig werden und sogar oft von selbst verschwinden.

Da wir zwischen der familiär vererbbaren Polyposis und den *erworbenen,* in einzelnen Exemplaren vorkommenden Polypen unterscheiden, ist die Frage berechtigt, *wodurch* sie erworben wurden, also die Frage nach der Ursache oder den Ursachen. Diese Frage kann jedoch bis heute nicht beantwortet werden, da darüber bislang nur Vermutungen bestehen.

So nimmt man an, daß der drüsige Polyp ebenso wie der Krebs des Dickdarms Folge und Ausdruck einer zur Geschwulstbildung neigenden, verwundbaren Schleimhaut ist. Es besteht auch die Tatsache, daß sich in der experimentellen Krebsforschung mit chemischen, krebserregenden Stoffen (wie Nitrosamin und Dimethylhydrazin) sowohl Polypen als auch Krebse erzeugen lassen.

Für den Menschen schuldigt man in erster Linie chemische, mit der Nahrung in

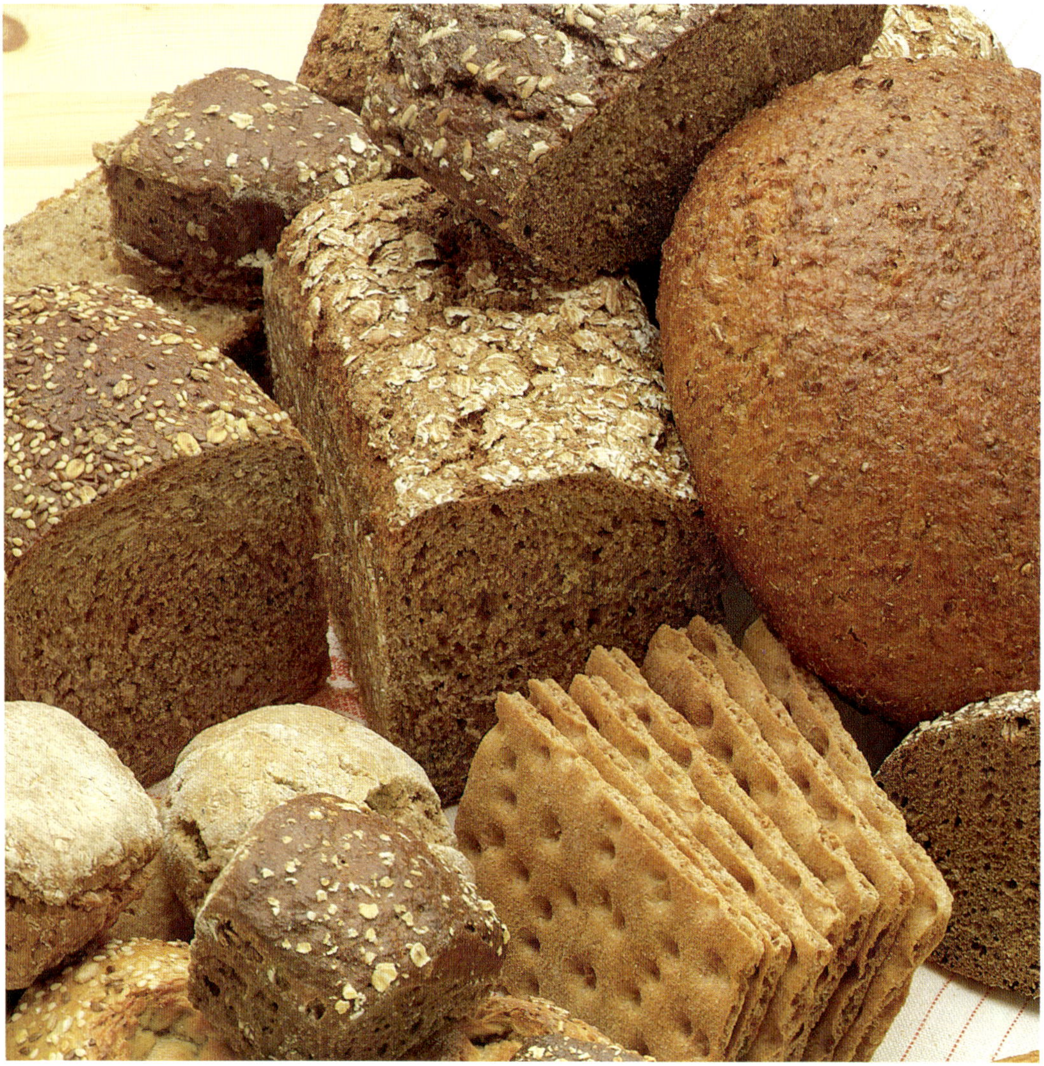

Immer mehr Mediziner fordern, statt Feinbackwaren nur noch Vollkornbrote oder aus Vollkornmehl hergestellte Produkte zu verwenden.

den Verdauungskanal gelangende krebserregende Stoffe (Kanzerogene) an, wie z. B. die Aflatoxine, die von Schimmelpilzen in verschiedenen Nahrungsmitteln gebildet werden.

Bei zu träger Darmpassage ist auch daran zu denken, daß die Darmbakterien krebserregende Stoffe produzieren können, was bei schnellerer Darmpassage gar nicht möglich ist.

Für den Engländer Prof. *D. Burkitt* ist neben dem hohen Fettverbrauch und dem beträchtlichen Zuckerkonsum der *starke Rückgang der unverdaulichen Rohfasern* in unserer Nahrung für die träge Darmpassage verantwortlich. Er fordert, statt Feinbackwaren nur noch Vollkornbrot oder aus grobgeschrotetem Mehl hergestelltes Backwerk zu konsumieren und auch die Kleie zu verwenden. Zur *Vollgetreidekost* muß *Pflanzenkost* kommen, denn sie ist nicht nur reich an Vitaminen, Mineralien und Spurenstoffen, sondern weist auch einen hohen Gehalt an unverdaulichen Rohfasern auf.

Es ist zum Beispiel kein Zufall, daß Ostafrikaner, die überwiegend von rohfaserreicher Pflanzenkost leben, ebensowenig an chronischer Verstopfung und Divertikulose leiden wie an Kranzgefäßerkrankungen und Gallensteinen. Daß dies keiner besonderen Anlage entspricht, geht aus der oft wiederholten Beobachtung hervor, daß Angehörige von Naturvölkern, die lange genug unsere „veredelte" Zivilisationskost verzehrt haben, die gleichen Zivilisationskrankheiten bekommen wie wir.

Aus diesen Beobachtungen sind die Ansatzpunkte für eine Diät – sei es zur Vorbeugung oder zur Behandlung der Dickdarmpolypen –, soweit sie nicht durch Operation oder operative Endoskopie beseitigt werden können, gegeben: Vollkornprodukte, rohfaserreiche Pflanzenkost von möglichst hoher Qualität, diese mindestens zur Hälfte als Rohkost, Vermeiden von schimmeligen Nahrungsmitteln, Vermeiden von Abführmitteln und Schmerzmitteln, die Stoffe enthalten, welche die Darmschleimhaut schädigen (wie oxyphenisatinhaltige und diphenolhaltige Abführmittel, Tetrazykline, Phenylbutazon und Acetylsalicylsäure).

Sehen wir uns nach diesen Gesichtspunkten die Tabelle der Heilkostformen bei Magen-Darm-Krankheiten auf den Seiten 114/115 an, so ist die Kost wie folgt zu gestalten: 1. Tag Kostform 1 (Teefasten), ab 2. Tag Übergang zu Kostform 4 mit täglich 1–2mal Bircher-Müsli aus Vollgetreide, nach einer Woche Übergang zu Kostform 5 mit reichlich Vollgetreide und Rohkost (Obst, Gemüse, Salate) wegen des Schlakkenreichtums.

Es muß ein normaler, weicher Stuhlgang erzielt werden, der sich täglich entleert. Bei blutenden Polypen müssen jeweils einige Tage Kostform 2 zwischengeschaltet werden, wobei nochmals darauf hinzuweisen ist, daß nach Möglichkeit alle Polypen zu entfernen sind und der Diät nur die – allerdings sehr wesentliche – Rolle der Vor- und Nachbehandlung zukommt.

Es bleibt daher festzuhalten, daß Polypen möglichst beseitigt werden sollen und zunächst viertel- bis halbjährlich, später jährlich regelmäßig Kontrollen durchgeführt werden müssen, weil Polypen gelegentlich entarten können und auch im übrigen Dickdarm vermehrt nachgewiesen werden.

Divertikulose

Mit dem fachlichen Namen „Divertikel" bezeichnet man sackartige Ausstülpungen der Darmwand, die zu Beginn unseres Jahrhunderts noch vergleichsweise selten festgestellt wurden. Heute ist es die weitest verbreitete Krankheit in den westlichen Industriestaaten. Nahezu 40% der über vier-

Divertikulose – die Dickdarmschleimhaut bildet kleine Aussackungen in der Muskelwand. Sie werden durch unsere ballaststoffarme Nahrung mitverursacht.

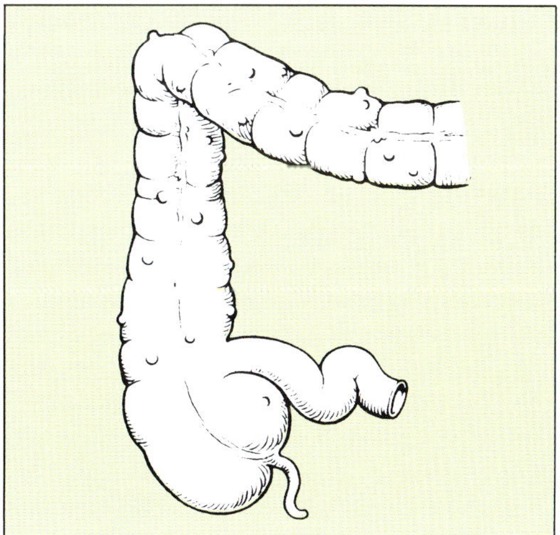

zig Jahre alten Menschen leiden an dieser Krankheit, ob sie nun unbemerkt verläuft oder mehr oder minder heftige Beschwerden verursacht. Bei den älteren Jahrgängen steigt die Erkrankungszahl noch erheblich an. Man spricht sogar vom seuchenartigen Auftreten dieser krankhaften Veränderung, die nicht nur den Dickdarm, sondern alle anderen Darmabschnitte befallen kann.

Lange schien die Krankheit ohne besondere Krankheitszeichen zu verlaufen. Heute kennt man die folgenden:

- Blähungen
- Aufgetriebensein
- Bauchschmerzen
- Starke Gasbildung
- Sodbrennen
- Übelkeit bis zum Brechreiz
- Stuhlträgheit bis zur Verstopfung

Es kann auch sein, daß die Divertikulose ein Leben lang bestanden hat, aber keine wesentlichen Beschwerden verursachte, so daß man sie überhaupt nicht erkannte.

Divertikel treten selten einzeln auf. Bei zahlreichen Divertikeln spricht man auch von *Divertikulose*. Entzünden sich die Divertikel, so sagt man *Divertikulitis*, die manchmal sehr gefährlich werden kann. Es bestehen dann nicht nur erhebliche Schmerzen, vielmehr treten auch Fieber, Blutungen oder sogar Defekte der Darmwand auf, also Perforationen, denen eine Bauchfellentzündung auf dem Fuße folgt.

Bis zum zweiten Weltkrieg behandelte man Divertikel und Divertikulitis nur sehr unzureichend mit Abführ- und Schmerzmitteln, später mit Antibiotika. In schweren Fällen entschloß man sich auch zu einer Operation. Im zweiten Weltkrieg beobachtete man erstaunlicherweise einen Rückgang der Krankheit zu einer Zeit, als es nur noch wenig zu essen, vor allem aber keinen Zucker und keine Weißmehlerzeugnisse mehr gab und die gewohnte ballaststoffarme durch eine ballaststoffreiche Kost ersetzt werden mußte.

Diese Beobachtung hat einige Ernährungswissenschaftler auf den Plan gerufen. Sie ersetzten die bis dahin übliche Schonkost durch eine ballaststoffreiche Kost und erlebten das „Wunder", daß bei 88% der Patienten ein eindrucksvoller Erfolg eintrat. Fast alle Versuchspersonen brauchten keine Medikamente mehr und konnten ein normales Leben führen. Die Divertikel waren zwar nicht verschwunden; sie riefen aber keine Symptome mehr hervor, wenn die ballaststoffreiche Kost beibehalten wurde und Zucker sowie Weißmehlprodukte aus der Nahrung verschwanden.

Heute behandelt man die Divertikulose grundsätzlich zunächst diätetisch mit einer *ballaststoffreichen Kost* und zellulose- und pflanzenschleimhaltigen Stuhlregulierungsmitteln. Am einfachsten bedient man sich unserer Kostform 4 (kochsalzarme, streng vegetarische Heilkost) oder Kostform 5 (lacto-vegetabile oder ovo-lacto-vegetabile Vollkost), die man durch soviel Weizenkleie (täglich mindestens 20–30 g) anreichert, daß täglich weicher, lockerer Stuhl entleert werden kann.

Dickdarmentzündung

Die *Dickdarmentzündung* (Colitis ulcerosa) ist heute ziemlich eindeutig mit folgenden Worten beschrieben: „Die Colitis ulcerosa ist eine diffuse, unspezifische entzündliche Erkrankung unbekannter Ätiologie (Ursache), die primär die Schleimhaut eines Teils oder des gesamten Dickdarms befällt und manchmal mit Ulzeration (Geschwüren) einhergeht." *(Watkinson)*

Da über die Ursachen der Erkrankung nichts Gesichertes bekannt ist, hat es wenig Sinn, hier im einzelnen Überlegungen oder Theorien über Ursache und Verlauf der Erkrankung zu erörtern. Wir wissen, daß die Erkrankung schubweise verläuft und blutige Durchfälle typisch sind. Sie kann auch einmal schwere Komplikationen mit

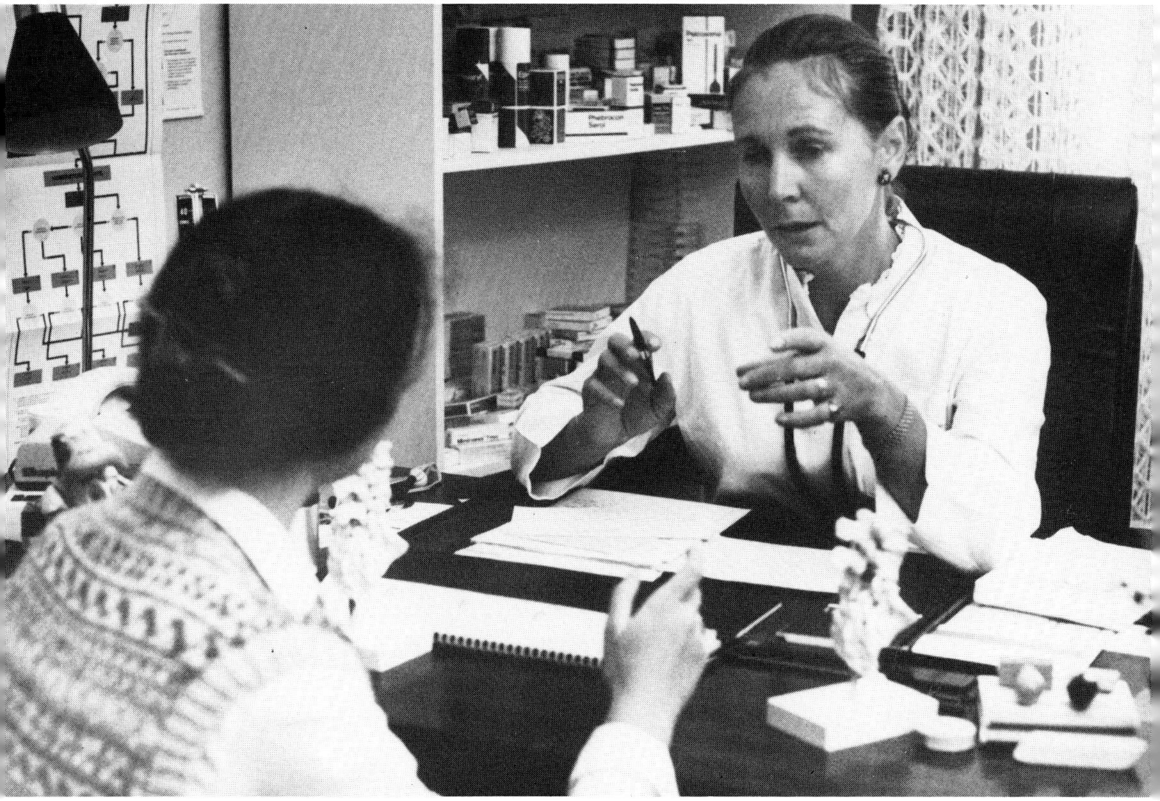

Bei der Behandlung einer chronischen Dickdarmentzündung ist es wichtig, eine gute Arzt-Patienten-Beziehung herzustellen. Nur dadurch wird es letztlich gelingen, den Ursachen der Erkrankung auf die Spur zu kommen.

sich bringen wie starke Blutungen, Durchbrüche (Perforation) in die Bauchhöhle und starke Überdehnungen mit schwerer Funktionseinschränkung.

Man kann auch annehmen, daß an der Entstehung der Erkrankung erbliche (genetische), psychische, allergische, autoimmune und infektiöse Vorgänge beteiligt sein können. Schließlich beobachtete man auch immer wieder, daß eine ganze Anzahl von Allgemeinerkrankungen (z. B. Blut-, Leber-, Haut-, Augen- und Gelenkerkrankungen) häufig die Dickdarmentzündung begleiten.

Für den Einzelfall wichtig sind neue Erfahrungen und wissenschaftliche Erkenntnisse für die Ernährungsbehandlung der Dickdarmentzündung. Hier gibt es mehrere Anhaltspunkte, die erwähnt werden müssen:

Nahrungsmittelintoleranz: Aus mehreren Untersuchungen geht hervor, daß über 50% der Colitis-Kranken nach Genuß von bestimmten Kohlarten, von Cola-Getränken und Alkohol Beschwerden bekommen. Über 40% der Patienten konnten auch Bohnen (grüne und weiße), Erbsen, Rettich, Pommes frites, Speck, Räucheraal, Ölsardinen, Kaffee, Weiß- und Rotwein nicht vertragen. Dagegen wurden Reis, Kartoffelbrei und Haferflocken (Zubereitung eventuell ohne Milch), Nudeln, Spargel, Knäkkebrot, Mischbrot, Zwieback, Möhrensaft und Butter gut vertragen. Die Konsequenz muß sein, daß Nahrungsmittel, bei denen im Einzelfall Bauchbeschwerden auftreten, längere Zeit völlig ausgeschaltet werden müssen.

Milchfreie Ernährung: Die Beobachtung, daß bei einem Drittel der Colitis-Patienten eine eindeutige Besserung des Zustandes eintritt, wenn Milch und Milchprodukte gemieden werden, läßt den Schluß zu, daß eine Allergie gegen das Milcheiweiß vorliegt. In diesen Fällen sind Milch und Milchprodukte längere Zeit möglichst streng zu meiden. Das hat nichts mit der Tatsache zu tun, daß manche Menschen wegen eines genetischen Enzymdefektes den Milchzucker (die Lactose) nicht spalten können. Hierbei tritt eine entzündliche Erkrankung des Dünndarms unter dem Bild einer Gärungsdyspepsie auf. Die Milchzucker-Unverträglichkeit ist dann nicht der Grund für die Dickdarmentzündung.

Formeldiät: Von der NASA wurde für die Raumflüge der Astronauten eine sogenannte bilanzierte, ballaststofffreie Formeldiät entwickelt, die alle unbedingt notwendigen Nahrungsfaktoren enthält (Aminosäuren, Öle, Kohlenhydrate, Mineral- und Spurenstoffe sowie Vitamine). Diese Kost wird bereits im oberen Dünndarm vollständig ins Blut aufgenommen. Der Dickdarm bleibt völlig leer, und die Darmbakterien gehen stark zurück.

Diese Kost bot sich daher an für Patienten mit Dickdarmentzündung und Crohnscher Erkrankung. Tatsächlich verschwanden die Durchfälle, und Begleiterscheinungen in der Aftergegend heilten ab. Weitere Erfahrungen müssen noch zeigen, ob sich die Erfolge stabilisieren lassen und ob diese Kost noch Geschmacksverbesserungen zuläßt. Entsprechende Präparate (z. B. „BSD") sind bereits im Handel.

Die Gesamtbehandlung der Dickdarmentzündung muß unbedingt in den Händen eines erfahrenen Facharztes (Gastroenterologe) liegen.

Dickdarmkrebs

Der Krebs des Dickdarms (Colon-Rektum-Karzinom) steht in der Häufigkeitsskala an dritter Stelle hinter dem Magen- und dem Bronchialkrebs. Männer werden von Dickdarmkrebs doppelt so häufig befallen wie Frauen. Im siebenten Lebensjahrzehnt müssen bei Stuhl- und Bauchbeschwerden zunächst einmal alle Untersuchungen zur Erfassung oder zum Ausschluß eines Darmkrebses durchgeführt werden.

Mehrere Darmkrankheiten gelten auch als wegbereitende Vorkrankheiten, nämlich Ruhr, Dickdarmpolypen und Dickdarmentzündung. Nach der Lokalisation unterscheidet man am Dickdarm das Rektum-Karzinom, das Rektosigmoid-Karzinom und das Colon-Karzinom. Von diesen drei Formen kommt das Rektum-Karzinom am häufigsten vor.

Da in diesem Buch die diätetische Behandlung der Krankheiten im Vordergrund steht, sei zur Diätetik des Darmkrebses wie der Krebskrankheit überhaupt auf das besondere Kapitel der Heilkost bei Krebserkrankungen hingewiesen.

Hier soll nur ausdrücklich betont werden, daß jeder diagnostizierte Krebs nach Möglichkeit operiert werden muß. Erst in der Phase der Nachbehandlung tritt auch die Frage, welche Kostform die Heilung zu unterstützen vermag, in ihre Rechte.

Hämorrhoiden und Krampfadern

Der erhöhte Druck im Unterleib, der beim Stuhlgang durch Pressen wegen Darmträgheit entsteht, bildet auch für die Entstehung von Hämorrhoiden eine wesentliche Mitursache. Jede Druckerhöhung im Unterbauch setzt sich auf die zahlreichen Venengeflechte der Beckenorgane bis zum Darmausgang fort. Der Drucksteigerung folgt die Venenerweiterung, dieser

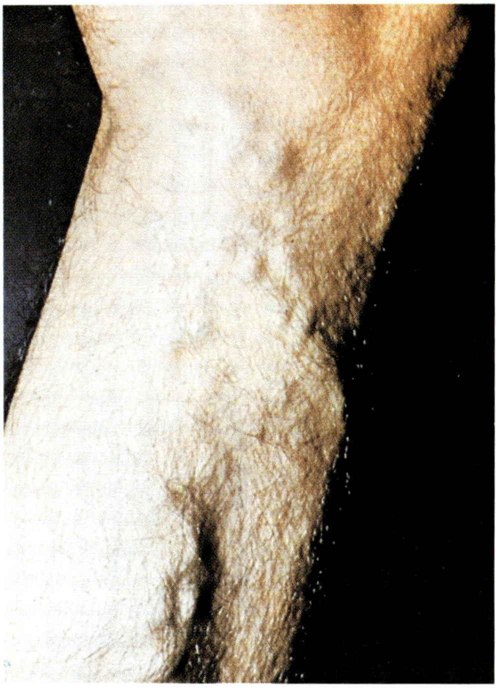

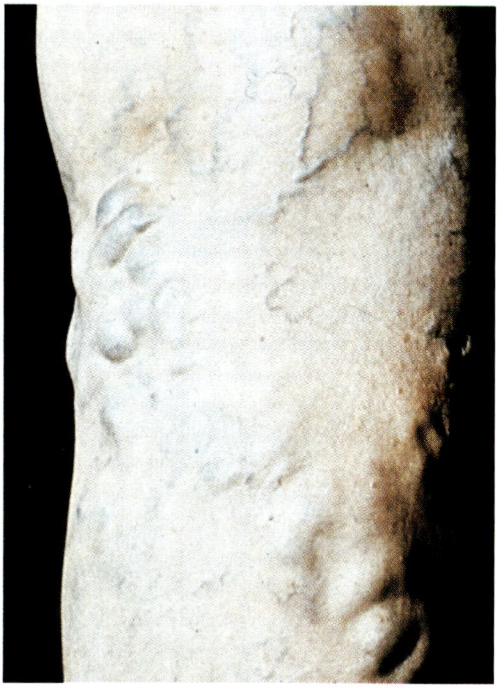

Wie Hämorrhoiden und Krampfadern entstehen können, wird unten beschrieben. Eine faserstoffreiche Kost wirkt den Ursachen der Krampfaderbildung entgegen. Eine entzündungswidrige, das heißt salzarme, vegetarische Kost ist dann auf jeden Fall anzuraten.

schließlich die Krampfaderbildung. Im Bereich des Darmausganges heißen die Krampfadern (Venenerweiterungen) nur anders, nämlich Hämorrhoiden.

Das Hämorrhoidalleiden ist weit verbreitet und oft kompliziert durch Entzündungen, Blutungen und Thrombosebildungen.

Nun muß man wissen, daß eine faser- bzw. ballaststoffreiche Kost mit 20–30 g Weizenkleie täglich die Notwendigkeit zur Druckerhöhung im Bauchraum beseitigt und damit der Hämorrhoidalbildung entgegenwirkt. Man wäre ein Narr, wenn man nicht entsprechend handelte. Der Versuch, bei Stuhlträgheit oder Verstopfung durch starkes Pressen die Stuhlentleerung zu erzielen, wirkt sich auch auf die Beinvenen ungünstig aus. Wiederum kommt es zu einer Drucksteigerung im Unterbauch und damit zugleich zu einer stärkeren Blutstauung und zu einer Erweiterung der Beinvenen, so daß die Venenklappen unwirksam werden.

Bei häufiger Wiederholung entwickeln sich daraus – falls auch eine Veranlagung zur Bindegewebsschwäche besteht – Krampfadern.

Durch eine Kost mit 20–30 g Weizenkleie und der dazu nötigen Wasserzufuhr (1,5 l/Tag) wird ein so glatter und weicher Stuhl erzeugt, daß das Pressen und damit eine wesentliche Ursache für die Krampfaderbildung wegfallen kann. Einmal vorhandene Krampfadern sind allerdings nicht mehr heilbar, es sei denn durch Operation. Elastische und zugleich eine ausreichende Kompression ausübende Strümpfe sind dann ein geeignetes Hilfsmittel. Die sich elastisch anpassende Kompression „massiert“ die Beine und fördert den Rückfluß des Venenblutes zum Herzen hin.

Buchweizen, Hirse und Grünkern gelten bei uns fälschlicherweise noch immer als „Arme-Leute-Nahrung". Dabei haben sich gerade diese Getreidesorten einen festen Platz in der Vollwertküche erworben. Unser Bild zeigt gebratene Grünkernfrikadellen. Das genaue Rezept finden Sie im Rezeptteil.

Analfissuren und Analrhagaden

Sehr häufig wird angenommen, daß Einrisse an der Afterhaut, Analfissuren genannt, durch Verletzung, also mechanisch, entstehen und relativ harmlos seien. In Wirklichkeit ist die Analfissur ein geschwüriges Gebilde mit einer entzündlichen Reaktion des darunterliegenden Afterschließmuskels. Daraus erklärt sich die große Schmerzhaftigkeit der Fissur. Die Analrhagade ist dagegen nur eine oberflächliche Schleimhautschädigung, die zwar auch schmerzhaft sein kann, aber keinesfalls den äußerst schmerzhaften Krampfzustand des Schließmuskels verursacht.

Die Aftererkrankungen gehören in jedem Fall in die Behandlung eines Facharztes für Proktologie. (Proktologie ist die Lehre vom Enddarm und vom After.) Mit unseren diätetischen Überlegungen haben sie nur insofern etwas zu tun, als man für einen weichen, glatten Stuhlgang zu sorgen hat. Dazu wurden die Anweisungen in den vorhergehenden Abschnitten mehrfach gegeben. Die Anreicherung der *normalen Vollkost* (Kostform 5) mit Ballaststoffen wie Weizenkleie ist hierfür sehr geeignet.

Parasitäre Darmerkrankungen

Sowohl im Dünndarm als auch im Dickdarm kommen tierische Parasiten vor. Meist verursachen sie nur geringe Erscheinungen. Es kommt zu latenten, aber kaum zu akuten Infektionen. Der Magen bleibt meist frei von Parasiten. Hier soll nicht von den akuten, ruhrartige Krankheitsbilder hervorrufenden Infektionen die Rede sein, die von Erregern der Protozoen (Einzeller) verursacht sind, sondern lediglich von den durch Wurmbefall hervorgerufenen Störungen:

Von den krankmachenden Darmwürmern sind am weitesten verbreitet:

- Spulwurm (Ascaris lumbricoides)
- Peitschenwurm (Trichuris trichiura)
- Hakenwurm (Ancylostoma duodenale)
- Erreger der Darm-Bilharziose (Schistosoma mansoni)
- Schweine- und Rinderbandwurm (Taenia solium bzw. saginata)
- Madenwurm (Oxyuris vermicularis)

Von den verschiedenen Wurmarten gelangen einige mit verunreinigten Nahrungsmitteln in den Körper, andere werden durch den Genuß von rohem Fleisch oder Fisch eingeschleust, wieder andere kann man durch Hautkontakt erwerben, und schließlich vermögen einige aktiv in die menschliche Haut einzudringen.

Die Wurminfektionen sind hier lediglich erwähnt, um darauf hinzuweisen, welche Gefahren der Genuß verunreinigter Nahrungsmittel oder von rohem Fleisch oder Fisch mit sich bringt. Vorsicht vor allem in den tropischen und subtropischen Ländern! Wir haben es weitgehend in der Hand, diese Gefahren zu vermeiden.

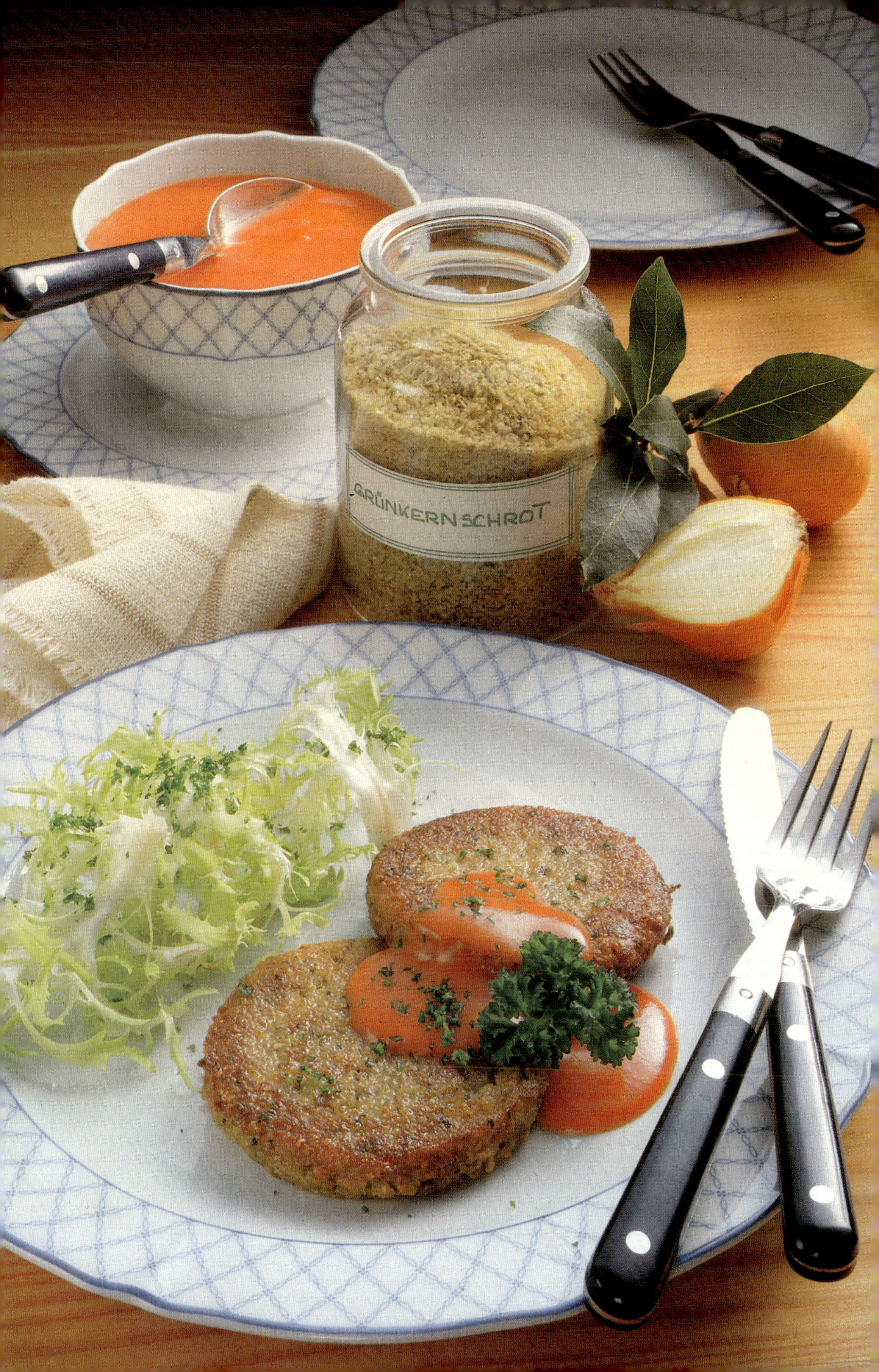
GRÜNKERNSCHROT

Heilmaßnahmen bei Erkrankungen der Bauchspeicheldrüse

Wenn von der *Bauchspeicheldrüse* (Pankreas) gesprochen wird, denken die meisten sofort an eine ganz besondere Aufgabe dieser Drüse, nämlich an die Produktion des „Insulins", jenes Wirkstoffes (Hormons), der für die Verbrennung der Zuckerstoffe unentbehrlich ist und dessen Fehlen die Zuckerkrankheit *(Diabetes mellitus)* auslöst. Daß dieses Insulin lediglich von einem geringen Teil der Bauchspeicheldrüse herrührt, und zwar von den „Inselzellen" oder Langerhansschen Inseln, die zerstreut besonders im Schwanzteil des übrigen Drüsengewebes liegen, ist schon weniger bekannt.

Am wenigsten denkt man jedoch an eine weitere, überaus wichtige Funktion der Drüse: die Produktion des *Pankreassaftes,* der im Gegensatz zum Insulin nicht direkt ins Blut abgegeben wird, sondern, in kleinen Kanälchen gesammelt, durch den Pankreasgang gemeinsam mit der Galle in den Zwölffingerdarm fließt. Dieser Saft hat es wirklich in sich. Während der Speichel lediglich die Kohlenhydrate anzugreifen und der Magensaft fast nur Eiweißstoffe aufzuspalten vermag, hat der Pankreassaft nicht nur diese Fähigkeiten, sondern er kann auch noch den dritten Energieträger, nämlich die Fettstoffe, zerlegen. Den mannigfachen Aufgaben entsprechend enthält er mehrere Fermente, insbesondere stärke- (oder zucker-), eiweiß- und fettspaltende Fermente. Die letzteren sind jedoch erst wirksam, wenn als Anreger die Galle hinzutritt.

Erwägt man ferner, daß die im Durchschnitt nur 75–100 g wiegende Drüse täglich bis zu einem Liter Saft absondert, so steht man bewundernd vor dieser großen Arbeitsleistung. Aber gerade diese große und vor allem vielfältige Leistung der Bauchspeicheldrüse läßt verständlich erscheinen, daß Störungen dieser Funktionen für das gesamte Stoffwechselgeschehen weittragende Folgen haben müssen.

Leider sind unsere Kenntnisse über die Veränderungen der Saftabscheidung bei den verschiedenen Erkrankungen nur sehr lückenhaft; dennoch sind uns einige Krankheitsbilder recht gut bekannt. Wenn der Abfluß des Drüsensaftes in den Darm versperrt ist, so wird ganz besonders die Fettverdauung behindert. Man findet deshalb auch – mikroskopisch – große Mengen ungespaltenes Fett im Stuhl, dazu Muskelfasern und unverdaute Stärke. Meistens ist eine Entartung (Krebs) dieser Drüse das Abflußhindernis. Seltener können einmal Steine aus Kalziumphosphat oder -carbonat den Abfluß verhindern. Sie erregen meist eine Entzündung, verursachen Koliken, Magen-, Darmstörungen und bisweilen Gallenstauung. In beiden Fällen kommt nur sofortige ärztliche und oftmals chirurgische Behandlung in Frage.

Unklarer wird das Bild bereits, wenn der Sekretabfluß nur behindert oder vermindert ist. Manchmal gibt dann die „Fermententgleisung" dem Arzt einen Fingerzeig. Bei Stauung im Abflußgang treten nämlich Fermente des Saftes ins Blut und in den Urin über und lassen sich hier mengenmäßig nachweisen. Andererseits vermag sich bei verminderter Sekretmenge das Organ größeren Belastungen nicht mehr anzupassen. Eine „Funktionsprüfung" ist daher auszuführen, wobei man eine größere Fettmenge (150 g Butter) verzehren läßt. Eine zu geringe Sekretmenge wird diesen „Fettstoß" nicht verdauen können.

Die mangelhafte Leistungsfähigkeit zeigt sich daher durch Entleerung eines flüssigen, goldgelben „Butterstuhls", der bald salbenartig erstarrt. Sollte die Funktionsstörung aufgedeckt werden, so ist selbstverständlich die *ganz einfache, karge, fettarme Ernährung* unter Bevorzugung von Obst und Gemüse das Hauptheilmittel.

Die zwar seltene, aber um so eindrucksvoller verlaufende *„akute Pankreasnekrose"* muß noch erwähnt werden. Sie beruht auf einer Selbstverdauung des Organs durch das eigene aktivierte Drüsensekret und tritt in der Regel bei älteren verfetteten Personen mit Gallenleiden nach allzu reichlicher Mahlzeit auf. Ein blitzartiger bis zum Vernichtungsgefühl gesteigerter Schmerzanfall bei gleichzeitiger Blässe, niedrigem Puls, Erbrechen, Unruhe und Benommenheit zeigt den Beginn dieser Erkrankung an. Sofortige Krankenhauseinlieferung ist notwendig.

Weniger dramatisch verläuft eine *chronische Bauchspeicheldrüsenentzündung*. Sie kommt nicht häufig vor und ist schwer festzustellen. Die Krankheit tritt häufiger bei Männern als bei Frauen auf und zeigt sich meist erst um das 40. Lebensjahr. Fest steht aber, daß übermäßiger Alkoholkonsum die alles andere überragende Ursache der Bauchspeicheldrüsenentzündung ist.

Die besten Untersuchungen darüber stammen aus Frankreich und der Schweiz. Der ständig zunehmende Alkoholkonsum hat auch in der Bundesrepublik seit dem zweiten Weltkrieg eine Zunahme der Erkrankungsfälle bewirkt. Nichtalkoholische Ursachen für die Pankreasentzündung sind seltener oder werden nicht erkannt. Es konnte aber verschiedentlich nachgewiesen werden, daß eine kalorienreiche, besonders fett- und eiweißreiche Ernährung die Entwicklung einer alkoholischen Pankreatitis begünstigt.

Übereinstimmend ließ sich bei den Erkrankten feststellen, daß die Krankheit durchweg nach 10–20jährigem Alkoholgenuß von täglich mehr als 80 g Alkohol auftrat. Die kritische Alkoholmenge, die zur Drüsenschädigung führt, läßt sich wegen der stark schwankenden Empfindlichkeit (Toleranz) der einzelnen Personen nicht vorhersagen. Man weiß wohl, daß längst nicht jeder Alkoholiker eine Pankreasentzündung bekommt. In diesem Zusammenhang ist auch bis heute nicht bekannt, ob eine genetische oder geschlechtliche Disposition eine Rolle spielt.

Im Rahmen der großen wirtschaftlichen Belastung der Allgemeinheit durch den zunehmenden Alkoholismus trägt auch die chronische Pankreasentzündung zu weiteren Belastungen bei, weil diese Menschen häufig längerfristig erkranken, arbeitsunfähig oder berufsunfähig sind, eines Tages hospitalisiert und schließlich Invalidenrentner werden. Daß unter diesen Umständen die Lebenserwartung erheblich verkürzt ist, kann man nicht anders erwarten. Die Patienten sterben durchschnittlich vor ihrem 55. Lebensjahr.

Die Hauptsymptome der chronischen Pankreatitis sind Bauchschmerzen, Gewichtsabnahme, schubweise leichte Gelbsucht, schlechte Aufsaugung der Nährstoffe (Malabsorption) mit übelriechendem, fettglänzendem, massigem Stuhl. Eine zu erwartende Folge ist auch die Miterkrankung der Inselzellen und damit das Entstehen der Zuckerkrankheit mit ihren Risiken für Blutgefäße und Nerven.

Die einzige Chance, der Krankheit zu entgehen, ist die völlige und konsequente Aufgabe des Alkoholkonsums und eine mäßige Ernährung mit kalorienarmen, tiereiweiß- und fettarmen Nahrungsmitteln, eine Ernährung also, wie sie in diesem Buch durch die vegetarischen Kostformen vertreten wird.

Heilmaßnahmen bei Leber-Gallen-Krankheiten

Die während des letzten Krieges und in der Nachkriegszeit häufige, oft seuchenartige Gelbsucht hat in zahlreichen Fällen Leberschädigungen hinterlassen, die meistens jahrelang unbemerkt, in langsamer Weiterentwicklung zur Ausbildung einer unheilvollen chronischen Leberentzündung (Hepatitis) und schließlich zur Leberschrumpfung führen. Aber nicht nur die infektiöse Gelbsucht, sondern auch Vergiftungen der Leber durch Nahrungsmittel oder Arzneien hinterlassen Leberschädigungen und Defektheilungen, wodurch der lebenswichtige, zahlreiche Teilaufgaben umschließende Stoffwechsel der Leber oft erheblich gestört wird.

So finden wir heute vielfach Störungen der Gallenabsonderung, der Infektionsabwehr, der Entgiftungsfunktionen, der Blutregeneration, der Absonderungen in die Blutbahn, der zahllosen Umbau- und Abbauprozesse im Eiweiß-, Zucker- oder Fettstoffwechsel oder in den Speicherungsfunktionen der Leber. Die Störungsmöglichkeiten des Leberstoffwechsels – dieses großen und komplizierten chemischen Laboratoriums unseres Körpers – sind so zahlreich, daß wir wahrscheinlich mit unseren noch so differenzierten Untersuchungsmethoden nur einen kleinen Teil erfassen. Immerhin geben uns diese Untersuchungen einen brauchbaren Maßstab für den Schweregrad der Gewebsdefekte und der Funktionsausfälle, und wir gewinnen damit eine feste Grundlage für die einzuschlagende Behandlung.

Im Heilplan jeder Lebererkrankung nimmt heute die entsprechende Heilnahrung den ersten Platz ein. Da alle Leberkrankheiten mit einem gestörten Stoffwechsel einhergehen und dieser durch die Nahrung am wirkungsvollsten beeinflußt werden kann, sollte die Bedeutung einer Heilkost völlig unbestritten sein.

Ebenso wichtig ist aber auch, daß der Patient selbst an der Behandlung Anteil nimmt; denn die Heilkost bedeutet für den Leberkranken meist nur den ersten, aber oft genug entscheidenden Schritt zur Rückführung in eine Lebensweise, die dem Zustand und der Funktionskraft des erkrankten und geschädigten Organsystems möglichst weitgehend angepaßt ist.

Eine natürliche und auf die Dauer zuträgliche Heilkost liegt naturgemäß weitab von irgendeinem Extrem. Wir stehen heute auf dem Standpunkt, daß sich bei allen *akut entzündlichen Lebererkrankungen* (also allen Hepatitisformen) eine Kostform am besten bewährt, die folgende Grundsätze beachtet:

- Ausreichend Eiweiß,
- reichlich Kohlenhydrate,
- wenig Fett,
- reichlich Vitamine,
- reichlich Fermente,
- reichlich Flüssigkeit,
- reichlich zellulosehaltige Stoffe und
- fast kein Kochsalzzusatz.

Bei allen *chronischen Lebererkrankungen* (Hepatosen) – dazu zählen vor allem die Leberzellschädigungen durch Bakterien- oder Nahrungsgifte und Genußmittel (Alkohol) sowie die Defektheilungen nach entzündlichen Lebererkrankungen, also die

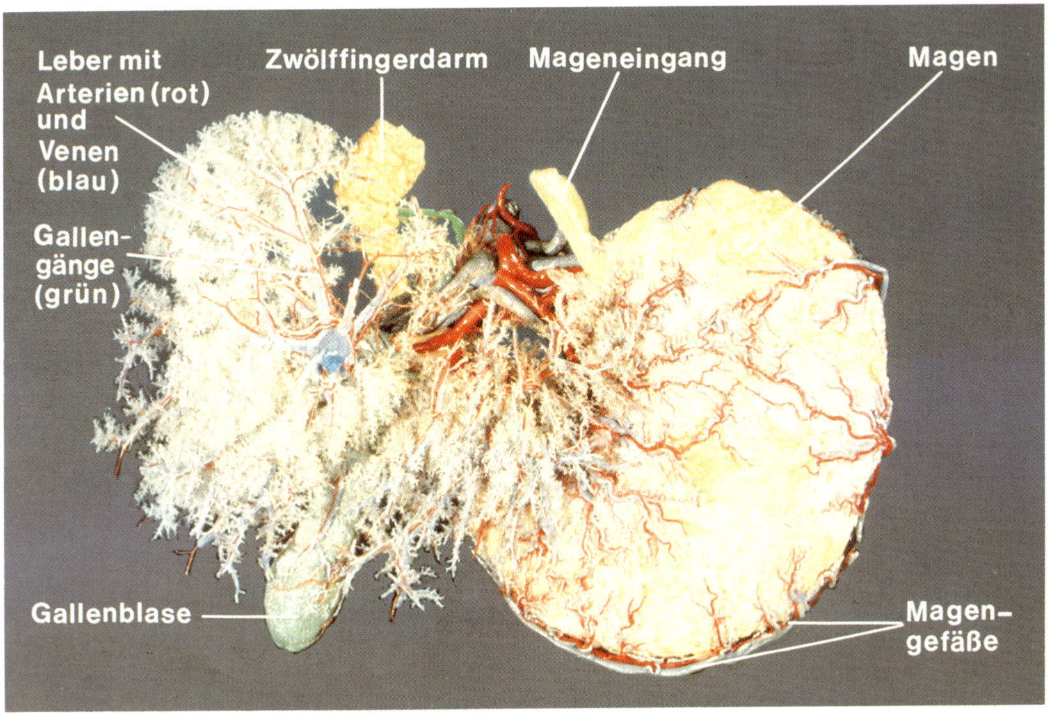

Unsere Verdauungsorgane auf einen Blick. Es ist wichtig, rechtzeitig für ihr funktionsgerechtes Verhalten Sorge zu tragen, damit Heilmaßnahmen überflüssig werden.

Leberschrumpfung – müssen wir im Grunde die gleichen diätetischen Forderungen erheben.

Nach den neuesten wissenschaftlichen Erfahrungen ist es jedoch wichtig, hierbei die Eiweißmenge möglichst zu erhöhen und die Flüssigkeitsmenge weitgehend zu beschränken. Die Leberzellen benötigen nämlich für ihren eigenen Aufbau und die eigene Funktion eine Reihe hochwertiger, vor allem schwefelhaltiger Eiweißspaltprodukte (Aminosäuren, vor allem Methionin und Cystin). Da aber insbesondere bei Leberschrumpfung die Gefahr der Wasseransammlung im Bauchraum besteht, muß die Flüssigkeitszufuhr niedrig gehalten und jeder Kochsalzzusatz möglichst völlig gemieden werden.

Die Heilkost des Leberkranken

Wenn man die diätetischen Forderungen in die Praxis umsetzen und dabei natürliche Nahrungsmittel verwenden will, so ergibt sich ganz zwangsläufig die Verwendung von

1. Obst und Obstsäften wegen ihres Vitamin-, Mineral- und Fermentgehaltes, ferner wegen des leicht aufzunehmenden Zuckergehaltes und der appetitanregenden, erfrischenden und wassertreibenden Wirkung. Gleichzeitig erfüllt das Obst die Forderung einer reichlichen Zellulosezufuhr bei geringstem Kochsalzgehalt.

Früher wurden Obstkuren, insbesondere Frischobstkuren bei Leberkranken gemieden. Nachdem man den diätetischen Wert des Frischobstes (vor allem Bananen, Erdbeeren, Kirschen, Weintrauben) besser schätzen lernte, gehört es zum festen Bestandteil der Leber-Kost, besonders bei chronischen Lebererkrankungen. Praktisch wird das Obst häufig in Form sogenannter Obsttage angewandt, wobei sich gerade Trauben- und Traubensaftkuren seit Jahrhunderten einer großen Beliebtheit erfreuen und heute selbst in große Bade- und Kurorte Eingang gefunden haben.

2. Gemüse und Salate. Von den Gemüsearten kommen einige Wurzelgemüse besonders in Frage, nämlich Möhren und rote Bete, eventuell Rettich und Radieschen, Kürbis und Tomaten werden gut vertragen. In jedem Falle beginnt man zunächst mit den Säften, später erst mit dem gedünsteten und feingeschabten rohen Gemüse, während zuletzt die Salate folgen, die bereits eine gewisse Anforderung an die Verdauungskraft stellen.

Hülsenfrüchte (Bohnen, Linsen, gelbe Erbsen) enthalten – von ihrer blähenden Wirkung abgesehen – oft Stoffe, die für eine kranke Leber unverträglich sind. Sie scheiden daher aus der Leber-Kost vollständig aus. Später sollten sie nie ohne Bohnenkraut, das ihre Verträglichkeit durch Ausschaltung der blähenden Wirkung und durch Anregung der Bauchspeicheldrüsenfunktion erhöht, gegessen werden.

Die *Kartoffel* spielt in der Leber-Schonkost, besonders in Form von Püree, eine wesentliche und berechtigte Rolle. Sie erfüllt nämlich den größten Teil jener Forderungen, die wir für eine Leber-Kost aufstellen müssen, auch läßt sie sich vorzüglich in Verbindung mit Milch und Obst genießen.

3. Die Milch leistet wegen ihres hohen Eiweiß-, ihres beachtlichen Vitamin- und gleichzeitig geringen – in dieser Menge jedoch erwünschten – Fettgehaltes wertvolle Dienste. Außerdem ist die Milch eine natürliche Lezithinquelle. Lezithin, ein nerven- und leberwirksamer Stoff, besteht aus Fettsäuren, Glyzerin-Phosphorsäure und Cholin. Das aus dem Lezithin frei werdende Cholin ist aber ein wichtiger Leberwirkstoff, der eine Verfettung der Leber verhindert und Störungen in der Entgiftungsfunktion der Leber sowie Sauerstoffmangel behebt.

Die *sauren Milchprodukte* (Dickmilch, Bioghurt, Joghurt, Kefir) sowie Mager- und Buttermilch werden von den Kranken, gegenüber der süßen Vollmilch, oft wegen ihres erfrischenden Geschmacks bevorzugt. Bei allen Formen der Gelbsucht und der Lebererkrankungen wird der Heilwert der Milch heute voll anerkannt. Insbesondere gilt auch der *Quark* als zuträglichster Eiweißlieferant, zumal das Milcheiweiß allen anderen Eiweißarten weit überlegen ist. Neuerdings ist auch Tofu (Soja-Eiweiß) sehr zu empfehlen. Bei Milchüberempfindlichkeit können Mandelmilch und Sojamilch die Kuhmilch ersetzen.

4. Getreideprodukte sind wegen des hohen Kohlenhydratgehaltes in Verbindung mit den besonders leberwirksamen B-Vitaminen des Getreidekeims und den zahlreichen übrigen Wirkstoffen, vor allem bei Verwendung von Getreidefrischbrei und Weizenkeimen, sehr nützlich. Die Faktoren der Vitamin-B-Gruppe greifen in besonderer Weise in den Kohlenhydrat- und Eiweißstoffwechsel ein, ferner unterstützen sie die Ferment- und Entgiftungsfunktionen der Leber. In den ersten Tagen einer akuten entzündlichen Lebererkrankung sind vor allem Reis-Diät, Reis-Bananen-Kost, Reis-Möhren-Kost, zum Aufbau später noch Weizenkeime-Bananen-Milchbrei und Vollgetreide geeignet.

5. Honig ist wegen seines hohen Kohlenhydrat-, insbesondere aber Fruchtzuckergehaltes bedeutsam. Schon in dem Kapitel über den Honig im ersten Band dieses Buches wurde darauf hingewiesen, daß man bei der Verabreichung von Fruchtzucker bessere Heilwirkungen erzielte als mit Traubenzucker.

Hinzu kommt, daß bei Fruchtzucker die Verbrennungsprozesse zehnmal so schnell ablaufen wie bei Traubenzucker, wobei

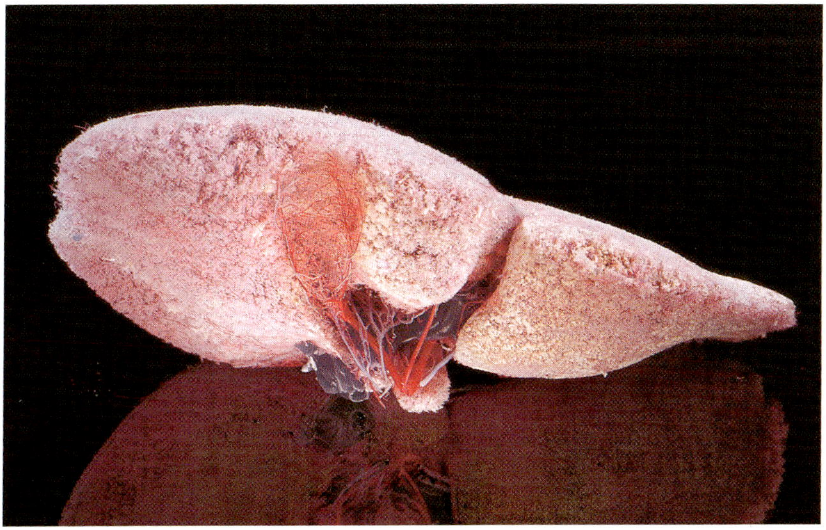

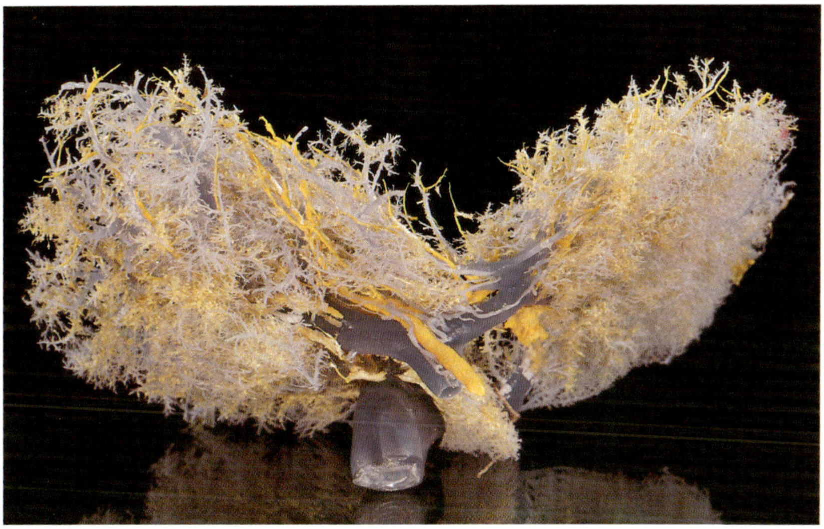

So unterscheiden sich die Blutgefäße einer gesunden Leber (oben) von denen einer zirrhotischen Leber. Die lebensbedrohliche Veränderung der Leber wurde durch die Einspritzung eines Spezialkunststoffes in die Lebergefäße, der sich anschließend verfestigt, sichtbar gemacht.

gleichzeitig die Ausnutzung der anderen Zuckerarten gesteigert, die Speicherform des Zuckers in der Leber, das Glykogen, weniger benötigt und damit die kranke Leber geschont wird.

Fruchtzucker, also vor allem Honig, stellt in der diätetischen Behandlung der Leberkrankheiten einen sehr wichtigen Faktor dar. Der reine Bienenhonig weist gegenüber dem reinen Traubenzucker den nicht zu unterschätzenden Vorteil auf, daß es sich um ein Naturprodukt mit allen notwendigen Begleitstoffen handelt.

6. Eier. Auch diese sind im Stadium des Aufbaus durchaus zu verwerten, wenn man sie möglichst roh verwendet. Das Eiweiß wird zu Schnee geschlagen und das Eigelb in Suppe oder Brei verrührt. Erst als Übergang zur Normalkost reicht man zuweilen ein weichgekochtes Ei und schließlich ein Omelett, das man aus geschlagenem und etwas gesüßtem Eiweiß, dem man nach dem Schneeschlagen das Eigelb zusetzt, zubereitet. Den größten Teil des gerösteten Fettes saugt man mit reinem Filterpapier vor dem Anrichten ab, um dadurch die Verträglichkeit zu erhöhen. Dazu Obst in Form von Apfelkompott oder Preiselbeeren ist sehr zuträglich.

7. Fette. Nach Möglichkeit begnügt man sich mit dem in der Milch enthaltenen Milchfett. Ist bei stark abgemagerten Patienten Gewichtszunahme erwünscht, so ergänzt man das Milchfett bis zu höchstens 30 g täglich durch frische Butter, Pflanzenmargarine oder kaltgeschlagene Pflanzenöle (Olivenöl, Sonnenblumenöl, Leinöl, Walnußöl). Die Verwendung von Schlachtfetten unterbleibt völlig.

8. Fleisch. Es ist zwar ein wertvoller Eiweißträger, aber es enthält auch Stoffwechselabbauprodukte (Guanidin u. a.), die die Leber belasten. Bei der Leber-Kost muß darauf ebenso verzichtet werden wie auf Wurst- und Räucherwaren.

9. An **Getränken** sind neben Milch und Obstsäften Tee aus Hagebutten, Kamille, Pfefferminze, Schöllkraut sowie dünner schwarzer Tee erlaubt.

Alle Genußmittel, insbesondere alkoholische Getränke und Tabak, sind streng zu meiden.

Die Heilkost muß dem Zustand des Kranken und dem Stadium der Krankheit angepaßt, also ärztlich verordnet sein. Sie wird sich im allgemeinen in folgender Weise aufbauen:

1. Im akuten Stadium: Tees, Säfte, Schleimsuppen, Milch, Milchsuppen aus Reis und Haferflocken, Kartoffelpüree. (Kostform 1, 2)*
2. Nach Besserung von der zweiten Woche an: Getreideprodukte (als Getreidefrischbrei oder kurz aufgekocht), Obst (frisch und gekocht), Kartoffelgerichte mit leichtem Gemüse oder Obst, Honig, Marmelade. (Kostform 2)
3. Nach weiterer Besserung ab dritte Woche: Übergang zu Kostform 4 (streng vegetarische Heilkost)
4. Lange Zeit lacto-vegetabile Vollkost bei Verwendung von Milch und Quark. (Kostform 5)

Verboten sind folgende Nahrungsmittel: Alkoholische Getränke, Bohnenkaffee, alles scharf Gewürzte, geräucherte, marinierte und saure Speisen, Wurst, fettes Hammelfleisch, alle Schweinefleischprodukte, Mayonnaise, tierische Margarine, Talg (Fleischfett), Hülsenfrüchte, in viel Fett gebackene Speisen, Bratkartoffeln, unreifes Obst, frisches Brot, Gurken, Paprika, Meerrettich, Senf, Pfeffer, Sellerie, eisgekühlte Getränke.

Menge der Grundnahrungsmittel: 60 g Eiweiß, 20 g Butter, 30 g pflanzliche Fette und Öle, 150 g Brot, 150 g Kartoffeln, 300–500 g Früchte.

Wie diese Mengen aus den Nahrungsmitteln zu erreichen sind, läßt sich aus der Tabelle auf Seite 252 leicht ersehen.

Gallenwegserkrankungen verlangen Heilkost

Seit langem bekannt ist die diätetische Behandlung der Gallenwegserkrankungen, insbesondere der Erkrankung der Gallenblase. Allgemein sind dabei folgende Richtlinien zu beachten:

1. Möglichst geringe Nahrungsaufnahme, anfänglich nur Kohlenhydrate in Form von Schleim (Reisschleim, Haferschleim), da diese die Gallenabsonderung am wenigsten anreizen. Nach 2–3 Tagen gibt man sie als Suppe oder Brei (Kostform 2). Tee- und Saftfasten (Kostform 1) von 1–3 Tagen. Dabei täglich Kamilleneinlauf.
2. Nach Überwindung der entzündlichen Erscheinungen wird der Reis- oder

* Die Kostformen siehe auf den Seiten 114 und 115.

	Tagesspeiseplan bei chronischen Leberleiden	**Tagesspeiseplan bei akuten, entzündlichen Leber- oder Gallenwegs-Gallenblasen-Erkrankungen**
1. Frühstück:	Kollath-Frühstück mit Quark Hafermilchsuppe mit Linusit und Weizenkleie Quark-Schrot-Müsli	Knäckebrot mit Honig und eingeweichten Pflaumen *oder:* Geriebener Apfel mit etwas Zitrone und Honig
2. Frühstück:	1 Teller Reissuppe (Vollreis mit Vollmilch)	Apfelsaft
Mittags:	Sauermilch oder Bioghurt Kleine Portion Möhrenrohkost Blattspinat und Pellkartoffeln Hirsebrei und Apfelkompott	Gerstenschleim- oder Kartoffelsuppe ohne Fett, aber mit Würzkräutern, Kartoffelschnee und Möhren-Rohkost (fein zerrieben) Quarkpudding auf Bananen
Nachmittags:	Kräutertee oder Rettichsaft oder andere Rohgemüsesäfte oder Obstsaft	Früchte nach Wahl und Appetit
Abends:	Knäcke- oder Vollkornbrot mit Pflanzenmargarine und Quark oder Sojaaufstrich, Früchte, Kräutertee Als Abwechslung: Vollreis mit eingeweichten Rosinen, Feigen oder Pflaumen	Hafersuppe ohne Fett, eventuell mit Honig Hagebuttentee oder Buttermilch

Zusätzliche Getränke: Apfeltee, Pfefferminztee, Apfelsaft, Sanddornsaft, alle sonstigen Vitamin-C-reichen Fruchtsäfte, Naturbrunnen und Leinsamenschleim.

Tabelle wichtiger Nährstoffquellen

	Tierische Quellen		Pflanzliche Quellen	
Eiweißquellen:		Eiweiß		Eiweiß
	100 g Gelatine	85 g	100 g Vollsoja	41 g
	100 g Trockenhefe	46 g	100 g Erdnüsse	26 g
	100 g Quark	12 g	100 g Mandeln	18 g
	100 g mageres Fleisch (tischfertig)	20 g	100 g Haselnüsse	14 g
	100 g Fisch	15 g	100 g Walnüsse	15 g
	1 Ei	7 g		
	½ l Milch	16 g		
Fettquellen:		Fett		Fett
	100 g Butter	83 g	100 g Olivenöl, kaltgeschlagen	100 g
	100 g Gervais-Käse	40 g	100 g Sonnenblumenöl, kaltgeschlagen	99,4 g
	100 g Rahmkäse	37 g	100 g Speiseleinöl, kaltgeschlagen	99,4 g
	100 g Fettkäse	30 g	100 g Walnußöl, kaltgeschlagen	99,4 g
	100 g Halbfettkäse	20 g	100 g Pflanzenmargarine	85 g
	100 g Viertelfettkäse	14 g	100 g Nußmus	51,4 g
	100 g Magerfettkäse	2 g	100 g Mandelmus	51,4 g
	100 g Quark (fett)	12 g	100 g Vollsoja	20,2 g
	100 g Quark (mager)	0,6 g		
	100 g Sahne	28 g		
	100 g Kaffeerahm	10 g		
	100 g Milch	3,0 g		
	100 g Buttermilch	0,5 g		
	100 g fettes Fleisch	25 g		
	100 g Magerfleisch	5 g		
	1 Ei	5 g		
Kohlenhydratquellen:		Kohlenhydrate		Kohlenhydrate
	100 g Bienenhonig	81 g	100 g Weizenschrot	69 g
			100 g Roggenschrot	69 g
			100 g Haferflocken	66 g
			100 g Vollreis	71 g
			100 g Mais	69 g
			100 g Vollkornbrot	51 g
			100 g Knäckebrot	69 g
			100 g Weizenzwieback	75 g
			100 g Haferzwieback	66 g
			100 g Raffinadezucker	99,8 g
			100 g Vollsoja	26 g
			100 g Kartoffeln	21 g
			100 g Topinambur	16 g
			100 g Frischobst	10–15 g
			100 g Trockenobst	55–75 g

Haferflockensuppe etwas Fett (Butter oder Pflanzenmargarine) zugesetzt, aber noch kein Eiweiß. Täglich Kamilleneinlauf.

3. Nach Besserung und bei aufkommendem Appetit gibt man Milch zu, süßt mit Honig oder würzt mit Meersalz. Ferner reichlichere Verwendung von kaltgeschlagenen Ölen in Verbindung mit Kartoffelpüree, dazu Obst, leichte Gemüse, feine Rohkost, z. B. geschabte Möhren und rote Bete, saure Milchprodukte, besonders auch Buttermilch, vor allem aber Quark. Getreidefrischbrei und Vollkornbrot sind wieder erlaubt.

Damit sind wir auch hier wieder bei einer vegetarischen Heilkost (Kostform 4) angelangt, die, längere Zeit beibehalten, eine Umstimmung des gesamten Stoffwechsels herbeiführt und damit die völlige Heilung vorbereitet.

In der Zeit der Nachbehandlung ist eine kurmäßige Verwendung der Frischsäfte von Möhren, Sellerie, Rettich und roter Bete besonders wertvoll. Wer dazu die Möglichkeit hat, sollte auch Frischsäfte aus Andorn, Brunnenkresse, Odermennig, Löwenzahn und Schafgarbe verwenden. Man trinkt sie tee- oder eßlöffelweise ein- bis dreimal täglich in heißem Wasser oder in warmer Milch.

Bewährt hat sich auch immer wieder eine Mineralwassertrinkkur in Bad Mergentheim, Wiesbaden, Baden-Baden oder Bad Kissingen.

Auf Leber und Gallenblase wirkende Teemischungen aus unseren heimischen Heilpflanzen, von denen eine als Beispiel genannt sei, leisten uns gute Dienste. Man mischt 200 g Mariendistel mit je 40 g Löwenzahn- und Wegwartenwurzel und bereitet aus 1 Eßlöffel dieser Mischung auf 1 Tasse Wasser zweimal täglich eine Abkochung (15 Minuten), die jeweils ½–1 Stunde vor dem Essen getrunken wird.

Man versucht heute mit Recht, nach einigen Breikosttagen und anschließender Heilkost von 1–2 Wochen (Kostform 4) wieder auf vollwertige Kost überzugehen. Dabei muß allerdings in erster Linie der verabreichten Menge die größte Aufmerksamkeit geschenkt werden und dann erst der Verminderung oder Vermehrung einzelner Faktoren, vor allem der Hauptnährstoffe Eiweiß, Fett und Kohlenhydrate. Man hat ja oft genug erfahren, daß bei Leber- und Gallenleiden die Fettverdauung meist erheblich gestört ist. Das Fett muß daher zunächst bis auf die verträgliche Menge reduziert werden. Fett völlig wegzulassen wäre ein Fehler, denn es regt den notwendigen Gallensaft an. In der stark reduzierten Menge kommen nur die wertvollsten Fette in Frage. Das sind nach alter Erfahrung die naturbelassenen (kaltgeschlagenen) *Pflanzenöle,* etwas Sahne, wenig reine Pflanzenmargarine und schließlich etwas frische Butter. Diese Öle und Fette dürfen nicht mitgekocht, sondern erst beim Anrichten zugesetzt werden.

Eine Leber-Gallen-Kost, richtig begonnen und nach Alter, Größe und Gewicht kalorienbeschränkt aufgebaut, verschafft dem Kranken ganz schnell große Erleichterung und sehr bald wieder Freude am Essen. Am besten beginnt man, wie bei den anderen Krankheitsgruppen, mit 1–2 Tagen Tee- oder Saftfasten (Kostform 1) und geht dann auf Schleim- und Breikost aus Vollgetreide über (Kostform 2). Darauf folgt bald die Rohkost (Kostform 3) in Form von fein zerkleinertem Obst und Gemüse, zunächst mit Vollkornschleim verdünnt, dann mit Sahne, Milch oder Sojamilch vermischt.

Rohkost, man sagt besser Frischkost, ist der Inbegriff einer Heilnahrung, stößt aber oft auf Abneigung. Wer aber unsere Rezepte dazu probiert, wird sich nicht nur schnell damit angefreundet haben, sondern begeistert sein und echte Freude am Essen und Trinken erleben, wenn die Nahrungsmenge auf das Notwendige begrenzt bleibt. Auch bei normalem Gewicht muß die *Ge-*

samtkalorienzahl auf 1800–2200 Kalorien beschränkt bleiben, darf ein Viertel Anteil *Rohkost* nicht vergessen und der *Faserstoffgehalt* nicht vernachlässigt werden.

Die Gallensteinerkrankung und ihre Heilkost

Die Gallensteinerkrankung stellt in Westeuropa eine der häufigsten Erkrankungen im Bereich der Bauchorgane dar. Die im europäischen Bereich anhand von Sektionsergebnissen erstellten Statistiken zeigen, daß Frauen etwa doppelt so häufig an Gallensteinen leiden wie Männer. Der prozentuale Anteil der Männer liegt bei dem Untersuchungsmaterial zwischen 10 und 32 %, bei den Frauen zwischen 20 und 57 %. Die Zahlen steigen mit zunehmendem Alter an (*Matern* und *Gerok*).

Seit einigen Jahren besteht neben der bisherigen operativen Behandlung durch Entfernen der Gallenblase in vielen Fällen die Möglichkeit einer medikamentösen Auflösung der Steine, wenn es sich um Cholesterin-Gallensteine handelt. Die Entscheidung für eine chirurgische oder medikamentöse Behandlung kann nur nach sorgfältigen Untersuchungen und nach völliger Aufklärung des Patienten über Vor- und Nachteile in seinem speziellen Fall getroffen werden.

Normalerweise sondert die Leber eine Galle ab, die zu etwa 92 % aus Gallensäure und Phospholipiden (z. B. Lezithin) und nur zu 8 % aus Cholesterin besteht. Da das Cholesterin nicht wasserlöslich ist, muß es in der Gallenflüssigkeit mit Hilfe der Gallensäuren bzw. ihrer Salze und der Phospholipide in Lösung gehalten werden.

Bei einer zu großen Anzahl von Cholesterinmolekülen gegenüber den Gallensäuren- und Phospholipidmolekülen ist die Galle mit Cholesterin *übersättigt* und kann nicht mehr in Lösung bleiben. Sie kristallisiert aus. Die Kristalle schließen sich zusammen und bilden schließlich Steine.

Die Cholesterin-Übersättigung der Galle kann durch Einnahme einer Gallensäure (z. B. Chenodesoxycholsäure oder Ursodesoxycholsäure) in eine cholesterin-untersättigte Galle verwandelt werden. Diese vermag aus den Steinen das Cholesterin herauszulösen und im flüssigen Zustand aufzunehmen. Dadurch kommt es zur langsamen Auflösung der Steine.

Der geschilderte Vorgang läßt schon erkennen, welche Voraussetzungen erfüllt sein müssen, damit es überhaupt zur Auflösung der Steine kommen kann.

Es sind folgende: Zunächst ist soviel Gallensäure als Medikament zu verabreichen, daß eine Cholesterin-Untersättigung entsteht. Die cholesterin-untersättigte Galle muß in die Gallenblase fließen können. Das heißt aber, daß die Gallenblase noch funktionieren muß. Das ist dann der Fall, wenn sich die Gallenblase im Röntgenbild darstellen läßt und sich auf einen Reiz hin zusammenzieht.

Die Steine dürfen nicht zu groß sein. Viele kleine Steine sind für die Auflösung am günstigsten.

Eine Gallenblase, die mehr als zur Hälfte mit Steinen gefüllt ist, sollte man von der Auflösungsbehandlung ausschließen.

Gelingt es, mit Hilfe der ärztlichen Verordnung von Gallensäure die Steine aufzulösen, was in 40–50 % der Fälle zu erwarten ist, bleibt noch eine sehr wichtige Aufgabe übrig, nämlich die Verhinderung neuer Steinbildungen. Geschieht keine weitere prophylaktische Behandlung, ist damit zu rechnen, daß bereits nach zwei Jahren neue Steine vorhanden sind.

Das läßt sich jedoch durch Nachbehandlung mit einer Heilkost, die eine Cholesterinüberladung der Galle unmöglich macht, mit größter Wahrscheinlichkeit verhindern.

Außerdem müssen die Risikofaktoren für die Cholesterin-Gallensteinbildung ver-

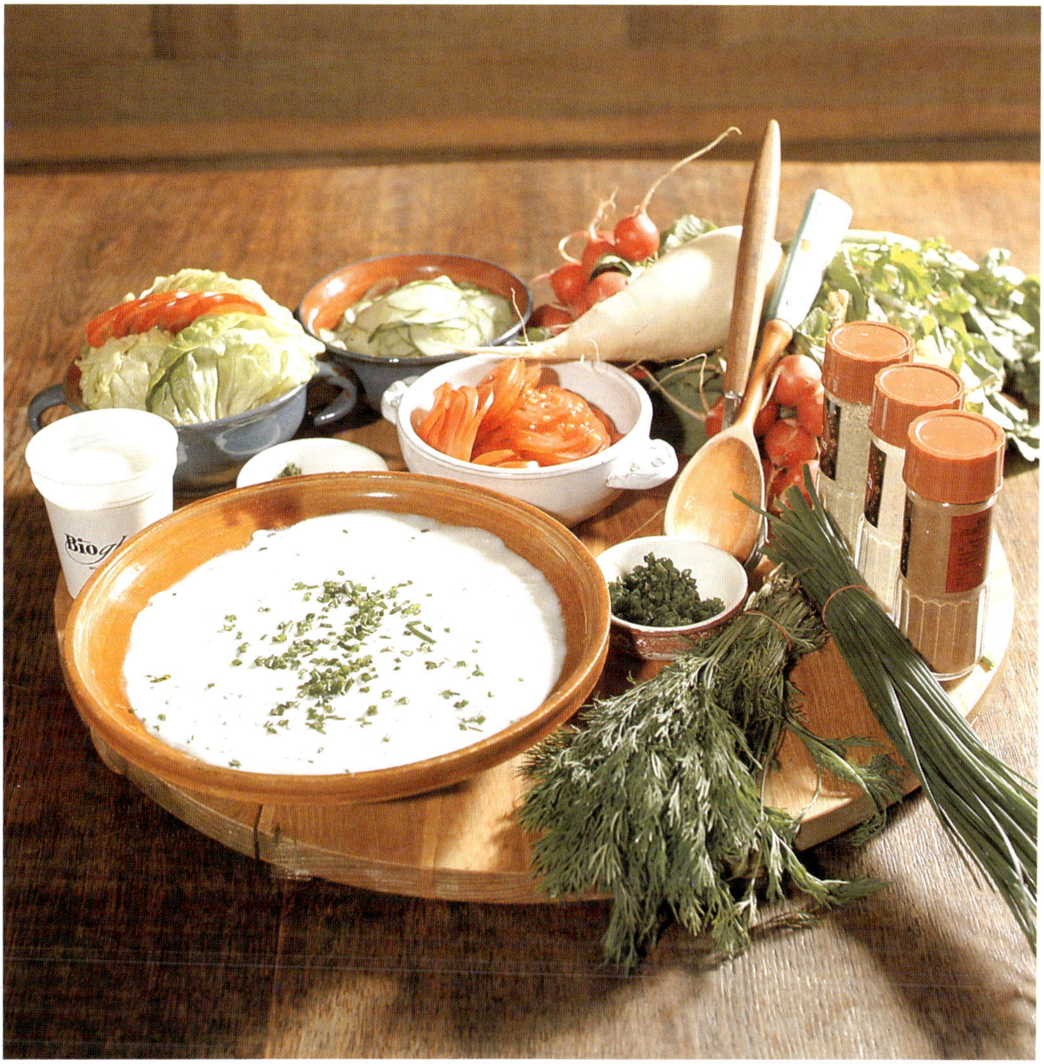

Eine cholesterinarme, faserstoffreiche Ernährung unter Bevorzugung von Rohkost ist die geeignete Heilkost bei der Gallensteinerkrankung.

mieden oder mitbehandelt werden. Das sind folgende Faktoren:

1. Kalorienreiche, cholesterinreiche, fettreiche und faserstoffarme Kost
2. Übergewicht
3. Erhöhung der Neutralfette im Blut (Hypertriglyzeridämie)
4. Diabetes mellitus

Eine Heilkost, die diese Faktoren berücksichtigt, muß kalorienarm (1800–2000 Kalorien, bei Übergewicht weniger), cholesterinarm, faserstoffreich und reich an Rohkost (mindestens 25 % Frischkost) sein. Das ist am besten mit einer kochsalzarmen, streng vegetarischen Heilkost zu erreichen (siehe Kostform 4 auf Seite 115). Diese Heilkost muß über eine längere Zeit, das heißt etwa ein bis zwei Jahre lang, beibehalten werden.

Heilkost bei Stoffwechsel- und Hormondrüsenerkrankungen

Falsch gewählte, falsch zusammengesetzte und falsch zubereitete Nahrung ist die tiefere Ursache einer ganzen Reihe von Krankheitserscheinungen und ausgeprägten Krankheitsverläufen. Das gilt insbesondere für die großen Stoffwechselleiden wie Übergewicht und Fettsucht, Zuckerkrankheit, Gicht und Rheumatismus, der hier trotz vieler offener Fragen einmal dazu gezählt sein möge.

Gerade an diesen Krankheiten zeigt sich, wie eng sie mit der Ernährung in Verbindung stehen und wie erfolgreich eine gute Ernährungstherapie, genannt Heilkost oder Diät, sein kann. Immer mehr Ärzte erkennen heute diese Zusammenhänge. Daß man z. B. mit einer konsequenten Rohkosternährung auch bei verschiedenen Erkrankungen des rheumatischen Formenkreises erstaunliche Erfolge haben kann, ist den der Ganzheitsmedizin verbundenen Ärzten längst bewußt. Heute beginnen auch sogenannte Schulmediziner aufzumerken, wenn von den Erfolgen der Ernährungstherapie bei rheumatischen Erkrankungen die Rede ist.

IN DIESEM KAPITEL:

- Störungen des Fettstoffwechsels
- Fettsucht verkürzt das Leben
- Schlankheitskuren auf dem Prüfstand
- Magersucht – Opposition gegen sich selbst
- Die Zuckerkrankheit und ihre Heilkost
- Ernährungsbehandlung bei Knochenentkalkung (Osteoporose)
- Rheumatische Erkrankungen – auch eine Ernährungsfrage?
- Die Gicht ist wieder „modern"
- Wenn die Schilddrüse Kummer macht . . .

Im allgemeinen wird angenommen, daß unter den Stoffwechselerkrankungen die Zuckerkrankheit (*Diabetes mellitus*) an erster Stelle steht. Als mindestens ebenso wichtig sind aber heute die Fettstoffwechselstörungen anzusehen. Sie stehen seit Jahren im Mittelpunkt intensiver biochemischer und klinischer Forschung. Dabei wurde viel Wissen über den Fettstoffwechsel und seine krankhaften Störungen zusammengetragen. Vor allem erkannte man, daß die Fette im Stoffwechsel und im Blutplasma immer an Eiweißkörper gebunden sind. Diese Fett-Eiweiß-Verbindungen (Lipoproteine) spielen eine Schlüsselrolle im Stoffwechsel.

Wegen der engen Bindung der Fette an Eiweißkörper spricht man heute von Lipoproteinämie, von Fett-Eiweiß-Körpern im Blut, statt von Lipämie, von Blutfetten.

Auch die Gicht gehört zu den typischen Krankheiten unserer Wohlstandsgesellschaft, hervorgerufen wahrscheinlich durch einen Enzymdefekt, wodurch zuviel Harnsäure gebildet wird, wesentlich gefördert aber durch eine falsche Ernährungsweise.

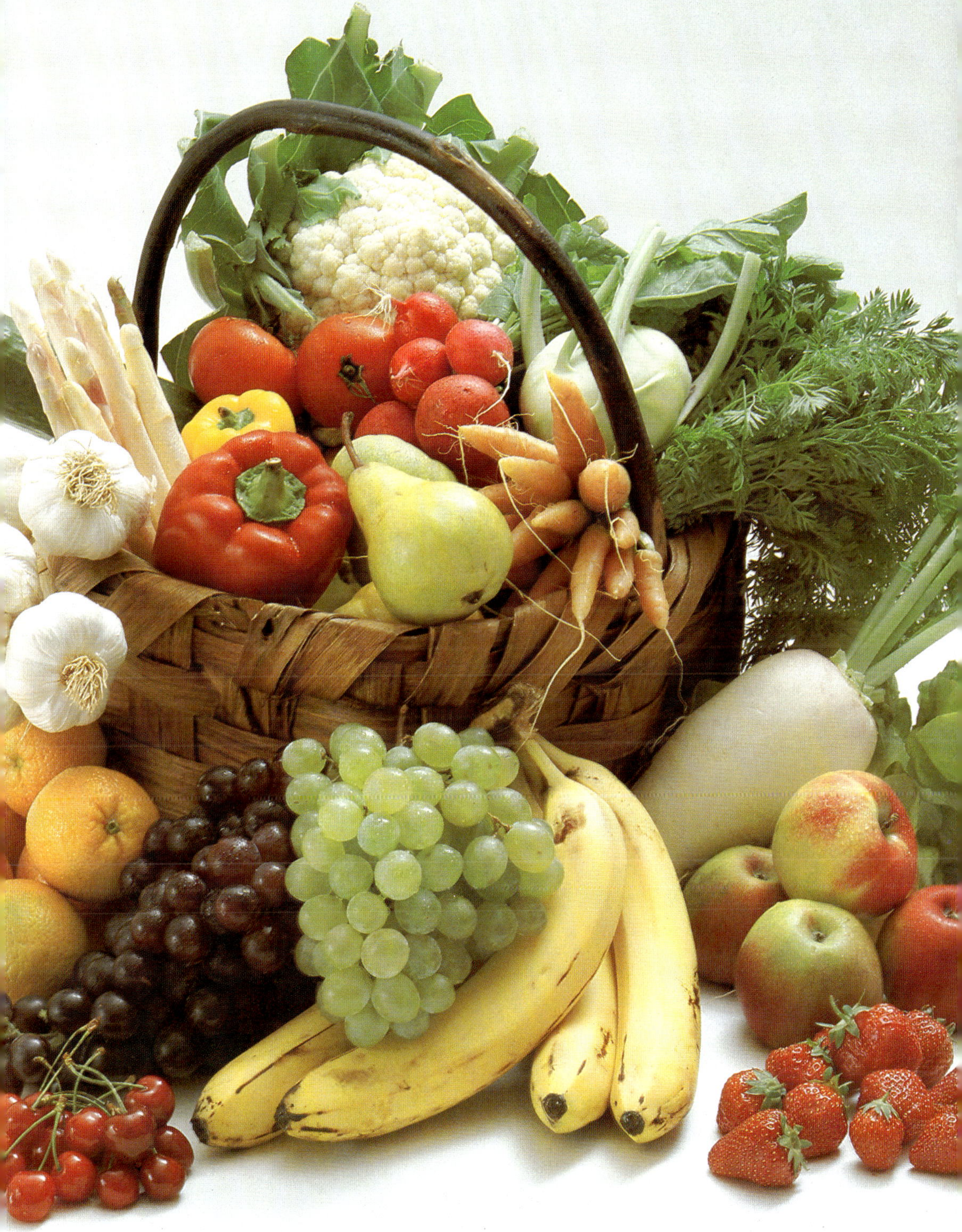

Störungen des Fettstoffwechsels

Um den Fettstoffwechsel und seine krankhaften Störungen verstehen zu können, müssen wir uns zunächst ein wenig mit der Chemie des Fettstoffwechsels beschäftigen.

Die Neutralfette (Nahrungsfette) und die fettähnlichen Stoffe (Lipoide) werden zusammen als Lipide bezeichnet. Die Lipoide sind verschiedene fettähnliche Substanzen, wie z. B. die Sterine (Cholesterin), die Phosphatide bzw. Phospholipide und die Zerebroside. Die Neutralfette sind Verbindungen (Ester) von Glyzerin und Fettsäuren. Da hierbei an ein Glyzerinmolekül jeweils drei Fettsäurereste angelagert sind, werden sie Triglyceride genannt. Diese Triglyceride sind unterschiedlich, je nachdem aus welchen Fettsäureresten sie sich zusammensetzen. So kann das Glyzerin z. B. mit drei gleichartigen oder auch mit zwei oder drei unterschiedlichen Fettsäureresten verestert sein.

Struktur und Bedeutung der Fettsäuren

Die Fettsäuren sind kettenförmig aufgebaut, verschieden lang und haben einen unterschiedlichen Sättigungsgrad. Eine Fettsäure ist gesättigt, wenn alle in der Kette aneinandergereihten Kohlenstoffatome (C-Atome) bis auf das letzte Kettenglied, das eine besondere Gruppe trägt – die Säuregruppe, auch Carboxylgruppe genannt –, von je zwei Wasserstoffatomen (H-Atomen) besetzt sind. Wenn in der Kette C-Atome vorkommen, die mit nur einem H-Atom besetzt sind, so ist die Fettsäure ungesättigt. Diese mit nur je einem H-Atom besetzten C-Atome binden sich aneinander und bilden eine sogenannte Doppelbindung. Je nach Anzahl der Doppelbindungen in einer Kette spricht man von einfach, zweifach oder mehrfach ungesättigten Fettsäuren.

Die wichtigste *einfach ungestättigte Fettsäure* ist die Ölsäure. Ihre Struktur ist aus der nebenstehenden Zeichnung zu ersehen. In der Mitte befindet sich die Doppelbindung, am rechten Ende die Carboxylgruppe (COOH).

Die für unsere Ernährung wichtigste mehrfach ungesättigte Fettsäure ist die *Linolsäure* (siehe Zeichnung).

Der menschliche Organismus kann die Linolsäure nicht selbst bilden. Sie wird daher als essentiell (= unbedingt notwendig) bezeichnet und muß mit der Nahrung zugeführt werden. Das ist außerordentlich wichtig, da die Linolsäure für die Bildung der Prostaglandine (sog. Gewebshormone) gebraucht wird und ein wichtiges Bauelement der Zellstruktur liefert.

Dieser kleine Einblick in die Biochemie war notwendig, um einen Eindruck von der Bedeutung der Fette und Fettsäuren zu gewinnen.

Folgende Pflanzenöle haben einen besonders hohen Gehalt an der ernährungsphysiologisch äußerst wertvollen Linolsäure: Safloröl (Distelöl), Leinöl, Mohnöl, Traubenkernöl, Walnußöl, Sonnenblumenöl, Sojaöl, Baumwollsaatöl und Weizenkeimöl. (Siehe auch die Übersicht auf Seite 78.)

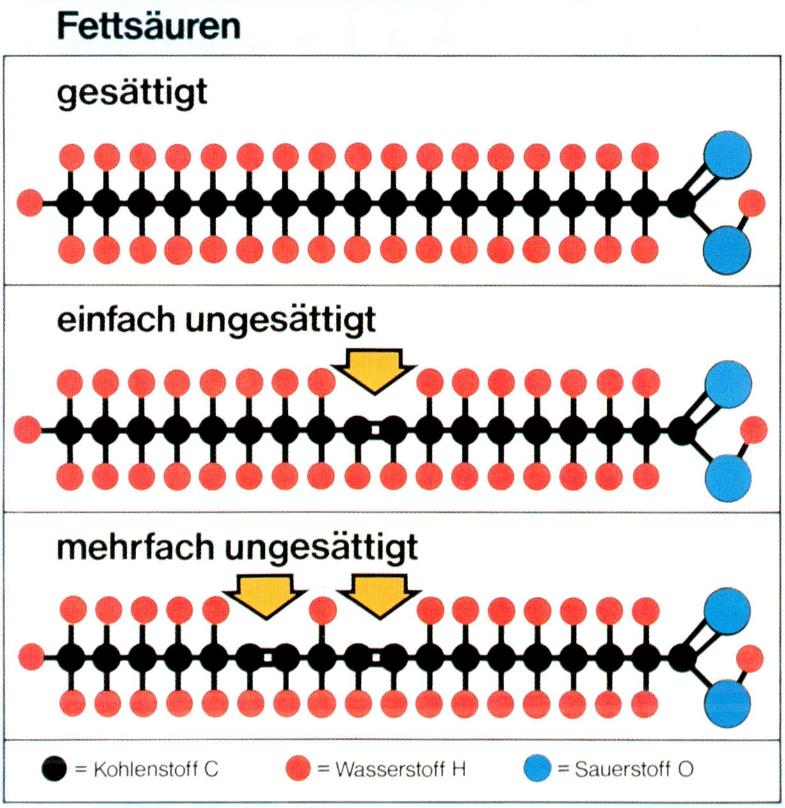

Physiologisch am wertvollsten sind die mehrfach ungesättigten Fettsäuren. Einen besonders hohen Anteil an diesen Fettsäuren haben Pflanzenöle, wie Saflorlöl (Distelöl), Sonnenblumenöl, Maiskeimöl und Sojaöl. Unsere Zeichnung zeigt die Struktur der Stearinsäure (oben), der Ölsäure (Mitte) und der Linolsäure (unten).

Selbstverständlich kann man diese pflanzlichen Öle nicht nur nach ihrem Gehalt an einem einzelnen Wirkstoff bewerten, sondern nach allen bisher bekannten Wirkstoffen und Nährfaktoren zusammen. Nur auf diese Weise läßt sich ihr Wert für die Ernährung und die Heilkost (Diätetik) ermessen.

Überschüssige Nährstoffe, insbesondere die zuviel aufgenommenen Kohlenhydrate und Fette, in geringerem Maße auch die Eiweiße, werden im Stoffwechsel in Depotfett verwandelt und besonders im Unterhautfettgewebe abgelagert. Daraus wird bald Übergewicht und schließlich sogar Fettsucht. Meist sind dann auch schon entsprechende Fettstoffwechselstörungen anhand erhöhter Neutralfettwerte im Blut nachweisbar. Regelmäßiger Alkoholgenuß verschlimmert die Fettstoffwechselstörungen meistens noch.

Wenn das Cholesterin entgleist

Wenden wir uns jetzt den fettähnlichen Stoffen, den Lipoiden, zu. Zu ihnen gehört unter anderem das *Cholesterin.* Es ist für den menschlichen Organismus lebenswichtig. Obwohl es sich in der chemischen Struktur wesentlich von den Fetten unterscheidet, hat es ähnliche Lösungseigenschaften.

Der menschliche Organismus benötigt Cholesterin zum Aufbau der Zellwände und der Mitochondrien, der kleinen „Energiezentralen" in den Zellen. Der Cholesteringehalt des Körpers beträgt etwa 130 bis 150 g und verteilt sich auf alle Organe. Die größten Anteile finden sich im Gehirn, in der Nebennierenrinde und in der Galle. Cholesterin ist der Grundstoff für die Produktion von Gallensäure, für die Hormonausschüttung besonders der Nebennierenrinde und der Keimdrüsen (Kortikosteroide und Sexualhormone) sowie für den Aufbau des antirachitischen Vitamins D_3.

Der menschliche Körper kann Cholesterin in ausreichender Menge selbst aufbauen. Über 90 % des Cholesterins werden in Leber und Darm erzeugt. Außerdem nimmt der Mensch mit der Nahrung weiteres Cholesterin auf, und zwar aus den tierischen Produkten. Es wird vom Darm aufgenommen und ins Blut abgegeben. Der Cholesterinspiegel des Blutes liegt normalerweise bei 150–240 mg/100 ml Serum.

Durch falsche Ernährung mit hoch cholesterinhaltigen Nahrungsmitteln oder auf Grund einer angeborenen Stoffwechselstörung kann es jedoch zu einer Überladung des Blutes mit Cholesterin, *Hypercholesterinämie* genannt, kommen. Überschüssiges Cholesterin wird, soweit es nicht im Darm abgebaut und ausgeschieden werden kann, an den Innenwänden der Arterien abgelagert. Dadurch verlieren die Arterienwände ihre Elastizität, zumal sich bald auch Kalkeinlagerungen hinzugesellen. Dieser Prozeß wird insgesamt als Atherosklerose oder Arteriosklerose bezeichnet. Da nun das Blut nicht mehr ungehindert fließen kann, weil die Gefäße unelastisch und verengt sind, treten weitere Gefahren auf: Herzinfarkt, Gehirnschlag oder schwere arterielle Durchblutungsstörungen drohen.

Ich möchte aber nicht den Eindruck erwecken, nur cholesterinfreie Fette und mehrfach ungesättigte Fettsäuren seien „gesund". Sie haben ihre festumrissenen Aufgaben und in bestimmten Mengen ihre krankheitsverhütenden oder heilenden Wirkungen. Jede mengenmäßige Übertreibung kann aber auch hier vom Übel sein. Aus Tierversuchen ist bekannt, daß bei langfristiger Verfütterung ausschließlich solcher Fette Veränderungen der Herzmuskulatur mit kleinfleckigen Muskelnekrosen (Gewebstod) auftraten (*Bräuer*).

Die Cholesterinwerte *unter* den Normalwert zu drücken, das heißt unter 145 mg % enzymatisch gemessen, ist gefährlich. Bei langjähriger Aufnahme nur hochungesättigter Fettsäuren kommt es nach *Bräuer* zu Blutarmut (Anämie). Gesättigte Fettsäuren und Cholesterin sind unentbehrliche Bestandteile unseres Organismus. Mittelkettige gesättigte Fettsäuren können sogar heilend wirken, wie wir noch sehen werden. Ohne Cholesterin können Stoffwechselstörungen auftreten. Es kommt hier, wie überall, auf das rechte Maß an.

Krankhaft erhöhte Blutfettwerte

Die Lipide (Oberbegriff für alle Blutfette, hauptsächlich für Triglyceride, Cholesterin und Phosphatide) gelangen über die Lymphbahnen ins Blut. Sie sind wasserunlöslich. Um im Blut- und Zellplasma transportiert werden zu können, müssen sie sich an Eiweißkörper binden. Die dabei entstehenden Fett-Eiweiß-Verbindungen nennt man Lipoproteine. In dieser Form werden die Lipide dorthin transportiert, wo sie für verschiedene Stoffwechselprozesse gebraucht werden.

Alle Lipoproteine bestehen aus Eiweiß, Triglyceriden, Cholesterin und Phosphatiden. Sie treten in verschiedenen Mischungen auf. Je nach Mischungsverhältnis der genannten Bestandteile unterscheidet man verschiedene Lipoproteingruppen. Spezielle Untersuchungsmethoden (Ultrazentrifugation und Elektrophorese) haben die Unterscheidung möglich gemacht.

Mit Hilfe dieser Untersuchungsmetho-

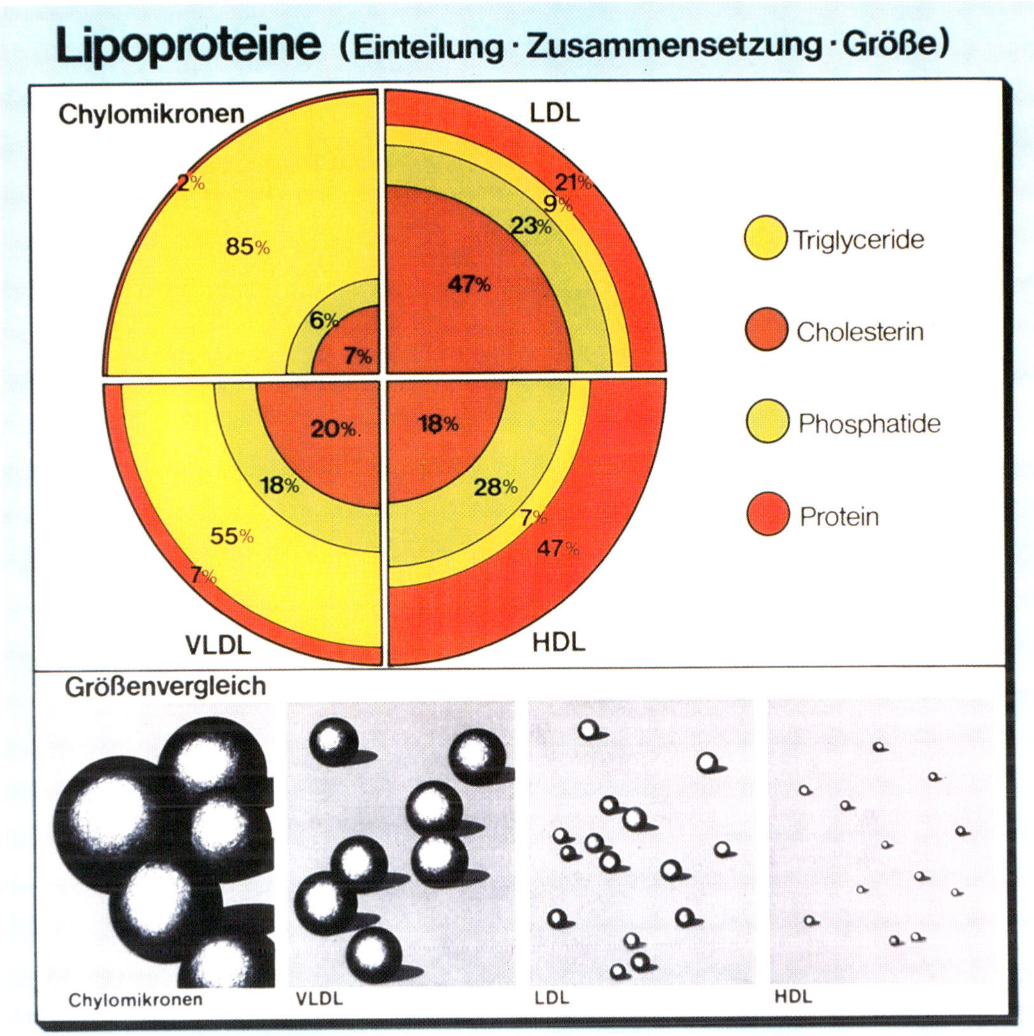

Alle Lipoproteine enthalten Proteine, Cholesterin, Triglyceride und Phosphatide. Da die einzelnen Bestandteile in unterschiedlichen Anteilen zusammengekoppelt sind, gibt es mehrere Lipoproteingruppen, z. B. Chylomikronen, VLDL = Lipoproteine mit sehr geringer Dichte, LDL = Lipoproteine mit niedriger Dichte, HDL = Lipoproteine mit hoher Dichte.

den wurde auch festgestellt, daß es fünf verschiedene Formen von Hyperlipoproteinämien gibt. Es würde aber zu weit führen, sie hier im einzelnen darzustellen.

Grundsätze für eine Heilkost bei erhöhten Blutfettwerten

Es hat sich herausgestellt, daß alle Formen der Hyperlipoproteinämie einer Heilkostbehandlung mehr oder weniger zugänglich sind. Die Heilkost muß ein ausgewogenes Verhältnis der Hauptnährstoffe Eiweiß, Fett und Kohlenhydrate aufweisen, wobei der Kohlenhydratanteil ein wenig zugunsten des Eiweißanteiles gesenkt wird. Die Mengen sollten sich (bei Normalgewicht) wie folgt verteilen:

	bei normalen Blutfettwerten	bei erhöhten Blutfettwerten
Eiweiß	12%	20%
Fett	30%	30%
Kohlenhydrate	58%	50%

Die Gesamtzufuhr an Energie richtet sich bekanntlich nach dem Sollgewicht. Wenn das auf der Waage festgestellte Gewicht dem Sollgewicht (Normalgewicht) entspricht, ergibt sich eine Kalorienmenge von etwa 1800 Kalorien (7524 Joule) täglich. Daraus errechnen sich

20% Eiweiß = 360 Kalorien/1505 Joule = 88 g Eiweiß
30% Fett = 540 Kalorien/2257 Joule = 58 g Fett
50% Kohlenhydrate = 900 Kalorien/3762 Joule = 220 g Kohlenhydrate

Wenn diese Nährstoffe auf fünf Mahlzeiten täglich verteilt werden, kommt es nicht zu einer Überlastung des Stoffwechsels.

Bei Übergewicht gelten die Empfehlungen zur Gewichtsverminderung in dem Kapitel „Fettsucht verkürzt das Leben". Das prozentuale Verhältnis der Hauptnährstoffe (Eiweiß 12%, Fett 30%, Kohlenhydrate 58%) bleibt bestehen, aber der Energiewert muß so lange unter den Normalverbrauch gesenkt werden, bis das Normalgewicht erreicht ist. In den meisten Fällen ist dann auch schon die Höhe der Blutfettwerte zurückgegangen.

Wenn nicht die Blutfettwerte (Lipide) allgemein erhöht sind, sondern speziell nur das Cholesterin (Gesamtcholesterin) vermehrt im Blutserum auftritt, bleiben ebenfalls die Prozentanteile der Hauptnährstoffe erhalten, doch die Art des aufgenommenen Fettes muß unbedingt erheblich verändert werden. Bei einer solchen „modifizierten" Fettzufuhr müssen alle Nahrungsfette, die einen hohen Anteil an gesättigten, langkettigen Fettsäuren aufweisen, ausgeschaltet werden; denn diese erhöhen nachweislich den Blutfettspiegel, insbesondere den Cholesterinspiegel.

Für die tägliche Ernährungspraxis bedeutet das, daß alle tierischen Fette, die meist einen hohen Anteil an gesättigten Fettsäuren aufweisen, bis zur Normalisierung des Blutfettspiegels gemieden bzw. durch rein pflanzliche Öle ersetzt werden müssen.

Der sich daraus ergebende Verzicht auf die gewohnte Butter und das Frühstücksei fällt natürlich schwer. Da die Cholesterinzufuhr mit der Nahrung unter 300 mg täglich gehalten werden muß, ist es jedoch unumgänglich. Ein Hühnerei von 60 g enthält nämlich schon 280 mg, 150 g Butter 300 mg Cholesterin. Im Durchschnitt werden täglich 600 mg Nahrungscholesterin zugeführt, also Tag für Tag doppelt soviel, wie zuträglich wäre! Das Nahrungscholesterin läßt sich nur kräftig reduzieren, wenn man vorläufig folgende Nahrungsmittel völlig meidet: Butter, Eier, Fleisch (insbesondere Schweinefleisch und alle Schweinefleischprodukte), Innereien, Käsesorten über 30% Fett i. d. Tr., Krusten- und Schalentiere, Sahne.

Erwünscht und erlaubt sind dagegen: Magermilch, Magermilchprodukte (vor allem Magerquark), Molke und Molkeprodukte (z. B. Molkepulver); eine gute Alternative zum Fleisch sind alle Sojaprodukte, da sie so gut wie kein Cholesterin enthalten.

Wenn das Blut einen hohen Triglyceridspiegel aufweist, muß nicht etwa die tägliche Fettzufuhr gesenkt werden, sondern die Zufuhr an allen Einfach- und Zweifach-Zuckern (Mono- und Disaccharide). Es sind demnach zu meiden: Trauben-, Rohr- und Rübenzucker, Honig und Sirup aller Art. Sie wirken bei entsprechender Veranlagung alle steigernd auf den Triglyceridspiegel im Blut.

Die gleiche Wirkung hat auch jeglicher Alkoholgenuß, so daß auch darauf verzichtet werden muß.

Fettresorption

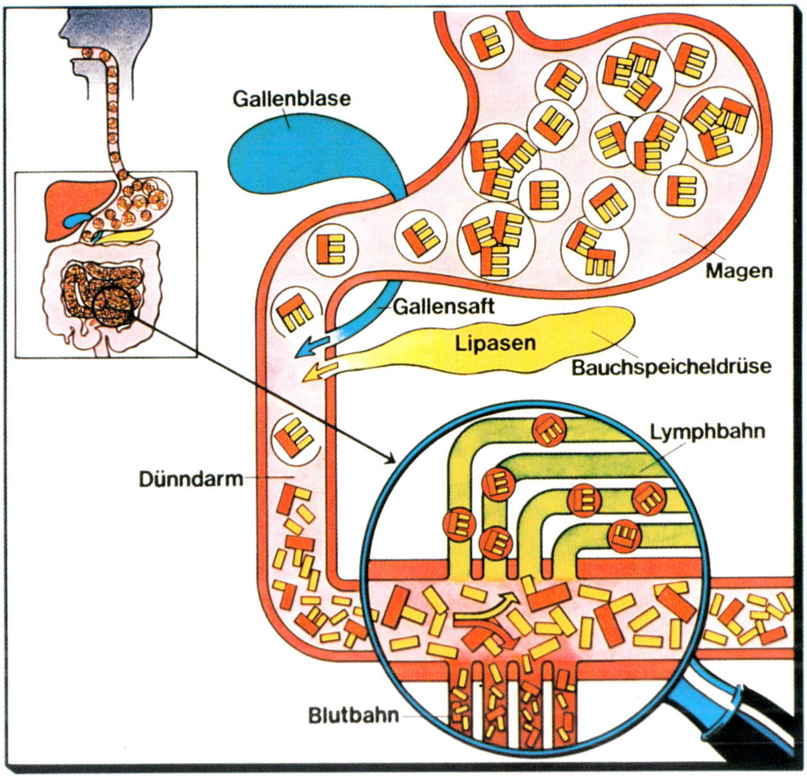

Unter Fettresorption versteht man die Aufnahme von Fetten in die Blut- und Lymphbahnen. Unser Schaubild zeigt, wie das vonstatten geht. Da Fette wasserunlöslich sind, müssen sie durch enzymatische Umwandlung (Gallensaft, Lipasen) vorher zerlegt werden.

Als Zucker-Ersatzstoffe sind nur Saccharin und Cyclamat in sparsamer Menge erlaubt. Die nicht nur erlaubten, sondern auch erwünschten Kohlenhydratträger sind: alle Vollkornprodukte, Gemüse, Salate und Obst. Sie liefern nicht nur die nötige Energie, sondern auch die ebenso notwendigen Ballaststoffe, die die Darmfunktion verbessern.

Wer die gegebenen einfachen Grundregeln der Heilkost bei Erhöhungen der Blutfettwerte beachtet und die nötigen Konsequenzen für die tägliche Ernährung daraus zieht, kann damit rechnen, daß seine Blutfettwerte sich durch diese Diätmaßnahmen normalisieren und er auf blutfettsenkende Medikamente teilweise oder sogar völlig verzichten kann.

Wenn allerdings – und das ist bei einigen Formen der Fettstoffwechselstörungen anscheinend der Fall – Erbfaktoren eine Rolle spielen, dann muß die Kostumstellung lange Zeit, wenn nicht sogar lebenslang eingehalten werden. Alle Voraussetzungen, die für die Senkung des Fettspiegels im Blut notwendig sind, erfüllen die Kostformen 4 und 5 (siehe Seite 115). Wenn nicht eine Reduktionskost zur Gewichtsverminderung eingehalten werden muß, können auch alle gesunden Erwachsenen in der Familie des Stoffwechselkranken davon profitieren, da diese Kost krankheitsvorbeugend wirkt.

Fettsucht verkürzt das Leben

Es gibt nur wenige Menschen, die sich darüber im klaren sind, wie gefährlich Übergewicht für ihre Gesundheit und ihre Lebensdauer ist.

Informationen für Übergewichtige und Fettsüchtige

Noch immer läßt sich das *normale Körpergewicht* am einfachsten und schnellsten nach der *Brocaschen Formel* berechnen. Sie lautet:

Körpergröße in Zentimetern minus 100 = Normalgewicht in Kilogramm.

Ein 170 cm großer Mensch dürfte also etwa 70 kg wiegen. Ein Mehrgewicht von 20 Prozent bedeutet schon Fettleibigkeit. Jede Fettleibigkeit stellt eine *Störung des Fettstoffwechsels,* der Fettspeicherung, dar. Das Fettdepot gleicht dann einer Mausefalle, in die die Maus leicht hinein, aus der sie aber kaum wieder herausgelangen kann. Normalerweise sollte unser Fettdepot wie eine Bank funktionieren, die zwar täglich Geld empfängt, es aber auch als Darlehen immer wieder ausgibt und dabei ein bestimmtes Kapital als Reserve zurückbehält.

Das Fettgewebe hat aber nicht nur die Aufgabe der Fettaufnahme, Depotbildung und Fettabgabe; es ist vielmehr der zentrale Faktor des Energiehaushaltes. In ihm vollziehen sich zwei wichtige Stoffwechselvorgänge, nämlich die Umwandlung von Zukker in Fettsäuren und vollständiges Fett sowie die Spaltung der Fette zu Fettsäuren und Glyzerin, wobei die Gewebe die Fettsäuren als Energiequelle verbrauchen.

Wenn nun, einmal vereinfacht ausgedrückt, die Fettaufbauvorgänge die Abbauvorgänge überwiegen, tritt ein Fettstau und damit die Fettleibigkeit ein.

Was wissen wir über die Ursache dieser Stoffwechselstörung? Häufig werden *Veranlagung, Drüsenstörungen, Fehlregulationen* im Wasserhaushalt oder auch besondere *seelische Störungen* als *Ursache der Übergewichtigkeit* angesehen. Der volkstümliche Ausdruck *Kummerspeck* bringt letzteres sehr anschaulich zum Ausdruck

Es ist sicher richtig, daß hormonelle, nervliche und seelische Ursachen bei der Entstehung der Fettsucht eine gewisse Rolle spielen, im Grunde genommen sind jedoch diese Ursachen sehr selten.

In den allermeisten Fällen sind *Übergewicht und Fettsucht die Folge zu reichlichen Essens und Trinkens,* also einer zu großen Energieaufnahme bei meist gleichzeitig bestehender geringer Energieabgabe wegen Mangels an körperlicher Arbeit und Bewegung. Man bedenkt auch vielfach nicht, daß schon in Süßigkeiten und kleinen Lekkereien erhebliche Kalorienmengen stekken. Dazu einige Beispiele:

	kcal	kJ
1 Tafel Schokolade (100 g)	540	2257
1 Portion Eis	380	1588
1 Glas Bier oder Wein	150	627
100 g Nüsse	650	2717

Als man in den letzten Jahren die zunehmende Sterblichkeit an ernährungsabhängigen Krankheiten untersuchte, fand man heraus, daß vor allem das Ansteigen des Fettkonsums in der täglichen Nahrung maßgeblich daran beteiligt ist.

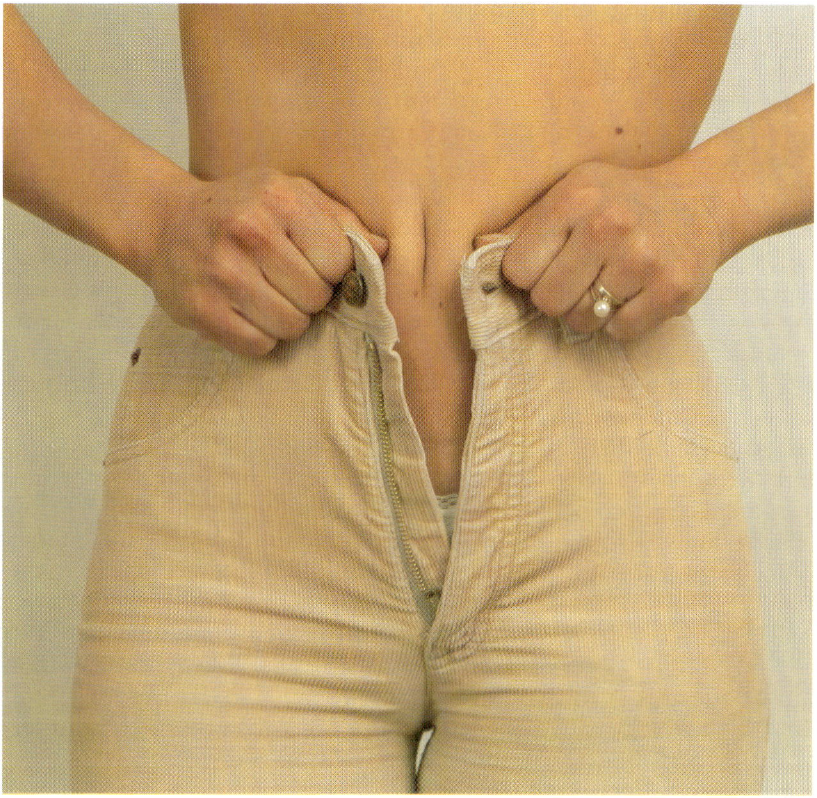

Im Frühjahr oder besonders nach kalorienreichen Festtagen zeigt die „Reißverschlußprobe", was die Stunde geschlagen hat.

Fette sind in jeder tierischen und pflanzlichen, aber auch in jeder menschlichen Zelle enthalten. Sie sind der höchstkonzentrierte und ballaststoffärmste Brennstoff. 100 g Fett liefern etwa 930 Kalorien (3887 Joule), während 100 g Eiweiß oder Kohlenhydrate nur etwa 410 Kalorien (1714 Joule) abgeben.

Der Körper eines normalen erwachsenen Menschen benötigt täglich 50–70 g Fett, das sind 465–651 Kalorien (1944–2721 Joule). Der Mensch lebt jedoch nicht vom Fett allein. Das Fett muß auch zu den zwei anderen Hauptnährstoffen – Eiweiß und Kohlenhydraten – in einem bestimmten Verhältnis stehen. Als Norm gilt heute, daß die Gesamtnahrungsmenge aus 12 % Eiweiß, 30 % Fett und 58 % Kohlenhydraten bestehen soll.

Außerdem ist nicht nur die Menge des täglich zugeführten Fettes entscheidend, sondern auch seine Qualität. Diese wiederum hängt nicht nur von der Herkunft aus tierischen oder pflanzlichen Quellen ab, sondern auch von der Bearbeitung der Fette. Wie sieht es nun mit dem tatsächlichen Fettverzehr und dem Übergewicht bei uns aus?

Seit etwa 100 Jahren sind vor allem die Menschen der westlichen Zivilisation dazu übergegangen, sich im Verhältnis zum tatsächlichen Bedarf *überkalorisch* zu ernähren, d. h. sich eine Nahrungsmenge mit zu hohem Kaloriengehalt zuzuführen.

In der Bundesrepublik stieg der Fettverbrauch der Bevölkerung pro Kopf und Tag seit dem Jahre 1949 von 53 auf 140 g. Dabei handelt es sich um den physiologischen

Fettgehalt der gesamten Nahrung einschließlich des unsichtbaren Fettes. Der Fettverbrauch ist in den letzten hundert Jahren um mehr als das Zehnfache – auf über 40 kg – pro Kopf und Jahr gestiegen. Im Höchstfall sollte jedoch bei einem Tagesverbrauch von 70 g eine Menge von 25 kg nicht überschritten werden.

Die große soziale und persönliche Bedeutung der Fettsucht liegt nun vor allem darin, daß sie eine Reihe von Folgen, in der Medizin meist *Komplikationen* genannt, nach sich zieht. Jeder Fettleibige jenseits des 50. Lebensjahres ist nicht nur ein potentieller Herzkranker und Diabetiker, er wird auch von Blutdruckerhöhung, Arteriosklerose, Nierenkrankheiten, Leber-Gallen-Leiden, Thrombosen, Embolien, Gelenkleiden und Fußschäden bedroht.

Möglichkeiten, das Übergewicht abzubauen

Um Übergewicht abzubauen, müssen wir die gleichen Maßnahmen treffen, wie um gesund zu bleiben und das Leben zu verlängern. Wir benötigen dazu:

- Täglich körperliche Arbeit oder entsprechenden Ausgleichssport, um Stoffwechsel und Kreislauf anzuregen.
- Ausreichende Zeit zur Entspannung und Erholung.
- Magere Kost, die aber alle notwendigen Nähr- und Funktionsmittel im richtigen Verhältnis enthält.

Das ist im Grunde genommen das ganze Geheimnis eines gesunden und langen Lebens.

Diese einfachen und eigentlich selbstverständlichen Ratschläge werden allerdings nicht ernst genug genommen. Besonders werden die Ernährungsratschläge kaum befolgt. Meist geht man erst zum Arzt, wenn *Übergewicht* und *Fettsucht* oder sogar schon Folgeerscheinungen der Fettsucht bestehen und entsprechende Beschwerden auftreten. Vorbeugungsmaßnahmen genügen dann natürlich nicht mehr!

Was also ist zu tun, wenn Übergewicht und Fettsucht einmal da sind? Ist eine Heilung möglich? Wenn ja, auf welchem Wege?

Eine Abnahme des Körpergewichts läßt sich theoretisch auf zwei Wegen erreichen: Erstens durch eine Erhöhung des Energieverbrauchs durch mehr körperliche Arbeit ohne erhöhte Kalorienzufuhr. Zweitens durch eine Verminderung der Energiezufuhr, also durch Drosselung der Nahrungsaufnahme.

Um durch körperliche Tätigkeit auch nur 400 Kalorien (1672 Joule) zu verbrennen, müßte man allerdings eine Stunde Holz sägen oder zwei Stunden schwimmen. Um nur 80 Kalorien (334 Joule) – soviel wie in zwei Paranüssen stecken – durch Bewegung zu verbrauchen, muß man 45 Minuten spazierengehen. Um ein Pfund Fettgewebe aufzulösen, sind 36 Stunden Fußwanderung oder sieben Stunden ununterbrochenes Holzsägen erforderlich.

Derartige Dauerleistungen kann vermutlich kaum jemand vollbringen. Natürlich läßt sich auf genügend körperliche Tätigkeit nicht verzichten, wenn man abnehmen will, weil dadurch die Stoffwechselvorgänge und die Kreislauffunktionen angefacht werden. Allein kommt man aber damit nicht aus.

Der zweite Weg ist der *Entzug oder die Verminderung der Nahrungszufuhr.* Die Erfahrung aller vernünftigen Diätetiker lehrt, daß man Übergewicht und Fettleibigkeit ohne eine gewisse Unterernährung nicht beseitigen kann! Um wöchentlich ein halbes bis ein Kilogramm abzunehmen, muß die Nahrungszufuhr um mindestens 1000 Kalorien (4180 Joule) täglich reduziert werden.

Der persönliche Bedarf ist zwar für den einzelnen verschieden und von Alter, Geschlecht und Konstitution abhängig. Durchschnittlich sind aber für einen normal gebauten Mann im mittleren Alter bei 70 kg Gewicht 2200–2500 Kalorien (9196–10450 Joule) notwendig. Um abzunehmen, muß man eine Diät von 1200 bis 1500 Kalorien (5216–6270 Joule) einhalten.

Mit verhältnismäßig großer Sicherheit läßt sich voraussagen, daß bei einer Kost von nicht mehr als 1500 Kalorien (6270 Joule) bei gleichzeitig intensiver Bewegung ein täglicher Gewichtsverlust von 100 g eintritt. Das sind in zehn Tagen 400 bis 1000 g. Das scheint nicht eben viel, doch auf längere Sicht ist damit schon ein guter Erfolg zu erzielen, wenn man den Willen dazu aufbringt und sich über den Kaloriengehalt der Nahrungsmittel Klarheit verschafft.

Will man einen schnellen Effekt erzielen, so muß man sich zu einer Diät von *1000 oder 800 Kalorien* (4180 oder 3344 Joule) entschließen oder wenigstens den Eiweißgehalt der Diät auf 30–32 % erhöhen, dabei aber den Fettgehalt auf 20 % und den Kohlenhydratgehalt auf 48 % senken, da nämlich mehr Eiweiß den Grundumsatz steigert, satt macht und körperlich aktiviert.

Männer (Normalgewicht) **Körperbau**				**Frauen** (Normalgewicht) **Körperbau**			
Größe cm	leicht kg	mittel kg	schwer kg	Größe cm	leicht kg	mittel kg	schwer kg
157	57,6	61,4	66,3	148	47,7	51,0	56,0
158	58,2	62,0	66,9	152	49,7	53,1	58,2
160	59,4	63,0	68,1	155	51,5	54,9	60,0
162	60,6	64,6	69,5	157	52,5	56,0	61,0
165	62,4	66,3	71,6	158	53,1	56,7	62,3
167	63,7	67,6	72,9	160	54,3	57,9	62,9
170	66,0	70,1	75,5	162	55,6	59,3	64,2
171	66,8	70,8	76,3	165	57,3	61,3	66,6
172	67,5	71,7	77,4	167	57,6	63,1	68,1
173	68,4	72,6	78,3	170	60,9	65,4	70,5
174	69,2	73,4	79,1	171	61,0	66,0	71,0
175	70,0	74,1	79,9	172	62,5	67,0	72,0
176	70,7	74,9	80,6	173	63,0	67,0	72,0
177	71,6	75,8	81,5	174	64,0	68,0	73,0
178	72,5	76,6	82,3	175	65,0	69,4	74,4
180	74,1	78,5	84,0	176	65,0	70,0	75,0
183	76,5	81,0	87,0	177	66,7	71,0	76,1
186	78,9	83,6	90,0	178	67,0	71,0	77,0
188	80,6	85,4	91,6	180	69,1	73,4	78,8
190	82,2	87,3	93,6	183	71,5	75,7	81,5

Die Erhöhung des Eiweißanteils in der Kost ist jedoch nur ratsam, wenn sonst gesunde Organfunktionen bestehen, insbesondere keine Nierenschäden vorliegen und die notwendige Vitaminzufuhr (vor allem an Vitamin B_6, dessen Verbrauch dann erhöht ist) gesichert bleibt. Erhöht man nur den Fleischanteil, ist auf die Dauer die Gefahr einer Knochenentkalkung (Osteoporose) gegeben.

Bei älteren Menschen ist eine diätetische Umstellung eingreifender Art zu vermeiden, da die Anpassung der Stoffwechselorgane erschwert ist. Hier ist eine *stufenweise Kalorieneinschränkung* richtig, indem man zunächst auf eine Tageskost von 1900 (7942), dann 1500 (6270), 1200 (5016) und schließlich 800 Kalorien (3340 Joule) geht. Das wird in der Regel ohne Beschwerden vertragen. Eine Gewichtsabnahme von mehr als ein bis zwei Kilogramm pro Woche wäre, besonders für ältere Menschen, ohnehin gesundheitsschädlich.

Vielfach wird auch versucht, die diätetische Behandlung *medikamentös* zu unterstützen. Man verwendet dazu:

1. *Appetithemmer:* Da sie fast alle mit mehr oder weniger starken Nebenwirkungen belastet sind, werden sie ärztlicherseits meist abgelehnt.
2. *Schilddrüsenhormon:* Es kann nach ärztlichem Rat und unter ständiger Kontrolle verwendet werden.
3. *Wassertreibende Mittel:* Sie können nach ärztlicher Verordnung besonders im Anfang der Behandlung von Nutzen sein. Die Dauer der Anwendung ist wegen möglicher Veränderungen des Kaliumgehaltes im Organismus begrenzt.
4. *Stuhlfördernde Mittel:* Sie sind bei Bedarf erwünscht, wobei man sich allerdings auf rein pflanzliche Mittel beschränken sollte.
5. *Vitaminpräparate:* Sie sind bei einer Diät unter 1600 Kalorien (6688 Joule) grundsätzlich, meist als Multivitaminpräparate in kleinen Dosen, erforderlich.

Wenn in besonders schweren Fällen die diätetische Behandlung und die medikamentöse Unterstützung versagen, gibt es immer noch den Weg der sogenannten *Null-Diät,* d. h. des Fastens, das jedoch nur unter klinischer Anleitung und Beobachtung durchgeführt werden darf, da es bisweilen durch diese strenge Kur zu depressiven Verstimmungen kommen kann. (Siehe auch das Kapitel „Die Fastenkur – Operation ohne Messer" auf Seite 102 ff.)

Durchführung der Gewichtsreduzierung

Es gibt inzwischen eine Vielfalt von Diätvorschlägen oder Diätvorschriften. Mit großem Werbeaufwand wird versucht, die Dicken und Übergewichtigen für bestimmte Methoden zu begeistern. Es ist schließlich vielen Menschen bewußt geworden, daß jahrelange Überernährung zur Fettsucht führt, die wiederum eine Reihe von Folgekrankheiten nach sich zieht. Ich habe die möglichen Folgen in ihrem Zusammenhang in nebenstehendem Schema dargestellt, um einen Überblick zu vermitteln.

Jeder Mensch muß essen, um seine körperlichen und seelischen Funktionen aufrechtzuerhalten. Er hat es in der Hand, was und wieviel er ißt. Er hat es auch in der Hand – zumindest sollte er das –, ob er sich gesund ißt oder krank futtert. Das hängt nämlich ganz entscheidend von seinem Ernährungsverhalten ab. Im Volksmund heißt es: Vielfraße werden nicht geboren – sie werden erzogen! Das ist nicht unberechtigt.

Tatsächlich wird das Eßverhalten eines Kindes bereits in den ersten zwei Lebensjahren programmiert. Eine einmal eingefahrene Gewohnheit setzt sich später oft auch gegen besseres Wissen durch. Im Grunde genommen muß man Dickwerden und Fettsucht schon von Kindheit an verhindern oder auch behandeln. Das zukünf-

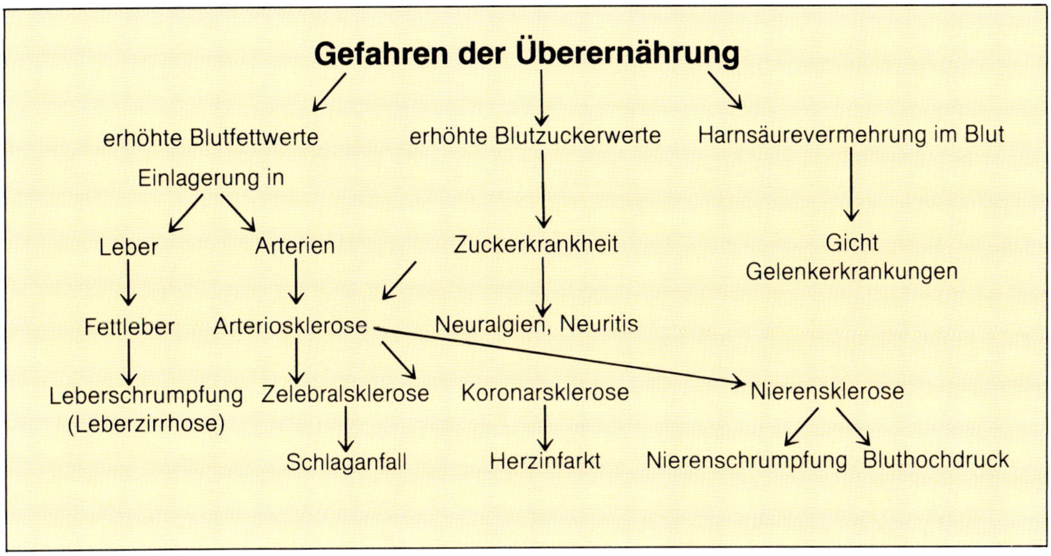

tige Erscheinungsbild des Kindes – wie die gesamte Entwicklung überhaupt – liegt in den Händen der Eltern. Ihr Vorbild und Beispiel bedeuten alles. Ohne überreichliche Nahrung gibt es kein Zuviel an Gewicht. Ein dauerndes Zuviel an Nahrung führt dagegen „automatisch" zum Übergewicht. Eine zu reichliche und dabei qualitativ auch noch falsche Ernährung wirkt sich in jedem Fall als Übergewicht aus und in einem großen Teil der Fälle auch in einem erhöhten Blutfettspiegel. Das aber ist ein wesentlicher Risikofaktor für die Entstehung der Arteriosklerose.

Überhöhte Fettspiegel finden sich heute bereits bei Schulkindern im Alter zwischen 6 und 14 Jahren!

Wir wollen und sollen unser Übergewicht nicht nur bekämpfen, um schlank zu erscheinen – was durchaus wünschenswert ist –, sondern vor allem auch, um gesund und dadurch auf natürliche Weise „fit" zu sein.

Was tun wir, um unser Normalgewicht möglichst zu halten oder, wenn schon Übergewicht besteht, es wieder zu erlangen?

Es ist sehr einfach festzustellen, ob man normalgewichtig ist. Man stellt sich auf eine Waage und liest z. B. ab: Körpergewicht (unbekleidet) 72 kg (= Istgewicht). Dann schaut man in eine „Tabelle des Normalgewichts für Erwachsene" und findet je nach Körpergröße, Körperbau und Geschlecht in der entsprechenden Spalte und Rubrik, z. B. bei einer Frau von 170 cm Körpergröße, daß man 60,9–70,5 kg wiegen sollte (= Sollgewicht). Das Istgewicht liegt also knapp über der obersten Grenze des Sollgewichts. (Siehe die Tabelle auf Seite 267.) Es ist gerade noch als Normalgewicht zu bezeichnen. Wenn sich diese Frau wohl fühlt und mit ihrer Figur zufrieden ist, braucht sie sich nicht auf Reduktionskost umzustellen.

Es wäre allerdings wichtig zu wissen, ob sie bei ihrer Ernährungsweise auf die Dauer gesund bleibt. Die beste Voraussetzung dafür wäre, sich an die in diesem Buch erörterte Vollwertkost (lacto-vegetabile oder ovo-lacto-vegetabile Vollkost, Kostform 5) zu halten, weil sie alle Faktoren für eine gesunde Ernährung enthält. Dabei darf es natürlich nicht zu einer Überernährung kommen; die Kalorienzahl sollte sich also um etwa 1900–2100 (7942–8778 Joule) bewegen. 2000 Kalorien (8360 Joule), auf die Hauptnährstoffe umgerechnet, ergeben: 59 g Eiweiß, 65 g Fett und 283 g Kohlenhydrate. Man kann aus den zahlreichen Normal-Rezepten dieses Buches unschwer Tageskostpläne zu etwa 2000 Kalorien (8360 Joule) zusammenstellen.

Gewichtsreduktion bei schwerem Übergewicht (Fettsucht)

Man geht hierbei am besten nach folgendem Schema vor:

1. Istgewicht feststellen, also genau wiegen (unbekleidet), z. B. 82 kg.
2. Sollgewicht feststellen nach der „Tabelle des Normalgewichts für Erwachsene", z. B. für einen Mann von 170 cm Größe und mittlerem Knochenbau sind das 70,1 kg. Ergebnis: 12 kg Übergewicht.
3. Täglichen Bedarf nach Arbeitsleistung ermitteln.
   Nach der Tabelle für den Energieverbrauch beträgt er in 24 Stunden bei leichter Arbeit: 32 Kalorien (134 Joule) pro Kilogramm Körpergewicht.

Energieverbrauch in 24 Stunden pro Kilogramm Körpergewicht

Bei fehlender körperlicher Tätigkeit:	25 kcal (105 kJ)
Bei leichter körperlicher Tätigkeit:	32 kcal (134 kJ)
Bei mittlerer körperlicher Tätigkeit:	37 kcal (155 kJ)
Bei schwerer körperlicher Tätigkeit:	50 kcal (208 kJ)

4. Rechnung: Sollgewicht (70,1 kg) × Verbrauch/kg Körpergewicht (32 Kalorien/ 134 Joule) = täglicher Energieverbrauch (2243 Kalorien/9376 Joule).

Um das Übergewicht von 12 kg abzubauen, muß weniger Energie zugeführt werden, als verbraucht wird. Bei einer Verringerung der Energiezufuhr um etwa 1000 Kalorien (4180 Joule) auf 1200 Kalorien (5016 Joule) ist mit einer täglichen Gewichtsreduktion von mindestens 150 bis 200 g zu rechnen, in 14 Tagen also von mehr als 2 kg. Siehe auch die Tabelle der durchschnittlichen täglichen Gewichtsabnahme.

Durchschnittliche tägliche Gewichtsabnahme

Null-Diät	etwa 500 g
400 Kalorien (1672 Joule)	etwa 335 g
800 Kalorien (3344 Joule)	etwa 200 g
1200 Kalorien (5016 Joule)	etwa 150 g

Man kann auch bis auf einen täglichen Kalorienwert von 800 (3344 Joule) zurückgehen, wodurch eine weitere tägliche Gewichtsverminderung um 50–100 g eintritt, täglich insgesamt 200–250 g, in 14 Tagen also 2,5–3 kg.

Der jeweils gewählte Energiewert verteilt sich auf die Hauptnährstoffe mit jeweils 12% Eiweiß, 30% Fett und 58% Kohlenhydrate.

Die Umrechnung dieser Hauptnährstoffmengen in Tages- und Wochenpläne findet sich in den anschließenden 7-Tage- und 2-Wochen-Speiseplänen, die alle Rechnerei erübrigen, aber dennoch viele Variationen ermöglichen, um die Diät nach persönlichem Geschmack gestalten zu können. Man benötigt dazu eine Tabelle der Hauptnahrungsmittel mit ihrem Gehalt an den Hauptnährstoffen und ihrem Kalorien- bzw. Joulewert. Man kann jedes Nahrungsmittel durch ein anderes der gleichen Kategorie (Eiweiß, Fett oder Kohlenhydrate) ersetzen. Es muß nur den gleichen Energiewert haben.

7-Tage-Speiseplan zur Gewichtsreduktion

Jeder Tagesplan ist auf etwa 800 Kalorien (3344 Joule) berechnet. Die erlaubten Nahrungsmengen sind auf sechs Mahlzeiten (drei Haupt- und drei Nebenmahlzeiten) verteilt, um einen möglichst gleichmäßigen Blutzuckerspiegel zu erzielen und kein unnötiges Hungergefühl hervorzurufen.

Sonntag	1. Frühstück:	Tee ohne Milch und Zucker 1 Scheibe Knäckebrot (10 g) 1 Rührei (diätetisch)
	2. Frühstück:	100 ml Sojamilch
	Mittagessen:	1 Tasse Kräuterbrühe 150 g Soja-Steak mit Pfifferlingen* 100 g Pellkartoffeln 100 g Pfirsiche
	Nachmittags:	1 Pampelmuse (Saft)
	Abendessen:	1 Scheibe Vollkornbrot (30 g) 1 Scheibe Knäckebrot (10 g) 100 g Tomaten 100 g Gurken 100 g Magerquark
	Vor dem Schlafengehen:	100 g Apfel
Montag	1. Frühstück:	Tee ohne Milch und Zucker 1 Scheibe Knäckebrot (10 g) 1 Eßlöffel (50 g) Magerquark mit wenig Meersalz und Schnittlauch
	2. Frühstück:	100 g Apfel
	Mittagessen:	Tomaten-Champignon-Reis* ½ Pampelmuse
	Nachmittags:	100 ml Milch
	Abendessen:	1 Scheibe Vollkornbrot (30 g) 50 g Camembert 100 g Gurke (roh)
	Vor dem Schlafengehen:	100 g Apfelsine oder 1 Mangofrucht

* Die Rezepte für diese Gerichte finden Sie im Rezeptteil.

Dienstag	1. Frühstück:	Tee ohne Milch und Zucker 1 Scheibe Knäckebrot (10 g) 1 weichgekochtes Ei
	2. Frühstück:	100 ml Milch
	Mittagessen:	Soja-Curry mit Chicoréegemüse* 100 g Pellkartoffeln
	Nachmittags:	1 Tasse Tee ohne Milch und Zucker 100 g Apfel
	Abendessen:	100 ml Buttermilch 1 Scheibe Vollkornbrot (30 g) 75 g magerer Käse 100 g Tomaten
	Vor dem Schlafengehen:	100 ml Milch
Mittwoch	1. Frühstück:	Tee ohne Milch und Zucker 1 Scheibe Knäckebrot (10 g) 25 g Doppelrahmfrischkäse 1 Tomate
	2. Frühstück:	100 g Apfelsine
	Mittagessen:	Weißkraut-Sojawürstchen-Gratin* 100 g Pellkartoffeln
	Nachmittags:	100 g Apfel
	Abendessen:	1 weichgekochtes Ei 100 ml Tomatensaft
	Vor dem Schlafengehen:	150 g Joghurt mit 5 Erdbeeren, Himbeeren oder Kirschen
Donnerstag	1. Frühstück:	Tee ohne Milch und Zucker 1 Scheibe Knäckebrot (10 g) 25 g Schmelzkäse (mittelfett) 1 Tomate
	2. Frühstück:	100 ml Milch
	Mittagessen:	250 g Blumenkohlröschen mit Soja-Koletts* 100 g Pellkartoffeln
	Nachmittags:	100 g Apfel

	Abendessen:	1 Scheibe Vollkornbrot (30 g) 1 gekochtes Ei Joghurtsauce* 2 Tomaten 100 g Salatgurke
	Vor dem Schlafengehen:	200 g Banane
Freitag	1. Frühstück:	Tee ohne Milch und Zucker 1 Scheibe Knäckebrot (10 g) 1 Eßlöffel Quark (50 g) mit Kümmel und Meersalz
	2. Frühstück:	100 geriebene Möhre mit Zitronensaft, Meersalz und etwas Pfeffer abgeschmeckt
	Mittagessen:	2 Rühreier Kopfsalat mit Zitronensaft, Joghurt und Meersalz 100 g Pellkartoffeln 100 g Erdbeeren oder Obst der Jahreszeit
	Nachmittags:	100 g Joghurt mit 100 g Apfeldicksaft
	Abendessen:	1 Scheibe Vollkornbrot (30 g) 1 Tomate 20 g granoVita Sandwich-Pastete
	Vor dem Schlafengehen:	100 g Apfel
Samstag	1. Frühstück:	Tee ohne Milch und Zucker 1 Scheibe Knäckebrot (10 g) 20 g vegetarische Leberwurst
	2. Frühstück:	100 g Joghurt 100 g Pampelmuse
	Mittagessen:	Pilzeintopf
	Nachmittags:	1 Apfel oder 1 Apfelsine
	Abendessen:	1 Scheibe Vollkornbrot (30 g) 100 g Magerquark mit Schnittlauch 100 g Tomaten
	Vor dem Schlafengehen:	½ Pampelmuse

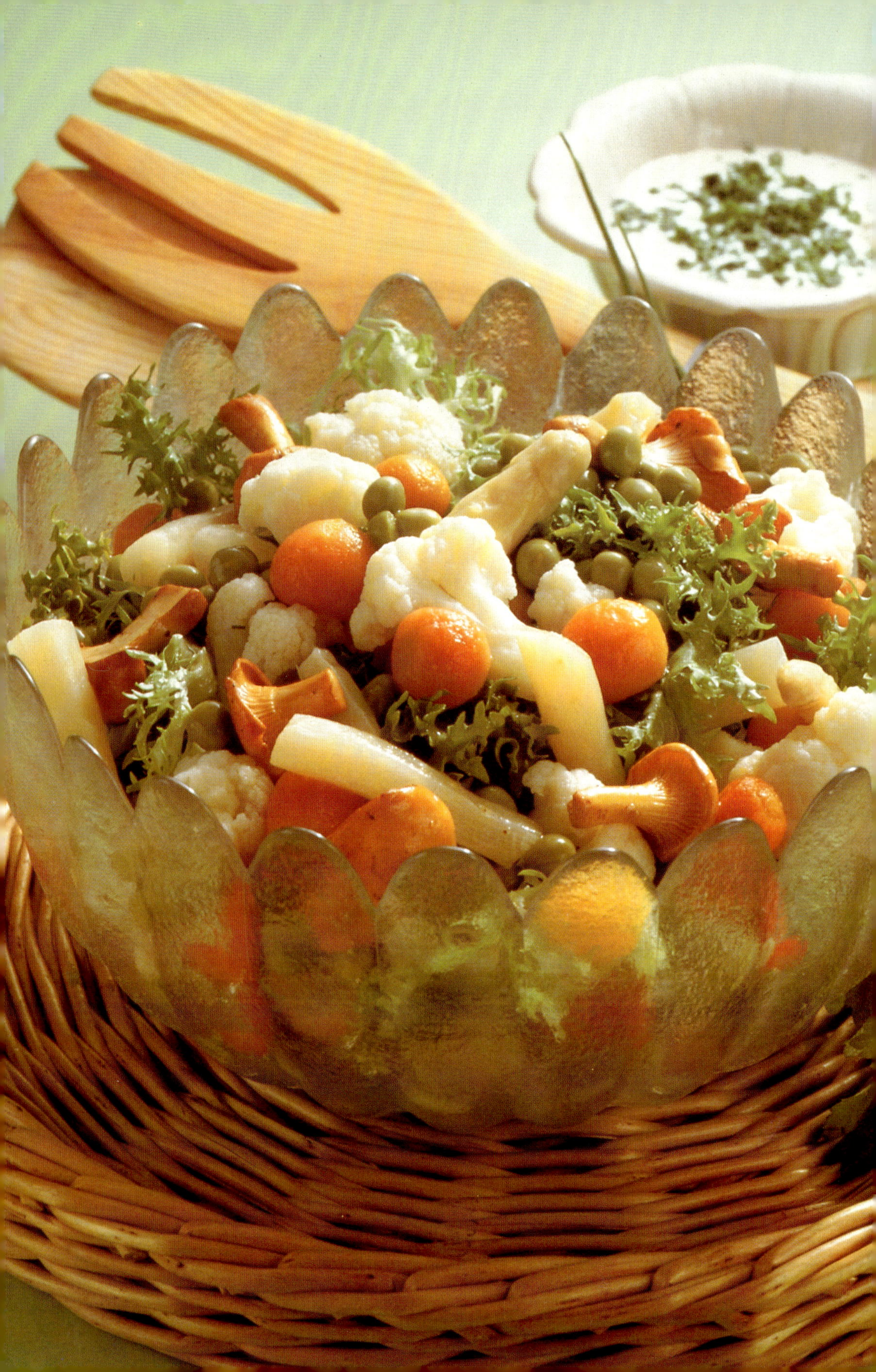

14-Tage-Speiseplan zur Gewichtsreduktion

Jeder Tagesplan ist auf etwa 900–1200 Kalorien (3762–5016 Joule) berechnet. Die erlaubten Nahrungsmengen sind auf fünf Mahlzeiten verteilt, um einen möglichst gleichmäßigen Blutzuckerspiegel zu erzielen und kein unnötiges Hungergefühl hervorzurufen.

Sonntag	1. Frühstück:	Müsli (2) * 2 Scheiben Knäckebrot (je 10 g) Hagebuttentee
	2. Frühstück:	1 Apfel
	Mittagessen:	50 g rohes Sauerkraut Gebackene Selleriescheiben * 1–2 Pellkartoffeln Chicoréesalat *
	Nachmittags:	1 Schälchen Obstsalat *
	Abendessen:	1–2 Scheiben Vollkornbrot 10 g Butter oder Pflanzenmargarine 2–3 Tomaten als Brotbelag 100 ml Buttermilch
Montag	1. Frühstück:	Bircher-Müsli *
	2. Frühstück:	1 Apfelsine oder 1 Apfel oder 1 Pampelmuse
	Mittagessen:	Rohkostplatte mit Ei * 2 Pellkartoffeln Soja-Koletts, paniert *
	Nachmittags:	1 Portion Magerjoghurt
	Abendessen:	Fruchtquark-Kaltschale 2 Scheiben Knäckebrot (je 10 g) 10 g Butter Malventee

* Die Rezepte für diese Gerichte finden Sie im Rezeptteil.

Dienstag	Buttermilch-Obst-Tag:	750–1000 ml Buttermilch und 1000 g Obst nach Jahreszeit über 3–5 Mahlzeiten verteilen. Abends eventuell 1–2 Scheiben Knäckebrot
Mittwoch	1. Frühstück:	½ Glas Tomaten- oder Zitronensaft 1–2 Scheiben Knäcke- oder Vollkornbrot 10 g Butter 1 weich gekochtes Ei 1 Kaffeelöffel Marmelade Tee oder Kaffee ohne Milch und Zucker
	2. Frühstück:	1 Apfel
	Mittagessen:	1 Gefüllte Paprikaschote * 1 kleine Pellkartoffel Tomatensalat aus 2 Tomaten 1 Tasse Magermilch
	Nachmittags:	1 Pampelmuse
	Abendessen:	1 Scheibe Knäckebrot (10 g) 50 g Schmelzkäse, halbfett Kräutertee
Donnerstag	1. Frühstück:	2 Scheiben Knäcke- oder Vollkornbrot ½ Becher Hüttenkäse 1 Teelöffel Marmelade Tee oder Kaffee ohne Milch und Zucker
	2. Frühstück:	1 Glas Tomatensaft
	Mittagessen:	Tofu-Scheiben * 2 Pellkartoffeln Grüner Salat oder Chicoréesalat *
	Nachmittags:	100 g Ananas (frisch)
	Abendessen:	Apfelreis *

* Die Rezepte für diese Gerichte finden Sie im Rezeptteil.

Freitag	Reis-Obst-Tag:	100–150 g Reis, in Wasser gekocht, über 3–5 Mahlzeiten verteilen. Dazu Apfelkompott in beliebiger Menge (auch schwach gesüßt)
Samstag	1. Frühstück:	Kollath-Frühstück * 2 Scheiben Knäckebrot (je 10 g) Hagebutten-, Apfel-, Malven- oder Brombeerblättertee
	2. Frühstück:	1 Apfel oder 1 Pampelmuse
	Mittagessen:	Soja-Curry mit Chicoréegemüse * Chicoréesalat * 1–2 Pellkartoffeln
	Nachmittags:	100 ml Milch
	Abendessen:	Salatplatte aus 3 Tomaten 2 Möhren und 1 Kopfsalat 1 Scheibe Knäckebrot (10 g) Kräutertee
Sonntag	1. Frühstück:	1 Glas Bioghurt 2 Scheiben Knäckebrot (je 10 g) Tee oder Kaffee ohne Milch und Zucker
	2. Frühstück:	1 Glas Buttermilch
	Mittagessen:	Tofu-Scheiben, paniert * Feld- oder Endiviensalat
	Nachmittags:	Zitronenquark *
	Abendessen:	Rohkostplatte mit Ei *

Montag	Buttermilch-Obst-Tag:	750–1000 ml Buttermilch und 1000 g Obst nach Jahreszeit über 3–5 Mahlzeiten verteilen. Abends eventuell 1–2 Scheiben Knäckebrot
Dienstag	1. Frühstück:	Bircher-Müsli *
	2. Frühstück:	1 Apfel oder 1 Apfelsine
	Mittagessen:	Sellerie-Rohkost * Soja-Curry * (ohne Chicoréegemüse) Kartoffelbrei aus: 2 Pellkartoffeln, Buttermilch und etwas Muskat 200 g gedünsteter Rosenkohl
	Nachmittags:	1 Glas Tomatensaft
	Abendessen:	1 gekochtes Ei 2 Scheiben Knäckebrot (je 10 g) 10 g Butter Grüner Salat Kräutertee
Mittwoch	1. Frühstück:	Weizenflocken-Müsli * 1 Scheibe Vollkornbrot 5 g Butter 1 Teelöffel Honig Hagebuttentee
	2. Frühstück:	1 Glas Apfelsaft
	Mittagessen:	Quarkbraten * (ohne Gemüse) Grüner Salat
	Nachmittags:	100 ml Milch
	Abendessen:	150 ml Fruchtsaft 2 Brötchen (ausnahmsweise!) 1 Tomate 1 Scheibe Käse 10 g Butter Kräutertee

* Die Rezepte für diese Gerichte finden Sie im Rezeptteil.

Donnerstag	1. Frühstück:	2 Scheiben Knäcke- oder Vollkornbrot ½ Becher Hüttenkäse 1 Teelöffel Marmelade Tee oder Kaffee ohne Milch und Zucker
	2. Frühstück:	1 Glas Tomatensaft
	Mittagessen:	Tofu-Scheiben * 2 Pellkartoffeln Grüner Salat oder Chicoréesalat *
	Nachmittags:	100 g Aprikosen
	Abendessen:	Apfelreis *
Freitag	1. Frühstück:	Kollath-Frühstück * 1 Glas Zitronenlimonade
	2. Frühstück:	Frischer Preßsaft aus 400 g Apfelsinen oder 400 g Äpfeln
	Mittagessen:	Obstsalat „Calypso" mit Dickmilch *
	Nachmittags:	1 Tasse Tee mit Milch
	Abendessen:	2 Äpfel 20 g Rosinen 20 g Nüsse
Samstag	1. Frühstück:	½ Grapefruit 3–4 Scheiben Knäckebrot (je 10 g) 20–25 g granoVita Sandwich-Pastete Tee oder Kaffee ohne Milch und Zucker
	2. Frühstück:	1 Glas Bioghurt (150 g)
	Mittagessen:	Reiseintopf mit Pilzen *
	Nachmittags:	Orangenquark
	Abendessen:	Milchreis mit Apfelkompott oder anderem Obst nach Jahreszeit

Schlankheitskuren auf dem Prüfstand

Die Frage nach der Figur, nach schlank, vollschlank, üppig oder mollig, ist nicht in erster Linie nach einer zur Zeit herrschenden Moderichtung, sondern in jedem Falle noch nach dem gesundheitlichen Wert zu beantworten.

Wenn man zu dem Ergebnis kommt, daß Schlanksein zugleich Gesundsein, also körperliches wie seelisch-geistiges Wohlbefinden bedeutet, dann ist Schlankheit auf jeden Fall anzustreben. Ich möchte hier unter schlank aber ganz eindeutig nur normalgewichtig verstanden wissen, und nicht etwa überschlank oder gar mager, was bis zur Magersucht gehen kann, einem krankhaften Zustand mit seelischem Hintergrund. (Siehe dazu das Kapitel über die Magersucht auf Seite 288.)

Es ist allein schon aus rein gesundheitlichen Erwägungen sinnvoll und ratsam, Normalgewicht anzustreben und damit so schlank zu werden, wie das bei dem individuellen, erblich festgelegten Körperbautyp (Konstitution) möglich ist. Das heißt, daß nicht jeder den Idealtyp von Schlankheit erreichen kann, der von allen möglichen Schlankheitskuren versprochen und möglichst elegant im Bild dargestellt wird. Jeder muß seinen eigenen „Typ" erkennen und akzeptieren. Wer sein Normalgewicht erreicht hat, sollte und kann damit zufrieden sein. Es ist wenig sinnvoll, einem sogenannten Idealgewicht nachzujagen.

Ziel einer vernünftigen und in jedem Falle erreichbaren Schlankheit ist also das Normalgewicht, das freilich noch gewisse Abweichungen nach oben und unten zuläßt.

Durchführung einer vernünftigen Schlankheitskur

Wie ist nun das Normalgewicht und damit die dem Körpertyp gemäße schlanke Linie, die so sehr erwünscht ist, zu erreichen?

1. Schritt: Zunächst muß man sich über das Maß an Übergewicht, das tatsächlich vorhanden ist, klarwerden. Man stellt sich (unbekleidet) auf die Waage und registriert z. B. 80 kg. Das nennt man das Istgewicht, das Gewicht also, das von der Waage angezeigt wird.

2. Schritt: Um exakt feststellen zu können, ob man nun normal- oder übergewichtig ist, muß zum Vergleich das Sollgewicht ermittelt werden. Dieses persönliche Sollgewicht kann man aus der Tabelle des Normalgewichts für Erwachsene ablesen (siehe Seite 267).

Als Beispiel nehmen wir an, daß es sich um einen Mann von 170 cm Körpergröße und mittlerem Knochenbau handelt. In der Normalgewichtstabelle sind Größe, Körperbau und Geschlecht berücksichtigt. Man liest in der Tabelle ab: Normalgewicht, mittlerer Körperbau: 70,1 kg.

Da zwischen dem Istgewicht – 80 kg – und dem Sollgewicht – 70,1 kg – eine Differenz von 9,9 kg besteht, handelt es sich eindeutig um Übergewicht. Man spricht von Übergewicht, wenn das Gewicht mehr als zehn Prozent über dem Normalgewicht liegt. Damit muß nun der Entschluß zur Gewichtsabnahme gefaßt werden.

3. Schritt: Um diesen Entschluß durch-

führen zu können, stellt man den persönlichen Kalorienverbrauch in 24 Stunden fest. Dieser Wert hängt von der körperlichen Tätigkeit und dem anzustrebenden Normalgewicht ab. Aus der Tabelle auf Seite 270 ist der tägliche Energieverbrauch pro kg Körpergewicht abzulesen. Er beträgt in unserem Beispiel – Mann mit leichter körperlicher Tätigkeit – 32 Kalorien (134 Joule) pro kg Körpergewicht.

Multipliziert man nun das Normalgewicht (nach der Tabelle) mit dem Energieverbrauch pro kg Körpergewicht, so erhält man den Energiebedarf in 24 Stunden. Das wären in diesem Fall 2243 Kalorien bzw. 9376 Joule.

Der Mann in unserem Beispiel darf also bei einem Normalgewicht von 70,1 kg täglich 2243 Kalorien (9376 Joule) aufnehmen, um dieses Gewicht zu halten. Mehrverbrauch läßt sein Gewicht ansteigen, geringerer Verbrauch führt zur Gewichtsabnahme.

Da nun ein tatsächliches Übergewicht besteht, muß der Mann, um abzunehmen, so lange den täglichen Energieverbrauch herabsetzen, bis das erstrebte Normalgewicht erreicht ist. Das geschieht sehr langsam, wenn man die Kalorien- bzw. Joulezahl nur wenig reduziert, z. B. von 2100 (8778) auf 1600 Kalorien (6688 Joule) täglich, schneller bei einer Reduktion von 2100 (8778) auf 1200 Kalorien (5016 Joule) täglich und ziemlich schnell bei einer Reduktion von 2100 (8778) auf 800 Kalorien (3344 Joule) täglich.

Natürlich ist auch eine Reduktion auf jeden Zwischenwert möglich. Reduziert man noch weiter, z. B. auf 400 bis 0 Kalorien (1672–0 Joule), so spricht man von Teilfasten, Saftfasten oder gar absolutem Fasten.

Ein 7-Tage-Speiseplan zu etwa 800 Kalorien (3344 Joule) sowie ein 2-Wochen-Speiseplan mit 900–1200 Kalorien täglich finden sich im Kapitel „Fettsucht verkürzt das Leben" (Seite 271 ff.).

Ausgewogenes Nährstoffverhältnis ist wichtig

Eine Reduktionskost mit verminderter Kalorien- bzw. Joulezahl, aber unter Beibehaltung der normalen prozentualen Verteilung der Hauptnährstoffe (12 % Eiweiß [Proteine], 30 % Fett, 58 % Kohlenhydrate) ist am besten wissenschaftlich begründet. Das physiologische Nährstoffverhältnis bleibt erhalten, und es treten keine wesentlichen, unerwünschten und gesundheitsgefährdenden Nebenwirkungen auf, so daß eine solche Schlankheitskur ohne größere Schwierigkeiten ambulant bzw. zu Hause durchgeführt werden kann.

Andere Schlankheitskuren

Außer dieser als physiologisch zu bezeichnenden Methode werden auch immer wieder neue Variationen von Abmagerungs- oder Schlankheitskuren propagiert, die nicht das normale Hauptnährstoffverhältnis aufrechterhalten, sondern meist entweder den Fett- oder Kohlenhydratgehalt der Nahrung sehr stark vermindern oder die Eiweißzufuhr stark erhöhen.

In allen derartigen Fällen sind manchmal verblüffende Anfangserfolge zu verzeichnen, aber es kommt auch zu mehr oder weniger starken, mitunter sogar lebensgefährlichen Stoffwechselstörungen. Oder es tritt eine heftige Abneigung gegen die Diät auf, die zum Abbruch der Kur und zur schnellen Wiederzunahme auf das Anfangsgewicht oder darüber hinaus führen. Oft kommt es sogar als Reaktion auf den Mißerfolg zu einem Rückfall ins „Nun-erst-recht-Schlemmen" mit allen negativen Folgen.

Die Übersicht auf den Seiten 282–285 nennt die charakteristischen Eigenschaften und den gesundheitlichen Wert der heute am häufigsten propagierten Schlankheitskuren.

Schlankheitsdiäten im Vergleich

Name	Methode	Wirkungsweise	Kalorie zahl
Apfel-Diät	6 ungeschälte Äpfel pro Tag. Dazu Apfelschalentee (mit Süßstoff)	Starke Entwässerung	350
Atkins-Diät	Fett und Eiweiß sind in unbegrenzten Mengen erlaubt. Kohlenhydrate entfallen fast ganz		Nicht einge- schrän
Brigitte-Diät	Ausgewogene, kalorienarme Kost: 60 g Eiweiß, 90 g Kohlenhydrate, 30 g Fett. Ausreichend Vitamine und Mineralstoffe		ca. 90(
F-Plan-Diät	Faser- und ballaststoffreiche Kost. Eiweiß ausreichend. Fett stark reduziert. Viel Vitamine und Mineralstoffe		1500
Fischkur	2 Tage lang gibt es: 1 kg Fisch, 1 Ei, 1 Scheibe Brot, 2 Äpfel, 2 Orangen. Danach 5 Tage Normalkost (1500 Kalorien)		1200
Formel-Diät	Pulverisierte oder flüssige Nährstoffkonzentrate. Keine Kohlenhydrate und Fette. Optimale Vitamin- und Mineralstoffzufuhr	Entlastung des Verdauungsapparates, des Stoffwechsels und Kreislaufs	ca. 90(
Gaylord-Hauser-Kur	Eiweißreiche, fett- und kohlenhydratarme Kost. Viel Gemüse und Salat. Magermilch und Gemüsesäfte mit Bierhefe. Ergänzt durch Multi-Vitamin-Präparate	Kein Hungergefühl, Wohlbefinden	ca. 10(
GGL-Reduktions-Diät	Diät mit relativ hohem Eiweißwert. Kalorienzahl orientiert sich nach dem ausgemessenen prozentualen Körperfettanteil. Gruppentherapie zur Selbstschulung des Eßverhaltens. Eiweißwert: 1,5 g/kg Magermasse (= Muskulatur)	Gezielte Reduktion des Körperfettanteils. Erhaltung oder Steigerung der Magermasse (= Muskulatur)	Richtet sich na dem au gemes nen An des Kö perfett
Haas-Diät	Kohlenhydratreiche Kost mit viel Kartoffeln, Vollkornbrot, Getreide und Nudeln. Eiweiß in geringer, aber ausreichender Menge. Fett stark eingeschränkt. Obst und Gemüse erlaubt	Die Langzeit-Diät enthält kaum Eier und wenig Fleisch mit dem Ziel, den Cholesterin- und Harnsäurespiegel zu senken	900 bis 1200
Harte-Eier-Diät	6 hartgekochte Eier und 3 Scheiben Toast pro Tag. Dazu: 1 Tasse Kaffee, 1 Glas Mineralwasser		600
Hollywood-Kur	Viel Eiweiß, wenig Fett, wenig Kohlenhydrate		ca. 85(
Kartoffel-Kur	1 kg Kartoffeln pro Tag. Als Kartoffelbrei, Pellkartoffeln oder Kartoffelsuppe. Ohne Salz. Ohne Fett. Zusätzlich gedünstete Äpfel, Tomaten oder Gurken (in kleinen Mengen)	Entlastung des Stoffwechsels, stark entwässernd, günstig bei Nierenerkrankungen, Bluthochdruck	950

Dauer	Charakter	Gewichts-abnahme	Gefahren	Beurteilung
2 Tage	Mangeldiät	1–1,5 kg	Vorsicht bei Kreislauflabilen und Magenempfindlichen	Empfehlenswert
1 Woche	Mangeldiät	3–4 kg	Verdauungsstörungen, erhöhter Cholesterinspiegel, Arteriosklerose und Herzinfarkt-Risiko	Abzuraten
Unbegrenzt	Als Kurz- und Langzeitdiät geeignet, Erfolge durch Diät-Klubs	4–5 kg in den ersten 2 Wochen. Danach 0,5–1 kg pro Woche	Keine	Empfehlenswert
3 Wochen	Langzeitdiät	7,5 kg	Keine	Empfehlenswert
6 Wochen	Als Kurz- und Langzeitdiät geeignet	6 kg	Ungünstig für Nierenkranke, bei Rheuma und Gicht wegen hoher Eiweißkonzentration	Mit Einschränkung empfehlenswert
3 Tage bis 3 Wochen	Mangeldiät, teuer, hohe Rückfallquote	1,5 kg in 3 Tagen	Keine	Empfehlenswert
Unbegrenzt	Als Kurz- und Langzeitdiät geeignet	3–3,5 kg pro Woche	Keine	Empfehlenswert
12 Wochen	Eiweißreiche Vollwertkost	1 kg pro Woche und mehr	keine	Empfehlenswert
3 Monate	Langzeitdiät, hohe Rückfallquote	ca. 7,5 kg	Keine	Empfehlenswert
2–3 Tage	Mangeldiät, hohe Rückfallquote	1–1,5 kg	Erhöhter Cholesterinspiegel, Belastung von Leber und Galle	Abzuraten
18 Tage	Mangeldiät, hohe Rückfallquote	6–7 kg	Verstopfung durch Mangel an Ballaststoffen	Empfehlenswert nur bei einer Dauer von einer Woche
2 Tage	Mangeldiät	1,5 kg	Keine	Empfehlenswert

Schlankheitsdiäten im Vergleich

Name	Methode	Wirkungsweise	Kalori zahl
Mayo-Diät	Eiweißreiche, kohlenhydratarme Kost. 6 Eier pro Tag, außerdem jeden 2. Tag Fleisch oder Fisch. 1 Scheibe Toast, Obst. Getränke: Mineralwasser, Kaffee oder Tee		850 b 1000
Null-Diät	Erlaubt sind nur Gemüsebrühe, Tee mit Honig und Mineralwasser	Entgiftung und Entschlackung des Organismus	Null
Punkte-Diät	Fett und Eiweiß unbegrenzt erlaubt. Kohlenhydrate stark eingeschränkt. Mit Punkten bewertet. Eine bestimmte Punktzahl pro Tag darf nicht überschritten werden		Unbe grenz
Reis-Kur	300 g Reis (Vollreis oder Parboiled). 4–5 Mahlzeiten. Beigaben: Obst, gedünstete Tomaten, Gurken. Kein Salz. Erlaubte Gewürze: Zimt, Pfeffer, Paprika, Zitrone, frische Kräuter. Wenig Zucker oder Süßstoff	Stark entwässernd, günstig für die Nieren, Entlastung des Kreislaufs, gut bei zu hohem Blutdruck	1200
Saft-Kur	Fastenkur mit Saft. Erlaubt: ¾–1 l Saft pro Tag, in kleinen Portionen. Dazu Mineralwasser in beliebiger Menge	Entlastung von Kreislauf und Stoffwechsel, starke Entwässerung	300 b 500
Scarsdale-Diät	Eiweißreiche, fettlose, kohlenhydratarme Kost		1000
Schnitzer-Intensiv-Kost	Streng vegetarische Rohkost-Ernährung. Eiweißarm ohne Milch und Brot, Zucker und Salz. Erlaubt: Getreideschrot, Obst, Salate, Öl. Getränke: Tee und Tafelwasser	Normalisierung des Stoffwechsels, günstig bei Verstopfung	1500
Schroth-Kur	Trink- und Trockentage im Wechsel. An Trinktagen Getränke in unbegrenzter Menge erlaubt. An Trockentagen: 5 trockene Brötchen und Haferbrei, etwas Brühe und Kräutertee. Außerdem: Schwitzpackungen	Entwässerung und Entgiftung des Organismus, günstig bei Arthritis	ca. 13
Weight Watchers	Kalorienreduzierte, ausgewogene Kost. Ausreichend Eiweiß und Gemüse, 15 g Fett pro Tag. 3mal täglich 30 g Brot oder 100 g Kartoffeln		ca. 15
Weizen-Gel-Kur	Weizen-Gel-Brei aus Weizendiät-Produkt 200 g pro Tag. Aufgeteilt in 5 Mahlzeiten. Beigaben: Obstsäfte, Gemüsesaft, frische Kräuter, Hefeflocken	Stark entwässernd, entschlackend, günstig bei zu hohem Blutdruck	750

Dauer	Charakter	Gewichtsabnahme	Gefahren	Beurteilung
14 Tage	Mangeldiät, hohe Rückfallquote	10 kg	Erhöhung des Cholesterinspiegels, Gefahr von Arteriosklerose, überlastet die Leber	Abzuraten
10–28 Tage	Mangeldiät. Mehr als 5 Tage nur unter ärztlicher Kontrolle durchzuführen, hohe Rückfallquote	12 kg in 4 Wochen	Schwindelanfälle und Schwächezustände bei Kreislauflabilen, Gichtanfälle, Nierenkoliken, Nierenfunktionsstörungen	Empfehlenswert
1 Woche	Mangeldiät, hohe Rückfallquote	3,5 kg	Arteriosklerose, Belastung von Herz und Kreislauf, Verstopfung durch Mangel an Ballaststoffen	Abzuraten
1 Tag bis 4 Wochen (unter ärztlicher Überwachung)	Mangeldiät, hohe Rückfallquote	0,5 kg pro Tag	Keine	Empfehlenswert
1 Tag pro Woche	Mangeldiät, hohe Rückfallquote	ca. 1 kg	Keine	Empfehlenswert
14 Tage	Mangeldiät, hohe Rückfallquote	4–5 kg	Stoffwechselstörungen, Müdigkeit	Umstritten
1–3 Wochen	Mangeldiät	1–1,5 kg pro Woche	Bei längerer Dauer kann es zu Mangelerscheinungen kommen	Empfehlenswert
3 Wochen	Mangeldiät, hohe Rückfallquote	7,5 kg	Risikoreich bei Herzleiden und Leberentzündung	Bedingt empfehlenswert
Langzeitdiät	Erziehung zur Änderung des Eßverhaltens. Erfolg durch Gruppenarbeit. Chance, dauerhaft schlank zu bleiben. Kommerziell geführt	Frauen: 1 kg pro Woche, Männer: 1,5 kg pro Woche	Keine	Empfehlenswert
3–5 Tage	Mangeldiät, hohe Rückfallquote	1,5–2,5 kg	Keine	Empfehlenswert

Ein zu bedenkendes Nachwort

Wer eine Schlankheitskur durchführen will, ohne damit seine Gesundheit zu gefährden, bedient sich am besten einer Reduktionskost, bei der das normale Verhältnis der Hauptnährstoffe gewahrt bleibt, der Gesamtenergiewert aber mehr oder weniger deutlich vermindert ist. Jede Reduktion auf unter 800 Kalorien muß jedoch mit dem behandelnden Arzt besprochen und von ihm überwacht werden. Ein bis zwei strenge Diättage in der Woche, etwa in Form eines Reis-Obst-Tages, eines Buttermilchtages, eines Molkenkurtages, eines reinen Obst-, auch Zitronenkurtages, eines reinen Milch-, Haferschleim- oder Weizen-Gel-Tages sind sehr zu empfehlen. Das gilt auch für die Zeit nach Durchführung einer Reduktionskur, wenn das Normalgewicht bzw. die „schlanke Linie" erreicht ist.

Martina Navratilova, jahreland der Welt beste Tennisspielerin und auch noch in den „30ern" Weltklasse, schwört auf die „Haas-Diät". Sie führt ihre Erfolge auf die Umstellung ihrer Lebensweise zurück. ■ Foto rechte Seite: Trokkenobst spielt eine große Rolle in der Reduktionsdiät.

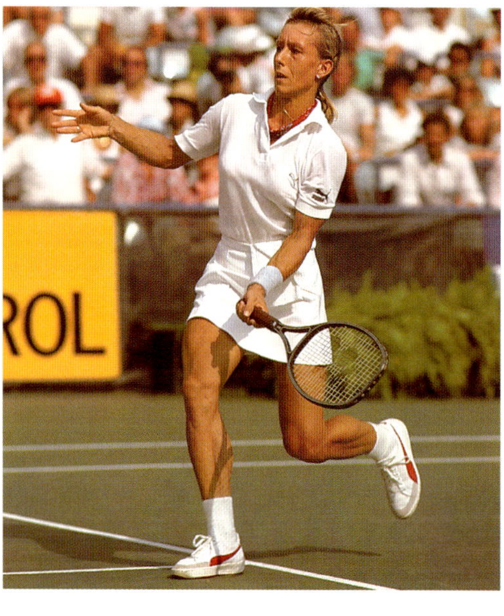

Jede Abmagerungskur steht oder fällt mit der Reduzierung des Brennwertes der Nahrung und dem unbedingten Willen des Patienten, aktiv mitzuarbeiten, um sein Gewicht zu verringern und seine Gesundheit zu erhalten.

Grundsätze der Reduktionskost für Schlankheitskuren

Eine Entfettungsdiät muß folgenden Grundsätzen entsprechen:

- Die Menge muß so weit herabgesetzt sein, daß die Tageskost nicht mehr als 1600 Kalorien und nicht weniger als 800 Kalorien enthält.
- Der Kochsalzgehalt darf 0,5–2 g pro Tag nicht überschreiten. Der Kaliumgehalt muß den Natriumgehalt überwiegen. Kalzium und Magnesium werden in reichlichem Maße gebraucht, um die Zellen und Gewebe zu entquellen und zu entwässern sowie eine harmonische Mineralisation zu erreichen. Dazu dienen Salate, Gemüse, Frischobst, Kartoffeln und Milch.
- Die Kost muß trotz des verminderten Brennwertes vollwertig sein, also außer den unbedingt notwendigen Mengen an Baustoffen (Eiweiß, Fett und Kohlenhydrate) die nötigen Funktionsstoffe (Mineralien, Vitamine, Spurenelemente, Fermente und Duftstoffe) reichlich enthalten, damit der Stoffwechsel angeregt und normalisiert wird.
- Es darf nicht zu der meist üblichen Eiweißmast kommen, obwohl Eiweiß die Verbrennung steigert und schnell sättigt, denn es belastet die großen inneren Organe (Herz, Leber, Nieren), die Blutgefäße und den gesamten Zwischenstoffwechsel mit seinen Stoffwechselschlacken. Gerade das Fleischeiweiß ist säureüberschüssig und enthält viel Natrium. Es behindert deshalb die mit der Entfettungsdiät einhergehende Entwäs-

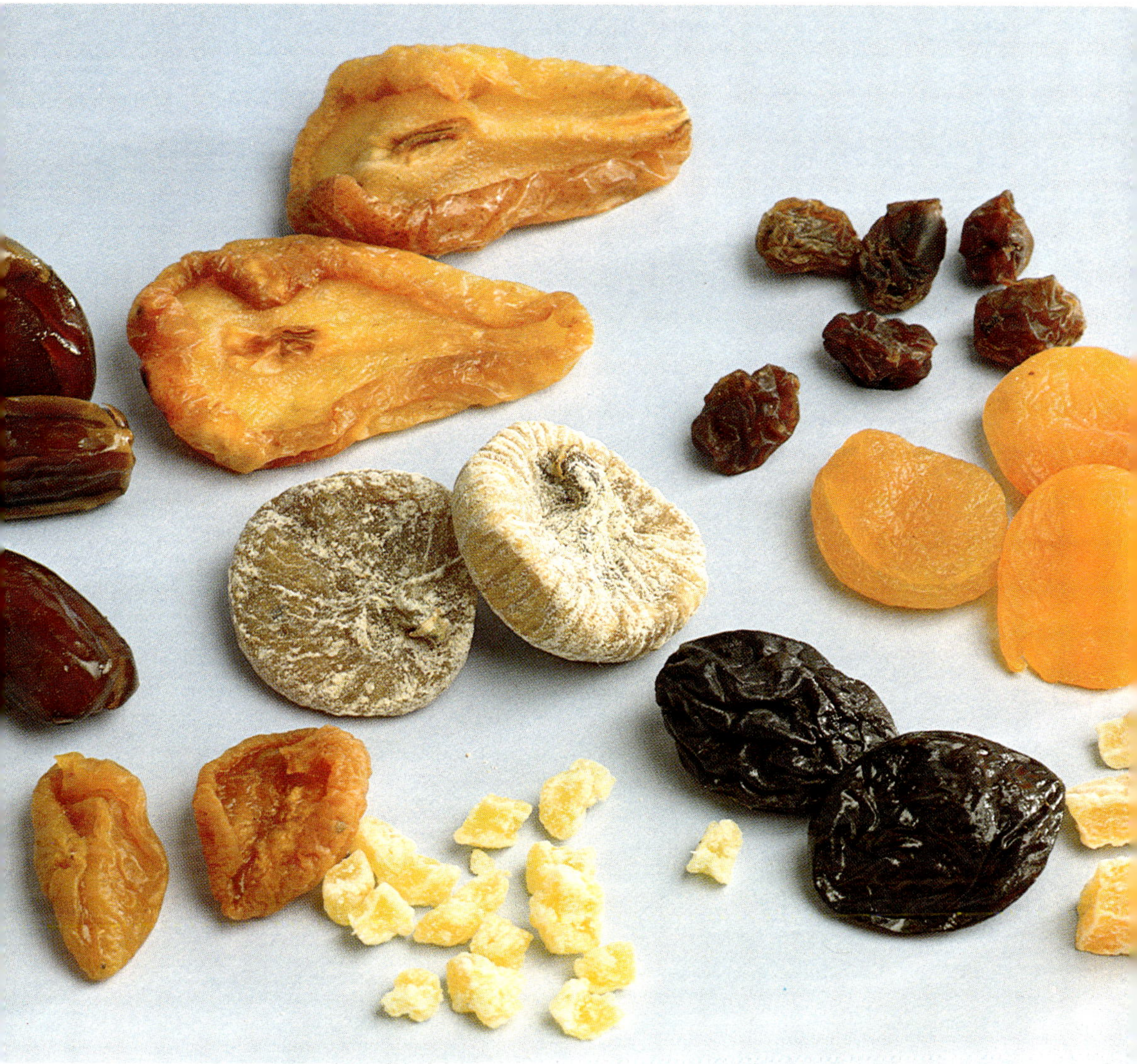

serung und Entschlackung. Die notwendige Eiweißmenge (50–60 g) sollte durch das basenüberschüssige Milcheiweiß (Dickmilch, Buttermilch, Joghurt, Quark), durch Hefe und ergänzend durch das pflanzliche Eiweiß von Nüssen, Hülsenfrüchten, Getreide, Soja und Gemüse gedeckt werden.

- Die Kost muß fettarm sein, d. h. sie darf höchstens 15 g Streichfett (Butter, Pflanzenmargarine) und weitere 20 g in der Kochkost „versteckten" Fette enthalten.
- Die höchstens etwa 250 g Kohlenhydrate müssen in möglichst natürlicher Form (Obst, Trockenobst, Kartoffeln, Getreide) zugeführt werden, damit sie Energie zum Abbau und Umbau der Fette liefern, ohne selbst Stoffwechselschlacken zu produzieren.

Eine diesen Grundsätzen entsprechende und konsequent durchgeführte Diät wirkt zwar nicht schlagartig, aber langsam und ohne zu schädigen. Sie erzielt Dauerwirkung und steigert die Gesundheit, weil sie entwässert, Herz, Leber, Magen, Darm, Bauchspeicheldrüse und Nieren entlastet und den Körper von Stoffwechselendprodukten (Stoffwechselschlacken) befreit.

Magersucht – Opposition gegen sich selbst

Zuviel zu essen ist zweifellos die am häufigsten vorkommende Form eines gestörten Eßverhaltens. Nicht selten läßt sie sich zurückverfolgen bis in die Kleinkind- oder gar Säuglingszeit, in der dieses Verhalten angewöhnt worden ist, obwohl die Mutter es ja nur „gut" mit dem Kind gemeint hat.

Eine völlig entgegengesetzte Form eines gestörten, unnormalen Eßverhaltens stellt die Magersucht *(Anorexia nervosa)* dar. Sie tritt als Folge einer unmotiviert erscheinenden Nahrungsverweigerung bzw. einer zumindest völlig unzureichenden Nahrungsaufnahme auf. Die Magersucht betrifft fast nur Mädchen im Pubertätsalter und kurz danach. Befragt man diese Mädchen, warum sie die Nahrung verweigern, dann geben sie einen unbestimmten Ekel schon beim Geruch von Essen an, oder sie äußern die Befürchtung, „zu dick" oder sogar schwanger zu werden. Mitunter wird auch zwischendurch heimlich und gierig alles Erreichbare verschlungen, um anschließend wieder erbrochen zu werden. Nicht wenige Mädchen zwischen 14 und 17 Jahren hungern sich in lebensbedrohliche Zustände hinein.

Typisch ist, daß diese Erscheinungen mit seelischen Veränderungen einhergehen. Die Mädchen sind überempfindlich, ablehnend, mißtrauisch und manchmal aggressiv.

Die körperliche Untersuchung erbringt bei den von Magersucht betroffenen Patientinnen meist nur wenig Konkretes. Die manchmal festgestellten unspezifischen Veränderungen im Gehirn und Rückenmark sind nicht zu verwerten, weil man nicht weiß, ob sie die Ursache für die Magersucht darstellen oder ob sie erst sekundär durch die Mangelernährung hervorgerufen werden. Dasselbe gilt für die bisher festgestellten Funktionsstörungen der Hormondrüsen, die Folge und nicht Ursache der Erkrankung sein können.

Dennoch ist man bis heute der Meinung, daß die Magersucht auf einer Störung der funktionellen Beziehungen zwischen Hormondrüsen und einem Teil des Zwischenhirns, des Hypothalamus, beruht, der Sitz mehrerer vegetativer Regulationszentren ist.

Moderne computertomographische Untersuchungen ergaben in 91% der untersuchten Fälle eine Erweiterung der mit Gehirnflüssigkeit (Liquor) gefüllten Hohlräume des Gehirns (Liquorräume). Diese Veränderungen erwiesen sich aber als rückbildungsfähig, wenn die Kranken an Gewicht zunahmen.

In der neuroradiologischen Abteilung der Universität Frankfurt stellte man in 60% der Fälle frühkindliche Hirnschädigungen fest, die eventuell eine ursächliche Rolle bei dieser Erkrankung spielen.

Psychische Faktoren sind ausschlaggebend

Letztlich befriedigen die körperlichen Befunde aber nicht. Psychische Probleme müssen doch wohl die tiefere Ursache sein, und so wird es heute auch gesehen. Man hat deshalb die Magersucht unter die ty-

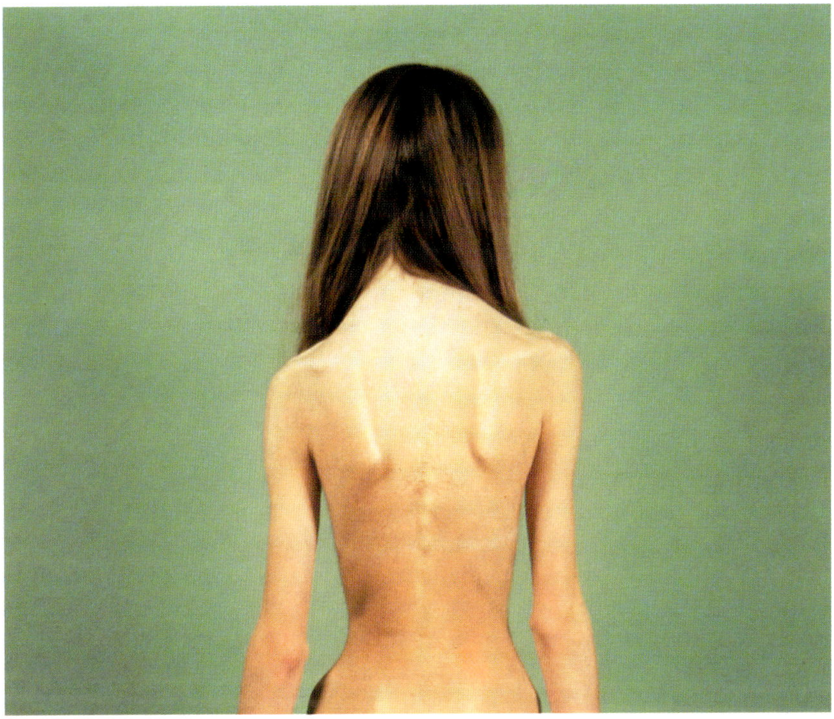

Magersucht ist zweifellos eine ernste psychosomatische Krankheit. Die Weigerung junger Mädchen, erwachsen zu werden oder auch nur ihre weibliche Rolle zu akzeptieren, kann zu schwerwiegenden Gesundheitsstörungen führen.

pischen psychosomatischen Krankheiten eingereiht.

Die psychosomatisch orientierten Ärzte glauben, daß die betroffenen Mädchen im Pubertätsalter ihre ihnen bewußt werdende Entwicklung zur Frau ablehnen. Prof. *D. Ploog* (Max-Planck-Institut für Psychiatrie in München) beschreibt die Ursachen wie folgt: „Die Mädchen haben Angst vor dem Erwachsenwerden. Sie nehmen die Veränderungen ihres Körpers mit widerstreitenden Gefühlen wahr und registrieren die Reaktion der anderen darauf mit Unsicherheit und Scheu."

Das Persönlichkeitsbild der Patientinnen weist folgende besonderen Züge auf: Sie stammen überwiegend aus dem Mittelstand und sind oft einzige Töchter. Wenn Brüder vorhanden sind, haben sie häufig das Empfinden, nicht als vollwertig angesehen zu werden. Oft dominiert in der Familie die Mutter oder eine Großmutter. Die Mädchen leben häufig in einer dauernd gespannten Familienatmosphäre, sind meist intelligent, angepaßt und gehorsam bis zur Gefügigkeit. Vielfach ist festzustellen, daß sie seit der frühen Kindheit kein normales Körperempfinden haben. Frau Prof. *Moersch* (Sigmund-Freud-Institut in Frankfurt/Main) meint, daß der Vorwurf „die Mutter ist an allem schuld" nicht ganz zu Unrecht bestehe. Die Kinder würden überfüttert, aber nicht nur mit Nahrung, sondern auch mit anderen Dingen. Dagegen fehle die emotionale Ordnung mit einem richtigen Maß an Zuwendung und Versagung.

Man muß sich klar darüber sein, daß Emotionen nicht nur sehr differenziert sein können, sondern sich auf bestimmte Umwelterfahrungen beziehen und von Vorgängen im Organismus, vor allem im Bereich des vegetativen Nervensystems, begleitet und umgekehrt von diesen ausgelöst oder aufrechterhalten werden. Es ist also durchaus nicht gleichgültig, welcherart und welchem Maß an Gemütsbewegungen ein Kind ausgesetzt ist.

Die Gemütsbewegungen sind zusammen mit den spezifischen Gedanken und Phantasien eines Menschen bestimmend für die Gesamtheit seines Gefühlslebens (Gemüt, Stimmung, Triebhaftigkeit). Man hat für diese Gesamtheit den Begriff Emotionalität geprägt. Es gilt heute als geklärt, daß sich eine mangelhafte Emotionalität, bei der gefühlsbetonte Zuwendungen zu kurz kommen oder gänzlich fehlen, besonders auf die Mutter-Kind-Beziehung auswirkt und die seelische Entwicklung des Kindes Not leidet. Verhaltensstörungen können dann kaum ausbleiben.

Meist löst die erste emotionale Erfahrung, die die Patientinnen als bedrohlich erleben und nicht verarbeiten können, das krankhafte Eßverhalten aus. Prof. *Luban-Plozza* und Prof. *Pöldinger* schreiben dazu: „Ihren Kampf gegen alles körperlich Triebhafte, vor allem gegen die Sexualität, verschieben sie [die Patientinnen] auf die orale Ebene [das heißt in eine kleinkindliche Entwicklungsphase] durch Verweigerung der Nahrungsaufnahme. Tatsächlich zeigt die Nahrungsverweigerung dann auch den körperlichen Erfolg, die Entwicklung weiblich runder Formen zu verhindern." Beide Verfasser sind der Meinung, daß die Nahrungsverweigerung nicht nur ein Kampf gegen das Reifen der Sexualität ist, sondern generell als Abwehrversuch gegen das Erwachsenwerden – auch aus Angst vor steigenden Anforderungen des täglichen Lebens – betrachtet werden muß.

Behandlung der Magersucht

Bevor an eine Behandlung gedacht werden kann, müssen alle anderen in Frage kommenden Krankheiten, die ebenfalls zu einer starken Abmagerung führen können, ausgeschlossen werden. Die Behandlung der Magersucht ist schwierig, besonders weil die Patientinnen häufig gar nicht einsehen, daß sie krank sind. Deshalb ist von einer ambulanten Behandlung in der Praxis abzuraten. Meist wird es notwendig sein, die Kranken in eine Klinik einzuweisen.

Im Vordergrund der Behandlung steht am Anfang die Wiederauffütterung. Sie gelingt nur, wenn sich das Eßverhalten durch verhaltenstherapeutische Maßnahmen, eine Familientherapie oder eine sogenannte Familienkonfrontationstherapie verändert. Eine „Diät" steht zunächst nicht zur Diskussion.

In der klinischen Behandlung wird man bestrebt sein, wenn erforderlich auch mit Sonden-Auffütterung, das Gewichtsdefizit möglichst rasch zu beheben. Es werden auch wöchentlich ein bis zwei Plasma-Expander-Infusionen durchgeführt.

Wenn das Körpergewicht unter 37 kg absinkt, besteht akute Lebensgefahr. Dann kann nur noch künstliche Ernährung auf einer Intensivstation lebensrettend sein. Eine Psychotherapie ist erst dann sinnvoll, wenn das Körpergewicht wieder auf über 45 kg angestiegen ist, weil die Patientinnen sonst nicht genügend ansprechbar und konzentrationsfähig sind.

Nur bei leicht Erkrankten, so betont Prof. Dr. *Meyer*, kann durch Diätbehandlung ein gewisser Erfolg erzielt werden. In solchen Fällen wird man von einer anfänglichen Schleimkost, die man bei reichlicher Verdünnung zunächst auch – wie beim Kind – mit der Flasche verabreichen kann, langsam auf angereicherte Säfte (mit Haselnuß-, Walnuß- oder anderen Nußmusen), zu Rohkost, vegetarischer und schließlich lacto- bzw. ovo-lacto-vegetabiler Vollkost übergehen können.

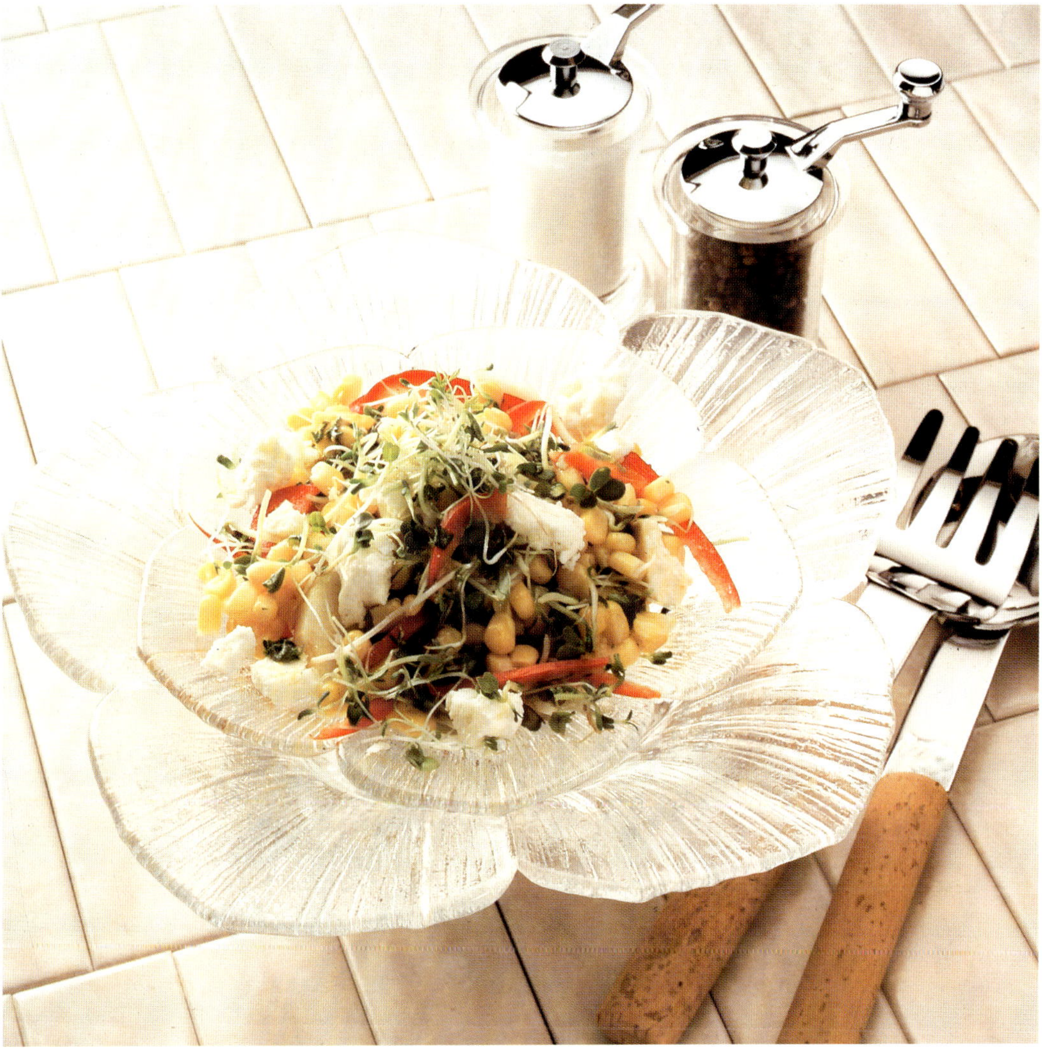

Bunter Keimlingssalat

3 Tassen Keimfrisch-Mischung Nr. 11 (aus dem Reformhaus) · 1 Tasse Maiskörner (gegart oder aus der Dose) · 1 rote Paprikaschote · 1 mittelgroßer Apfel · 150 g Schafskäse

Salatsauce: **2 EL kaltgeschlagenes Pflanzenöl · 1 EL Weinessig oder Zitronensaft · ½ Knoblauchzehe (gepreßt oder sehr klein geschnitten) · 1 EL gehackte Petersilie · 1 TL mittelscharfer Senf · Pfeffer · Zwiebeln (granuliert) · 1 Prise Zucker**

Für die Salatsauce alle Zutaten verrühren und pikant abschmecken. Paprika waschen, aushöhlen und in feine Streifen schneiden. Apfel schälen, Kernhaus entfernen und würfeln, Schafskäse zerbröckeln, Keimlinge grob auseinanderzupfen. Alle Salatzutaten locker miteinander mischen, die Salatsauce darübergeben und etwa ½ Stunde durchziehen lassen.

Die Zuckerkrankheit und ihre Heilkost

Die Zuckerkrankheit *(Diabetes mellitus)* ist besonders in der westlichen Welt zu einer wahren Volkskrankheit geworden. Die Zahl der Erkrankungen betrug vor dem letzten Krieg in Deutschland 0,2–0,3%. Sie sank während der Hungerperiode in den ersten Nachkriegsjahren auf 0,1%, ist aber bis heute auf mehr als 3% angestiegen. Die Zahl der unerkannten und damit unbehandelten Diabetiker ist hierbei noch nicht mitgerechnet. Die Zahl der Diabetiker steigt in der Gruppe der 55–70jährigen auf 6–8% an. Das gilt praktisch auch für alle anderen westlichen Industriestaaten. Mit Recht zählt man den Diabetes zu den sogenannten Zivilisationskrankheiten.

Besteht in der Familie eine erbliche Veranlagung zur Zuckerkrankheit, sollte man mindestens vom 50. Lebensjahr an jährliche Untersuchungen auf Störungen des Zuckerstoffwechsels vornehmen lassen.

Im allgemeinen wird die Zuckerkrankheit als eine *Erkrankung der Bauchspeicheldrüse* angesehen. Die Folge ist ein Mangel an einem Hormon, dem Insulin. Hormone sind körpereigene Wirkstoffe, die von einer Reihe von Drüsen, zu denen auch die Bauchspeicheldrüse zählt, direkt ins Blut abgegeben werden und für Wachstum, Fortpflanzung und Stoffwechsel von lebenswichtiger Bedeutung sind. Das Ausmaß der Hormonproduktion und Hormonabgabe wird vom vegetativen Nervensystem, also dem Teil unseres Nervensystems, auf das wir willensmäßig oder bewußt keinen wesentlichen Einfluß haben, gesteuert. Die Bauchspeicheldrüse liegt etwas unterhalb des Magens in einer U-förmigen Schlinge des Zwölffingerdarms. Sie besitzt eine Länge von 15–22 cm und ein Normalgewicht von 70–90 g.

Nur ein kleiner Teil ihrer Zellen besitzt die Fähigkeit, das Hormon Insulin zu produzieren. Diese Zellen und Zellhäufchen liegen im ganzen Drüsengewebe verstreut. Sie sehen im mikroskopischen Bild aus wie Inseln im Meer der vielen übrigen Drüsenzellen, daher auch der Name *Langerhanssche Inseln,* benannt nach dem Pathologen *Langerhans,* der sie zuerst entdeckt hat.

Diese Inseln machen nur etwa 2% des gesamten Gewebes der Bauchspeicheldrüse aus.

Man weiß heute genau, daß sich die Inselorgane bei allen Wirbeltieren und beim Menschen aus vier Zelltypen zusammensetzen. Zwei davon bilden zwei chemisch sehr ähnlich gebaute Proteohormone, die eine entgegengesetzte Wirkung auf den Stoffwechsel ausüben. Die eine Sorte nennt man B-Zellen. Sie produzieren das Insulin, ein Hormon, das dafür sorgt, daß Traubenzucker (Glukose) hauptsächlich in der Leber und in der Muskulatur in tierische Stärke (Glykogen) verwandelt und dort als Energiereserve gespeichert wird.

Die andere Sorte nennt man A-Zellen. Sie schütten das Glukagon aus, ein Hormon, das als Gegenspieler des Insulins dafür sorgt, daß die Speicherform Glykogen wieder in Glukose (Traubenzucker) zurückverwandelt wird. Der Abbau der Glukose, die sogenannte Glykolyse, liefert dann die nötige Energie.

Der Blutzucker als Barometer der Krankheit

Die Zuckerkrankheit ist dadurch gekennzeichnet, daß der Zuckergehalt des Blutes und der Gewebe stark vermehrt ist. Meist findet sich dann auch Zucker im Harn. Normalerweise liegt der Blutzuckerspiegel des Menschen morgens nüchtern bei 45 bis 95 mg% „wahrer Glukose". Der Zucker stammt aus den Kohlenhydraten der Nahrung. Kohlenhydrate sind die verschiedenen Zuckerarten (Mono-, Di-, Polysaccharide = Zucker, Stärke), die in den Nahrungsmitteln enthalten sind. Die wichtigsten zucker- und stärkehaltigen Nahrungsmittel sind Kartoffeln, Getreide- und Getreideprodukte, Honig und süße Früchte.

Im Dünndarm werden die Kohlenhydrate in Einfachzucker (Monosaccharide) aufgespalten und durch die Darmwand hindurch ins Blut aufgenommen. Von dort gelangen sie in die Leber und je nach Bedarf in die Muskulatur, wo sie verbraucht bzw. „verbrannt" werden. Dabei wird die nötige Energie für den Stoffwechsel freigesetzt.

Befindet sich der Körper in Ruhe, so braucht er keine Zuckerstoffe zu „verheizen"; sie werden dann in Form von Glykogen oder auch in Form von Fett „abgelagert" (Mastvorgang). Sowohl bei starker Zufuhr von Kohlenhydraten als auch bei völlig fehlender Zufuhr ist der Körper normalerweise imstande, den normalen Blutzuckerspiegel von etwa 100 mg auf 100 ml Blut aufrechtzuerhalten. Ein Zuviel wird möglichst in Reserve gelegt, bei einem Zuwenig wird der Reservezucker Glykogen oder auch Fett wieder in Traubenzucker (Glukose) verwandelt.

Gesteuert werden diese Vorgänge durch die bereits erwähnten Hormone Insulin und Glukagon, deren Ausschüttung wiederum vom vegetativen Nervensystem gesteuert wird. Psychische Erregung führt zur Steigerung, körperliche Tätigkeit zur Senkung des Blutzuckerspiegels.

Dem Zuckerkranken steht nun aus irgendwelchen Gründen für die Regulierung des Zuckerspiegels entweder nicht genügend Insulin zur Verfügung – dann sprechen wir von einem absoluten Insulinmangel –, oder er bildet zuviel Gegenhormon (Glukagon) – das hat einen relativen Insulinmangel zur Folge. Die zweite Form kommt nur in 10% aller Fälle vor.

In beiden Fällen verarmt der Organismus an Glykogen, also an Vorrats- oder Speicherzucker. Keine Zelle kann aber auf die Dauer ohne Zucker bestehen. Er ist der Brennstoff des Lebens. Bekommt der Körper keinen Zucker, so schafft er sich ihn behelfsmäßig aus Eiweiß und Fett.

Die Verwertungsstörungen und die übermäßigen Ausgleichsversuche des Organismus führen zu einem Anstieg des Zuckers im Blut, was dem Arzt am erhöhten Blutzuckerspiegel erkennbar wird. Fehlt der Zucker, so beeinträchtigt das auch den Fettstoffwechsel, denn die Fette „verbrennen im Feuer der Kohlenhydrate". Können sie aber nicht mehr restlos aufgespalten werden, so häufen sich die Zwischenprodukte im Blut und erscheinen schließlich im Harn als die sogenannten Ketonkörper. Diese Ketonkörper sind Säuren, die zu ihrer Bindung und Neutralisation die Alkalireserven des Blutes erschöpfen und damit das Blut versäuern (Azidose des Blutes). Der Atem riecht dann nach Aceton (fruchtartig). Bei fortschreitender Azidose kann es zu tiefer Bewußtlosigkeit, dem Diabetiker-Koma, kommen. Das gänzliche Verschwinden des Zuckers aus dem Blut und aus den Geweben wirkt also lebensbedrohend.

Was zeigt uns Zucker im Urin?

Der Nachweis von Zucker im Urin ist kein besonders sicheres Zeichen, weil die Nierenschwelle unterschiedlich hoch ist: Manche Menschen scheiden schon bei normal hohem Blutzuckerwert Zucker im Urin aus; sie sind aber trotzdem nicht zuckerkrank! Andere scheiden erst bei einem sehr hohen Blutzuckerwert den überschüssigen Zucker über die Nieren aus. Vorher findet man im Urin nichts, obwohl sie bereits schwer krank sind!

Das Auftreten von Zucker im Urin ist also nicht das Wesentlichste. Die festgestellten Prozentzahlen des ausgeschiedenen Zukkers sind ziemlich belanglos, wenn man nicht die gesamte Menge des in 24 Stunden ausgeschiedenen Zuckers kennt.

Es ist auch gar nichts damit gewonnen, wenn durch Entzug aller zuckerhaltigen Nahrungsmittel die Zuckerausscheidung aufhört. Damit ist nur ein Symptom vorübergehend beseitigt, aber die Krankheit nicht einmal zeitweilig gebessert. Nach Prof. *von Noorden* ist die Einschränkung der Kohlenhydrate in der Nahrung „ein Versteckspiel mit der Zuckerausscheidung". Der Zucker verschwindet aus Harn, Blut und Geweben, und man fügt zu der Grundkrankheit, dem Insulinmangel, einen zweiten Stoffwechselschaden hinzu, nämlich die Ketose, d. h. die Ausscheidung der Zwischenprodukte des Fettstoffwechsels als Folge des Zuckerentzugs.

Nun wird mancher glauben, man könne ja die mangelhafte Tätigkeit der Bauchspeicheldrüse durch künstliche Zufuhr von Insulin ersetzen. Gleichzeitig würden dadurch die Langerhansschen Inseln geschont werden und eine Erholung einsetzen. Die künstliche Insulinzufuhr beschränkt sich heute nur auf die Fälle, bei denen die Funktionsstörung der Bauchspeicheldrüse erheblich ist und im Vordergrund des Krankheitsbildes steht. Das ist jedoch längst nicht immer und oft auch nicht nur der Fall. Außerdem erholen sich die insulinproduzierenden Zellen der Bauchspeicheldrüse keineswegs immer bei längerer Schonung, sondern sie gehen wegen Untätigkeit oft weiter zugrunde, genau wie ein Muskel, der nicht gebraucht wird.

Die Zeit, in der man glaubte, im Insulin das Heilmittel der Zuckerkrankheit gefunden zu haben, ist längst vorbei. Für jede schwerere Erkrankung an Zucker muß nicht nur die persönliche Insulindosis gefunden, der Kranke muß vor allem auf seine Diät eingestellt werden. Diese Diät ist auch heute noch der Hauptfaktor in der ganzen Behandlung des Zuckerkranken. Der Arzt muß versuchen zu erreichen, daß die Zuckerbilanz positiv wird, d. h. die Aufnahme mit der Nahrung muß wesentlich größer sein als die Ausscheidung im Urin. Da das bei jedem Patienten verschieden ist, muß jeder individuell behandelt werden.

Woran erkennt man eine Zuckerkrankheit?

Erste Anzeichen einer Zuckerkrankheit bei *Kindern* sind: Müdigkeit, Konzentrationsschwäche (besonders in der Schule), krankhafter Durst, häufiges Wasserlassen sowie Gewichtsabnahme.

Beim *Jugendlichen* kann in den ersten Stadien der Erkrankung noch Heißhunger bestehen. Bei steigendem Blutzucker und zunehmender Übersäuerung tritt dann schnell Appetitlosigkeit ein. Auch beim Jugendlichen steht der Durst ganz im Vordergrund. Während sich der Durst des Zuckerkranken mit süßen Limonaden oder anderen gesüßten Getränken kaum löschen läßt, gelingt es, ihn mit Wasser, Mineralwasser oder anderen ungesüßten Getränken wenigstens zeitweilig zu bessern. Es können bis zu 8 l täglich getrunken werden, und entsprechend viel Harn wird ausgeschieden.

Im *mittleren* und *höheren Alter*, und zwar meist ein bis fünf Jahre vor dem Ausbruch der Zuckerkrankheit, tritt außer einem starken Verlangen nach Süßigkeiten (Schokolade, Kuchen, Pralinen, Süßspeisen) auch noch Heißhunger nach anderen Kohlen-

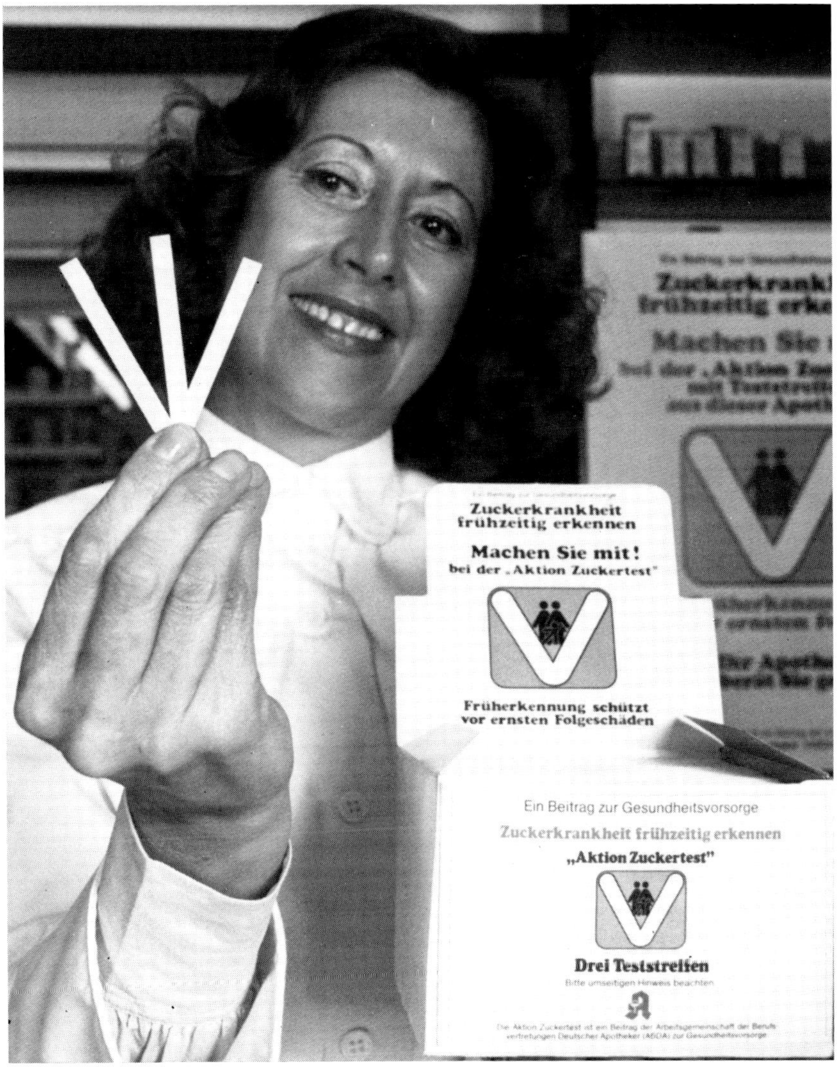

Mit Teststreifen läßt sich die gefährliche Stoffwechselkrankheit Diabetes so rechtzeitig erkennen, daß noch gute Heilungschancen bestehen.

hydraten (Nährmittel, Kartoffeln, Brot) auf. In diesem Stadium besteht noch kein erhöhter Blutzucker, eher ein Unterzuckerungszustand, hypoglykämischer Reizzustand genannt. Er ist bei Männern häufiger und auffälliger als bei Frauen. Erst später kommt es dann zum Blutzuckeranstieg und zur Zuckerausscheidung im Urin.

Lassen sich bei einem Patienten eine fortgeschrittene Arteriosklerose, periphere Durchblutungsstörungen oder eine chronische Leberkrankheit feststellen, so muß man auch nach einem gleichzeitig vorliegenden Diabetes forschen.

Es ist allen praktizierenden Ärzten eine bekannte Tatsache, daß wir zwar theoretisch viel über die Zuckerkrankheit gelernt haben, in der täglichen Praxis aber sowohl vom Zuckerkranken als auch manchmal vom Arzt einfachste Regeln und Merkzeichen nicht beachtet werden (siehe Übersicht auf der nächsten Seite).

Was bei der Zuckerkrankheit zu beachten ist

- Die Diät ist und bleibt die Grundlage der Diabetes-Behandlung. Insulin und die immer einfacher einzunehmenden Zuckertabletten (Antidiabetika) können die Diät nicht ersetzen.
- Wenn eine Frau ein Kind von über 4500 g Gewicht zur Welt bringt, dann ist sie eine nahezu sichere Diabetes-Kandidatin. Der Ausbruch der Krankheit kann hinausgeschoben oder sogar verhindert werden, wenn sofort eine diätetische Betreuung einsetzt.
- Bei längerer Fettleibigkeit ist der Stoffwechsel fast immer schon jahrelang prädiabetisch gestört, das heißt, es liegt ein Vorstadium der Zuckerkrankheit vor. Rechtzeitige Diät kann auch hier das Auftreten der Zuckerkrankheit verhindern!
- Jeder sollte zumindest ab dem 50. Lebensjahr an sich selbst Tests vornehmen. Dabei müssen schlanke Personen 50 g, Übergewichtige 100 g Traubenzucker oder auch einfachen Rohrzucker in Wasser aufgelöst und mit dem Saft einer ganzen Zitrone versetzt (um es verträglicher zu machen) einnehmen. Nach 1–2 Stunden eine kleine Menge Urin auffangen und 10 Sekunden lang einen Teststreifen (in Apotheken erhältlich) in den Urin halten. Verfärbt er sich grün, so liegt eine vermehrte Zuckerausscheidung vor. Dann sollte der Streifen dem Hausarzt gezeigt werden, damit er die notwendige Blutzuckerkontrolle vornimmt.
- Jede übermäßige Nahrungszufuhr (nicht nur an Zucker und anderen Kohlenhydraten) ist ein großer Risikofaktor. Der wirkliche Nahrungsbedarf und der Appetit stimmen leider nicht immer überein. Genießen ist schön, aber es muß mit Maßen, eben mäßig geschehen.
- Tritt bei Männern im mittleren Lebensalter eine Entzündung der Eichel oder der Vorhaut des männlichen Gliedes (Balanitis) auf, so ist das häufig ein erstes Zeichen einer diabetischen Stoffwechselstörung *(H. W. Spier).*
- Besteht eine Dupuytrensche Kontraktur (Beugekontraktur der Finger), so sollte stets daran gedacht werden, daß gleichzeitig ein noch symptomloser oder sogar schon regelrecht entwickelter Diabetes bestehen kann.
- Auf den internationalen Diabetes-Kongressen wird immer wieder darauf hingewiesen, daß es unbedingt notwendig ist, die Krankheit möglichst früh zu erkennen und zu behandeln. Nur dann ist es möglich, Spätkomplikationen zu vermeiden und die diätetischen Maßnahmen milde zu gestalten.

Wie behandelt man heute die Zuckerkrankheit?

Wenn man bei einem Patienten mit Sicherheit einen Diabetes festgestellt hat, so treten zahlreiche Probleme auf, die das Leben des Kranken stark beeinflussen, ja in gewisser Weise sein weiteres Schicksal bestimmen.

Es besteht natürlich ein großer Unterschied, ob es sich bei dem Kranken um ein Kind, einen Jugendlichen, einen Erwachsenen oder einen alternden Menschen handelt. Diabetiker zu sein verlangt Einsicht in die Tatsache, daß man konsequent und dauernd behandlungsbedürftig ist. Keine andere Krankheit erfordert so sehr die Mitarbeit des Patienten wie die Zuckerkrankheit. Dazu muß er über das Wesen seiner Krankheit möglichst genau informiert und in die Behandlungsmaßnahmen eingeweiht sein. Darüber hinaus muß er aktiv mitarbeiten, indem er regelmäßig seinen Urin selbst untersucht und ein „Stoffwechselkontrollbuch" führt. Natürlich kann diese Mitarbeit an mangelnder Befähigung scheitern.

Gewöhnlich bekommt der Diabetiker Insulinspritzen oder ein Tablettenrezept, eine Nahrungsmittelaustauschtabelle und einen Diabetiker-Ausweis. Dann werden in längeren oder kürzeren Abständen der Blut- und der Urinzuckerspiegel untersucht. Wenn es hoch kommt, wird noch eines der vielen für Diabetiker geschriebenen Aufklärungsbücher empfohlen. Alles das ist gut und richtig und genügt trotzdem nicht.

Der Diabetiker braucht auch einen Arzt, der ihn ständig kontrolliert und behandelt und der ihn psychologisch durch ein Leben führt, das eben doch um vieles komplizierter ist als das eines Gesunden. Arzt und Patient müssen einen vernünftigen Mittelweg finden zwischen zwei extremen Haltungen. Bei dem einen Extrem möchte man den Diabetiker so normal wie möglich leben lassen, was aber zur Stoffwechselverwilderung mit allen negativen Folgen führt. Bei dem anderen Extrem steht die Krankheit so sehr im Vordergrund, daß der Kranke den Kontakt mit seiner Umwelt und damit die Lust am Leben verliert und zum Außenseiter oder Grübler wird.

Für den *jugendlichen Diabetiker* ergeben sich einige besondere Probleme, insbesondere das der Berufswahl.

Um den Patienten gut einstellen zu können, muß sein Tagesablauf möglichst geregelt sein, d. h. Arbeits- und Ruhestunden müssen regelmäßig sein, die Mahlzeiten müssen zu festen Zeiten eingenommen werden, ausreichende körperliche Bewegung muß gewährleistet sein, plötzliche Unterzuckerungszustände dürfen ihn nicht in unmittelbare Lebensgefahr bringen oder andere gefährden.

Von einer Reihe von Berufen ist daher abzuraten (obwohl der Zuckerkranke grundsätzlich jeden Beruf ausüben könnte): Schichtarbeit, Arbeit an wechselnden Einsatzstellen (Montage), reine Sitzberufe, Tätigkeiten mit erhöhter Infektionsgefahr sollten vermieden werden; ebenso kommen Berufe wie Dachdecker, Schornsteinfeger, Hochleitungsmonteur und Fahrer von Personentransportmitteln und Lastzügen nicht in Frage.

Der Führerschein sollte dem Diabetiker bei guter ärztlicher Überwachung und eigenem Verständnis für die Krankheit nicht versagt werden. Langstrecken- und Nachtfahrten sind aber zu vermeiden!

Da der Diabetes bei *Kindern* fast immer ein reiner Insulinmangeldiabetes ist, müssen diese Kinder fast alle auf Insulin eingestellt werden.

Die Diät wurde bei Kindern früher ziemlich frei gestaltet. Es hat sich aber herausgestellt, daß sich bei der freien Kost die Spätkomplikationen (Gefäß-, Nerven-, Augen-, Nierenschäden) früher einstellen und schwerer verlaufen. Eine strenge Diabetiker-Diät ist also doch notwendig. Meist sind bei Kindern zwei, manchmal sogar drei Insulininjektionen pro Tag erforderlich; darüber kann aber nur der betreuende Arzt entscheiden.

Kinder sind meist leicht einzustellen, aber sie kommen auch eher in Schockzustände. In leichteren Fällen zeigt sich das nur durch Leistungsabfall am späten Nachmittag, Gereiztheit, Verstimmungszustände und Unbotmäßigkeit, um nicht zu sagen: Frechheit.

Die Frage, ob diabetische Schulkinder von 6–14 Jahren vom Sportunterricht befreit werden sollen, läßt sich nur im Einzelfall und nur vom behandelnden Arzt beantworten. Sie sollten wenn möglich teilnehmen, um nicht in eine Sonderstellung hineinzugeraten.

Bei unverständigen Eltern, ungeregelten häuslichen Verhältnissen oder auch wenn ein ungewöhnlich schwer einstellbarer Diabetes vorliegt, käme, wenn überhaupt vorhanden, eine Diabetiker-Internatsschule in Frage. Diabetiker-Ferienlager werden in vielen Ländern durchgeführt. Sie dienen der Freizeitgestaltung, der Stoffwechselüberprüfung und der Neueinstellung außerhalb der Schulzeit.

Wenn auch die verschiedenen Lebensalter verschiedene Probleme mit sich bringen, so sind doch die Grundsätze der Behandlung in jedem Alter gleich. Sie lauten:

- Regelmäßiger Tagesablauf
- Individuelle, gleichbleibende Diät
- Genaue medikamentöse Einstellung mit Insulin oder Tabletten
- Körperliche Bewegung

In bezug auf die Empfängnisfähigkeit oder Fruchtbarkeit unterscheidet sich eine Diabetikerin kaum von einer Gesunden, wenn ihr Zucker gut eingestellt ist. Schwangerschaften bei Diabetikerinnen sind daher heute keine Seltenheit mehr. Das Zusammentreffen von Diabetes und Schwangerschaft erfordert jedoch ärztlicherseits eine besondere Vorsorge und gute Behandlung. Bei schlecht eingestellter Zuckerkrankheit kann der Diabetes die Schwangerschaft und umgekehrt die Schwangerschaft den Diabetes ungünstig beeinflussen. So muß zum Beispiel die Behandlung im ersten Drittel der Schwangerschaft darauf zielen, kindliche Mißbildungen zu verhindern.

Die Mißbildungsquote liegt erfahrungsgemäß bei Kindern diabetischer Mütter höher als bei allen anderen Kindern. Als Ursache der Mißbildungen sieht man starke Blutzuckerschwankungen in der Zeit der kindlichen Frühentwicklung an. Es müssen daher möglichst ausgeglichene Blutzuckerwerte angestrebt werden.

Bei gut eingestelltem Diabetes ist die Gefährdung der Mutter nicht größer als bei einer Gesunden, solange noch keine Nierenschädigung durch den Zucker (diabetische Nephropatie) eingetreten ist.

Die Kindersterblichkeit ist noch immer höher als bei gesunden Müttern, hängt aber auch wieder ganz wesentlich von der guten Einstellung des Zuckers während der Schwangerschaft ab. Sie liegt nur in Kliniken, die sich intensiv um die zuckerkranken Schwangeren kümmern, bei unter 20%.

Für eine schwangere Diabetikerin ist es am besten, sechs Wochen vor dem errechneten Geburtstermin in eine damit erfahrene Klinik zu gehen und sich stationär behandeln zu lassen. Die einzige entscheidende Maßnahme, mit der das Leben des Kindes am wenigsten gefährdet wird, ist eine vorzeitige Entbindung in der 36. oder 37. Schwangerschaftswoche.

Bei einer voll ausgetragenen Diabetiker-Schwangerschaft kommt es in 75% der Fälle zu Riesenkindern mit Übergewicht und Überlänge. Der Geburtsvorgang wird dadurch für das Kind besonders gefährlich. Mehr als 50% der voll ausgetragenen Kinder sterben entweder schon im Mutterleib, während der Geburt oder in der Neugeborenenphase.

Wird dagegen, nachdem der Zucker streng einreguliert ist, vorzeitig entbunden und das Kind als Frühgeborenes behandelt, sinkt die Sterblichkeitsziffer auf unter 10 %.

So kann die Schwangerschaft einer Diabetikerin fast immer zu einem für Mutter und Kind glücklichen Ende gebracht werden.

Durchführung der Diabetikerdiät

Um die individuelle Ernährung vernünftig und zielbewußt zu gestalten, muß man zunächst den Kalorienbedarf für das persönliche Normalgewicht feststellen. Der Bedarf ist für jeden Menschen verschieden und hängt ab von der Körpergröße, dem Normalgewicht (auch Sollgewicht genannt), dem Körperbau (Knochenbau), dem Geschlecht und der körperlichen Tätigkeit.

Zur Berechnung des Energiebedarfs stellt man zunächst das Normalgewicht fest. Es ist sehr einfach aus der Tabelle des Normalgewichts für Erwachsene (siehe Seite 267) abzulesen, wobei lediglich Körpergröße und Körperbau zu berücksichtigen sind.

Bei leichtem Knochenbau wählt man die untere, bei schwerem Knochenbau die obere Grenze der Werte.

Als nächstes ermittelt man den persönlichen Energieverbrauch innerhalb von 24 Stunden. Er ergibt sich aus der Tabelle des Energieverbrauchs in 24 Stunden pro Kilogramm Körpergewicht (siehe Seite 270).

Danach stellt man folgende einfache Rechnung auf:

Normalgewicht x Energieverbrauch pro Kilogramm Körpergewicht = Energiebedarf.

Führen wir die Rechnung nach einem Beispiel durch: Ein Mann von 76 kg Gewicht, 170 cm Größe, mittelschwerem Knochenbau, leichte Arbeit.

1. Schritt: Normalgewicht laut Tabelle 70,1 kg.
2. Schritt: Energieverbrauch laut Tabelle in 24 Stunden bei leichter Arbeit pro Kilogramm Körpergewicht: 32 Kalorien (134 Joule).
3. Schritt: Normalgewicht 70,1 x 32 (134) = 2243 (9376).

Der Kalorienbedarf dieses Mannes beträgt also 2243 Kalorien bzw. 9376 Joule pro Tag.

Erstellung eines Kostplanes

Da nun das tatsächliche Gewicht des Mannes (76 kg) vom Normalgewicht (70,1 kg) um 5,9 kg abweicht, besteht leichtes Übergewicht. Um dieses Übergewicht abzubauen, geht kein Weg daran vorbei, den festgestellten Energiebedarf so lange erheblich herabzusetzen, bis das Normalgewicht erreicht ist. Er darf dann nur noch 1600, 1200 oder 800 Kalorien täglich zu sich nehmen.

Je mehr Energie täglich eingespart wird, desto schneller erreicht man natürlich eine Gewichtsabnahme. Die Senkung der Kalorienzahl kann nun verschieden stark und auf verschiedene Weise erfolgen. Wer eine langsame Gewichtsverminderung vornehmen will, geht zum Beispiel auf 1600 Kalorien zurück und spart also 400 Kalorien täglich.

Wir wollen nun sehen, wie das bei unserem Beispielmann, der ja abnehmen soll, aussehen könnte.

In der Tabelle auf Seite 301 oben sei zunächst einmal eine etwa 2000-Kalorien-Normalkost für Nichtdiabetiker und eine für Diabetiker gegenübergestellt, um den Unterschied zeigen zu können.

Diese Diabetiker-Diät ist von normalem Energiewert, eiweißbetont, fettmodifiziert und kohlenhydratreduziert. Wie diese Kost in der Praxis aussieht, zeigt der umstehende Tagesplan für normalgewichtige Diabetiker.

Diabetes-Diät für Normalgewichtige

Beispiel eines Tagesplans (2000 Kalorien · 8360 Joule)

85 g Eiweiß · 80 g Fett · 220 g Kohlenhydrate · 18½ BE

1. Frühstück:	1 Scheibe Roggenvollkornbrot (35 g) 10 g Pflanzenmargarine 60 g Magerquark 25 g Diabetiker-Konfitüre
2. Frühstück:	2 Scheiben Knäckebrot (30 g) 10 g Pflanzenmargarine 40 g Kochkäse 250 ml Milch (fettarm 1,5 %)
Mittagessen:	200 g Kartoffeln 100 g Tofu 10 g Kochfett 200 g Blumenkohl 1 Apfel
Nachmittags:	2 Scheiben Knäckebrot (30 g) 20 g Streichkäse 1 Pfirsich (90–100 g)
Abendessen:	1 Scheibe Roggenvollkornbrot (35 g) 10 g Streichfett 150 g Bioghurt oder Joghurt 100 g Tomaten 1 Orange
Spätimbiß:	1 Scheibe Knäckebrot (15 g) 5 g Streichfett 20 g Schnittkäse (Edamer, 45 % Fett i. Tr.) 1 Pampelmuse

		Normalkost	Kostempfehlung von Prof. *Gries* für normalgewichtige Diabetiker
Eiweiß	12%	= 240 kcal = 59 g (1003 kJ)	= 15–20% = 350 kcal = 85 g (1463 kJ)
Fett	30%	= 600 kcal = 65 g (2508 kJ)	= 25–35% = 750 kcal = 81 g (3135 kJ)
Kohlenhydrate	58%	= 1160 kcal = 283 g (4849 kJ)	= 45–50% = 900 kcal = 205 g (3762 kJ)
		2000 Kalorien (8360 Joule)	2000 Kalorien (8360 Joule)

Der Diabetes der Übergewichtigen

Von den zwei Millionen bekannten Diabetikern sind 80% übergewichtig. Es handelt sich um den „Diabetes der Übergewichtigen". Prof. *Mehnert* (München) hat den zuckerkranken Dicken die Diät als optimale Behandlung empfohlen. Während die mageren, jüngeren Diabetiker wegen ihres absoluten Insulinmangels auf die Spritze angewiesen sind, wird bei jenen, bei denen die Krankheit durch Übergewicht im höheren Lebensalter aufgetreten ist, noch ein wenig körpereigenes Insulin produziert. Eine drastische Gewichtsminderung ist hier die wichtigste Maßnahme.

Für **normalgewichtige Diabetiker,** die mit Antidiabetika-Tabletten oder mit Insulin behandelt werden, gelten folgende Regeln:

- Begrenzung der Kohlenhydrate auf 45–50% der Gesamtenergie.
- Bei der Auswahl der Kohlenhydrate müssen die leicht löslichen Kohlenhydrate zugunsten der schwerer löslichen und langsamer aufsaugbaren Kohlenhydrate vermieden werden. Leicht lösliche Kohlenhydrate sind Zucker und alle Zuckerarten. Schwer lösliche Kohlenhydrate finden sich in Getreide, Getreide-Erzeugnissen und Kartoffeln.
- Die Kohlenhydrate müssen über den Tag verteilt in kleinen Mengen aufgenommen werden, das heißt drei etwas größere und zwei kleine Zwischenmahlzeiten pro Tag. Sie müssen auch der Körperbewegung und Medikamentenwirkung angepaßt werden.
- Die tägliche Fettmenge soll für den sonst gesunden, körperlich nicht arbeitenden Diabetiker nur 25% bis höchstens 35% der gesamten Energiezufuhr pro Tag betragen. Mit zunehmendem Alter ist es sogar empfehlenswert, den Fettverbrauch weiter bis auf etwa 20% einzuschränken.
- Beim Fett ist zu berücksichtigen, daß die verschiedenen Fette den Stoffwechsel verschieden stark belasten. Am besten werden Pflanzenfette (Pflanzenöle, Nüsse) und Milchfette (Butter, Sahne) vertragen, weil sie wegen ihres höheren Anteils an ungesättigten Fettsäuren leichter und schneller umgesetzt werden als die hauptsächlich mit gesättigten Fettsäuren ausgestatteten Eier und Margarine aus vorwiegend tierischen Fetten. Am besten sind kaltgeschlagene pflanzliche Öle und reine Pflanzenmargarine. Aber auch hiermit sollte der 25%ige Energieanteil an Fett nicht überschritten werden.

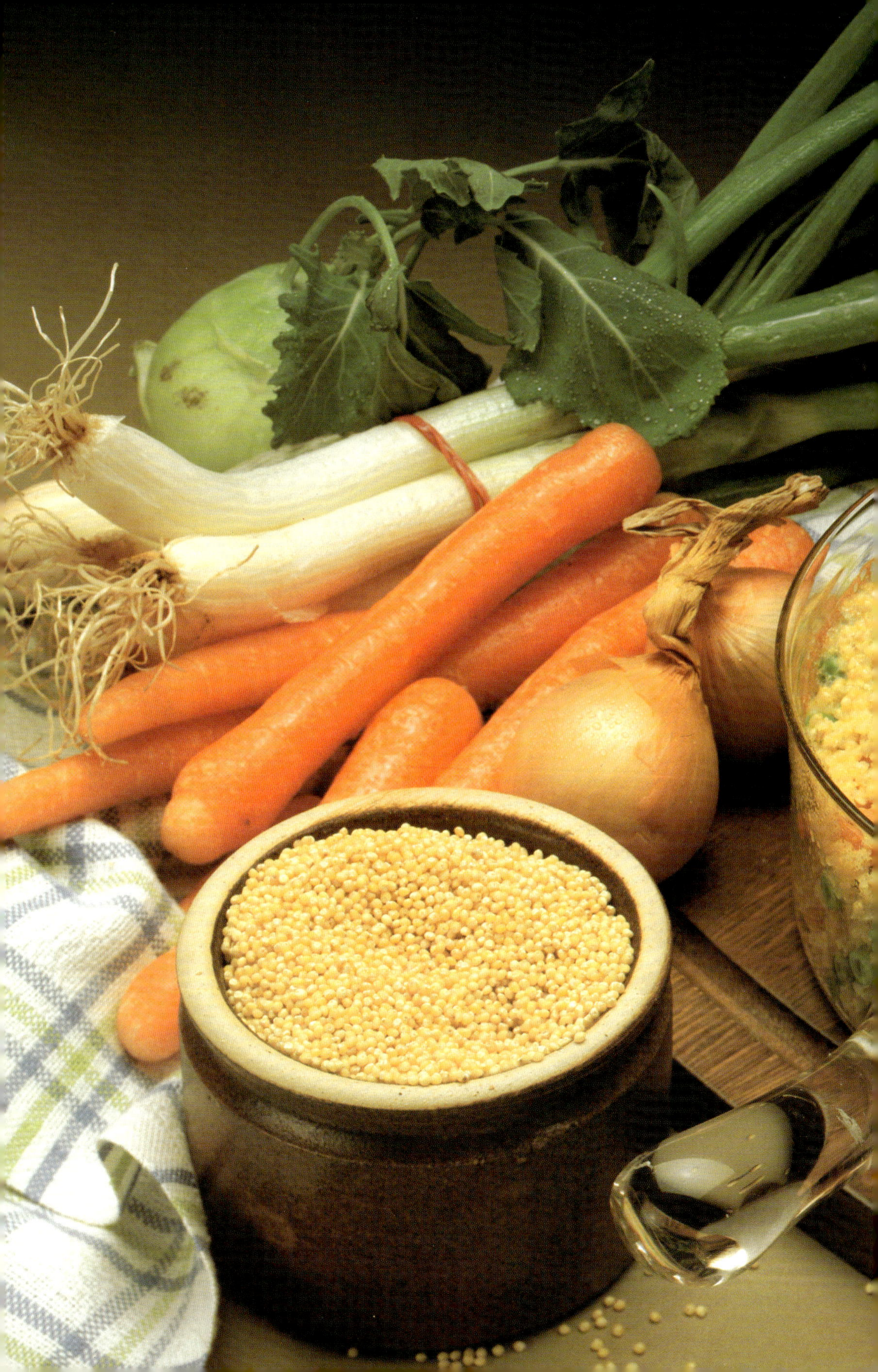

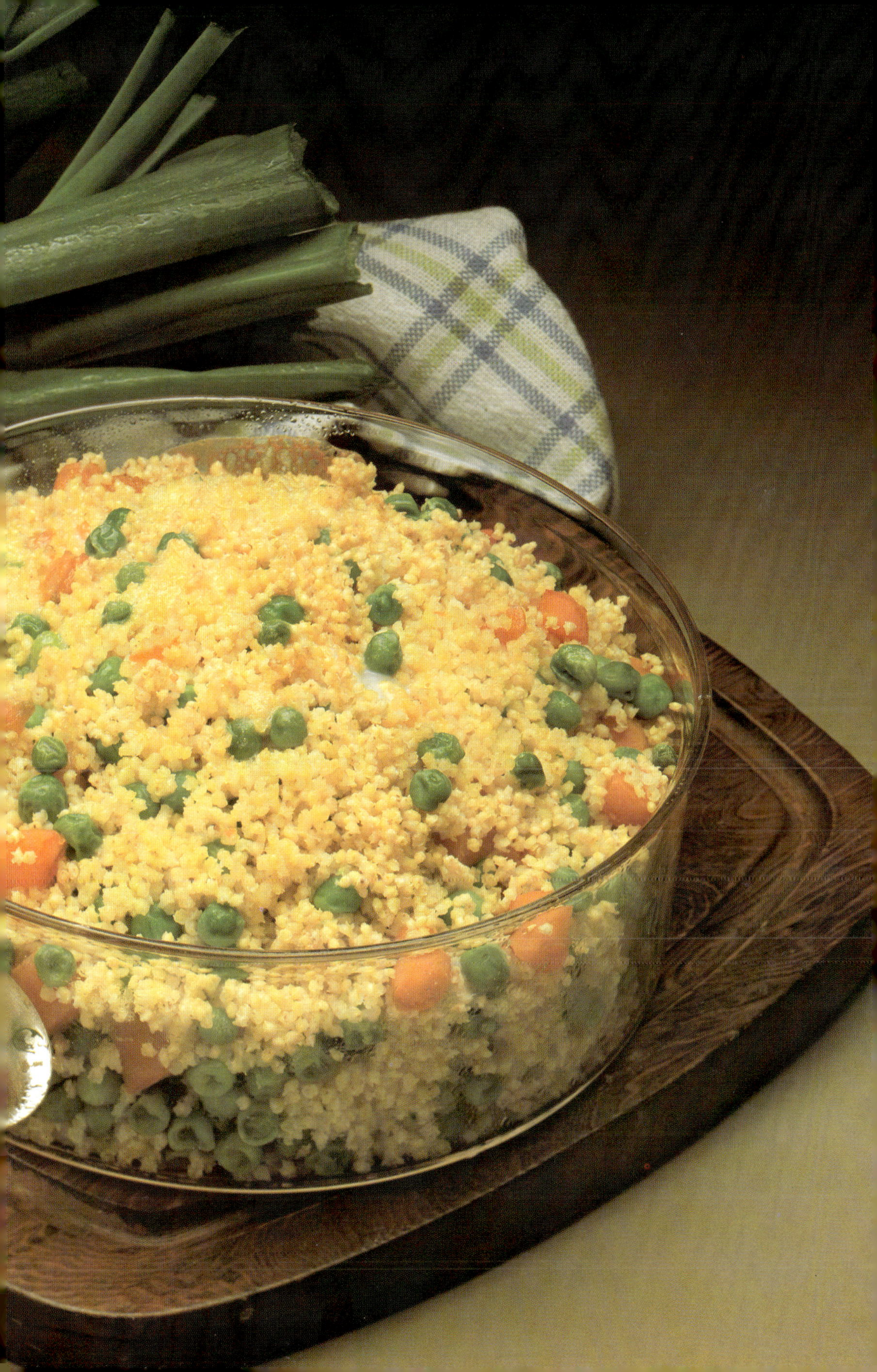

Zum Bild auf Seite 302/303: Hirse ist eine Getreideart, die sich in der Küche vielfältig verwenden läßt. Da die Getreidenahrung (Körner, Frischgetreidebreie, Suppen) in der Vollwertkost einen breiten Raum einnimmt, läßt sich auf Hirse ebensowenig verzichten wie auf Grünkern und Buchweizen.

Für **übergewichtige Diabetiker,** die nicht mit Tabletten und Insulin behandelt werden, haben die Regeln zur Gewichtsminderung Vorrang. Hierbei muß die Diät individuell verordnet werden. Für den übergewichtigen Diabetiker ist es für den Verlauf der Krankheit entscheidend, eine Diät mit niedrigem Energiewert einzuhalten. Das ist weder bei einer sehr kohlenhydratarmen noch bei einer sehr kohlenhydratreichen Diät möglich; meist steht dem der hohe Energiegehalt der Fette im Wege. Also geht man einen mittleren, persönlich angepaßten Weg. Dabei bleibt es einem nicht erspart, ein wenig mit Kalorien bzw. Joule zu rechnen. Es muß allerdings der Entscheidung des behandelnden Arztes überlassen werden, in welchem Ausmaß die Reduktionskost angesetzt werden kann, bis das Normalgewicht, das jeder Diabetiker anstreben muß, erreicht ist. Allein dadurch ist es möglich, die Auswirkungen der Zuckerkrankheit auf das arterielle Gefäß- und auf das Nervensystem zu mildern oder sogar weitgehend zu vermeiden.

Wenn wir nun zur Reduktionsdiät für übergewichtige Diabetiker kommen, versuchen wir zunächst einmal von 2000 Kalorien (8360 Joule) auf 1600 Kalorien (6688 Joule) zu gehen. Um diese 400 Kalorien (1672 Joule) täglich einzusparen, muß man folgendes aus dem 2000 Kalorien- bzw. 8360 Joule-Plan, der ja für normalgewichtige Diabetiker errechnet wurde, streichen:

70 g Roggenvollkornbrot (2 Scheiben)	=	149 Kalorien (623 Joule)
30 g Knäckebrot (2 Scheiben)	=	107 Kalorien (447 Joule)
10 g Streichfett (Butter oder Margarine)	=	50 Kalorien (209 Joule)
20 g Edamer Käse (45 %)	=	74 Kalorien (309 Joule)
100 g Tomaten	=	21 Kalorien (88 Joule)
		401 Kalorien (1676 Joule)

Diese Nahrungsmittel zu streichen ist relativ leicht, denn der Grunddiätplan ist noch ziemlich üppig. Wenn ein Patient das ganz exakt durchführt und nicht heimlich sogenannte Kleinigkeiten „zwischendurch" futtert, z. B. ein paar Nüsse, einige Kartoffelchips oder ein paar verführerische Süßigkeiten, kann er täglich 100 g abnehmen. Das macht im Monat 3 kg, in 6 Monaten also 18 kg. Die Geduld und das Durchhaltevermögen dazu bringen allerdings die wenigsten auf. Wenn das „Streichkonzert" weitergeht und wir auf entsprechend geringere Energiewerte kommen, geht die Sache schneller, und die Verteilung der Nährstoffe sieht wie folgt aus:

Bei 1600 Kalorien (6688 Joule) pro Tag:

Eiweiß	20 %	=	320 kcal (1338 kJ)	=	78 g
Fett	35 %	=	560 kcal (2341 kJ)	=	60 g
Kohlenhydrate	45 %	=	720 kcal (3010 kJ)	=	176 g

Bei 1400 Kalorien (5852 Joule) pro Tag:

Eiweiß	20 %	=	280 kcal (1170 kJ)	=	68 g
Fett	35 %	=	490 kcal (2048 kJ)	=	53 g
Kohlenhydrate	45 %	=	630 kcal (2633 kJ)	=	154 g

Bei 1200 Kalorien (5016 Joule) pro Tag:

Eiweiß	20 %	=	240 kcal (1003 kJ)	=	56 g
Fett	35 %	=	420 kcal (1756 kJ)	=	45 g
Kohlenhydrate	45 %	=	540 kcal (2257 kJ)	=	132 g

Bei 800 Kalorien (3344 Joule) pro Tag:

Eiweiß	20 %	=	160 kcal (669 kJ)	=	39 g
Fett	35 %	=	280 kcal (1170 kJ)	=	30 g
Kohlenhydrate	45 %	=	360 kcal (1505 kJ)	=	88 g

Die erlaubten Mengen an den Hauptnährstoffen müssen anhand einer Nährstofftabelle in einen Tagesplan umgesetzt werden. Wer sich diese Arbeit ersparen will, kann natürlich vorberechnete Tagespläne übernehmen und sie immer wieder neu variieren.

Da die optimale Ernährung des Zuckerkranken sehr individuell erfolgen muß und besondere Regeln zu beachten sind, können die fünf grundlegenden Kostformen hierbei nicht direkt herangezogen werden. Safttage, Rohkosttage, Hafertage sind aber sehr wertvoll.

Die Kostmaßnahmen müssen jedoch unter immer wiederholter ärztlicher Kontrolle erfolgen.

Unterzuckerungszustände vermeiden

Wenn man größere Mengen reinen Zuckers aufnimmt, erfolgt sehr schnell eine Aufnahme (Resorption) bis ins Blut, so daß der Blutzuckerspiegel (die Blutglukose) rasch ansteigt. Der schnelle Zuckeranstieg im Blut ist ein starker Reiz für die Inselzellen der Bauchspeicheldrüse zur Abgabe einer größeren Insulinmenge ins Blut. Nach sehr schnell aufhörendem Zuckernachschub besteht dann ein Insulinüberschuß im Blut, der ein schnelles Absinken des Blutzuckers unter die Norm bewirkt. Die Folge ist ein Unterzuckerungszustand, eine Hypoglykämie mit folgenden Symptomen: Schweißausbruch; Müdigkeit (Kraftlosigkeit); Muskelschwäche, Gliederzittern; Konzentrationsschwäche und Dämmerzustand.

Die *Hypoglykämie* tritt auf bei starker vegetativer Labilität, bei ungenügender Nebennierenrindenfunktion (Nebennierenrindeninsuffizienz), nach Magenoperationen mit der Bezeichnung Dumping-Syndrom und durch Insulinüberdosierung bei Zuckerkranken.

Sinkt der Blutzuckerspiegel (die Glukosekonzentration) im Blutserum unter 60 mg%, dann besteht ein Unterzuckerungszustand mit der Gefahr des hypoglykämischen Schocks, der sich durch Schweißausbruch, Zittern und Bewußtlosigkeit zu erkennen gibt. Die meisten Zukkerkranken kennen den bereits chronischen hypoglykämischen Zustand durch die dann auftretenden Symptome – Reizbarkeit, Herzklopfen, Allgemeinschwäche und Kopfschmerzen.

Es gibt allerdings auch Menschen, die zu leichten hypoglykämischen Zuständen neigen. Sie beruhen auf einer übermäßig funktionierenden Bauchspeicheldrüse, und zwar der insulinproduzierenden Zellen.

In diesen Fällen hilft bei allen Schweregraden eine alsbaldige Zuckeraufnahme. Diabetiker haben dafür stets Würfelzucker bei sich. Die Wirkung tritt rasch ein. Um einer Wiederholung vorzubeugen, ißt man etwa eine halbe Stunde später ein Käsebrot (Vollkornbrot mit Quark oder Schnittkäse). Reiner Zucker muß dann vermieden werden!

Eine dauerhafte Vorbeugung wird erreicht, wenn jeder reine Zucker auch in Getränken und in zubereiteten Speisen vermieden wird. Honig ist nur sehr sparsam zu verwenden.

Als Kohlenhydratquellen kommen nur Getreideprodukte, Kartoffeln, Topinamburen mit Obst in mäßigen Mengen in Frage, weil hieraus Zucker nur langsam frei wird, ohne die Bauchspeicheldrüse zu einer starken Insulinabgabe anzuregen.

Die für den Tag vorgesehenen Nahrungsmengen werden am besten auf fünf Mahlzeiten (3 Haupt- und 2 Zwischenmahlzeiten) verteilt, weil damit ein zu schneller Anstieg und ein rascher Abfall unter die Norm mit der Folge eines Unterzuckerungszustandes vermieden wird.

Die Mahlzeiten müssen regelmäßig und möglichst immer zu den gleichen Zeiten aufgenommen werden. Die Kostform ist die gleiche wie beim Zuckerkranken – quantitativ wie qualitativ.

Ernährungsbehandlung bei Knochenentkalkung (Osteoporose)

Wenn ein Knochen zuwenig Dichte, das heißt zuwenig Knochengrundsubstanz aufweist, was man im fortgeschrittenen Stadium im Röntgenbild leicht feststellen kann, dann spricht man von einem porösen Knochen, von einer *Osteoporose*. Dieser Mangel an Knochensubstanz und damit an Festigkeit kommt bei Frauen wesentlich häufiger vor als bei Männern. Die Osteoporose läßt die Knochen krankhaft brüchig werden und bereitet häufig erhebliche Schmerzen.

Eine *Früherkennung* der Osteoporose ist durch die Röntgenuntersuchung leider nicht möglich, da sich der Knochenabbau im Röntgenbild erst erkennen läßt, wenn der Mineralverlust im Knochen mehr als 30 Prozent beträgt.

Die Bedeutung der Röntgenuntersuchung liegt aber in der Möglichkeit der Verlaufsbeobachtung, der Sicherung der Diagnose und der Therapiekontrolle. Es gibt bis heute noch keine diagnostische Früherkennung. Es befinden sich jedoch mehrere Verfahren zur Bestimmung der Knochendichte in der Entwicklung.

Die *Ursache* für eine Osteoporose sucht man in vorausgegangenen Leiden, wie

- Leber-Gallen-Erkrankungen
- Zustand nach ausgedehnten Magenoperationen
- Überfunktion der Schilddrüse
- lange Ruhigstellung nach Knochenbrüchen in Gipsverbänden
- Fehlernährung

Beobachtungen sprechen dafür, daß insbesondere bei Frauen ein Mangel an Eierstockshormonen bei der Entwicklung der Krankheit als Mitursache in Frage kommt, zumal bei ihnen die Häufigkeit der Erkrankung nach Eintritt des Klimakteriums zunimmt. In diesem Falle kann die Verabreichung von Östrogenpräparaten zu einer schnellen Besserung der Beschwerden führen.

Das sollte aber nicht ohne eingehende Besprechung mit dem Frauenarzt geschehen, da eine Östrogenbehandlung sorgfältig erwogen werden muß. Sie ist für Frauen bis heute die einzige wirklich effektive und sehr einfache Behandlungsform. Sie muß aber über Jahre erfolgen und ist dann nicht immer ohne Risiko. Nutzen und Schaden dieser Behandlung müssen daher ernsthaft abgewogen werden.

Leider kann man die Zahl der an Osteoporose Erkrankten in der Bundesrepublik nur schätzen, da entsprechende epidemiologische Untersuchungen noch nicht existieren. Hochrechnungen auf der Basis ausländischer Untersuchungen dieser Art kamen für die Bundesrepublik auf 4 bis 6 Millionen Erkrankte. Man muß damit rechnen, daß bei uns jede fünfte Frau über 60 Jahre und bald jede zweite Frau im Alter von 75 Jahren an Osteoporose erkrankt ist.

Bei zwei Drittel der Betroffenen verläuft die Erkrankung mit erheblichen, manchmal sehr starken bis unerträglichen Schmerzen. Mit den Schmerzen geht auch oft eine zunehmende Verformung der Knochen, bei Frauen vorwiegend der Wirbelsäule, einher. Meist bildet sich daraus ein runder Rücken, „Witwenbuckel" genannt. Das große Risiko der Erkrankung ist jedoch die hohe Zahl von Knochenbrüchen.

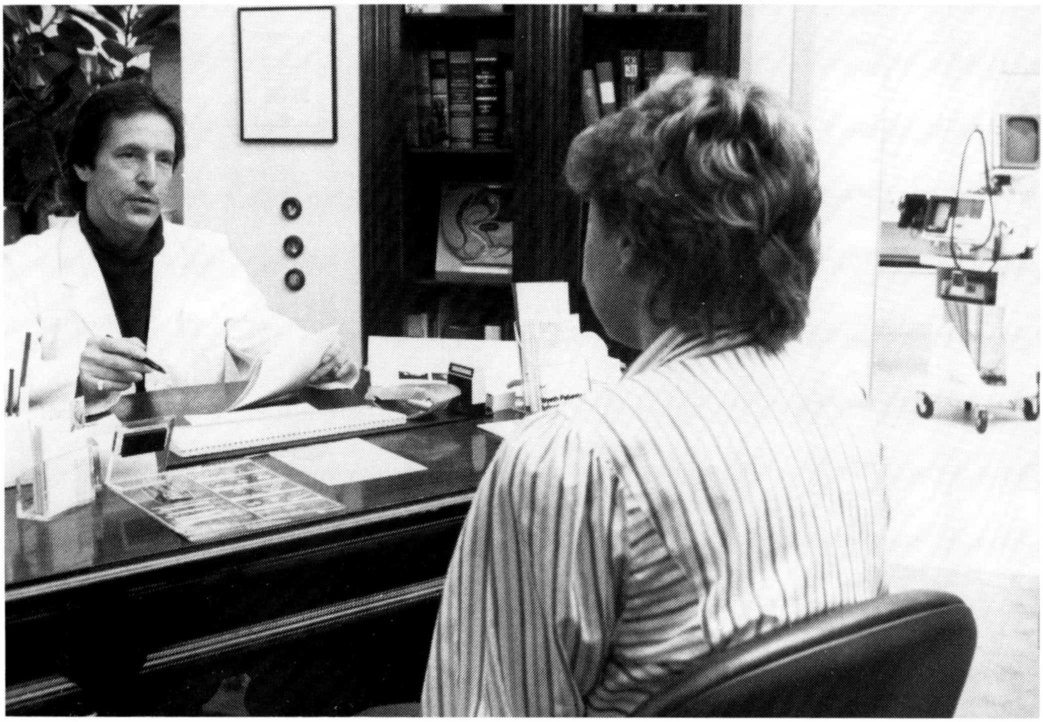

Die Beratung spielt eine besondere Rolle bei der medizinischen Betreuung der Frauen vor allem in den späteren Lebensabschnitten. ● Rechte Seite: Seitenansicht der Wirbelsäule einer Frau mit 40, 60 und 70 Jahren. Durch den krankhaften Knochenschwund kommt es zu schwerwiegenden Veränderungen der Wirbelsäule. Durch mehrere Wirbelbrüche sackt die Wirbelsäule immer stärker zusammen – bis zu 20 cm.

Bei Frauen entsteht die Osteoporose meist acht bis zehn Jahre nach der letzten Menstruation. Die Erkrankung wird dann auch häufig als postmenopausale Osteoporose bezeichnet.

Die Männer bleiben nicht völlig von der Osteoporose verschont. Sie befällt bei ihnen hauptsächlich die langen Röhrenknochen. Männer sind meist erst im höheren Lebensalter davon betroffen. Da bei ihnen eine Östrogenbehandlung nicht in Frage kommt, müssen hier andere Möglichkeiten gesucht und versucht werden.

Bei Knochenerkrankungen ist zur medikamentösen Behandlung auch an ein altbekanntes Naturprodukt, den *Lebertran*, zu denken. In der Tat ist eine Lebertranbehandlung für die Dauer von 6–8 Wochen, täglich 1 Eßlöffel nach dem Essen, sehr geeignet, das Leiden mit seinen Beschwerden günstig zu beeinflussen und die Knochen wieder zu festigen. Dagegen ist eine moderne chemotherapeutische Behandlung mit *Fluoriden* zwar auch wirksam, aber mit erheblichen Nebenwirkungen belastet.

Einer zusätzlichen Behandlung mit *Vitamin D* ist durchaus zuzustimmen; sie muß aber in Intervallen, also mit Pausen, geschehen und sollte vom Hausarzt kontrolliert und verordnet werden, da Überdosierungen zu Gefäßschäden führen können.

Da auch eine Fehlernährung angesprochen ist, stellt sich natürlich die Frage, ob Knochenerkrankungen diätetisch zu beeinflussen sind. Die Frage ist unbedingt zu bejahen, da nur eine vollwertige, natürliche Kost die Voraussetzungen schafft, um die Selbstheilungskräfte im Organismus zu wecken. Diese Kost ist eingehend im ersten Kapitel dieses Buches beschrieben.

Unter dem Einfluß der heilenden Wirkungen der Rohkost, der vegetarischen

Vollwerternährung und der heilkräftigen pflanzlichen Öle wird auch die gezielte Behandlung mit Lebertran und den Vitaminen D, E, C und B_1 eine entscheidende Unterstützung erfahren. Darüber hinaus ist eine *Bewegungstherapie* für längere Zeit notwendig und erfolgreich.

Aus der Besprechung der Behandlungsmöglichkeiten wird deutlich, daß das Hauptziel einer Behandlung die Vorbeugung (Prävention) sein muß. Es ist bis heute immer noch nicht oder kaum möglich, eine vorhandene Osteoporose zurückzubilden. Die einmal entstandenen Schäden sind nicht umkehrbar. Es muß deshalb vor allem darum gehen, alle Faktoren zu erforschen und anzuwenden, die geeignet erscheinen, die Entstehung der Krankheit zu verhindern.

Die Osteoporose ist mittlerweile zur Volkskrankheit geworden. Es gibt kaum noch einen medizinischen Kongreß, auf dem die Osteoporose nicht eines der wichtigeren Themen abgibt. Sie muß jedoch nicht das unabänderliche Los des alternden Menschen sein, wenn dieser bereit ist, aktiv an seiner Gesundheit zu arbeiten.

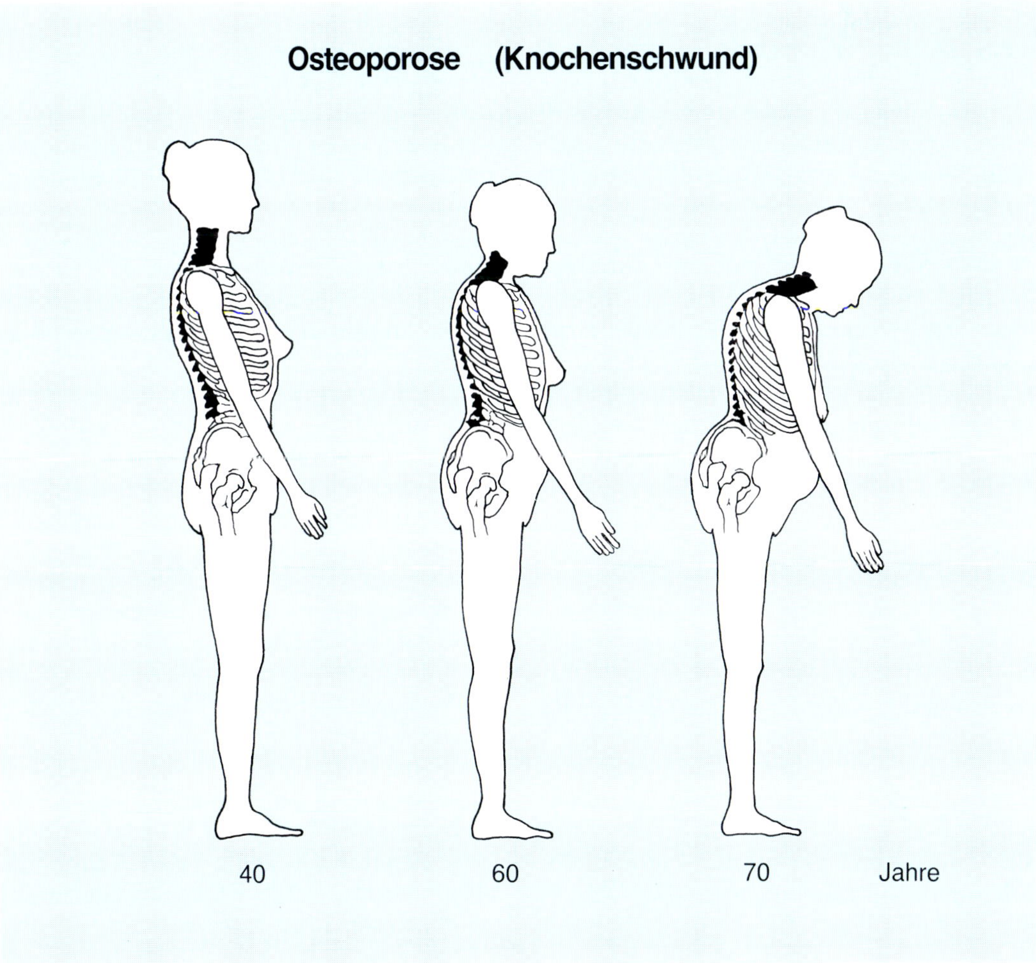

Rheumatische Erkrankungen – auch eine Ernährungsfrage?

Im allgemeinen möchten alle Menschen, die an einer chronischen Erkrankung leiden, über ihre Krankheit aufgeklärt werden, um an einer günstigen Beeinflussung ihres Leidens mitwirken zu können. Das gilt in besonderer Weise für die Zuckerkrankheit und die Herz-Kreislauf-Erkrankungen, mit Sicherheit aber auch für das weitverbreitete Rheumaleiden in seinen mannigfaltigen Erscheinungsformen.

Trotz intensiver Forschung und eines hohen Erkenntnisstandes sind die Ursachen dieser schwerwiegenden Erkrankung noch nicht wirklich überzeugend geklärt. Im wesentlichen beschränkt sich deshalb dieses Kapitel auf die Schilderung der Behandlungsmöglichkeiten durch Ernährung bzw. Diät. In der Frage der Heilkost bei Rheumatismus sind sich die Ärzte noch nicht einig; wir müssen uns daher hauptsächlich auf das Erfahrungswissen einiger fortschrittlicher Ärzte stützen, um von ihnen zu lernen.

Was ist Rheumatismus?

Unter der Bezeichnung Rheumatismus fassen wir heute eine große Zahl verwandter Krankheitsbilder zusammen, da sie alle in mehr oder weniger ausgeprägter Form die beiden Hauptmerkmale des Rheumatismus, nämlich *Schmerzen* und *Schwellungen,* aufweisen. Der Rheumatismus kann akut und chronisch auftreten, wobei die Schmerzen oftmals im Körper herumziehen oder auch plötzlich und sprunghaft einzelne Körperteile befallen und das „Reißen" auslösen. Aber nicht nur die Schmerzen, sondern auch die Schwellungen können in allen Formen und Stärkegraden vorhanden sein, hartnäckig bestehen bleiben oder auch ebenso plötzlich, wie sie gekommen sind, verschwinden, um an anderer Stelle wieder aufzutreten. Die Erscheinungen lokalisieren sich mit Vorliebe in der Muskulatur, in den Gelenken oder Nerven. In selteneren Fällen gibt es einen Rheumatismus des Bauchfells, des Brustfells, des Herzbeutels oder der Herzmuskulatur, der Augenbindehäute, der Hirnhäute oder selbst des Gehirns. Je nach dem Gewebe, an dem sich das Rheumaleiden besonders äußert, sprechen wir von Muskel-, Nerven- oder Gelenkrheumatismus oder vom Rheumatismus der entsprechenden inneren Organe.

Eine Sonderform des Rheumas ist wahrscheinlich die *Gicht.* Nervenrheumatismus bezeichnet man auch als *Neuralgie.* Werden die hinteren Nerven der Hüftgegend ergriffen, so sprechen wir von *Ischias.* Treten die Erscheinungen in den Muskelgruppen der Kreuzgegend auf, so heißt das Leiden *Hexenschuß* oder *Lumbago.* Rheuma erfaßt also die verschiedensten Körpergewebe und ist deshalb eine *Allgemeinerkrankung.* Die naturheilkundliche Medizin hat den Rheumatismus immer als Allgemeinerkrankung aufgefaßt.

Sie vertritt die Auffassung, daß alle Erscheinungsformen des Rheumas einheitlich entstehen. Die gemeinsame Grundlage aller rheumatischen Erkrankungen wäre demnach zunächst eine Funktionsstörung der nervös-hormonalen Vorgänge im Zentralnervensystem. Mit dieser Hypothese läßt sich arbeiten.

Aus ihr leitet sich die Vorstellung ab, daß die krankhaften Abläufe durch eine „entsprechende Behandlung" und „Wiederherstellung der Ordnung" wieder rückgängig gemacht werden können. Wenn allerdings die zentral-nervösen und hormonalen Störungen zu lange andauern – so könnte man sich weiterhin vorstellen –, tritt schließlich eine völlige Lähmung der Funktionen, eine irreparable Zerstörung der nervösen und hormonellen Zentren ein. Deshalb sind selbstverständlich alle rheumatischen Erscheinungsformen ernst zu nehmen und schon in den Anfängen zu bekämpfen.

Diese Hypothese mit allen ihren Konsequenzen wird von der rein wissenschaftlichen Medizin allerdings bis heute abgelehnt.

Sie vertritt die Auffassung, daß keine Diät oder sonstige naturheilkundliche Maßnahme im Sinne einer ursächlichen Therapie zum Beispiel die chronische Polyarthritis (chronischer Gelenkrheumatismus) oder irgendeine andere Erscheinungsform des Rheumatismus zu heilen vermag.

Dazu ist ganz einfach zu sagen: Wenn eine Ursache nicht bekannt ist – und das ist beim Rheumatismus der Fall –, kann selbstverständlich auch keine Maßnahme „im Sinne einer ursächlichen Therapie" eingesetzt werden. Das gilt aber für jede wie auch immer geartete Behandlung, also auch für „wissenschaftlich anerkannte" chemotherapeutische, antiphlogistische, schmerzhemmende Therapien.

Die Rolle der Ernährungsheilkunde

Wir sind beim Rheumatismus, eben weil die ursächlichen Faktoren (vermutlich sind es viele und nicht nur einer) noch nicht ausreichend erforscht sind, auf die Erfahrungsheilkunde angewiesen. Schließlich ist keinem an Rheuma leidenden Menschen damit geholfen, daß wir ihn erst behandeln, wenn die Ursache seiner Erkrankung bekannt ist.

Dagegen sprechen auch die durchaus beachtenswerten Erfolge, die erfahrungsgemäß mit medikamentösen, physikalischen und diätetischen Maßnahmen erreicht werden können – wenn auch nicht im streng wissenschaftlichen Sinn einer „ursächlichen" Therapie.

Die Vorstellungen und Voraussetzungen, auf denen die wissenschaftliche Therapie ihre Arbeitsweise aufbaut, sind durchaus gerechtfertigt und anzuerkennen.

Für das notwendige praktische Handeln des Arztes sollte man aber auch die Arbeitshypothesen der naturgemäßen, auf den ganzen Menschen gerichteten Heilkunde gelten lassen. Miteinander, statt gegeneinander zu arbeiten wäre für beide Seiten außerordentlich nützlich. Nur so kann der Krankheitsverlauf so günstig wie möglich beeinflußt werden, und nur so lassen sich schwere Folgen verhüten.

Zu den vermutlichen ursächlichen Faktoren zählen unverträgliche Nahrungsmittel ebenso wie Stoffwechselgifte von Bakterien und anderen gesundheitsschädlichen Lebewesen. Sie vermögen eine entzündliche rheumatische Reaktion hervorzurufen, wie es zum Beispiel beim Streptokokken-Rheumatismus bekannt ist.

Streptokokken sind Eitererreger; eine besondere Art, der Streptokokkus viridans, ist der Erreger der Herzinnenhautentzündung *(Endocarditis lenta)*. Es wird daher immer wieder nachdrücklich darauf hingewiesen, daß Infektionsherde, in denen man auch eine Ursache des Rheumatismus sehen muß, beseitigt werden müssen. Solche Infektionsherde sind zu suchen in Zähnen, Mandeln, Nasennebenhöhlen, Blinddarm, Darm, Gallenblase, Eierstöcken und Vorsteherdrüse.

Einteilung der rheumatischen Erkrankungen

Da wir über die eigentlichen Ursachen des Rheumatismus keine wissenschaftlich befriedigenden und überzeugenden Aussagen machen können, bleibt uns nur eine Einteilung der zahlreichen Erscheinungsformen nach ihrer Lokalisation und eine Beschreibung dieser Formen nach Auftreten und Verlauf.

Die heute allgemein befürwortete Einteilung zeigt nachfolgende tabellarische Übersicht. Darin ist die Gicht nicht berücksichtigt, weil sie als besondere Form der Arthritis einer Diätbehandlung bedarf, die im nächsten Kapitel dargestellt ist.

Übersicht über die Erkrankungen des rheumatischen Formenkreises

- Erkrankungen der Gelenke
  Entzündliche Gelenkserkrankungen:
  Chronische Polyarthritis, Gelenkserkrankung bei Schuppenflechte (Psoriasis)
  Degenerative Gelenkserkrankungen (Arthrosen)
- Erkrankungen der Wirbelsäule
  Entzündliche Wirbelsäulenerkrankungen:
  Bechterewsche Krankheit
  Nichtentzündliche Wirbelsäulenerkrankungen: Verschleißerkrankungen der Wirbelsäule, Haltungsstörungen der Wirbelsäule
- Erkrankungen der Weichteile der Bewegungsorgane
  Entzündliche Muskelerkrankungen:
  Rheumatische Polymyalgie
  Nichtentzündliche Muskelerkrankungen
  Erkrankungen der Sehnen und Sehnenscheiden (entzündlich und nichtentzündlich)
  Erkrankungen der Schleimbeutel
  Schultersteife
- Knochenerkrankungen
  Osteoporose
  Rachitis
  Osteomalazie
  Pagetsche Erkrankung (Morbus Paget).

Folgen der rheumatischen Erkrankungen

Alle entzündlich-rheumatischen Reaktionen, ganz gleich wodurch sie auch zustande kommen, führen in den betreffenden Geweben oder Organen zunächst zu Funktionsstörungen und – je nach Lokalisation – zu oft erheblichen Beschwerden, vor allem zu Schmerzen, Schwellungen und Bewegungseinschränkungen. Meist werden diese noch durch von außen kommende schädigende Einflüsse wie Kälte, Überanstrengung, Klimawechsel, Genußmitteleinwirkung und andere beträchtlich verstärkt.

Die erste Folge der Funktionsstörungen sind Durchblutungsstörungen an den betreffenden Organen und Gelenken und damit Ernährungsstörungen. Ein mangelhafter Austausch von Nährstoffen und Stoffwechselprodukten aber beeinträchtigt die Gewebsatmung erheblich.

Spielen sich die entzündlich-rheumatischen Prozesse an den Gelenken ab, so sprechen wir von einer *Arthritis,* an der Wirbelsäule von einer *Spondylitis,* an der Muskulatur von einer *Myositis* und am Knochen von einer *Osteo-Arthritis.* Betrifft diese Störung den Herzmuskel, so ergibt sich der Zustand der rheumatischen Herzmuskelerkrankung (Myocarditis), während sich an den Herzklappen die Herzklappenentzündung (Endocarditis) entwickeln kann. Lokalisiert sich die rheumatische Entzündung an den Hormondrüsen, zum Beispiel der Nebennierenrinde, so wird die Hormonbildung und Hormonabgabe an das Blut ernsthaft beeinträchtigt. Wir wissen aber, daß Störungen im Hormonhaushalt der Nebennierenrinde, die zum Beipiel das Cortison (Cortisol) produziert, eine rheumatische Erkrankung zum Ausbruch bringen können.

In ähnlicher Weise können auch die Keimdrüsen erkranken. Auch die Leber kann von entzündlich-rheumatischen Pro-

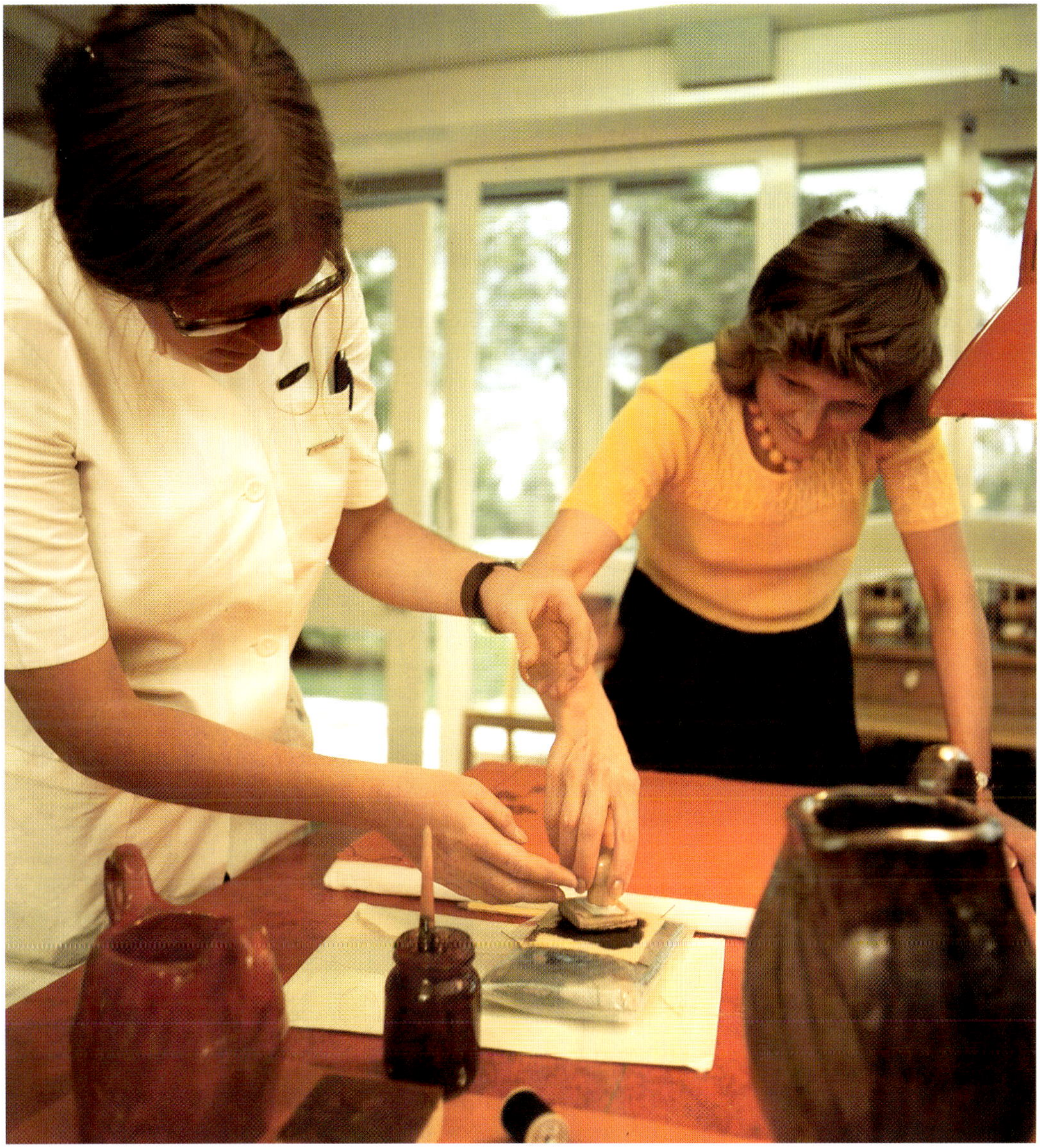

Die Beschäftigungstherapie ist eine unerläßliche Voraussetzung, um Rheumakranke wieder den Gebrauch ihrer Glieder zu lehren und ihnen damit die Eingliederung in das normale Alltagsleben zu ermöglichen.

zessen betroffen werden. Daraus ergibt sich das Krankheitsbild der rheumatischen Leberentzündung, die zum Lebersiechtum führen kann, wenn sie nicht rechtzeitig erkannt wird. Man weiß auch von rheumatisch bedingten oder rheumaauslösenden Störungen der Nierendurchblutung, von Verschiebungen in der Zusammensetzung der Eiweißbestandteile des Blutes, von erheblichen Veränderungen des Enzymgehaltes der Gewebe und der Knochenmarksfunktionen.

Heilkost bei rheumatischen Erkrankungen

Es wird zwar von Vertretern der rein wissenschaftlichen Medizin behauptet, die Ernährung habe nichts mit den rheumatischen Erkrankungen zu tun. Dem muß ich widersprechen. Zudem gilt immer noch der Satz, daß die wissenschaftliche Wahrheit von heute sich schon morgen als Irrtum erweisen kann *(Uexküll)*.

Es war Dr. *Max Bircher-Benner*, der mit konsequenten Fasten-, Rohsaft- und Rohkostkuren echte Heilungen von Gelenkrheumatismus erzielen konnte und damit den Zusammenhang zwischen Ernährung und Rheumatismus erhellte. Nach langer Praxis und intensiver Beschäftigung mit Ernährungs- und Diätfragen bin ich zu der Überzeugung gelangt, daß allgemeine Krankheitsursachen, darunter Ernährungsfehler, maßgeblich an der Entstehung rheumatischer Prozesse und von Gewebsschädigungen beteiligt sind.

Heilkost bei den geschilderten rheumatischen Erkrankungen

Wer sich die Zusammenhänge vor Augen hält, wird sich sagen müssen, daß es vergeblich ist, nach einem einzelnen Stoff zu suchen, den man als „das Rheumamittel" bezeichnen könnte. Diese Suche ist hoffnungslos, obwohl natürlich bei dem komplizierten Rheumageschehen das eine oder andere „Heil"-Mittel Linderung oder Besserung bringt und daher auch in keiner Weise abgelehnt werden darf.

Die Grundlage der Rheumabehandlung bildet aber auch hier die Heilkraft unserer Nahrung, einer Nahrung, bei der alle Faktoren zugeführt werden, die die Harmonie der Gewebs- und Organfunktionen aufrechterhalten, und Faktoren, die den Organismus in die Lage versetzen, seine natürliche Ordnung und das Zusammenspiel seiner Kräfte wiederherzustellen, soweit ein endgültiger Gewebsschaden das nicht unmöglich macht. Das ist – nach einer der Persönlichkeit des Kranken angepaßten Fasten-, also Reinigungsperiode – die **Rohsaft- und Rohkostkur,** wie sie am besten in einer entsprechenden Klinik oder einem speziell darauf eingestellten Sanatorium durchgeführt werden kann. Auch nach Abschluß einer solchen Kur wird noch lange Zeit eine vegetarische Vollkost notwendig sein, die immer wieder durch Obst- und Safttage zu unterbrechen ist. Auch kommen als Nachkur alle Verfahren zur allgemeinen und örtlichen Anregung der Gewebsdurchblutung und Gewebsentschlakkung, also Blutreinigungskuren, Hitzeanwendungen, Bestrahlungen, Bäder, Massagen, Einreibungen und Medikamente, zu ihrem vollen Recht.

Die Ernährung ist ganz allgemein als Heilmittel für das Rheumageschehen von großer Bedeutung. Sie verlangt von uns um so größere Beachtung, als das Rheumaleiden von jedem Betroffenen wie vom Volksganzen außerordentlich große Opfer erfordert.

Die allgemein beliebten **Rheumatees** haben im Rahmen der Allgemeinbehandlung auch heute noch ihre Berechtigung. Sie sind in der Lage, den Gewebsstoffwechsel und die Hormondrüsenfunktionen anzuregen, die Ausscheidungsorgane in ihrer Arbeit zu unterstützen und die Entgiftungsfunktionen – insbesondere der Haut und der Leber – zu steigern.

Wer sich einen Rheumatee aus selbstgesammelten oder im Garten gezogenen Heilpflanzen zusammenstellen will, der nehme je 20 g Spierstaudenblüten, Lindenblüten, Goldrute, Johanniskraut und Holunderblüten und bereite aus 1 Teelöffel dieser Mischung 1 Tasse Tee als Aufguß und trinke täglich 2 Tassen dieses Tees.

Gute Rheumatees gibt es fertig auch in Apotheken, Drogerien und Reformhäusern zu kaufen.

Natürlich darf man von einem solchen Tee nicht mehr verlangen, als im Rahmen dieser Erörterungen des Rheumaproblems überhaupt verlangt werden kann. Er bildet aber häufig einen nützlichen Faktor im Heilplan des Rheumakranken und sollte neben der Heilkost und den physikalischen Maßnahmen, besonders langdauernden feuchten Packungen, nicht in Vergessenheit geraten.

Die Anschauungen über den Begriff des „Rheumatismus“ sind noch widersprechend. Ich habe mich daher auf eine ganz allgemeine Begriffsbestimmung festgelegt, die weit genug ist, um alle mehr oder weniger auseinanderstrebenden Meinungen einzuschließen. Vielleicht wird sich später eine engere und charakteristischere Definition ergeben.

Die Forschungen der letzten Jahre, die uns immerhin einen wesentlich tieferen Einblick in die Vielfältigkeit der rheumatischen Krankheitserscheinungen gebracht haben, führten auch dazu, daß eine Reihe von neuen „Heilmitteln“ hergestellt wurde. Fast gerät man in Gefahr, die einfache und natürliche diätetische Behandlung darüber zu vergessen und die guten Erfahrungen, die unsere Fastenärzte sich im Laufe vieler Jahre erarbeitet haben, zu mißachten.

Neben der *Salicylsäure* und einigen Butazolidinpräparaten war es vor allem das *Cortison,* ein Hormon der Nebennierenrinde, das, zuerst als Wundermittel gepriesen, mit Erfolg bei der Behandlung von Erkrankungen des rheumatischen Formenkreises eingesetzt wurde. Heute wissen wir, daß es nur so lange wirkt, wie man es verabreichen kann, und daß es als ernsteste Nebenwirkung die lokale Abwehrreaktion des Organismus gegen Infektionen hemmt. Es hat uns also in mancher Hinsicht enttäuscht. Man fand eine Reihe von Abwandlungsprodukten, die sogenannten *Kortikoide* (z. B. Prednison, Prednisolon, Triamcinolon und Dexamethason), die zum Teil eine wesentlich stärkere antirheumatische Wirkung entfalten. Der anfängliche Jubel ist aber heute einer erheblichen Zurückhaltung gewichen. Man sollte Kortikoide nur dann längere Zeit geben, wenn es damit gelingt, das Leben erträglicher zu gestalten. Die Suche nach wirkkräftigen, dabei aber ungefährlicheren antirheumatischen Stoffen erbrachte eine ganze Anzahl cortisonfreier Chemotherapeutika.

Die neuen Erkenntnisse über die Mitbeteiligung des Hormondrüsensystems, insbesondere der Hypophyse und der Nebennierenrinde, am rheumatischen Geschehen haben auch eine an sich alte Rheumabehandlung wieder aktuell werden lassen, nämlich die Behandlung mit **Goldsalzen.** Man fand, daß diese, besonders in Verbindung mit anderen Wirkstoffen (Kreatinin, Phosphorsäure- und Ammoniumverbindungen), die Funktion der Hirnanhangsdrüse (Hypophysenvorderlappen) und der Nebennierenrinde steigern und einen antirheumatischen Effekt auslösen wie das Cortison. Es ist durchaus denkbar, daß nach weiterer Aufklärung der ursächlichen Faktoren sich eine Kombination von Wirkstoffen finden läßt, die den Rheumatismus zumindest in Schach hält, zumal wir inzwischen auch die günstige Wirkung von *Vitamin C, Vitamin E* und einigen einfachen *Nebennierenrindenhormonen* kennengelernt haben und *Bäder* und *Massagen* zielbewußter als je einsetzen können.

Dennoch wird der Rheumatismus keinen Rückzug antreten, wenn wir uns nicht entschließen, die natürliche Voraussetzung für eine etwa noch mögliche Heilung und vor allem für die Verhinderung des Rheumas zu schaffen: vollwertige, mäßige, kochsalzarme und eiweißarme Kost (im Durchschnitt 0,7 g Eiweiß je Kilogramm Körpergewicht), Verwendung von Rohsäften, Rohkost, Obst, Gemüse, Salat, vollwertigen Getreideprodukten, Milch, Honig, kaltgeschlagenen Ölen und Fastentage, wenn nicht gar Fastenkuren.

Die Gicht ist wieder „modern“

Die *Gicht* gehört zu den ältesten bekannten Leiden und hat schon vielen Menschen das Leben zur Hölle gemacht. Gicht ist im Grunde genommen unheilbar, aber selten tödlich. Vermutlich ist auch ein Erbfaktor an ihr beteiligt, wie bereits *Hippokrates* erkannte. Meist macht sie sich anfallartig bemerkbar. In den Frühstadien der Krankheit treten die Anfälle meist ein- bis zweimal jährlich, gewöhnlich Ende Januar bis Anfang Februar und wiederum im Herbst, auf. Sie bevorzugen das männliche Geschlecht und beginnen am häufigsten kurz nach Mitternacht. Die ersten Anfälle äußern sich in der Regel im vierten Lebensjahrzehnt durch plötzlich auftretende schmerzhafte Anschwellungen eines Gelenks, vorwiegend eines Fuß- oder Handgelenks. Hierbei ist in der Mehrzahl der Fälle das Großzehengrundgelenk betroffen.

Die Wirbel- und Hüftgelenke werden nur äußerst selten in Mitleidenschaft gezogen. Die Zwischenzeit bis zum nächsten Anfall kann Jahre dauern, später folgen jedoch die Anfälle in kürzeren Abständen aufeinander.

Über das Wesen der Gicht besteht bis heute noch keine Klarheit. Wir wissen, daß es eine *Purinstoffwechselstörung* ist, die familiär auftritt. Wir wissen auch, daß Personen, die aus einer zu Gicht neigenden Familie stammen, für Gicht anfällig sind und einen Anfall bekommen können, wenn sie sich mit der Nahrung zuviel purinhaltige oder purinliefernde Nahrungsmittel zuführen (zum Beispiel Schlachtfleisch, besonders von zellkernreichem, weißem Fleisch, Kaffee, Tee und Schokolade). Der Ausdruck Purine umfaßt die reine Harnsäure sowie einige Harnsäureabkömmlinge (Adenin, Hypoxanthin, Guanin, Xanthin und die pflanzlichen Methylpurine Theobromin, Theophyllin und Coffein).

Bei regelmäßiger reichlicher Zufuhr harnsäurebildender Nahrung steigt der Harnsäurespiegel im Blut an, weil die *Ausscheidungsfähigkeit der Nieren für Harnsäure sehr begrenzt ist.* Das Ansteigen der Harnsäure im Blut bildet zwar einen starken Anreiz für das Gehirn – denn die Harnsäure ist ein mächtiges Stimulans, eine Nerven- und Geistespeitsche –, es darf aber nicht übersehen werden, daß die Harnsäure- oder Purinüberflutung des Organismus auch die Ursache oder zumindest die Mitursache vieler Krankheiten sein kann. Allein die gewohnheitsmäßige Stimulierung des Nervensystems verhindert die Erholungsfunktion, schwächt den Organismus und macht ihn anfällig für vorzeitige Abnützungs- und Degenerationserscheinungen.

Während eines Gichtanfalls lagert sich Harnsäure in Form kleiner Kristalle in den Bein- und Armgelenken ab. Ob der peinigende Schmerz von diesen Ablagerungen abhängig ist, weiß niemand, da es oft genug auch Harnsäureablagerungen ohne jeden Schmerz gibt.

Wenn der Harnsäureanstieg im Blut auch nicht allein für die Erkrankung an Gicht verantwortlich gemacht werden kann, so zeigt er uns aber doch das Bestehen einer solchen Erkrankung an. Es ist nun immer

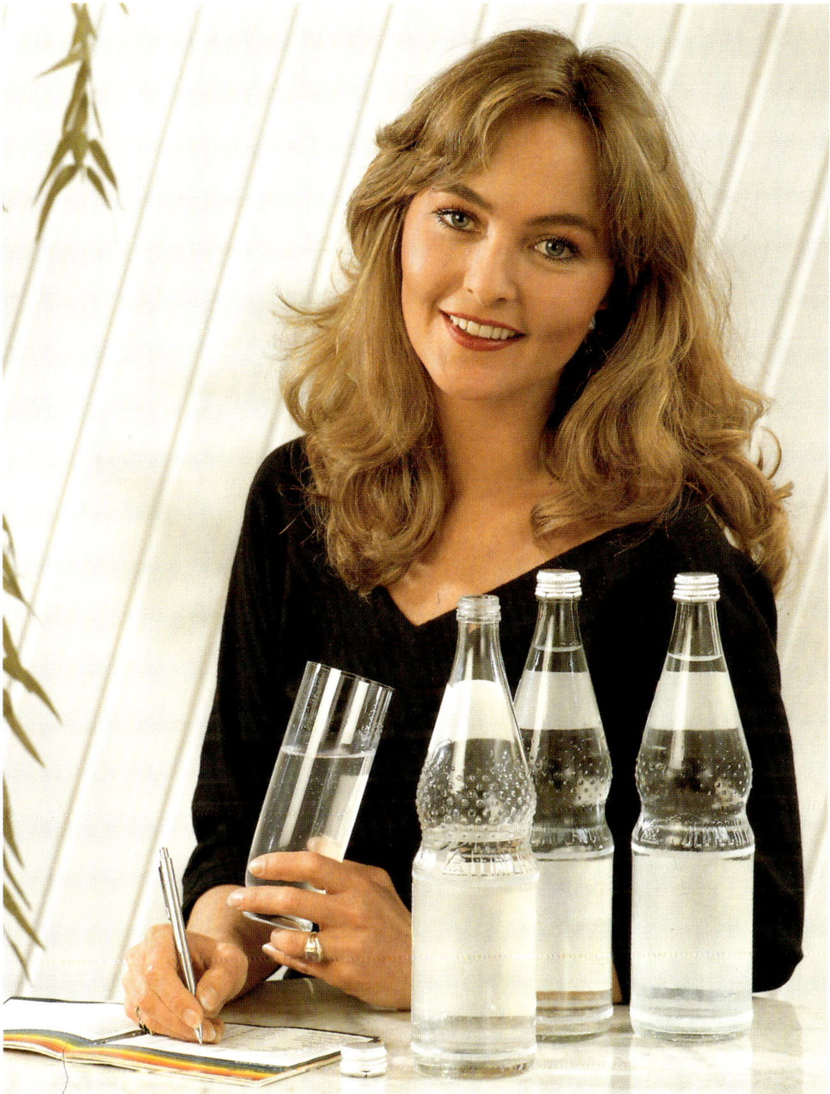

Frisches, klares Wasser ist schon für den gesunden Menschen das beste Getränk, erst recht für den kranken. Bei erhöhten Harnsäurewerten im Blut hilft eine Mineralwassertrinkkur, die Harnsäure auszuschwemmen.

wieder festzustellen, daß jene Diät am ehesten die Krankheit hemmt und die Beschwerden wenigstens in den Frühstadien völlig beseitigt, bei der alle Lebensmittel und Getränke, die die Bildung von Harnsäure fördern, rücksichtslos ausgeschieden werden und dafür eine frischkostreiche, vollwertige Kost ohne tierisches Eiweiß, zumindest aber ohne Fleisch und Reizmittel, verabreicht wird. Es lohnt sich daher, diese Diät kennenzulernen und anzuwenden.

Häufig begegnet uns die Gicht in Verbindung mit Arterienverkalkung, Blutdruckerhöhung, Fettsucht, Schuppenflechte, Gallensteinen oder Zuckerkrankheit. Arterienverkalkung ist sogar eine fast regelmäßige Begleiterscheinung oder Komplikation der Gicht. Gichtkranke leiden daher auch häufig an Herzangst *(Angina pectoris)* und meist auch an einer auffallend starken Erregbarkeit der Blutgefäßzentren des Mittelhirns (Vasomotorenzentrum). Die pyknische Körperverfassung (untersetzt, dickleibig) wird von der Gicht anscheinend bevorzugt.

Gicht-Diät

Prinzip der Diät: Allgemeine Einschränkung der Eiweißzufuhr (40–70 g pro Tag) unter Ausschluß aller Nahrungsmittel, die sehr viel Kerneiweißstoffe (Purinbasen) und damit Harnsäurebildner enthalten. Schädlich wirkende Nahrungseiweiße möglichst ausschalten (durch Test).

Weitgehendes Einsparen von Fett (höchstens 1 g je kg Körpergewicht, im Durchschnitt also 70 g pro Tag) unter Bevorzugung der Öle mit einem hohen Gehalt an hochungesättigten Fettsäuren (kaltgeschlagene Pflanzenöle, besonders Sonnenblumenöl).

Ausschalten von Hefe, Hefebrot und Teigwaren. Bei „Brotgicht" muß auch Roggen oder Weizen (je nach Testergebnis!) gemieden werden.

Einhalten von Obst-, Obstsaft- und strengen Rohkosttagen für längere Zeit (½ Jahr und länger!).

Keine besonders eingreifenden Diätmaßnahmen, kein strenges Vollfasten!

Die gebotene und notwendige Eiweißmenge muß vorzugsweise durch Milcheiweiß erreicht werden (3mal täglich 50–100 g Quark in verschiedenster Zubereitung).

Möglichst kein Kochsalz*zusatz;* wo er unumgänglich ist, nur Meersalz oder Diätsalz verwenden.

Eine *purinfreie Kost* (strenge Gichtkost) darf weder Fleisch noch Fisch enthalten, sondern nur Nahrungsmittel mit einem Puringehalt *unter 30 mg.* Sie besteht also nur aus Zerealien (Getreideprodukten), Obst, bestimmten Gemüsen und Salaten, Milch und Milchprodukten und wenig Eiern. Eine purinfreie oder strenge Gicht-Diät ist nur zeitweilig (Tage oder auch Wochen) notwendig.

Eine *purinarme Kost* muß alle Nahrungsmittel mit einem Puringehalt von über *0,1 % vermeiden.* Das tierische Eiweiß kommt hierbei hauptsächlich in Form von Milchprodukten in Frage. Diese Kost muß bei jedem Gichtkranken meist drei bis sechs Monate lang, wenn nicht sogar dauernd durchgeführt werden.

Während eines akuten Anfalles stellt man am besten jede Nahrungszufuhr, außer Obstsäften, ein.

Unbegrenzt erlaubt sind Kohlenhydrate, Fette in Form von Öl und Butter (bis zur Höchstmenge, wenn kein Übergewicht!), Obst aller Art roh und gekocht, Gemüse und Salate (außer Pilzen und Spinat), Kürbis.

Allgemein verboten sind alle purinhaltigen Speisen, also Fleisch, Kraftbrühen, Innereien, Fisch, Hülsenfrüchte, Hefe und Hefegebäck.

Nahrungsmittel unter 30 mg Puringehalt

(bei purinfreier Kost erlaubt)

Alle Gemüse und *Salate* außer Spinat (72 mg), Rapunzeln und Kohlrabi (beide 33 mg).

Alle Pilze außer Steinpilzen, Pfifferlingen (beide 54 mg), Morcheln (33 mg).

Alles Obst – alle Nüsse – alle Zerealien (Grieß, Schrot, Getreideflocken und Brot).

Nahrungsmittel über 100 mg Puringehalt

(in jedem Falle zu vermeiden)

Alle Fleischsorten außer Hammelfleisch (78 mg), Huhn (78 mg), Gans (99 mg), Rindfleischbrühe (45 mg).

Beispiel einer Tageskost
(Dauerkost)

1. Frühstück:	Hagebuttentee, Vollkornbrot, Butter, Quark, Honig
2. Frühstück:	Rohes Obst
Mittags:	Grüner Salat, Champignongulasch mit Tomatenreis, Fruchtgelee, rote Grütze oder Apfelschnee
Nachmittags:	Obstsaft oder Tee, Knäckebrot, Butter, Marmelade
Abends:	Gedünstete Tomaten mit Petersilienreis, Rote-Bete-Salat, Knäckebrot, Butter

Alle Fischarten außer Lachs (72 mg), Bückling, Schleie (beide 84 mg).

Hülsenfrüchte außer Erbsen (54 mg), Bohnen (54 mg), frische Schoten (81 mg).

Nährstoffmenge und Kalorienzahl: Die Kalorienzahl sollte, je nach Körpergewicht, zwischen 2000 und 2500 liegen. Übergewicht muß durch Unterernährung beseitigt werden.

Eiweiß:	40– 60 g pro Tag
Fett:	40– 60 g pro Tag
Kohlenhydrate:	300–400 g pro Tag

Bei den angegebenen Mindestmengen (E 40, F 40, Kh 300) beträgt die Kalorienzahl etwa 1800, bei den Höchstmengen (E 60, F 60, Kh 400) fast 2500.

Getränke und Trinkkuren: Zur besseren Ausschwemmung der Harnsäure sind nieren- und stoffwechselanregende Tees, Vitamin-C-haltige Getränke und Trinkkuren mit Mineralwässern (z. B. Fachinger, Kissinger Rakoczy, Heilquelle Neuselters: Friedrich-Christian-Quelle; Wildunger Wasser: Helenen- und Reinhardtsquelle), Meerwasser, Molke und destilliertem Wasser (1–2 l pro Tag, alle 2 Stunden ¼ l) durchzuführen.

Zu den Mahlzeiten sind auch folgende Getränke erlaubt: Hagebuttentee, Malventee, Apfeltee, Brombeerblättertee, Fruchtsäfte, Gemüsesäfte, Milch, Buttermilch, Malzkaffee.

Da Zitronensäure die Ausscheidung der Harnsäure stark erhöht, ist es empfehlenswert, täglich den Saft von zwei Zitronen in Form von Limonaden zu trinken.

Medikamente: Der behandelnde Arzt wird meist ein Präparat aus der Herbstzeitlose *(Colchicum autumnale)* verordnen, das harntreibend und abführend wirkt, aber nicht überdosiert werden darf, da es ein starkes Gift ist. Colchicum wirkt nur bei Gicht und verkürzt die Anfälle außerordentlich. Nur die homöopathische Zubereitung ab D 4 (Verdünnung 1 : 10 000) ist nicht mehr rezeptpflichtig.

Wenn die Schilddrüse Kummer macht . . .

Die Schilddrüse, die beim Erwachsenen etwa 20 bis 30 Gramm wiegt, ist ein hufeisenförmiges Organ und sitzt dicht unterhalb des Kehlkopfes vor der Luftröhre. Wenn Sie sie nicht ertasten können, ist das völlig in Ordnung; sie ist normalerweise nicht groß.

Die Hauptaufgabe der Schilddrüse besteht darin, zwei Hormone – L-Thyroxin (T_3) und L-Trijodthyronin (T_4) – zu produzieren und an das Blut abzugeben. Diese Hormone sind für den normalen Ablauf der Stoffwechselvorgänge von entscheidender Bedeutung. Sie beeinflussen sowohl physische als auch psychische Vorgänge. Sie sind gewissermaßen das Bindeglied zwischen Körper und Seele.

Die häufigsten Störungen

Gibt die Schilddrüse zu viel Hormon ab, nennt man das eine *Hyperthyreose* (Schilddrüsenüberfunktion). Sie kann sich in Herzjagen, gesteigerter Nervosität, Gewichtsabnahme trotz Heißhunger, Haarausfall, Muskelschwäche äußern – alles Anzeichen für einen abnorm beschleunigten Stoffwechsel.

Gibt sie zu wenig Hormon ab, so bezeichnet man das als *Hypothyreose* (Schilddrüsenunterfunktion). Der Stoffwechsel ist dann träge. Äußere Anzeichen dafür sind Wachstums- und Entwicklungsstörungen, leicht erniedrigte Körpertemperatur, niedrige Blutzuckerwerte, niedriger Blutdruck, Gewichtszunahme bei relativ geringer Nahrungszufuhr.

Voraussetzungen für eine normale Schilddrüsenfunktion

Soll die Schilddrüse normal ihre Arbeit tun, müssen folgende Voraussetzungen erfüllt sein:

- Ausreichende Eiweißzufuhr, denn zum Aufbau der Schilddrüsenhormone werden die Aminosäuren Tyrosin (nicht essentiell) und Phenylalanin (essentiell) benötigt.
- Ausreichende Zufuhr von Vitamin A und Carotinoiden (Vorstufen von Vitamin A). Der Tagesbedarf des Erwachsenen liegt bei 0,9 bis 1,2 mg Vitamin A.
- Optimale Versorgung mit Jod. Der Tagesbedarf des Erwachsenen liegt bei 75–150 mcg (Mikrogramm).
- Ausreichende Zufuhr der Spurenelemente Kupfer und Kobalt sowie von Vitamin B_{12}.

Eine genügende Eiweißzufuhr ist bei einer vollwertigen Kost praktisch immer gewährleistet.

Die Rolle des Vitamins A und der Carotinoide

Die *Vitamin-A-Zufuhr* ist häufig nicht ausreichend, weil bei der Essensbereitung nicht auf genügend Vitamin-A-spendende Nahrungsmittel geachtet wird. Die Schilddrüsenzellen benötigen dieses Vitamin aber, um ihre Funktionen erfüllen zu können.

Vitamin-A-Mangel wirkt sich auf Dauer nicht nur auf die Schilddrüsenfunktion aus, sondern auch auf eine Reihe anderer Organsysteme, vor allem auf die Augen. Das früheste Mangelsymptom ist die Nachtblindheit. Vitamin-A-Mangel läßt sich leicht durch eine carotinoid- und Vitamin-A-reiche Ernährung beheben.

Carotinoide sind pflanzliche Farbstoffe, von denen einige Vitamin-A-Vorstufen sind. Zu diesen gehört das Beta-Carotin, unser wichtigster Vitamin-A-Spender. Das mit der Nahrung zugeführte Beta-Carotin wird vom Körper zu etwa 50 Prozent ausgenutzt und hauptsächlich in den Fettzellen des Körpers gespeichert, das fertige Vitamin A dagegen in der Leber.

Carotinoide und Vitamin A sind fettlöslich. Sie können daher vom Darm nur verwertet werden, wenn die Nahrung Öle und Fette enthält. Deshalb sollten Vitamin-A- bzw. carotinoidreiche Nahrungsmittel am besten in Pflanzenöl oder Pflanzenmargarine gedünstet, als Salat mit Pflanzenöl angemacht oder mit Milch, Butter oder Sahne „aufgewertet" werden. Dabei ist zu beachten, daß der Anteil tierischer Fette an der Nahrung möglichst niedrig gehalten wird!

Da die Carotinoide relativ unempfindlich gegen Licht und Luft sind, halten sich die Verluste bei schonender Zubereitung in der Küche in Grenzen. Das fertige Vitamin A, das sich überwiegend in tierischen Lebensmitteln findet, ist dagegen sehr licht- und sauerstoffempfindlich.

Bei Fettverdauungsstörungen, akuten und chronischen Infektionen werden die im Fettgewebe, in der Leber und in den Nebennieren gespeicherten Carotinoide schnell aufgezehrt. Bei längerem Fehlen der Carotinoide und des Vitamins A wird das normalerweise zwischen den Schilddrüsenhormonen und den Carotinoiden bestehende Gleichgewicht im Stoffwechsel so tiefgreifend verändert, daß es zur Funktionsstörung (Unter- oder Überfunktion) und zur Kropfbildung kommt.

Eine Übersicht über die Obst- und Gemüsesorten mit besonders hohem Vitamin-A- bzw. Carotinoid-Gehalt finden Sie in der obigen Tabelle. Ferner zählen auch frische Vollmilch, Butter, Käse und Sahne zu den wichtigsten Vitamin-A-Lieferanten.

Vitamin-A-Gehalt je 100 g Frischsubstanz

Chicorée	0,22 mg
Broccoli	0,32 mg
Endivien	0,33 mg
Gartenkresse	0,37 mg
Mangold	0,58 mg
Feldsalat	0,65 mg
Petersilie	0,73 mg
Gemüsefenchel	0,78 mg
Spinat	0,82 mg
Grünkohl	0,83 mg
Möhren	1,10 mg
Löwenzahn	1,33 mg
Papaya	0,13 mg
Holunderbeeren	0,18 mg
Sanddornbeeren	0,25 mg
Aprikose, frisch	0,30 mg
Guave	0,30 mg
Kumquat	0,40 mg
Vogelbeeren (Eberesche)	0,42 mg
Aprikose, getrocknet	0,77 mg
Passionsfrucht	0,60–1,00 mg
Kaki	0,60–1,20 mg
Mango	0,50–5,00 mg

Jodbedarf und Jodstoffwechsel

Von noch größerer Bedeutung als eine ausreichende Vitamin-A-Zufuhr ist eine optimale Versorgung der Schilddrüse mit Jod. In der Bundesrepublik ist ein großer Teil der Bevölkerung von ständigem Jodmangel betroffen. Normalerweise verfügt die Schilddrüse über einen Jodvorrat von 2–6 mg. Um diesen Vorrat aufrechterhalten zu können, müssen täglich etwa 150 Mikrogramm (mcg) Jod mit der Nahrung zugeführt werden.

Zu den natürlichen Jodquellen gehört vor allem das Trinkwasser. In manchen Gebieten unseres Landes – hauptsächlich im Süden – ist der natürliche Jodgehalt des Trinkwassers viel zu niedrig, um einen nennenswerten Beitrag zur Jodversorgung leisten zu können.

Daneben kommen nur noch pflanzliche und tierische Nahrungsmittel als Jodlieferanten in Frage. Der Jodgehalt von Obst und Gemüse schwankt jedoch je nach den Bodenverhältnissen sehr stark und ist häufig so niedrig, daß er einfach nicht ausreicht.

Eine zu geringe Jodzufuhr führt zu einer sinkenden Hormonbildung in der Schilddrüse, also zu einer Schilddrüsenunterfunktion und unter Umständen zum Jodmangelkropf (der aber auch andere Ursachen haben kann, die vom Arzt festgestellt werden müssen). Beides läßt sich mit Jod und Schilddrüsenhormonen behandeln. Diese Behandlung kann aber nur der Arzt vornehmen, denn gerade bei der Schilddrüse ist das Gleichgewicht äußerst empfindlich, und Gleichgewichtsstörungen haben böse Folgen.

In Gegenden, in denen der Kropf relativ häufig auftritt, ist Jodmangel im Trinkwasser als Ursache sehr wahrscheinlich. Hier kann es angebracht sein, vorbeugend besonders jodhaltige Nahrungsmittel zu verzehren und mit Jod angereichertes Speisesalz zu verwenden. Reich an Jod ist insbesondere Seefisch. 100 g Seefisch enthalten im Durchschnitt 51–130 mcg Jod. Das bedeutet, daß der Tagesbedarf an Jod mit etwa 200 g Seefisch gedeckt werden könnte.

Tagesbedarf an Jod

Säuglinge, Kleinkinder	50–80 mcg
Kinder (1–9 Jahre)	100–140 mcg
Jugendliche und Erwachsene	180–200 mcg
Schwangere	230 mcg
Stillende	260 mcg

Ein hervorragender Jodlieferant ist auch Dorschlebertran (700–800 mcg Jod pro 100 g Lebertran). Davon würde ein Eßlöffel täglich ausreichen, um den normalen Bedarf (100–200 mcg) zu decken.

Das mit der Nahrung zugeführte Jod wird vom Körper vollständig aufgenommen. Davon hält die Schilddrüse bis zu 45 Prozent fest, der Rest wird über die Nieren ausgeschieden.

Dennoch muß ich in diesem Zusammenhang eine dringende Warnung aussprechen: Schilddrüsenerkrankungen müssen unbedingt vom Arzt untersucht und behandelt werden. Eine Selbstmedikation ist in diesem Falle nicht angebracht. Gerade mit Jod kann man – bei falscher Indikation oder ungenauer Dosierung – großen Schaden anrichten.

So kann beispielsweise ein Kropf sowohl durch Jodmangel als auch durch Jodüberschuß bedingt sein!

Wer an einer Schilddrüsenvergrößerung leidet, die nachweislich auf Jodmangel zurückzuführen ist, sollte eine Reihe von Nahrungsmitteln, die die Jodaufnahme im Körper behindern, meiden. Dies sind:

- Verschiedene Kohlsorten:
  Blattkohl, Blumenkohl, Kohlrabi, Radieschen, Rettich
- Kohlsamen
- Größere Mengen Sojabohnen
- Einige Zwiebelarten
- Cassava, auch Maniok, Yucca oder Tapioka genannt, eine in tropischen Gebieten in großer Menge zur Stärkegewinnung angebaute Pflanze.

Auch chlor-, brom- oder fluorhaltige Medikamente regen die Jodausscheidung an und können daher eine Unterversorgung des Körpers mit Jod verursachen und damit die Gefahr einer Kropfbildung oder Schilddrüsenunterfunktion hervorrufen.

Jodgehalt der wichtigsten Nahrungsmittel

in Microgramm (mcg) je 100 Gramm

Gemüse, Salate		**Getreide**		Makrele	74,0
Broccoli	15,0	Roggen	7,2	Heilbutt	52,0
Möhren	15,0	Gerste	7,0	Hering	52,0
Erbsen (getrocknet)	14,0	Hafer	6,0	Thunfisch	50,0
Grünkohl	12,0	Haferflocken	4,0	Lachs	34,0
Spinat	12,0	Mais	2,6	Sardinen	32,0
Radieschen	8,0	Buchweizen	2,5	Flunder	29,0
Rettich	8,0	Hirse	2,5		
Spargel	7,0	Reis (unpoliert)	2,2	**Milch, Milchprodukte, Eier**	
Endivie	6,4				
Sojabohnen	6,3	**Nüsse**		Kuhmilch	11,0
Rotkohl	5,2	Erdnuß	13,0	Ei	9,7
Weißkohl	5,2	Cashewnuß	10,0	Kondensmilch (7,5%)	7,6
Erbsen	4,2	Sonnenblumenkerne	4,2	Käse	5,1
Kohlrübe	4,0	Walnuß	3,0	Butter	4,4
Kartoffeln	3,8	Mandel	2,0	Quark	4,0
Kopfsalat	3,3	Haselnuß	1,5	Joghurt	3,7
Bohnen, grüne	3,0	Kokosnuß	1,2		
Gurke	2,5			**Verschiedenes**	
		Fisch		Champignons	18,0
Früchte		Dorsch-		Schokolade	5,5
Preiselbeeren	5,0	lebertran	700,0–800,0	Bierhefe	4,0
Banane	2,8	Schellfisch	243,0		
Apfelsine	2,1	Seelachs	200,0		
Apfel	1,6	Scholle	190,0		
Birne	1,5	Kabeljau	120,0		
Datteln	1,0	Rotbarsch	99,0		

Ein überaus empfindliches Gleichgewicht

Es ist längst bekannt, daß eine Wechselwirkung zwischen Kupfer und dem Aufbau der jodhaltigen Schilddrüsenhormone besteht. Auch Kobalt bzw. das stark kobalthaltige Vitamin B_{12} spielt im Schilddrüsenstoffwechsel eine wichtige Rolle. Vitamin-B_{12}-Mangel kann ein erstes Anzeichen für eine Schilddrüsenüberfunktion sein.

Durch diese zahlreichen Wechselwirkungen und Zusammenhänge im Stoffwechsel wird deutlich, wie abhängig die normale Funktion der Schilddrüse von einer optimalen Zufuhr an Hauptnährstoffen und Funktionsstoffen (Jod, Vitamin A, Vitamin B_{12}, Kupfer, Kobalt) ist.

Die Schilddrüse ist in den allgemeinen Stoffwechsel eingegliedert und wird von neben- und übergeordneten Hormon- und Nervenzentren gesteuert. Und nur wenn alles geordnet ineinandergreift und harmonisch zusammenwirkt, kann auch sie ihre Funktion richtig erfüllen.

Dieses Gleichgewicht ist äußerst empfindlich, und jedes Kippen in die eine oder andere Richtung hat schwerwiegende Folgen. Deshalb möchte ich noch einmal darauf hinweisen, daß bei einer Schilddrüsenerkrankung grundsätzlich jede Selbstmedikation zu unterlassen und ein Arzt zu Rate zu ziehen ist.

Zur *Vorbeugung* und damit zur *Verhinderung von Schilddrüsenerkrankungen* kann aber jeder gesundheitsbewußte Laie entscheidend beitragen. Er muß nur bei seiner Ernährung auf eine vollwertige Kost achten und dabei Vitamin-A- und jodhaltige Lebensmittel berücksichtigen.

Heilkost bei Hauterkrankungen

In den Arztpraxen gewinnen die Hauterkrankungen immer mehr an Bedeutung. Die Ärzte für Allgemeinmedizin stellen fest, daß 10–20% ihrer Patienten sie wegen Hauterkrankungen um Rat und Hilfe bitten.

Hier soll vor allem von den nichtinfektiösen Hauterkrankungen die Rede sein, weil sie einer örtlichen Behandlung, insbesondere einer diätetischen, einer Ernährungsbehandlung also, bedürfen. Die wichtigsten Erkrankungen dieser Art sind:

- Trockene und nässende Ekzeme
- Neurodermitis
- Schuppenflechte (Psoriasis)
- Pickelsucht (Akne vulgaris)

Die genaue diagnostische Klärung von Hautkrankheiten ist nicht leicht und damit Sache eines Facharztes für Hauterkrankungen. Dieser wird auch die rein äußerliche Behandlung einleiten. Die innere Behandlung kann mit Hilfe eines 4-Stufen-Diätplanes erfolgen, dessen Grundzüge am Schluß dieses Kapitels vorgestellt werden.

Die Heilkostbehandlung ist außerordentlich wichtig, was nicht heißen soll, daß die chronischen Hautkrankheiten mit der Ernährungsbehandlung allein geheilt werden können. Dafür sind die Zusammenhänge zwischen Hautkrankheiten und Stoffwechselstörungen, Vitamin- und Mineralstoffmängeln, Blutkreislauffunktion, Licht- und Lufteinflüssen und den Einflüssen des Nervensystems, der Sexualität und der Hormondrüsen viel zu kompliziert. Es muß daher bei Hauterkrankungen immer mit zahlreichen ursächlichen Faktoren gerechnet werden. Deshalb sind neben der Heilkostbehandlung auch physikalische und seelisch-geistige Beeinflussungen notwendig. Nur so ist auch zu verstehen, daß die Haut zahlreiche Körperfunktionen in ihren krankhaften Abläufen widerspiegelt.

Es ist bekannt, daß die Haut auf eine Mangel- und Fehlernährung sehr bald reagiert. Man denke nur an den meist üblichen Kochsalzüberschuß, der aber durch Rohkost (Kostform 3) oder salzarme, streng vegetarische Kost (Kostform 4) rasch abgebaut wird.

IN DIESEM KAPITEL:

- Die Haut ist ein Spiegel unserer Lebensweise
- Die „Schuttplatzfunktion“ der Haut
- Die hautheilende Kost

ANATOMIE DER HAUT

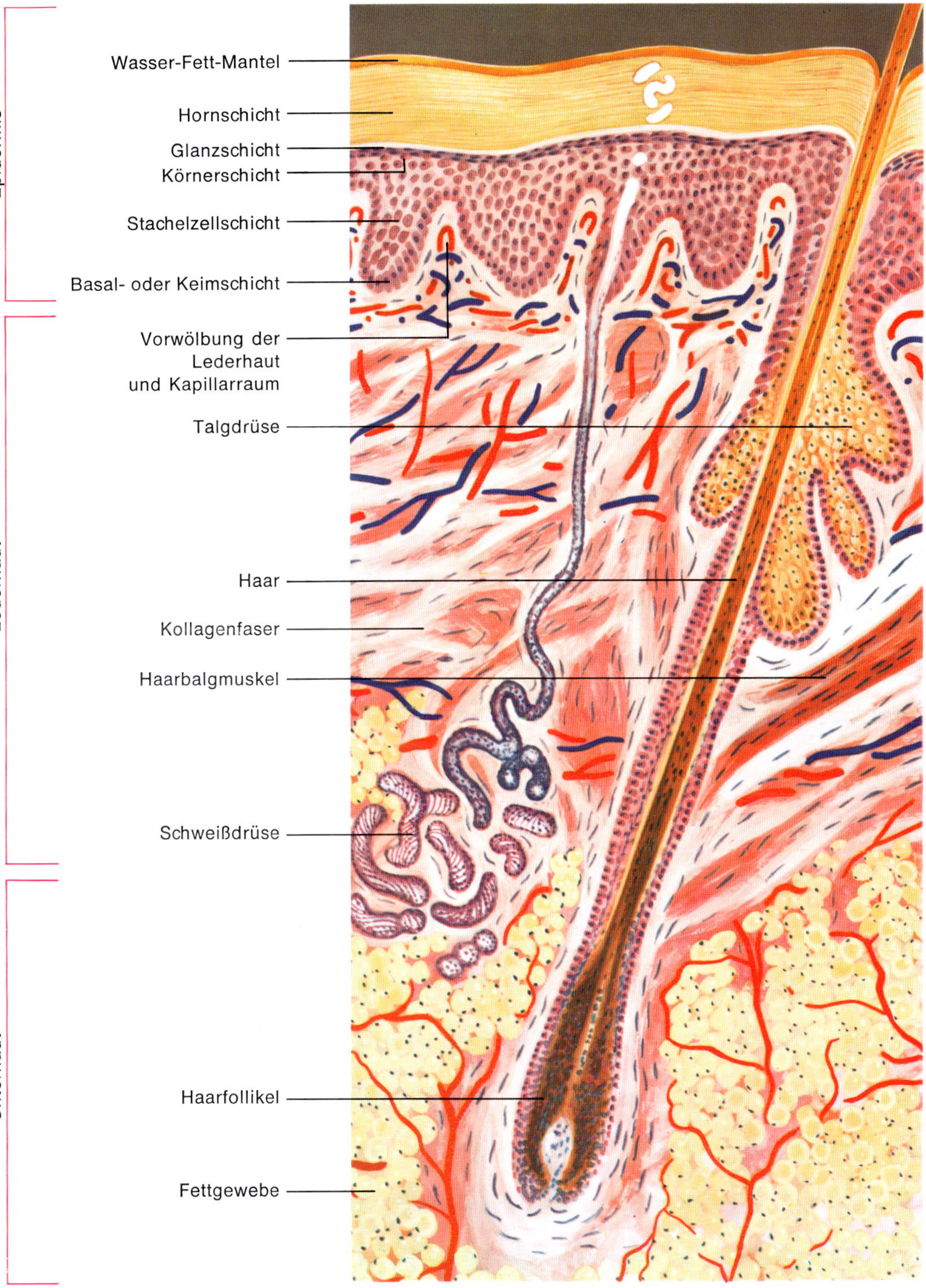

Die Haut ist ein Spiegel unserer Lebensweise

Der volkstümliche Ausdruck von der „ehrlichen Haut“ soll zwar eine Charakterbezeichnung sein, hat aber auch im wörtlichen Sinne tiefe Berechtigung. Die Haut als großes, mit wichtigen Aufgaben betrautes Organ sagt uns „ehrlich“, wie es mit uns steht, wenn wir ihre Sprache zu deuten wissen. Sie bildet nicht nur den Abschluß des Körpers gegen die Außenwelt und einen Schutz gegen Schädigungen durch Umwelteinflüsse, sondern sie ist die entscheidend wichtige Grenzfläche, durch die die zahlreichen Geschehnisse im Inneren des Körpers mit dem Geschehen in der Außenwelt in Wechselbeziehung treten. Die Haut lebt, atmet, reagiert auf alle von innen oder außen kommenden Reize als hochdifferenziertes Sinnesorgan in der ihr eigenen Weise. Entweder antwortet sie mit Anregung, Steigerung oder Übersteigerung ihrer verschiedensten Funktionen bis zur Entzündung beziehungsweise – bei chronischen Reizen – bis zur Entartung. Auch die Herabminderung bis zum Versiegen und zur völligen Lähmung ihrer Funktionen kann die Antwort sein, was praktisch einer Abtötung der Hautzellen gleichkommt.

Alle von innen oder außen kommenden Reize müssen im Bereich ihrer Anpassungsfähigkeit bleiben, wenn nicht hartnäckige Funktionsstörungen oder gar Schädigungen auftreten sollen. Nun wissen wir aber durch tägliches Erleben, daß bei einer großen Zahl von Hautleiden die überwiegende Mehrheit durch innere Krankheitsvorgänge, Stoffwechselstörungen, in Unordnung geratene Hormondrüsenfunktionen und Giftwirkungen hervorgerufen werden, die von einem chronisch verstopften Darm, von Infektionsherden an den Zähnen, Mandeln, Nasennebenhöhlen oder Unterleibsorganen herrühren. Kommt Mangel an wichtigen Heil- und Nährkräften durch unterwertige, falsch zusammengesetzte oder zu einseitige Nahrung hinzu, so kann z. B. der Zustand der Überempfindlichkeit der Haut, die Allergie, schnell geschaffen sein. Sie reagiert dann auf irgendwelche, sonst belanglose äußeren Reize (z. B. auf das Tragen neuer, mit chemischen Mitteln präparierter Wäsche, Wolle oder Kleidungsstücke) mit „allergischen Reaktionen“.

Altes Wissen neu entdeckt

Das ist nur ein Beispiel von der Wechselwirkung zwischen den Funktionen der inneren Organe und der Haut und Reizen aus unserer Umgebung. Die zahlreichen Zusammenhänge zwischen inneren Krankheiten und Hautkrankheiten, die lange vor der naturwissenschaftlichen Ära der Medizin erkannt, jedoch im wissenschaftlichen Sinne noch nicht exakt erfaßt worden waren, sind uns wohl weitgehend verlorengegangen, weil sie durch die neuen Erkenntnisse, die man mit neuen technischen Mitteln, vor allem dem Mikroskop, gewann, in den Hintergrund gedrängt wurden. Sehr bald stand die Anschauung, daß infektiöse wie nichtinfektiöse Hautkrankheiten rein äußerlich bedingte, örtliche Erkrankungen seien, denen man mit entsprechenden äußerlichen, örtlich angewandten Mitteln begegnen könnte, völlig im Vordergrund.

Eine erdrückende Fülle neuerer Beobachtungen und Erfahrungen hat wesentlich dazu beigetragen, diese Auffassung der Hautkrankheiten zu überwinden und in der Mehrzahl der Hautkrankheiten wieder – wie früher – Anzeichen und Wirkungen innerlicher Erkrankungen zu sehen. Die Haut wird damit zum „Spiegel des Leibes".

Allein der anatomische Aufbau der Haut ist mit seinen zahlreichen Zellschichten, Talgdrüsen, Schweißdrüsen, Nervenkörperchen, Farbstoffen und sonstigen chemischen Kräften so wunderbar, daß wir daraus schon auf vielseitige und wichtige Funktionen schließen dürfen. Was wir bis heute über die Hautfunktionen wissen, ist nach menschlichem Ermessen sehr viel. Vermutlich erfassen wir jedoch damit nur einen kleinen Teil ihrer wahren Bedeutung. Das sollte uns bei allen Eingriffen, besonders mit chemischen Mitteln, zu größter Vorsicht veranlassen.

Wie bei den bisher schon behandelten Krankheitsgruppen gewinnt auch bei den Hautkrankheiten die unspezifische, allgemeine Behandlung wieder mehr und mehr Einfluß. Zur unspezifischen Behandlung gehört natürlich in erster Linie wieder die Ernährung.

Die Erfahrung der Kinderärzte

Die Kinderärzte haben schon vor geraumer Zeit die Erfahrung gemacht, daß man durch Beschränkung des Kochsalzes in der Nahrung die Durchfeuchtung des Körpergewebes bei Säuglingen in besonders eindrucksvoller Weise beeinflussen kann. So gelingt es, durch kochsalzarme Nahrung eitrige Infektionen der Haut und der Schleimhäute und vor allem auch nässende Ekzeme einzutrocknen und abzuheilen. Die Kinderärzte bedienen sich deshalb mit Vorliebe einer kochsalzarmen Kost, um die erwähnten Krankheitsbilder beeinflussen zu können.

Die Abwehrkraft entscheidet

Auch beim erwachsenen Menschen bestehen enge Beziehungen zwischen Hautgesundheit und Ernährung. Die zahlreichen Einwirkungen auf die Haut, wie Wärme, Kälte, Gifte, Bakterien, Pilze, Parasiten oder gar Verletzungen, denen wir täglich oder gelegentlich ausgesetzt sind, können schwerlich Hautkrankheiten hervorrufen, wenn sich das Hautorgan in einer normalen und gesunden Abwehrlage befindet. Es gibt eine innere Krankheitsbereitschaft der Haut, und diese hängt ohne Zweifel eng mit ihrem Ernährungszustand zusammen. Es ist daher wichtig, daß Hautkranke jeder Art zunächst einmal ihre Ernährung ordnen, und das heißt nach alter und jüngster Erfahrung: einfach, knapp, vollwertig und salzarm gestalten. Jede Schwächung unserer Lebenskraft bedeutet für die Haut eine Verminderung ihrer Abwehrfähigkeit.

Die Rolle und Bedeutung der aus der Bakterienwelt stammenden Krankheitserreger soll natürlich ebensowenig verkannt werden wie die Zweckmäßigkeit und Notwendigkeit der von den Hautfachärzten mit großer Erfahrung ausgeübten äußeren Behandlung der zahlreichen Hautkrankheiten.

Es darf jedoch nicht übersehen werden, daß diesen Erkrankungen meist innere Bedingungen zugrunde liegen. Und eben diese inneren Voraussetzungen müssen noch besser erforscht und erkannt werden, damit sie in unserer Behandlung eine entsprechende Berücksichtigung erfahren können. Äußere und innere Behandlung, Hygiene und Lebensordnung müssen daher unbedingt ihr Teil zum Heilprozeß beitragen.

Die „Schuttplatzfunktion" der Haut

Von großer praktischer Bedeutung ist der Nachweis der *Speicherfähigkeit der Haut* für Wasser, Stoffwechselgifte, Bakteriengifte, Salze, Säuren und sonstige übermäßig zugeführten Stoffe, die der Körper abzuscheiden wünscht. Der Körper benutzt diese „Schuttplatzfunktion" der Haut, wenn er sich der überschüssigen, ausscheidungsfähigen Stoffe nicht mehr entledigen kann. Diese werden in der Haut zunächst abgelagert und entgiftet. Der Geruch zahlreicher Mitmenschen gibt uns oft ein beredtes Zeugnis davon. Schon das sollte uns sagen, daß der Körper in einem schweren Entlastungskampf steht und Hilfe braucht, wenn vor allem Hautkrankheiten vermieden werden sollen.

Diese Hilfe aber kann nur darin bestehen, daß wir die Haut in ihrer Funktion durch Trockenbürsten, Waschungen, Schwitzpackungen und Bäder unterstützen. Allein dadurch gelingt es bereits, einen großen Teil der „Schuttstoffe" zur Ausscheidung zu bringen. Unterbrechen wir ferner den dauernden Nachschub in das Hautgewebe durch knappe Nahrungszufuhr, durch Obsttage, Saftfasten oder einzelne Vollfastentage bei gründlicher Darmreinigung, so wird sich die Haut bald aller „Abfallstoffe" entledigen und eine gesunde Funktion und Farbe wiedergewinnen.

Mangel und Überschuß schädigen die Haut

Die beiden erwähnten Beispiele sollen nur einen kleinen Einblick in die Arbeit der Haut vermitteln, um Verständnis für die Notwendigkeit der Nahrungsregulierung bei Hautkrankheiten zu wecken. Längst sind zahlreiche Nährschäden als Ursachen für Hautkrankheiten bekannt, so z. B. das harmlose Gelbwerden der Säuglinge bei überschüssiger Möhrensaft- oder -breifütterung. Nicht so harmlos ist dagegen eine Kochsalzeinlagerung bei Kochsalzüberschuß in der Nahrung, da dadurch die Entzündungsbereitschaft der Haut und ihre Speicherfähigkeit für Wasser erhöht werden, wobei gleichzeitig die Abwehrfähigkeit sinkt.

Gründlich erforscht sind bereits die Erscheinungen des Vitamin-A-Mangels an der Haut. Ich erinnere nur an die Verhornung der Haarbalgdrüsen, das Auftreten von Mitessern, die eitrigen Hautentzündungen, den Haarausfall, Pickelbildung, Schwitzunfähigkeit der Haut und vieles andere. Typische Hautkrankheiten (wie Pellagra) sind die Folge des Mangels verschiedener Faktoren der Vitamin-B-Gruppe.

Auch giftige Nahrungsstoffe und Medikamente zeigen zahlreiche Beziehungen zur Haut. Die meisten Menschen haben schon am eigenen Körper nach Genuß von Muscheln, Fisch oder Schweinefleisch, nach Wild, altem Käse oder Pilzen Ausschläge erlebt. Selbst gespritzte Früchte, Beeren und Samen können in kürzester Zeit Hautveränderungen hervorrufen.

Unter den für die Haut bei Überschuß giftig wirkenden Stoffen darf auch die *Harnsäure* nicht vergessen werden. Vor allem Fleisch, Fleischbrühe, Fisch, Kaffee,

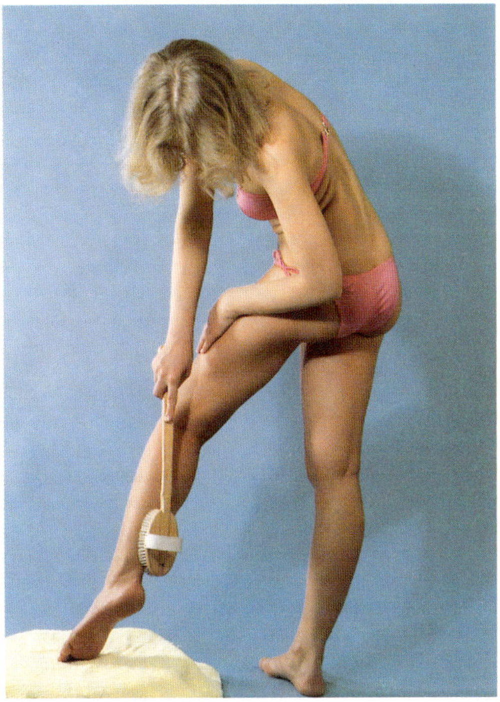

Trockenbürsten unterstützt die Entgiftungsfunktion der Haut.

Tee, Kakao oder Schokolade und Hülsenfrüchte wirken besonders harnsäurebildend. Neben Ekzemen verursacht Harnsäure Gicht.

Wird gleichzeitig eine kochsalzreiche Kost aufgenommen, so wird die Ausscheidung der Harnsäure unmöglich gemacht, während kochsalzarme Kost nach vorübergehender Verstärkung der Beschwerden die Ausscheidung begünstigt und daher der Heilung dient.

Wichtig für die Haut ist auch die Dekkung des täglichen Kalziumbedarfs von 0,5 bis 1,0 g beim erwachsenen Menschen. Wer an Hautquaddeln, Nesselsucht oder Urtikaria gelitten hat, wird die wohltätige Wirkung einiger Kalziumeinspritzungen in die Armvene empfunden haben, die sehr bald die Hitze, die Schwellung und den starken Juckreiz der Hautquaddeln zum Abklingen bringen.

Über diese plötzliche und mengenmäßig sehr erhebliche Kalziumzufuhr hinaus bedarf der Körper, insbesondere der des Hautkranken, einer gleichmäßigen Kalziumzufuhr mit der Nahrung, die jedoch nur gewährleistet ist, wenn denaturierte Nahrungsmittel und Industrieprodukte vermieden und natürliche, frische Nahrungsmittel bevorzugt werden. Nur diese enthalten gleichzeitig die Wirkstoffe, die die Hormondrüsen anregen und den Kalziumstoffwechsel regulieren. Chronischer Kalziummangel führt zu Haut-, Knochen- und Zahnschäden, da diese Organe das Kalzium nicht nur speichern, sondern es auch zur normalen Funktion ebenso brauchen wie die Nerven. Häufig läßt sich bei Hauterkrankungen und allergischen Störungen ein Eisenmangel nachweisen.

Innere Krankheiten beeinflussen die Haut

Nicht nur Mangel oder Überschuß an Nahrungsstoffen oder die mit ins Leben gebrachte oder im Leben erworbene Körperverfassung können die Grundlage zur Entwicklung von Hautkrankheiten bilden, sondern auch zahlreiche innere Erkrankungen. Wir kennen vielfältige Beziehungen zwischen Hautkrankheiten und Erkrankungen der Verdauungsorgane, also des Magens, der Leber, der Bauchspeicheldrüse, des Dünn- und vor allem des Dickdarms. Besonders die chronische Verstopfung muß als Quelle der Selbstvergiftung und zahlreicher krankhafter Hautreaktionen hervorgehoben werden. Oftmals ist eine quälende Hauterkrankung nicht zu heilen, solange nicht eine normale Dickdarmfunktion hergestellt ist.

Genauso haben Nervensystem und Gemütsbewegungen oft wesentlichen Einfluß auf Entstehung und Verlauf von Hautkrankheiten, so daß ihre Rolle bei jedem Heilversuch ernsthaft zu erwägen ist.

Die hautheilende Kost

Die vorstehenden Ausführungen haben gezeigt, daß die Basis für die Behandlung der Hautkrankheiten eine Kost ist, die folgende Merkmale aufweist:

- Armut an Kochsalz
- Armut an tierischen Eiweißkörpern
- Fehlen der tierischen Fette
- Reichtum an Vitaminen und Fermenten
- Reichtum an basenbildenden Mineralien, vor allem an Kalzium

Es kommt somit nicht nur auf die Berücksichtigung eines einzelnen Nahrungsfaktors, z. B. des Kochsalzes, an, wie es vielfach geschieht, wenn bei Hautkrankheiten „kochsalzarme Kost" verordnet wird, sondern es muß vielmehr eine möglichst vollständige und möglichst natürliche Kostform erreicht werden, die alle Nähr- und Heilfaktoren in sich birgt. Diese Kost ist immer wieder die Rohkost in ihren verschiedenen Abstufungen, z. B. strenge Obst-Gemüsesaft-Diät, reine Rohkost (Kostform 3), kochsalzarme, streng vegetarische Heilkost (Kostform 4) und die lactovegetabile Kost (Kostform 5) unter Einschluß von Milch und Milchprodukten.

Eine sehr strenge Heilkost, die nach jüngsten Erfahrungen auch für chronische Hauterkrankungen in Frage kommt, ist die unter dem Kapitel über die Nervenkrankheiten ausführlich behandelte *Evers-Diät,* in der das angekeimte Getreidekorn eine besondere Rolle spielt. Es wurde bei dieser Kostform die Regulierung gestörter Lebensfunktionen beobachtet, wie das Nachwachsen der Haare bei lang dauerndem Haarausfall, das Nachdunkeln früh weiß gewordenen Kopfhaares, Potenzsteigerung und Regulierung von Menstruationsstörungen. Weitere Erfahrungen in der Diätetik der Hauterkrankungen werden sicher noch manches schöne Ergebnis zeitigen.

Da sich an der Verbesserung der Hautgewebsernährung, -funktion und -reinigung unsere Heilpflanzen fühlbar beteiligen können, will ich nicht versäumen, auf diese unterstützende Heilmaßnahme hinzuweisen, spielt doch die Heilkräutermischung im Rahmen der Naturheilkunde auch heute noch bei Hauterkrankungen eine erhebliche und berechtigte Rolle.

Zur Allgemeinbehandlung bei Hautleiden können wir z. B. folgende, unter dem Namen Holztee *(Species Lignorum)* bekannte Teemischung verwenden:

50 g Guajakholz *(Lignum Guajaci)*
30 g Hauhechelwurzel *(Radix Ononidis)*
10 g Süßholz *(Radix Liquiritiae),*
10 g Sassafrasholz *(Lignum Sassafras)*

Man rechnet 2 Eßlöffel dieser Mischung auf 3 Tassen Wasser und läßt auf 2 Tassen einkochen. Morgens zum Frühstück trinkt man 1–2 Tassen dieser warmen Abkochung.

Oft genug wird es erst nach regelmäßigem, gewissenhaftem Einsatz aller natürlichen Ordnungsfaktoren gelingen, ein lästiges und jahrelang quälendes Hautleiden zu heilen.

Die tiefen, vom ersten Beginn der organischen Entwicklung an bestehenden inneren Beziehungen zwischen dem zentralen Nervensystem und der Haut, der Einfluß der Ernährung, der Darmfunktion und der großen, inneren Organe müssen bei jeder

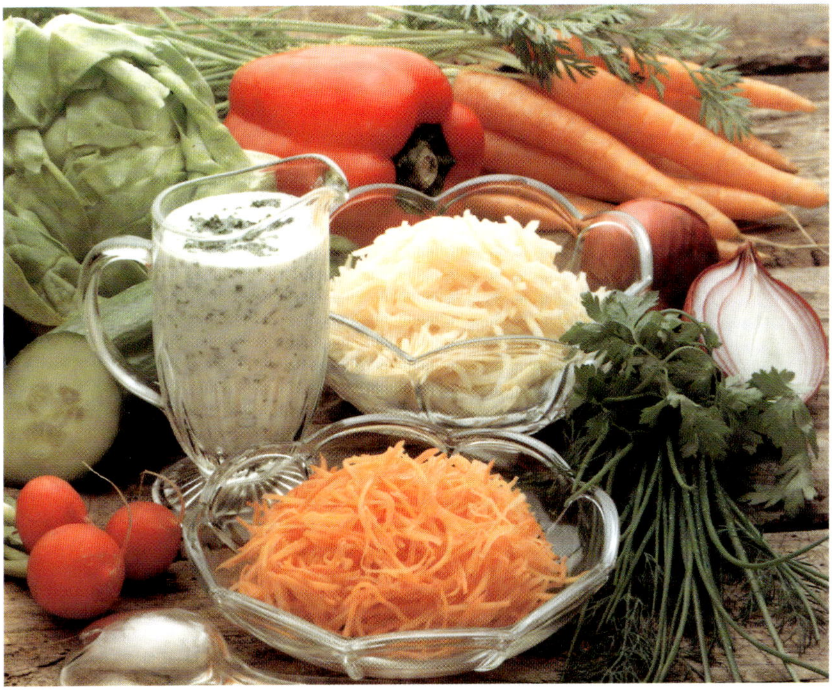

Rohkost heißt, sich für Tage und Wochen ausschließlich von frischen Früchten und Gemüsen zu ernähren. Eine derartige Kost ist für die Wiederherstellung der Funktionsfähigkeit der Haut unerläßlich.

Behandlung der einzelnen Formen der Hautkrankheiten berücksichtigt werden. Der Zustand der Haut und ihre Reaktionsfähigkeit hängen ferner wesentlich von der allgemeinen Körperverfassung oder Konstitution ab. Außerdem sind Gemütsbewegungen (Affekte) oftmals von größter Bedeutung. Sie prägen sich schon normalerweise an der Haut aus – im Rot- oder Blaßwerden bei Erregungen –, sind aber auch oft der tiefere Grund für die Entstehung oder das Bestehenbleiben von Hautleiden trotz intensivster Behandlung.

Auch die sogenannten Überempfindlichkeitsreaktionen der Haut, die allergischen Krankheiten, haben letztlich im Nervensystem begründete Ursachen. Nahrungsmittel lösen die Reaktionen oftmals aus. Wir sprechen dann von Nahrungsmittelallergien, z. B. Nesselsucht oder Urtikaria nach Fisch, Muscheln, Schweinefleisch, Erdbeeren, Curry oder anderen Nahrungsstoffen.

Gleiche oder ähnliche Reaktionen können auf zahlreiche Stoffe unserer engeren Umwelt auftreten, z. B. Asthma bei Bettfedernstaub, Heufieber bei Einwirkung der Gräserpollen, Magen-Darm-Katarrh nach bestimmten Nahrungsmitteln, Ekzeme auf zahllose, aus der Außenwelt oder aus einem kranken Stoffwechsel stammende Stoffe.

Durch Untersuchungen an 106 allergiegefährdeten Patienten konnte *Schnabel* die häufige Anwesenheit von Abwehrstoffen (Antikörpern) gegen Schimmelpilz-Antigen aufdecken. Gegenüber anderen getesteten Antigenen, nämlich Gräserpollen, Hausstaub und Federn, war die Reaktion gegen Schimmelpilze mit 28 % die weitaus häufigste (Gräserpollen 23 %, Hausstaub 18 % und Federn 13 %).

Während die anderen erwähnten Antigene hauptsächlich eingeatmet werden, wird der Schimmelpilz in erster Linie mit der täglichen Nahrung zugeführt. Der

Schimmelpilz ist also ein wichtiges Nahrungsmittelallergen. Durch eine schimmelpilzfreie Ernährung (Weglassen aller entsprechenden Käsesorten und sorgfältiger Verzicht auf andere Nahrungsmittel mit Schimmelbildung) und eine möglichst weitgehende Meidung der einzuatmenden Allergene (Gräserpollen, Hausstaub, Federn) lassen sich allergische Erscheinungen bei Allergiegefährdeten ursächlich beeinflussen und dadurch hemmen oder vermeiden.

In diesem Zusammenhang muß darauf hingewiesen werden, daß Schimmelpilze auch Aflatoxin produzieren, eines der stärksten Gifte, die wir kennen, das in dem begründeten Verdacht steht, Leberkrebs hervorzurufen. Darum angeschimmelte Lebensmittel grundsätzlich wegwerfen!

Bircher-Benner hat uns gezeigt, daß eine wirkliche Heilung der allergischen Krankheiten nur auf dem oft mühsamen Wege einer Wiederherstellung der natürlichen Lebensordnung unter Einschaltung einer längeren, reinen Rohkostbehandlung möglich ist. Unserer eigenen Entscheidung bleibt es überlassen, ob wir Hautkrankheiten mit allerlei äußerlichen Mitteln vertreiben oder durch Anwendung der kochsalzfreien oder sogar reinen Rohkost zur wirklichen Heilung bringen wollen.

Stufen-Diätplan gegen nichtentzündliche Hautkrankheiten

Kostform 1: <u>2 Fastentage</u>
1. Tag: 24 Stunden Teefasten
2. Tag: 24 Stunden Saftfasten

Kostform 3: <u>Rohkost für 2–4 Wochen</u>, eventuell länger, bis eine fühlbare und sichtbare Wirkung erzielt ist (tiefgreifende Umstellungen brauchen Zeit).

Kostform 4: <u>Kochsalzarme, streng vegetarische Heilkost für 4–8 Wochen</u> oder länger. Rohkost (Frischkost) steht noch im Vordergrund, Kochkost kommt als Beilage hinzu. Es fehlen noch alle tierischen Produkte (Fleisch, Fisch, Geflügel, tierische Fette, Milch, Milchprodukte, Eier). Diese Kost wird beibehalten, bis die Hauterscheinungen vorüber sind.

Kostform 5: <u>Lacto- oder ovo-lacto-vegetabile Vollkost</u>
Sie ist keine Schonkost mehr, und auf die Bedürfnisse im Einzelfall kann besser eingegangen werden. Sie stellt im Prinzip eine Dauerkost dar, mit der Rückfälle vermieden werden sollen. Allmählich werden die Konstitution gekräftigt und Überempfindlichkeiten abgebaut. Das gilt für endogene (innere) wie exogene (äußere) Reize, die sich auf die Haut, den natürlichen Schutzmantel des Menschen, negativ auswirken. Der Erfolg dieser Heilkost tritt oft erst nach Monaten ein, bedeutet dann aber eine echte Heilung.

Dieser Stufenplan enthält vier jener grundlegenden Kostformen, die auf den Seiten 114ff. eingehend beschrieben sind. Für die Kostform 5 sind nahezu alle angegebenen Rezepte verwendbar, so daß sich ein Speiseplan an dieser Stelle erübrigt.

2 Fastentage (Kostform 1)

1. Tag Teefasten für 24 Stunden

In beliebiger Menge (2–3 Liter) kann getrunken werden:
dünner schwarzer Tee
Hagebuttentee
Pfefferminztee
Malventee
Apfeltee

(Selbstverständlich ohne jeden Zusatz!)

Am folgenden Morgen ist ein hoher Darmeinlauf mit 1 l Kamillentee durchzuführen.

2. Tag Saftfasten für 24 Stunden

Morgens: 200 ccm frisch gepreßter, reiner Fruchtsaft aus Früchten der Jahreszeit, auch gemischt
150 ccm Mandel- oder Sojamilch (Fertigpräparate aus dem Reformhaus)
1–2 Tassen Hagebuttentee

Mittags: 200 ccm möglichst frisch gepreßter Fruchtsaft

Nachmittags: 150 ccm Gemüsesaft, auch gemischt (aus milchsauren Gemüsen aus dem Reformhaus)

Abends: wie morgens

Rohkost (Kostform 3)

1. Tag:	Morgens:	250 g Müsli mit Früchten (nach Jahreszeit) 20 g Nüsse: Haselnüsse, Walnüsse, Mandeln, Paranüsse oder Pinienkerne 150 g Früchte (nach Jahreszeit) 1–2 Tassen Kräutertee (Hagebutten, Fenchel, Gänseblümchen)
	Mittags:	Früchte und Nüsse wie morgens Rohkost: 150–200 g Sellerie, Tomaten, Feldsalat
	Abends:	200–250 g Müsli mit frischen und getrockneten Früchten (Datteln, Pflaumen, Feigen) Früchte, Nüsse und Tee wie morgens
2. Tag:	Morgens:	wie am ersten Tag (Früchte und Nüsse variieren)
	Mittags:	Früchte und Nüsse wie morgens Rohkost: Mit Rettich gefüllte Tomaten, Kopfsalat, Stangensellerie
	Abends:	wie am ersten Tag
3. Tag:	Morgens:	wie am ersten Tag
	Mittags:	Früchte und Nüsse wie morgens Rohkost: Kohlrabi, Radieschen, Gartenkresse
	Abends:	wie am ersten Tag

4. Tag:	Morgens:	wie am ersten Tag
	Mittags:	Früchte und Nüsse wie morgens Rohkost: Gurken, Möhren, Gartenkresse
	Abends:	wie am ersten Tag
5. Tag:	Morgens:	wie am ersten Tag
	Mittags:	Früchte und Nüsse wie morgens Rohkost: Zucchettis (Zucchinis), Möhren, Blumenkohl
	Abends:	wie am ersten Tag
6. Tag:	Morgens:	wie am ersten Tag
	Mittags:	Früchte und Nüsse wie morgens Rohkost: Sellerie, Rotkohl, Endivien
	Abends:	wie am ersten Tag
7. Tag:	Morgens:	Müsli mit Früchten nach Jahreszeit verschiedene Nüsse frische und getrocknete Früchte Hagebuttentee mit Zitronensaft und 1 Teelöffel Honig
	Mittags:	Nüsse, Rosinen, Datteln, getrocknete Banane Rohkost: Sauerkraut, rote Bete, Eisbergsalat
	Abends:	wie morgens

Dieser 7-Tage-Plan kann 2–4mal wiederholt werden.

Kochsalzarme, streng vegetarische Heilkost (Kostform 4)

1. Tag:	Morgens:	Müsli mit Mandelmus * 150 g Früchte 2 Scheiben Vollkornbrot mit Nußbutter oder Pflanzenmargarine 1–2 Tassen Kräutertee (Fenchel, Hagebutte, Malve)
	Mittags:	150 g Früchte Rohkost: Chicorée mit Tomatenwürfelchen und Feldsalat Kochkost: Kraftsuppe * Lauchcremesuppe * (ohne Hefe-Extrakt)
	Abends:	Früchte Schrotbrei * mit Mandelmus Fruchtsaft oder Kräutertee (Salbei, Kamillenblüten, Birkenblätter)
2. Tag:	Morgens:	wie am ersten Tag
	Mittags:	Früchte Rohkost: Möhren, Weißkohl, Kopfsalat Kochkost: Gemüse-Eintopf mit Flockenklößchen * Rosenkohl
	Abends:	Müsli, Früchte und Nüsse Vollkornbrot mit etwas Mandelmus und Hagebuttenkonfitüre Kräutertee (Fenchel, Zitronenmelisse, Gänseblümchen)
3. Tag:	Morgens:	wie am ersten Tag
	Mittags:	Früchte Rohkost: Fenchel, Zucchini, Gartenkresse Kochkost: Tomaten, gedämpft Vollreis mit Gemüse (Lauch, Möhren, Champignons) Gefüllte Melone *
	Abends:	Müsli und Früchte Vollkornbrot mit Nußbutter oder Pflanzenmargarine Kräutertee (Melisse, Veilchen, Gänseblümchen)

* Die Rezepte für diese Gerichte finden Sie im Rezeptteil.

4. Tag:	Morgens:	wie am ersten Tag
	Mittags:	Obstsalat * Rohkost: Chicorée mit Tomatenwürfelchen und Löwenzahnblättern, Lattich oder Feldsalat Kochkost: Sojasuppe * Grüne Bohnen „jugoslawisch“ * (ohne Salzzusatz) Pellkartoffeln
	Abends:	Müsli und Früchte Knäckebrot mit Nußbutter und Honig Sojamilch, Kräutertee (Gänseblümchen, Veilchen)
5. Tag:	Morgens:	wie am ersten Tag
	Mittags:	Früchte Rohkost: Blumenkohl, Lattich oder Eisbergsalat, Gemüsepaprika Kochkost: Haferflockensuppe * (ohne Hefe-Extrakt) oder Kartoffelpüree und grüne Bohnen
	Abends:	Sojamilch mit Orangensaft Schrotbrei * Kräutertee (Fenchel) mit 1 Teelöffel Honig
6. Tag:	Morgens:	wie am ersten Tag
	Mittags:	Früchte Rohkost: Fenchel, Tomaten, Feldsalat oder Eisbergsalat Kochkost: Minestra *
	Abends:	Müsli und Früchte Vollkornbrot mit Nußbutter und Hagebuttenkonfitüre Kräutertee (Fenchel, Thymian, Rosmarin)
7. Tag:	Morgens:	wie am ersten Tag
	Mittags:	½ Melone Rohkost: Möhren, rote Bete, Eisbergsalat Kochkost: Rosenkohl mit Kastanien Reis-Zitronen-Pudding * (ohne Salzzusatz) mit Mandelmilchsauce
	Abends:	Obstsalat * Nüsse Mandelmilch, Sojamilch oder Sesammilch Vollkornbrot mit Mandelmus und Honig Kräutertee (Holunderblätter, Lindenblüten, Süßholz)
Reservegericht für Mai/Juni:	Mittags:	½ (süße) Melone mit einigen frischen Erdbeeren garniert Spargel mit Reis * Erdbeerschaum mit Nußmus *

Heilkost bei Nieren- und Harnwegserkrankungen

In dem komplizierten Stoffwechselgeschehen des Körpers entstehen fortwährend Abfallprodukte, die baldmöglichst ausgeschieden werden müssen, damit sie nicht Blut, Gewebe und Organe belasten und vergiften. Einen Teil dieser Abfallstoffe scheidet der Körper über die Haut, durch die Lunge und über den Darm aus, nämlich Kohlensäure, Wasser und Salze. Die Ausscheidung der Restprodukte des Eiweißstoffwechsels, der Stickstoffschlakken, aber fällt als Aufgabe fast völlig den Nieren zu. Da eine Anhäufung von Stickstoffschlacken im Blut sehr schnell zu schweren Vergiftungen führen kann, ist diese Aufgabe außerordentlich wichtig und ganz von einer guten Nierenfunktion abhängig.

IN DIESEM KAPITEL:

- Akute Nierenentzündung durch Fasten zu heilen
- Chronische Nierenentzündung braucht dauernd Diät
- Akutes Nierenversagen und seine Heilkost
- Entzündungen der ableitenden Harnwege heilen durch Schaukeldiät
- Bluthochdruck und Nierenerkrankung
- Probleme der Nierensteinbehandlung

Die Nieren bilden ein ausgezeichnetes *Filtersystem*, das durch kurze große Gefäße sowohl mit der großen Bauchschlagader als auch mit der großen Hohlvene verbunden ist. In ihrer Rinde, dem äußeren Teil, enthalten die Nieren eine Blutfilteranlage von rund einer Million kleiner *Gefäßknäuel* (Glomeruli), die eine wunderbare Auslesefähigkeit besitzen und das Blutplasma von allen Schlacken (Stoffwechselabfällen und Giften oder den sogenannten harnpflichtigen Substanzen) befreien. Die Nieren müssen täglich aus einer Menge von 1500 Liter Blut etwa 1,5 bis 2 Liter Harn filtern. Das Kapillarnetz der Nieren hat eine Gesamtlänge von 50 Kilometern. Zu dieser ungeheuren Leistung kommt hinzu, daß das gesunde Nierengewebe außerordentlich anpassungsfähig ist und über so viel Leistungsreserven verfügt, daß selbst zeitweilige starke Überbelastungen bewältigt werden und der Körper auch mit einer Niere auskommen kann. Die Nieren zeigen erst Anzeichen des Versagens, wenn sie auf ein Viertel ihres Bestandes eingeschränkt sind.

So groß auch die Anpassungsfähigkeit der Nieren bei kurzdauernden und einmaligen Überbelastungen ist, so wird ihre Leistungsfähigkeit doch bei andauernden Mehrbelastungen und Schädigungen eines Tages erschöpft, so daß sie ihren Dienst versagen und mit mancherlei Krankheitszuständen antworten. Das geschieht durch *Medikamenten- und Genußmittelmißbrauch, chronische Infektionsherde, dauernde unmäßige Eiweiß- und Fettzufuhr und* auch durch eine *mangelhafte Haut- und Lungenfunktion bei vorwiegend sitzender Lebens- und Arbeitsweise in*

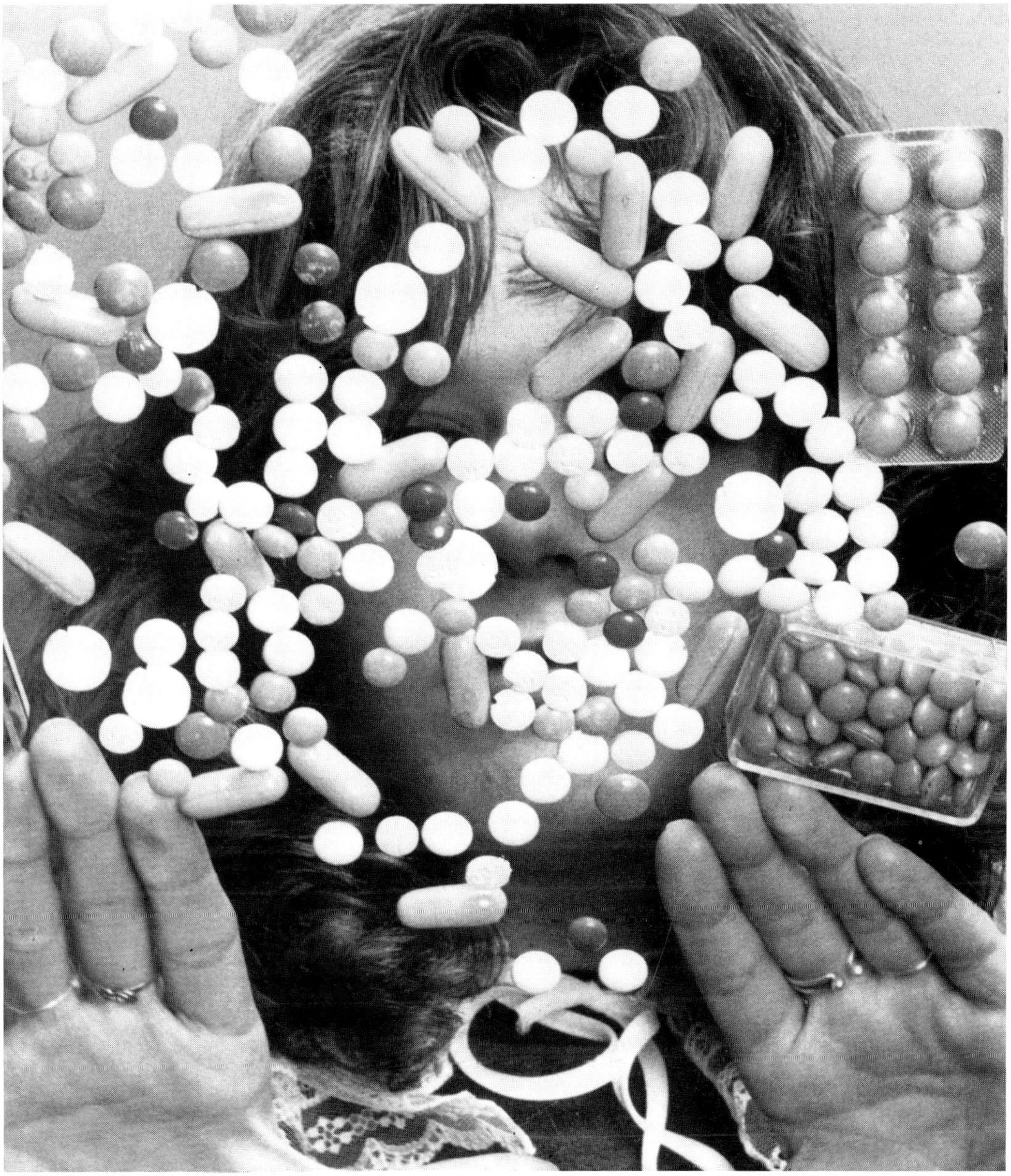

Gerade bei Nierenerkrankungen wird die Anwendung von Medikamenten leicht zum Mißbrauch. Dabei lassen sich oft mit diätetischen Maßnahmen gute Erfolge erzielen.

geschlossenen Räumen. Für die Gesunderhaltung dieser wichtigen Schlackenfilteranlage spielt also die möglichst natürliche Ernährungs-, Lebens- und Arbeitsweise eine entscheidende Rolle.

Das Endprodukt der Nierenarbeit, der Harn, wird über das Nierenbecken durch den Harnleiter der Blase zugeführt und von dort durch die Harnröhre entleert. Bei gesunder Nieren-Blasen-Funktion entleert man täglich etwa 1½ Liter Harn, der leicht gelblich, klar durchsichtig, ohne sichtbare Beimengungen und von schwach saurer Reaktion ist. Er führt die Stoffwechselschlacken in völlig gelöster Form mit sich. Sie lassen sich durch entsprechende chemische Urinuntersuchungen nachweisen.

Akute Nierenentzündung durch Fasten zu heilen

Im Jahre 1916 trug der Altmeister der Diagnose und Behandlung der Nierenkrankheiten, Prof. Dr. *Franz Volhard,* auf der Kriegstagung des Kongresses für Innere Medizin in Warschau die These vor: *„An einer akuten Nierenentzündung darf kein Kranker mehr sterben."* Der Satz rief damals allgemeines Lächeln hervor, zumal sich an den Fronten des ersten Weltkrieges die Nierenerkrankungen in einer ungeahnten Weise gehäuft hatten und viele Erkrankte daran zugrunde gegangen waren. Heute weiß jeder praktische Arzt, daß der *Volhardsche* Satz seine volle Berechtigung hat, wenn berücksichtigt wird, daß die Zeit der Heilbarkeit einer akuten Nierenentzündung kurz bemessen ist, nämlich bis etwa sechs Wochen nach der Infektion. Wenn diese Zeit ohne eine sinnvolle Behandlung verstreicht, ist der Kranke verloren oder dem Siechtum preisgegeben. Wird die akute Nierenentzündung rechtzeitig entdeckt, so ist sie in fast 100 % der Fälle zu heilen.

Ursachen der akuten Nierenentzündung

Die Ursache der akuten Nierenentzündung ist fast immer ein Infekt, der von den Mandeln, Zähnen oder Nasennebenhöhlen ausgeht. Diese Infektionsherde müssen dann schleunigst saniert werden. Nierenentzündungen, die nach solchen Herdinfektionen auftreten und *nicht* ausheilen, beruhen meist darauf, daß der auslösende Infekt weiterschwelt. Leider gibt es Krankheitsfälle, bei denen der zugrunde liegende Infekt nicht beseitigt werden kann. In diesem Fall bleibt nur der Ausweg einer *operativen Nierenbehandlung.*

Zur Diagnose der Nierenkrankheiten

Nicht erkannte Nierenkrankheiten haben meist katastrophale Folgen. Bei *wassersüchtigen Anschwellungen* muß immer an eine Nierenerkrankung gedacht werden. Man kann sich nicht mit Herz- und Gefäßstörungen, Mückenstichfolgen, Nervenschwäche, Fußbeschwerden oder Schilddrüsenunterfunktion beruhigen, wenn ein Nierenleiden nicht mit Sicherheit ausscheidet.

Bei Kopfschmerzen, Abgeschlagenheit, Müdigkeit und Erbrechen kann natürlich eine beginnende Grippe, eine starke Nervosität oder eine Neuralgie vorliegen. Wenn aber dabei rötlicher Urin auftritt, sind Urinuntersuchungen und Blutdruckmessung unumgänglich, und diese führen meist zur Aufdeckung der Nierenerkrankung.

Verdacht auf eine Nierenerkrankung besteht auch bei Gedunsenheit, Dickerwerden des Körpers und Atemnot. Blutdruckmessung, Urin- und Blutuntersuchung werden hier zu einer diagnostischen Klärung führen.

Noch schwieriger sind die Erkrankungen – und darin liegt das Heimtückische dieser Krankheit –, bei denen noch uncharakteristischere Anzeichen bestehen wie Müdigkeit, Allgemeinschwäche, Unlustgefühl und Leistungsmangel. Es gibt kaum eine

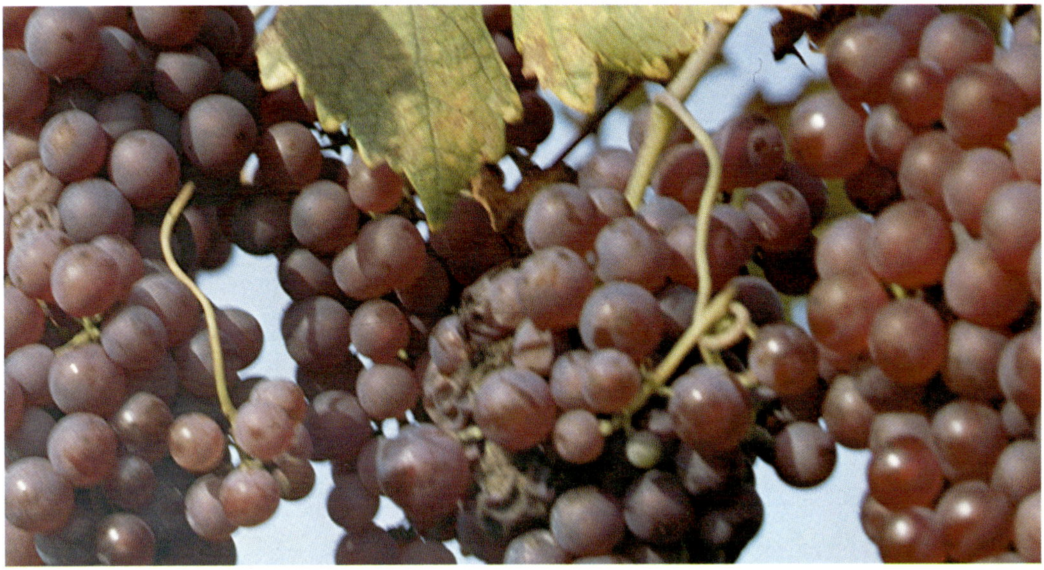

Saft- und Rohkost-Tage fördern die Urinausscheidung und regulieren den gestörten Mineralhaushalt.

Krankheit, bei der diese Anzeichen nicht auftreten. Hier hilft nur, auf der Hut zu sein und in jedem Fall den Blutdruck messen und den Urin untersuchen zu lassen.

Diätetische Behandlung der akuten Nierenentzündung

Die völlig im Vordergrund stehenden und schnell lebensgefährlich werdenden Krankheitszeichen – Durchblutungsstörungen der Nieren, Blutdrucksteigerung und Hirnödem – sind praktisch nur durch völlige Schonung der Nieren und eine Entlastung des Kreislaufs zu beeinflussen. Das geschieht am besten durch die von Prof. Dr. *Volhard* angegebene *Hunger- und Durstkur*.

Durchführung: Zunächst gründliche Darmentleerung durch 15–20 g Magnesiumsulfat. Wenn das nicht durchführbar ist, muß ein Kamilleneinlauf von 1 l körperwarmem Kamillentee verabfolgt werden. Dann unter Bettruhe strenges Fasten. Nach drei bis fünf Tagen sinkt der Blutdruck meist ab, und die Harnausschwemmung beginnt. Sollte das nach fünf Tagen nicht eintreten, so schaltet man zwei bis drei Safttage ein (siehe „Beispiel einer Saftfastenkur", Seite 118–121) und wiederholt die Fastenkur. Die zweite Fastenperiode wird meist zum Erfolg führen. In einzelnen Fällen muß trotzdem noch ein „Wasserstoß" angeschlossen werden, wobei man morgens nüchtern 1½ l dünnen Tee innerhalb einer halben Stunde verabfolgt. Der Wasserstoß löst die Verkrampfung der Nierenarterien, ist aber nur bei guter Herzfunktion durchführbar. Bei nicht normaler Herzleistung schließt man zunächst ein bis drei Safttage, dann einige Rohkosttage an. Die Saft- und Rohkosttage fördern wegen ihres hohen Kaliumüberschusses die Urinausscheidung und regulieren den gestörten Mineralhaushalt. Nach Normalisierung des Blutdrucks folgt zunächst eine rein vegetarische und schließlich die lacto-vegetabile Diät, bis keinerlei Entzündungszeichen und Funktionseinschränkungen der Nieren mehr nachweisbar sind.

Chronische Nierenentzündung braucht dauernd Diät

Bei chronischer Nierenentzündung kann auch die beste Diät keine Heilung mehr erreichen. Sie muß sich bei den verschiedenen Störungen im Wasserhaushalt und in der Stickstoffausscheidung, wie sie als Folge der mehr oder weniger ausgedehnten Schädigung des Nierengewebes auftreten, nach den Krankheitserscheinungen richten und nach Möglichkeit eine Entlastung der Nieren bewirken.

Wenn nur eine *geringe Eiweißausscheidung* ohne wesentliche Blutdruckerhöhung und ohne Anzeichen von ungenügender Nierenfunktion besteht, so erfordert das keine besondere Diät. Es sollte jedoch auf eine mäßige Nahrungs- und Flüssigkeitszufuhr geachtet werden, wobei an Eiweiß 40–60 g, an Fett 50–70 g und an Kohlenhydraten 350 g nicht überschritten werden sollten. Daß die zugeführten Nahrungsmittel möglichst frisch und vollwertig zu sein haben und die Kochsalzzufuhr 3 g täglich nicht übersteigen darf, versteht sich von selbst.

Falls *wassersüchtige Anschwellungen* (Ödeme) vorhanden sind, muß eine kochsalz- und flüssigkeitsarme Diät durchgeführt werden. Hierbei ist zu bedenken, daß nicht nur alles Trinkbare als Flüssigkeit anzurechnen ist, sondern auch das in allem Obst und Gemüse vorhandene Wasser.

Praktisch ist diese Diät am einfachsten durchzuführen, wenn man für

100 g Obst, Gemüse, Salat (roh oder gekocht)	100 g Wasser
100 g Brei, gekochte Kartoffeln und Quark	50 g Wasser
100 g Auflauf oder Bratkartoffeln	25 g Wasser

berechnet und Kochsalz am besten gar nicht zusetzt, da alle möglichst vollwertig oder natürlich belassenen Nahrungsmittel einen völlig ausreichenden Kochsalzgehalt aufweisen. Die natürlichen Gewürzkräuter (siehe das Kapitel „Gewürzpflanzen bereichern die Kochkunst“ in Band 1, Seite 447 ff.) liefern genügend Abwechslung. Diese kann man noch durch salzfreies Tomatenmark und salzfreie Hefe-Extrakte ergänzen. Auch nach Rückbildung der Ödeme ist die Kochsalzzufuhr auf 1–2 g täglich zu beschränken.

Sollte ein stark erhöhter *Blutdruck* (über 200 mmHg) vorhanden sein, so muß neben dem Salz und der Flüssigkeit auch das Eiweiß eingeschränkt werden. Wir benötigen dann die *salz-, flüssigkeits- und eiweißarme Diät.* Das läßt sich praktisch am besten durch Einschalten von Rohkost-, Reis-Obst- und Dämpfgemüsetagen (dreimal wöchentlich) erreichen. Die Eiweißzufuhr wird sich dann zwischen 35–40 g täglich bewegen. Als Eiweißquellen dienen Milch und Milchprodukte, während man Fleisch, Fisch und Geflügel völlig ausschaltet.

Solange etwa die Anzeichen einer ungenügenden Nierenleistung (Niereninsuffizienz) vorhanden sind, muß man durch eine *eiweißarme Diät* versuchen, die Anhäufung harnpflichtiger Stoffwechselprodukte, die vorwiegend aus dem Eiweißstoffwechsel stammen, herabzusetzen. Diese Maßnahme ist erforderlich, um nach Möglichkeit die sonst drohende Harnvergiftung (Urämie) zu verhindern. Die Diät hat jedoch nur Sinn, solange dadurch tatsächlich eine Entlastung der Nieren erreicht wird

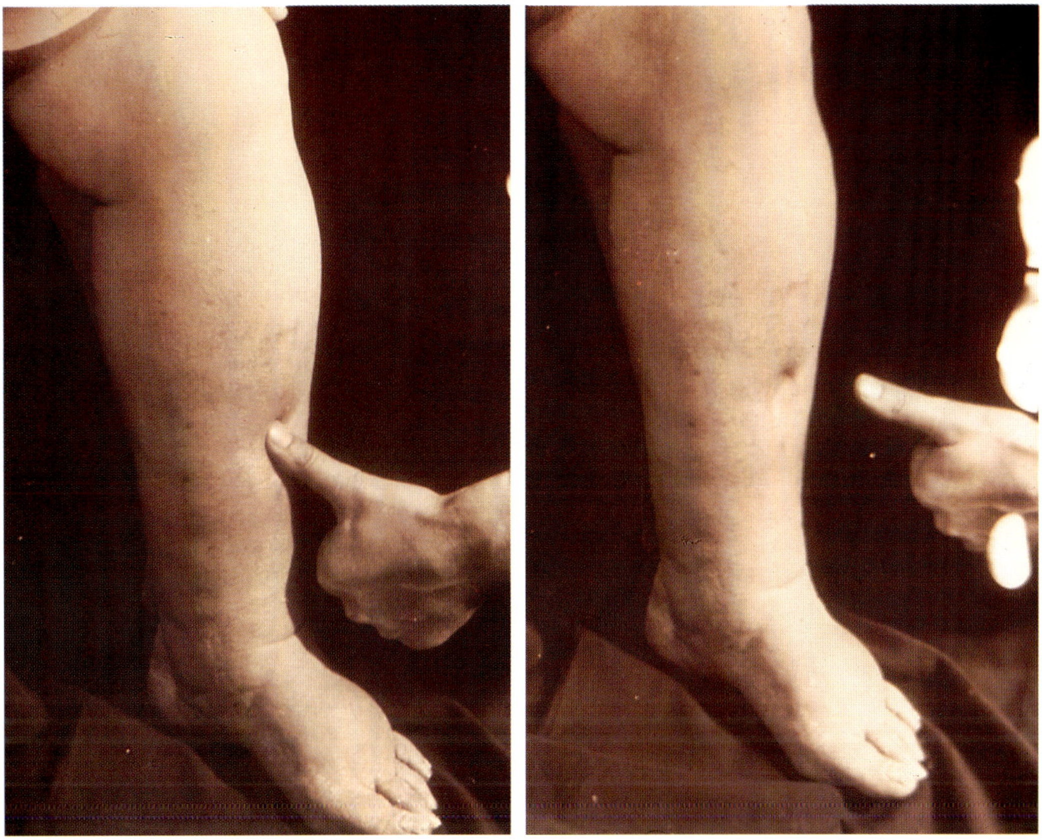

So prüft man, ob ein Ödem vorhanden ist. Bleibt die vom Finger eingedrückte Delle längere Zeit bestehen, ist das Gewebe durch Wassereinlagerung krank. Im gesunden Gewebe bleibt der Fingerdruck nur kürzere Zeit sichtbar.

und die Stickstoffaufstauung im Blut herabgesetzt werden kann.

Hierbei ist jede Zufuhr von Fleisch, Fisch und Geflügel völlig untersagt. Der unbedingt notwendige Bedarf von etwa 35 g Eiweiß täglich muß durch Milch und Milchprodukte gedeckt werden. Weiterhin besteht die Nahrung aus Gemüse, Salat, Obst, Fruchtsäften, Getreideprodukten, Honig, wenig Butter und kaltgeschlagenen Ölen (Kostform 4 bzw. 5, Seiten 114, 115, 132–143).

Wenn die erlaubten Eiweißmengen erheblich überschritten werden, sorgt man für einen Ausgleich am besten durch Fasten-, Reis-Obst-, Obst- und Gemüsetage.

Als *Maß für die Flüssigkeitszufuhr* kann die in den letzten 24 Stunden ausgeschiedene Menge gelten. Am besten trinkt man Hagebuttentee.

Verlauf der chronischen Nierenentzündung: Je nach der auslösenden Ursache sind die Anzeichen der *ersten Phase* gekennzeichnet durch niedrigen Blutdruck, durch Herzbeschleunigung, Übelkeit und Erbrechen, manchmal auch durch Durchfälle und die daraus folgende Gewebeaustrocknung. Unter plötzlichem Nachlassen der Urinausscheidung kommt es dann in 12–24 Stunden zur *zweiten Phase,* dem Stadium der mangelhaften oder auch völlig fehlenden Wasserausscheidung.

Akutes Nierenversagen und seine Heilkost

Weit häufiger als die akute ausgebreitete Nierenentzündung (akute diffuse Glomerulonephritis) ist heute besonders beim Erwachsenen das *akute Nierenversagen.* Daran trägt die auffallende Zunahme der Verkehrsunfälle und der Bluttransfusionen die Hauptschuld. Das akute Nierenversagen unterscheidet sich ursächlich (ätiologisch) nach dem Ort des Ablaufs und in seinen Anzeichen grundsätzlich von den entzündlichen Nierenerkrankungen. Diese spielen sich hauptsächlich und zu Anfang an den Gefäßknäueln (Glomeruli) der Nierenrinde, jene an den Nierenkanälchen (Tubuli) ab.

Ursächlich ist an diesem Krankheitsbild eine ganze Reihe von Faktoren beteiligt. Sie können einzeln oder sich teilweise überlagernd für die Auslösung der Krankheit in Frage kommen. Die verschiedensten Ursachen – vor allem Schocks und Kollapse, aber auch akute große Blut-, Flüssigkeits- oder Elektrolytverluste, akuter Gewebszerfall oder akute Gewebszertrümmerung, Blutzerfall, schwere Entzündungen, Nierengifte oder allergische Reaktionen – führen alle zu dem gleichen, eindrucksvollen, klinischen Bild, das in drei Phasen abläuft:

1. Mangeldurchblutung und Gewebeschädigung,
2. mangelhafte oder fehlende Wasserausscheidung (Oligurie, Anurie),
3. häufige Ausscheidung geringer Wassermengen (Polyurie).

Bei den ganzen Veränderungen ist das Ansteigen des Kaliums im Gewebe, vor allem des *in den Zellen gebundenen* (98 % der gesamten Kaliummenge des Organismus befinden sich gebunden in den Gewebszellen!), am wichtigsten, da hierdurch eine Kaliumvergiftung zu befürchten ist, die zum Herzversagen führen kann. Diese Vergiftung läßt sich frühzeitig an charakteristischen Veränderungen der Herzstromkurve (EKG) ablesen.

Wenn in der Frist von einigen Tagen bis zu wenigen Wochen die Wasserausscheidung wieder einsetzt, ist die *dritte Phase,* nämlich die der vermehrten Wasserabgabe (Polyurie), erreicht, wobei der Patient in 24 Stunden mehrere Liter Wasser verliert. Wenn hiermit eine Besserung oder Heilung eingeleitet ist, so sind allerdings auch neue Gefahrenmomente vorhanden, wie mangelhafte Infektionsabwehr, große Flüssigkeits- und Elektrolytverluste (vor allem Kalium und Natrium). Trotzdem kommt es meist zur Ausheilung der Nierenschädigung, wenn auch oft Wochen bis Monate vergehen, ehe die Nieren ihre normale Verdünnungs- und Konzentrationsfähigkeit wiedererlangt haben. Nur selten bleibt ein chronisches Nierenleiden zurück. Bei einem geringeren Grad der Nierenschädigung kann auch einmal das zweite Stadium völlig fehlen und das anfangs akute Nierenversagen nach wenigen Tagen schon in das Stadium der gesteigerten Urinabgabe übergehen.

Behandlung: Dem Symptombild entsprechend muß die Diät eiweiß-, natrium- und kaliumarm, dagegen kohlenhydrat- und fettreich sein, wenn die Ernährung über den Magen nicht wegen Übelkeit und Brechreiz unmöglich ist. Diese kann nach einem Vorschlag von *Franz* in der zweiten Krankheitsphase so gestaltet werden, wie es in der Übersicht angegeben ist.

Frühstück:	1 weichgekochtes Ei ½ Scheibe Toast Butter und Sahne
Mittagessen:	¼ Tasse Quark ½ Tasse Reis ½ Tasse gefrorene Ananasstücke ½ Scheibe Brot Butter
Abendessen:	Makkaroni und Käse, bestehend aus ½ Tasse Makkaroni 20 g Cheddarkäse Butter und Sahne ½ Tasse eingemachte Birnen ½ Scheibe Brot und Butter

An Flüssigkeiten sollte man Tee und solche Limonaden geben, die nur *einen* Geschmacksstoff und Zucker enthalten.

Die tägliche Gabe an Kohlenhydraten sollte mindestens 100 g betragen, da diese eiweißsparend wirken. Bei einer eiweiß*freien* Diät werden täglich 90 g Körpereiweiß abgebaut. Gibt man aber 100 g oder mehr Kohlenhydrate, so kann der Abbau des Körpereiweißes auf 40 g täglich vermindert werden.

In der *dritten Phase* bleibt die Diät bis zum Rückgang des Reststickstoffs bestehen; es werden lediglich Kalium in Form von Orangen- und Tomatensaft und täglich 2 g Kochsalz zugesetzt, auch in Form von Kartoffelchips. Sobald der Reststickstoff auf normale Werte zurückgegangen ist, wird auf Normalkost umgestellt, die vorübergehend sogar mit Milcheiweiß (Quark) angereichert werden kann, um den erlittenen Eiweißverlust auszugleichen.

In allen Fällen, in denen diese konservativ-diätetische Behandlung nicht ausreicht, muß die moderne Methode der Hämodialyse (sogenannte künstliche Niere) angewendet werden, die heute vielfach schon zu Hause durchgeführt wird. Falls der behandelnde Arzt beim akuten Nierenversagen feststellt, daß sich schnell eine Harnvergiftung (Urämie) entwickelt, wird er die Einweisung in die Klinik veranlassen, da dann alle konservativen Maßnahmen nicht mehr ausreichen. Die Einweisung in die Klinik und die Anwendung der Hämodialyse ist angezeigt, wenn

1. der Harnstoff im Blutserum über 320 mg % ansteigt,
2. der Reststickstoff über 160 mg % beträgt (normal 20–40 mg %),
3. ein Kaliumgehalt im Blutserum von über 27 mg % gemessen wird (normal 6–22 mg %),
4. bereits Harnvergiftungszeichen auftreten (Krampfanfälle, Erbrechen).

Nephrose

Bei der Nephrose, einer nichtentzündlichen Nierenerkrankung, steht die andauernde Eiweißausscheidung im Urin im Vordergrund. Während normalerweise im Harn kein Eiweiß nachweisbar ist, tritt bei der Nephrose eine Durchlässigkeit des Filtersystems für das Bluteiweiß auf. Durch den anhaltenden Eiweißverlust entsteht damit Eiweißmangel im Körper. Wegen des hohen Verlustes ist fachärztliche Behandlung unbedingt erforderlich, wobei das Nahrungseiweiß in hochwertiger Form auf 1,5 g pro Körpergewicht oder mehr erhöht werden muß. Auch die übrigen Kalorienträger (Kohlenhydrate und Fette) müssen so reichlich bemessen werden, daß der leicht zu errechnende Energiebedarf auf jeden Fall gedeckt ist.

Entzündungen der ableitenden Harnwege heilen durch Schaukeldiät

Die entzündlichen Harnwegserkrankungen (Nierenbecken-, Harnleiter- und Blasenentzündungen) können diätetisch gut beeinflußt werden. Dabei ist allerdings zu berücksichtigen, daß Begleitkrankheiten wie Stuhlverstopfung, Dickdarmentzündung und Gallenblasenentzündung ziemlich häufig sind. Zunächst sorgt man durch Kamilleneinläufe und die Einnahme von 20 g Magnesiumsulfat für eine gründliche Darmentleerung. Dann führt man vermehrt Flüssigkeit in Form von harntreibenden und zugleich desinfizierenden Tees zu (z. B. Bärentraubenblättertee).

Da sich manche Bakterien besser in alkalischem, andere besser in saurem Milieu entwickeln, wendet man eine *Schaukeldiät* an, d. h. man gibt zwei bis drei Tage lang eine harnsäuernde Diät, dann wechselt man zwei bis drei Tage lang zu einer harnalkalisierenden Kostform und führt, wenn nötig, diesen Wechsel noch mehrmals durch.

Säuernd auf den Harn wirken folgende Nahrungsmittel, aus denen sich die Kost zusammensetzen muß: Fleisch, Käse, Sauermilchprodukte, Brot und andere Mehlprodukte, Reis und Eier. An den säuernden Tagen darf die Flüssigkeitszufuhr nicht mehr als 1 l betragen. Medikamentös kann die Säuerung durch Ammoniumsalze unterstützt werden.

Alkalisierend wirken Obst, Gemüse, Salate, Kartoffeln und Frischmilch. Die Flüssigkeitsmenge ist nicht beschränkt. Alkalisierende Medikamente sind zur Unterstützung heranzuziehen.

Man beginnt die Schaukeldiät mit der säuernden Kost, da eine Säuerung oder Azidose allgemein die Blutbildung und Gewebsatmung verbessert, das Knochenmark anregt und weiße Blutkörperchen auswirft, die die Bakterien angreifen und die Körperabwehr steigern.

Zum Bild rechts:

Die Milchsäuregärung ist eine uralte Methode, Gemüse haltbar zu machen. Milchsaures Gemüse hat viele Verwendungsmöglichkeiten in der Küche, aber auch sein diätetischer Wert ist hoch. Stoffwechselkranke vertragen das milchsaure Gemüse besonders gut. Es beseitigt Stoffwechselschlacken und stützt den Fettstoffwechsel der Leber. Auch für Gichtkranke ist es geeignet, da es keine harnsäurehaltigen Substanzen enthält. Außerdem wirkt es wassertreibend mit erhöhter Harnsäureausschwemmung. Die Milchsäuregärung hat nichts mit der alkoholischen Gärung zu tun, sondern wird durch Kleinstlebewesen, spezielle Milchsäurebakterien, bewirkt.

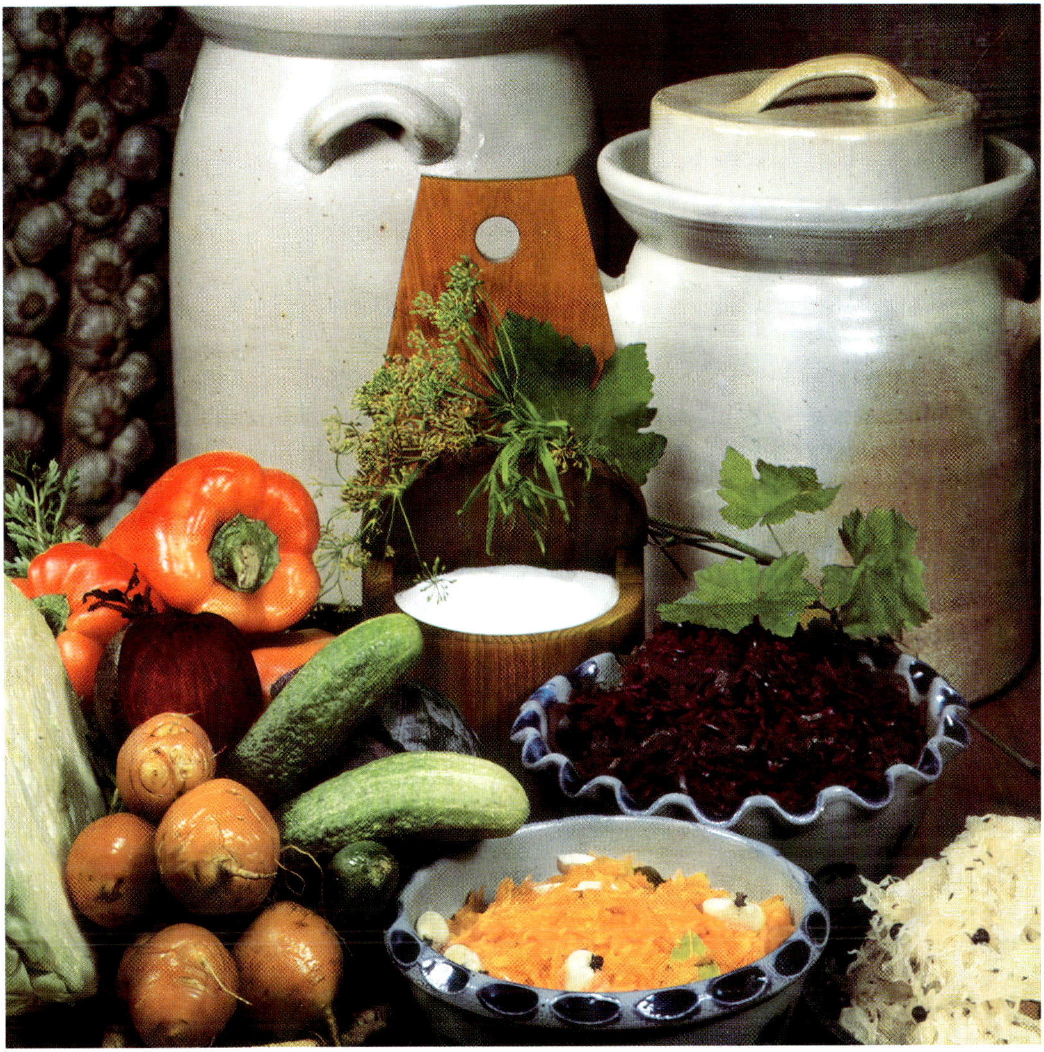

Einsäuern von Gemüse

Sauerkraut

25 kg Weißkohl · 75 g Salz · eventuell Wacholderbeeren

Weißkrautköpfe waschen, putzen, sehr fein hobeln. Das Kraut lagenweise in einen gesäuberten Gärtopf schichten, mit der entsprechenden Menge Salz vermischen und fest einstampfen. Das Kraut muß gestampft werden, bis der Saft kommt, bevor man die nächste Lage darübergibt. Zum Schluß mit einem Holzbrett abdecken und mit einem großen Granitstein beschweren. Den gefüllten Steintopf an einem warmen Ort (ca. 20 ° C) drei Wochen stehenlassen. Das fertige Sauerkraut kühl lagern.

Rotkohl

Wie Sauerkrautherstellung. Zwischendurch Salzlake nach Bedarf dazugeben (auf 1 l Wasser 15 g Salz). Mit Wein- oder Kirschblättern abdecken.

Möhren · Roter Paprika · Gurken

Möhren raffeln, Paprika in Streifen schneiden, mit etwas Salzlake (20 g Salz auf 1 l Wasser) und Gewürzen fest einstampfen. Ganze Gurken so dicht wie möglich einschichten; sie müssen von Salzlake bedeckt sein.

Gewürze: Zwiebeln, Knoblauch, Nelken, Dill, Estragon, Meerrettichscheiben, Lorbeerblätter.

Bluthochdruck und Nierenerkrankung

Die überwiegende Zahl der Nierenerkrankungen geht mit einem Bluthochdruck (Hypertonie) einher. Man spricht dabei von einer sekundären oder nephrogenen (nierenbedingten) Hypertonie. Die Ursache dieser durch die Nieren bedingten Hypertonie liegt in einer Mangeldurchblutung der Nieren, wodurch diese vermehrt Renin in die Blutbahn ausschütten. (Renin ist ein blutdrucksteigernder Stoff, den die Nieren selbst produzieren und in die Blutbahn abgeben.) Dadurch wird eine Blutdruckerhöhung erreicht, die wiederum dafür sorgt, daß die Nieren ausreichend durchblutet werden, was die Voraussetzung ist für eine gute Filterleistung der Nieren.

Die nierenbedingte Blutdruckerhöhung läßt sich kaum auf normale Werte herabsetzen, was auch so lange nicht wünschenswert ist, wie sie eine Schutzfunktion zur besseren Nierendurchblutung ausübt.

Läßt sich ein erhöhter Blutdruck nur schwer senken, ist immer an eine Störung der Nierenfunktion zu denken.

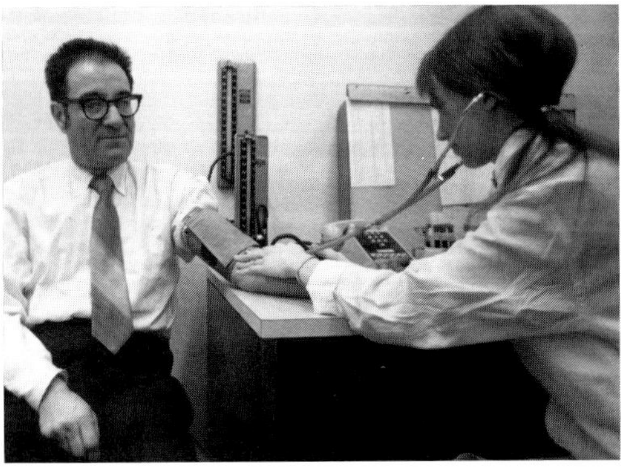

Wenn die Mangeldurchblutung der Nieren durch Kreislaufmittel und eine salzarme lacto-vegetabile Diät behoben werden kann, läßt sich damit auch die Blutdruckerhöhung normalisieren.

Man muß allerdings von der nierenbedingten, sekundären Hypertonie die sogenannte *essentielle Hypertonie* unterscheiden, die zu den häufigsten Erkrankungen in den Industriestaaten zählt. Das vermehrte Vorkommen in manchen Familien spricht zwar für eine erbliche Komponente als Ursache dieser Blutdruckerhöhung, den wichtigsten Faktor sollten wir aber in unserer Ernährung suchen. Dabei spielt die viel zu hohe Kochsalzzufuhr, die in den westlichen Industrienationen den tatsächlichen Bedarf meist um das fünffache übersteigt, eine entscheidende Rolle. In der Bundesrepublik Deutschland werden mit der Durchschnittskost täglich 15 g pro Tag und Person zugeführt, während nur 2–3 g täglich notwendig sind.

Ein über längere Zeit erhöhter Blutdruck führt zu einer ganzen Reihe schwerer Organschädigungen, vor allem des Herzens; außerdem fördert er die Arteriosklerose besonders der Kopf-, Herz- und Nierengefäße. Die daraus folgende Mangeldurchblutung der Nieren schwächt ihre lebenswichtigen Entgiftungsfunktionen; es kommt als Reaktion zu der bereits erwähnten vermehrten Reninbildung durch die Nieren und damit zu einer weiteren Begünstigung des hohen Blutdrucks durch die gefäßverengende Wirkung des Renins.

Um aus diesem Teufelskreis herauszukommen, benötigt man für längere Zeit

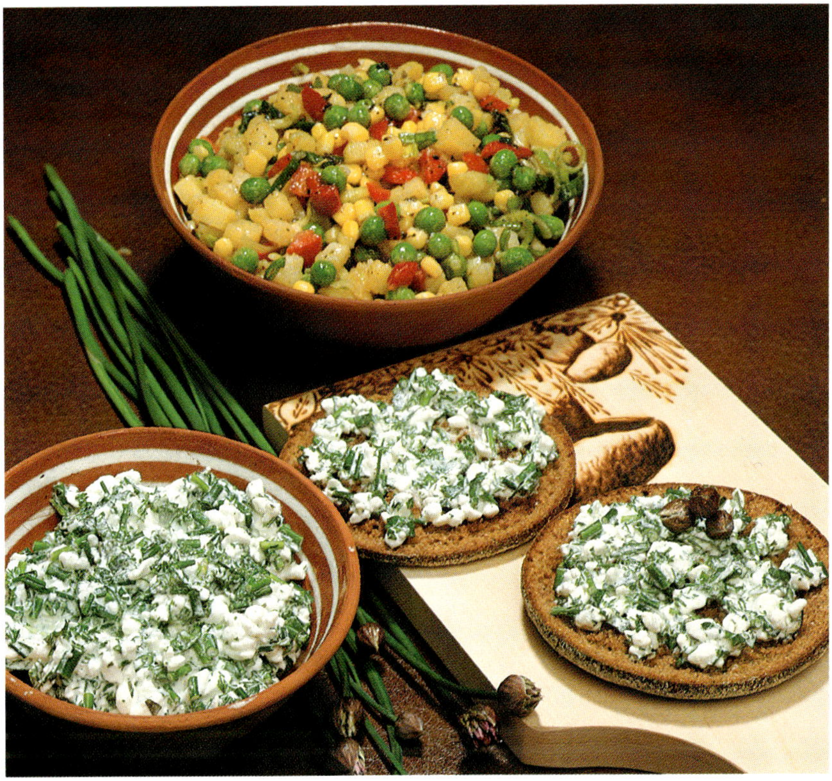

Eine salzarme, streng vegetarische Kost, ergänzt durch ein bis zwei Rohkost-Tage wöchentlich, ist unerläßlich, um eine nierenbedingte Blutdruckerhöhung in den Griff zu bekommen.

eine konsequent durchgeführte, *salzarme, vegetarische Kost* (Kostform 4), *die ein- bis zweimal wöchentlich durch Rohkosttage* (Kostform 3) *ergänzt wird.* Nach entsprechender Besserung kann der Übergang zur lacto-vegetabilen oder ovo-lacto-vegetabilen Ernährung (Kostform 5) erfolgen. (Die einzelnen Kostformen siehe die Seiten 114/115.)

Ergänzend muß ich noch darauf hinweisen, daß die Entstehung der Hypertonie und der zu hohen Nierenbelastung nicht nur von der Natrium- beziehungsweise Kochsalzzufuhr, sondern auch von der Höhe der Kaliumzufuhr, also vom Natrium-Kalium-Verhältnis abhängt. In jedem Fall muß die Kaliumzufuhr die Natriumzufuhr durchschnittlich um ein Mehrfaches übersteigen. Es sollte zu denken geben, daß in den Ländern mit hoher Natriumzufuhr durchschnittlich drei- bis sechsmal mehr Natrium als Kalium mit der Nahrung zugeführt wird.

Unter natürlichen Bedingungen nehmen die fleischfressenden Tiere vier- bis fünfmal soviel Kalium wie Natrium und die Pflanzenfresser zwölf- bis zwanzigmal soviel Kalium wie Natrium auf. Beim Menschen sollte das Verhältnis Natrium zu Kalium 1 zu 3–5 betragen. Und das ist nur bei einer streng vegetarischen Kost gegeben.

Die erzielten Erfolge bei der Behandlung der Nierenerkrankungen stellen ein eindrucksvolles Beispiel für die Heilkraft der konsequent durchgeführten vegetarischen Ernährung dar.

Es genügt ein Blick in die Tabelle über den Natrium- bzw. Kochsalzgehalt der wichtigsten Nahrungsmittel, um zu erkennen, welche Nahrungsmittel unbedingt den Vorzug verdienen (siehe Seite 135).

Probleme der Nierensteinbehandlung

Nierensteine bilden sich in den Ableitungskanälchen des Nierenmarks oder im Nierenbecken. Man war lange der Ansicht, daß der erste Ansatz einer Nierensteinbildung in der Auskristallisation eines anorganischen Salzes im mit Salzen übersättigten Harn bestehe. Die Kristallbildung selbst trete durch einen Mangel an sogenannten Schutzkolloiden ein. Diese Theorie ist durch neuere Forschungen recht zweifelhaft geworden. Man hat erkannt, daß sich nicht nur eine Vielzahl von Substanzen im Harn befindet, sondern daß diese sich auch gegenseitig in ihrer Löslichkeit stark beeinflussen. So ist z. B. geklärt, daß sich das schwer lösliche Kalziumoxalat (das Kalziumsalz der Oxalsäure) sehr viel leichter löst, wenn Spuren von Magnesiumsalzen im Harn vorhanden sind. Fehlt jedoch Vitamin B_6 in der Nahrung, wird die Aufsaugung des für diesen Vorgang nötigen Magnesiums aus der Nahrung gehemmt. Sinkt schließlich der Magnesiumgehalt des Blutes von dem Normalwert von 1,9–2,3 mg% auf 1 mg% ab, so steigt der Gehalt des Blutes an Cholesterin, das den Blutumlauf erschwert und sich in die Gefäßwandungen einlagert, und an Reststickstoff, der zu den ausscheidungspflichtigen Stoffwechselschlacken gehört.

Besonders interessant sind auch Studien über den Vitamin-B_6-Mangel im Tierversuch. Bei fast 100% der Versuchstiere können experimentell Nieren- und Blasensteine (Kalziumoxalatsteine) erzeugt werden, wenn der Nahrung Vitamin B_6 und Magnesium weitgehend entzogen werden. Umgekehrt läßt sich die Steinbildung durch eine Nahrung mit ausreichendem Vitamin-B_6- und Magnesiumgehalt verhüten.

Vitamin B_6 (Pyridoxin) ist reichlich enthalten in Vollkorn, Hefe, Soja, Obst und Gemüse. Es hat im Stoffwechsel die außerordentlich wichtige Funktion, die unentbehrliche Aminosäure Tryptophan (= Antipellagrafaktor) umzuwandeln und den Gewebsstoffwechsel der Leber, der Haut und der Nerven zu regulieren. Vitamin-B_6-Mangel wirkt sich besonders bei der heute meist propagierten höheren Eiweißzufuhr aus.

Darüber hinaus scheint auch die Durchblutung der Nieren eine ursächliche Rolle bei der Steinbildung zu spielen. Nach neueren Erkenntnissen ist wahrscheinlich eine Verengung der Nierengefäße durch außerhalb der Nieren gelegene nervöse Einflüsse (ausgehend vom Gehirn, vom Sympathikusnervenstrang, vom Ischiasnerv oder von Nervenspannungsänderungen bei Herdinfektionen) der entscheidende ursächliche Faktor.

Auch bei diesen veränderten Nerveneinflüssen auf die Gefäßreaktionen der Nieren kann wieder das Fehlen von Magnesium und Vitamin B_6 eine verhängnisvolle Rolle spielen.

Durch Verengung oder Krampf der Nierengefäße – gemeint sind die für die Nierenfunktion ungemein wichtigen Gefäßknäuel (Glomeruli) – kommt es zur Ausscheidung von „Kolloidkörperchen" aus der die Gefäßknäuel umgebenden Kapsel in die Nierenkanälchen hinein. Diese Kolloidkörperchen vermögen nun aus den Kalziumlösungen des Harns Kalzium an sich zu binden, das sich dann in Kristallform ablagert. Durch weitere An- und Einlagerung von kristallbildenden und kolloiden Substanzen vergrößern sich die Kolloidkörperchen zu den Harnsteinen, wobei die Art der Steinbildung von der Harnreaktion und der Mineralausscheidung bestimmt wird.

Je nach Lage und Größe unterscheidet man im Bereich der Nierenkelche, der Nieren, des Nierenbeckens und der ableitenden Harnwege folgende Steine (siehe nebenstehende Abbildung): Nierengewebssteine ①, einfache Nierenkelchsteine ②, Nierenkelchsteine, die den Harnabfluß aus dem Nierenkelch behindern ③ und dort eine Urinstauung verursachen, Nierenkelchsteinnester ④, Nierenbeckensteine ⑤, Ventilsteine ⑥, die den Urinabfluß durch den Harnleiter zeitweilig oder völlig blockieren, und Harnleitersteine ⑦.

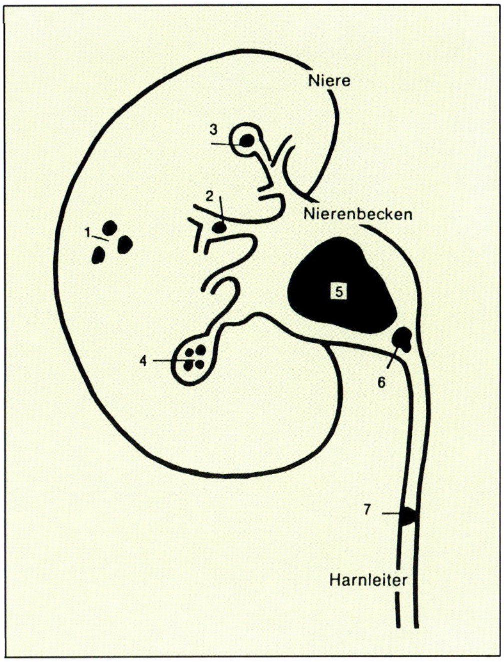

Häufig machen sich die Nierensteinleiden zunächst durch keinerlei Krankheitszeichen bemerkbar, bis sich plötzlich ein abgehender Stein in den engen Harnleiter einklemmt und dadurch eine Kolik verursacht. Eine nachfolgende Harnstauung ruft weitere Komplikationen hervor, vor allem Infektionen der Nieren und der ableitenden Harnwege.

Die *Behandlung des Nieren- und Harnleitersteinleidens* wird heute noch nicht einheitlich durchgeführt. Da erfahrungsgemäß 70% aller Nieren- und Harnleitersteine spontan abgehen, wird man zunächst immer versuchen, ohne instrumentelle Hilfe oder Operation auszukommen. Die folgenden Maßnahmen sind dafür geeignet:

Diät: Wenn auch die Urologen heute weder zur Behandlung vorhandener noch zur Vorbeugung neuer Steinbildungen der Diät eine wesentliche Bedeutung beimessen, so ist nach den oben beschriebenen Einflüssen des Magnesium- und Vitamin-B_6-Mangels doch zu fordern, daß im allgemeinen in der Kost magnesium- und Vitamin-B_6-reiche Nahrungsmittel bevorzugt werden. Die Vitamin-B_6-reichen Nahrungsmittel wurden bereits genannt. Magnesiumreiche Nahrungsmittel sind u. a.: Mandeln, Walnüsse, Erdnüsse, Haselnüsse, Weizenkeime, Haferflocken, Sojamehl, Reis, Linsen, Mangold, Spinat, Sellerie, Kohlrabi, Avocado, Banane, Himbeeren. Bei Phosphat- und Karbonatsteinen müssen Mandeln und Nüsse gemieden werden.

Bei *Oxalatsteinen* sollte die Oxalsäurezufuhr mit der Nahrung möglichst gedrosselt werden. Man vermeidet deshalb Rhabarber, rote Rüben, Sellerieknollen, Petersilie, frische Bohnen, Stachelbeeren und Endiviensalat, ferner Schokolade und schwarzen Tee. Milch und Milchprodukte sind wegen des hohen Kalziumgehaltes nur in mäßigen Mengen zu genießen.

Uratsteine lassen sich mit der Zitronenkur (mehrere Monate lang täglich den Saft von drei Zitronen trinken) oft auflösen. Der Genuß von Innereien sollte unterbleiben, andere Harnsäurebildner sind jedoch im normalen Umfang erlaubt.

Magnesiumgehalt wichtiger Nahrungsmittel

In 100 g Nahrungsmittel	Magnesiumgehalt in mg
Weizenkeime	336
Mandeln	252
Sojamehl	235
Paranüsse	225
Erdnüsse	181
Pistazien	158
Haselnüsse	150
Heppinger (1 Flasche)	150
Haferflocken	145
Walnüsse	134
Weiße Bohnen	132
Dill	120
Hagebutten	120
Reis (unpoliert)	119
Magermilchpulver	111
Grahambrot	92
Linsen	77
Roggenmehl	73
Eierteigwaren	67
Mangold	65
Spinat	62
Schokolade	58
Emmentaler	55
Datteln	50
Kohlrabi	43
Rosinen	42
Limburger	39
Banane	31
Grünkohl	31
Avocado	30
Himbeeren	30
Grüne Bohnen	25
Mischbrot	20–50
Tee	1–13

Prozentualer Anteil der vorkommenden Harnsteinarten (nach Dr. Karcher)

1. Oxalatsteine	25 %
2. Uratsteine	15 %
3. Phosphat- und Karbonatsteine	8 %
4. Zystinsteine	2 %
5. Xanthinsteine	unter 1 %
6. Mischsteine (aus 1–3 bestehend)	50 %

Phosphat- und Karbonatsteine treten häufig auf und bilden sich auch immer wieder neu. Die meisten Mischsteine bestehen größtenteils aus Phosphaten und Karbonaten. Die Phosphatzufuhr mit der Nahrung muß in diesen Fällen gedrosselt werden. Eidotter, Eipulver, Milch, alle Käsearten, Hülsenfrüchte, Mandeln, Nüsse und getrocknete Hefe müssen gemieden werden. Bei diesen Steinen sollte die Trinkmenge unter 1 l bleiben, wobei auf alle Mineralwässer wegen ihres hohen Hydrogenkarbonatgehaltes unbedingt zu verzichten ist. Erlaubt bleiben nur destilliertes Wasser, dünner Tee und verdünnter Fruchtsaft aus Aprikosen und Pfirsichen.

Ganz allgemein ist Fleischkost und stark gewürzte Kost bei Menschen, die zu Steinbildungen neigen, nicht angebracht. Eine vegetarische Kost sowie Rohkost belasten den Stoffwechsel wesentlich weniger, was sich besonders bei Uratsteinen günstig auswirkt, da hierbei häufig ein erhöhter Harnsäurespiegel im Blut besteht.

Ein wesentliches Mittel, neuen Steinbildungen vorzubeugen, ist nach Ansicht der Urologen eine gute Durchspülung der Harnwege durch Trinkkuren, wobei 2 bis 2½ l Flüssigkeit pro Tag empfohlen werden, damit eine tägliche Ausscheidungsmenge von mindestens 2 l erreicht wird.

Eine steinauflösende Wirkung haben allerdings auch die Quellwässer nicht; sie wirken aber leicht alkalisierend und wassertreibend, so daß sie zur Vorbeugung brauchbar erscheinen, besonders wenn sie magnesiumreich sind.

Physikalische Maßnahmen: Sie zielen auf eine Verbesserung der vermutlich ursächlichen Momente, nämlich auf die Körperverfassung, die Reaktionsbereitschaft des vegetativen Nervensystems und des Stoffwechsels. In Frage kommen Luft- und Sonnenbäder, Gymnastik, Sport und wechselwarme bis heiße Wasseranwendungen, Sauna und römisch-irische Bäder sowie Unterwasserdarmbäder, die das

Abwandern des Steins bis in die Blase begünstigen.

Medikamente: Die medikamentöse Behandlung hat in den letzten Jahren an Bedeutung gewonnen, und zwar hinsichtlich der Auflösung sowie der Verhinderung der Neubildung von Steinen. Eine medikamentöse Auflösung von *Harnsäuresteinen* ist mit Allopurinol (Cyloric) möglich, wenn der Harnsäurespiegel im Blut erhöht ist. Sie läßt sich auch mit einem Kalium-Natriumzitrat-Gemisch (Uralyt-U) erreichen, wobei allerdings immer wieder der Blutsäurewert (pH-Wert) kontrolliert werden muß. Nicht selten gelingt die Steinauflösung auch mit der unter den diätetischen Maßnahmen bereits erwähnten Zitronenkur. *Phosphatsteine* lassen sich recht gut mit einem Aluminiumhydroxidpräparat (Aludrox, täglich 10–12 g) auflösen. Die selten vorkommenden *Cystinsteine* reagieren wie die Harnsäuresteine auf eine Alkalisierung mit Uralyt-U.

Die am häufigsten vorkommenden *Oxalatsteine* sind bis heute noch nicht ohne Risiko medikamentös aufzulösen. Dies gilt besonders für die Neubildung von Kalziumoxalat- und Kalziumphosphatsteinen, obwohl es in diesem Bereich schon vielversprechende Ansätze gibt (z. B. Präparat Reducto).

Für alle Menschen, die immer wieder unter Nieren- und Harnleitersteinen leiden, gilt – wie für die Zuckerkranken –, daß die Behandlung eine ärztlich überwachte Dauerbehandlung sein muß.

Bei akuten *Nierensteinkoliken* lassen sich häufig mit heißen Kompressen und einigen vom Arzt verordneten krampflösenden Mitteln die Schmerzen hemmen oder gar beseitigen. Gelingt dies aber auf medikamentös-physikalischem Wege in kurzer Zeit nicht, ist die Klinikeinweisung erforderlich. Hier wird man dann notfalls instrumentell (Schlinge oder operativ) eingreifen, bevor eine anhaltende Abflußstauung des Urins die Nieren schädigt.

In vielen Fällen können heute Blasensteine mit Ultraschallwellen erfolgreich zertrümmert werden. Bei größeren Nierenbeckensteinen, die sich nicht auflösen lassen, war bislang die operative Entfernung die Therapie der Wahl. Nachdem sich nun die Ultraschallzertrümmerung, Lithotripsie genannt, durchgesetzt hat, kann man bis zu 80% der Patienten ohne Operation von den Steinen befreien. Die Bundesrepublik wird nach und nach flächendeckend mit Lithotripsie-Zentren ausgerüstet werden, so daß in Kürze für die meisten Steinpatienten eine Operation überflüssig wird.

Vorbeugende Maßnahmen zur Verhinderung der Nierensteinbildung lassen sich jedoch auch mit der hochentwickelten Technik nicht durchführen. Sie bleiben einer gesunden, natürlichen, einfachen und mäßigen Ernährungs- und Lebensweise vorbehalten.

Die ersten Ergebnisse der „Berliner Vegetarier-Studie" an 150 Versuchspersonen teilte Prof. Dr. *H. Rottka* vom Bundesgesundheitsamt mit. Sie zeigen, daß die vegetarische Kost die Nieren gesund erhält. Im einzelnen wiesen Vegetarier günstigere Meßwerte auf als Fleischesser, und zwar bei

Blutdruck,
Körpergewicht,
Morbidität,
Cholesterin,
Triglyceriden,
Harnsäure,
Kreatinin und
anderen Meßwerten.

Heilkost bei chronischen Gehirn- und Nervenkrankheiten

Die für uns wichtigste Frage ist: Welche Ernährung ist für Nerven und Gehirn die beste? Biochemische Forschungen der letzten Jahre haben gezeigt, daß bestimmte Nahrungsbestandteile unersetzliche Rohstoffe bilden, aus denen die Nervenzellen Botenstoffe, auch Neurotransmitter genannt, herstellen. Dazu gehört zum Beispiel ein Eiweißbaustein, die Aminosäure *Tryptophan,* aus welcher der Botenstoff *Serotonin* gebildet wird.

Wenn es aber in unserer Nahrung an Tryptophan mangelt, entsteht zu wenig Serotonin, was dann zur Störung lebenswichtiger Funktionen des Gehirns und der Nerven führt. Daraus erwachsen wiederum erhöhte Reizbarkeit, Nervosität und Depressionen.

Prof. *Howard I. Kushner* (Universität San Diego) erklärte, daß die Konzentration von Serotonin im Gehirn fast ausschließlich von der richtigen Ernährung abhängt. Sie vermag einen Mangel an bestimmten Substanzen, hier also von Tryptophan, auszugleichen und damit zu heilen.

Das Tryptophan ist nur ein Beispiel für den Zusammenhang zwischen Ernährung und Nervenkrankheiten. Weitere biochemische Erkenntnisse zeigen, daß auch die Kohlenhydrate für die Nerven wichtig sind und selbst das Mengenverhältnis von Eiweißen zu Kohlenhydraten eine große Rolle spielt.

Dr. *Judith Wurtmann* (Boston) kam daher zu dem Schluß: „Die richtige Mischung aus wenig Eiweiß und vielen Kohlenhydraten sorgt dafür, daß die Nerven tagsüber stabil bleiben."

Hierbei benötigen wir in der Regel keine Diät, sondern das, was dieses ganze Buch zum Inhalt hat, nämlich eine normale, abwechslungsreiche, vollwertige Kost von erhaltender, ausgleichender, vorbeugender und heilender Kraft. Die lacto-vegetabile Kost (Kostform 5) entspricht quantitativ und qualitativ am besten dieser Ernährungsweise, weil hierbei das Verhältnis von Eiweiß zu Kohlenhydraten mit 10 % zu 70 % problemlos erreicht wird. Nahrungsmittel greifen also indirekt, aber entscheidend in die komplizierten Vorgänge im Gehirn ein.

IN DIESEM KAPITEL:

Die Vitamine B_1 und B_6 spielen bei den Nervenkrankheiten eine wesentliche Rolle. Sie sind vor allem in Getreidekeimen und im Keimgemüse reichlich vorhanden.

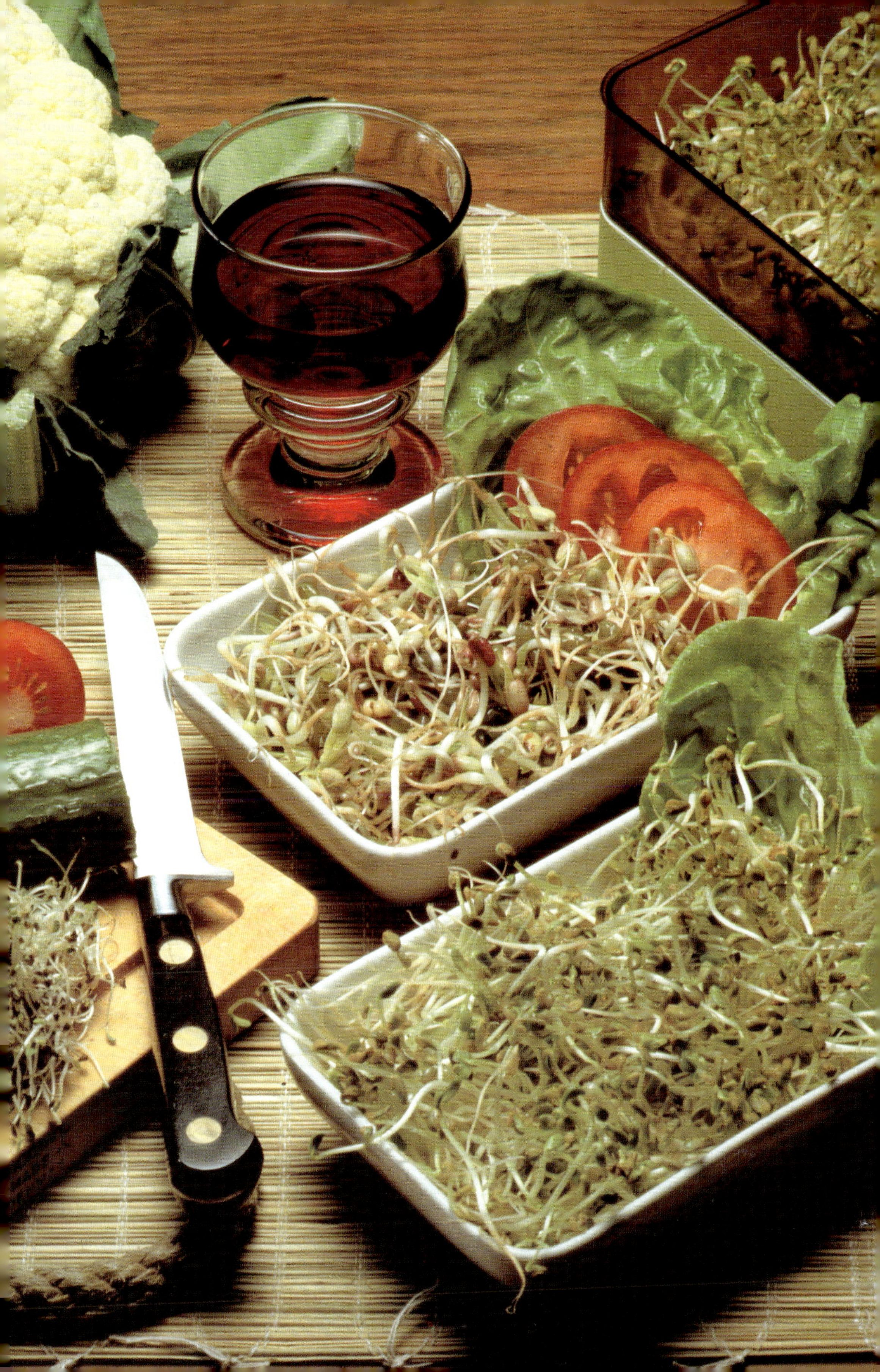

Vitamine entscheiden Seeschlacht

Wieviel Einfluß die Ernährung auf das Nervensystem haben kann, zeigt sehr drastisch ein historisches Ereignis: der Sieg Japans über die Kriegsflotte Rußlands in der Straße von Korea im Jahre 1905. Das war nicht nur ein militärischer Sieg, das war vor allem der Sieg eines einfachen japanischen Arztes namens *Takaki*.

In den achtziger Jahren des vorigen Jahrhunderts befiel die Besatzungen der japanischen Kriegsschiffe eine furchtbare Seuche. Die Zahl der Todesopfer war unbegreiflich hoch, und die Genesenden blieben dienstuntauglich. Die japanischen Marineärzte suchten nach Ursachen. Vor allem glaubten sie, eine unbekannte Mikrobe sei schuld.

Zu den japanischen Militärärzten und Mikrobenjägern gehörte auch *Takaki*. Die Krankheit verlief in drei Stufen mit immer den gleichen Symptomen, nämlich

1. Nervenstörungen mit fortschreitender Polyneuritis, Sensibilitätsstörungen, Lähmungen und Atrophien;
2. Herzschwäche mit Ödemen, Leberschwellung, Atemnot und Kräfteverfall;
3. Abmagerung und Tod.

Man nannte die Krankheit Beriberi, wußte aber nichts über Ursachen und Heilungsmöglichkeiten. Monat für Monat erkrankten und starben die Matrosen, und es war für *Takaki* eine Qual, ihr Leiden mitansehen zu müssen.

Die Suche nach einem Bazillus blieb vergeblich, aber nach mancherlei Überlegungen kam der kluge Japaner auf die Idee, daß die Erkrankung irgendwie mit der Ernährung zusammenhängen müsse. Er hatte beobachtet, daß auf britischen Schiffen keine Beriberi auftrat. Da die Briten ihre Seeleute ganz anders verpflegten als die Japaner, kam *Takaki* zu dem Schluß, die Verpflegung der japanischen Matrosen – der Reis also – müsse schuld sein. Diese Ansicht hielt der Leiter des japanischen Sanitätswesens jedoch für absurd. *Takaki* beobachtete jedoch weiter.

Inzwischen starben die Seeleute zu Hunderten; die Seuche fand immer neue Opfer. 1882 starben 40 % aller Marineangehörigen. Jetzt endlich war auch die Marineleitung bereit, ein von *Takaki* vorgeschlagenes Experiment durchzuführen.

Man schickte zwei Schiffe mit je 300 Mann Besatzung auf große Fahrt. Die Matrosen des einen Schiffes erhielten die übliche Nahrung aus poliertem Reis, die Besatzung des anderen Schiffes wurde verpflegt, wie das auf britischen Schiffen üblich war: mit Hafernährmitteln, Gemüse, Fisch, Fleisch, Dosenmilch. Diese Kost war bei der Mannschaft alles andere als beliebt. Beide Schiffe legten nach 287 Tagen wieder im Heimathafen an. Das Ergebnis des Ernährungsexperimentes war überwältigend: Auf dem Schiff mit der Reisverpflegung waren zwei Drittel der Besatzung an Beriberi erkrankt; es war zum Lazarettschiff geworden. Die Mannschaft des anderen Schiffes war gesund und leistungsfähig. Nur vier Mann hatten Beriberi, und diese hatten heimlich ihren gewohnten Reis gegessen. Das war ein so durchschlagender Beweis, daß die japanische Marineleitung die Verpflegung der gesamten Marine sofort umstellte. Das Ergebnis zeigt die Tabelle auf der nächsten Seite.

Jahr		Gesamtzahl der Marine-angehörigen	Ausfälle durch Beriberi	Prozent
1880	Reisverpflegung	4956	1725	35
1881	Reisverpflegung	4641	1165	25
1882	Reisverpflegung	4769	1929	40,5
1883	Reisverpflegung	5346	1236	23
1884	Änderung der Verpflegung	5638	718	12,7
1885	Neue Verpflegung	6918	41	0,6
1886	Neue Verpflegung	8475	3	—
1887	Neue Verpflegung	9106	—	—
1888	Neue Verpflegung	9184	—	—

(nach: von Haller: Die Küche unterm Mikroskop, Econ-Verlag, Düsseldorf)

Der Bericht *Takakis* über sein Ernährungsexperiment ging durch die ganze Welt. Er wurde unbeachtet zu den Akten gelegt. Man erkannte nicht den Einfluß der Nahrung auf die Gesundheit und glaubte immer noch an eine infektiöse Ursache der Beriberi. So mußten zum Beispiel die Holländer ihre eigenen Erfahrungen machen.

Christiaan Eijkman und seine Hühner

Im Jahre 1885 stieg die Zahl der Erkrankungen an Beriberi in der Armee von Niederländisch-Indien steil an. Mehr als ein Viertel der Soldaten erkrankte. Die holländische Regierung schickte 1887 eine wissenschaftliche Kommission nach Niederländisch-Indien, die die Ursache der Beriberi klären sollte.

Die Kommission bestand aus dem Neurologen Prof. *C. Winkler*, dem Bakteriologen *P. C. Pekelharing* und dem Assistenten *Christiaan Eijkman*, der bis dahin bei *Robert Koch* gearbeitet hatte. Ein Jahr lang suchte die Kommission vergeblich nach dem Erreger. Dann glaubte *Pekelharing*, im Blut der Kranken eine Kokkenart gefunden zu haben, die für die Beriberi verantwortlich sei.

Er kehrte nach Holland zurück, und *Eijkman* erhielt auf seine Empfehlung hin den Auftrag, den Krankheitskeim zu isolieren.

Die holländischen Truppen erkrankten weiter an Beriberi, und *Eijkman* machte sich an die Arbeit. Für seine Experimente wählte er Hühner und impfte sie mit dem Blut der Kranken, doch die Hühner erkrankten nicht. *Eijkman* hatte die Hoffnung bereits aufgegeben, mit seinen Hühnern weiterzukommen, als er eines Tages einige seiner Hühner lahmend über den Hof torkeln sah. Er glaubte, die Impfung habe sie krank gemacht. Kurz darauf waren aber alle Hühner krank, also auch die nicht geimpften. *Eijkman* hatte dafür keine Erklärung; er gab die Versuche auf.

Dann aber kam die Überraschung: Nach einigen Monaten waren alle Hühner wieder gesund und erkrankten auch nicht mehr. Bei seinen Nachforschungen stellte sich folgendes heraus:

Als einmal der billige Naturreis, der als Hühnerfutter verwendet wurde, ausgegangen war, wurden die Hühner mit dem für die Kranken bestimmten polierten Reis gefüttert. Nach einiger Zeit kam der Inspektor dahinter, und die Tiere wurden wieder auf Naturreis umgestellt. Während der Fütterungsperiode mit poliertem Reis waren die Hühner krank geworden, mit Naturreis gesundeten sie wieder.

Daraufhin begann *Eijkman* mit neuen Experimenten. Mit poliertem Reis konnte er die Hühner erkranken lassen, mit Naturreis wurden sie wieder gesund. 1890 veröffentlichte er seine Beobachtungen, doch auch diese Arbeit wurde kaum beachtet. Es bedurfte noch einer Reihe ähnlicher Erfahrungen, bis allgemein anerkannt war, daß der polierte Reis die Krankheitserscheinungen auslöste.

Aneurin-Mangel in nichttropischen Ländern

Inzwischen hat man auch die letzte und tiefste Ursache dafür entdeckt, warum polierter Reis Beriberi erzeugt: Ihm fehlt ein in der Schale (Silberhaut) des Reiskorns enthaltener Faktor, dem man im Jahre 1911 den Namen Vitamin gab. Es war ein Schutzstoff, den bereits *Eijkman* im Silberhäutchen des Reiskorns vermutete und um den sich der Nachfolger von *Eijkman, G. Grijus,* im Institut bei Batavia bemühte. Es handelt sich um das Aneurin oder Vitamin B_1. Die notwendige Tagesmenge beträgt nach den Empfehlungen der Deutschen Gesellschaft für Ernährung 1,2–1,4 mg.

Die Beriberi ist eine Krankheit der tropischen und subtropischen Länder. Gibt es aber vielleicht auch bei uns – im gemäßigten Klima – eine schleichende Nervenkrankheit, die auf eine Vitamin-Mangelernährung zurückzuführen ist?

Bis 1940 etwa glaubte man, daß ein Aneurin-Mangel bei der Bevölkerung nichttropischer Länder, insbesondere in Westeuropa und Nordamerika, als Krankheitsursache nicht in Frage komme. Man war der Ansicht, die Durchschnittskost enthalte ausreichende Mengen an Vitamin B_1. Nach 1940 erst ließ sich der menschliche Bedarf an Vitamin B_1 genau ermitteln. Daraufhin untersuchte und analysierte man die Haushalts- und Krankenhauskost auf ihren Aneurin-Gehalt. Das Ergebnis: Die Durchschnittsnahrung der Europäer und Nordamerikaner deckt gerade eben den Mindestbedarf, geringe Bedarfssteigerungen führen bereits zum Mangelzustand.

Bedarfssteigerungen treten ein bei Muskelarbeit, kohlenhydratbetonter Kost, während der Schwangerschaft und Stillzeit sowie in Wachstumsperioden, ferner bei allerlei Krankheitszuständen wie Fieber, Magen-Darm-Leiden und Schilddrüsenüberfunktion (Hyperthyreose). Der Bedarf ist dann oft um ein Vielfaches höher als im Durchschnitt.

Praktisch stehen wir also ständig mit einem Bein im Aneurin-Mangelzustand, der B_1-Hypovitaminose. Ziemlich sicher ist damit zu rechnen, wenn die Nahrung vorwiegend industriell verfeinerte Kohlenhydrate (Weißbrot, Zucker, Teigwaren) enthält. Als Regel gilt: Je verfeinerter die Kost, desto größer der Mangel.

Mit Hilfe statistischer Untersuchungen ließ sich der zunehmende Aneurin-Mangel im Laufe des letzten Jahrhunderts nachweisen.

Aufschlußreiche Ergebnisse erbrachten Untersuchungen der Mayo-Klinik in den vierziger Jahren.

Gab man Versuchspersonen eine Diät, die einer Aneurin-Mangelkost entsprach, so stellten sich folgende Krankheitserscheinungen ein: Auffälliger Rückgang der körperlichen Leistungsfähigkeit, Müdigkeit, Konzentrationsschwäche, Gedächtnisschwäche, Ungeschicklichkeit, Reizbarkeit, Depressionen, Schlaflosigkeit, Appetitlosigkeit, Verdauungsbeschwerden, Verstopfungen, Herzklopfen, Tachykardie, Beklemmungsgefühle, Kälte- und Hitzewallungen, Schwindelgefühl, Kopfschmerzen, Rückenschmerzen u. a.

Prof. *Russell M. Wilder* versuchte die vielfältigen Symptome unter einen Hut zu bringen, also ein Krankheitsbild dafür zu

Tagesbedarf an Vitamin B_1: 1,5 mg

Menge g	Nahrungsmittel	Gehalt mg
100	Weizenkeime	2,0
500	Vollreis	2,0
005	Hefeextrakt	1,5
100	Roggenkeime	1,0
100	Erbsen, getrocknet	0,8
200	Grahambrot	0,6
100	weiße Bohnen	0,5
100	Haferflocken	0,5
500	Kartoffeln (geschält)	0,5
100	Erdnüsse	0,5
100	Linsen	0,4
100	Haselnüsse	0,4
100	Karotten	0,3
500	Trinkmilch	0,2
500	Reis (poliert)	0,2

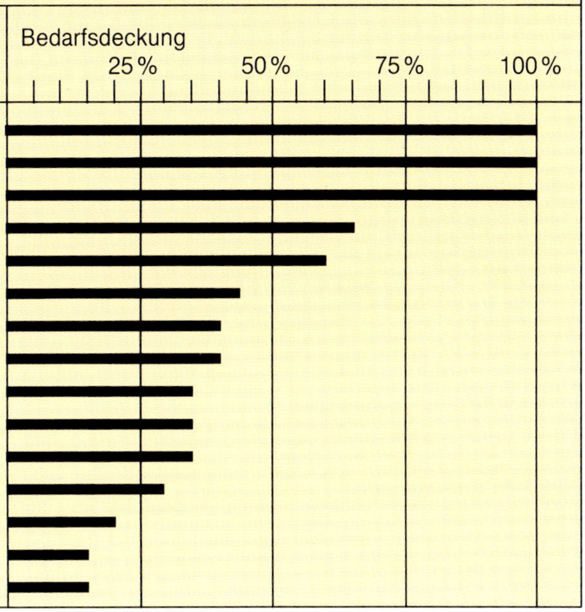

finden, und er sagte wörtlich: „Die durch Aneurin-Mangel erzeugten Erscheinungen gleichen genau jenen Störungen, die der Psychiater als Neurasthenie bezeichnet."

Wir wissen heute, daß die ausreichende und regelmäßige Zufuhr von Vitamin B_1 mit der Nahrung nicht nur in den tropischen Ländern die Beriberi verhindert, sondern in den nichttropischen Ländern die Nervosität mindert sowie die körperliche und geistige Leistungsfähigkeit steigert.

Ferner können wir heute das Aneurin in größeren Dosen, als sie in Nahrungsmitteln vorkommen, zur Linderung und Heilung folgender Krankheiten einsetzen:

- alkoholische Neuritis
- Stumpfneuritis und Stumpfbeschwerden nach Amputationen
- Neuritis, Polyneuritis, Neuralgie, Ischialgie
- Herpes zoster (Gürtelrose)
- Wehenschmerzen

Die schmerzstillende Wirkung ist wahrscheinlich auf eine Normalisierung des Vitamin-B_1-Stoffwechsels im Nerv zurückzuführen.

Um Aneurin-Mangelkrankheiten vorzubeugen, sind die natürlichen Quellen – vollwertige Nahrungsmittel – am besten. Einen hohen Aneurin-Gehalt weisen Hefe, Getreidekeime und Reisschliff auf. Für die tägliche Ernährung haben Vollkornbrot, Nüsse und Kartoffeln die größte Bedeutung. Reich an Vitamin B_1 sind aber auch die tierischen Gewebe Leber, Niere, Herz und Hirn.

Evers-Diät bei Nervenkrankheiten

Wir verdanken dem praktischen Arzt Dr. *Evers* eine aus seiner Erfahrung stammende wertvolle Kostform zur Behandlung organischer Nervenleiden, vor allem der multiplen Sklerose.

Nach Dr. *Evers* kennzeichnet das Gebiß nach der Art seines Baues den Menschen als einen Frucht- und Wurzelesser. Er hält daher Blätter, Gräser, Kräuter, Knospen, Fleisch und Knochen für keine dem Menschen entsprechende Nahrung.

Diese und andere Erkenntnisse führten ihn zu der Vorstellung, daß die schwere Nervenkrankheit *multiple Sklerose,* die zunächst mit entzündlichen Veränderungen im Rückenmark und Gehirn beginnt, denen später ein Verfall des Nervengewebes folgt, letztlich nur die Folgeerscheinung einer jahrelangen Mißernährung ist, wie sie die Denaturierung unserer Nahrungsmittel zwangsläufig mit sich bringt. Er stellte deshalb eine Heilkost auf, bei der möglichst alle denaturierenden Eingriffe ausgeschaltet sind, und erzielte damit bei leichteren und mittelschweren Fällen von multipler Sklerose eindeutige Erfolge, die auf Ärztekongressen lebhaft diskutiert wurden.

Diese Besserungen und Heilungen in nicht veralteten Fällen bedeuten für diese schwere, gar nicht seltene organische Nervenkrankheit außerordentlich viel, zumal die Ursache dieser Krankheit bis heute noch in tiefes Dunkel getaucht ist. Die Heilungsaussichten werden daher als sehr gering eingeschätzt. Es ist also möglich, daß die bisherigen Erfolge mit der Evers-Diät einen vielversprechenden Neubeginn bilden.

Wie sieht die Evers-Diät aus, und wie wird sie praktisch durchgeführt?

Prinzipiell sagte Dr. *Evers* folgendes dazu: „Meine Diät beruht auf ganz einfachen, klaren Grundsätzen, die jedem Menschen sofort einleuchten müssen.

1. Früchte, Wurzeln und Milch sollen an der Spitze stehen, da sie allein ohne jede Zubereitung, ohne jedes Gewürz von Menschen mit Hochgenuß gegessen werden können.
2. Jedes Nahrungsmittel so natürlich lassen wie möglich.
3. Je weniger ein Nahrungsmittel verändert bzw. gewürzt werden muß, um den Menschen zu schmecken, um so wertvoller ist es für die Menschen.

Die Schwierigkeit liegt nur darin, daß diese Diät und das menschliche Zünglein nicht immer harmonieren. Der schuldige Teil ist aber nicht die Diät; denn sie entspricht absolut der menschlichen Natur. Vielmehr ist der schuldige Teil unser Zünglein. Letzteres ist beim modernen Menschen durch eine jahrzehntelange Fehlernährung in falsche Bahnen gelenkt."

Nach der Vorschrift von Dr. *Evers* sind *folgende Lebensmittel erlaubt:* rohe Früchte, rohe Wurzeln, rohe Milch, Butter, rohe Haferflocken, Vollkornbrot, rohe Eier und Bienenhonig.

Zu den Früchten gehören: Äpfel, Birnen, Pflaumen, Haselnüsse, Walnüsse, Sonnenblumenkerne, junge grüne Erbsen, Kirschen, Weintrauben, Pfirsiche, Stachelbeeren, Johannisbeeren, Himbeeren, Erdbeeren, Waldbeeren, Brombeeren, Apfelsinen,

Bananen, Mandeln, Paranüsse, Kokosnüsse, Erdnüsse, Tomaten, Körnerfrüchte (Weizen und Roggen in gekeimtem Zustande) und Trockenfrüchte (Datteln, Feigen, Korinthen, Rosinen).

Zu den Wurzeln gehören vornehmlich Möhren (Karotten), aber auch Kohlrabi.

Bei frischen, leichten Erkrankungen, genesenden Patienten und Kranken über 50 Jahre gab Dr. *Evers* noch milde gewürztes Fleisch in rohem Zustand.

Blatt-, Stengel- und Kräutergemüse spielen in seiner Diät ebensowenig eine Rolle wie die Kartoffel.

Nach langjähriger Beobachtung der Wirkung dieser Diät bei mehr als 10 000 Kranken glaubte Dr. *Evers* – dessen Patienten von verschiedenen Universitätslehrern gründlich nachuntersucht wurden – folgendes feststellen zu dürfen: Wenn der Zustand eines Patienten mit multipler Sklerose sich trotz jahrelanger Anwendung aller möglichen Heilmittel langsam, ohne wesentliche Besserung, verschlechtert und der Patient schließlich gehunfähig und bettlägerig wird und wenn dann nach Einsetzen meiner Diätkur unter sonst gleichen Bedingungen der Patient langsam, durch Jahre hindurch, wieder gehen lernt und schließlich voll arbeitsfähig wird, dann ist man zu der Schlußfolgerung berechtigt, daß diese Besserung in ursächlichem Zusammenhang mit der verordneten Diätkur steht.

Für die auf der vorigen Seite angeführten erlaubten Nahrungsmittel gibt Dr. *Evers* folgende Tagesmengen an:

Gekeimte Körner	50–250 g
Vollkornbrot	125 g
Haferflocken	70 g
Obst und Wurzeln	500 g
Milch	1 l
Butter	30 g
Ei	1 Stück
Nußkerne	50–100 g

Maßgebend für die zu verzehrende Menge soll nur der Hunger des Patienten sein (drei Mahlzeiten täglich). Tritt Widerwillen gegen die Speisen auf, wird ein Fastentag eingelegt, an dem nur klares Wasser getrunken werden soll. Bevorzugung der Nahrungsmittel, die die Jahreszeit gerade bietet; je frischer, desto besser! Nur strengste und eventuell jahrelange Durchführung der Kur kann zum Erfolg führen.

Die totale Umstellung der Ernährung verlangt von Arzt und Patienten größtes Vertrauen und den unbedingten Willen zur Gesundung. Eine Schädigung durch die Kur kann nicht eintreten. Nach Wiederherstellung des Patienten darf zur Rohkost langsam wieder Gekochtes und Gebackenes verabreicht werden. Früchte, Wurzeln, Milch und Milchprodukte im Rohzustand sollen aber stets die Hauptnahrungsmittel bleiben.

Natürlich hat die Evers-Diät auch starke Kritik erfahren. In den meisten Fällen wird eine günstige Wirkung der Diät bestätigt und die Wirkungsweise als eine „Vitaminmast" zu erklären versucht. Ich glaube nicht, daß diese Erklärung ausreicht. Auch die Erklärung, daß die Evers-Diät „eine wirksame Umstimmung, aber keine Heilung" herbeiführe, wird den bisher erzielten Ergebnissen nicht ganz gerecht. Sicher erscheint jedenfalls, daß der multiplen Sklerose auch ein schwerer und chronischer Vitaminmangel zugrunde liegt, wahrscheinlich in Verbindung mit einem ebenso langen chronischen Fermentmangel. Synthetische Vitaminpräparate allein führen daher nicht zum Ziele.

Selbstverständlich sollte jeder, der an dieser Krankheit leidet und eine Evers-Diät beginnen möchte, dies nur dann tun, wenn er fest gewillt ist, sie hundertprozentig durchzuführen. Die fortlaufende Beobachtung und Kontrolle durch den bisher behandelnden Arzt, dem alle Einzelheiten der Krankheit wie der Kur vertraut sind, ist allerdings dazu notwendig.

Ernährung bei Kinderlähmung

In der Behandlung der spinalen Kinderlähmung (Poliomyelitis) wird nach den Erfahrungen der Vergangenheit auch der Ernährung dieser Kranken erneut besondere Aufmerksamkeit geschenkt. Bei allen Infektionskrankheiten besteht vor allem im akuten Stadium ein erhöhter Eiweiß-, Fett-, Vitamin- und Fermentverbrauch. Das gilt auch für die spinale Kinderlähmung, wo diese Tatsache in dem erheblichen Gewichtsverlust in den ersten drei bis sechs Wochen zum Ausdruck kommt. Für die Abwehrkraft bei dieser ernsten Erkrankung ist aber der Verlust der Körpersubstanz von größter Bedeutung. Die Abwehrstoffe sind regelmäßig an Eiweißkörper gebunden und müssen aus der täglich aufgenommenen Nahrung ständig neu aufgebaut werden. Art und Menge der Nahrung entscheiden also unter Umständen über die Widerstandsfähigkeit und Abwehrkraft des Körpers gegenüber dieser Infektionskrankheit. Die Eiweißnatur der Abwehrstoffe läßt es verständlich erscheinen, daß eine Eiweiß-Unterernährung die Anfälligkeit gegenüber Krankheitserregern und damit auch gegenüber dem Erreger der Kinderlähmung verstärkt.

Tatsächlich stellt man bei den an Kinderlähmung erkrankten Personen zwischen dem ersten und dritten Tag eine fortschreitende Abnahme der Bluteiweißkörper fest. Anscheinend ist durch die Infektion auch die Bildung der Zelleiweißstoffe und des roten Blutfarbstoffs gehemmt. Der Mangel an Vitamin B_1 (Aneurin) und Vitamin B_2 (Lactoflavin) soll von besonderer Bedeutung sein, weil diese beiden Funktionsstoffe an dem Vorgang des Eiweißaufbaues im Körper beteiligt sind. Eine zweckmäßige Ernährung muß also die mangelnden Eiweißkörper und Funktionsstoffe in ausreichendem Maße zuführen.

Zu dem gleichen Ergebnis kam der Amerikaner Dr. *B. Sandler,* der eine Diät entwickelte, in der Milch und Milchprodukte die Haupteiweißträger darstellen. Die regelmäßige tägliche Zufuhr von ½ l Frischmilch kann nach den Untersuchungen *Sandlers,* denen Großversuche im Staat Nord-Carolina zugrunde liegen, die den Wert seiner Maßnahmen eindrucksvoll erhärteten, die akute Gefahr einer Erkrankung an Kinderlähmung wesentlich verringern.

Der mexikanische Arzt Dr. *Castaneda* berichtete über die guten Erfolge mit der Anwendung von Vitamin C und Vitamin B_{12}. Die Behandlung lindert schnell die Schmerzen und Muskelkrämpfe und verhütet die weitere Ausbreitung der Lähmungen. Außerdem stellt Vitamin B_{12} die Muskelfunktion rascher wieder her. Diese Mitteilungen sind uns ein Hinweis darauf, daß die beste Vorbeugung gegen die Kinderlähmung eine Ernährung ist, die auch die genannten Vitamine regelmäßig in ausreichender Menge enthält. Voraussetzung ist natürlich eine normale Darmfunktion, da sonst die Vitamine nicht verwertet oder, bei krankhafter Bakterienbesiedlung des Darmes, nicht genügend gebildet werden, worauf ich schon bei den Darmkrankheiten hinwies.

Zur Frage einer einfachen, natürlichen Vorbeugung sind auch die Erfahrungen des schwedischen Arztes Dr. *Ragnar Huss*

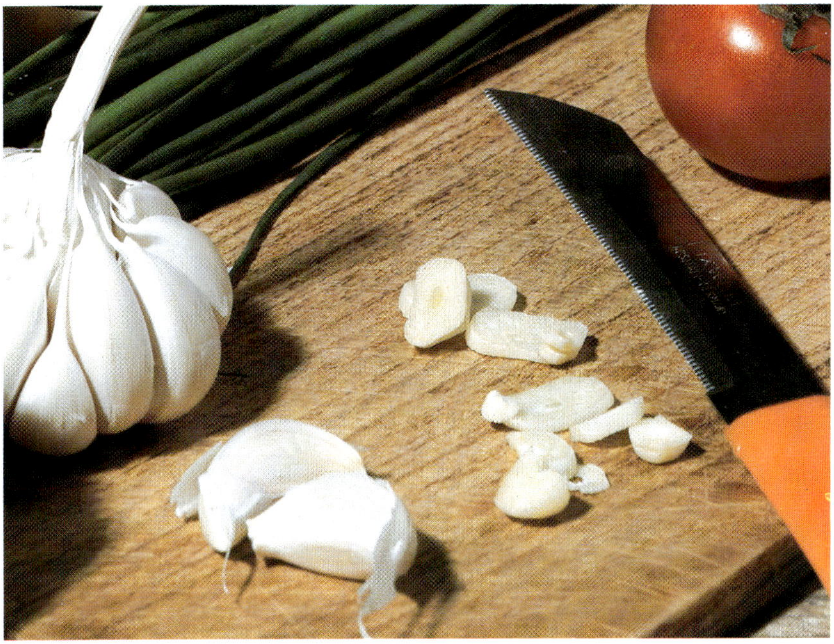

Knoblauch, dessen vielseitig heilkräftige Wirkung in immer neuen Untersuchungen bestätigt wird, kann auch, wie das Beispiel Schweden zeigt, bei Kinderlähmung eingesetzt werden.

sehr beachtlich, die er bei einer Epidemie von Kinderlähmung in Malmö mit *Knoblauch* machte. Er verabreichte einem Teil der noch nicht erkrankten Kinder regelmäßig Knoblauch. Ein anderer Teil erhielt das Mittel nicht. Während unter den nicht behandelten Kindern noch neun Kinder neu an Kinderlähmung erkrankten, blieben die mit Knoblauch versorgten Kinder verschont. Die Zahl der beobachteten Kinder betrug 67. Bei Auftreten von Kinderlähmung sollte dieses einfache Volksheilmittel breiteste Anwendung finden.

Gute Erfahrungen ergaben sich bereits mit der Verabreichung einer Zusatzkost, die alle wichtigen Eiweißkörper, Fett, Kohlenhydrate, Mineralien und Vitamine enthielt. Man stellte dazu ein Getränk her, das aus Fettemulsion, Eiweißkörpern, Eiern, Kornsirup und Milch bestand. Diese Eiweißkost wurde sofort nach der Krankenhauseinweisung zusätzlich zu den üblichen Mahlzeiten verabreicht. Gegen die Art der Verabreichung als „Zusatz" zu der „üblichen", also qualitativ nicht ausreichenden, Nahrung sind natürlich Bedenken zu erheben. Dennoch ist hierbei festzustellen, daß sich eine natürliche und vollwertige Nahrung in der Behandlung der Kinderlähmung einen wichtigen Platz zu erobern beginnt. Es ist jedoch erstaunlich, daß man sich heute noch mehr oder weniger künstlicher Nahrungsgemische bedient, obwohl uns die Natur ein Nahrungsmittel anbietet, das allen erhobenen Forderungen entspricht, und zwar handelt es sich um die Nuß, die man am besten in Form von Nußmus zu sich nimmt. Auch Mandelmus eignet sich gut für diesen Zweck.

Wenn wir 1 Tee- bis 1 Eßlöffel voll Nuß- oder Mandelmus und 1 Teelöffel reinen Bienenhonig in 1 Tasse Milch glatt verrühren und dieses Gemisch langsam schluckweise trinken, so haben wir damit für die an Kinderlähmung Erkrankten eine hochkonzentrierte, natürliche Kraftnahrung, in der alle für die diätetische Behandlung erforderlichen Nähr- und Funktionsstoffe enthalten sind.

Ernährung bei seelischen und geistigen Erkrankungen

Einige Beobachtungen und klinische Erfahrungen sprechen für den Zusammenhang zwischen Ernährung und Geisteskrankheiten. So weiß man seit längerer Zeit, daß Vitamin B_2 und die als Eiweißbaustein wohlbekannte Glutaminsäure bei seelisch (psychisch) Kranken durch ihre „entgiftende" Funktion im Gehirnstoffwechsel heilende Wirkungen entfaltet. Weitere Beobachtungen beziehen sich direkt auf eine der großen Geisteskrankheiten, nämlich die Schizophrenie (Spaltirrsinn).

Schizophrenie und Ernährung

Es liegen heute Beobachtungen vor, die die Annahme eines kranken Stoffwechsels bei der Schizophrenie außerordentlich stützen. An einer Klinik für Nervenkranke in England wurden bei einer Anzahl Schizophrener Heilerfolge erzielt, wenn man nach einer Fastenperiode eine sorgfältig ausgewogene Diät verabreichte, bei der man tierisches Protein völlig oder fast völlig ausgeschlossen hatte.

Der New Yorker Psychiater Dr. *Allan Cott* berichtete über ermutigende Erfolge mit Fastenkuren bei Schizophrenen. Er läßt seine Patienten bis zu dreißig Tagen fasten und setzt sie dann auf Diät. Dr. *Cott* ist der Meinung, daß durch die Fastenkur eine biochemische Umstimmung des Organismus eintritt, wobei sich die Enzymproduktion und die Membrandurchlässigkeit der Zellen verändert. Leider fehlen die Angaben über die Art der verabreichten Diät nach der Fastenperiode.

Auch aus der Sowjetunion liegt ein Bericht vor, nach dem Prof. *Nikolajew* nach fünfzehnjähriger Erfahrung bei Schizophrenen durch eine vierwöchige Fastenperiode mit nachfolgender ausgewogener Diät gute Heilerfolge erzielte. Die Diät bestand im wesentlichen aus Fruchtsäften, Honig, Mohrrüben, Sauermilch, Nüssen, Gemüsen, Brot und war frei von Salz und tierischen Eiweißstoffen (Fleisch, Fisch, Eier).

Nach dem Bericht besserte sich der Zustand der Patienten unter der Diät so sehr, daß sie nach Hause entlassen werden konnten mit der Weisung, die Diätnahrung beizubehalten. Prof. *Nikolajew* vermutete, daß bei der Diät im Körper gewisse Amine (Ammoniakabkömmlinge) nicht oder nur in geringer Menge gebildet werden. Das wichtigste Amin, das 3,4-Dimeth-oxyphenyl-äthylamin, ist ein Stoff, der im Urin von Schizophrenen gefunden wurde und nach japanischen Versuchen aus der Nahrung stammt. Größere Mengen dieses Amins können Halluzinationen (Sinnestäuschungen, Verwirrtheitszustände) hervorrufen. Die Diät vermindert oder verhindert die Bildung einer giftig wirkenden Menge dieses Stoffes.

Aufschlußreiche Versuche an Menschen und Tieren stammen von Dr. *Roland Fischer* von der Psychiatrischen Forschungsabteilung des Gesundheitsdepartements in Kanada. Er konnte mit dem Blutserum von Schizophreniekranken an Tieren Vergiftungserscheinungen hervorrufen. Ferner konnte man geistig vollkommen gesunde Menschen in einen Zustand schwerer Schizophrenie versetzen, wenn man ihnen eine bestimmte Substanz aus dem Blut schizophrener Patienten einspritzte. Das spricht nicht für eine plötzliche Veränderung der geistig-seelischen Verfassung eines Menschen, sondern unterstützt die Auffassung, daß es sich um eine durch giftige Substanzen hervorgerufene Stoffwechselstörung handelt.

Zusammenhänge, die zwischen Lebererkrankungen und Geisteskrankheiten bestehen, sind schon lange bekannt. Die Annahme eines abwegigen Eiweißstoffwechsels bei geschädigter Leber liegt sehr nahe. Es konnte jedoch noch nicht nachgewiesen werden, daß durch die Bildung giftiger Leberstoffwechselprodukte die Schizophrenie ausgelöst wird.

Unter der Leitung von Dr. *C. Pfeiffer* ist es der Forschungsabteilung am New Jersey Neuropsychiatric Institute in Princetown (USA) gelungen, über hundert Schizophreniekranke mit hohen Gaben von Vitamin B_6 erfolgreich zu behandeln. Man hatte dort gefunden, daß Schizophreniekranke im Urin den Stoff Kryptopyrrol ausschieden, eine Substanz, die mit dem Vitamin B_6 eine Verbindung eingeht und dieses unwirksam macht. Dadurch kommt ein starker Vitamin-B_6-Mangel zustande. Das hat unter anderem ernste Folgen für den Aminosäurenstoffwechsel und die Tätigkeit des Zentralnervensystems.

Nun ist aber anscheinend die Neigung des Kryptopyrrols, mit Vitamin B_6 eine Verbindung einzugehen, dadurch zu verhindern, daß man für eine vermehrte Zufuhr des Spurenelements Zink sorgt, mit dem das Kryptopyrrol sich noch eher verbindet als mit Vitamin B_6. Wenn im Stoffwechsel genügend Zink vorhanden ist, bleibt das Vitamin B_6 frei und kann seine lebenswichtigen Stoffwechselfunktionen erfüllen, während Zink für die Kopplung und Entgiftung des Kryptopyrrols sorgt. In der Tat konnte man durch Anreicherung

Tagesbedarf an Vitamin B_6: 1–2 mg

Menge g	Nahrungsmittel	Gehalt mg
30	Reiskleie	1,00
100	Sojabohnen	0,65–1,0
100	grüne Bohnen	1,00
100	Reis (Vollkorn)	0,30–1,0
100	Weizenkeime	0,90
200	Bananen	0,70
200	Spinat	0,60
200	rohe Kartoffeln	0,40
500	Vollmilch (½ l)	0,25
200	Mohrrüben	0,25
200	Grünkohl	0,20
200	Orangen	0,16
100	Tomaten	0,07
100	Zwiebeln, frische	0,06
100	Erdbeeren	0,05

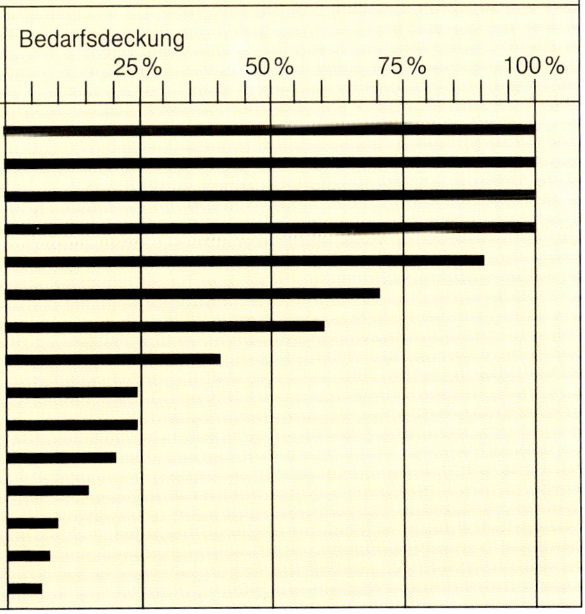

der Nahrung mit Zink und zusätzlichen Gaben von Vitamin B_6 eine wesentliche Besserung im Befinden der Schizophreniekranken erreichen, wie es mit den früheren Elektro- und Insulinschockmethoden und den heute üblichen antipsychotischen Medikamenten nicht möglich ist.

Überblickt man die bisherigen Berichte, Darstellungen und Meinungen, so muß man zu dem Ergebnis kommen, daß bei allen noch vorhandenen, teilweise widersprüchlichen Auffassungen tatsächlich auf verschiedene Weise Heilerfolge erzielt wurden.

Allen ist mehr oder weniger die Auffassung gemeinsam, daß eine Stoffwechselstörung (wahrscheinlich auch mit erblicher Komponente) zugrunde liegt, die sich durch eine sehr einfache, salzlose, tiereiweißfreie Kost mit verstärkter Zufuhr von Vitaminen und Spurenelementen, besonders von Vitamin B_6 und Zink, beeinflussen läßt, so daß Besserungen und eventuell auch Heilungen erreicht werden. Im Rahmen der Kost müssen viel Frischsäfte oder ganze Früchte für Giftausschwemmung, Stoffwechselverbesserung und Entlastung der Ausscheidungsorgane sorgen.

Nach weiterer Erforschung der Stoffwechselzusammenhänge ist zu hoffen, daß die Schizophrenie mit Hilfe eindeutiger Diätvorschriften positiv zu beeinflussen sein wird.

Depression und Ernährung

Häufig besteht die Meinung, daß Depressionen mit zunehmendem Alter schwerer werden. Das konnte aber die Psychiatrische Universitätsklinik Lausanne in einer großen Langzeitstudie widerlegen. Als Ergebnis mußte man feststellen, daß ein Drittel der früheren Patienten im Alter gar keine und ein weiteres Drittel nur seltene und leichte Rückfälle hatte.

Viel wichtiger ist auch bei Depressionen der Zusammenhang mit der Ernährung. Das gilt vor allen Dingen dann, wenn die Patienten mit Medikamenten behandelt werden, die man als hemmungslösend-aktivierend bezeichnet. Diese Medikamente gehören chemisch gesehen zu den Fermenthemmern (Monoaminnooxydase-Hemmer = MAO-Hemmer). Durch die Fermenthemmung werden einige Käsearten, vor allem Camembert, nicht vertragen; sie können vielmehr ernste Komplikationen herbeiführen. Es wurden Kopfschmerzen, Erbrechen, Herzklopfen, Nackensteife, über acht Stunden anhaltende Blutdruckerhöhung und sogar ein Todesfall beobachtet.

Die Biochemiker sind der Meinung, daß verschiedene Käsesorten eine Aminosäure enthalten, die sich bei bakterieller Gärung als Tyramin niederschlägt, das giftig wirkt, wenn es sich im Körper anhäuft, weil es nicht verbrannt werden kann. Die fermenthemmenden Medikamente verhindern aber gerade diese Oxydation.

Für Patienten, die unter der Einwirkung von Fermenthemmern stehen, kann ein Stück Brot, mit stark fermentiertem Käse belegt, gefährlich werden.

Bei manchen, lediglich als depressive Verstimmung gekennzeichneten Zuständen läßt sich auch ein Vitamin-B_6-Mangel nachweisen, der medikamentös und auf längere Sicht durch eine Vitamin-B_6-reiche Nahrung behoben werden kann. Reichlich Vitamin B_6 findet sich in Hefe, Reiskleie, Nüssen, Hirse, Weizenkeimen, Sojabohnen, Linsen, Feigen, Rosinen, Melasse, Holunderbeeren, Zuckermais, Blumenkohl, Spinat und Grünkohl.

Ernährung bei Epilepsie

Erst die Forschungen der letzten Jahrzehnte haben die irrtümliche Vorstellung beseitigt, daß alle Krampfanfälle epileptischer Natur und erbbedingt seien. Es ist

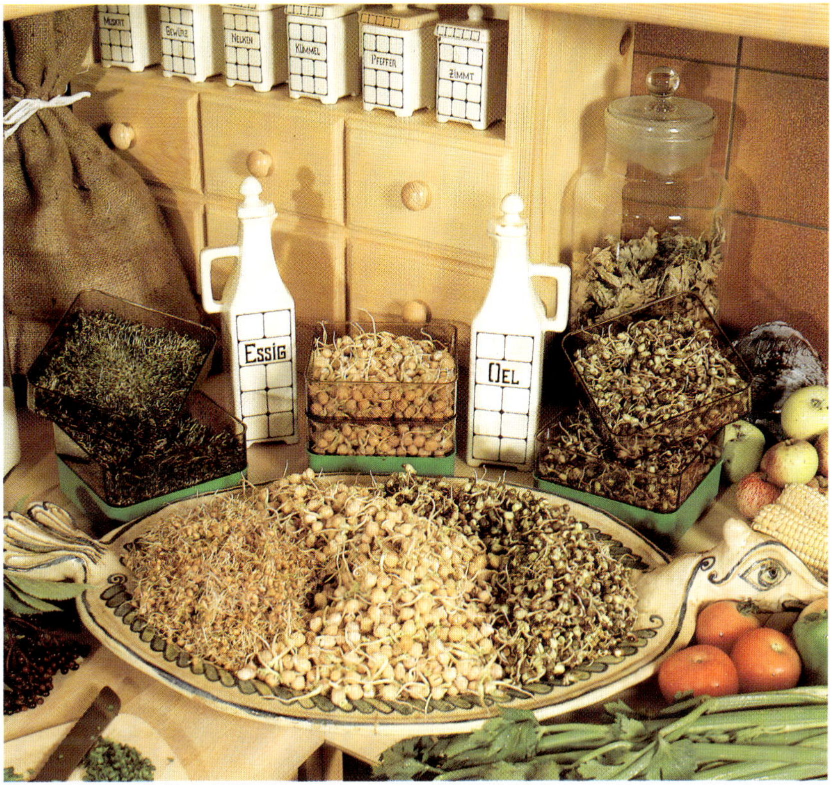

Keimgemüse sind aus der Vollwertküche nicht mehr wegzudenken. Die Keimlinge von Getreidekörnern und Hülsenfrüchten enthalten lebenswichtige Vitamine, Mineralien sowie Ballaststoffe und sind eine wichtige Nervennahrung.

heute geklärt, daß es neben der echten (genuinen) Epilepsie auch Krampfzustände gibt, die den epileptischen sehr ähnlich sind, aber durch Entzündungen, Verwachsungen, Verletzungen oder Geschwülste des Gehirns ausgelöst werden. Auch äußert sich die Epilepsie oft nicht in eigentlichen Krampfanfällen, sondern in anfallsartig auftretenden akustischen und optischen Halluzinationen und zuckenden Bewegungen (auch Dämmerattacken genannt) oder in nur einige Sekunden dauernden Bewußtseinstrübungen (Absencen), die als epileptische Störungen vielfach gar nicht erkannt werden.

Die moderne Medizin faßt einen epileptischen Anfall als eine Entladung krampfhafter Spannungen im Gehirn auf, die nicht unbedingt immer verhindert werden muß, weil sich ein Epileptiker *nach* einem Anfall oft wohler und von häufigen Dämmerzuständen oder quälenden Verstimmungen befreit fühlt.

Die moderne medikamentöse Behandlung der Epilepsie stützt sich hauptsächlich auf drei chemische Grundsubstanzen (Barbiturate, Hydantoine und Oxazolidone), die einzeln oder in Mischungen und dem Einzelfall durch ärztliche Verordnung angepaßten Dosierungen verabreicht werden.

Zur Herabsetzung und Beseitigung der Anfallsbereitschaft genügen jedoch die Medikamente allein nicht. Sie bedürfen unbedingt der diätetischen Unterstützung durch *salzarme Kost* (Kostform 4). Daneben ist für ausreichenden Schlaf und für strikte Einhaltung des Alkohol- und Tabakverbotes zu sorgen, da Epileptiker dazu neigen, ihre Krankheit zu leicht zu nehmen.

Gesunder Schlaf ist die beste Nervennahrung

Um uns vor Nervenkrankheiten zu schützen oder um Nervenkrankheiten heilen zu können, benötigen wir nicht nur eine zweckmäßige Ernährung, von der hier die Rede sein soll, sondern auch Licht, Luft, Sonne, körperliche Arbeit und eine gesunde Wohnung. In der Wohnung aber auch Ruhe und einen gesunden, natürlichen Schlaf. Ohne diesen nützt uns eine Ernährungsbehandlung nichts. Wir müssen uns daher mit dem Schlaf näher befassen.

Nach dem heutigen Stand der Forschung ist *Schlaf ein Reizzustand des parasympathischen Schlafzentrums*. Daraus folgt, daß der Schlafzustand, vom biologischen Standpunkt gesehen, etwas recht Aktives ist und in keiner Weise etwa mit einer *Lähmung* des Großhirns und der tiefer liegenden Hirnabschnitte (wie sie durch Schlafmittel verursacht wird) gleichzusetzen ist. Im Schlaf spielen sich gewaltige, aktive Aufbauvorgänge ab, und gerade die so notwendige neue Energiestapelung ist es, die beim „Schlaf" unter einem „Schlafmittel" gehemmt wird, da alle Schlafmittel sowie die Narkotika auf das Großhirn und dann auf die Zentren des Hirnstammes und nicht zuletzt auf den gesamten Stoffwechsel lähmend wirken.

Da wir keinen Stoff kennen, mit dem wir einen natürlichen Schlaf herbeiführen können, ist der Arzt gezwungen, nach den Ursachen der Schlaflosigkeit zu forschen. Sie ist aber nur ein Symptom und keine Krankheit. Könnten wir daher die Schlaflosigkeit mit einem echten Schlafmittel behandeln, so brächten wir damit ein Symptom zum Verschwinden, träfen aber niemals den Grund der Krankheit.

Obwohl wir kein echtes Schlafmittel haben, wird mit den sogenannten chemischen Schlafmitteln, die man besser als Hypnotika oder Narkotika bezeichnet, ungeheurer Mißbrauch getrieben. Nachdrücklich sollte man sich gegen das hemmungslose Einnehmen irgendwelcher Schlafmittel bei jeder geringen Schlaflosigkeit aussprechen.

Nur bei einer durch geistige Überanstrengung, Nervosität, Neurasthenie usw. bedingten Schlaflosigkeit kann es angebracht sein, schwache Narkotika anzuwenden, da der Eintritt des natürlichen Schlafes durch weitgehende Ausschaltung äußerer

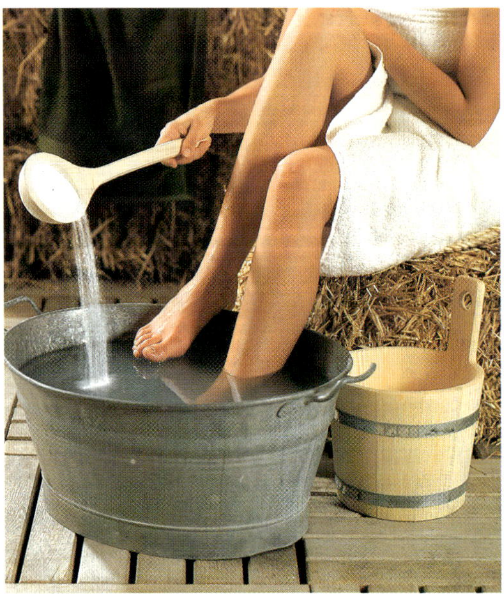

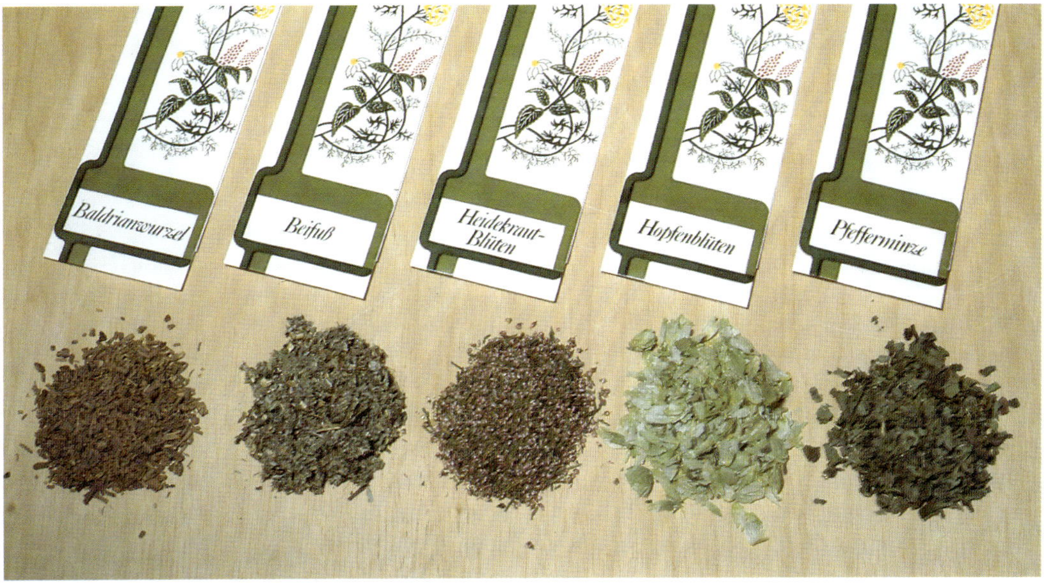

Mit einem Tee aus Baldrianwurzeln, Beifuß, Heidekrautblüten, Pfefferminzblättern und Hopfen läßt sich Schlaflosigkeit erfolgreich bekämpfen. Ein Salzfußbad verstärkt die Wirkung des Tees.

Reize begünstigt wird. Jeder Arzt wird hier eines der kurzwirkenden sogenannten Einschlafmittel gern verordnen. Aber auch in solchen Fällen kann man weitgehend mit natürlichen Maßnahmen auskommen, wie z. B. völliges Meiden von Reiz- und Genußgiften, körperliche Betätigung, einfache, knappe Ernährung unter wenigstens zeitweiligem Ausschluß von Fleisch, Hartkäse und Eiern, planvolle Freizeitgestaltung; es sind also alles Dinge, mit denen sich überzivilisierte, genußsüchtige Menschen angeblich wegen Zeitmangels nicht mehr beschäftigen können.

Schließlich ist die einfache nervöse Schlaflosigkeit auch ein dankbares Feld zur Anwendung der leicht beruhigend wirkenden Tees aus Baldrianwurzel, Heidekrautblüten und Beifuß, deren Wirkung man durch ein heißes Salzfußbad unterstützt; weiterhin, indem man größere Mahlzeiten vor dem Schlafengehen vermeidet, aber dafür eine Dreiviertelpackung nach Prießnitz durchführt.

Falls man sich selbst einen beruhigenden, schlaffördernden Heilkräutertee bereiten will, um nervöse Übererregung und zu große geistige Lebhaftigkeit, die das Einschlafen verhindern, zu bekämpfen, mische man je 20 g Baldrianwurzeln, Beifußkraut, Heidekrautblüten, Pfefferminzblätter und Hopfen. Von dieser Mischung setzt man 1 Teelöffel voll auf 1 Tasse Wasser kalt an, läßt sie den Tag über stehen, erhitzt kurz bis zum Kochen und läßt die Mischung dann noch 20 Minuten an einem warmen Ort stehen. Dann seiht man durch und trinkt diesen Tee eine Zeitlang abends regelmäßig zwei Stunden vor dem Schlafengehen. Im übrigen aber lege man abends mit seinen Kleidern seine Sorgen ab, denn die Sorgen verscheuchen den Schlaf.

Gesunder, natürlicher Schlaf aber ist unabdingbare Voraussetzung zur Heilung aller Nervenkrankheiten, er ist die erste und beste Nervennahrung.

Heilkost bei Erkrankungen der Atmungs- und Blutbildungsorgane

Man denkt selten daran, daß die chronischen Erkrankungen der Atmungsorgane oder auch die Blutbildungsstörungen mit der Ernährung oder sogar vorrangig mit einigen Nahrungsmitteln zu tun haben können. Aber gerade bei den genannten, schwer zu beeinflussenden chronischen Erkrankungen ist es notwendig, durch eine ausgewogene Ernährung die besten Voraussetzungen für eine Stabilisierung der Gesundheit zu schaffen. Das gilt ganz besonders für alle Frauen während einer Schwangerschaft, bei der immer eine außergewöhnliche Stoffwechselaktivierung besteht.

Wir wissen zum Beispiel, daß in unseren Nahrungsmitteln Jod, Selen und Folsäure nur unterwertig vorhanden sind oder sogar völlig fehlen. Dazu kommt die Veränderung der Aussaat- und Anbaubedingungen von grünen Gemüsen, Salaten und Spargel durch Schädlingsbekämpfungsmittel und Überdüngung. Zu nennen ist hier auch die extreme Ausnutzung des Bodens durch den gesteigerten Maisanbau.

Man braucht dann nur noch an die Umweltbelastung mit Benzolverbindungen, Fluor-Chlor-Kohlenwasserstoffen, Schwermetallen, Stickoxiden, Schwefelverbindungen und schließlich an die radioaktiven Substanzen zu erinnern, um zu wissen, daß der immer wieder mit Recht propagierte biologisch-natürliche Anbau praktisch nur begrenzt möglich ist. Dadurch wird allerdings auch der ständige Appell, einer Vollwerternährung den Vorzug zu geben, nicht unerheblich eingeschränkt.

Besonders deutlich ist das Beispiel der mangelhaften Folsäurezufuhr durch unsere Nahrungsmittel. Als Folge davon treten Blutbildungs- und Stoffwechselstörungen auf, die sich vor allem bei Schwangeren (Mißbildungen bei Neugeborenen) katastrophal auswirken. Wahrscheinlich sind die schwerwiegenden Veränderungen bei Folsäuremangel nicht nur auf eine Fehlernährung zurückzuführen, weil auch noch ein genetisch bedingter Folsäuremangel mitspielen kann. Um so mehr muß durch eine vollwertige Ernährung die Folsäureversorgung gesichert werden. Wo das unmöglich ist, sollte man sogar Folsäure zuführen. Die Verschreibung und Dosierung erfolgt durch den Arzt. Der Bedarf an Folsäure liegt nach Angaben der Deutschen Gesellschaft für Ernährung (DGE) bei etwa 160 Mikrogramm (mcg).

IN DIESEM KAPITEL:

- Heilkost bei Erkrankungen der Atmungsorgane
- Ernährungstherapie bei Blutbildungsstörungen

Folsäuremangel führt zu Blutbildungs- und Stoffwechselstörungen. Durch eine vollwertige Ernährung lassen sich solche Schäden vermeiden. Besonders reich an Folsäure sind Grünkohl, Wirsingkohl, Blumenkohl, rote Bete, Tomaten, Sojabohnen und Weizenkeime.

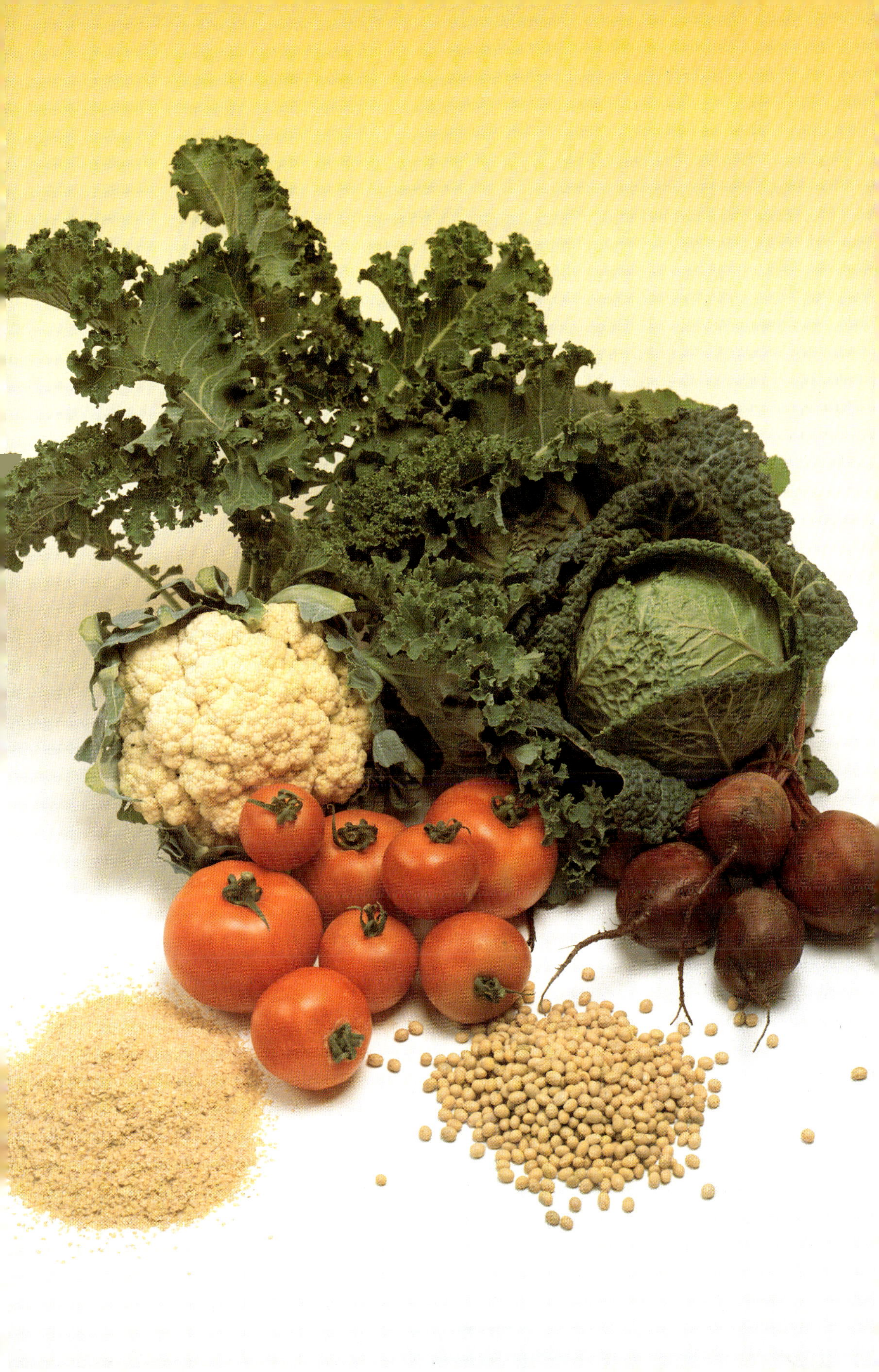

Heilkost bei Erkrankungen der Atmungsorgane

Immer mehr Menschen leiden heute unter chronischen obstruktiven* Atemwegserkrankungen. Diese etwas komplizierte Bezeichnung ist eigentlich nur ein Oberbegriff für drei häufig vorkommende und daher wichtige Erkrankungen der Atmungsorgane, nämlich *Bronchitis, Bronchialasthma* (Asthma bronchiale) und *Lungenblähung, Emphysem* oder *Emphysembronchitis.*

Man hat den Oberbegriff für diese drei chronischen Erkrankungen geschaffen, um damit zu zeigen, wie stark diese Krankheiten in ihren Symptomen und auch in Diagnostik und Therapie miteinander verflochten sind.

Wenn man den Versuch macht, die sich unter dem Begriff der obstruktiven Atemwegserkrankungen verbergenden Krankheitsformen zu differenzieren, gerät man in Schwierigkeiten. Deshalb spricht man auch gerne von einem Krankheitskomplex. Es ist trotzdem sinnvoll, die einzelnen Formen zu unterscheiden, um davon eine bessere Vorstellung zu bekommen und für die spezifische ärztliche Behandlung bessere Anhaltspunkte zu gewinnen. Man kann unter dem Dach der obstruktiven Atemwegserkrankungen folgende Formen abgrenzen:

- Chronische Bronchitis (das bronchitische Syndrom)
- Asthma-Bronchitis (Asthma und Bronchitis)
- Bronchialasthma (Asthma bronchiale)
- Allergisches Asthma
- Allergisches Asthma und Bronchitis
- Allergische Bronchitis

Für die Frage, die uns hier besonders interessiert, ob nämlich dieser Krankheitskomplex, also die Gesamtheit dieser Krankheitsformen, einer diätetischen Beeinflussung zugänglich ist, spielt die Aufgliederung des Komplexes in die verschiedenen Krankheitsformen keine entscheidende Rolle, da die wichtigsten Krankheitserscheinungen allen gemeinsam sind, nämlich Schleimhautschwellung, Produktion von mehr oder weniger zähem Schleim (mit und ohne Auswurf oder Husten), krampfhafte Zusammenziehung der Bronchialmuskulatur sowie Verengung der Luftwege und damit Atemnot.

Dabei kann es als gesichert gelten, daß die Atemnot bereits ein fortgeschrittenes Stadium der Krankheit anzeigt. Eine Heilung ist dann kaum noch möglich, sondern nur noch eine Linderung der Beschwerden und allenfalls ein Aufhalten der Erkrankung.

Ein besseres Verständnis für die Behandlungsmöglichkeiten gewinnt man, wenn man zunächst die Frage zu beantworten versucht, wie es zur Entwicklung dieses Krankheitskomplexes gekommen ist. Mehrere Ursachen sind hierfür verantwortlich:

- Reize aus der Umwelt mit krankmachender Wirkung auf das Atemsystem
- Individuelle Überempfindlichkeit des Bronchialsystems durch Veranlagung
- Allergieeinwirkung (allergisches Bronchialasthma, Heuschnupfen)
- Rauchen

* *Obstruktiv:* Erkrankungen, bei denen Gefäße oder Körperkanäle oder wie hier die Atemwege verengt, verlegt oder verstopft sind.

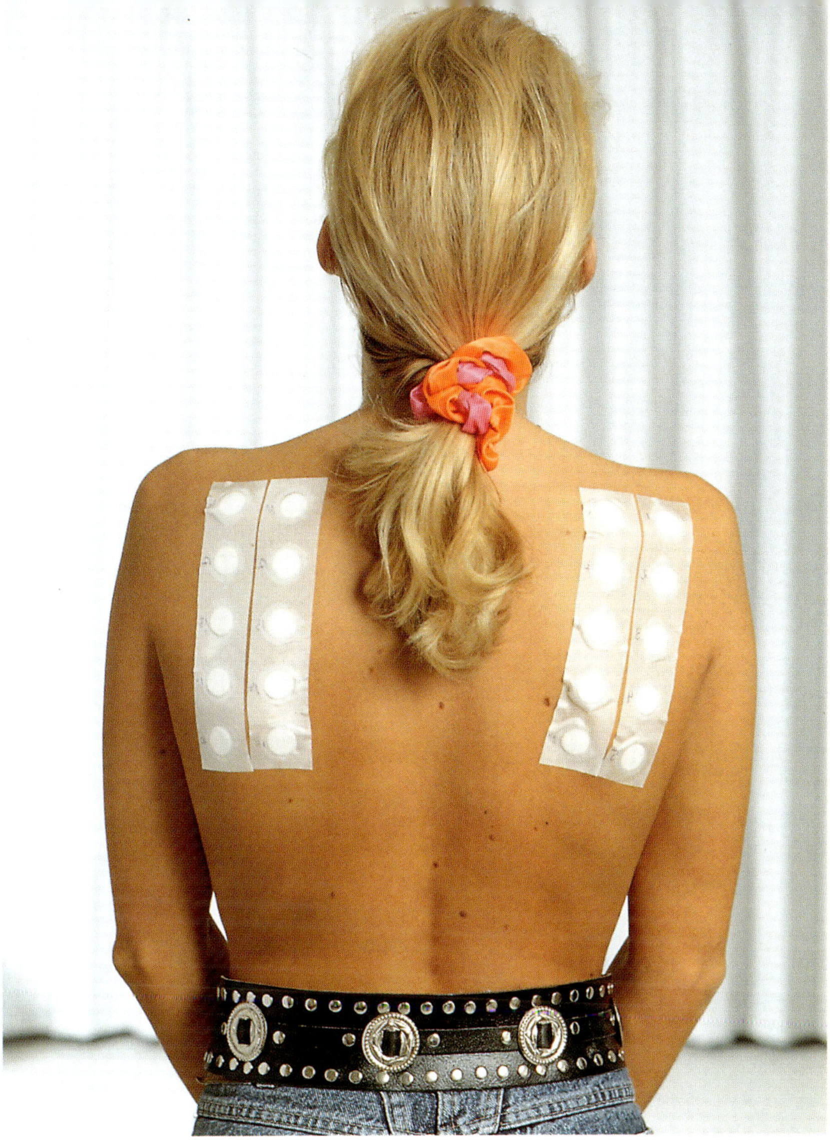

Wird eine Allergie vermutet, so muß nach dem Allergen gefahndet werden: Verdächtige Stoffe werden in die Haut eingebracht. Rötung, Bläschen und Quaddeln verraten den Übeltäter.

Reize aus der Umwelt sind zahlreiche chemische Stoffe, Allergene aus der Umwelt die Blütenpollen. Aus dem häuslichen Bereich kommen Hausstaub, Tierhaare, Vogelfedern, Milben und Schimmelpilze in Frage. Allergene, die am Arbeitsplatz entstehen, sind Mehlstaub oder Chemikalien.

Die Hauptsymptome bei den Allergien sind Augenwinkeljucken, Augentränen, „Nasenlaufen" (Heuschnupfen), später Bronchitis, Bronchialasthma und Atemnot.

Zur Behandlung werden vorwiegend eingesetzt: antiallergisch wirkende Substanzen (Antihistaminpräparate), meist mit müde machender Nebenwirkung, und desensibilisierende Injektionen mit verdünnten Pollenpräparationen, gegen die eine Überempfindlichkeit besteht, oder Injektionen von Eigenblutserum in langsam ansteigender Dosierung.

Als entzündungswidrige, reizmildernde *Heilkost* kommen Safttage, Rohkost und eine salzarme, streng vegetarische Kost in Frage. Dabei müssen auch noch Nahrungsmittel gemieden werden, auf die eine individuelle allergische Reaktion eintritt (Allergenkarenz). (Siehe hierzu das Kapitel „5 verschiedene Kostformen als Grundlage der Heilnahrung".)

Ernährungstherapie bei Blutbildungsstörungen

Die häufigste Blutbildungsstörung ist die *Eisenmangelanämie*. Anämie heißt Blutarmut. Man bezeichnet damit einen Mangel an roten Blutkörperchen (Erythrozyten) oder an rotem Blutfarbstoff (Hämoglobin), der sich in den roten Blutkörperchen befindet. Der rote Blutfarbstoff enthält Eisenatome, mit deren Hilfe er in der Lunge den Luftsauerstoff aufnehmen und auf dem Blutweg in die Organe, Gewebe und Körperzellen transportieren kann. Ein Mangel an Blutkörperchen oder Blutfarbstoff führt immer zu einem *Sauerstoffmangel* im ganzen Körper.

Die Eisenmangelanämie ist meist eine langsam entstehende chronische Erkrankung, wenn nicht plötzlich durch schwere Verletzungen oder andere schwere Erkrankungen (innere Blutungen, gynäkologische Blutungen) ein großer Blutverlust eintritt.

Äußerlich sichtbare Blässe, Müdigkeit und Leistungsschwäche deuten auf eine Blutarmut hin. Mit zunehmender Anämie können auch Herzklopfen, Schwindel, Ohrensausen und Atemnot auftreten. Eisenmangel macht sich aber nicht nur im Blut, sondern auch in den Geweben bemerkbar, in denen Eisen für den Aufbau des Stoffwechsels benötigt wird. Brüchige Nägel, glanzloses, brüchiges Haar und Mundwinkelschrunden sind erste Krankheitszeichen.

Der Eisenbedarf ist nach Geschlecht und Lebensalter verschieden. Normalerweise benötigen erwachsene Männer täglich 5–10 mg, Frauen 7–20 mg, Schwangere 120 mg täglich als Vorbeugung und Jugendliche 12–25 mg pro Tag. Die Behandlung einer Eisenmangelanämie besteht in der Zufuhr von Eisen über einen Zeitraum von 2–3 Monaten, wobei eine Tagesdosis von 150–400 mg erreicht werden muß. Man verwendet dafür am besten eines der modernen stabilisierten Eisenpräparate.

Die *Ursachen* einer Eisenmangelanämie sind vielfältig, zum Beispiel ein erhöhter und damit krankhafter *Eisenverlust*, hervorgerufen durch Sickerblutungen aus Hämorrhoiden, Darmpolypen, Darmkrebs, Magengeschwür oder Magenkrebs, eine übermäßig starke Monatsblutung der Frau (Hypermenorrhoe) und andere verborgene Blutungsquellen (z. B. Parasiten).

Auch ein erhöhter *Eisenbedarf*, der durch schnelles Wachstum, Tumorbildung und erhöhten Verbrauch bei Infektionen gegeben ist, kann die Ursache sein. Negativ wirkt sich eine verminderte *Eisenzufuhr* durch Fehlernährung oder zu langfristig angesetzte „Diätvorschriften“ aus.

Daß der tägliche Eisenbedarf, zum Beispiel des Mannes von 5–10 mg, ohne Schwierigkeiten zu decken ist, zeigt ein Blick auf den Eisengehalt einiger wichtiger Vegetabilien im Vergleich zum Fleisch:

Huhn	1,8 mg	Rosenkohl	3,0 mg
Ziegenfleisch	2,0 mg	Feldsalat	3,0 mg
Ente	2,1 mg	Brunnenkresse	3,1 mg
Hammelkeule	2,7 mg	Schwarzwurzel	3,3 mg
Rindfleisch	3,0 mg	Trüffel	3,5 mg
Rehfleisch	3,0 mg	Topinambur	3,7 mg
Kalbfleisch	4,5 mg	Pfifferlinge	7,5 mg
Rotbarsch,		Sojamehl	12,1 mg
geräuchert	4,7 mg	Schnittlauch	13,0 mg
Hühnerleber	9,4 mg		(pro 100 Gramm)

Hierbei ist natürlich noch die Verfügbarkeit und Aufnahmefähigkeit des Eisens im Darm zu berücksichtigen. Am besten resorbiert wird zweiwertiges Eisen (Fe II), das als Eisen-II-Sulfat verabreicht wird. Das dreiwertige Eisen (Fe III) wird dagegen um vieles schlechter aufgenommen.

Die kleine Vergleichstabelle zeigt, daß sich die Vegetabilien im Vergleich zum Fleisch als Eisenquelle durchaus sehen lassen können. Ich kann daher im Falle der Eisenmangelanämie darauf verweisen, daß die im ersten Kapitel dargestellte vegetarische Vollkost eine Eisenmangelanämie zu verhüten vermag und daß sie zur Heilkost wird, wenn man die vermehrt eisenhaltigen Nahrungsmittel besonders berücksichtigt, wobei die Sojaprodukte, die zugleich eine ausgezeichnete Eiweiß- und Fettquelle darstellen, eine wichtige Rolle spielen.

Bösartige oder perniziöse Anämie (Biermer-Anämie)

Diese Erkrankung der roten Blutkörperchen (manchmal auch schon megaloblastäre Anämie genannt, von megalo = groß) kommt familiär vor und betrifft vorwiegend ältere Menschen. Bei der körperlichen Untersuchung lassen sich folgende, teilweise charakteristischen Krankheitszeichen erkennen:

- Wachsgelbe Haut und Schleimhäute
- Ohnmachtsneigung, Ohrensausen, Schwindel und Herzbeschwerden
- Empfindungsstörungen an den Gliedern (Ameisenlaufen)
- Zungenbrennen schon im Frühstadium
- Glatte Zunge, besonders an den Rändern

Der Arzt wird bei einer Urin- und Blutuntersuchung eine Reihe typischer Veränderungen des Blutbildes, des Blutserums und des Urins feststellen und damit seine Diagnose sichern können.

Er wird dann noch die Entscheidung zwischen einer primären und einer sekundären megaloblastären Anämie herbeiführen. Die *primäre* Art tritt als Folge einer Reifungsstörung der roten Blutkörperchen auf durch einen Mangel an Vitamin B_{12}, an Folsäure, die ebenfalls zu den Vitaminen zählt, und an dem sogenannten Intrinsic-Faktor, der in der Magen- und Zwölffingerdarmschleimhaut gebildet wird.

Gleichzeitig besteht ein Salzsäuremangel im Magen, der zu einer veränderten Darmbakterienflora führt, wodurch wiederum die Vitamin-B_{12}-Aufnahme bei diesen Patienten gestört wird. Daher gibt man in diesen Fällen Vitamin B_{12} als Injektion.

Die *sekundäre* megaloblastäre Anämie ist die Folge einer ganzen Reihe von schweren Krankheiten, vorwiegend aus dem Bereich des Magen-Darm-Kanals. Es ist Sache eines Facharztes, die Diagnose zu stellen, weil sich die Behandlung nach der jeweils vorliegenden Grundkrankheit richten muß.

Die Frage nach einer vernünftigen und gezielt einsetzbaren Heilkost ist erst zu beantworten, wenn eine diagnostische Klärung erfolgt ist. Bis dahin sollte man sich mit einer vorsichtigen *lacto-vegetabilen* Kost mit reichlich frisch hergestellten Gemüse- und Fruchtsäften begnügen.

Zu warnen ist vor einer falsch verstandenen *rein vegetarischen Ernährung beim Säugling*, wie eine Mitteilung in der Ärztezeitung belegt: Ein Baby wurde drei Wochen lang gestillt und anschließend mit Mandelmusmilch, Fruchtsaft, Getreideschleim und Honig ernährt. Dabei entwickelte sich eine schwere megaloblastäre Anämie. Sie bildete sich nach einer Anfangsbehandlung mit einer Transfusion eines Konzentrates aus roten Blutkörperchen (Erythrozytenkonzentrat), einer einmaligen Gabe von Vitamin B_{12} und der sofortigen Umstellung auf eine säuglingsgerechte Ernährung mit Milch, Obst, Gemüse und Zufuhr von Vitamin C und D zurück. Es trat dann auch eine normale Gewichtszunahme ein.

Krebs und Ernährung

Zweifellos hat die bis heute hauptsächlich geübte Krebsbehandlung durch Operation, Bestrahlung und chemische Krebshemmstoffe (Zytostatika) ihre – wenn auch begrenzten – Erfolge. Durch Bestrahlung und die Anwendung der bis heute zur Verfügung stehenden krebshemmenden Mittel werden aber nicht nur die Krebszellen, sondern auch gesunde und regenerierende Körperzellen (Leber und Knochenmark) sowie die Abwehrreaktionen empfindlich gestört. Dennoch wird diese Behandlungsart vorerst das Feld beherrschen, weil trotz aller Fortschritte der verschiedenen Wissenschaftszweige noch nicht abzusehen ist, wann wir aus ihren zweifellos hochinteressanten Ergebnissen für die tägliche Praxis der Krebsbekämpfung Nutzen ziehen können.

Merkwürdigerweise wird aber ein Forschungszweig bis heute stark vernachlässigt: die *Ernährung bei Tumorerkrankungen.* Gerade die Ernährung bietet zahlreiche Ansatzpunkte zur echten Krebs*vorbeugung* und zur körperlichen Wiederherstellung nach Anwendung der sogenannten klassischen Krebsbehandlung.

Aus den Beziehungen, die sowohl zwischen der Ernährung insgesamt und der Krebsbildung als auch zwischen einzelnen Nahrungsmitteln oder Ernährungsfaktoren und dem Krebswachstum bestehen, läßt sich heute ein Programm für die Ernährung der Krebskranken gewinnen.

Vor allem kann und muß man heute von einer *Krebs-Schutzkost* reden, die im Grunde genommen auf nur wenigen Prinzipien beruht.

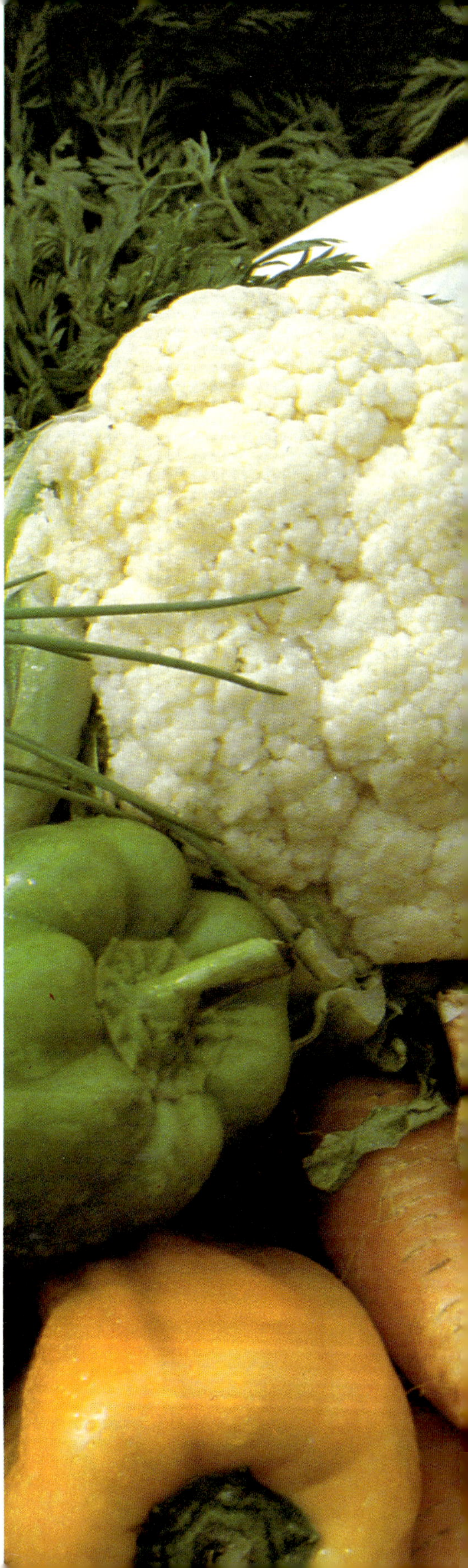

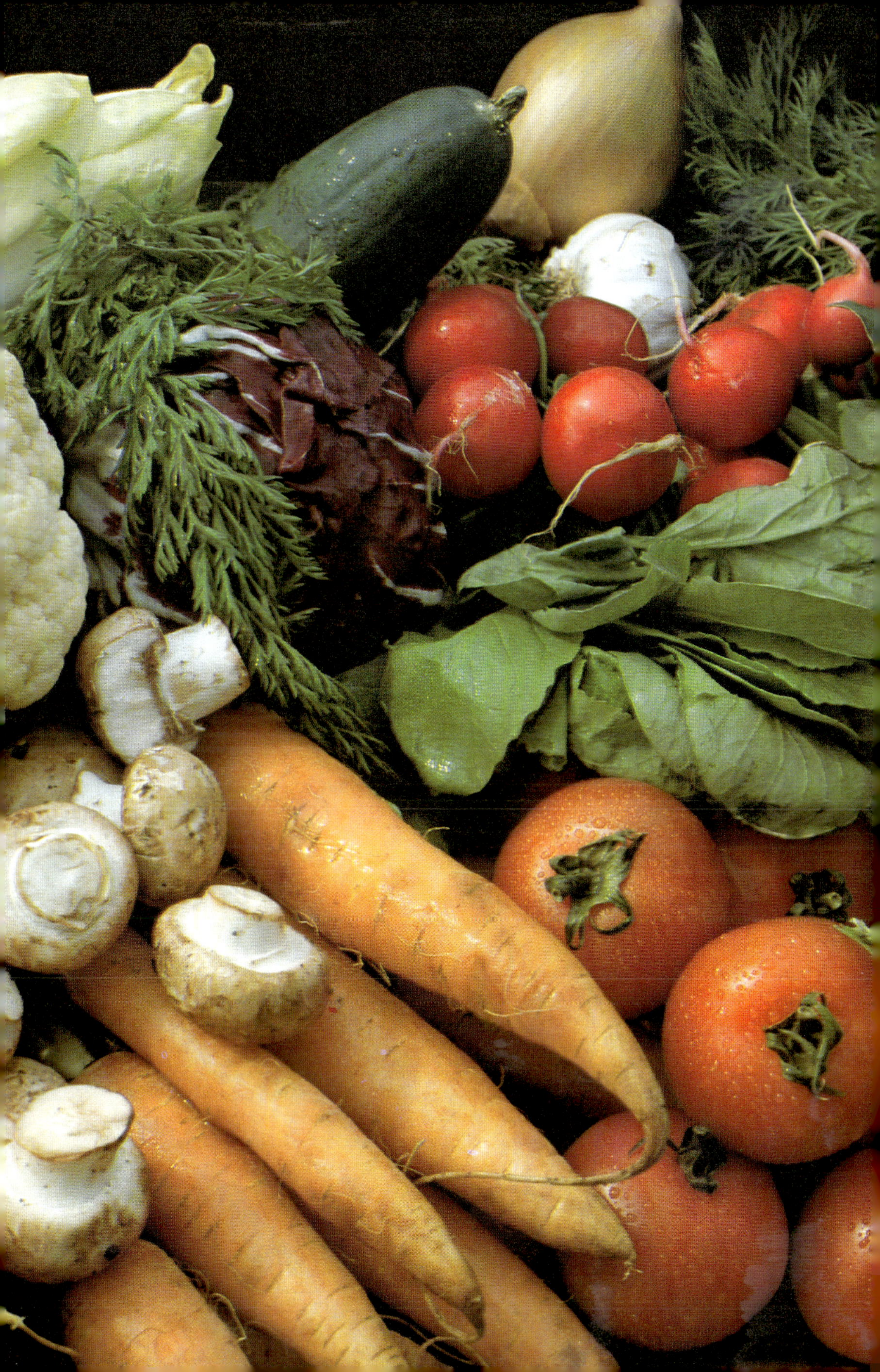

Fehlernährung als Krebsursache – mäßige Vollwertkost als Heilfaktor

Als Fehlernährung (fehlerhafte Ernährung) haben wir jede Kostform zu bezeichnen, die ihr Ziel verfehlt, nämlich die Erhaltung oder Wiederherstellung der Gesundheit und Leistungsfähigkeit. Jede *Über-* und *Unterernährung*, gleichgültig, ob sie sich auf die gesamte Tagesnahrung, auf einzelne Nahrungsfaktoren oder die Qualität einzelner Faktoren bezieht, ist bereits eine Fehlernährung.

Prof. *Wynder*, Präsident der American Health Foundation, macht die Über- und Fehlernährung, insbesondere auch den übermäßigen Genuß von *Cholesterin* und chemisch *gesättigten Fetten*, nicht nur für Herz- und Gefäßerkrankungen, sondern auch für Krebserkrankungen verschiedener Art verantwortlich. Das gilt vor allem für den Darmkrebs. *Wynder* fand, daß die Japaner in ihrem Heimatland nur wenig anfällig für den Darmkrebs sind (4 auf 100 000 Einwohner – der amerikanische Durchschnitt liegt bei 30,9 auf 100 000 Einwohner). Siedeln sie jedoch in die Vereinigten Staaten um und nehmen sie dort die amerikanischen Eßgewohnheiten an, so nimmt die Häufigkeit des Mastdarmkrebses in dem Maße der Umgewöhnung zu, bis er die amerikanischen Zahlen erreicht hat. Beim *Magenkrebs* ist es umgekehrt.

Bei der Untersuchung zahlloser Stuhlproben überernährter Menschen stellte sich heraus, daß sie mehr Gallensäuren und mehr Cholesterinverbindungen als normal enthielten. Ein hoher Fett- und Cholesteringehalt der Nahrung trägt aber entscheidend zu einer erhöhten Konzentration dieser Stoffe im Stuhl bei. Inzwischen weiß man aus Tierversuchen, daß aus dem Abbau dieser Stoffe zwei Gallensäuren entstehen, die eine krebsfördernde Wirkung auf den Mastdarm ausüben. Eine Arbeitsgruppe in England konnte diese Feststellung bestätigen.

Die American Health Foundation konnte weiterhin eine Beziehung zwischen einer fett- und cholesterinreichen Ernährung und dem *Bauchspeicheldrüsen-* und *Nierenkrebs* feststellen. Die amerikanischen Forscher fanden darüber hinaus auch Beziehungen zwischen einer Fehlernährung und den Krebsbildungen der sogenannten hormonabhängigen Organe (Brust, Eierstöcke, Gebärmutter und Prostata). Prof. *Wynder* zog daraus die Folgerung: Für eine Verhütung und Behandlung ist in erster Linie eine entsprechende Heilkost notwendig.

Er fordert deshalb eine Kost, in der das Tierfett drastisch reduziert ist. Fisch und Geflügel sollten neben Magermilch und Magerkäse die Haupteiweißquellen sein. Pflanzenmargarine mit mehrfach ungesättigten Fettsäuren ist zu bevorzugen, Schlachtfette und Butter sollten möglichst gemieden werden. Mit einer solchen Diät glaubt er nicht nur der Krebsentstehung, sondern auch der Arteriosklerose, dem Herzinfarkt, Schlaganfall und Nierenversagen entgegentreten zu können.

Aufgrund von Tierversuchen wissen wir, daß reichlicher Genuß überhitzter Fette gefährlich ist, weil auf 180° C erhitzes Kokosnußöl die Krebsrate erhöht. Auch gebratene Speisen, die hohen Temperaturen ausgesetzt werden (150–195° C), wirken krebsfördernd.

Dr. *Buchinger* sagte über den Zusammenhang zwischen Ernährung und Krebserkrankung: „In meinem bisherigen Leben darf ich feststellen, daß auffallend häufig gerade die *starken Esser* an Krebs erkranken, genauer gesagt, die üppig und fleischreich lebenden Esser, wobei allerdings eingewandt werden kann, daß gerade diese meist auch stärkere Alkohol- und Tabakverbraucher sind."

Der österreichische Ernährungsforscher Prof. *Halden* macht das (bei uns heute noch übliche) Übermaß an „leeren Kalorien" dafür verantwortlich, daß Sauerstoff im Zellhaushalt verschwendet wird, und bezeichnet dies als die Ursache der meisten Zivilisationskrankheiten wie auch der Krebserkrankung. Er verlangt daher eine Reduzierung des Fett- und Zuckerverbrauchs. In jüngster Zeit wird diese Auffassung nachdrücklich von Dr. *Knaus* vertreten. Er begründete wissenschaftlich die krankmachende Wirkung von Fett- und Eiweißkonzentraten bei einer Reihe von Krankheiten, darunter auch Krebs.

Nicht nur Überernährung, auch *Unterernährung* hat Einfluß auf den Krebs. Man hat immer wieder beobachtet, daß sich der Allgemeinzustand von Krebspatienten in der Regel bessert, wenn ihre Ernährung sehr knapp gehalten wird, d. h. wenn eine leichte Unterernährung besteht.

Inzwischen ließ sich an schlecht ernährten australischen Eingeborenen-Kindern feststellen, daß sie zwar eine erheblich geschwächte allgemeine Widerstandsfähigkeit aufwiesen, die Abwehrfähigkeit gegen Krebs jedoch stark erhöht war. Gleichzeitig konnte man nachweisen, daß sich auch bei schlecht ernährten Tieren die Immunitätsmechanismen gegen Krebs, die bei ihnen im allgemeinen nur schlecht entwickelt sind, ganz außerordentlich verstärkten.

Diese Beobachtung, daß bei Unterernährten sich die Abwehr gegen Krebs erhöht, gibt uns den sicheren Hinweis: *Die Ernährung bzw. die Diät des Krebskranken darf nur sehr knapp sein.* Bei Übergewicht sollte sie 1800 Kalorien nicht überschreiten, bis leichtes Untergewicht erreicht ist. Natürlich muß die knappe Kost unbedingt vollwertig sein, also alle lebensnotwendigen Stoffe enthalten. Sonst wird gerade das Gegenteil erreicht: Das Krebsrisiko erhöht sich nämlich bei Mangel- und Fehlernährung.

Aus Untersuchungen in einigen Gebieten Afrikas ist bekannt, daß *Eiweißmangel* das Risiko erhöht, an Leberkrebs zu erkranken. Vitamin-A-Mangel scheint an der Entstehung des Gebärmutterkrebses beteiligt zu sein. Den hochprozentigen Alkohol (Whisky) trifft eine Mitschuld am Krebs der Speiseröhre und des Magens. Bei Hungerzuständen, d. h. bei stark eiweiß- und kalorienarmer Ernährung, entsteht ein Lymphsystem-Defekt und daraus folgend eine Anfälligkeit für Infektionen und bösartige Neubildungen, also Krebserkrankungen. Meist fehlt dann die zellständige oder zellengebundene Abwehrbereitschaft (Immunität), während eine vom Lymphsystem und Blutserum unabhängige Abwehrbereitschaft (humorale Immunität) noch vorhanden ist.

Diese wenigen Hinweise zur rein mengenmäßigen Ernährung und zur Qualität der Hauptnährstoffe müssen genügen, da noch eine Reihe weiterer, wichtiger Punkte zu berucksichtigen sind.

Krebserregende Stoffe in Nahrungs- und Genußmitteln

Wenn wir der Frage nachgehen, ob ein Zusammenhang zwischen Ernährung und Krebs besteht, so ist es ganz wesentlich, auf die *Karzinogene* (krebserregenden Stoffe) in unseren Nahrungs- und Genußmitteln hinzuweisen. Das Leberkrebs erzeugende *Buttergelb* ist inzwischen international verboten. *Insektizide,* wie sie in der Landwirtschaft verwendet werden, sind im Tierversuch karzinogen. Sie können unter Umständen ins Brotgetreide gelangen. *Roh geräucherter Fisch* und *polierter Reis* werden von den Japanern als Mitursache des dort häufigen Magenkrebses angesehen. Magenspiegelungen bei 6000 Patienten ergaben: 316 Patienten hatten ein fortgeschrittenes Karzinom (Krebsgeschwulst) und 89 ein sogenanntes Frühkarzinom. Für die Fachleute drängt sich hier ein Zusammenhang mit der Ernährung auf.

Der *Schimmelpilz* produziert ein sehr giftiges Stoffwechselprodukt, das *Aflatoxin.* Es ruft bei Versuchstieren Leberkrebs hervor. Bei Tieren, die mit dem leicht schimmelnden Erdnußschrot gefüttert werden, geht das Aflatoxin in die Milch über. Die amerikanische Food and Drug Administration (FDA) konnte mit hochempfindlichen Tests Aflatoxin in Erdnuß- und Baumwollsamen sowie in Maisprodukten nachweisen. Bei Prüfungen von Erdnußpäckchen fand man in jedem zehnten Aflatoxine, und in jedem fünfzehnten war die zulässige Grenze überschritten. Auch einige andere Nahrungsmittel wie Speck, Tomatenmark, länger lagerndes Brot und Christstollen werden leicht von Schimmelpilzen befallen. Deshalb sollte man verschimmelte Nahrungsmittel meiden.

Wissenschaftler der Londoner Universität erhärteten den Verdacht, daß die chlorogenige Säure des Kaffees auf Bestandteile von Käse und Schweinefleisch einwirkt und *Nitrosamine* erzeugt, deren karzinogene Eigenschaften bekannt sind. Nitrate und Nitrite werden als Konservierungsmittel für Fleisch- und Wurstwaren verwendet. Sie bilden mit Eiweißstoffen die hochgefährlichen *Nitrosamine.* Auch in Gemüsen und Salaten findet sich nach Überdüngung mit Nitratsalzen zu viel Nitrat. Damit besteht die Gefahr, daß sich die krebserregenden Nitrosamine im sauren Magensaft bilden. Die Konsequenz, die wir daraus ziehen müssen, heißt, möglichst nur Salate und Gemüse aus biologisch gesunden Kulturen zu essen.

Daß auch Säuglinge und Kleinkinder durch den Genuß von Spinat an Nitritvergiftung erkranken, ist bekannt. Aus dem für den Menschen an sich unschädlichen Nitrat entsteht durch Bakterieneinwirkung

Schimmel auf oder in Lebensmitteln ist eine gefährliche Zeitbombe, da der Schimmelpilz das hochgefährliche Aflatoxin produziert, das Leberkrebs hervorrufen kann.

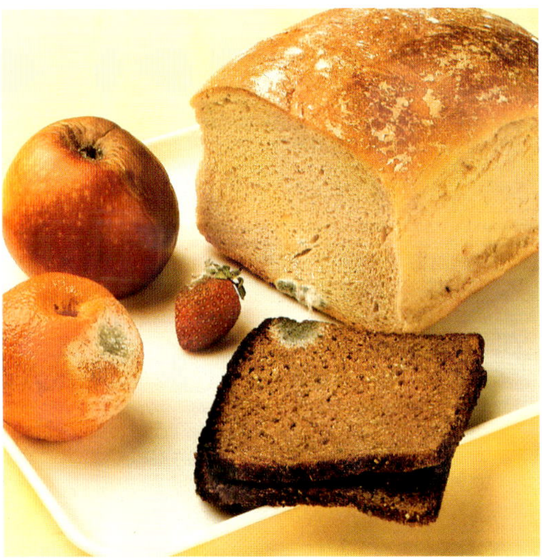

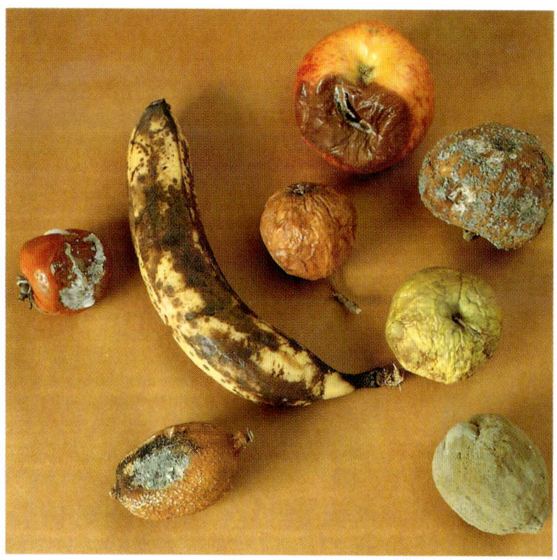

Nitrit. Dieser Vorgang kommt durch unsachgemäße Aufbewahrung, Aufbereitung oder auch bei Erkrankungen im oberen Darmabschnitt zustande. Die gefährliche Nitritbildung kann nur vermieden werden, wenn der Spinat höchstens 300 mg/kg Nitratgehalt aufweist. Das wird nur erreicht, wenn die Stickstoff-Düngung gering bleibt, wobei der Ertrag allerdings um 25% zurückgeht.

Vitamin C (Ascorbinsäure) ist in der Lage, die giftige Wirkung der Nitrosamine aufzuheben. Um das zu erreichen, muß das Vitamin C allerdings in einer Konzentration von 70 mg pro kg Körpergewicht (etwa 5 g für einen 70 kg schweren Menschen) gleichzeitig mit den Nitrosamine bildenden Substanzen im Magen vorhanden sein.

In diesem Zusammenhang sei eine Statistik der Vereinten Nationen aus 29 Ländern erwähnt, die den Zusammenhang zwischen Ernährung und Krebssterblichkeit erhellt. Diese Statistik ergibt eindeutig eine Beziehung zwischen der Krebssterblichkeit und der zu hohen Kalorienzahl der gesamten Nahrungsmenge pro Einwohner. Stärkere Zusammenhänge zeigen sich zwischen der Krebssterblichkeit und der Kalorienzahl tierischen Ursprungs, noch stärkere zwischen dem Krebs und den tierischen Fett-Kalorien. Differenzierte man noch die Art der Fette, so wiesen die vom Schwein stammenden, fetthaltigen Produkte (Speck, Schinken, Schweinefleisch) den stärksten Zusammenhang mit der Krebssterblichkeit auf.

Es war sicher eine große Überraschung, als vor wenigen Jahren eine deutsche Forschergruppe feststellte, daß auch in *zahlreichen pflanzlichen Nahrungsmitteln Karzinogene* zu finden sind. Man fand acht Substanzen, die nicht von außen zugeführt sein konnten, sondern in den Pflanzen selbst entstehen. Wahrscheinlich nehmen wir mit solchen Nahrungsmitteln ständig Karzinogene auf, die im Laufe des Lebens Tumoren auslösen können.

Hier begegnet uns wieder die Frage der Abwehr- und Immunreaktionen. Normalerweise kann der Körper durch ein Ferment (Xanthonoxydase) krebserzeugende Stoffe unschädlich machen. Es benötigt dazu ein Spurenelement, nämlich *Molybdän,* sonst kann es nicht aktiv werden. Man weiß aber seit langem, daß die ausgelaugten Böden Europas und Amerikas arm an Molybdän sind. In Südafrika stellte man fest, daß das Vieh auf molybdänarmen Böden vermehrt an Krebs erkrankt.

Leider trägt auch unsere chemische Großindustrie dazu bei, unsere Nahrungsmittel mit Karzinogenen anzureichern. Jahrzehntelang wurden *polychlorierte Biphenyle* (PCB) als Weichmacher in Kunststoffen und als Kühlmittel in Transformatoren benutzt. Diese sind Gifte, die in der Natur nicht abgebaut werden, also als unsichtbarer Schadstoff weiterwirken, zumal sie, bis zum vierzigtausendfachen der ursprünglichen Umweltkonzentration angehäuft, sich in aller Welt in Fischen, Vögeln, Eiern, Margarine, Muttermilch und zahlreichen Produkten der tierischen und menschlichen Nahrungskette finden.

Experten sind heute der Meinung, daß 50–90% der Krebserkrankungen verhütet werden könnten, wenn es gelänge, krebserregende Substanzen aus den Nahrungsmitteln fernzuhalten oder auszuscheiden. Leider werden aber unsere Nahrungsmittel auf dem Wege zum Verbraucher mit den verschiedensten Chemikalien versetzt, deren Ungefährlichkeit nicht immer ausreichend gesichert ist.

Die Zusätze erfolgen zur optischen oder geschmacklichen Verbesserung oder um die Aufbereitung und Konservierung zu erleichtern oder überhaupt erst zu ermöglichen.

Indirekt gelangen auch Pflanzenschutz- und Düngemittel in die Nahrungsmittel. Zuweilen führen auch bakteriologische Prozesse zur Anreicherung mit krebserzeugenden Substanzen.

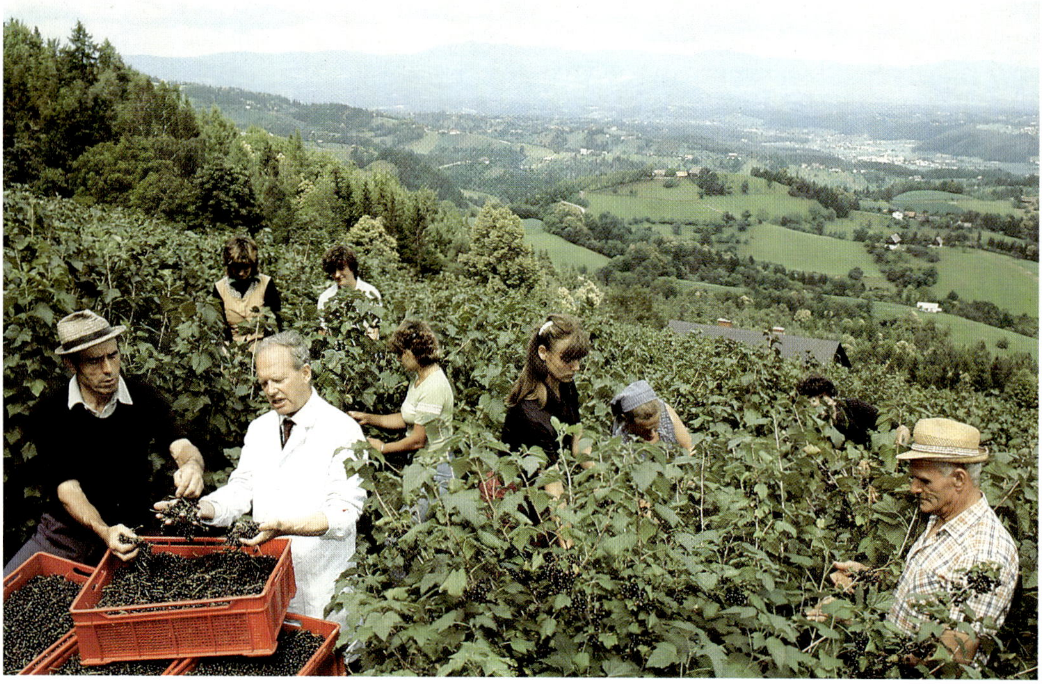

Schwarze Johannisbeeren sind von höchstem Gesundheitswert. Unser Bild zeigt eine Johannisbeerplantage in der Steiermark, wo die schwarzen Früchte im biologischen Anbau unter idealen Bedingungen heranreifen.

Mineralstoffwechsel und Krebs

Wir wissen, daß Mineralien und Spurenstoffe wahre „Hochleistungselemente" darstellen und daß die Funktionen der Hormone, Vitamine und Enzyme von ihnen abhängig sind. Dennoch vertreibt die moderne industrielle Fertigung sie weitgehend aus unseren Nahrungsmitteln. Ich erinnere nur an Weißmehl, polierten Reis, reines Kochsalz und Weißzucker. Sie müßten schon für eine Normalkost abgelehnt werden. Für eine Diät, insbesondere aber für die Diät eines Tumorkranken, wie auch für jede Art von Vorbeugung sind diese Produkte jedoch völlig unbrauchbar. Das gleiche gilt wegen des Kalzium- und Magnesiumverlustes auch für enthärtetes Wasser.

Wir wissen einiges über die *enge Verflochtenheit* der Mineralien mit den allgemeinen Stoffwechselvorgängen. Wir wissen aber noch nicht, wie abhängig zum Beispiel die verschiedenen Regionen des Gehirns von den verschiedenen Mineralien sind, obwohl diese sich völlig unregelmäßig über das ganze Gehirn verteilen. Bekannt ist lediglich, daß das Gehirn besonders viele Mineralien benötigt.

Was haben die Mineralien nun mit den Krebserkrankungen zu tun, und warum müssen wir sie in der entsprechenden Heilkost berücksichtigen?

Kochsalz und Krebsstoffwechsel: Kochsalz besteht aus Natrium und Chlor. Der Natriumanteil des Kochsalzes befindet sich hauptsächlich außerhalb der Gewebs- und Organzellen im Zwischenzellraum. Natriumsalze stellen 95 % der Blutbestandteile dar, die für den Stoffübergang zwischen Blutserum und Körperzellen – durch deren halbdurchlässige Scheidewand hindurch – verantwortlich sind. Dieser wunderbare Vorgang der Durchlässigkeit der Zellwände nur für bestimmte Stoffe wird *Osmose* genannt und kann in normaler Weise nur stattfinden, wenn die Zellwände gesund, d. h. nicht durch ein Überangebot an Nahrungsstoffen oder giftigen Stoffwechselprodukten verstopft sind.

Der Gesamtbestand an Natriumchlorid (Kochsalz) im Körper beträgt beim Mann (70 kg Gewicht) 100–150 g, der tägliche Bedarf 2–3 g. Unsere heutige Durchschnittskost enthält meist viel zuviel Kochsalz. Es werden weit mehr, oftmals bis zu 15 g täglich, zugeführt. Eine zu hohe Natriumkonzentration im Vollblut zeigt aber eine Stoffwechselschädigung des Gesamtorganismus an, bei der es unter anderem zu einer *Lysosomenlabilität* oder Lysosomenschädigung kommt und damit zu einer Schädigung der Fermente, die das Material verdauen, das die Zellen in sich aufgenommen haben. (Lysosomen sind in den Zellen gelegene kleine Bläschen, die Fermente enthalten.)

Mit einer Schwächung des Gesamtstoffwechsels leisten wir aber dem Krebskranken den schlechtesten Dienst. Aus diesem Grunde muß in der Kost oder Diät für Krebskranke ein *Kochsalzzusatz* unterbleiben. Gesunde, vollwertige Nahrungsmittel enthalten von Natur aus genügend Kochsalz. Schon einige Reis-Obst-Tage oder Rohkosttage können den erhöhten Kochsalzspiegel senken oder sogar normalisieren. Die Diät muß dann ständig kochsalzarm bleiben. Dafür hält das Reformhaus kochsalzarme Nahrungsmittel bereit.

Auch mit einem zu niedrigen Kochsalz- bzw. Natriumspiegel, wie er durch Hungerkuren oder durch entwertete Nahrungsmittel (durch fabrikatorische Bearbeitung und falsche Küchentechnik) zustande kommen kann, leisten wir dem Tumorkranken keinen guten Dienst. Denn schließlich hat das Natrium eine hohe biologische und klinische Bedeutung:

- Es hat eine Pumpenfunktion für die Hereinnahme von Stoffen in die Körperzellen.
- Es hält die Funktion einer kleinen aber sehr wichtigen Hormondrüse, nämlich der Nebennierenrinde, aufrecht.
- Es ist an der Regulation der Nerv-Muskelfunktion beteiligt.
- Es hat die elektrischen Spannungen der Zellmembranen zu erhalten und ist auch für alle Ferment- und Zelleiweißreaktionen unentbehrlich.

Ohne auf weitere Einzelheiten einzugehen, muß man heute, was die Vorbeugung und die Diät des Tumorkranken betrifft, hinsichtlich des Kochsalzes sagen: Kochsalz*zusatz* ist zu vermeiden. Die verwendeten Nahrungsmittel müssen ihren natürlichen Salzgehalt behalten (dünsten statt kochen). Notwendige Salzzusätze – besonders bei niedrigem Blutdruck – nur in Form von Vollsalz oder Meersalz.

Das Kochsalz muß außerdem mit den anderen Mineralien in einem natürlichen Gleichgewicht gehalten werden, was durch das Vermeiden eines Kochsalzzusatzes und die Verwendung vollwertiger Vegetabilien (Obst, Gemüse, Salat) gegeben ist.

Kalium und Krebsstoffwechsel: Kalium gehört zu den lebenswichtigen, innerhalb der Körperzellen lokalisierten Mineralien. Den höchsten Kaliumgehalt weisen die roten Blutkörperchen auf. Das Vollblut enthält im Durchschnitt 1750–1850 mg Kalium in 1 l Blut. Die täglich notwendige Zufuhr beträgt 2–6 g. Der Gesamtbestand des Körpers beläuft sich auf 150–200 g.

Während bei einer Reihe von Krankheiten, wie Fettsucht, Lebererkrankungen, Zuckerkrankheit und Bluthochdruck, meist ein wesentlich höherer Wert gemessen wird, *weisen alle Krebskranken einen Abfall der Werte auf.*

Die oft starke Verminderung des Kaliums im Blut der Krebskranken deutet auf eine langfristige Schädigung des Stoffwechsels (Metabolismus) oder auf eine

Stoffwechselentgleisung hin. Es ist deshalb langfristig das Kalium unbedingt durch Kaliumpräparate und eine kaliumreiche Diät zu ersetzen. Diese Kost ist mit reichlich Rohkost – vor allem Früchten – am besten durchzuführen. Eine Normalisierung der Zellfunktionen, insbesondere der Energiegewinnung, ist sonst unmöglich. Auch bringt ein Kaliummangel zugleich den Herzmuskel und die Leber in Gefahr.

Um aber Kalium in der Zelle festhalten zu können, benötigt die Zelle auch ausreichende Mengen an *Kalzium* und *Magnesium.* Nähere Ausführungen darüber würden jedoch hier zu weit führen.

Eisen- und Krebsstoffwechsel: Ein Mineral kann ich jedoch nicht unerwähnt lassen – das Eisen. Eisenmangel gilt heute als die häufigste Ernährungsstörung. In der Bundesrepublik leiden 10–12 % aller Männer und 50 % aller Frauen unter Eisenmangel. Selbst bei unseren Jugendlichen ist der Eisenmangel wesentlich stärker verbreitet, als allgemein angenommen wird: 20 % weisen einen Bluteisengehalt auf, der unter dem Durchschnitt liegt.

Prof. Dr. *Göltner* (Fulda) weist unermüdlich darauf hin, daß 72,3 % der werdenden Mütter gegen Ende ihrer Schwangerschaft unter Eisenmangel leiden und dadurch dreimal so häufig Frühgeburten erleben wie Mütter mit normalen Eisenwerten. Das Risiko, daß eine blutarme Schwangere ein totes Kind zur Welt bringt, ist sechsmal höher als normal.

Eine gute, normale Ernährung müßte den Tagesbedarf decken. Untersuchungen in Amerika zeigen, daß die dort übliche Ernährung nicht die verwertbare Tagesversorgung enthält und daß 80 % der Blutspenderinnen keine Eisenreserve hatten. Wahrscheinlich sieht das bei unserer Ernährung nicht besser aus.

Nun besteht zwischen der Zufuhr an tierischem Eiweiß und dem Eisenbedarf ein enger Zusammenhang. Die Eisenmangelgefahr ist nämlich um so größer, je mehr Eiweiß zugeführt wird. Eiweißmast ist bei uns üblich und wird auch noch propagiert.

Bei einer Behandlung mit Bakterienhemmitteln (Tetracyclinen) wird die Eisenaufnahme behindert. Sie wird dagegen verbessert, wenn zugleich Orangen verzehrt werden.

Fast alle Karzinome zeigen gesenkte Eisenwerte. Im Vollblut sollte der Wert 460–480 mg/l betragen. Das Eisen befindet sich größtenteils (50–70 %) im Blutfarbstoff (Hämoglobin).

Bei Krebskranken ist eine Eisenergänzung unbedingt erforderlich, weil ohne diese die immunologischen Abwehrfunktionen nicht genügend zur Geltung kommen können. Wenn das Eisendefizit medikamentös beseitigt ist, läßt sich der Eisenspiegel durch *eisenhaltige Nahrungsmittel* aufrechterhalten. Sie müssen also in der Diät entsprechend berücksichtigt werden. In Frage kommen dafür in erster Linie Getreide, Nüsse, Früchte, Gemüse und Salate.

Wenn die Spektralanalyse – die Messung der Mineralien im Blut – beim Krebskranken eine Reihe von Verschiebungen im Mineral- und Spurenstoffbestand aufdeckt, wird es kaum möglich sein, die Mängel mit einer großen Anzahl von Einzelmedikamenten zu behandeln. Es gibt aber Mischpräparate, die in vielen Fällen für die Anfangsbehandlung geeignet sind. Die natürlichste Art, dieses Problem zu lösen, ist aber eine Kost, die reich an diesen Stoffen ist und sie auch im richtigen Verhältnis zueinander enthält. Hierfür stehen alle Früchte, Gemüse, Salate und Würzkräuter zur Verfügung.

Beziehungen zwischen Vitaminen und Krebs

In unseren Fachzeitschriften bekommen wir immer wieder vor Augen geführt, daß insbesondere ältere Leute, Schwangere

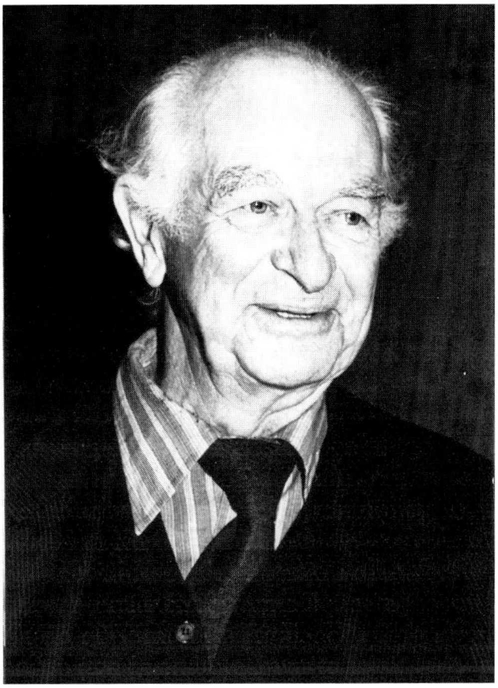

Prof. Linus Pauling (* 1901), ist nicht nur einer der namhaftesten Gelehrten unserer Zeit, sondern auch einer der bedeutendsten Vitaminforscher, der vor allem die Wirkungen des Vitamins C erforschte. 1954 erhielt er den Nobelpreis für Chemie, und 1962 wurde er mit dem Friedensnobelpreis ausgezeichnet.

und Kinder trotz unseres riesigen Nahrungsmittelangebotes an Vitamin B_1 unterversorgt sind. Das gilt meist auch für Krebskranke. Vitamin B_1 ist für den normalen Ablauf des Kohlenhydratstoffwechsels unentbehrlich. Ohne Vitamin B_1 kann Zucker nicht restlos verbrannt werden. Außerdem ist Vitamin B_1 in der Lage, manche krebserzeugenden Stoffe zu unschädlichen Substanzen abzubauen.

Über die Bedeutung auch der anderen Vitamine für Stoffwechsel-, Kreislauf- und Nierenfunktion kann hier nicht weiter berichtet werden. Ich möchte nur darauf hinweisen, daß man neuerdings wieder darauf zurückkommt, Krebskranken die Vitamine A und C zusammen mit eiweißspaltenden Enzymen zu verabreichen. Die Ergebnisse in der Vor- und Nachbehandlung sind beachtlich, besonders hinsichtlich der körperlichen und geistigen Aktivität.

Einen Sonderfall stellt das Vitamin B_6 dar. Ein Mangel an Vitamin B_6 führt zu einer empfindlichen Störung eines Fermentes, ohne das die Zellkerneiweiße (Nukleinsäuren) nicht aufgebaut werden können, da dieses Ferment für seine wichtige Aufgabe Vitamin B_6 benötigt. Mangelhafter Aufbau der Zellkerneiweiße bedeutet aber eine Verringerung der Antikörperproduktion und des Aufbaus von rotem Blutfarbstoff (Hämoglobin). Das führt wiederum zur Verminderung der Abwehrfähigkeit des ganzen Organismus, einschließlich der spezifischen und unspezifischen Immunabwehr von Krebszellen.

Vernachlässigt man die nötige Vitaminzufuhr bei auch nur vermuteten Vitaminmangelzuständen durch eine mangelhafte Kost, so bedeutet dies für den Krebskranken unter Umständen ein Handikap.

Auf einen Gesichtspunkt muß ich in diesem Zusammenhang allerdings noch aufmerksam machen, nämlich auf die Beziehungen des Vitaminstoffwechsels zu einigen in der Praxis wichtigen Medikamenten, die diesen Stoffwechsel erheblich beeinträchtigen können:

- Schlafmittel führen zu einem gesteigerten Vitamin-D-Abbau.
- Entsäuerungs- und Entwässerungsmittel führen zu Vitamin-B_1-Verlusten.
- Schwangerschaftsverhütende Mittel erhöhen die Ausscheidung von Vitamin B_6.
- Zuckersenkende Mittel können eine Vitamin-B_{12}-Verarmung bewirken.

Die Reihe der Medikamente, die Mangelzustände notwendiger Nahrungsstoffe provozieren, ließe sich noch vermehren. Es ist also sehr zu überlegen, ob die verordneten Medikamente die Wirkung einer Diät, besonders beim Krebskranken, schmälern oder sogar illusorisch machen können.

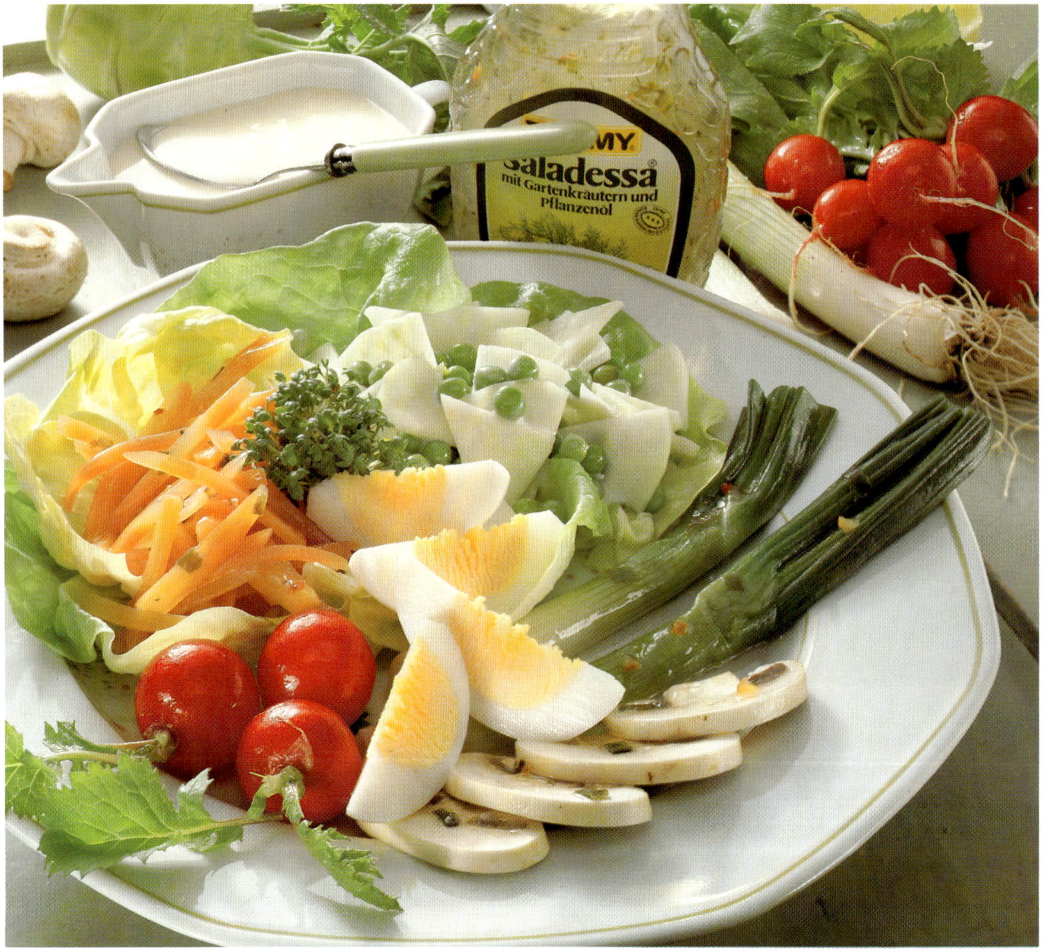

Bunter Salatteller mit Ei

(4 Personen)

300 g große Möhren · 400 g geputzte Frühlingszwiebeln · 2 kleine Kohlrabi (à 150 g) · 100 g tiefgefrorene Perlerbsen · 8 gleichgroße Egerlinge oder frische Champignons (200 g) · 12 große Radieschen · 250 g Kopfsalat · 1 Kästchen Kresse · 4 hartgekochte Eier · 5 EL Saladessa mit Joghurt · 9 EL Saladessa mit Gartenkräutern · Wasser · Meersalz

Geputzte Möhren in kurze, dünne Streifchen schneiden. Frühlingszwiebeln (von den Wurzeln zum Grün etwa 10 cm lang abgeschnitten) waschen. Beides nacheinander in kochendem Salzwasser kurz blanchieren. Dann 5 EL Saladessa mit Gartenkräutern darüberträufeln. Geschälte Kohlrabi vierteln, in dünne Scheibchen schneiden, Erbsen zufügen und 5 EL Saladessa mit Joghurt unterheben. Pilze in Scheiben schneiden, mit 4 EL Saladessa mit Gartenkräutern beträufeln. Radieschen putzen, die Herzblättchen daran lassen. Gewaschenen Kopfsalat auf vier großen Portionstellern verteilen. Möhren- und Kohlrabi-Erbsen-Salat daraufgeben, kleine Kressesträußchen dazwischensetzen. Frühlingszwiebel, je drei Radieschen und in Viertel geschnittenes hartes Ei daneben arrangieren. Eine Portion enthält 446 Kalorien.

Ungesättigte Fettsäuren und Tumorstoffwechsel

Es ist heute geklärt, daß die ungesättigten Fettsäuren das Rohmaterial für eine große Zahl lebenswichtiger Stoffe liefern, zum Beispiel für den Aufbau einer Reihe von wichtigen *Fermenten,* die der Zellatmung dienen, und für die *Zellmembranen* und andere wichtige Zellbestandteile. Tumorzellen haben veränderte Zellmembranen mit veränderten Oberflächeneigenschaften, die starke Rückwirkungen auf die innere Struktur, also auf das Zellmilieu, haben. Außerdem können sich Tumorzellen durch die veränderten Zellmembranen gegenseitig nicht mehr erkennen, wodurch sie sich normalerweise im Wachstum begrenzen. Die Veränderungen der Zellmembranen beruhen auf einem chronischen *Mangel an ungesättigten Fettsäuren.*

Da der Mensch nicht imstande ist, die ein- bis mehrfach ungesättigten Fettsäuren selbst aufzubauen, muß er sie mit der Nahrung zuführen. Zwei Prozent der gesamten Kalorienmenge müßten mindestens durch ungesättigte Fettsäuren gedeckt werden. Das ist etwa *ein Eßlöffel voll Sonnenblumen- oder Leinöl* (mit etwa 7 g dieser Säuren). Das Optimum liegt etwas höher, aber selbst die minimale Menge wird bei der üblichen Zivilisationskost von den meisten Menschen nicht erreicht. Bei mehreren Krankheiten, besonders aber bei Krebserkrankungen, steigt der Bedarf an ungesättigten Fettsäuren erheblich an.

Die Krebsforscher *Kousmine* und *Gaillard* betonten schon im Jahre 1964, daß bei Krebserkrankungen eine Genesung ohne ungesättigte Fettsäuren unmöglich sei. Sie müßten lange Zeit, über Monate bis Jahre, zugeführt werden.

Es ist also eine zwingende Notwendigkeit, diese Tatsache bei der Gestaltung der Diät für Krebskranke zu berücksichtigen und bereits zur Vorbeugung in der täglichen Kost ungesättigte Fettsäuren zu verwenden, zumal das keinerlei küchentechnische Schwierigkeiten bereitet.

Ungesättigte Fettsäuren sind in allen Pflanzenölen zu finden!

Grundzüge einer Kost zur Krebsvorbeugung und Krebsbehandlung

Krebsvorbeugung kann sich nicht nur auf eine halbjährliche oder jährliche Mammographie, Kolposkopie plus Abstrichuntersuchung bei der Frau und ebenso häufige Prostata- und Dickdarmuntersuchungen beim Mann beschränken, zumal diese Untersuchungen in Anbetracht des Aufwandes an Zeit und Kosten für die Masse der Bevölkerung gar nicht durchführbar sind – und oft auch schon zu spät kommen.

Man weiß ja längst, daß *fettreiche Ernährung* den Brustkrebs der Frau begünstigt, auch daß die *Art der Fette* und die *Herkunft der Eiweißträger* (pflanzlich oder tierisch) das Krebsrisiko erhöhen (*James L. Slater,* Loma Linda)!

Ob ausreichende oder mehr als reichliche Zufuhr von Vitamin A (β-Carotin), C und E krebshemmend wirkt, ist noch nicht mit Sicherheit entschieden. Es spricht aber vieles dafür. Mit größter Wahrscheinlichkeit – das wird kaum noch bestritten – kann faserreiche Kost (Ballaststoffe, Rohfaser) den Darmkrebs verhüten.

Die Wirkung der *roten Bete* auf das Krebsgeschehen wird viel diskutiert, ist aber bis heute noch nicht eindeutig geklärt. Es liegen jedoch viele positive Befunde vor, insbesondere in bezug auf einen Anstieg des roten Blutfarbstoffs (Hämoglobin) und auf Verhinderung oder Besserung von unerwünschten Nebenwirkungen nach radioaktiver Bestrahlung und zytostatischer Behandlung (Chemotherapie). Außerdem war eine Besserung des Allgemeinzustandes fast regelmäßig festzustellen.

Sinnvoll – weil für jeden durchführbar – wäre eine *vorbeugend wirkende Ernährung*, die alle das Krebsgeschehen betreffenden Gesichtspunkte berücksichtigt. Eine solche Maßnahme wäre vor allem dann sehr erfolgreich, wenn man in Forschung und Klinik den Zusammenhängen zwischen Krebs und Ernährung mehr Aufmerksamkeit schenkte.

Auch bei den noch operierbaren Krebsfällen genügt die lokale Therapie (nämlich Operation und/oder Bestrahlung) längst nicht immer. Es müßte zur Steigerung der körpereigenen Abwehrleistungen (Lymphozyten, Phagozyten, Monozyten) nach Möglichkeit eine diätetische Behandlung vorangehen und auch in die Nachbehandlung mit einbezogen werden. In allen zu bestrahlenden Fällen sollte die Bestrahlung nicht ohne den Schutz einer medikamentös-diätetischen Behandlung erfolgen, weil dadurch die Neben- und Nachwirkungen ganz erheblich zu vermindern sind.

Die Klinik steht heute auf dem Standpunkt, daß einem Drittel aller Tumorkranken durch die Chemotherapie zu helfen ist. Tatsächlich werden schon längere und lebenswerte Überlebenszeiten erreicht, die sich hier und da auch einmal der normalen Lebenserwartung nähern.

Nun sollte man aber auch die moderne, meist in bestimmten Abständen durchgeführte Chemotherapie mit einer sinnvollen Diätetik kombinieren, die die zu erwartenden Nebenwirkungen herabsetzt und besonders in den medikamentösen Pausen der körpereigenen Abwehr zu einer schnelleren Erholung verhilft.

Wenn auch nur skizzenhaft, so hoffe ich doch gezeigt zu haben, wie zahlreich die Beziehungen zwischen Ernährung und Tumorbildung sind und wie notwendig eine diätetische Behandlung der Tumorerkrankungen neben Operation, Bestrahlung und eventueller Chemotherapie ist.

Für die praktische Arbeit in der Küche gelten folgende Empfehlungen:

1. Wenig essen, nur den wirklichen Bedarf decken.
2. Bis auf gelegentliche Ausnahmen auf Fleisch verzichten.
3. Tierfette bis auf 20 g Butter täglich meiden.
4. Weißmehl, Weißzucker und reines Kochsalz vom Speiseplan absetzen.
5. Mehr Frischobst, Frischgemüse und Salate essen.
6. Vollkorngetreide und die entsprechenden Produkte bevorzugen.
7. Nur kaltgeschlagene Pflanzenöle mit ungesättigten Fettsäuren verwenden.
8. Als Eiweißquelle dienen Milch und Milchprodukte, Sojaprodukte, Nüsse und Nußprodukte, Hülsenfrüchte.

Wenn man diese Empfehlungen in einer Kostform zusammenfassen will, so kommt man ganz eindeutig auf die lacto-vegetabile Vollkost (Kostform 5) mit Einschluß von zeitweiliger Rohkost und salzarmer, rein vegetabiler Kost. In der Rohkost sollten rote Bete, Möhren, Zwiebeln und Meerrettich sehr reichlich vorkommen.

Sowohl die Ernährungsweise als auch die konventionelle Behandlung des Tumorkranken muß unbedingt noch durch eine *Zusatzbehandlung* mit Thymus-Extrakten, Echinacea-Präparaten und Mistel-Extrakten vervollständigt werden, um das bei Krebskranken darniederliegende Abwehr- und Immunsystem zu aktivieren. Da diese Behandlung überwiegend durch Injektionen erfolgen muß, kann das nur in enger Zusammenarbeit mit dem Hausarzt oder einem Facharzt (Onkologen) erfolgen.

Bei Beachtung dieser Regeln kann heute jeder zweite Krebskranke damit rechnen, wieder gesund zu werden, wie vor kurzer Zeit die Amerikanische Krebsgesellschaft feststellte.

In der Früherkennung und Vorbeugung (Prävention) liegen unsere größten Chancen. Das sollte für jeden einzelnen Anreiz sein, sich mit allen Kräften um seine Gesundheit zu bemühen.

Rezepte für Vollwert- und Heilkost

Erst wenn die Nahrung vielseitig und wiederum einfach ist und
wenn sie möglichst wenig konserviert wird, ist die Ernährung vollwertig.
Nur eine vollwertige Kost garantiert
volle körperliche Leistungsfähigkeit und wirkliche Gesundheit.
Was die Natur in den Organen der Pflanzen
und Tiere an Stoffen vereinigt hat, soll der Mensch so wenig
wie möglich trennen und verändern.
Das lehrt die biologische Ernährungslehre.
Prof. Dr. med. W. Heupke

Rezepte für Vollwert- und Heilkost

INHALTSÜBERSICHT ZUM REZEPTTEIL

Vorbemerkungen zur Vollwertküche

Der umfangreiche Rezeptteil bietet eine sorgfältige Auswahl bewährter Gerichte nach den modernen Richtlinien einer gesunden Ernährung.

Bei jedem Rezept sind die Anteile an Eiweiß, Fett, Kohlenhydraten sowie der Kalorien- und Joulegehalt angegeben, so daß leicht zu erkennen ist, welche Gerichte sich für bestimmte Tageszeiten besonders gut eignen. Man wird Speisen mit hohem Kaloriengehalt am Abend meiden und auf eine möglichst leichte Kost ausweichen. Auch der Aufbau bestimmter Diäten wird durch diese Angaben erleichtert.

Voraussetzung für jede Gesundkost- und Diätküche ist die Verwendung von ausschließlich einwandfreien, **vollwertigen Nahrungsmitteln,** weil sie nur dann *Lebens*mittel sind.

Im einzelnen sind folgende Punkte besonders zu beachten:

1. Anstelle von *Kochsalz* verwenden wir stets **Meersalz.**
2. Anstelle von *Weißmehl* nehmen wir nach Möglichkeit **Vollkornmehl.** Wer keine Getreidemühle besitzt, um sich die benötigten Mengen frisch zu mahlen, sollte Weizenschrot mit der Typenzahl 1700 oder Weizenmehl mit der Typenzahl 1050 kaufen.
3. Anstelle der üblichen *raffinierten Öle* verwenden wir nach Möglichkeit **kaltgeschlagene Pflanzenöle** (Olivenöl, Sonnenblumenöl, Walnußöl, Leinöl, Mohnöl, Rüböl). Allerdings sollten kaltgeschlagene Öle möglichst nicht erhitzt werden, da sie dadurch erheblich an Gesundheitswert verlieren. Zum Braten, Kochen und Backen kann man auch andere, nicht kaltgeschlagene Öle verwenden, z. B. Maiskeimöl oder Sonnnenblumenöl. Kaltgeschlagene Öle verwenden wir vor allem für Rohkostgerichte.
4. Anstelle von *Weißzucker* nehmen wir nach Möglichkeit **Honig oder Fruchtzucker.** Weißzucker nur als Würz- und Konservierungsmittel. Geeignete Alternativen zum Süßen sind Trockenfrüchte, Ahornsirup, Apfel- und Birnendicksaft sowie Ursüße aus Zuckerrohr. Marktübliche Diätsüßen sollten nur von Zuckerkranken und Übergewichtigen verwendet werden.
5. Anstelle der *tierischen Gelatine* kann auch, wo es möglich ist, der pflanzliche **Agar-Agar** verwendet werden. Auf 1 l Flüssigkeit geben wir 12–14 Blatt Gelatine oder 6–8 g Agar-Agar.
6. *Gemüse* wird möglichst nicht gekocht, sondern nur kurz in Fett oder Wasser **gedünstet** oder **gedämpft.**
7. *Salate* werden kurz vor dem Auftragen zubereitet, wobei wir in der Salatsauce Essig durch **Zitronensaft** ersetzen oder saure Sahne verwenden.
8. Alles **Obst** muß vor dem Genuß stets gründlich gereinigt werden.
9. *Kartoffeln* so oft wie möglich in Form von **Pellkartoffeln** zubereiten.
10. **Frischgetreidespeisen** sind neben Vollkornbrot und Getreideflocken die beste Form der Getreidenahrung.
11. Wir verwenden in erster Linie **frische Lebensmittel.**
12. Keine Mahlzeit ohne **Frischkost.**

Winke, die das Zubereiten einer Heilkost erleichtern

Da eine Heilkost in der Regel nur von einer Person in der Familie eingehalten werden muß, die Portionen daher klein sind, ist es nützlich, sich einige kleine Kochtöpfe und Schüsseln anzuschaffen. Wenn man kleine Mengen in zu großen Gefäßen zubereiten muß, wird das Resultat meist unbefriedigend sein.

Zubereitung der Nahrungsmittel: Alle Früchte, Gemüse und Salate kurz, aber gründlich waschen und möglichst wenig zerkleinern. Nur wenig Kochwasser nehmen und die Garzeit möglichst knapp halten. Die richtige Temperatur einstellen und längeres Warmhalten vermeiden. Möglichst nicht mehr zubereiten, als tatsächlich gegessen werden soll.

Bei Kochkost lassen sich die Vitamine schonen, wenn man hochwertige Kochtöpfe benutzt, möglichst mit wenig Wasser dünstet, das Gemüsekochwasser zur Suppenzubereitung verwendet, Gemüse nur mit kochendem Wasser aufsetzt (nicht kalt), möglichst kurz kocht oder erhitzt, Gemüse und Salate nicht lange lagern und welken läßt, Kartoffeln nie geschält in kaltem Wasser aufhebt, wenig umrührt und die Töpfe geschlossen hält, tiefgekühlte Nahrungsmittel rasch auftaut und nie mit Natronzusatz blanchiert.

Frische Kräuter sind reiche Vitaminspender. Sie sollten sie so oft wie möglich zu Ihren Gerichten geben. Doch achten Sie darauf, daß frische Kräuter niemals mitkochen dürfen, sondern auf die fertigen Speisen gestreut oder unter die fertigen Gerichte gezogen werden!

Der so wichtige Vitamin-C-Gehalt ist in Obst und Gemüse zur Erntezeit und im Reifezustand meist am höchsten. Durch Überreife und Lagern nimmt er jedoch ständig ab. Die kurzen Zeiten des reichen und billigen Angebotes ausnützen und Überschüsse (auch aus dem Garten) tiefgefrieren.

Magerer Speisequark (Magerstufe) enthält mehr Eiweiß als Speisequark mit 40 % Fett. Der Fettgehalt kann durch Unterschlagen von etwas Schlagsahne erhöht werden, wobei sich die Konsistenz des Quarks auch verfeinert.

Abziehen oder legieren mit Eigelb: Die Suppe muß fertig gegart und abgeschmeckt sein. Dann wird in einer Tasse ein Eigelb verrührt, ein Eßlöffel Suppe hinzugefügt, wiederum verrührt und zum Schluß der Suppe beigegeben. Die Suppe darf nicht mehr aufkochen, da sonst das Eigelb gerinnt.

Eine Suppe oder Sauce entfetten: Die fertige Suppe oder Sauce erkalten lassen, das gehärtete Fett, das sich auf der Suppe oder Sauce gebildet hat, abnehmen und zum Kochen weiterverwenden. Danach wird die Suppe oder Sauce abermals erhitzt.

Eine Suppe klären nennt man es, wenn Sie ein Eiweiß steif schlagen, es unter die kochende Brühe ziehen, stehen lassen und mit einem Schaumlöffel das Eiweiß wieder abschöpfen.

Wenn Sie mit Gelatine arbeiten, müssen Sie darauf achten, daß sie nicht gerinnt. Sollte sie Ihnen doch einmal geronnen sein, können Sie die Speise retten, indem Sie diese auf einen Topf mit kochendem Wasser setzen und unter ständigem Schlagen erwärmen.

Zu stocken beginnt eine Speise mit Gelatine, wenn Bahnen, die Sie mit einem Löffel durch die Speise ziehen, sichtbar bleiben. Dann ist es Zeit, steifgeschlagene Sahne oder Eiweiß unterzuziehen. Sollten Sie die Sahne zu früh unterheben, setzt sich die Speise ab.

Kräuterauswahl: Zu den Kräutern rechnen wir Petersilie, Schnittlauch, Borretsch, Pimpernelle, Löwenzahn, Sauerampfer, Brennesselblätter, Bohnenkraut, Estragon, Dill, Zitronenmelisse, Kresse, auch Gänseblümchenblätter und Majoran. Es wird empfohlen, nur die zarten Blätter zu verwenden und diese so reich, wie das Angebot ist, zu mischen. Je vielseitiger die Mischung, um so wohlschmeckender ist die Speise.

Kräuter hacken: So viele Hilfsmittel es im Haushalt heute auch gibt, frische Kräuter hackt man am besten mit dem Messer auf einem Holzbrett. Sie bleiben so am ansehnlichsten; vor allem geht auch nichts verloren; denn in Mühlen oder Hackgeräten bleiben immer Reste zurück. Nach dem Hacken mischt man die Kräuter mit dem ausgetretenen Saft sofort unter die Speisen.

Naturholzbretter: Sie werden an Ihren Brettern lange Freude haben, wenn Sie diese vor dem ersten Gebrauch 2–3mal mit Olivenöl imprägnieren. Außerdem verhindern Sie auf diese Weise, daß Feuchtigkeit, Kräutersäfte usw. ins Holz einziehen. Die Imprägnierung jährlich wiederholen.

Eier halbieren: Wenn man nur ein halbes Eigelb oder Eiweiß benötigt, trennt man zunächst das Eigelb vom Eiweiß und halbiert dann beides. Eiweiß kann zugedeckt im Kühlschrank aufbewahrt werden. Eigelb muß rasch verbraucht werden, doch mit Öl abgedeckt hält es sich im Kühlschrank auch ein bis zwei Tage. Braucht man die Hälfte von einem rohen Ei, dann verquirlt man es am besten und nimmt die Hälfte davon ab.

Eiweiß wird zu Schaum geschlagen, indem man einige Tropfen Zitronensaft hinzufügt, wodurch das Zusammenfallen des Schaums verhindert wird.

So häutet man Früchte: Tomaten, Steinobst und Mandeln lassen sich besser häuten, wenn man sie erst mit kochendem Wasser überbrüht, ehe man die Haut abzieht. Wenn sie auf offener Flamme (Gas, Kohle) kochen, können Sie die Früchte auch auf eine Gabel aufspießen und über die Flamme halten; auch dann löst sich die Schale sehr leicht.

Abreiben von Zitronenschale: Wenn man von Zitronen und Apfelsinen die Schale verwenden will, sollten die Früchte ungespritzt sein, doch kann man auch durch gründliches Reinigen in heißem Wasser die Paraffinbeschichtung entfernen. Man legt über die Reibe ein Stückchen Pergamentpapier und reibt darauf die Schale ab. Das erspart das mühevolle Reinigen der Reibe, denn wenn man das Pergamentpapier hochhebt, liegt die Zitronenschale gerieben auf dem Papier und sitzt nicht zwischen den Reibzähnchen fest.

Hinweise zur Frischsaftgewinnung

In der Gesundheitspflege und Krankenbehandlung erfahren die Frucht- und Gemüsesäfte mit Recht wieder besondere Wertschätzung. Unvergorene, naturreine Fruchtsäfte sind wertvolle Nähr-, Erfrischungs- und Heilmittel. Frucht- und Gemüsesäfte spielen heute eine besondere Rolle in der Säuglings- und Kleinkind-Ernährung und in der Diätbehandlung von Nieren-, Stoffwechsel- und Kreislauferkrankungen. Die vorsorgende Hausfrau wird daher versuchen, einen möglichst großen Vorrat, vor allem an Fruchtsäften, auch für den Winter bereitzustellen. Sollte sie kranke Familienmitglieder zu betreuen haben, so wird ihr die Anleitung zur Herstellung von Gemüse- und Fruchtsäften wertvoll sein.

Bei der Herstellung ist besonderer Wert auf die Erhaltung der gesundheitsfördernden Kräfte zu legen. Es sind daher alle Verfahren zu meiden, die eine Wertminderung der Früchte oder Gemüse herbeiführen, z. B. starker Alkoholzusatz, chemische Beimengungen, starker Essig, zu langes Einkochen oder zu starke Zuckerung. Folgende Möglichkeiten bleiben für eine schonende Saftgewinnung noch offen:

1. Frischsaftgewinnung: Auspressen von frischen Pflanzen und Früchten durch eine Saftpresse, anschließend filtrieren.
2. Saftgewinnung durch Erwärmen: Zerdrücken, Zerkleinern, kurzes Erwärmen und Durchseihen.
3. Saftgewinnung durch Dämpfen: Dampfentsaftung in einem Frucht-Entsaftungsgerät, das klare Säfte liefert, die man nicht mehr zu filtrieren braucht.
4. Frischsaftgewinnung durch elektrische Saftzentrifugen.

Diese Verfahren lassen sich im Haushalt leicht durchführen und sind nur mit geringen Umständen verbunden. Die Herstellung größerer Mengen haltbarer Säfte stößt jedoch auf erhebliche Schwierigkeiten.

Frischsaftbereitung aus Gemüsen, Salaten und Würzkräutern

Von unseren Wildgemüsen und -salaten eignen sich folgende zur Frischsaftbereitung: Bärenlauch, Breitwegerich, Brennessel, Brunnenkresse, Feldsalat, Gundermann, Kerbel, Gartenkresse, Löwenzahn, Sauerampfer, Schafgarbe, Spitzwegerich, Winterkresse.

Folgende Gewürzkräuter lassen sich zu Saft verarbeiten: Borretsch, Dill, Estragon, Fenchel, Meerrettich, Petersilie, Schnittlauch, Sellerie, Zwiebeln.

Nach gründlicher Reinigung und Entfernung aller schlechten Stellen läßt man die Pflanzen gut abtropfen und dreht sie durch eine Saftpresse. Falls man über eine solche nicht verfügt, dreht man sie durch einen Fleischwolf und drückt die Masse in einem Tuchsäckchen aus. Zweckmäßig ist es auch, sie in einer elektrischen Saftpresse oder -zentrifuge auszupressen. Der Saft wird sofort in Gefäße aus Glas, Porzellan oder Steingut gefüllt, die dicht zu verschließen sind. Er darf weder in Metallgefäßen aufbewahrt noch mit einem Metallöffel umgerührt und auch nicht dem Licht ausgesetzt werden. Wenn alle Gefäße sauber waren, hält sich der Saft an einem dunklen Ort mehrere Tage.

Ehe man täglich davon verwendet, muß man gut umrühren, damit der Bodensatz – gleichmäßig verteilt – mitverbraucht werden kann. Im allgemeinen verwendet man die Säfte am Tage ihrer Herstellung, Rettichsaft möglichst sofort nach der Pressung, da er sich bereits nach 15 Minuten zersetzt. Säuglingen gebe man immer nur ganz frisch zubereitete Säfte! Frischsäfte aus Kräutern werden eine Zeitlang täglich als Frühjahrskur genossen, aber immer *verdünnt,* weil sie rein nicht bekömmlich wären und eine starke Wirkung ausübten. Gerade die schwachen Reize kleiner Dosen der feinstofflichen Bestandteile dieser Pflanzen haben große Heilwirkung. Kleinste Reize fachen die Lebenstätigkeit an, kleine fördern sie, starke hemmen sie, und stärkste heben sie auf.

Um die Frischsäfte zu verdünnen, vermischt man sie mit Milch, Molke, Buttermilch, Schleimsuppen, wobei man 1 Teil Pflanzensaft auf 5–8 Teile Milch usw. gibt. Als Würze zu Suppen, Tunken und Salaten werden die Säfte ebenfalls verwendet. Sie geben diesen Speisen einen größeren Heilwert.

Frischsaftbereitung aus Früchten

Die Bereitung von Frischsäften aus Früchten ist wegen des Saftreichtums der Früchte noch einfacher als die Herstellung der Säfte aus den Gemüse-, Salat- oder Gewürzpflanzen. Von den Wildfrüchten eignen sich dazu am besten Brombeeren, Heidelbeeren, Himbeeren, Holunderbeeren, Preiselbeeren und Sanddorn.

500 g Beeren ergeben meist 250–300 g Saft. Die Beeren werden entweder durch die Fruchtpresse getrieben oder einfach mit der Gabel zerquetscht und durch ein Tuch gedrückt oder durch ein feinmaschiges Sieb gerührt.

Saftgewinnung durch Erwärmen

Die zweite, sehr alte, aber auch heute noch zweckmäßige Art der Saftgewinnung durch Zerdrücken und Erwärmen ist in jedem Haushalt ohne besondere Vorrichtung möglich. Sie eignet sich für alle unsere Früchte. Die nach dem Waschen und Abtropfen entstielten Beeren und entsteinten Früchte werden mit einem Holzstampfer zerquetscht und dann auf dem Herd so lange erwärmt oder kurz aufgekocht, bis ein sämiger Brei entstanden ist. Dieser wird auf ein Leinentuch geschüttet, das mit seinen vier Enden an die Beine eines umgekippten Stuhles gebunden ist. Der abtropfende, klare Saft wird in einem darunterstehenden Gefäß (nicht aus Metall!) aufgefangen. Der Rückstand wird mit wenig Wasser kurz aufgekocht und durch das Leinentuch gedrückt. Der durchgedrückte, trübe Saft kann zu Suppe, Brei, roter Grütze und Marmelade weiterverarbeitet werden. Bei saftigen Früchten ist eine Erwärmung unnötig, da sie auch so ihren Saft abgeben.

Saftgewinnung durch Dämpfen (Dampfentsaften)

Für das Verfahren der Dampfentsaftung sind verschiedene „Fruchtsaftgewinner“ käuflich zu erwerben. Meist bestehen sie aus drei Teilen: aus einem mit einem Deckel verschlossenen Siebgefäß zur Aufnahme der Früchte, einem Auffanggefäß und einem Untersatz, in dem Wasser zum Kochen gebracht wird.

Falls man nicht über ein Dampfentsaftungsgerät verfügt, kann man es auch auf einfache Weise selbst herstellen: Ein sauberer Einkochkessel wird handbreit mit Wasser gefüllt. Auf den Boden setzt man einen Untersatz (flacher Stein, umgedrehter Teller usw.). Auf dem Untersatz findet eine Schüssel oder ein Topf aus Ton, Porzellan oder Emaille (möglichst mit Henkel und

Ausgießer) zum Auffangen des Saftes seinen Platz. In die Kesselöffnung hängt man ein sauberes, kurz vor dem Gebrauch nochmals durch heißes Wasser gezogenes, nicht zu dichtes Leinentuch, in das man die zu entsaftenden Früchte schüttet. Die Tuchenden werden durch eine Schnur gehalten oder nach dem Verschluß des Kessels über dem zugehörigen Deckel zusammengebunden. Das Thermometerloch des Dekkels muß man durch einen Korken verschließen. Sobald das Wasser im Kessel zum Kochen gebracht ist, beginnt der Dampf die Früchte zu entsaften.

Weiche Früchte, z. B. Erdbeeren, brauchen eine Dampfzeit von ungefähr 25–30 Minuten, Stein- und Kernobst 60–70 Minuten. Will man die Früchte nicht ganz entsaften, sondern sie nach der Entsaftung noch zu Marmelade weiterverarbeiten, so ist der Vorgang nach kürzerer Zeit zu unterbrechen.

Alle Säfte werden, ganz gleich, nach welchem Verfahren sie gewonnen wurden, und soweit man sie nicht frisch in den nächsten Tagen verbraucht und ohne Zukker haltbar machen will, sofort nach der Gewinnung in Gläser und Flaschen gefüllt. Die sogleich zu verschließenden Gefäße sind 30 Minuten bei 75–80° C im Wasserbad zu erhitzen (sterilisieren).

Will man die Früchte zuckern, so kann der Zusatz gleich beim Einfüllen der Früchte in den Dämpftopf geschehen. Auch dieser Saft wird nach der Gewinnung kurz aufgekocht, in vorbereitete Gefäße gefüllt, die sofort verschlossen werden.

Wer über einen Dampfentsafter verfügt, dessen Auffanggefäß mit einem Ablaufhahn versehen ist, läßt einfach den heißen Saft in vorbereitete Flaschen laufen, die sofort verschlossen werden, ohne den Saft nochmals zu sterilisieren.

Man kommt mit geringen Zuckermengen aus, wenn man den Zucker *nach der Entsaftung* hinzufügt. Der Saft wird dann mit dem Zucker kurz aufgekocht, wiederum sofort in Flaschen gefüllt, die anschließend verschlossen werden. Die Höhe des Zuckerzusatzes richtet sich nach der Art der Früchte und ist für die Wildfruchtarten aus den nachfolgenden Angaben zu ersehen.

Wildfruchtart	Zucker je 1 l Saft
Berberitzen (Zitronenersatz)	0 g
Brombeeren	200 g
Ebereschen (mährische)	250 g
Erdbeeren	150 g
Hagebutten	150 g
Heidelbeeren	150 g
Himbeeren	150 g
Holunderbeeren	150 g
Kornelkirschen	250 g
Preiselbeeren	200 g
Quitten	250 g
Sanddorn	250 g
Schlehen	500 g
Wacholderbeeren	250 g

Für Diabetiker wird Zucker vollständig durch Diätsüße nach den Anweisungen des Herstellers ersetzt.

Die Frischsaftgewinnung durch elektrische Saftzentrifugen

Diese Form der Saftzubereitung setzt sich immer mehr durch und ist auch wegen der einfachen, schnellen Handhabung sehr zu begrüßen.

Die Herstellung der biologischen und gesundheitlich sehr wertvollen *milchsauren Säfte* durch Milchsäuregärung (z. B. Sauerkraut-, Karotten-, Möhren- oder Tomatensaft) ist im Haushalt recht umständlich. Man erwirbt sie besser käuflich. Durch die Milchsäuregärung erfolgt eine biologische Reinigung in einem so hohen Grade, daß alle Fremdbakterien ausgeschaltet werden und gute Haltbarkeit eintritt. Im menschlichen Darm begünstigt die Milchsäure die Entwicklung und Ansiedlung normaler Darmbakterien, die wir als lebenswichtige Vitaminspender kennenlernten.

Mikrowelle spart Zeit und Energie

Seit einigen Jahren steht neben den herkömmlichen Methoden der Speisenzubereitung (Herd und Backofen) ein weiteres Erhitzungs- und Garsystem zur Verfügung: das *Mikrowellengerät.* Während sich in der Bundesrepublik bisher in ungefähr 19 % der Haushalte ein Mikrowellengerät befindet, verfügen in den USA bereits 70 % aller Haushalte über ein solches Gerät.

In der Bundesrepublik begegnet man den Mikrowellengeräten wegen ihrer völlig andersgearteten Technik immer noch mit großen Vorbehalten. Die Skepsis ist aber heute nicht mehr berechtigt, obwohl gesagt werden muß, daß Mikrowellen unter bestimmten Umständen nicht ganz ungefährlich sind.

Setzt man nämlich die Gewebe oder Organe des menschlichen Körpers direkt den Mikrowellen aus, so werden die Moleküle der Zellen, ihre kleinsten Bestandteile also, durch die eindringenden Wellen in Schwingungen versetzt. Dabei wird Reibungswärme erzeugt. Direkt bestrahlte Körperpartien können so stark erwärmt werden, daß Verbrennungen möglich sind. Die Wirkung hängt entscheidend von der Stärke der eingestrahlten Energie ab.

Bei vorschriftsmäßigem Betrieb des Gerätes werden durch die Mikrowellen lediglich die Nahrungsmittel zum Garen gebracht. Das geschieht bei etwas mehr als 100° C. Die Schnelligkeit der Erwärmung hat der Mikrowelle die Bezeichnung „schnelle Welle" eingebracht.

Die heute im Handel befindlichen Mikrowellengeräte sind so konstruiert, daß beim Betrieb des Gerätes praktisch keine Strahlung entweichen kann. Voraussetzung dafür ist allerdings, daß alle Türdichtungen tadellos funktionieren.

Da die Erwärmung direkt *in* den Zellen des Gargutes erfolgt und nicht erst den Umweg über Herdplatte, Topf- oder Pfannenboden und Kochflüssigkeit (Wasser, Öl) ins Gargut nehmen muß, wird die Garzeit stark verkürzt. Das Garen von 500 g geschälten Kartoffeln oder Pellkartoffeln benötigt im Kochtopf etwa 35 Minuten, in der Mikrowelle bei 600 Watt nur 15–17 Minuten. Das Erhitzen von Kaffee, Tee oder Wasser erfordert bei einer Menge von 150 ml (1 Tasse) nur ½–1 Minute.

Alle Mikrowellengeräte müssen den Normen des Vereins deutscher Elektroingenieure (VDE-Normen) und der Deutschen Industrienorm (DIN) entsprechen. Das ist bei allen deutschen Geräten der Fall, weil sie sonst nicht zugelassen würden. Wird der Öffnungsmechanismus betätigt, schaltet sich das Gerät aus. Es kann keine Energie den Garraum verlassen.

Die Mikrowellengeräte sind immer mit unterschiedlichen Leistungsstufen ausgerüstet. Die Leistungsstufe und die einzustellende Zeit sind maßgebend für das Auftauen und Garen. Man findet Geräte mit den drei Hauptleistungsstufen volle Leistung (meist 600 Watt), mittlere Leistung und Auftaustufe. Daneben gibt es auch Geräte mit vier und mehr Leistungsstufen. Am gebräuchlichsten sind vier Stufen, nämlich:

- 600 Watt zum Ankochen, Garen, Erwärmen und Erhitzen,
- 360 Watt zum Braten,
- 180 Watt zum schnellen Auftauen und Fortkochen und
- 90 Watt zum schonenden Auftauen und Fortkochen

Die erforderlichen Leistungsstufen und Garzeiten können aber genausogut der je-

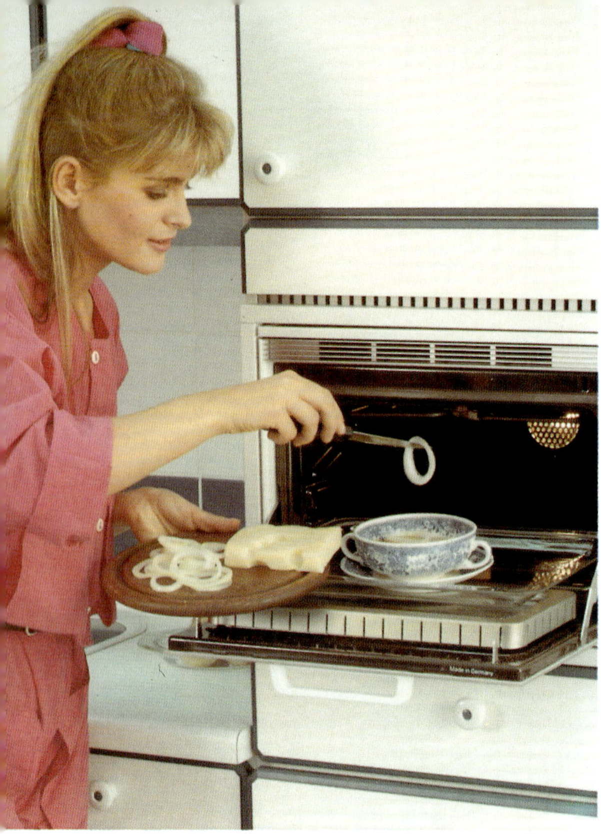

Vielfältig sind die Anwendungsmöglichkeiten der Mikrowelle und eine echte Hilfe im Haushalt – allerdings nur bei richtiger Bedienung.

dem Gerät beiliegenden Gebrauchsanleitung entnommen werden.

Es gibt auch Geräte mit geringerer Leistung (400, 450 oder 500 Watt), die sich jedoch nicht optimal einsetzen lassen, und Geräte mit höherer Leistung (zum Beispiel 650 oder 750 Watt), die man aber nur selten braucht. Geräte mit einer Höchstleistungsstufe von 600 Watt sind am gebräuchlichsten.

Welche Gargeschirre sind zweckmäßig?

Es ist durchaus nicht gleichgültig, welche Geschirre für das Erwärmen oder Garen in der Mikrowelle benutzt werden. In vielen Testreihen und Untersuchungen hat sich erwiesen, daß alle im Haushalt vorhandenen Schüsseln, Platten, Teller, Tassen und Schalen aus Glas, Porzellan, Steingut und Keramik am besten für die Mikrowelle geeignet sind. Sie werden von den Mikrowellen leicht durchdrungen, die Lebensmittel gut erhitzt.

Beschädigte und gesprungene Geschirre sollten möglichst nicht verwendet werden. Die beliebten spülmaschinenfesten Tiefkühldosen lassen sich zwar zum Auftauen und Erwärmen, nicht aber zum Garen verwenden, da sie den länger anhaltenden, höheren Gartemperaturen nicht standhalten.

Alle Töpfe, Pfannen und sonstigen Geschirre aus Metall, wie zum Beispiel aus Stahl, Gußeisen, Aluminium, Kupfer, Weiß- oder Schwarzblech, sind ungeeignet, weil sie die Wellen reflektieren. Diese erreichen die zu erhitzenden Lebensmittel nicht, und die Erhitzung bleibt deshalb aus. Alle Metallformen und metallhaltigen Geschirre sind deshalb für den Gebrauch in der Mikrowelle ungeeignet. Ebenfalls völlig ungeeignet sind alle aus Holz bestehenden Teller, Schüsseln und Platten, weil sie im Mikrowellengerät austrocknen und rissig werden.

Viel angeboten werden heute „gefrier- und mikrowellengeeignete" Kunststoffbehälter. Sie müssen aber ausdrücklich als solche bezeichnet sein. Sie haben den Vorteil, daß man in und mit ihnen einfrieren, auftauen, erhitzen und durchaus auch, schon wegen ihrer ansprechenden Form, servieren kann. Ein unter Umständen mehrmaliges Umfüllen kann man sich damit ersparen. Das ist für jede Hausfrau eine große Erleichterung.

Was leistet die Mikrowelle?

Zuvor muß allerdings eindeutig klargestellt werden, was man von einem Mikrowellengerät *nicht* verlangen kann. Man kann in ihm nicht braten, nicht backen und nicht bräunen. Lebensmittel, die in viel Wasser zu garen sind (Nudeln, Reis, Hülsenfrüchte), eignen sich ebenfalls nicht besonders für die Mikrowelle.

Ideal für die Mikrowelle sind *faserarme, wasserreiche Gemüse* wie Erbsen, Gurken, Kohlrabi, Paprika, Pilze, Spinat und Tomaten. Sie brauchen keinerlei Flüssigkeit zuzugeben.

Faserreiche Gemüsesorten wie Bohnen, Möhren, Weißkohl und andere Kohlsorten sowie Spargel benötigen zum Garen eine geringe Flüssigkeitszugabe (Wasser).

Man verhindert das *Verdampfen der Flüssigkeit,* indem man die Gemüse stets in einem geschlossenen Gefäß garen läßt oder mit Mikrowellenfolie abdeckt.

Ganze Gemüse zum Beispiel Auberginen, Paprika und Tomaten, sticht man vor dem Garen mehrmals mit einer Gabel ein. Der entstehende Wasserdampf kann dann entweichen, ohne die Außenhaut der Gemüsefrüchte platzen zu lassen. Beim Garen immer zudecken und zwischendurch ein- bis zweimal umrühren.

Das Auftauen tiefgefrorener Nahrungsmittel

Tiefgefrorenes nimmt in unserer täglichen Ernährung einen immer größeren Platz ein. Die Mikrowellengeräte sind mit einer Auftaustufe versehen, die ein gleichmäßiges und schonendes, aber falls erforderlich auch schnelles Auftauen ermöglichen. Die in den Gebrauchsanleitungen der Geräte angegebenen Auftau- und Nachtauzeiten sollten möglichst eingehalten werden, um gute Ergebnisse zu erzielen.

Man kann auch auftauen und zugleich erwärmen. In diesem Fall stellt man sofort die volle Leistung ein und rührt zwischendurch mehrmals um, damit eine gleichmäßige Erwärmung erfolgen kann.

Brot, Brötchen und Kuchen legt man *ohne Abdeckung* einfach auf Haushaltspapier, das man nach dem Auftauen sofort entfernt. Wenn man sie abdeckt, werden die Gebäkke zu weich. Bei anderen Tiefkühlprodukten gibt man 2–3 Eßlöffel Wasser zu, wenn der Hersteller nichts anderes empfiehlt.

Das Wärmen von Speisen und Getränken

Hierfür ist die Mikrowelle sehr gut geeignet. Das wird besonders von Familien geschätzt, in denen die Mahlzeiten nicht gemeinsam eingenommen werden können. Man stellt die Speisen, portionsgerecht auf

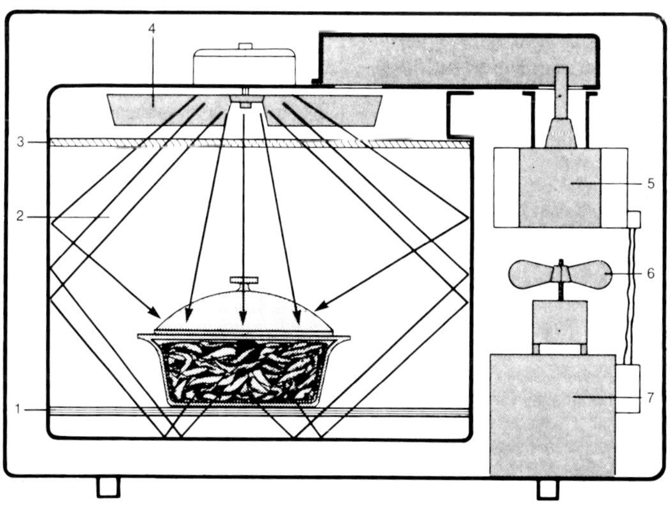

Technische Bestandteile und Strahlengang im Mikrowellengerät

1 Bodenplatte
2 Garraum
3 Deckplatte
4 Wobbler
5 Magnetron
6 Gebläse
7 Elektronik Mechanische Steuerung

Einige Tips zum Umgang mit der Mikrowelle

1. Behälter und Gefäße niemals fest verschlossen in das Mikrowellengerät stellen. Sie können durch den Druck des entstehenden Wasserdampfes zerspringen.

2. Alles Tiefgekühlte erhöht die Garzeit erheblich. Man sollte daher schon morgens die für mittags benötigten Lebensmittel aus der Tiefkühltruhe bzw. dem Tiefkühlschrank nehmen und sie bei Zimmertemperatur auftauen lassen.

3. Gewürze sollten nach dem Garen zugesetzt werden. Sie entziehen dem Gargut Flüssigkeit und können daher die Speisen an den entsprechenden Stellen austrocknen lassen. Außerdem ist es besser, erst nach dem Garen abzuschmecken. In der Mikrowelle Gegartes kommt mit weniger Gewürzen aus, als gewohnt.

4. Getränke erhitzt man am besten ohne Abdeckung.

5. Wenn überhaupt nötig, sollte beim Garen immer nur wenig Wasser (2–3 Eßlöffel) zugesetzt werden, weil sich sonst die Garzeit verlängert.

6. Alle Speisen, die auf dem Herd abgedeckt gegart werden, müssen auch im Mikrowellengerät abgedeckt werden, um das Austrocknen zu verhindern.

7. Eier müssen vor dem Garen im Mikrowellengerät mit einer Nadel angestochen werden, weil sie sonst regelrecht explodieren.

8. Alle Lebensmittel mit fester Schale oder Haut wie Auberginen, Paprika und Tomaten sticht man mit einer Gabel mehrfach an und verhindert damit, daß sie während des Garvorgangs platzen.

9. Um Tomaten zu häuten, schneidet man die Haut kreuzweise ein, legt die Früchte auf einen Teller und erhitzt sie bei 600 Watt 2–3 Minuten. Nach dem Abschrecken mit kaltem Wasser läßt man sie abkühlen. Danach läßt sich die Haut leicht abziehen.

10. Trockenobst wird eingeweicht, indem man 250 g Trockenobst in 400 ml Wasser gibt und das Ganze vier Minuten bei 600 Watt in der Mikrowelle erhitzt. Dann muß das Obst nur noch eine Stunde in der Flüssigkeit quellen.

11. Verschiedene Nahrungsbestandteile werden im Mikrowellengerät nicht gleichmäßig erhitzt. Deshalb ist es schon zu Verbrühungen bei Säuglingen gekommen. Babykost (Fertigkost in Gläsern, Trinkflaschen) muß daher nach dem Erhitzen gut durchgerührt und die Temperatur durch Kosten überprüft werden. Es reicht nicht aus, das Glas oder die Flasche an die Wange zu halten, um die Temperatur festzustellen.

Teller verteilt und gut abgedeckt, in den Kühlschrank und erwärmt sie nach Bedarf in der Mikrowelle. So erhält jeder eine frisch schmeckende Mahlzeit.

Alle zu erwärmenden Tellergerichte werden mit einer mikrowellengeeigneten Plastikhaube oder mit Mikrowellenfolie abgedeckt, um Flüssigkeits- und Aromaverluste zu vermeiden.

Größere Speisemengen müssen während des Erwärmens mehrmals umgerührt werden. Alle Speisen sollten möglichst flach verteilt und, wo vorhanden, mit Soße bedeckt sein.

Gerichte mit einer knusprigen Außenhülle (Paniertes, Überbackenes) deckt man nicht ab.

Das Garen von Speisen, frischem Gemüse und Tiefgefrorenem

Das Garen ist die große Stärke der Mikrowelle, da sie eine außerordentlich schonende Garmethode darstellt. Die Speisen garen im eigenen Saft oder mit wenig Flüssigkeit, und die Vitamine, Mineralien, Spurenelemente und Aromastoffe bleiben weitgehend erhalten. Eine Bräunung tritt nicht auf.

Was die *Garzeit* betrifft, so richtet man sich am besten nach den in den Gebrauchsanleitungen der Gerätehersteller angegebenen Zeiten. Man lernt dann sehr schnell, die optimalen Garzeiten für eigene Rezepte und Menüs herauszufinden.

Einfrieren – die moderne Form der Vorratshaltung

Das Problem, Lebensmittel haltbar zu machen, um einen Vorrat anlegen zu können, hat bei allen Menschen von jeher bestanden. Die alten Verfahren wie Räuchern, Pökeln, Einsalzen und Trocknen haben fast völlig an Bedeutung verloren. Sogar die Gepflogenheit des Einkochens ist stark zurückgegangen, seit wir über die moderne Konservierungsart des Tiefgefrierens verfügen. Mängel, die den alten Verfahren anhaften, wie Veränderungen von Farbe, Gewicht und Geschmack sowie die oft erhebliche Verminderung des Vitamingehaltes und anderer Nährwerte, werden beim Tiefgefrieren weitgehend vermieden.

Beim Einfrieren werden die frischen Lebensmittel – Obst, Gemüse, Salate, Gewürze wie auch tierische Produkte – in einen „Kälteschlaf" versetzt. Sie bleiben auf diese Weise fast in dem Zustand erhalten, in dem sie sich vor dem Einfrieren befunden haben.

Für Tiefkühlkost der Hersteller gibt es eine exakte Definition. Nicht alles, was kalt gelagert wird, darf sich tiefgefroren nennen. Tiefgekühlte oder tiefgefrorene Lebensmittel müssen am Schluß der Kälteprozedur im Kern −18° C messen. Das bedeutet, die ernte- und fangfrischen Lebensmittel, wie Obst, Gemüse oder Fisch, werden so schnell wie möglich sehr niedrigen Temperaturen von −40° C, unter Umständen sogar bis zu −190° C ausgesetzt, und zwar so lange, bis der Kern die Minus-18-Grad-Grenze erreicht hat.

Nach dem Gefriervorgang erhält die Tiefkühlkost bei einer Lagerung in Kältekammern von −25 bis −30° C noch eine zusätzliche Kältereserve. Sie sorgt dafür, daß der Verbraucher die tiefgefrorenen Pakete getrost vom Kaufmann nach Hause tragen kann, ohne gleich mit der Zeit und der Temperatur um die Wette laufen zu müssen. Warum ausgerechnet −18° C, die magische Zahl bei der Tiefkühlkost-Herstellung?

Wissenschaftler haben herausgefunden, daß bei Temperaturen unter 0° C nicht nur das Wasser in den Zellen der Nahrungsmittel zu Eiskristallen erstarrt, bei niedrigen Temperaturen wird auch die Aktivität der Mikroben und Enzyme gestoppt bzw. sehr stark verlangsamt – jener Kleinstlebewesen, die frische Lebensmittel in kurzer Zeit verderben. Je schneller tiefgefroren wird und je niedriger die Temperaturen sind, um so rascher wird diese Tätigkeit beendet, um so mehr Frische wird konserviert. Ist dies erst einmal geschehen, genügt die Kern- und spätere Lagertemperatur von −18° C, damit der „Dornröschenschlaf" der Vitamine und Wirkstoffe nicht gestört wird. Aus diesem Grunde soll Tiefkühlkost auch beim Kaufmann und zu Hause für längere Zeit nicht wärmer als bei −18° C gelagert werden.

Es konnte wissenschaftlich nachgewiesen werden, daß durch das Einfrieren die Nährwerte nicht nur nicht verändert, sondern zum Teil sogar noch verbessert werden. Beim Vitamingehalt ist es ähnlich; der Vitamin-C-Gehalt z. B. wird vermindert, der Vitamin-B_6-Gehalt erhöht sich. Einige Nahrungsmittel werden durch die Kälteeinwirkung sogar für unsere Verdauungskräfte zugänglicher und damit besser verwertbar.

Bei Muskeleiweiß (Fleisch, Fisch) hat man im Beginn des Gefrierprozesses Zellmembranveränderungen festgestellt, die sich im Temperaturbereich zwischen −2°C und −10°C abspielen. Aber auch die Eiweißstrukturen im Inneren der Zellen erleiden Veränderungen, wenn die vorgeschriebenen Lagertemperaturen und Lagerzeiten nicht genau eingehalten werden. Diese „Gefrierdenaturierung" genannten Veränderungen machen sich nach dem Auftauen auch am Geschmack der Lebensmittel bemerkbar.

Die mäßigen Veränderungen, die durch das Tiefgefrieren entstehen, beweisen, daß die Nahrungsmittel „lebendig" bleiben, weil auch im gefrorenen Zustand immer noch ein gewisser „Stoffwechsel" vor sich geht.

Das Einfrieren in der Gefriertruhe oder im Gefrierschrank versetzt uns in die Lage, zu jeder Zeit frischwertige Nahrungsmittel auf den Tisch zu bringen. Voraussetzung dafür ist jedoch, daß die Grundregeln für das Einfrieren beachtet werden, die jedem Tiefkühlgerät in leichtverständlicher Form (in Wort und Bild) beigefügt sind. Die Grundregeln betreffen vor allem die erforderliche Qualität der Nahrungsmittel sowie die Verpackung, das Einteilen in Portionen, das Blanchieren von Gemüsen, die Einfrier- oder Tiefgefriertemperatur und die Lagerung. Außerdem findet man in den Gebrauchsanweisungen der Tiefkühlgeräte eine Tabelle über die möglichst einzuhaltende Lagerdauer des Gefriergutes sowie Hinweise für das Auftauen und die weitere Bearbeitung des aufgetauten Materials.

Beachtet man diese Anweisungen, so wird man viel Freude und Nutzen an dieser bis heute besten Methode der Haltbarmachung von Lebensmitteln haben.

Einige Löffelmaße

Es wiegt ein gestrichen voller Eßlöffel

Haferflocken	15 g
Mehl	10 g
Stärkemehl	10 g
Grieß	15 g
Zucker (Puderzucker)	15 g
Honig	25 g
Fruchtzucker	10 g
Öl	15 g
Milch	10 g
Joghurt	15 g
Konfitüre	20 g
Nüsse (gehackt)	13 g

Es wiegt ein gestrichen voller Teelöffel

Haferflocken	5 g
Mehl	4 g
Stärkemehl	5 g
Grieß	5 g
Zucker (Puderzucker)	4 g
Honig	15 g
Fruchtzucker	3 g
Öl	5 g
Milch	4 g
Joghurt	5 g
Konfitüre	10 g
Nüsse (gehackt)	7 g

Diätsüße (flüssig) 5 ml süßt wie 4 Eßlöffel Zucker = ca. 66 g

Hinweise zur praktischen Küchenarbeit

Rezepte sind für die Arbeit in der Küche notwendig. Sie gelingen allerdings nur dann gut, wenn man die Mengenangaben für die einzelnen Bestandteile genau nimmt. Jeder freut sich über ein gelungenes Ergebnis.

Die folgenden Hinweise sind wichtig für die Verwendung der Rezepte. Die Großbuchstaben hinter den Rezeptbezeichnungen stellen Abkürzungen dar und haben folgende Bedeutung:

HK = Herz-Kreislauf
MD = Magen-Darm
LG = Leber-Galle
NB = Nieren-Blase
D = Diabetes (Zuckerkrankheit)
F = Fettsucht
T = Tumorerkrankungen (Krebs)
V = Vollkost oder Vollwertkost

Grundsätzlich sind alle Rezepte für die Normal- oder Vollwertkost zu verwenden. Man sollte nur die Tageskalorienzahl (z. B. für normalgewichtige Erwachsene 2000–2200) nicht überschreiten.

Rezepte, die lediglich die Bezeichnung V (= Vollwertkost) aufweisen, sind nicht nur für Vollwertkost geeignet. Man muß aber die Kalorienmenge je Person und das Nährstoffverhältnis (12% Eiweiß, 30% Fett, 58% Kohlenhydrate) ungefähr beachten. Diese Prozentzahlen entsprechen 58–65 g Eiweiß, 65–70 g Fett (sichtbares und unsichtbares) und 280–310 g Kohlenhydrate. Mäßige Abweichungen schaden natürlich nicht.

Hochdruckkranke sollten darauf achten, nur natriumarme Gewürze (Salz und Kräutersalze, Hefe-Extrakt, Senf, Suppen-Würzen) zu verwenden. Diese sind in der Regel im Reformhaus erhältlich.

Die Kalorien- und Grammzahlen sind aus den Rezepten leicht abzulesen.

Die meisten Gerichte lassen sich ohne Schwierigkeiten herstellen, wenn man sich an die Arbeitsvorschriften hält. Man muß sowohl mit der Vollwertkost als auch mit den Heilkostformen einige Grunderfahrungen hinter sich bringen. Dabei spielt es keine Rolle, ob man die Rezepte im Rahmen der Tages- und Wochenspeisepläne verwendet oder die einzelnen Rezepte aus der Fülle der anderen Rezepte auswählt und damit eigene Speisepläne aufstellt.

Hinweise zum Rezeptteil

- Die Nährstoff- und Kalorienangaben beziehen sich, wo nichts anderes angegeben ist und wo es sich nicht um ein Gesamtprodukt handelt, auf jeweils eine Person.
- Im Kapitel „Kuchen – Torten – Kleingebäck – Brot" beziehen sich die Nährstoff- und Kalorienangaben jeweils auf das Gesamtprodukt, falls nichts anderes vermerkt ist.
- Bei der Zusammenstellung des täglichen Speiseplanes sollte nicht nur auf die Höhe der Kalorien, sondern auch auf ein ausgewogenes Verhältnis der Nährstoffe untereinander geachtet werden.
- Bei mehreren gleichlautenden Rezepten sind die in den Speiseplänen verwendeten Rezepte mit einem * versehen.

Müsli und Getreidespeisen

Bircher-Müsli

HK, MD, LG, D, T

8 g Haferflocken, 3 Eßlöffel Wasser, 1 Eßlöffel Zitronensaft, 20 g (2 Eßlöffel) Joghurt, süße Sahne oder Milch, 10 g Honig, 200 g Äpfel, 20 g geriebene Nüsse oder Mandeln

Haferflocken über Nacht in Wasser einweichen. Am Morgen in einer Schale mit Zitronensaft, Sahne, Milch oder Joghurt, Honig und gut gereinigtem, mit der Schale geriebenem Apfel vermischen. Das Müsli mit geriebenen Nüssen oder Mandeln bestreut anrichten. An Stelle von Äpfeln kann beliebiges Obst der Jahreszeit verwendet werden.

5 g Eiweiß
12 g Fett
42 g Kohlenhydrate

296 Kalorien
1237 Joule
3½ BE

Müsli (1) (4 Personen)

HK, MD, LG, NB

100 g Haferflocken, 50 g Weizenkeime, 50 g getrocknete Aprikosen, 25 g Rosinen, 20 g Kokosraspeln, 20 g gehackte Nüsse

Alle Zutaten gut vermischen, in vier Müslischalen verteilen und mit Milch, Joghurt oder Fruchtsaft servieren. Diese Mischung können Sie noch verändern, indem Sie Datteln, Feigen, Backpflaumen oder Aprikosen beimischen.

9 g Eiweiß
9 g Fett
36 g Kohlenhydrate

261 Kalorien
1091 Joule
3 BE

Müsli (2) *

HK, MD, LG, NB

100 g Joghurt, 1 Eßlöffel Haferflocken, 1 Teelöffel Honig, ½ Apfelsine, ½ Apfel, ½ Zitrone, 1 Eßlöffel Mandelmus

Joghurt mit Honig und Zitronensaft gut verschlagen. Apfel und Apfelsine schälen und in kleine Stückchen schneiden. Das Obst in eine Müslischale geben, mit dem Joghurt, der mit Mandelmus vermischt wurde, übergießen und mit in einer trockenen Pfanne gerösteten Haferflocken bestreuen.

7 g Eiweiß
6 g Fett
51 g Kohlenhydrate

286 Kalorien
1195 Joule
4¼ BE

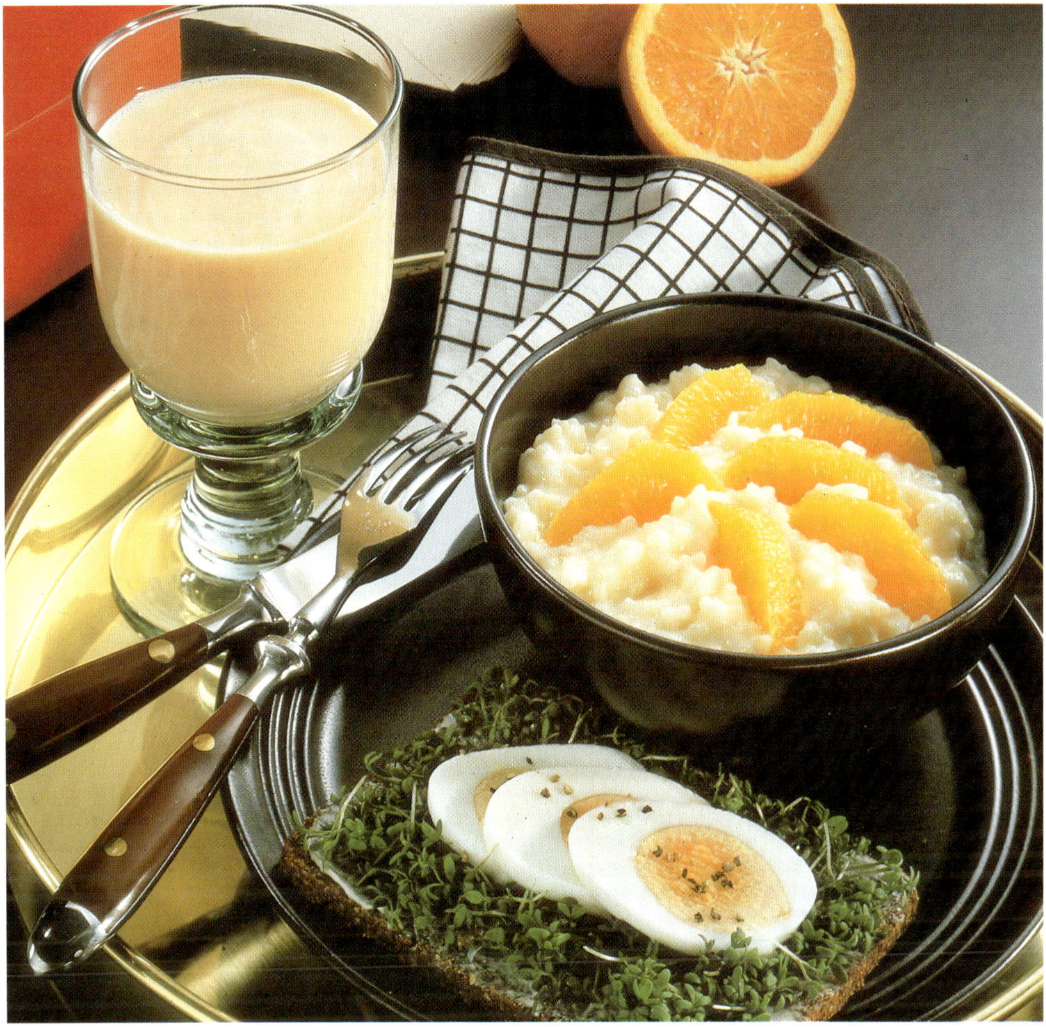

„Startschuß" in den Tag V

25 g Naturreis (Rundkorn), 100 ml Milch, 1 kleine Orange (100 g), 1 Scheibe Vollkornbrot, 1 Teelöffel Butter, ½ Kästchen Kresse, 1 gekochtes Ei, 150 ml Buttermilch, 50 ml Orangensaft

25 g Eiweiß
18 g Fett
86 g Kohlenhydrate

503 Kalorien
2098 Joule
7 BE

Am Vorabend Milch aufkochen, Reis dazugeben, kurz aufkochen und dann quellen lassen. Am nächsten Morgen Orange schälen und in Spalten teilen, nach Belieben filieren. Früchte unter den Milchreis mischen. Brot buttern, mit der Kresse belegen und die Eischeiben daraufgeben. Dazu ein Glas Buttermilch mit Orangensaft gemischt servieren. Wer morgens nicht viel essen kann oder gerade eine Schlankheitskur macht, sollte diese Mahlzeit auf zwei – das erste und das zweite Frühstück – verteilen. Zum Beispiel morgens das Brot mit Kresse und Ei, dazu die Orangen-Buttermilch, und zum zweiten Frühstück den Milchreis mit Orange.

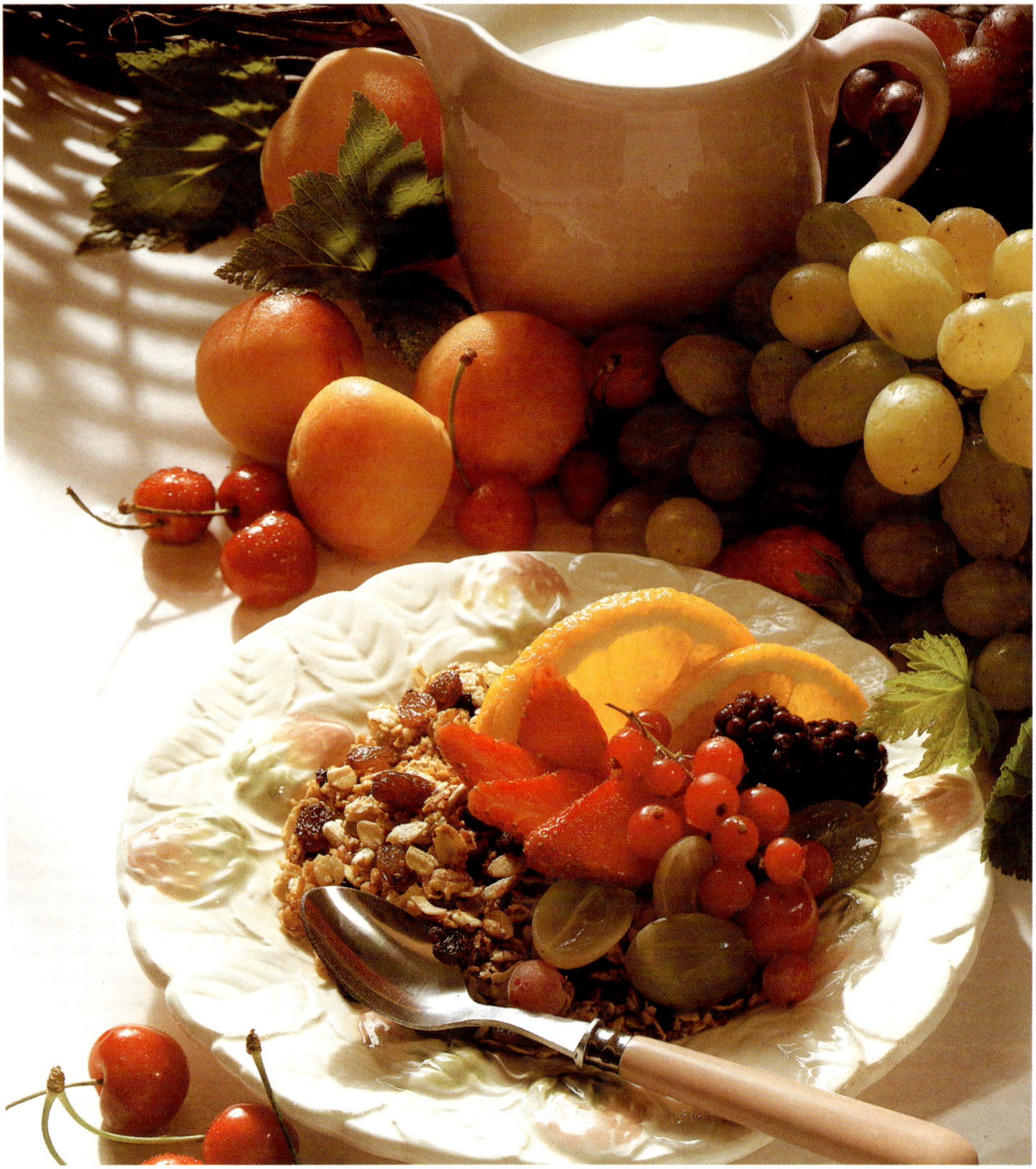

Knusper-Müsli (10 Portionen) HK, MD, LG

200 g kernige Haferflocken, 50 g Weizenkeime, 50 g Sonnenblumenkerne, 50 g Kokosflocken, 50 g Haselnußkerne, 50 g abgezogene Mandeln, je 2 Messerspitzen Zimtpulver und Vanille, 3 Eßlöffel kaltgeschlagenes Pflanzenöl, 3 Eßlöffel Honig, 100 g ungeschwefelte Rosinen, 50 g ungeschwefelte Korinthen

12 g Eiweiß
13 g Fett
32 g Kohlenhydrate

316 Kalorien
1321 Joule
3 BE

Haferflocken mit den Weizenkeimen, den Sonnenblumenkernen und den Kokosflocken mischen. Die Nüsse und die Mandeln grob reiben. Mit dem Zimt und der Vanille unter die Flocken rühren. In einer großen, schweren Pfanne das Öl und den Honig erhitzen und kochen, bis es „sprudelt" (etwa 2 Minuten). Die Flockenmischung in die Pfanne schütten und sofort umrühren. Alles bei mittlerer Hitze unter öfterem Umrühren 5 Minuten rösten. Die Rosinen und die Korinthen waschen, abtropfen lassen und in die Pfanne schütten. Noch 5 Minuten bei schwacher Hitze unter häufigem Umrühren mitrösten. Die Müslimischung abkühlen lassen, in ein gut schließendes Glas- oder Keramikgefäß füllen und kühl stellen. So hält sie sich etwa eine Woche frisch. Zum Verzehr kleingeschnittenes frisches Obst nach Saison und Milch oder Sahne zugeben.

Weizenschrot-Müsli

HK, MD, LG, T

2 Eßlöffel frischer Weizenschrot, 1 Teelöffel Rosinen (gewaschen), 1 zerkleinerte Feige (gewaschen), 1 zerkleinerte Dattel, 1 Eßlöffel Haselnußmus oder geriebene Nüsse, Zitronensaft und eventuell Honig

7 g Eiweiß
14 g Fett
55 g Kohlenhydrate

374 Kalorien
1563 Joule
4½ BE

Weizenschrot, Rosinen, Feige und Dattel abends in soviel Wasser einweichen, daß gerade alles gut befeuchtet ist. Morgens das Haselnußmus mit dem Zitronensaft glattrühren und die eingeweichten Zutaten dazugeben. Eventuell das Ganze mit Honig abschmecken oder 1 geriebenen Apfel untermischen.

Flocken-Müsli (4 Personen)

HK, MD, NB

60 g Corn-flakes, 20 g Honig, 200 g Joghurt, 200 g blaue und grüne Trauben, 40 g gemahlene Nüsse, einige Tropfen Zitronensaft

7 g Eiweiß
7 g Fett
32 g Kohlenhydrate

219 Kalorien
916 Joule
2½ BE

Joghurt mit Honig, Nüssen und Zitronensaft verschlagen. Trauben und Corn-flakes in eine Schale geben, Joghurt darüberfüllen und sofort servieren.

Apfel-Müsli

HK, MD, NB, D

50 g Apfel, 1 Teelöffel Zitronensaft, 10 g Honig, 2 Stück Vollkornzwieback (40 g), 15 g gehackte Nüsse, 15 g Mandelmus, 200 g Joghurt

17 g Eiweiß
29 g Fett
58 g Kohlenhydrate

561 Kalorien
2345 Joule
4¾ BE

Apfel mit der Schale auf der Rohkostreibe raspeln, mit Zitronensaft und Honig vermischen und den geriebenen Zwieback unterheben. Diese Apfel-Zwieback-Mischung in eine kleine Müslischale füllen. Joghurt mit Mandelmus verschlagen, über die Mischung gießen und das Müsli mit Nüssen bestreut zu Tisch geben.

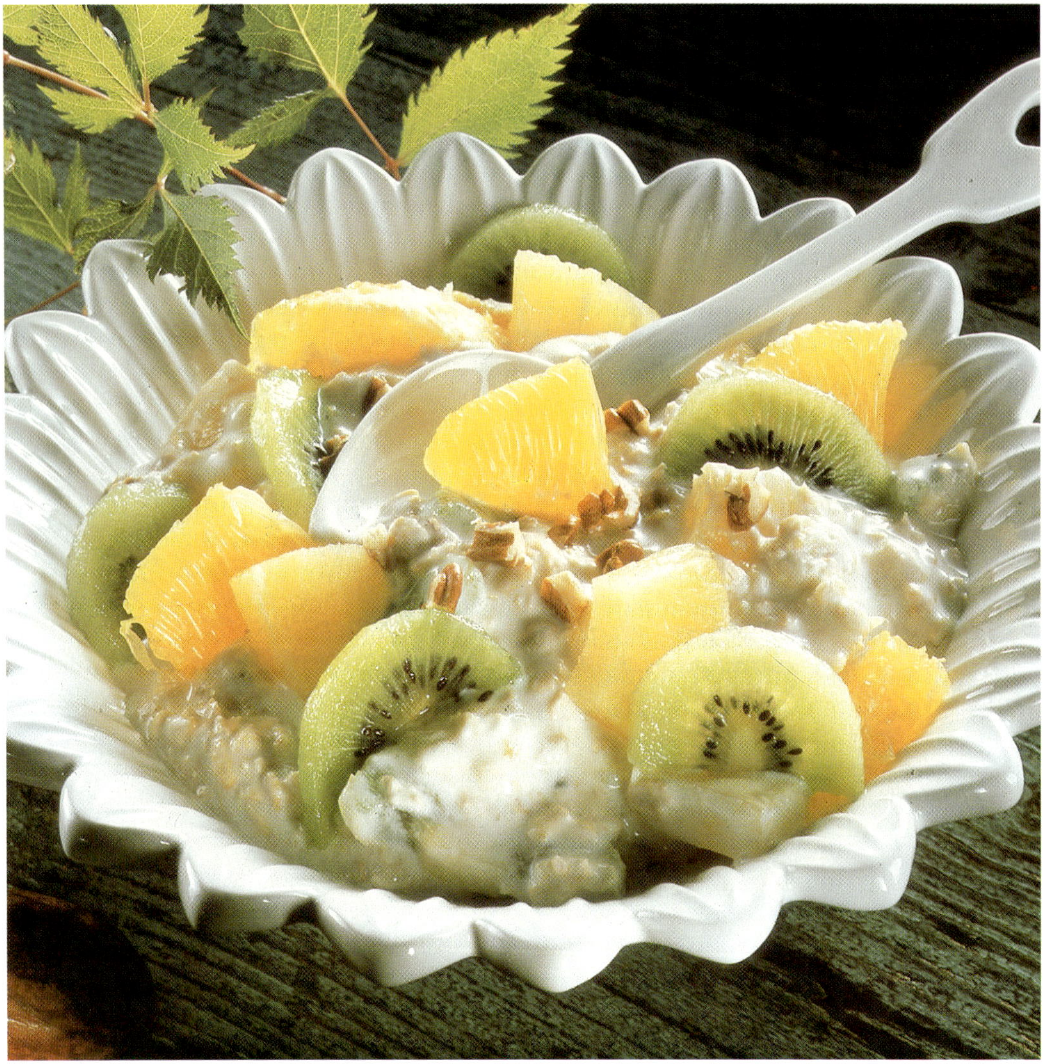

Früchte-Müsli (4 Personen) V, D

2 Becher Dickmilch (à 200 g), 4 Scheiben Ananas (oder etwa 300 g Ananasstücke) aus der Dose, 2 Orangen (300 g), 2 Kiwis (150 g), 4 Eßlöffel kernige Haferflocken, 2 Eßlöffel gehackte Nüsse, 2 Eßlöffel Honig oder entsprechende Menge Süßstoff, 2 Eßlöffel Zitronensaft

Ananasscheiben in Stückchen schneiden bzw. Ananasstücke aus der Dose abtropfen lassen. Orangen schälen, in Spalten teilen und diese halbieren. Kiwis schälen und würfeln. Früchte mischen und mit etwas Honig bzw. Süßstoff süßen. Dickmilch mit restlichem Honig bzw. Süßstoff glattrühren, Nüsse und Haferflocken untermischen und alles mit Zitronensaft abschmecken. Dickmilch über die Früchte geben, locker mischen und servieren.

7 g Eiweiß
8 g Fett
52 g Kohlenhydrate

308 Kalorien
1288 Joule
4⅓ BE

Mit Süßstoff für Diabetiker:
7 g Eiweiß
8 g Fett
43 g Kohlenhydrate

272 Kalorien
1137 Joule
3½ BE

Brombeer-Frischkost

HK, MD, LG, D, F, T

20 g Haferflocken, einige Eßlöffel Wasser, Honig nach Geschmack, 125 g Brombeeren, 50 g Buttermilch, Sahne oder Joghurt, 10 g Weizenkeime, Mandeln, Nüsse, gemahlener Leinsamen oder Mohnsamen

Die Haferflocken über Nacht in Wasser einweichen. Es werden 3 Eßlöffel Wasser auf 1 Eßlöffel Haferflocken gerechnet. Am Morgen die Haferflocken mit Honig, leicht zerdrückten Brombeeren, Sahne, Joghurt oder Buttermilch vermischen und abschmecken. Diese Mischung in eine Schale füllen und mit Weizenkeimen, gehackten Mandeln, Nüssen und Leinsamen bestreut anrichten.

7 g Eiweiß
9 g Fett
27 g Kohlenhydrate

217 Kalorien
907 Joule
2¼ BE

Bananen-Müsli

HK, LG

1 Banane, ½ Orange, 20 g Weizenflocken, 10 g Honig, 1 Teelöffel Zitronensaft, 15 g gehackte Nüsse

Orange auspressen. Banane mit der Gabel zu einem feinen Brei zerquetschen und mit Orangensaft, Zitronensaft und Honig verrühren. Diesen Brei in eine Müslischale füllen und mit Flocken und grobgehackten Nüssen bestreut anrichten.

7 g Eiweiß
9 g Fett
71 g Kohlenhydrate

392 Kalorien
1641 Joule
6 BE

Orangen-Müsli

HK, MD, LG, F, T

100 g Milch, 100 g Orangen, 100 g Pfirsiche, 20 g Corn-flakes, 10 g Honig

Orangenfleisch in Stückchen schneiden. Pfirsiche mit kochendem Wasser überbrühen, die Schale abziehen, die Frucht in Stückchen teilen. Pfirsich- und Orangenstückchen in einen Teller geben, mit Honig süßen, Corn-flakes darüberstreuen und mit Milch begießen. Sofort servieren, da sonst die Corn-flakes weich werden.

7 g Eiweiß
4 g Fett
52 g Kohlenhydrate

273 Kalorien
1139 Joule
4⅓ BE

Müsli mit Mandelmus

V

20 g Weizenflocken, 1 Banane, ½ Orange, 2 Eßlöffel Mandelmus, 1 Teelöffel Zitronensaft, 15 g gehackte Nüsse

Orange auspressen. Banane mit der Gabel zu Brei zerquetschen und mit Orangensaft, Zitronensaft und Mandelmus verrühren. Den Brei in eine Müslischale geben und mit Flocken und gehackten Nüssen bestreuen.

18 g Eiweiß
35 g Fett
61 g Kohlenhydrate

631 Kalorien
2638 Joule
5 BE

Nuß-Quark-Müsli HK, D, T

50 g grobgehackte Nüsse, 75 g Magerquark, ⅛ l Buttermilch oder Milch, 10 g Honig, 20 g Haferflocken, Saft einer halben Zitrone

Quark mit Milch, Honig und Zitronensaft zu einer dickflüssigen Creme verrühren. Diese in eine Müslischale füllen, dick mit gehackten Nüssen und mit in trockener Pfanne gerösteten Haferflocken bestreuen. Sofort auftragen.

25 g Eiweiß
33 g Fett
41 g Kohlenhydrate

561 Kalorien
2345 Joule
3½ BE

Quark-Müsli HK, MD

100 g Magerquark, 1 Eßlöffel Sanddornvollfrucht, ½ Banane, eventuell etwas Milch, ½ Grapefruit, 1 Eßlöffel geriebene Nüsse, Vollkornknusperflocken

Magerquark mit Sanddorn glattrühren. Zerkleinerte Banane, Grapefruit, eventuell etwas Milch und geriebene Nüsse dazugeben. Vor dem Servieren mit den Knusperflocken bestreuen.

18 g Eiweiß
9 g Fett
33 g Kohlenhydrate

285 Kalorien
1191 Joule
2¾ BE

Milchsaures Müsli nach Dr. Kuhl HK, MD, LG, D, F

Frischen Getreideschrot mit 30 % frischem Wasser (Zimmertemperatur) übergießen und gründlich durchmischen. Mischung in einer Glasschale unbedeckt an einem feuchtwarmen, sauberen Ort aufstellen. Nach 24 Stunden soll der Schrot beim Zusammendrücken haften bleiben, jedoch nicht kleben, sondern beim Loslassen auseinanderkrümeln. Die Schale bleibt vier Tage an dem feuchtwarmen Ort stehen. Am Morgen des fünften Tages den inzwischen mit buntfarbigem Schimmel besetzten Schrot (nach Dr. *Kuhl* ist die Schimmelbildung erwünscht und das Produkt genießbar, wenn kein fauliger Geruch vorhanden ist) mit Buttermilch, Molke oder Wasser zu einem Brei anrühren und zur Geschmacksverbesserung Bienenhonig oder Fruchtsäfte zusetzen.

Frischer Weizenschrot (100 g)

12 g Eiweiß
2 g Fett
60 g Kohlenhydrate

306 Kalorien
1279 Joule
5 BE

Weizenflocken-Müsli HK, MD, LG

100 g Mager-Joghurt, 2 Eßlöffel Weizenflocken, 1 Eßlöffel geschroteter Leinsamen, 20 g geriebene Nüsse, 1 Teelöffel Honig, 1 Orange

Alle Zutaten nacheinander unter den Joghurt mengen. Mit Orangenspalten verzieren.

16 g Eiweiß
16 g Fett
44 g Kohlenhydrate

384 Kalorien
1605 Joule
3⅔ BE

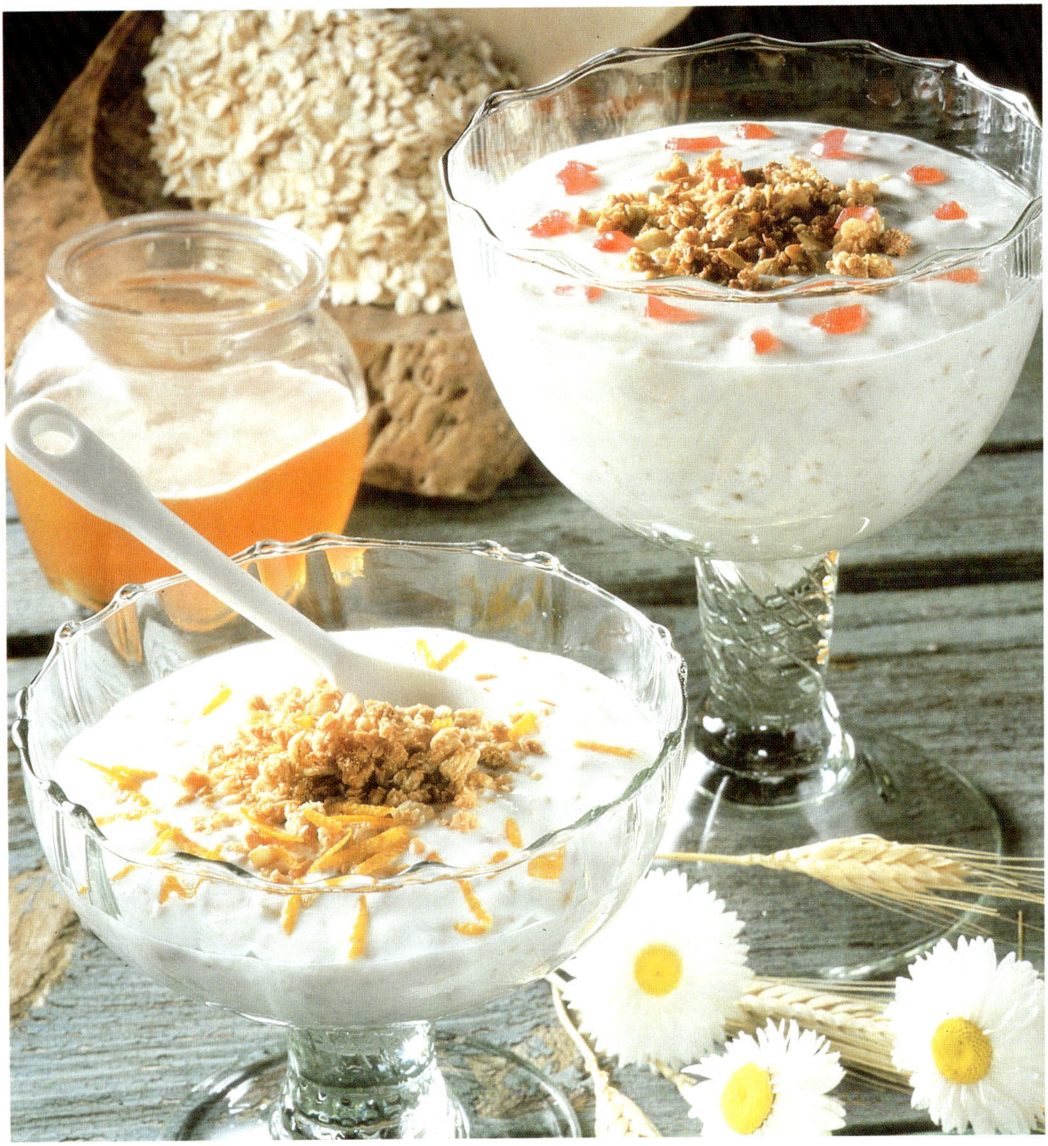

Kur-Müsli (4 Personen)

HK, MD, LG, F

2 gehäufte Eßlöffel Weizenkleie, 2 gehäufte Eßlöffel Weizenkeime, 2 Eßlöffel grobgehackte Haselnüsse, 3 Teelöffel Honig, 3 Becher Dickmilch (à 200 g)

In einer beschichteten Pfanne Weizenkeime und Kleie mit Honig leicht anrösten und die Nüsse kurz dazugeben. Die Dickmilch glattrühren und auf vier Dessertteller verteilen. Die Müslimischung darüberstreuen.

9 g Eiweiß
11 g Fett
20 g Kohlenhydrate

215 Kalorien
899 Joule
1⅔ BE

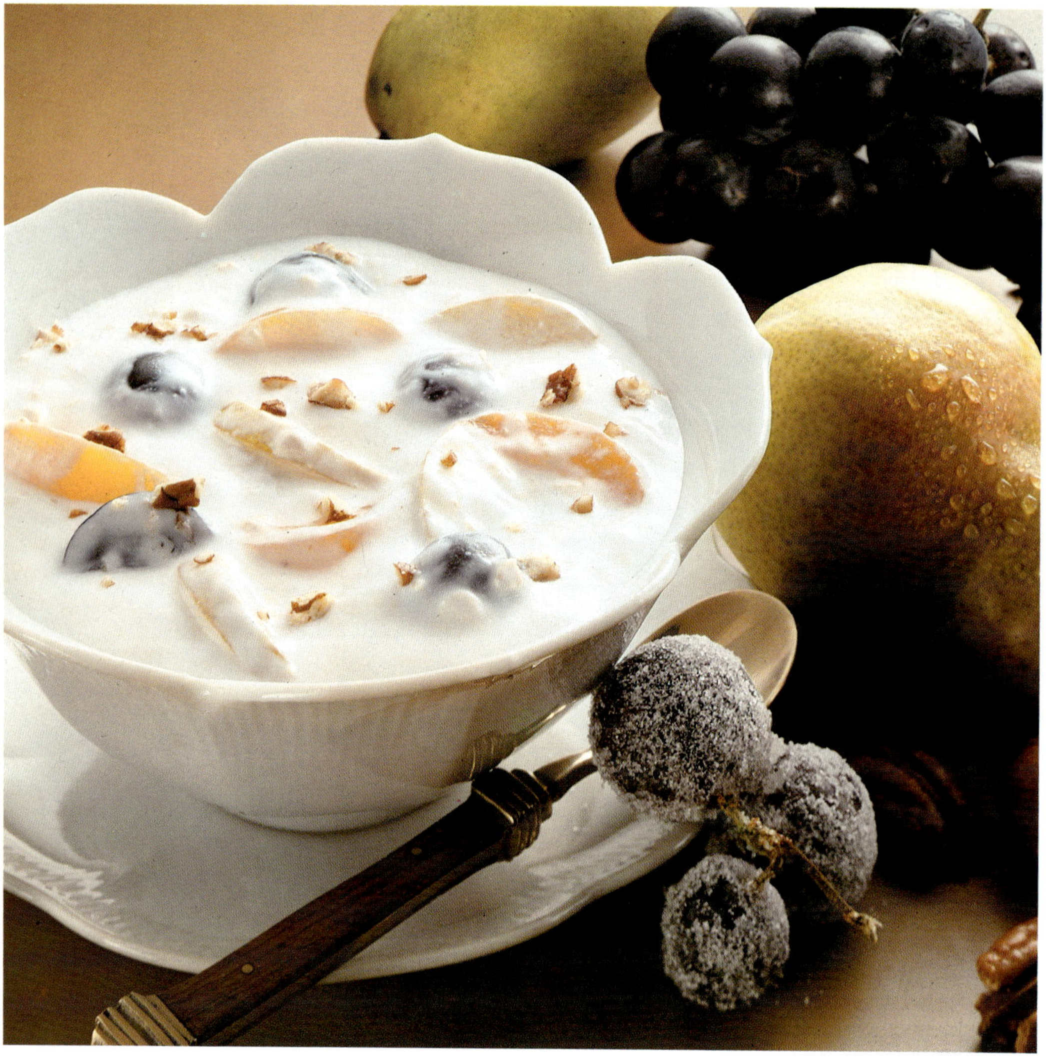

Kefir-Birnen-Müsli (2 Personen) HK, MD, LG

1 Becher Kefir (250 g), 1 Birne, 1 Tasse Trauben, 2 Aprikosen oder 4 Aprikosenhälften aus der Dose, 2 Eßlöffel Nüsse, 2 Eßlöffel Zitronensaft, 4 Eßlöffel Haferflocken, 20 g Honig

9 g Eiweiß
6 g Fett
53 g Kohlenhydrate

303 Kalorien
1265 Joule
4½ BE

Die Birne vom Kerngehäuse befreien und grob raspeln. Die Trauben waschen, halbieren und die Kerne entfernen. Die Aprikosen vom Stein befreien und kleinschnitzeln. Das Obst in eine Schale geben. Zitronensaft darüberträufeln, süßen und etwas ziehen lassen. Inzwischen den Kefir mit den Haferflocken verquirlen, über das Obst geben und alles gut durchrühren. Das Ganze in zwei Portionsschälchen teilen und mit grob gehackten Nüssen bestreuen.

Flockenfrühstück (4 Personen)

HK, MD, LG, NB

200 g Flocken, 75 g Sonnenblumenkerne, 50 g Weizenkeime, 60 g Trockenmischobst, ½ l Magermilch

Die Trockenware gut vermischen und in vier Müslischalen verteilen, dann mit Milch vermischt servieren.

13 g Eiweiß
6 g Fett
55 g Kohlenhydrate

326 Kalorien
1363 Joule
½ BE

Kollath-Frühstück

HK, LG, D, T

50 g (3 Eßlöffel) frisch geschroteten Weizen, 5 Eßlöffel Wasser, 15 g süße Trockenfrüchte, 100 g Apfel oder anderes frisches, reifes Obst, 10 g frisch gemahlene Mandeln oder 1 Teelöffel Mandelmus oder Nüsse (Nußmus), 1 Teelöffel Zitronensaft

Der Weizen wird mit einer Schrotmühle oder einem elektrischen Mahlgerät zu einem flockigen Schrot vermahlen – jeden Abend frisch! –, mit 5 Eßlöffeln Wasser verrührt und über Nacht stehengelassen (Zimmertemperatur). Gleichzeitig in einem anderen Gefäß die Trockenfrüchte einweichen. Am Morgen die Früchte mit dem Einweichwasser in den Schrot mischen und nach Belieben etwas frischen Zitronensaft, Nußmus oder Mandeln hinzufügen. Unmittelbar vor dem Anrichten wird der gesäuberte, jedoch nicht geschälte Apfel grob geraffelt und das Reibsel untergehoben. Statt Äpfel lassen sich auch alle anderen Obstsorten verwenden. Über das Müsli gemahlene Nüsse oder Mandeln streuen. Das geschrotete Korn verliert innerhalb von 8 bis 14 Tagen bereits deutlich an Wirkstoffen und ist nach einigen Monaten Lagerung von gewöhnlicher Handelsware nicht mehr zu unterscheiden. Deshalb das Müsli stets frisch zubereiten, nicht länger als acht Tage lagern. Zum Süßen des Frischbreies ist Honig geeignet.

9 g Eiweiß
6 g Fett
55 g Kohlenhydrate

310 Kalorien
1296 Joule
4½ BE

Erdbeeren mit Nußmus

HK, MD, LG, NB, T

150 g Erdbeeren, 10 g Nußmus, 150 g Joghurt, 15 g Honig, Getreideflocken

Erdbeeren durch ein Sieb streichen. Das Erdbeermark mit Nußmus und Joghurt vermischen. Mit Honig süßen und mit Getreideflocken bestreut anrichten.

7 g Eiweiß
12 g Fett
32 g Kohlenhydrate

264 Kalorien
1104 Joule
2⅔ BE

Frühstück „Leichte Welle" HK, MD, LG, F

25 g Naturreis (Rundkorn), 100 ml Milch (1,5% F), 1 mittelgroße Kiwi, 1 Glas Orangensaft

Kiwi schälen und in kleine Stückchen schneiden. Unter den fertig gegarten Milchreis mischen. Dazu ein Glas Orangensaft servieren.

7 g Eiweiß
3 g Fett
51 g Kohlenhydrate

257 Kalorien
1070 Joule
4¼ BE

Zur Abbildung rechte Seite

Süßes Frühstück mit Obst HK, MD, LG

25 g Naturreis (Rundkorn), 100 ml Milch (1,5% F), 1 Kiwi, 50 g Erdbeeren, 1 Scheibe Knäckebrot, 1 gehäufter Eßlöffel körniger Frischkäse, 0,1 l Blutorangensaft

Kiwi schälen und in Scheiben schneiden. Erdbeeren waschen, putzen und halbieren. Das Obst bis auf einige Kiwischeiben unter den fertig gegarten Milchreis mischen. Körnigen Frischkäse auf das Knäckebrot streichen und die restlichen Kiwischeiben darauflegen. Blutorangensaft dazu servieren.

11 g Eiweiß
4 g Fett
51 g Kohlenhydrate

309 Kalorien
1287 Joule
4¼ BE

Steinobst mit Milch HK, MD, LG

150 g Steinobst (Pflaumen, Aprikosen, Pfirsiche, Kirschen usw.), 15 g Honig, 150 g Joghurt, Buttermilch, Kefir oder Trinkmilch, Getreideflocken, Weizenkeime oder zerkrümeltes Vollkornbrot

Das Obst entsteinen und kleinschneiden, in eine Schale geben und mit aufgeschlagener gesüßter Milch übergießen. Darüber Getreideflocken, Weizenkeime oder Vollkornbrösel streuen.

7 g Eiweiß
6 g Fett
37 g Kohlenhydrate

230 Kalorien
961 Joule
3 BE

„Guten Morgen" (Stuhlkompott) HK, MD

1 Tasse Buttermilch, 1 Zwieback, 2 Backpflaumen, 2 Feigen, 2 getrocknete Aprikosen, Honig, 1 Eßlöffel Mandelmus

Pflaumen, Feigen und Aprikosen über Nacht einweichen und kleingeschnitten in eine Müslischale geben. Buttermilch mit Honig und Mandelmus verrühren, über das Obst füllen und mit Zwiebackbrocken reichen.

12 g Eiweiß
14 g Fett
36 g Kohlenhydrate

318 Kalorien
1329 Joule
3 BE

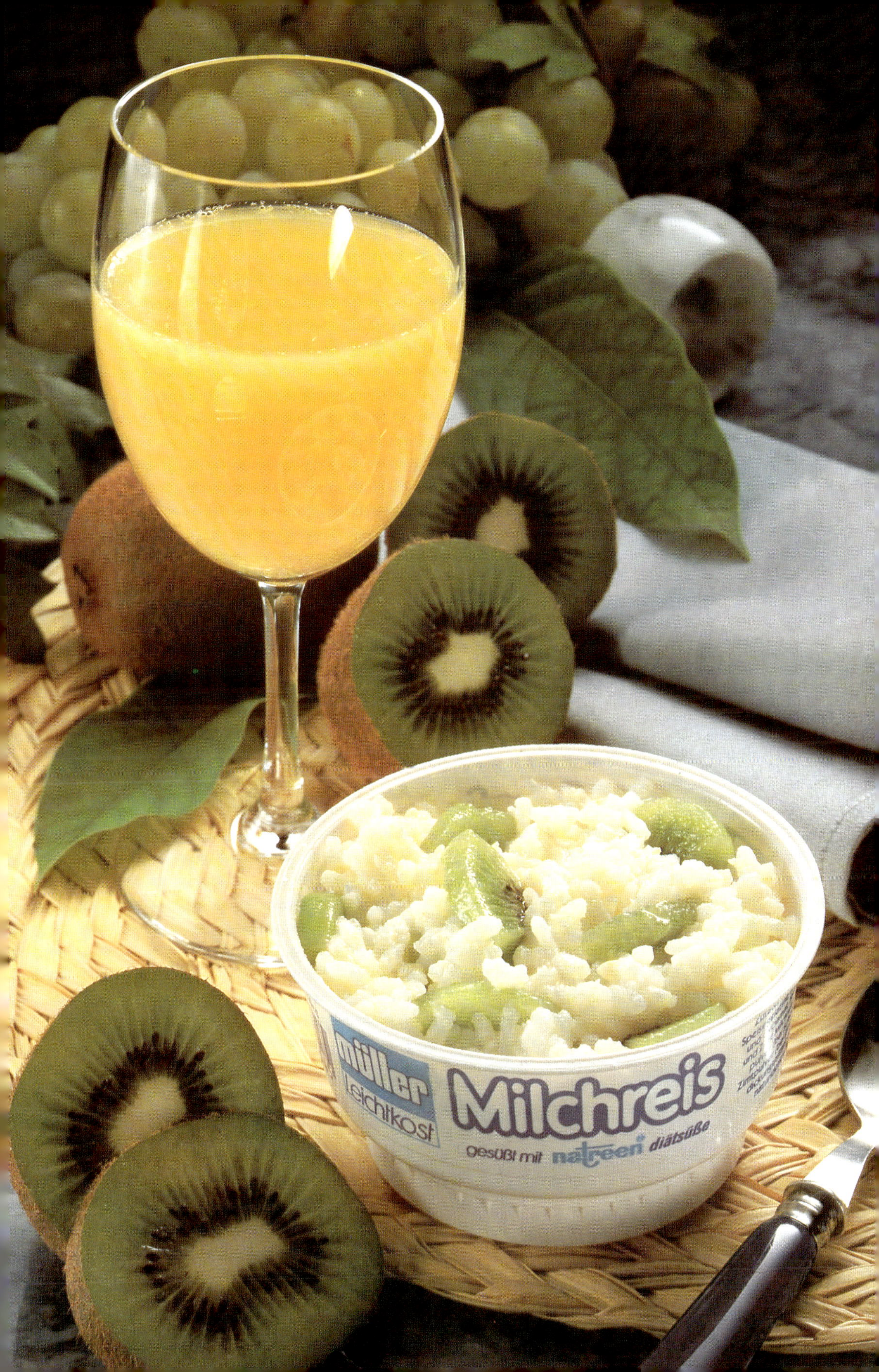
müller
Leichtkost
Milchreis
gesüßt mit natreen diätsüße

Knusper-Joghurt (4 Personen) HK, MD, LG, F, T

2 gehäufte Eßlöffel Weizenkeime, 2 gehäufte Eßlöffel Vollkorn-Haferflocken, 2 gehäufte Eßlöffel Kokosraspeln, 3 Teelöffel Honig, 600 g Joghurt oder 3 Becher Dickmilch (à 200 g), nach Belieben Orangenschale zum Garnieren

10 g Eiweiß
11 g Fett
23 g Kohlenhydrate
231 Kalorien
966 Joule
2 BE

Weizenkeime, Haferflocken und Kokosraspeln mit Honig leicht anrösten. Joghurt oder Dickmilch glattrühren, in vier Glasschalen verteilen und die Knusper-Mischung darübergeben. Nach Belieben mit Orangenschale garnieren.

Fruchtiger Grießbrei V

150 ml Milch, 2 Eßlöffel Vollkorngrieß, 2 getrocknete Datteln, ¼ Teelöffel Weizenkeime, 2 Eßlöffel Mandarinen, 1 Teelöffel Kokosraspeln, 1 Scheibe Knäckebrot, 25 g Hüttenkäse, Milchkaffee

24 g Eiweiß
34 g Fett
81 g Kohlenhydrate
726 Kalorien
3035 Joule
6¾ BE

Grieß in die kochende Milch einrühren. Etwa 2 Minuten kochen lassen. Bei reduzierter Hitze 15 Minuten ausquellen lassen. Die zerkleinerten Datteln und 2 Eßlöffel Mandarinen in den Brei geben. Vor dem Servieren mit Weizenkeimen und Kokosflocken bestreuen. Das Knäckebrot mit Hüttenkäse bestreichen und Milchkaffee dazu reichen.

Hirsebrei V

¾ l Milch, 50 g Hirse

29 g Eiweiß
29 g Fett
71 g Kohlenhydrate
661 Kalorien
2763 Joule
6 BE

Die Hirse in die kochende Milch einrühren, etwa 30 Minuten bei kleiner Hitze kochen lassen.

Schrotbrei HK, MD, LG, F, T

2 Eßlöffel Buchweizen, Weizen- oder Haferschrot, 3 Eßlöffel Wasser

5 g Eiweiß
1 g Fett
29 g Kohlenhydrate
145 Kalorien
606 Joule
2½ BE

Schrot mit 3 Eßlöffeln Wasser über Nacht einweichen. Morgens mit 3 Eßlöffeln Wasser 10 Minuten kochen. Vor dem Servieren etwas Mandelmus darübergeben.

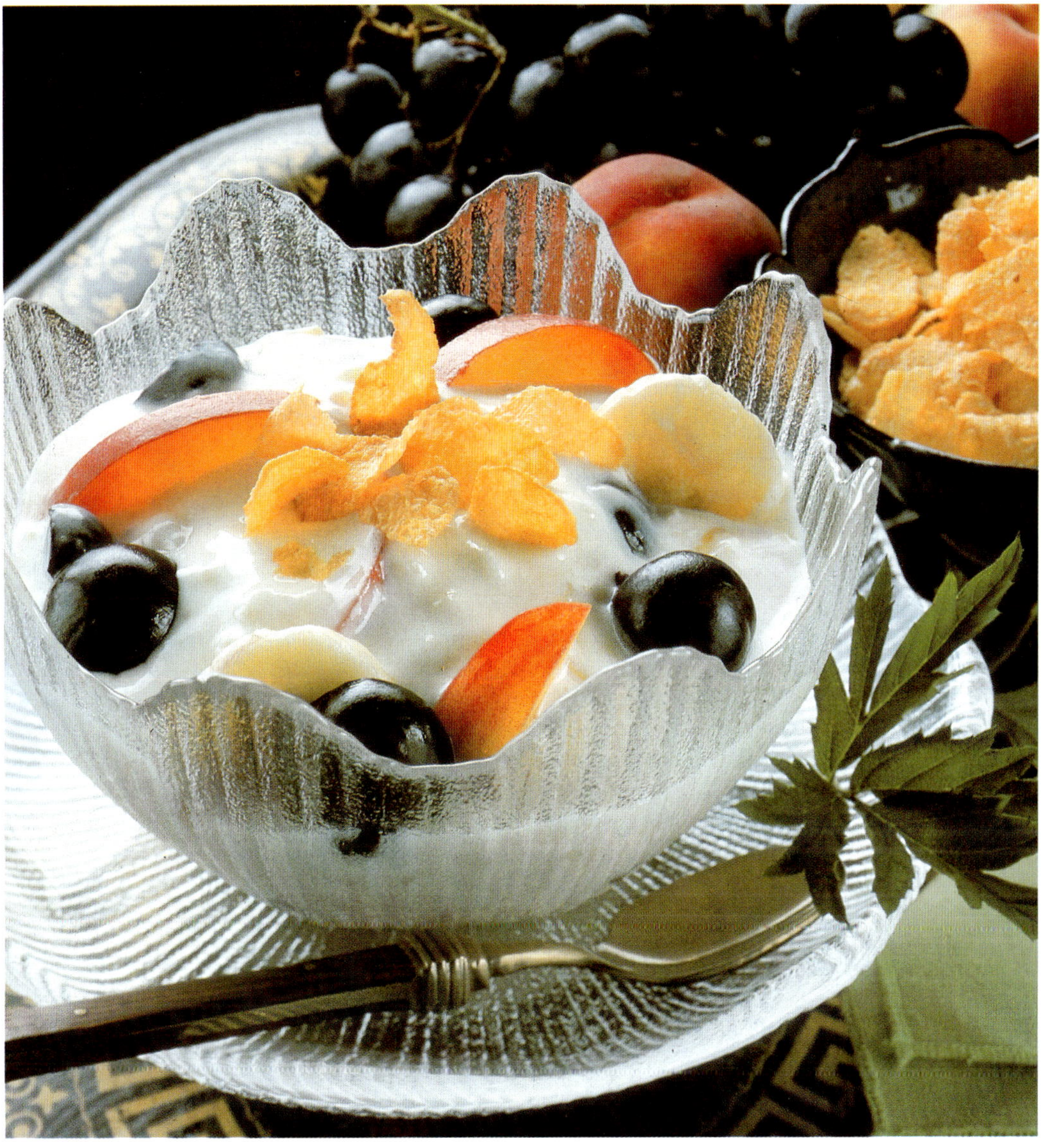

Manager Break (4 Personen)

HK, MD, LG

200 g Dickmilch, 25 g Naturreis (Rundkorn), 100 ml Milch, 200 g blaue Weintrauben, 2 Bananen, 4 Pfirsichhälften, 4 Eßlöffel Cornflakes, 1 Eßlöffel Honig, 1 Teelöffel Zimt, 2 Eßlöffel Zitronensaft

5 g Eiweiß
3 g Fett
42 g Kohlenhydrate

228 Kalorien
943 Joule
3½ BE

Am Vorabend Milch aufkochen, Reis dazugeben, kurz aufkochen und dann quellen lassen. Am nächsten Morgen Pfirsiche enthäuten, in dünne Spalten schneiden, Trauben halbieren und entkernen, Bananen in Scheiben schneiden. Dickmilch und Milchreis verrühren und mit Zitronensaft abschmecken. Die Früchte unterheben, mit Zucker und Zimt bestreuen und mit Corn-flakes garnieren.

Brotaufstriche und Zwischenmahlzeiten

Avocado-Käse-Aufstrich (4 Personen) V

2 Avocados (je 300 g), 2 Eßlöffel frisch gepreßter Zitronensaft, 2 hartgekochte Eigelb, 100 g Doppelrahmfrischkäse, 2 Eßlöffel Delikateßsenf, 2 Eßlöffel Tomatenketchup, Meersalz, frisch gemahlener Pfeffer, Petersiliensträußchen, 2 kleine Tomaten

9 g Eiweiß
46 g Fett
10 g Kohlenhydrate

454 Kalorien
1898 Joule
1 BE

zur Abbildung rechte Seite

Die Avocados mit einem großen Messer der Länge nach bis zum Kern hin ringsherum einschneiden, die Hälften gegeneinanderdrehen, bis sie sich voneinander lösen, den Kern herausheben. Mit einem Eßlöffel das Fruchtfleisch aus den Schalen lösen und Zitronensaft darübergeben. Eigelb und Doppelrahmfrischkäse hinzufügen und alles zusammen mit einer Gabel zerdrücken und gut vermengen. Die Masse mit Senf und Tomatenketchup würzen und mit Meersalz und wenig Pfeffer lieblich abschmecken. Den Avocado-Käse-Aufstrich auf vier Glastellerchen häufen, in Portionstöpfchen oder ein größeres Gefäß füllen und mit Petersiliensträußchen und Tomatenachteln garnieren.

Avocado-Tofu-Creme (4 Personen) HK, MD, LG, NB

1 Avocado, 230 g Tofu, 3 Eßlöffel Zitronensaft, 2 Eßlöffel kaltgeschlagenes Öl, 2 zerdrückte Knoblauchzehen, 1 Teelöffel Meersalz, 2 Teelöffel Sojasauce, eventuell Wasser

6 g Eiweiß
20 g Fett
4 g Kohlenhydrate

220 Kalorien
920 Joule
1¼ BE

Alle Zutaten im Mixer fein verrühren. Falls die Masse zu dick ist, eventuell mit etwas Wasser verdünnen. Diese Creme zu Vollkornbrot, Pellkartoffeln oder als Dip zu Gemüse servieren.

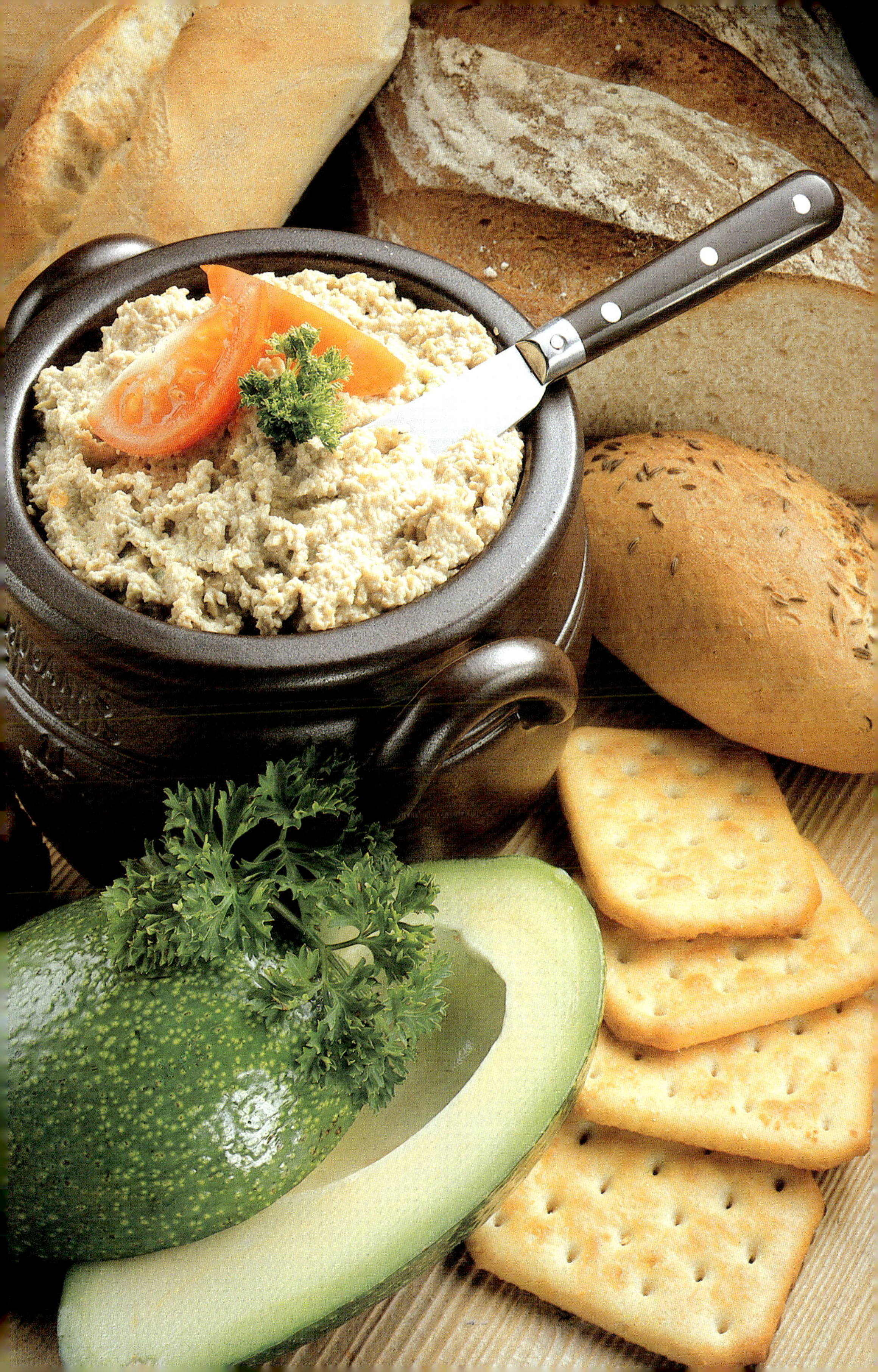

Ei-Brotaufstrich V

1 Ei, 25 g Pflanzenmargarine, 1 Tomate, 2 Radieschen, 1 Teelöffel Schnittlauch, Petersilie, Hefewürze, Meersalz

8 g Eiweiß
26 g Fett
3 g Kohlenhydrate
270 Kalorien
1129 Joule
¼ BE

Margarine schaumig rühren, das Ei hart kochen, schälen, das Eigelb ganz fein zerdrücken und mit dem gehackten Eiweiß, der kleingewürfelten Tomate, dem feingeschnittenen Schnittlauch, der Petersilie und den Radieschen unter die Margarine mischen. Alles mit Hefewürze und Meersalz abschmecken.

Schlemmeraufstrich HK, MD, D, F

¼ Avocado (50 g), 50 g frische Champignons, ½ Teelöffel Kräutersalz, ½ Teelöffel Hefe-Extrakt, eventuell Knoblauch oder Schnittlauch

2 g Eiweiß
12 g Fett
3 g Kohlenhydrate
128 Kalorien
535 Joule
¼ BE

Die Avocado mit einer Gabel zerdrücken, die gewaschenen Champignons sehr fein schneiden, gut miteinander vermengen und abschmecken.

Hefeaufstrich HK, MD, LG, NB, D

25 g Hefe, 25 g Pflanzenmargarine, 1 kleine Zwiebel, einige Eßlöffel Wasser, Sahne, Milch oder Buttermilch, 30 g Getreideflocken, 1 Eßlöffel Küchenkräuter, Meersalz

11 g Eiweiß
26 g Fett
27 g Kohlenhydrate
386 Kalorien
1613 Joule
2¼ BE

Margarine schmelzen, die gehackte Zwiebel darin anrösten, mit Getreideflocken verrühren, Flüssigkeit hinzufügen und zu einem dicken Brei kochen. Die zerkrümelte Hefe und Meersalz zugeben, die Masse von der Kochstelle nehmen und mit Kräutern vermischen.

Kräuteraufstrich HK, MD, LG, NB, D

1 Eßlöffel Kräuter (Estragon, Pimpernelle, Kresse, Thymian, Majoran, Basilikum, Borretsch, Dill, Schnittlauch, Zitronenmelisse, Salbei), 35 g Pflanzenmargarine, Meersalz, einige Tropfen Zitronensaft

1 g Eiweiß
28 g Fett
3 g Kohlenhydrate
268 Kalorien
1120 Joule
¼ BE

Entweder eins der genannten Kräuter verwenden oder eine Kräutermischung herstellen, davon 1 Eßlöffel unter die Margarine mischen und mit Salz und Zitronensaft würzen.

Kräuterkäsemischung HK, MD, NB

30 g geriebener magerer Käse, 1 Eigelb, 10 g Weizenschrot (Type 1700), ⅛ l Milch, 20 g Pflanzenmargarine, etwas Meersalz, 1 Eßlöffel gemischte Würzkräuter

Den geriebenen Käse mit Eigelb und Mehl vermischen, die Masse mit kochender Milch überbrühen und dann auf dem Feuer verrühren, bis sie dick ist. Vom Feuer nehmen, Pflanzenmargarine und Würzkräuter zugeben und mit Salz abschmecken.

17 g Eiweiß
32 g Fett
8 g Kohlenhydrate
388 Kalorien
1622 Joule
⅔ BE

Rettichaufstrich HK, MD, LG, NB, D

1 Stück Rettich, 35 g Pflanzenmargarine, 1 Teelöffel gehackte Petersilie, 1 kleine Zwiebel, Meersalz

Margarine schaumig rühren und mit geriebener Zwiebel, geraspeltem Rettich, Salz und gehackter Petersilie vermischen.

1 g Eiweiß
28 g Fett
5 g Kohlenhydrate
276 Kalorien
1154 Joule
½ BE

Meerrettichaufstrich HK, MD, LG, NB, D

1 Stück Meerrettich, 35 g Pflanzenmargarine, Meersalz, 1 Stück Apfel

Unter die schaumig gerührte Margarine den geriebenen Apfel und den Meerrettich mischen und mit Salz würzen.

1 g Eiweiß
28 g Fett
6 g Kohlenhydrate
280 Kalorien
1170 Joule
½ BE

Senfaufstrich HK, MD, LG, NB, D

1 Teelöffel Schnittlauch, 1 Teelöffel Senf, 35 g Pflanzenmargarine

Die Margarine schaumig rühren, mit Senf und dem kleingeschnittenen Schnittlauch vermischen und den Aufstrich abschmecken.

1 g Eiweiß
29 g Fett
2 g Kohlenhydrate
273 Kalorien
1141 Joule
¼ BE

Tomatenaufstrich HK, MD, LG, NB, D

1 Tomate, 35 g Pflanzenmargarine, etwas Paprikapulver, etwas Knoblauch, Meersalz

Die Tomate pürieren und mit der schaumig gerührten Margarine und Paprikapulver, Knoblauch und Salz gut vermischen.

1 g Eiweiß
28 g Fett
4 g Kohlenhydrate
272 Kalorien
1137 Joule
⅓ BE

Rohkost-Schnitte

HK, NB

60 g Vollkornbrot, 20 g Pflanzenmargarine, ½ Eßlöffel Milch, 50 g Magerquark, Meersalz, 1 Prise Zucker, 1 kleine Zwiebel, 1 Eiweiß, 100 g Möhren, 1 Stück Banane, einige gehackte Mandeln, 1 Teelöffel Zitronensaft

17 g Eiweiß
17 g Fett
52 g Kohlenhydrate

429 Kalorien
1793 Joule
4⅓ BE

Brot leicht mit Margarine bestreichen, Quark mit Milch, Salz und geriebener Zwiebel abschmecken, das steifgeschlagene Eiweiß unterheben und die Masse dick auf das Brot streichen. Möhren raspeln, mit Salz, Zucker und Zitronensaft würzen und auf den Quark schichten. Mit Bananenscheiben abdecken und mit gehackten Mandeln bestreuen. Dazu ein Glas Tomatensaft reichen.

Bunte Schnitte

HK, MD, NB

60 g Vollkornbrot, 20 g Pflanzenmargarine, einige Salatblätter, 1 Prise Meersalz, 1 Teelöffel Zitronensaft, einige Scheiben Salatgurke, 15 g magerer Schnittkäse, 1 Tomate, Schnittlauch

6 g Eiweiß
18 g Fett
31 g Kohlenhydrate

310 Kalorien
1296 Joule
2½ BE

Brotscheiben mit Margarine bestreichen, Salatblätter darauflegen und leicht mit Salz bestreuen. Einige Tropfen Zitronensaft darüberträufeln, mit Käse abdecken, darauf die in Scheiben geschnittene Gurke und Tomate legen. Alles dick mit kleingeschnittenem Schnittlauch bestreuen.

* * *

Brote, die mitgenommen werden sollen, sind in Alu- oder Cellophanfolie am besten aufgehoben. Darin aufbewahrt, bleiben die Brote saftig, und die angeschmiegte Verpakkung verhindert das Verrutschen der Schichten. Gurke, Tomate und frische Gemüse erhalten das Brot frisch und appetitlich.

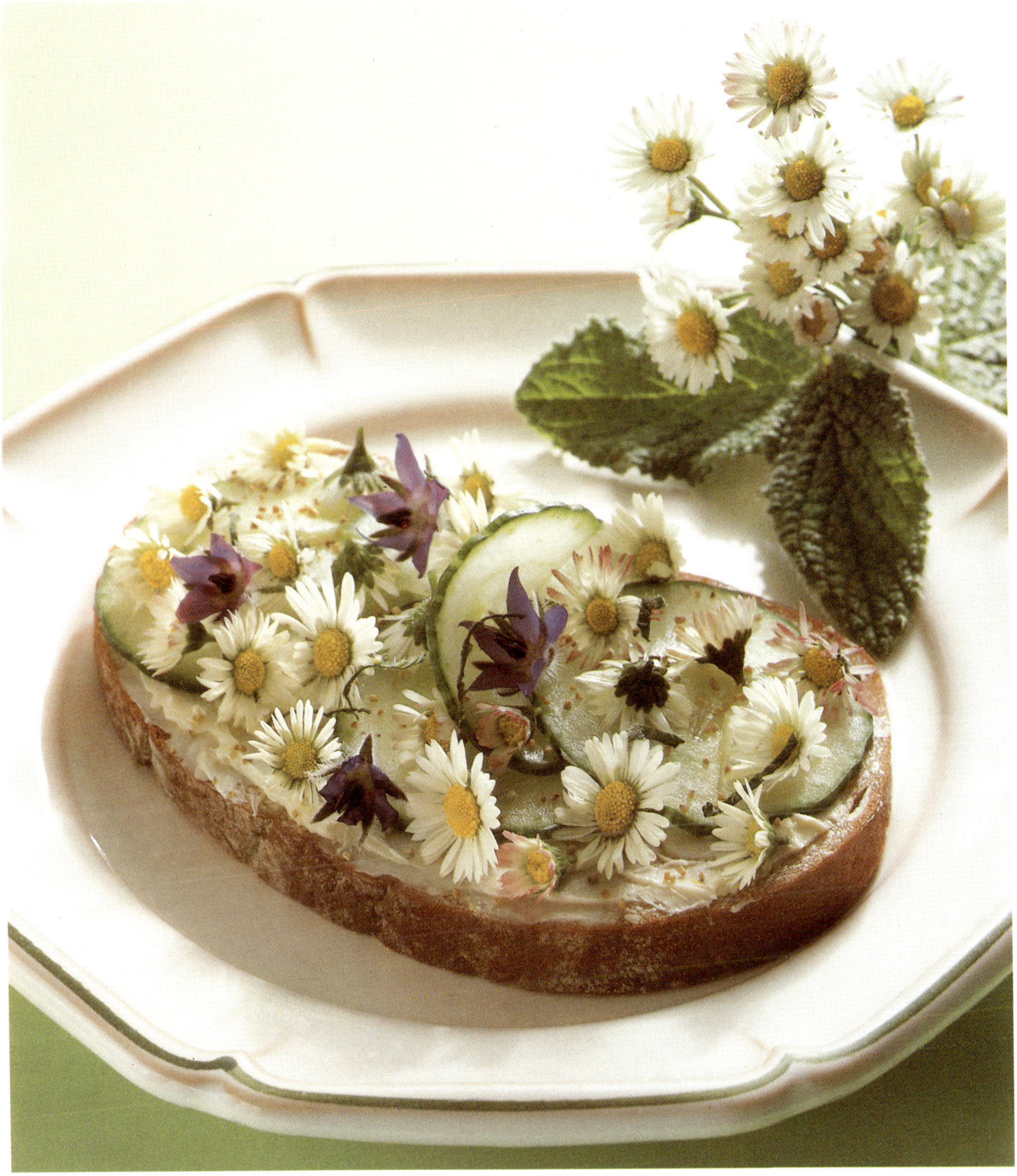

Blümchenbrot

HK, MD, LG, NB

1 Scheibe Vollkornbrot (50 g), 20 g Pflanzenmargarine, 50 g Gurkenscheiben, 20–25 g Gänseblümchenblüten, 5 Borretschblüten, 1 Borretschblatt

Die Brotscheibe mit der Pflanzenmargarine bestreichen und die Gurkenscheiben darauf verteilen. Die Blüten darauf anordnen und das in feinste Streifen geschnittene Borretschblatt darüberstreuen.

4 g Eiweiß
17 g Fett
24 g Kohlenhydrate

265 Kalorien
1108 Joule
2 BE

Gentleman-Schnitte HK, MD, NB

2 Scheiben Knäckebrot, 20 g Pflanzenmargarine, 20 g Walnußkerne, 75 g Magerquark, 1 Eßlöffel Milch oder Sahne, Meersalz, etwas Knoblauchpulver, 1 Tomate, 1–2 Salatblätter

8 g Eiweiß
28 g Fett
13 g Kohlenhydrate

336 Kalorien
1405 Joule
1 BE

Knäckebrot mit Margarine bestreichen, darauf grobgehackte Nußkerne streuen. Quark mit Milch oder Sahne, Salz, Pfeffer und Knoblauchpulver vermischen und abschmecken. Diese Quarkcreme auf die Brote streichen, mit Tomatenscheiben belegen und auf Salatblättern anrichten.

Frühlingsschnitte V

60 g Vollkornbrot, 10 g Pflanzenmargarine, 1 hartgekochtes Ei, einige Radieschen, 2 schöne Salatblätter, Meersalz, 1 Teelöffel Kräuter

12 g Eiweiß
15 g Fett
32 g Kohlenhydrate

311 Kalorien
1300 Joule
2⅔ BE

Brot mit Margarine bestreichen und mit einem Salatblatt belegen. Eischeiben daraufschichten, mit Salz würzen und mit Radieschenscheiben abdecken. Gewiegte Kräuter darüberstreuen.

Champignon-Käse-Toast (4 Personen) HK, NB

200 g frische oder 1 Dose Champignons, 40 g Pflanzenmargarine, 4 Scheiben Schnittkäse, 8 Scheiben Soja-zart (granoVita), 4 Scheiben Vollkornbrot, 2 Eßlöffel Petersilie

22 g Eiweiß
24 g Fett
12 g Kohlenhydrate

352 Kalorien
1471 Joule
1 BE

Das Brot von beiden Seiten zart toasten, einseitig mit Margarine bestreichen und mit in Scheiben geschnittenen (rohe Champignons vorher kurz dünsten) Champignons belegen. Gehackte Petersilie darüberstreuen. Darauf Sojascheiben legen, Käse darüberdecken und alles unter dem Grill überbacken.

Eier-Toast mit Paprika MD, NB

1 Ei, 10 g Pflanzenmargarine, 1 Scheibe Vollkorntoast, 1 großes Salatblatt, 75 g Champignons, ¼ Knoblauchzehe, ½ rote Paprikaschote, Paprikapulver

12 g Eiweiß
14 g Fett
16 g Kohlenhydrate

238 Kalorien
995 Joule
1⅓ BE

Etwas Salzwasser zum Kochen bringen, das Ei vorsichtig hineinschlagen und vier Minuten ziehen lassen. Margarine schmelzen, Champignons, zerdrückten Knoblauch und Paprikastreifchen darin dünsten. Toast rösten, mit Ei und Gemüse belegen, mit Paprikapulver bestreuen und auf einem Salatblatt servieren.

Käsebrot mit Sellerie-Rohkost V

1 Scheibe Vollkornbrot, 2 Scheiben Käse (40 g), 5 g Butter, 1 Stück Sellerie, 1 Eßlöffel Sahne, 1 Apfel, einige Tropfen Zitronensaft, 1 Teelöffel gehackte Nüsse

Vollkornbrot mit Butter bestreichen, mit Käse belegen und mit Sellerie-Rohkost garnieren. Dazu werden Sellerie und Apfel geschält, geraspelt und mit Sahne und Zitronensaft vermischt. Das Brot mit den Nüssen bestreuen.

16 g Eiweiß
25 g Fett
51 g Kohlenhydrate

493 Kalorien
2061 Joule
4¼ BE

Käse-Tomaten-Brot HK, MD, LG, NB

1 Scheibe Vollkornbrot, 5 g Pflanzenmargarine, 2 Scheiben Edamer (40 g), Tomatenscheiben, gewürfelte grüne Paprika, Kräutersalz

Das Brot mit Margarine streichen und mit dem Belag appetitlich anrichten. Tomaten mit Kräutersalz leicht würzen.

14 g Eiweiß
16 g Fett
24 g Kohlenhydrate

296 Kalorien
1237 Joule
2 BE

Käse-Paprika-Schnitte V

60 g Vollkornbrot, 15 g Pflanzenmargarine, 30 g magerer Schnittkäse, 1 Paprikaschote, 1 Stück eingelegter Tomatenpaprika oder 1 Tomate

Brot mit Margarine bestreichen und mit Käse belegen. Darüber gut gesäuberte Paprikaringe und in Streifchen geschnittenen Tomatenpaprika oder Tomatenscheiben legen.

14 g Eiweiß
18 g Fett
32 g Kohlenhydrate

346 Kalorien
1446 Joule
2⅔ BE

Kräuter-Ei mit Grahambrot V

1 Ei, 1 Teelöffel gehackte Kräuter, 10 g kaltgeschlagenes Öl, etwas Senf, einige Tropfen Zitronensaft, eine Prise Meersalz, einige Salatblätter, 50 g Grahambrot

Das Ei hart kochen, schälen, halbieren, das Dotter herauslösen und durch ein Sieb streichen. Zu dem Eigelb Öl, Senf, Zitronensaft und Salz hinzufügen, alles zu einer glatten Masse verrühren und mit gehackten Kräutern vermischen. Die mit dieser Kräuter-Ei-Creme gefüllten Eiweißhälften auf Salatblättern anrichten und zu Grahambrot reichen.

11 g Eiweiß
17 g Fett
41 g Kohlenhydrate

361 Kalorien
1509 Joule
(mit Brot)
3½ BE

Vegetarischer Aufschnitt HK, MD, LG, NB, D

(4 Personen)

100 g Nußmus, 50 g Pflanzenmargarine, 50 g Stärkemehl, 50 g Hefeflocken, 1 große Zwiebel, Meersalz, ½ Teelöffel gemahlener Kümmel, ½ Teelöffel gemahlene Wacholderbeeren, 1 Eßlöffel Würzkräuter, Zitronensaft, nach Geschmack Majoran, Thymian oder Basilikum, 100 g geriebene Kartoffeln, 2 Tassen Wasser, 100 g Haselnüsse

12 g Eiweiß
38 g Fett
24 g Kohlenhydrate
486 Kalorien
2031 Joule
2 BE

Nußmus, feingeriebene Nüsse, geschmolzene Margarine, Stärkemehl, Hefeflocken, feingeschnittene Zwiebel, etwas Salz, Kümmel, Wacholderbeeren, Würzkräuter, Zitronensaft und roh geriebene Kartoffel mit Wasser zu einer dicken Masse verrühren und mit Gewürz abschmecken. Dann die Masse in eine gefettete Puddingform oder eine Auflaufform füllen und mindestens eine Stunde gut verschlossen im Wasserbad kochen lassen. Wenn Sie über keine geeignete Form verfügen, packen Sie die Masse gut in Alufolie ein. Abgekühlt, wird der Aufschnitt aus der Form gestürzt und in Scheiben geschnitten.

Tomaten-Käse-Würfel HK, MD

100 g magerer Schnittkäse, 1 Eßlöffel Schnittlauch, 2 Tomaten

28 g Eiweiß
16 g Fett
4 g Kohlenhydrate
272 Kalorien
1137 Joule
⅓ BE

Schnittkäse in Würfel schneiden, Tomaten achteln und Schnittlauch fein schneiden. Jedes Tomatenachtel in Schnittlauch wenden und mit Hilfe eines bunten Cocktailspießes auf den Käse stecken.

Käsespieße HK, MD

100 g Schnittkäse, einige Perlzwiebeln, 1 Gewürzgurke

26 g Eiweiß
29 g Fett
2 g Kohlenhydrate
373 Kalorien
1559 Joule
¼ BE

Käse in Würfel schneiden und mit Perlzwiebeln und Gurkenwürfeln auf Spießchen stecken.

Angemachter Frischrahmkäse HK, MD, LG

40 g Frischrahmkäse, 1 Tomate, 1 Teelöffel gehackter Dill, 1 Stückchen Apfel, 10 g Pflanzenmargarine

5 g Eiweiß
19 g Fett
5 g Kohlenhydrate
211 Kalorien
882 Joule
½ BE

Margarine schaumig rühren, Käse hinzugeben und mit abgezogener, gewürfelter Tomate, gehacktem Dill und geriebenem Apfel vermischen und abschmecken.

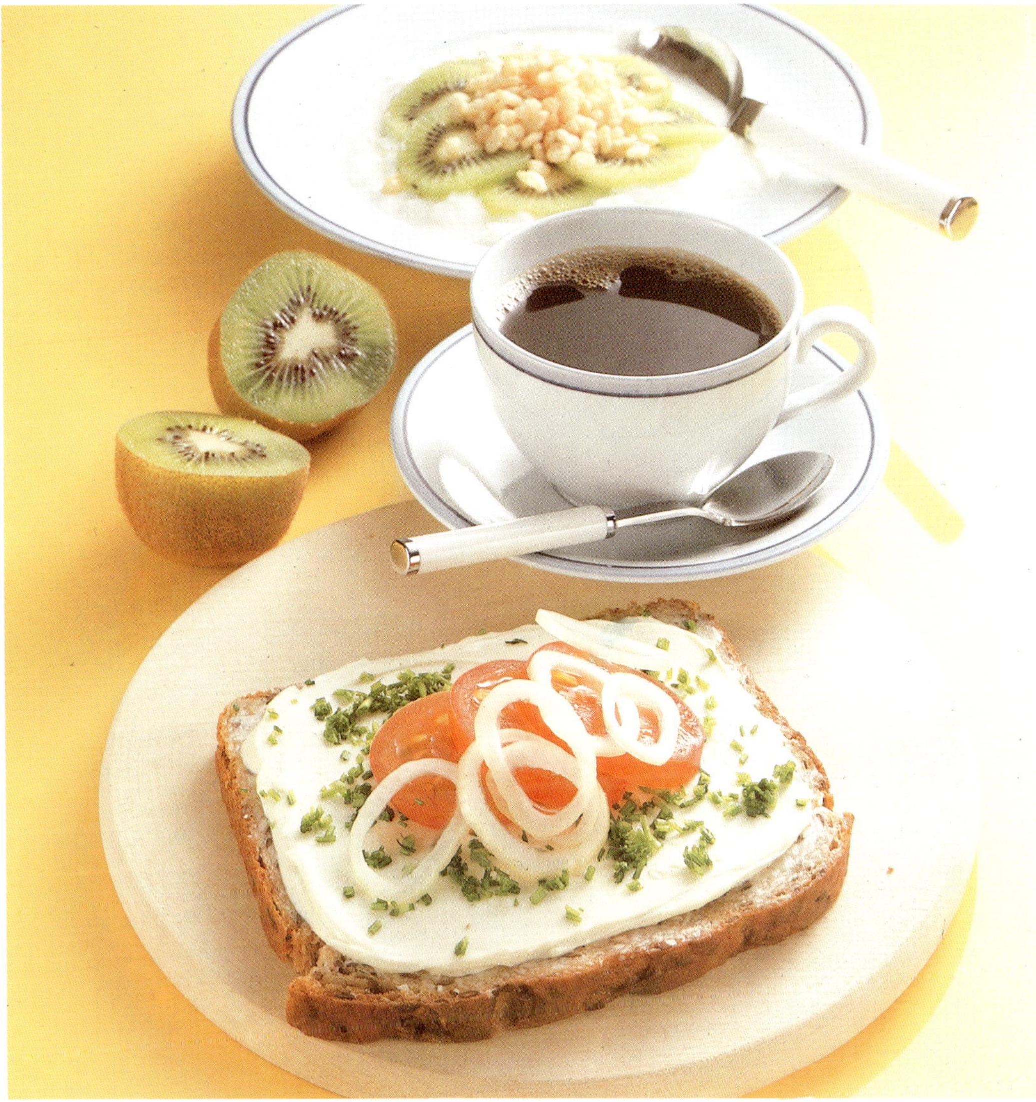

Leinsamenbrot mit Schmelzkäse HK, MD, NB

1 Scheibe Leinsamenbrot (50 g), 10 g Pflanzenmargarine, 30 g Schmelzkäse (20 % Fett), 1 Teelöffel Schnittlauch, 1 kleine Tomate, ½ kleine Zwiebel, Kräutersalz, 1 Becher Magerjoghurt, 1 Kiwi, 2 Eßlöffel Müsliflocken

17 g Eiweiß
19 g Fett
56 g Kohlenhydrate

463 Kalorien
1935 Joule
4⅔ BE

Das Brot mit der Pflanzenmargarine und dem Schmelzkäse bestreichen. Mit dem Schnittlauch bestreuen. Die Tomate in Scheiben und die Zwiebel in dünnen Ringen darüberlegen. Mit etwas Kräutersalz bestreuen. Den Joghurt auf einen Teller geben. Die Kiwi dünn schälen, in Scheiben schneiden, auf den Joghurt geben und mit den Müsliflocken bestreuen.

Brot mit Honigaufstrich HK, MD, LG, NB

60 g Grahambrot, 20 g Pflanzenmargarine, 10 g Walnußkerne, 100 g Ananas, 20 g Honig

Honig mit gehackten Nüssen und feingeschnittener Ananas vermischen. Brot mit Margarine bestreichen und den Honigaufstrich darauf verteilen. Zugeklappt und in Alufolie eingepackt, können die Brotscheiben auch auf Reisen oder zur Arbeit mitgenommen werden.

5 g Eiweiß
20 g Fett
53 g Kohlenhydrate

412 Kalorien
1722 Joule
4½ BE

Obstbrot HK, MD, LG, NB

60 g Vollkornbrot, 15 g Pflanzenmargarine, 50 g Apfel, 50 g Banane, 5 g Mandelblättchen, 10 g Rosinen

Vollkornbrot mit Margarine bestreichen, mit Apfel- und Bananenscheiben belegen, mit gerösteten Mandelblättchen und Rosinen bestreuen.

5 g Eiweiß
16 g Fett
43 g Kohlenhydrate

336 Kalorien
1404 Joule
3½ BE

Orangenquark-Brot mit Banane HK, MD, NB, F

1 Scheibe Grahambrot, 40 g Magerquark, 2 Eßlöffel Orangensaft, 3–4 grob gehackte Haselnüsse, 1 Banane

Quark mit 1 Eßlöffel Orangensaft glatt verrühren, das Brot damit bestreichen und mit 2 Bananenhälften, die in Orangensaft gebeizt wurden, belegen. Mit Haselnüssen bestreuen.

10 g Eiweiß
1 g Fett
33 g Kohlenhydrate

181 Kalorien
757 Joule
2¾ BE

Käsequark HK, MD, D, F

125 g Magerquark, 1 Eßlöffel Wasser oder Milch, 1 Eßlöffel geriebener Käse, 1 Teelöffel Kümmel

Quark mit Wasser oder Milch vermischen, den geriebenen Käse und den Kümmel unterheben und abschmecken.

20 g Eiweiß
4 g Fett
5 g Kohlenhydrate

136 Kalorien
568 Joule
½ BE

Rührei mit Champignons MD, V

1 Ei, 100 g Champignons, 1 Teelöffel Petersilie, 5 g Butter oder Pflanzenmargarine

Champignons blättrig schneiden und in der geschmolzenen Butter dünsten. Ei mit gewiegter Petersilie verquirlen, über die Pilze gießen und unter Rühren stocken lassen.

10 g Eiweiß
11 g Fett
3 g Kohlenhydrate

151 Kalorien
631 Joule
¼ BE

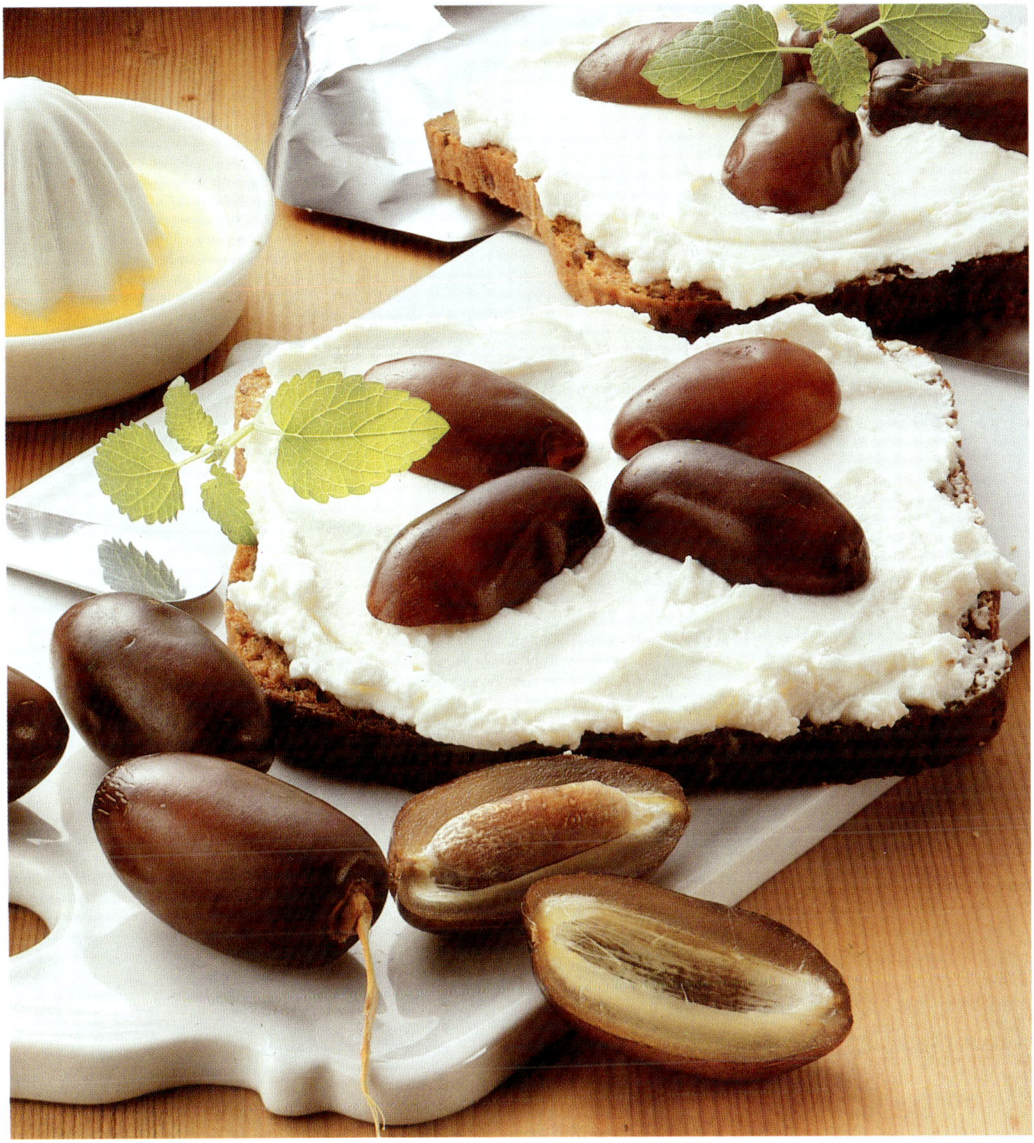

Energie-Brot

HK, MD, NB

1 Packung Rahmfrischkäse (62,5 g), 1 Eßlöffel Orangensaft, 1 Scheibe Vollkornbrot (50 g), 2 große frische Datteln (60 g)

Rahmfrischkäse mit einer Gabel zerdrücken, mit dem Orangensaft glattrühren, dick auf die Vollkornscheibe streichen. Datteln längs halbieren, die Kerne entfernen, nach Bedarf die glänzende braune Haut abziehen und die Hälften in die Käsemasse drücken. Zum Mitnehmen das belegte Brot in Aluminiumfolie oder einen luftdicht verschließbaren Behälter packen.

13 g Eiweiß
20 g Fett
62 g Kohlenhydrate

480 Kalorien
2006 Joule
5 BE

Rührei mit Tomaten

MD, V

1 Ei, 100 g Tomaten, 1 kleine Zwiebel, Meersalz, Paprikapulver

Tomaten mit kochendem Wasser überbrühen, die Haut abziehen und die Frucht in kleine Stückchen schneiden. Zwiebel reiben und mit den Tomatenstückchen unter das Ei mischen. Mit Meersalz und Paprikapulver würzen. Das Ei in eine große Tasse füllen und diese in ein Wasserbad stellen. Unter Rühren stocken lassen.

9 g Eiweiß
6 g Fett
7 g Kohlenhydrate

118 Kalorien
493 Joule
½ BE

Camembertquark

HK, MD, D, F

50 g Magerquark, 20 g Camembert (45% Fett), 1 Teelöffel gehackte Petersilie, 1 kleine Zwiebel, Paprikapulver, Meersalz

Speisequark mit einem Eßlöffel Wasser, geriebener Zwiebel, Petersilie, Paprikapulver und wenig Meersalz abschmecken. Camembert durch ein Sieb streichen oder mit einer Gabel fein zerdrücken, unter den Quark mischen.

12 g Eiweiß
5 g Fett
5 g Kohlenhydrate

113 Kalorien
472 Joule
½ BE

Pikanter Quark (4 Personen)

HK, MD, V

250 g Magerquark, 3 Eßlöffel Milch, 1 Eßlöffel Hefe-Extrakt, 25 g Tomatenmark, 100 g Walnüsse (gehackt)

Quark mit Milch glattrühren und mit Tomatenmark, Hefe-Extrakt und Walnüssen vermischen und abschmecken.

13 g Eiweiß
17 g Fett
9 g Kohlenhydrate

241 Kalorien
1007 Joule
¾ BE

Bunter Quark

HK, MD, LG, NB

100 g Magerquark, 1 Eßlöffel Milch, 1 Tomate, 1 Teelöffel gemischte Kräuter, 1 Teelöffel Kapern, eventuell einige Oliven

Quark mit Milch verrühren. Die gehackten Kräuter, die kleingeschnittene Tomate, Kapern und die gewiegten Oliven untermischen und das Ganze abschmecken.

18 g Eiweiß
2 g Fett
7 g Kohlenhydrate

118 Kalorien
493 Joule
½ BE

Meerrettichquark

HK, MD, LG

100 g Magerquark, 1–2 Eßlöffel Milch, 100 g Apfel, 1 Teelöffel geriebener Meerrettich, Meersalz, einige Tropfen Zitronensaft

Quark mit Milch, Zitronensaft und Salz verschlagen. Den gut gereinigten, ungeschälten Apfel und den Meerrettich, beides gerieben, unterheben und die Mischung abschmecken.

18 g Eiweiß
2 g Fett
15 g Kohlenhydrate

150 Kalorien
627 Joule
1¼ BE

Kräuterquark (1) * HK, MD, LG, NB

100 g Magerquark, 1–2 Eßlöffel Buttermilch oder Joghurt, 1 Eßlöffel gemischte Kräuter, 1 kleine Zwiebel, einige Tropfen Zitronensaft, 1 Prise Meersalz

Den Quark mit Buttermilch oder Joghurt, Salz, geriebener Zwiebel, Zitronensaft und Kräutern vermischen und abschmecken.

18 g Eiweiß
1 g Fett
9 g Kohlenhydrate

117 Kalorien
489 Joule
¾ BE

Kräuterquark (2) HK, MD, LG

250 g Magerquark, Kefirmilch, 1 Eßlöffel Distelöl, 1 Eßlöffel feingeschnittene Zwiebeln, 1 kleingeschnittene Gewürzgurke, frisch gehackte Kräuter, Meersalz

Quark mit Öl, Zwiebeln, Gewürzgurke, Kräutern und Salz vermischen und mit Kefir in die richtige Konsistenz bringen. Mit Tomaten und Radieschen verzieren.

35 g Eiweiß
12 g Fett
12 g Kohlenhydrate

296 Kalorien
1237 Joule
1 BE

Selleriequark HK, MD, LG

100 g Magerquark, 30 g feingeriebene Selleriewurzel, 50 g Magerjoghurt, 10 g geriebene Nüsse, 2 Teelöffel feingeschnittene Zwiebeln, 1 Teelöffel Zitronensaft, 1 Eßlöffel Hefeflocken, 1 Messerspitze Knoblauch- und Zwiebelpulver, Selleriesalz

Alle Zutaten miteinander vermischen und mit Selleriesalz abschmecken.

20 g Eiweiß
6 g Fett
12 g Kohlenhydrate

182 Kalorien
761 Joule
1 BE

Tomatenquark HK, MD, LG, D, F

125 g Magerquark, 1 Eßlöffel Milch, 1 kleine Zwiebel, 1 Teelöffel gewiegte Petersilie, 2 Tomaten, Meersalz

Tomaten im Mixer pürieren oder die Haut abziehen und die Früchte mit einem Messer ganz fein hacken. Tomatenpüree unter den Quark mischen, mit geriebener Zwiebel, Meersalz und gehackter Petersilie würzen und eventuell mit etwas Milch verdünnen.

23 g Eiweiß
2 g Fett
8 g Kohlenhydrate

142 Kalorien
594 Joule
⅔ BE

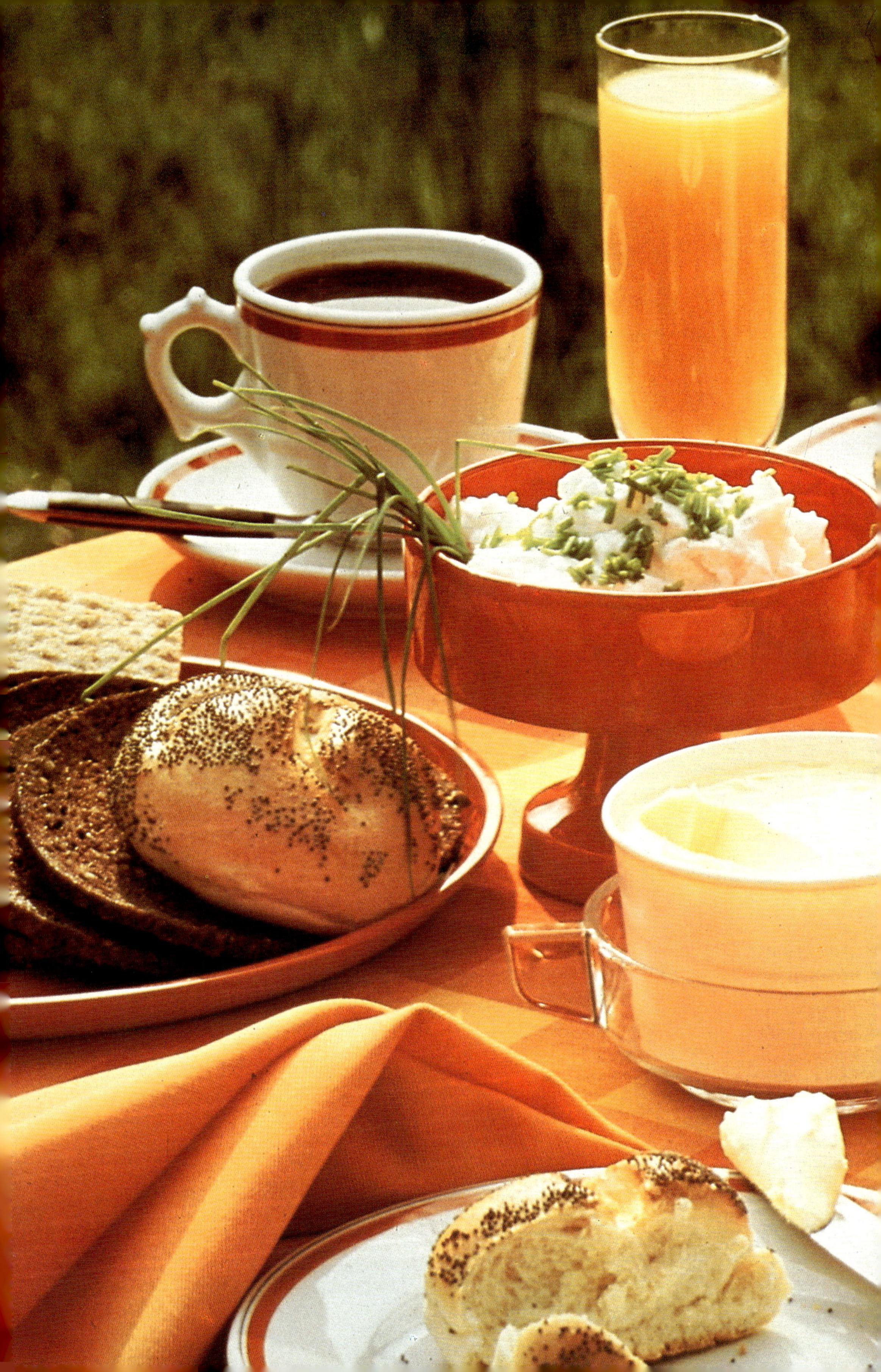

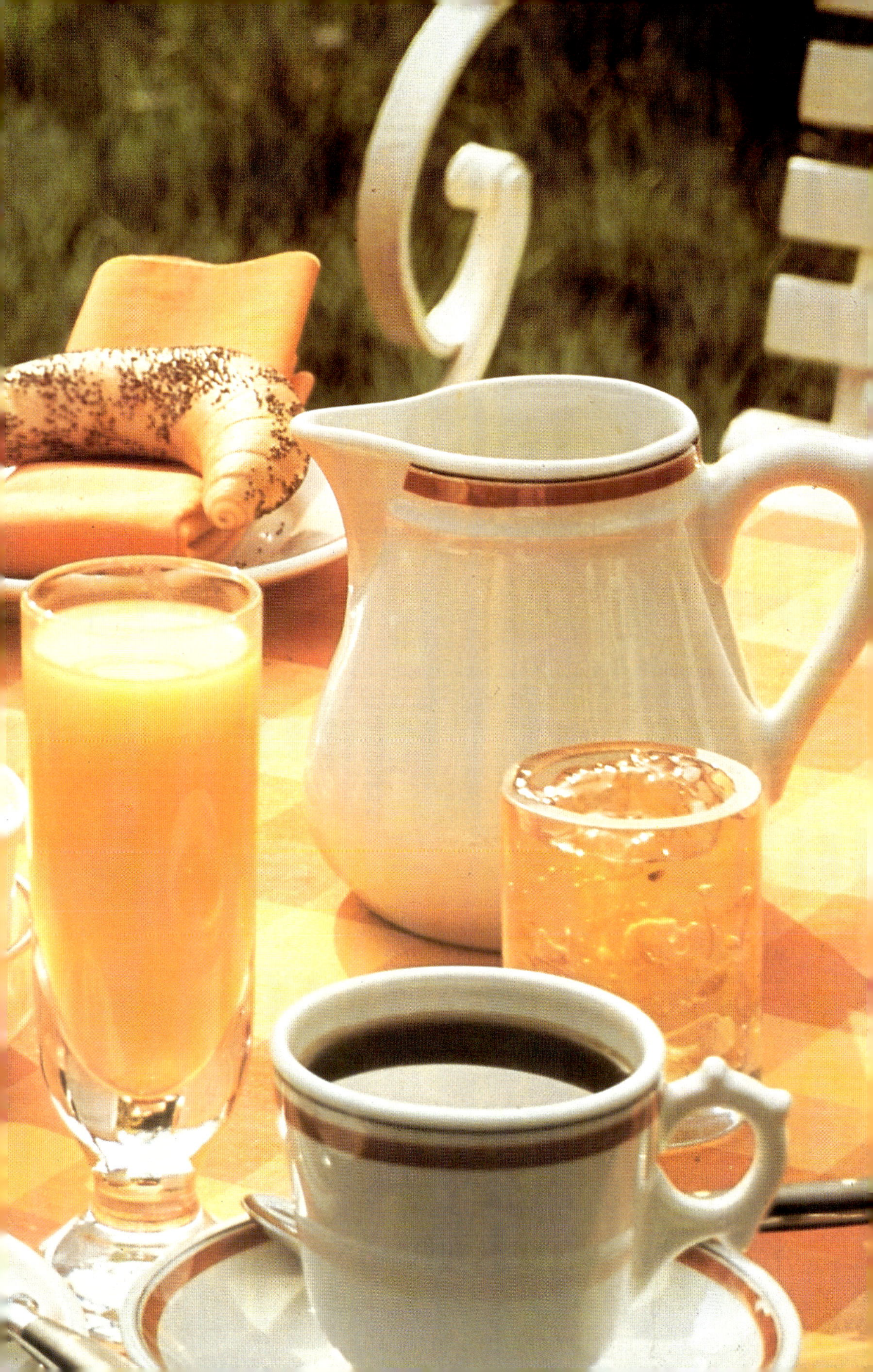

Kressequark

HK, D, F, T

100 g Magerquark, 1 Teelöffel Zitronensaft, Meersalz, 1 Tomate, 1 Eßlöffel gehackte Kresse, 1–2 Eßlöffel Milch

Quark mit Milch, Zitronensaft, Salz, abgezogener, gewürfelter Tomate und Kresse gut vermischen und abschmecken.

18 g Eiweiß
2 g Fett
7 g Kohlenhydrate
118 Kalorien
493 Joule
½ BE

Pilzquark

HK, MD, LG, NB

100 g Magerquark, 20 g Pflanzenmargarine, 1 Teelöffel gehackte Petersilie, 100 g gedünstete Champignons, Meersalz, Zitronensaft

Quark mit Margarine schaumig rühren, die gedünsteten, feingehackten und abgekühlten Champignons sowie die Petersilie untermischen und den Quark mit Salz und Zitronensaft abschmecken.

16 g Eiweiß
17 g Fett
8 g Kohlenhydrate
249 Kalorien
1041 Joule
⅔ BE

Oliven-Quark

HK, MD, LG, NB

250 g Magerquark, 20 g Tomatenmark, 4 Eßlöffel Buttermilch (100 g), Meersalz, Paprikapulver, 2 Eßlöffel feingehackte Oliven, 1 Zwiebel

Quark mit Tomatenmark, Buttermilch, Meersalz, Paprikapulver und geriebener Zwiebel vermischen. Die gehackten Oliven untermengen.

39 g Eiweiß
8 g Fett
17 g Kohlenhydrate
296 Kalorien
1237 Joule
1½ BE

Quark-Leinöl-Kost

HK, MD, LG, NB, D

100 g Magerquark, 40 g Leinöl, 25 g Milch, Würzkräuter oder gehackte Radieschen, Tomaten, Gurken, Kapern, Meersalz, Kümmel

Den Quark mit Öl und Milch im Mixer oder mit dem Schneebesen zu einer ganz cremigen Masse verrühren. Diese mit Würzkräutern oder gehackten Radieschen, Kapern, Tomaten oder Gurken vermischen und mit Salz und Kümmel würzen.

14 g Eiweiß
41 g Fett
5 g Kohlenhydrate
445 Kalorien
1860 Joule
½ BE

Möhrenquark

HK, MD, LG, F

100 g Magerquark, Meersalz, einige Tropfen Zitronensaft, 100 g Möhren

Die Möhren putzen und ganz fein raspeln. Den Quark mit den Möhren, mit Meersalz und Zitronensaft gut vermischen und das Ganze abschmecken.

15 g Eiweiß
1 g Fett
13 g Kohlenhydrate
121 Kalorien
506 Joule
1 BE

Frischkost mit Quark HK, MD, NB, F

100 g Magerquark, 100 g Möhren, 50 g Apfel, 5 g Honig, einige Tropfen Zitronensaft, etwas Meersalz

Quark mit Honig, Zitronensaft und Salz verrühren. Möhren und Apfel reinigen und reiben und dann unter den Quark mischen.

15 g Eiweiß
1 g Fett
24 g Kohlenhydrate

165 Kalorien
690 Joule
2 BE

Quarkspeise mit Kompott HK, MD, LG, D, F

75 g Magerquark, 20 g Honig (bzw. Sionon für Diabetiker), 4 Eßlöffel Milch, 2 g Agar-Agar, 2 Eßlöffel Wasser, Kompottfrüchte nach Wahl

Quark mit Milch und Honig bzw. Sionon verschlagen. Agar-Agar auflösen und unter den Quark mischen. In eine mit kaltem Wasser ausgespülte Form füllen, erstarrt stürzen und mit Kompott servieren.

15 g Eiweiß
2 g Fett
17 g Kohlenhydrate

146 Kalorien
610 Joule
1½ BE

Quark mit Beeren und Weizenkeimen HK, MD, LG

100 g Magerquark, 1–2 Eßlöffel Milch oder Sahne, 15 g Weizenkeime, 100 g Beerenobst, etwas echte Vanille, 15 g Honig (bzw. Sionon für Diabetiker)

Den Quark mit Milch oder Sahne, Vanille und Honig bzw. Sionon vermischen und dann die gesäuberten Beeren und die Weizenkeime unterrühren. Vor dem Servieren gut durchziehen lassen.

20 g Eiweiß
2 g Fett
31 g Kohlenhydrate

222 Kalorien
928 Joule
2½ BE

Heidelbeer-Quark-Speise HK, MD, NB

100 g Magerquark, 100 g frische Heidelbeeren, 15 g Honig, 15 g Zwiebackkrumen oder Knusperflocken, einige Eßlöffel Milch, Joghurt oder Sahne

Quark mit Honig und Milch schaumig rühren. Knusperflocken oder zerbröckelten Zwieback in eine Schale geben, gesäuberte Heidelbeeren darüberfüllen und mit Quarkcreme abdecken.

19 g Eiweiß
5 g Fett
46 g Kohlenhydrate

305 Kalorien
1275 Joule
3¾ BE

Quark-Creme mit Brombeeren HK, MD, LG, D

(4 Personen)

400 g Magerquark, 400 g möglichst reife Brombeeren, 10 g Leinsamen, 2 Teelöffel Diätsüße, ½ Vanillestange, 1 Ei

21 g Eiweiß
3 g Fett
11 g Kohlenhydrate
155 Kalorien
648 Joule
1 BE

Brombeeren verlesen und nur waschen, wenn unbedingt nötig, in einer Schüssel mit 1 Teelöffel Diätsüße gründlich, aber vorsichtig mischen. Das ganze Ei mit 1 Teelöffel Diätsüße und dem ausgeschabten Mark der halben Vanillestange sehr schaumig schlagen, dann den Quark unterrühren. Leinsamen in der trockenen Pfanne anrösten und abkühlen. Brombeeren auf vier Gläser oder Schalen verteilen, Quark-Creme darübergeben und mit dem Leinsamen bestreuen. Entweder sofort servieren oder im Kühlschrank 1 Stunde durchkühlen lassen.

Hagebutten-Quark-Speise HK, MD, NB, F

75 g Magerquark, einige Eßlöffel Milch oder Sahne, 20 g Hagebuttenmarmelade, 15 g Weizenkeime oder gehackte Nüsse

14 g Eiweiß
2 g Fett
23 g Kohlenhydrate
166 Kalorien
694 Joule
2 BE

Den Quark mit Milch oder Sahne und Hagebuttenmarmelade aufschlagen und abschmecken. Die Speise in eine Schale füllen und mit Weizenkeimen oder Nüssen bestreut servieren.

Bananenquark HK, MD, NB

100 g Magerquark, 15 g Honig, 2 Eßlöffel Milch oder Sahne, 50 g Banane, ½ Zitrone, 15 g gehackte Mandeln oder Nüsse

18 g Eiweiß
11 g Fett
23 g Kohlenhydrate
263 Kalorien
1099 Joule
2 BE

Quark mit Sahne oder Milch, Zitronensaft und Honig schaumig rühren. Die Banane mit einer Gabel fein zerdrücken und mit dem Quark vermischen. Diesen mit gehackten Nüssen oder Mandeln bestreut anrichten.

Apfelquark HK, MD, LG, NB, D, T

50 g Magerquark, 1 Eßlöffel Wasser, 100 g Apfel, einige Tropfen Zitronensaft, Diätsüße

7 g Eiweiß
– Fett
15 g Kohlenhydrate
88 Kalorien
368 Joule
1¼ BE

Speisequark mit Wasser, Zitronensaft und Diätsüße gut vermischen und abschmecken. Apfel mit der gut gesäuberten Schale reiben und unter den Quark mischen. Sofort servieren.

Apfel-Sanddorn-Quark
HK, MD, LG, NB

75 g Magerquark, 2 Eßlöffel Milch, 1 Eßlöffel Sanddorn, 1 Apfel, 2 Eßlöffel Knusperflocken, 1 Scheibe Vollkornbrot, 5 g Pflanzenmargarine, Hefeextrakt, honiggesüßter Tee

Quark mit Milch, Sanddorn, dem geraspelten Apfel verrühren. Mit Knusperflocken bestreuen. Brot bestreichen und mit Tee dazu reichen.

15 g Eiweiß
7 g Fett
65 g Kohlenhydrate

383 Kalorien
1601 Joule
5½ BE

Sanddornquark
HK, MD, LG, NB, D, F, T

100 g Magerquark, ⅛ l Sanddorn-Vollfruchtsaft, 15 g Honig (bzw. Sionon für Diabetiker)

Den Quark mit Saft und Honig bzw. Sionon gut vermischen und abschmecken.

18 g Eiweiß
1 g Fett
18 g Kohlenhydrate

153 Kalorien
640 Joule
1½ BE

Zitronenquark (1)*
HK, MD, LG, D, F, T

50 g Magerquark, 1 Teelöffel Zitronensaft, etwas abgeriebene Zitronenschale (ungespritzt), Diätsüße

Quark mit einem Eßlöffel Wasser, mit Zitronensaft und einem Hauch abgeriebener Zitronenschale gut verrühren und mit Diätsüße abschmecken.

7 g Eiweiß
– Fett
2 g Kohlenhydrate

36 Kalorien
150 Joule
¼ BE

Zitronenquark (2)*
HK, MD, LG, NB, D, F

75 g Magerquark, 1 Teelöffel Zitronensaft, etwas abgeriebene Zitronenschale (ungespritzt), 15 g Honig (bzw. Sionon für Diabetiker), 1–2 Eßlöffel Milch oder Sahne

Den Quark mit Zitronensaft, der abgeriebenen Zitronenschale, mit Milch und Honig bzw. Sionon verrühren und abschmecken. Bevor Sie die Zitronenschale abreiben, die Frucht gründlich unter heißem, fließendem Wasser säubern.

11 g Eiweiß
1 g Fett
17 g Kohlenhydrate

121 Kalorien
506 Joule
1½ BE

Nußquark
HK, MD, NB, D

100 g Magerquark, 50 g Nüsse, 1 Eßlöffel Milch, 10 g Honig

Quark mit Honig und Milch verrühren. Nüsse grob hacken, leicht in einer trockenen Pfanne anrösten und unter den Quark mischen.

24 g Eiweiß
32 g Fett
17 g Kohlenhydrate

452 Kalorien
1889 Joule
1½ BE

Honigquark

HK, NB

100 g Magerquark, 15 g Honig, 1 Eßlöffel Milch, etwas Zimt, einige Tropfen Zitronensaft

Quark mit Honig, Zimt, Milch und einigen Tropfen Zitronensaft vermischen und abschmecken.

15 g Eiweiß
1 g Fett
15 g Kohlenhydrate

129 Kalorien
539 Joule
1¼ BE

Pflaumen mit Quark

HK, MD, LG, NB, D

125 g Magerquark, 100 g Pflaumen oder andere Steinfrüchte, 15 g Honig (bzw. Sionon für Diabetiker), einige Eßlöffel Milch, eventuell etwas Zitronensaft

Quark mit Milch und Honig bzw. Sionon verrühren. Obst entsteinen und mit dem Mixer oder dem Fleischwolf zerkleinern. Dieses Mus unter den Quark mischen und die Speise eventuell mit einigen Tropfen Zitronensaft abschmecken.

22 g Eiweiß
1 g Fett
30 g Kohlenhydrate

217 Kalorien
907 Joule
2½ BE

Grieß-Quark-Speise mit Aprikosen

HK, MD, NB

100 g Magerquark, 30 g Vollkorngrieß, ⅛ l Milch, etwas echte Vanille, 1 Eiweiß, 20 g Honig, 200 g Aprikosen

Milch mit Vanille zum Kochen bringen. Grieß einstreuen und ausquellen lassen. Unter die noch heiße Grießmasse das steifgeschlagene Eiweiß ziehen. Aprikosenkompott in eine kleine Schüssel geben. Quark mit Honig schaumig rühren, den abgekühlten Grießbrei eßlöffelweise unterheben und diese Grieß-Quark-Masse über die Aprikosen füllen.

26 g Eiweiß
5 g Fett
67 g Kohlenhydrate

417 Kalorien
1742 Joule
5½ BE

Reis-Quark-Speise (4 Personen)

HK, MD, LG, NB, D

50 g Naturreis, 250 g Magerquark, 60 g Fruchtzucker, 1 Vanilleschote, ¼ l Milch, 1 Glas Preiselbeerkompott (ca. 200 g)

Milch mit Fruchtzucker und dem Vanillemark aufkochen. Den Naturreis einstreuen, aufkochen lassen und im Backofen oder bei geringer Hitze auf der Kochstelle ausquellen lassen. Abgekühlt mit dem Quark vermischen und lagenweise mit dem Preiselbeerkompott in eine Glasschale schichten.

12 g Eiweiß
3 g Fett
55 g Kohlenhydrate

295 Kalorien
1232 Joule
4½ BE

Salate – Rohkost – Dressings

Artischockenherzensalat (2 Personen) V

100 g Artischockenherzen (Dose), 3 Scheiben Phag-Schnitten (granoVita), 50 g Goudakäse, 40 g Gewürzgurke, 50 g Salatcreme, 50 g saure Sahne, 2 Eßlöffel Wasser, Kräutersalz, frischgehackte Kräuter

14 g Eiweiß
24 g Fett
40 g Kohlenhydrate

432 Kalorien
1806 Joule
3⅓ BE

Artischockenherzen in Streifen, ebenso Phag-Schnitten sowie Gewürzgurke und Käse in kleine Scheibchen schneiden. Salatcreme, saure Sahne, Wasser, Kräutersalz und frischgehackte Kräuter zu einer feinen Sauce anrühren. Alle Zutaten miteinander vermischen. Eventuell auf Salatblatt mit Tomate verziert servieren.

Broccolisalat (4 Personen) HK, MD, NB, D

300 g Broccoli (frisch oder tiefgekühlt), Meersalz, 2 Eßlöffel Apfelessig, 1 Eßlöffel Broccoliwasser, Sionon, 4 Eßlöffel Öl, 1 Dose Phag-Schnitten (granoVita), 150 g kleine Tomaten, 1 große Banane

16 g Eiweiß
13 g Fett
15 g Kohlenhydrate

241 Kalorien
1007 Joule
1⅓ BE

Broccoli putzen (gelbe Blätter entfernen, wenn nötig, die Strünke abschälen), gründlich waschen und die Strünke tief über Kreuz einschneiden, damit sie schnell garen. In wenig Salzwasser 10–15 Minuten kochen. Aus Essig, Broccoliwasser, Öl und Sionon eine Salatsauce bereiten und den in mundgerechte Stücke geschnittenen Broccoli hineingeben. Phag-Schnitten in feine Streifen schneiden, Tomaten achteln, Banane in Scheibchen schneiden. Alles vorsichtig unter den Broccolisalat mengen, gut durchziehen lassen und nochmals abschmecken.

Feldsalat

MD, LG, NB, D, F

125 g Feldsalat, ½ hartgekochtes Ei, 10 g kaltgeschlagenes Öl, 1 Teelöffel Zitronensaft, Meersalz, 1 Zwiebel, etwas Würzextrakt

7 g Eiweiß
13 g Fett
6 g Kohlenhydrate

169 Kalorien
706 Joule
½ BE

Feldsalat gut reinigen. Ei fein zerdrücken und mit Öl, Zitronensaft, feingeschnittener Zwiebel und Meersalz vermischen. Feldsalat in eine Schale geben, die Sauce darübergießen und bei Tisch durchmischen.

Spinat-Feldsalat mit Weizenkeimen (4 Personen)

HK, MD, LG, F, D

6 Eßlöffel Weizenkörner, 100 g jungen Spinat, 100 g Feldsalat, 2 Eßlöffel Zitronensaft, 4 Eßlöffel kaltgeschlagenes Öl, 2 Eßlöffel verschiedene gehackte Kräuter, Meersalz, Saft von ½ Orange

3 g Eiweiß
10 g Fett
10 g Kohlenhydrate

143 Kalorien
596 Joule
¾ BE

Zwei bis drei Tage vor der Salatzubereitung die Weizenkörner in einem tiefen Teller mit kaltem Wasser bedecken. Nach 24 Stunden auf ein Haarsieb geben und kalt überbrausen. Ohne Wasser in einer Schüssel zugedeckt weitere 24 bis 48 Stunden keimen lassen. Spinat und Feldsalat putzen, waschen und gut abtropfen lassen und auf vier Salatschälchen verteilen. Meersalz, Essig, Öl und Kräuter mit dem Orangensaft gut verrühren und gleichmäßig über den Salat träufeln. Die gekeimten Weizenkörner nochmals kalt überbrausen, gut abtropfen lassen und über den Salat verteilen. Sofort servieren.

Brunnenkresse mit Sahnehaube

HK, MD, LG, F

(4 Personen)

2–3 Bund Brunnenkresse, 2 Tomaten, einige Melisseblätter

Sauce:

100 ml Sahne (30% Fett), Saft von 1 Orange, ½ Teelöffel Honig, Meersalz, weißer Pfeffer, etwas zerstoßener Koriander, 2–3 Eßlöffel Keimlinge

1 g Eiweiß
8 g Fett
8 g Kohlenhydrate

108 Kalorien
451 Joule
⅔ BE

Abbildung übernächste Seite

Von der Brunnenkresse die harten Stiele abschneiden. Die Blätter waschen und abtropfen lassen. Eventuell etwas zerkleinern. Tomaten kurz in kochendes Wasser tauchen, enthäuten und achteln. Mit der Kresse und den gewaschenen Melisseblättern vermengen. Sahne leicht „anschlagen" und mit Orangensaft, Honig, Meersalz, Pfeffer und Koriander vermengen. Sauce über den Salat verteilen, die Keimlinge darüberstreuen.

Salat Romana mit Käseraspeln HK, MD, NB

(4 Personen)

1 Staude Salat romana (römischer Salat), ca. 80 g Gouda, 2–3 Eßlöffel Keimlinge

Sauce:

2 Eßlöffel Obstessig, 1 Teelöffel Senf, schwarzer Pfeffer, eventuell 1 Prise Meersalz, 4 Eßlöffel Walnußöl (kaltgepreßt)

Den Salat in Blätter zerteilen, waschen, zerkleinern und abtropfen lassen. Den Käse auf einem Hobel reiben. Aus Essig, Senf, Pfeffer, Meersalz und Öl eine Sauce herstellen. Alles miteinander vermengen. Die Keimlinge darüber streuen.

5 g Eiweiß
14 g Fett
3 g Kohlenhydrate

158 Kalorien
660 Joule
¼ BE

Abbildung nächste Seite

Spinatsalat mit Radieschen (4 Personen) HK, F, T

250 g Spinatblätter, 1 Bund Radieschen, 2–3 Eßlöffel Keimlinge

Sauce:

2–3 Eßlöffel Zitronensaft, 2 Knoblauchzehen, Meersalz, schwarzer Pfeffer, 3 Eßlöffel kaltgeschlagenes Pflanzenöl, 4 Eßlöffel Tomatenmark, eventuell 1–2 Eßlöffel heißes Wasser, 1 2 Eßlöffel Pinienkerne

Spinat sehr gründlich waschen, die harten Stiele entfernen. Radieschen waschen und in sehr dünne Scheiben schneiden. Spinat, Radieschenscheiben und Keimlinge vermengen. Aus Zitronensaft, zerdrücktem Knoblauch, Salz, Pfeffer, Pflanzenöl, Tomatenmark und Wasser eine Sauce herstellen und über den Salat verteilen. Mit Pinienkernen garnieren.

1 g Eiweiß
10 g Fett
5 g Kohlenhydrate

114 Kalorien
477 Joule
½ BE

Abbbildung nächste Seite

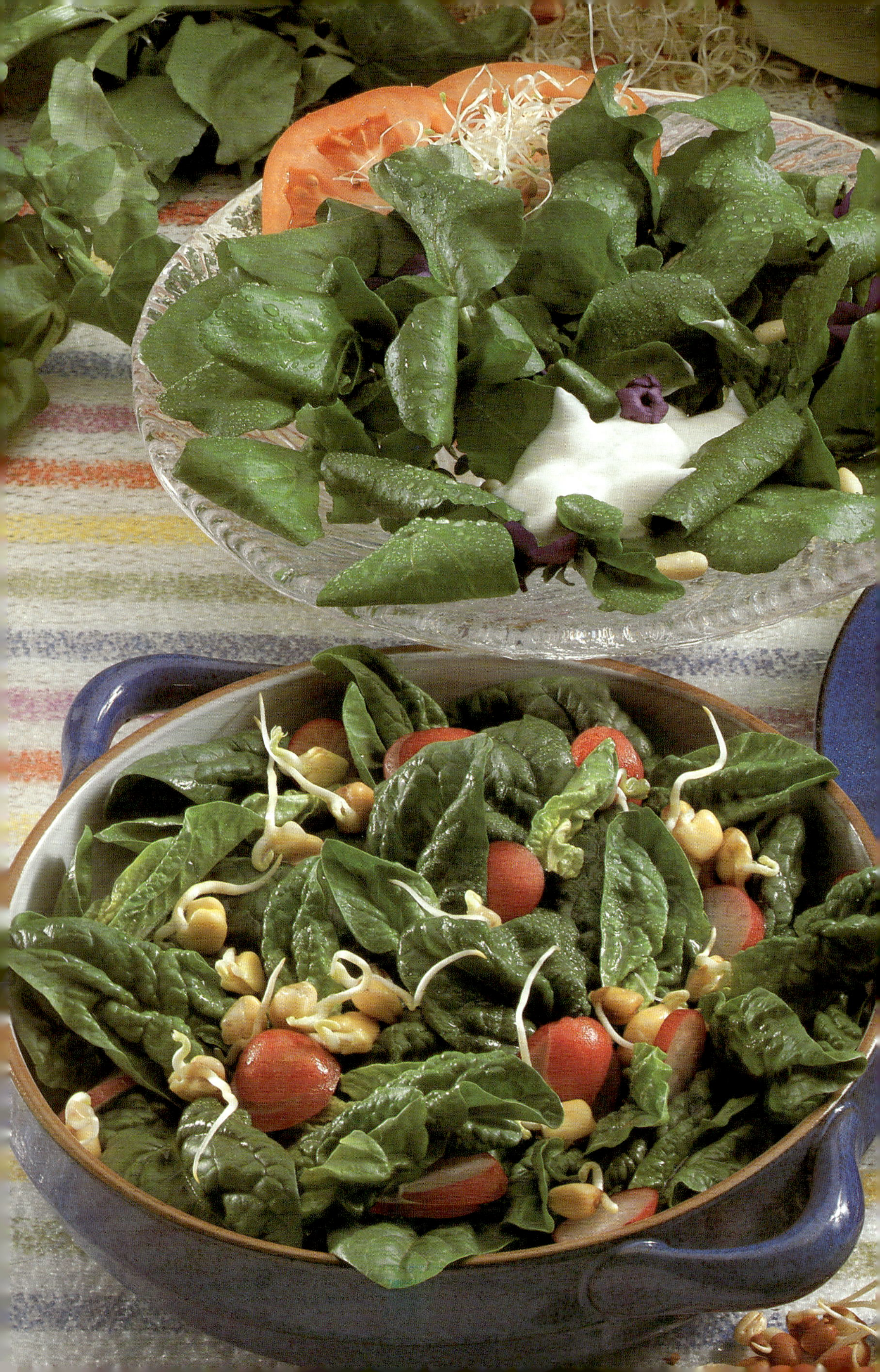

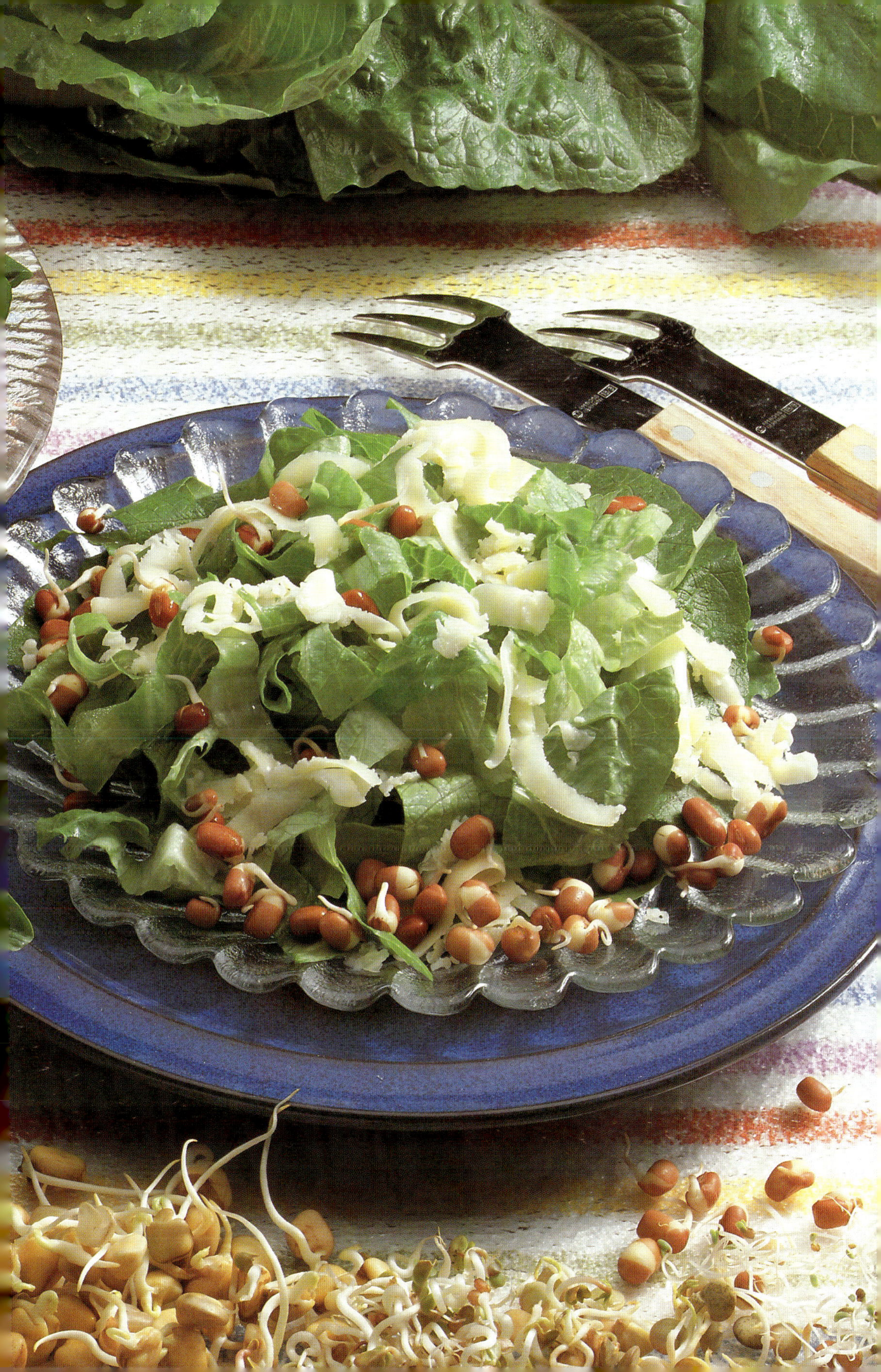

Chicorée-Salat (1) (4 Personen) HK, MD, LG, NB

500 g Chicorée, 50 g Walnüsse, 2–3 Tomaten, 2 Eßlöffel kaltgeschlagenes Öl, 2 Eßlöffel Apfelessig, ½ Teelöffel Senf, Petersilie

Die Chicorée waschen und am unteren Ende von seinem bitteren Keil befreien. In Streifen schneiden und mit der Marinade (aus Öl, Apfelessig und Senf) und den gehackten Walnüssen vermengen. Mit Tomatenschnitzen und Petersilie garnieren.

3 g Eiweiß
13 g Fett
5 g Kohlenhydrate

149 Kalorien
623 Joule
½ BE

Chicoréesalat (2)* HK, MD, LG, NB

1–2 Chicoréestauden, 1 Orange, 10 g kaltgeschlagenes Öl, 25 g Joghurt oder saure Sahne, etwas Meersalz, 1 kleine Zwiebel, 1 Prise Zucker, 1 Teelöffel Zitronensaft

Den festen Kern der Stauden ausstechen und die Blätter fein nudelig schneiden. Orange schälen, würfeln und unter die Chicorée mischen. Alles mit einer Sauce aus Joghurt oder saurer Sahne, Öl, Zitronensaft, Salz, Zucker und geriebener Zwiebel vermischen.

3 g Eiweiß
11 g Fett
15 g Kohlenhydrate

171 Kalorien
715 Joule
1¼ BE

Brunnenkressesalat HK, NB, D, F

1 kleine Schachtel Kresse, 20 g kaltgeschlagenes Öl, 1 Teelöffel Zitronensaft, etwas Meersalz, 1 kleine Zwiebel, 1 Prise Zucker bzw. Sionon

Kresse gründlich säubern; gezüchtete Kresse ist meist frei von Ungeziefer, wild gewachsene muß in Salzwasser gelegt werden, um Würmer, Raupen usw. abzutöten. Aus Öl, Zitronensaft, Salz, geriebener Zwiebel und Zucker bzw. Sionon eine Salatsauce anrühren und vor dem Auftragen (eventuell erst bei Tisch) mit der Kresse vermengen.

2 g Eiweiß
20 g Fett
6 g Kohlenhydrate

212 Kalorien
886 Joule
½ BE

Sojasprossensalat HK, MD, NB, D

1 Zwiebel, 1 Paprikaschote, 200 g Sojasprossen, 1 Zitrone, 2 Eßlöffel Pflanzenöl, je 1 Messerspitze Meersalz, Paprikapulver, 1 Bund Petersilie

Zwiebel fein würfeln, die Paprikaschote in feine Streifen schneiden. Die Sojasprossen waschen und auf dem Sieb abtropfen lassen. Aus Zitronensaft, Öl und Gewürzen eine Marinade herstellen und mit Zwiebelwürfeln, Paprika und Sojasprossen vermischen. Gehackte Petersilie darüberstreuen.

10 g Eiweiß
21 g Fett
12 g Kohlenhydrate

277 Kalorien
1158 Joule
1 BE

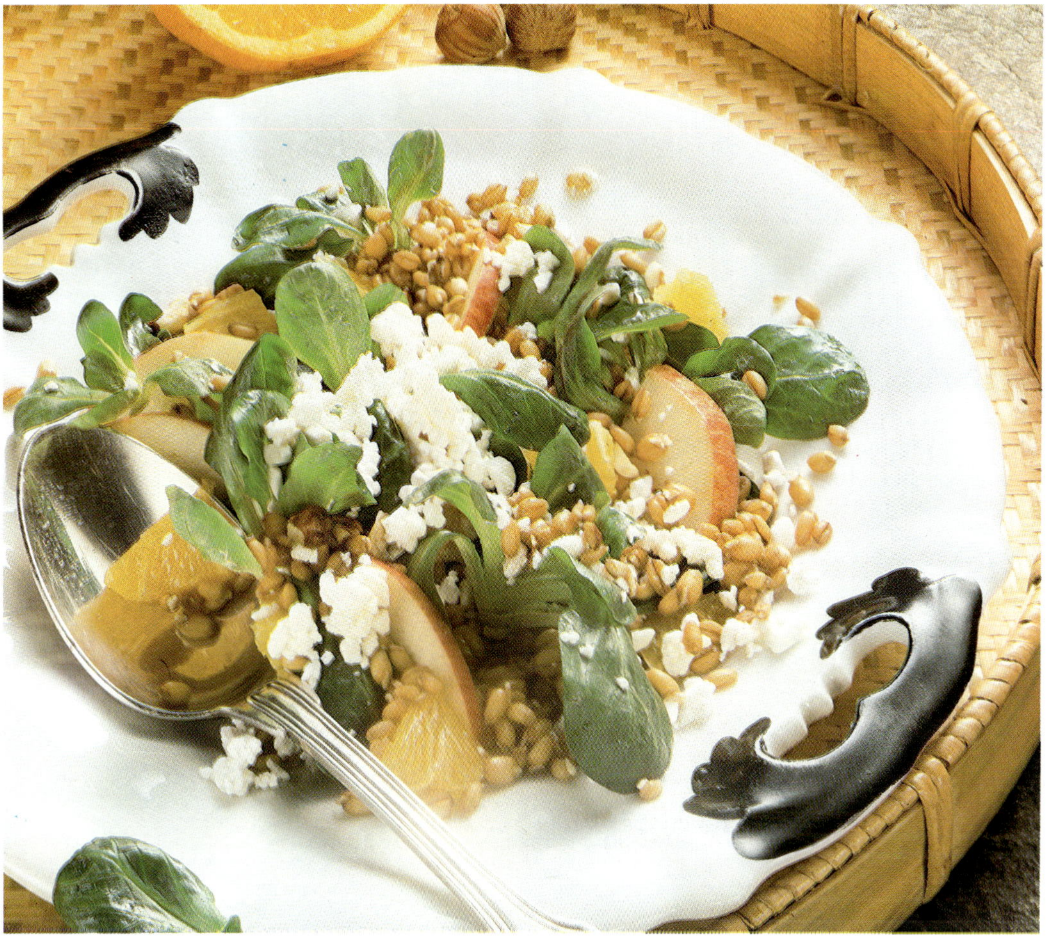

Feldsalat mit Weizenkeimlingen (4 Personen) HK, MD, LG, NB, D

100 g Feldsalat, 1 säuerlicher Apfel, 1 Orange, 6 Eßlöffel gekeimte Weizenkörner, 100 g Frischkäse

Marinade:

3 Eßlöffel kaltgeschlagenes Pflanzenöl, 2 Eßlöffel Apfelessig, ¼ Teelöffel Meersalz, 1 Eßlöffel gehackte Haselnüsse

Den Feldsalat verlesen, waschen und sehr gut abtropfen lassen. Den gewaschenen Apfel mit der Schale vierteln, Kernhaus ausschneiden und in feine Scheiben schneiden. Die Orange schälen, die weiße Haut entfernen, filetieren und die Segmente zweimal durchschneiden. Die Salatzutaten locker auf eine große Platte legen, die Weizenkörner sowie den Frischkäse darüberstreuen. Öl mit Essig, Salz und Haselnüssen vermischen und über den Salat träufeln.

7 g Eiweiß
13 g Fett
12 g Kohlenhydrate

193 Kalorien
807 Joule
1 BE

Chinakohlsalat

HK, MD, LG, NB, D, F

150 g Chinakohl, 100 g Staudensellerie, 1 Teelöffel kaltgepreßtes Olivenöl, ¼ Orange, 2 Teelöffel Apfelessig oder Zitronensaft, 1 Teelöffel Honig, 1 Teelöffel süße Sojasauce, Kapern, Borretschblätter

Chinakohl und Sellerie waschen, gut abtropfen lassen, in feine Streifen schneiden. Sellerie mit dem Öl eine Minute erhitzen, wieder abkühlen lassen, gut mit dem Chinakohl vermischen. Aus Apfelessig oder Zitronensaft und Honig sowie den anderen Zutaten eine Marinade rühren, das Gemüse damit anmachen, kleine Orangenstücke darübergeben.

5 g Eiweiß
4 g Fett
20 g Kohlenhydrate

136 Kalorien
568 Joule
1⅓ BE

Chinakohl mit Joghurtsauce

HK, MD, LG, NB, D, F

(2 Personen)

500 g Chinakohl, 125 g (⅛ l) Joghurt, 1 Teelöffel Öl, 1 Eßlöffel Zitronensaft, Kräutersalz, Tomatenmark, gehackte Kräuter: Petersilie, Schnittlauch, Zwiebelpulver, Senf, Selleriesalz, Hefe-Extrakt

Den Chinakohl fein schneiden. Die Sauce aus den angegebenen Zutaten anrühren. Zuletzt die Kräuter hinzugeben. Kurz vor dem Essen den Chinakohl mit der Sauce mischen.

6 g Eiweiß
6 g Fett
9 g Kohlenhydrate

114 Kalorien
477 Joule
¾ BE

Gemischter Salat

HK, MD, LG, NB, D, F

100 g Kopfsalat, 85 g geriebene Möhren, 85 g geriebener Knollensellerie, 40 g Magerjoghurt, Zitronensaft, 1 kleine feingehackte Zwiebel, Meersalz, Knoblauchpulver, eventuell Senfpulver, gehackte Petersilie

Joghurt, Zitronensaft, Zwiebel und Gewürze verrühren. Salatblätter, Möhren- und Sellerie-Rohkost auf einem Teller anrichten. Salatsauce darübergießen. Mit Petersilie bestreuen.

6 g Eiweiß
– Fett
18 g Kohlenhydrate

96 Kalorien
401 Joule
1½ BE

Kopfsalat

HK, MD, LG, NB, D, F

½ Kopfsalat, 1 Teelöffel feingehackte Kräuter, 1 Teelöffel Zitronensaft, 75 g Buttermilch, 10 g kaltgeschlagenes Öl, Meersalz, Dill, Würzextrakt, 1 Prise Zucker bzw. Sionon

Die Salatblätter verlesen und reinigen. Aus Buttermilch, Öl, Salz, Würzextrakt, Zucker bzw. Sionon, Kräutern und Zitronensaft eine Sauce rühren. Diese über die Salatblätter gießen und den Salat sofort auftragen.

3 g Eiweiß
11 g Fett
7 g Kohlenhydrate

139 Kalorien
581 Joule
½ BE

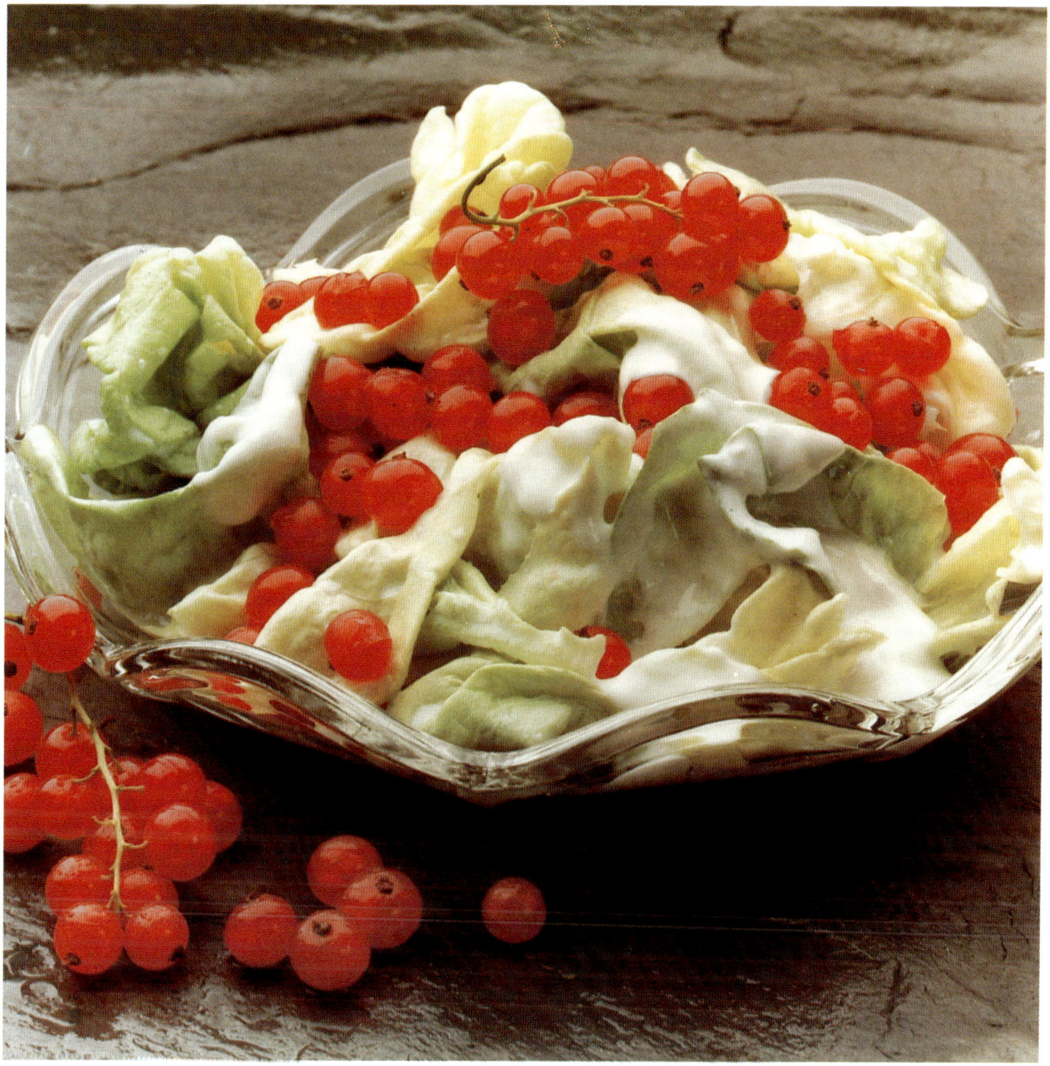

Kopfsalat mit Früchten
HK, MD, LG, NB, D, F, T

(4 Personen)

1 Kopfsalat, 3 Eßlöffel Zitronensaft (45 g), 1 Becher Magermilch-Joghurt (150 g), 50 g süße Sahne, 1 Teelöffel Diätsüße, 300 g frische Früchte nach Jahreszeit (Erdbeeren, Himbeeren, Johannisbeeren, Pfirsiche, Brombeeren), ½ Teelöffel Diätsüße

Salat verlesen, waschen und gut abtropfen lassen. Aus Zitronensaft, Joghurt, Sahne und Diätsüße eine Sauce rühren. Mit den Salatblättern vermischen und auf Portionstellern anrichten. Die geputzten und eventuell zerkleinerten Früchte mit Diätsüße süßen und über den Salat streuen. Sofort servieren.

4 g Eiweiß
1 g Fett
11 g Kohlenhydrate

69 Kalorien
288 Joule
1 BE

Aprikosen-Kiwi-Salat (6 Personen) HK, MD, LG

500 g Aprikosen, 3 Kiwifrüchte, 1 Grapefruit, 4 Eßlöffel Mandarinensaft, 150 g Rahmfrischkäse, 2 Teelöffel Honig, 2 Teelöffel Zitronensaft, 1 Prise Meersalz, 1 Hauch Paprikapulver, 10 g Pflanzenmargarine, 30 g Mandelsplitter

6 g Eiweiß
12 g Fett
25 g Kohlenhydrate

232 Kalorien
970 Joule
2 BE

Obst waschen und putzen. Die entsteinten Aprikosen vierteln. Die geschälten Kiwis in Scheiben schneiden, die geschälte Grapefruit in Spalten teilen und diese halbieren. Früchte bunt gemischt in Schälchen anrichten und mit dem Mandarinensaft beträufeln. Den Rahmfrischkäse mit den Gewürzen gut verrühren und ebenfalls auf dem Salat verteilen. Margarine zerlassen, Mandelsplitter goldbraun rösten. Vor dem Servieren über den Salat streuen.

Erdbeer-Avocado-Traum (4 Personen) HK, MD, LG, NB

8–10 Salatblätter, 2 mittelgroße Avocados, 400 g Erdbeeren

Sauce:

2 Eßlöffel flüssiger Honig, 3 Eßlöffel Zitronensaft, 1 Teelöffel Meersalz, 4 Eßlöffel Sojaöl, 2 Teelöffel feingehackte grüne Frühlingszwiebeln

3 g Eiweiß
30 g Fett
15 g Kohlenhydrate

342 Kalorien
1430 Joule
1 BE

Salatblätter waschen und in mundgerechte Stücke zupfen. Auf vier Glasteller geben. Avocados halbieren, Kerne herausnehmen, die Hälften schälen und in Scheiben schneiden. Abwechselnd mit gewaschenen, in Scheiben geschnittenen Erdbeeren auf dem Salat verteilen. Mit einer Sauce aus Honig, Zitronensaft, Meersalz, Zwiebeln und Sojaöl übergießen.

Die „leichte Kunst", Avocados zu essen

① Der Reifetest: Die Schale muß auf leichten Fingerdruck nachgeben. Avocados schmecken nur mit weich cremigem Fruchtfleisch. ② Avocados nur im Gemüsefach des Kühlschranks lagern; bei +4° bleiben sie meh Tage frisch; bereits sehr weiche Früchte halten sich bei +1–2°. ③ Noch harte Avocados werden schneller reif (Tage), wenn sie in Zeitungspapier gewickelt bei Zimmertemperatur aufbewahrt werden. ④ Die Avocado wird für j Art der weiteren Verwendung der Länge nach bis zum großen Kern eingeschnitten. ⑤ Durch leichtes Gegenei derdrehen die beiden Hälften der Avocado trennen. ⑥ Den großen Kern entfernen: mit einem kurzen Messersc „aufspießen", durch eine Drehung lösen und herausheben. ⑦ Das Fruchtfleisch immer mit Zitrone beträufeln, d es sein frisches Aussehen behält. „Unbehandelte" Avocados verfärben sich nach kurzer Zeit. ⑧ Die einfachste Avocados zu essen: Avocadohälfte mit etwas Zitrone, Pfeffer und Salz „würzen" – auslöffeln. ⑨ Für Weiterverarbeitung Schale entfernen: entweder umstülpen und abziehen oder mit scharfem Messer fein abschä ⑩ Je nach Art des Gerichtes in Viertel, Scheiben oder Würfel teilen. ⑪ Attraktiv für Salate und zur Dekora Avocadokugeln mit dem Kartoffelstecher formen. ⑫ Auch der Kern hat seinen Wert: So präpariert und in Wa gestellt, treibt er Wurzeln und Blätter. Dann umtopfen und gut gießen.

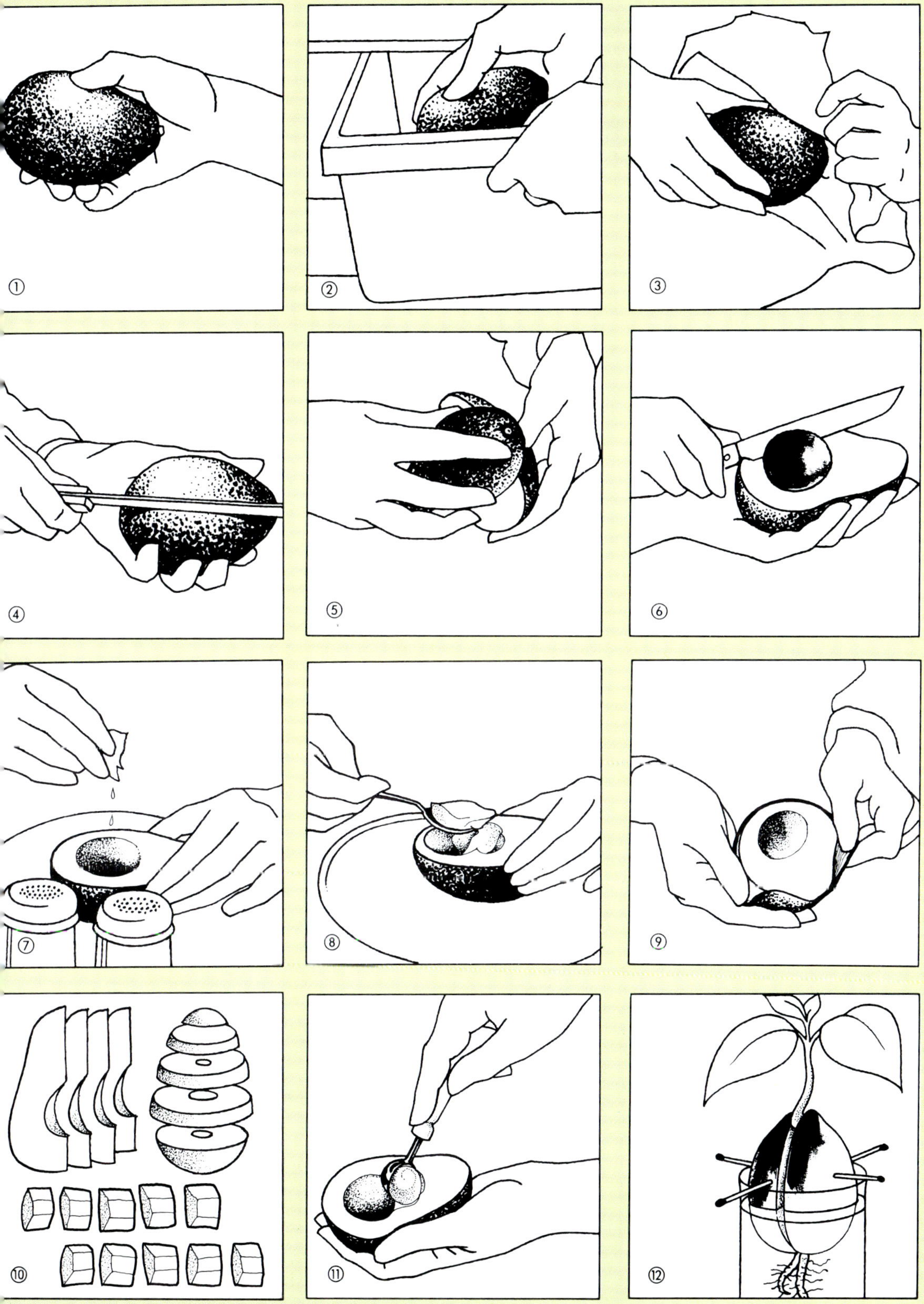
①
②
③
④
⑤
⑥
⑦
⑧
⑨
⑩
⑪
⑫

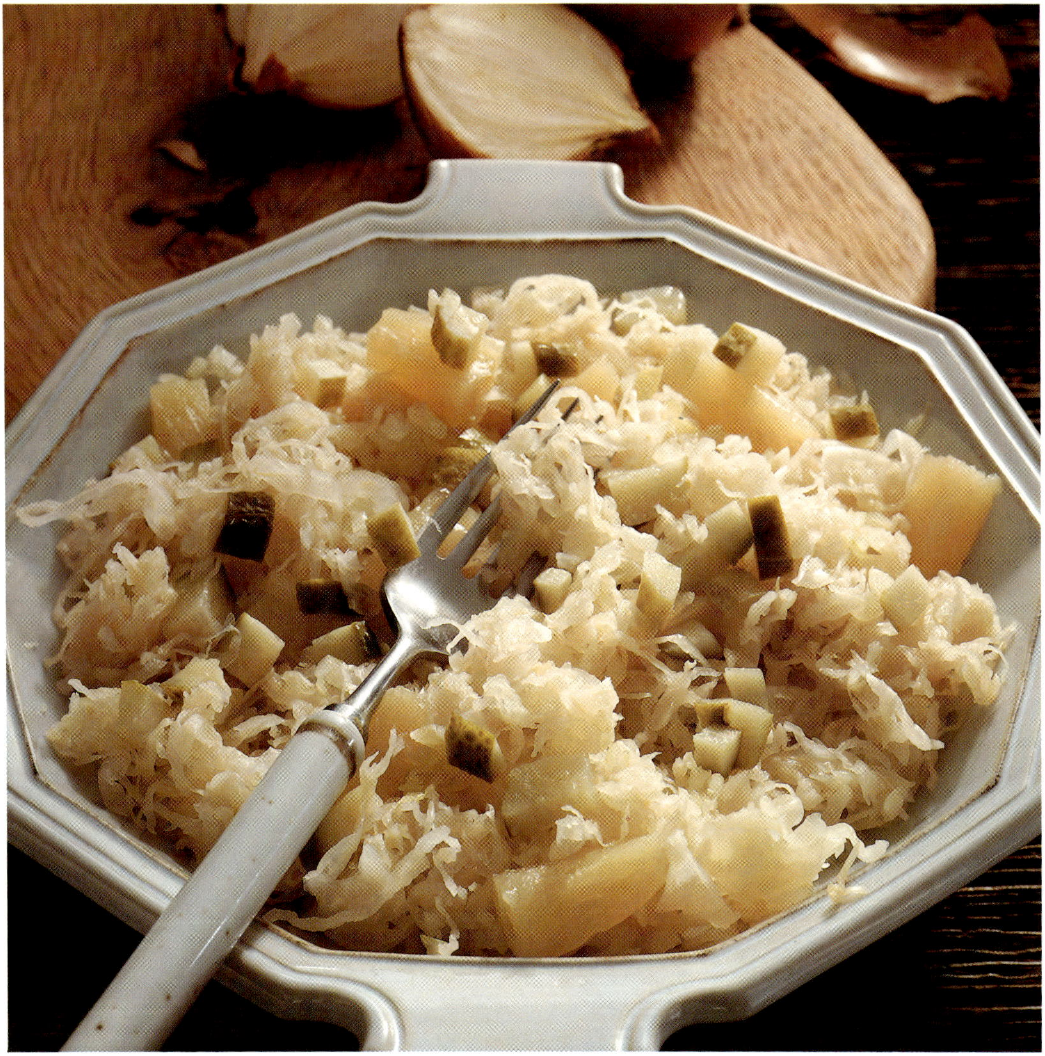

Pikanter Sauerkrautsalat

HK, MD, LG, HB, D, F

(4 Personen)

800 g Sauerkraut, 1 große Zwiebel (60 g), 1 große Gewürzgurke (50 g), 3 Scheiben frische Ananas (250 g), ⅛ l naturreiner Ananassaft, 4 Eßlöffel Gurken-Einlegflüssigkeit, 2 Eßlöffel Distelöl

Das Sauerkraut mit zwei Gabeln in einer großen Schüssel lockern. Die Zwiebel schälen und sehr fein hacken. Die Gurke klein würfeln. Die Ananasscheiben schälen und in feine Spalten schneiden. Den Ananassaft mit der Gurkenflüssigkeit und dem Distelöl verrühren. Zwiebelwürfel, Gurkenwürfel und Ananasspalten mit der Sauce zugedeckt bei Zimmertemperatur etwa 20 Minuten durchziehen lassen.

4 g Eiweiß
8 g Fett
14 g Kohlenhydrate

144 Kalorien
602 Joule
1 BE

Gurkensalat
HK, NB, D, F

1 Stück Salatgurke, 50 g Joghurt oder saure Sahne, 1 Teelöffel gehackter Dill, 1 Teelöffel Zitronensaft, 1 Teelöffel Schnittlauch, Meersalz

Salatgurke gründlich säubern, auf Bitterstoffe abschmecken und fein hobeln. Zarte Gurken sollte man nicht schälen. Sahne oder Joghurt mit gehacktem Dill, Schnittlauch, Zitronensaft und Salz verrühren und mit den Gurkenscheiben vermischen.

5 g Eiweiß
4 g Fett
10 g Kohlenhydrate

96 Kalorien
401 Joule
1 BE

Gurkenkästchen mit Möhren-Rohkost (2 Personen)
HK, D, F

1 Salatgurke, 2 Möhren, 1 Teelöffel Zitronensaft, 2 Eßlöffel Joghurt, einige Tropfen kaltgeschlagenes Pflanzenöl, 1 Teelöffel gemischte Kräuter, 1 Teelöffel gemahlene Nüsse, 2 Salatblätter

Salatgurke schälen und in dicke Scheiben schneiden. Jede Scheibe mit einem Löffel aushöhlen, so daß noch ein genügend dicker Rand mit Boden stehenbleibt. Die entstandenen Gurkenkästchen mit Zitronensaft marinieren und kurze Zeit ziehen lassen. Möhren putzen, raspeln und mit Joghurt, Öl, gemischten Kräutern und etwas Zitronensaft vermischen und abschmecken. Die Möhren-Rohkost in die Gurkenkästchen füllen, auf Salatblätter setzen und mit Nüssen bestreut servieren.

3 g Eiweiß
7 g Fett
10 g Kohlenhydrate

115 Kalorien
481 Joule
¾ BE

Wurzel-Kräuter-Salat (4 Personen)
HK, D, F

200 g junge Möhren, 200 g Sellerieknolle, 200 g rote Bete, 50 g kaltgeschlagenes Pflanzenöl, 1 Schwarzwurzel, 2 Eßlöffel Kräutermischung aus Estragon, Basilikum, Kresse, Dill und Schnittlauch, 1 rohes Eigelb, Zitronensaft, Meersalz

Alle Gemüse zurichten und kleinwürfeln oder raffeln. Öl in einer Schüssel verrühren, das Eigelb hineingeben und mit Zitronensaft, Meersalz und Kräutern vermischen. Dann das Gemüse unter die Kräutermischung heben und alles gut durchziehen lassen.

2 g Eiweiß
12 g Fett
13 g Kohlenhydrate

168 Kalorien
702 Joule
1 BE

Sauerkrautsalat
HK, MD, NB, D, F, T

2–3 Eßlöffel Magerjoghurt, eventuell 1 Teelöffel Zitronensaft, etwas geriebene Zwiebel, 100 g Sauerkraut

Aus Joghurt, Zitronensaft und Zwiebeln eine Salatsauce bereiten. Sauerkraut auflockern, kleinschneiden, in die Salatsauce geben.

5 g Eiweiß
2 g Fett
10 g Kohlenhydrate

78 Kalorien
326 Joule
¾ BE

Möhrensalat (4 Personen) HK, MD, LG, NB

500 g Möhren, 30 g Haselnußmus, 10 g Honig, 2 Eßlöffel Joghurt, 1 Eßlöffel kaltgeschlagenes Pflanzenöl, 1 kleine Gewürzgurke, 1 Apfel, Saft einer halben Zitrone, Meersalz

4 g Eiweiß
7 g Fett
13 g Kohlenhydrate
131 Kalorien
548 Joule
1 BE

Die Möhren gut waschen und bürsten und mit der Rohkostreibe raspeln. Desgleichen den Apfel mit der Schale reiben und zu den Möhren geben. Aus Joghurt, Öl, Salz, Zitronensaft, Honig und Haselnußmus eine Marinade rühren, die anderen Zutaten und die kleingewürfelte Gurke darin vermischen.

Eisbergsalat (2 Personen) HK, MD, LG, NB

1 Kopf Eisbergsalat (250 g), 1 grüne Paprikaschote (130 g), 3 Tomaten (250 g), 1 Eßlöffel kaltgeschlagenes Pflanzenöl, 3 Eßlöffel Apfelessig, Zwiebelpulver, Knoblauchpulver, Meersalz

4 g Eiweiß
8 g Fett
10 g Kohlenhydrate
136 Kalorien
568 Joule
¾ BE

Aus Öl, Essig und den Gewürzen eine pikante Marinade bereiten. Eisbergsalat und Paprikaschote in Streifen schneiden, Tomaten achteln, alles vorsichtig mischen.

Eisbergsalat mit Paprika und Gurke V

(4 Personen)

1 Kopf Eisbergsalat (500 g), je 1 kleine oder halbe rote und grüne Paprikaschote (200 g), ½ Salatgurke (200 g), je 1 Bund Petersilie und Schnittlauch, 3 Eßlöffel Zitronensaft, 4 Eßlöffel kaltgeschlagenes Öl, Meersalz, Pfeffer, Paprikapulver

2 g Eiweiß
10 g Fett
4 g Kohlenhydrate
119 Kalorien
503 Joule
⅓ BE

Eisbergsalat putzen, waschen, gut abtropfen lassen und in mundgerechte Blätter zupfen. Paprika waschen, von Stiel, Zwischenwänden und Kerngehäuse befreien, dabei in Längsstreifen teilen und diese quer in hauchzarte Streifen schneiden. Salatgurke gründlich waschen, abtrocknen, fein hobeln. Petersilie und Schnittlauch waschen, trockenschwenken, fein schneiden. Alles in einer Schüssel locker mischen und die aus Zitronensaft, Öl und Gewürzen zubereitete Salatsauce darübergeben.

Löwenzahnsalat (4 Personen)

HK, MD, LG, V, D

200 g junge Löwenzahnblätter, 2 Tomaten, 1 hartgekochtes Ei, 1 mittelgroße Zwiebel, 4 Teelöffel Obstessig oder Zitronensaft, Meersalz, Friate (Fruchtkonzentrat), 4 Eßlöffel Sonnenblumenöl

4 g Eiweiß
12 g Fett
6 g Kohlenhydrate

148 Kalorien
619 Joule
½ BE

Löwenzahnblätter verlesen, harte Stiele herausschneiden, gut waschen und abtropfen lassen. Tomaten und Ei in Scheiben schneiden und mit dem Löwenzahn vermengen. Zwiebel in Ringe schneiden. Essig oder Zitronensaft mit den Gewürzen und dann mit dem Öl gut verschlagen, den Salat damit mischen und kurz durchziehen lassen. Diese Art der Zubereitung eignet sich auch für Kresse oder gemischte Wildkräuter, jedoch gibt man die Salatsauce erst bei Tisch darunter.

Kürbis-Sellerie-Salat

HK, MD, LG, NB, D, F

100 g Sellerie, 100 g Kürbis, 10 g kaltgeschlagenes Pflanzenöl, einige Tropfen Zitronensaft, 10 g gehackte Nüsse, Meersalz, etwas gewiegte Petersilie

3 g Eiweiß
16 g Fett
11 g Kohlenhydrate

200 Kalorien
836 Joule
1 BE

Den geschälten Sellerie und Kürbis fein hobeln, dann mit Öl, Zitronensaft, Nüssen, Petersilie und Salz vermischen. Gut durchzogen mit gehackter Petersilie bestreut anrichten.

Frühlingssalat mit Würstchen (4 Personen)

HK, MD, LG, D

150 g frische Salatgurke, 20 g kaltgeschlagenes Pflanzenöl, 4 Tomaten, 1 Paprikaschote, 2 Zwiebeln, 5 Soja-Würstchen (granoVita), 1 Bund Radieschen, 1 Bund Schnittlauch, Zwiebelpulver, Paprikapulver, Kräutersalz, Saft einer Zitrone

6 g Eiweiß
15 g Fett
7 g Kohlenhydrate

187 Kalorien
782 Joule
½ BE

Tomaten achteln, Gurken, Radieschen und Soja-Würstchen in Scheiben, Paprikaschote in Streifchen schneiden. Zwiebeln fein hacken. Öl mit Zitronensaft, Schnittlauch und den Gewürzen verrühren und mit den anderen Salatzutaten vermischen.

Balkan-Salat (4 Personen) V

100 g Vollkorn-Spaghetti, 125 g Sojascheiben (granoVita), 1 Packung tiefgekühltes Balkangemüse, 4 hartgekochte Eier, 3 Eßlöffel Obstessig, 4 Eßlöffel kaltgeschlagenes Pflanzenöl, Meersalz

17 g Eiweiß
20 g Fett
24 g Kohlenhydrate

344 Kalorien
1438 Joule
2 BE

Das Gemüse in wenig Salzwasser, die zerbrochenen Spaghetti in reichlich Salzwasser getrennt weich kochen, auf ein Sieb schütten und abkühlen lassen. Eier und Sojascheiben würfeln, alle Zutaten untereinander mischen und pikant abschmecken.

Griechischer Salat (4 Personen) HK, MD, NB, D

1 Kopfsalat (200 g), 1 große Zwiebel, 1 grüne oder rote Paprikaschote (130 g), 15 gefüllte, spanische Oliven, 5 Tomaten (400 g), 100 g Schafskäse, 5 Eßlöffel kaltgeschlagenes Pflanzenöl, 3 Eßlöffel Apfelessig, 1 gestrichener Teelöffel Meersalz, etwas zerriebenes Basilikum

8 g Eiweiß
16 g Fett
8 g Kohlenhydrate

208 Kalorien
869 Joule
⅔ BE

Den Kopfsalat waschen und zerpflücken. Zwiebel und Paprikaschote in Ringe schneiden, Oliven halbieren und Tomaten achteln. Den Schafskäse zerbröckeln. In einer Schüssel anrichten und den zerbröckelten Schafskäse darüberstreuen. Die Zutaten für die Sauce mischen, über den Salat gießen und 15 Minuten ziehen lassen.

Zyprischer Salat (4 Personen) HK, MD, LG, NB, D, F

1 Kopfsalat, je 1 kleine rote und grüne Paprikaschote, 3 Tomaten, ½ kleine Salatgurke, 10 halbierte Oliven, 100–150 g Schafskäse

8 g Eiweiß
8 g Fett
9 g Kohlenhydrate

145 Kalorien
605 Joule
¾ BE

Salatsauce:

1 Becher Bioghurt (150 g), 2 Eßlöffel gehackte Kräuter (Dill, Petersilie, Schnittlauch), 1 Knoblauchzehe, 2–3 Teelöffel Zitronensaft, 1 Eßlöffel kaltgeschlagenes Pflanzenöl, je ¼ Teelöffel Basilikum und Majoran, 1 Messerspitze geriebener Thymian, ¼ Teelöffel Paprika, Meersalz

Kopfsalat waschen, gut ausschütteln und zerpflücken. Paprikaschoten waschen, entkernen und zu Ringen schneiden. Tomaten achteln und die gut gewaschene Salatgurke in Scheiben schneiden. Oliven und in kleine Stücke zerteilten Schafskäse mit allen Salatzutaten locker in einer Schüssel mischen. Die Zutaten für die Salatsauce mit einer Gabel fest durchschlagen und über den Salat gießen.

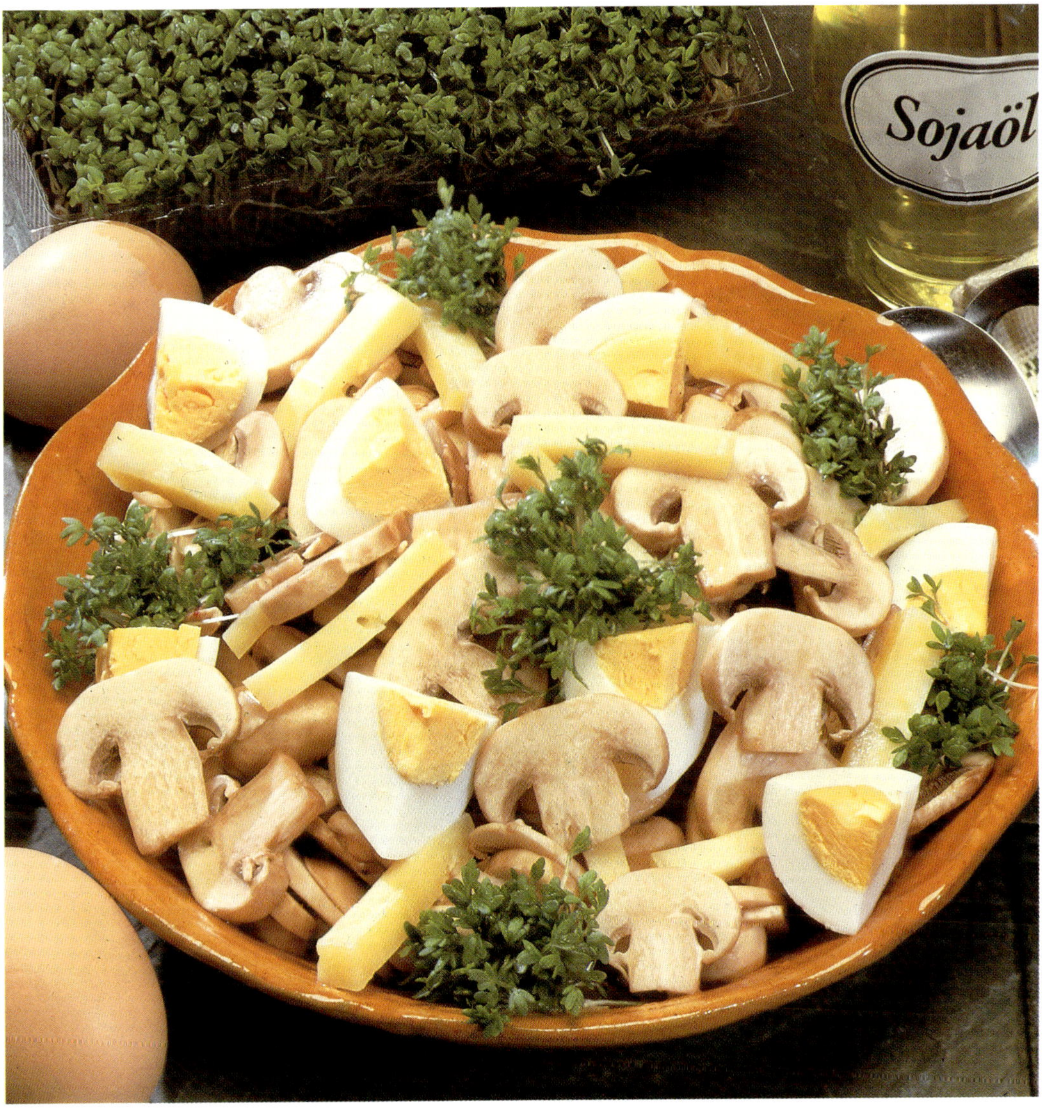

Champignonsalat mit Kresse und Eiern (4 Personen)

V

500 g frische Champignons, 150 g mittelalter Gouda, 4 hartgekochte Eier, 1 Kästchen Kresse, 4 Eßlöffel Sojaöl, 1 Eßlöffel süßer Senf, 6 Eßlöffel Zitronensaft, Meersalz, Pfeffer

Champignons putzen, waschen und in Segmente schneiden. Mit halbierten Eiachteln, Käsestreifen und gewaschener Kresse in eine Schüssel füllen. Aus Senf, Zitronensaft, Meersalz, Pfeffer und Sojaöl eine Marinade rühren und den Salat damit übergießen.

20 g Eiweiß
28 g Fett
7 g Kohlenhydrate

360 Kalorien
1505 Joule
½ BE

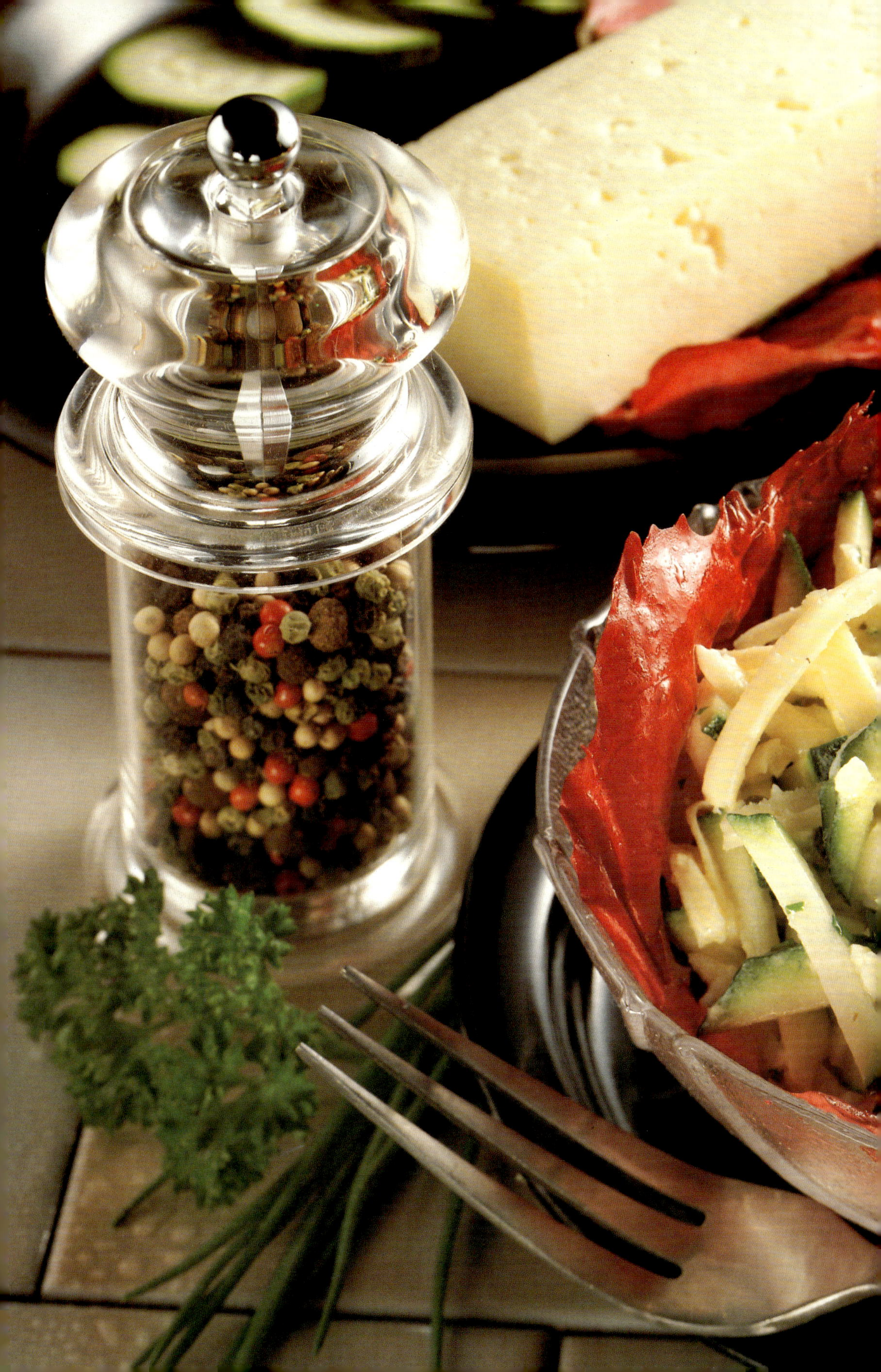

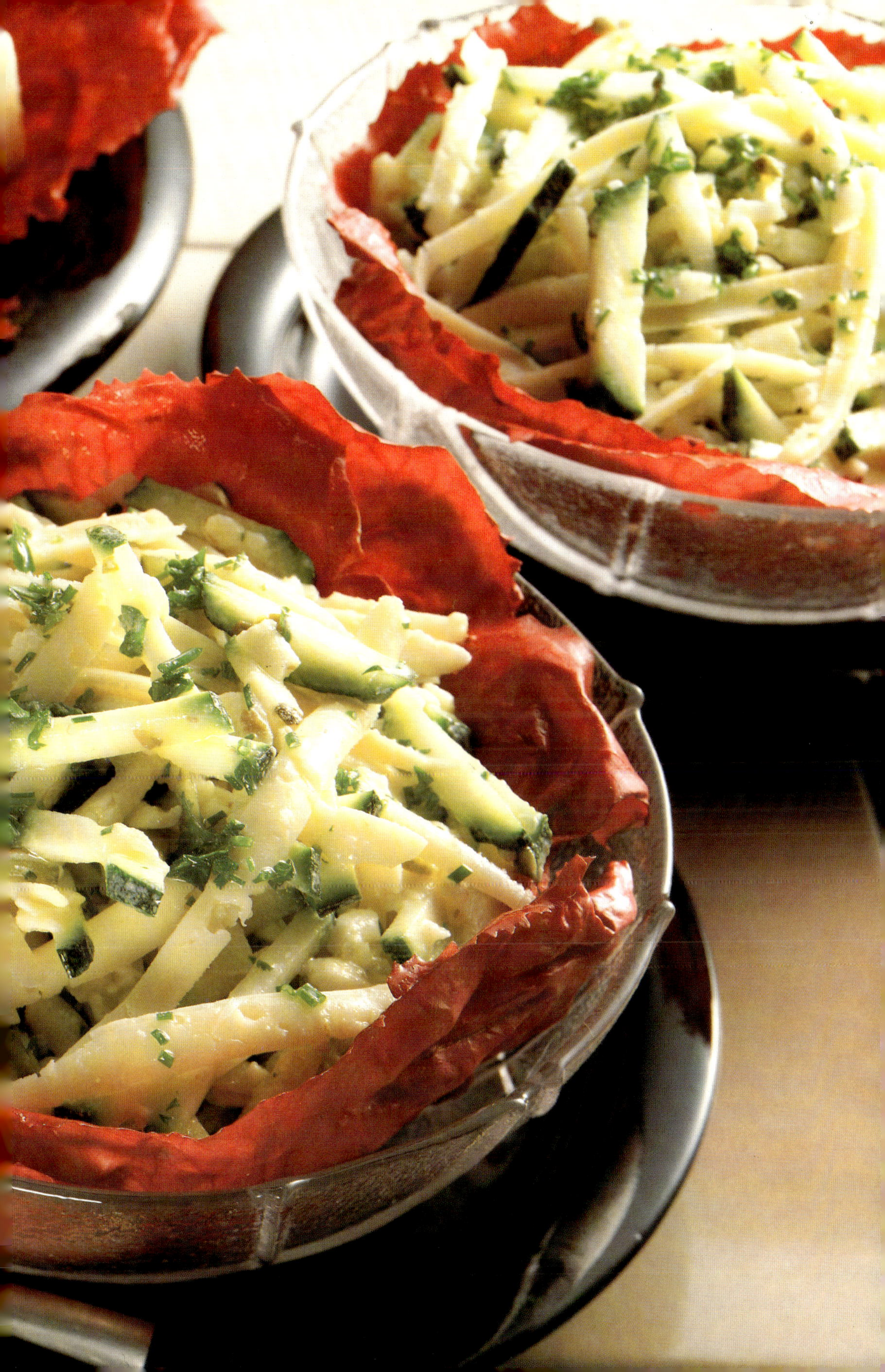

Pilzsalat mit Sojakeimlingen

HK, MD, LG, NB, D, F, T, V

(2 Personen)

100 g Sojakeimlinge, 100 g Champignons, 1 Eßlöffel Salatcreme, 1 Eßlöffel Joghurt, Hefe-Extrakt, Salatgewürz, Kräutersalz, Streuwürze, etwas Paprika

Aus den Zutaten eine pikante Sauce rühren. Sojakeimlinge und in Scheiben geschnittene Pilze unterheben. Mit Paprika verziert servieren.

8 g Eiweiß
6 g Fett
5 g Kohlenhydrate

106 Kalorien
443 Joule
½ BE

Zucchini-Möhren-Salat (1 Person)

V

80 g Zucchinis, 40 g Möhren, 1 Teelöffel Mandelmus, 1–2 Eßlöffel Zitronensaft, ½ Teelöffel Hefe-Extrakt, Meersalz, frische Kräuter

Mandelmus, Zitronensaft und Hefe-Extrakt fein verrühren. Zucchinis und Möhren grob raspeln und mit der Salatsauce vermischen. Mit Meersalz und frisch gehackten Kräutern vermengen.

3 g Eiweiß
6 g Fett
8 g Kohlenhydrate

98 Kalorien
410 Joule
⅔ BE

Zucchini-Käse-Salat (4 Personen)

V

200 g Zucchinis, 200 g Tilsiter-Käse (45 % Fett)

Sauce:

10 Eßlöffel kaltgeschlagenes Pflanzenöl, 6 Eßlöffel Zitronensaft, 1 hartgekochtes Ei, 1 gehackte Schalotte, je 1 Eßlöffel gehackte Petersilie, Schnittlauch und Kresse, 1 Eßlöffel feingehackte Kapern, 1 Eßlöffel feinwürfelig geschnittene Cornichons, Meersalz, bunter Pfeffer, 1 Prise Knoblauchgranulat, 8 kleine oder 4 große Radicchio-Blätter

Zucchinis waschen, trockentupfen, in dünne, streichholzgroße Streifen schneiden. Tilsiter mit der Gemüseraspel grob raffeln. Für die Sauce Pflanzenöl und Zitronensaft gut verquirlen, Ei feinhakken und zusammen mit den anderen Zutaten unter die Zitronensaft-Öl-Mischung rühren. Mit Meersalz, Pfeffer und Knoblauchgranulat kräftig abschmecken. Zucchinis mit den Tilsiter-Streifen in eine Schüssel geben, Sauce darübergießen und vorsichtig vermengen. Einige Zeit durchziehen lassen. Vier Salatteller mit Radicchio-Blättern auslegen, den Salat einfüllen.

15 g Eiweiß
38 g Fett
6 g Kohlenhydrate

426 Kalorien
1781 Joule
½ BE

Abbildung vorige Seite

Obstsalat (1)

HK, MD, LG, NB

100 g Apfel, 100 g Apfelsine, 50 g Banane, 15 g Rosinen, 15 g geriebene Nüsse, 50 g Joghurt, 15 g Honig

Das Obst schälen, würfeln und mit Honig, Nüssen und Joghurt vermischen.

6 g Eiweiß
12 g Fett
63 g Kohlenhydrate

383 Kalorien
1603 Joule
5¼ BE

Obstsalat (2)*

HK, MD, LG, NB, D, F, T

1 Birne, 1 Apfel, Saft von einer halben Zitrone

Birne und Apfel schälen, kleinschneiden und mit Zitronensaft vermischen. Sofort servieren.

1 g Eiweiß
1 g Fett
28 g Kohlenhydrate

125 Kalorien
523 Joule
2⅓ BE

Obstsalat (3)*

HK, MD, LG, NB

1 Apfel, 1 Banane, Saft von 1 Apfelsine, 2 Walnüsse, 1 Teelöffel granoVita Ahorn- oder Diabetikersirup

Den Apfel in feine Streifen schneiden, die Banane würfeln und beides mit dem Apfelsinensaft übergießen, vorsichtig vermischen und mit Sirup abschmecken.

5 g Eiweiß
6 g Fett
64 g Kohlenhydrate

330 Kalorien
1379 Joule
5⅓ BE

Gemischter Obstsalat

HK, MD, LG, NB

100 g Ananas, 50 g Apfel, 50 g Birne, 50 g Apfelsine, 50 g Banane, 15 g Honig, ⅛ l Apfelsaft, eventuell Getreideflocken oder etwas Schlagsahne

Das geschälte Obst würfeln und miteinander vermischen. Honig mit Apfelsaft verrühren und über das Obst gießen. Mit Getreideflocken bestreut oder mit Schlagsahne verziert schmeckt dieser Obstsalat besonders köstlich.

2 g Eiweiß
1 g Fett
71 g Kohlenhydrate

300 Kalorien
1254 Joule
6 BE

Obstsalat mit Weizenkeimen

HK, MD, LG

100 g Apfel, 100 g Apfelsine, 1 Teelöffel Zitronensaft, 15 g Weizenkeime, 15 g Honig, 25 g Sahne

Apfel und Apfelsine schälen und würfeln, mit Zitronensaft, Weizenkeimen und Honig vermischen und mit Sahne übergossen servieren.

6 g Eiweiß
10 g Fett
45 g Kohlenhydrate

296 Kalorien
1235 Joule
3¾ BE

Obstsalat in Melone (4 Personen) HK, MD, LG, NB, D, F, T

½ Melone (350 g), 1 Pfirsich (150 g), 1 Apfel (150 g), 200 g Erdbeeren, 1 Orange (150 g), 1 Teelöffel Diätsüße, 2–3 Teelöffel Zitronensaft, 10 g gehackte Haselnüsse

Melone halbieren. Das Fruchtfleisch aushöhlen, Kerne entfernen und in Würfel schneiden. Das übrige Obst ebenfalls würfeln. Mit Diätsüße und Zitronensaft abschmecken. Den Obstsalat einige Zeit kalt stellen und dann in die ausgehöhlte Melone füllen. Mit gehackten Haselnüssen bestreuen.

2 g Eiweiß
2 g Fett
22 g Kohlenhydrate

114 Kalorien
477 Joule
1¾ BE

Obstsalat „Calypso" mit Dickmilch (4 Personen) HK, MD, LG, D

1 frische Ananas, 500 g Erdbeeren, Saft einer Zitrone, 100 g Honig oder entsprechende Menge Süßstoff, 1 Becher (175 g) Sahne-Dickmilch, ½ Teelöffel Vanillepulver, 1 Messerspitze grobgemahlener schwarzer Pfeffer

Die Ananas halbieren, das Fruchtfleisch vorsichtig herauslösen und würfeln. Erdbeeren waschen und putzen, kleine Früchte ganz lassen, größere halbieren oder vierteln und mit dem Ananasfleisch mischen. Die Hälfte des Honigs darübergeben und mit Zitronensaft beträufeln. Die Früchte in die Ananashälften füllen. Dickmilch mit dem restlichen Honig, mit Vanillepulver und Pfeffer verrühren und zu dem Salat reichen.

3 g Eiweiß
6 g Fett
43 g Kohlenhydrate

239 Kalorien
998 Joule
3½ BE

Bei Verwendung von Süßstoff für Diabetiker

23 g Kohlenhydrate
158 Kalorien
660 Joule
1¾ BE

Erdbeer-Frischkost HK, MD, LG, T

150 g Erdbeeren, 100 g Joghurt, etwas Honig nach Bedarf

Walderdbeeren haben ein feineres Aroma als Gartenerdbeeren. Gute, reife Erdbeeren sollte man so essen, wie sie sind, also ungezuckert. Wer einen unverdorbenen Geschmackssinn hat, dem werden sie so am besten schmecken. Dasselbe gilt übrigens auch von anderen Beeren. Sie sind zudem ungezuckert am bekömmlichsten. Vollkornbrot mit Pflanzenmargarine, frische, gute Erdbeeren und eine Tasse Milch sind ein vorzügliches Zwischengericht. Man kann Erdbeeren auch gut mit Rhabarber, Himbeeren und Kirschen mischen.

5 g Eiweiß
5 g Fett
16 g Kohlenhydrate

124 Kalorien
516 Joule
1½ BE

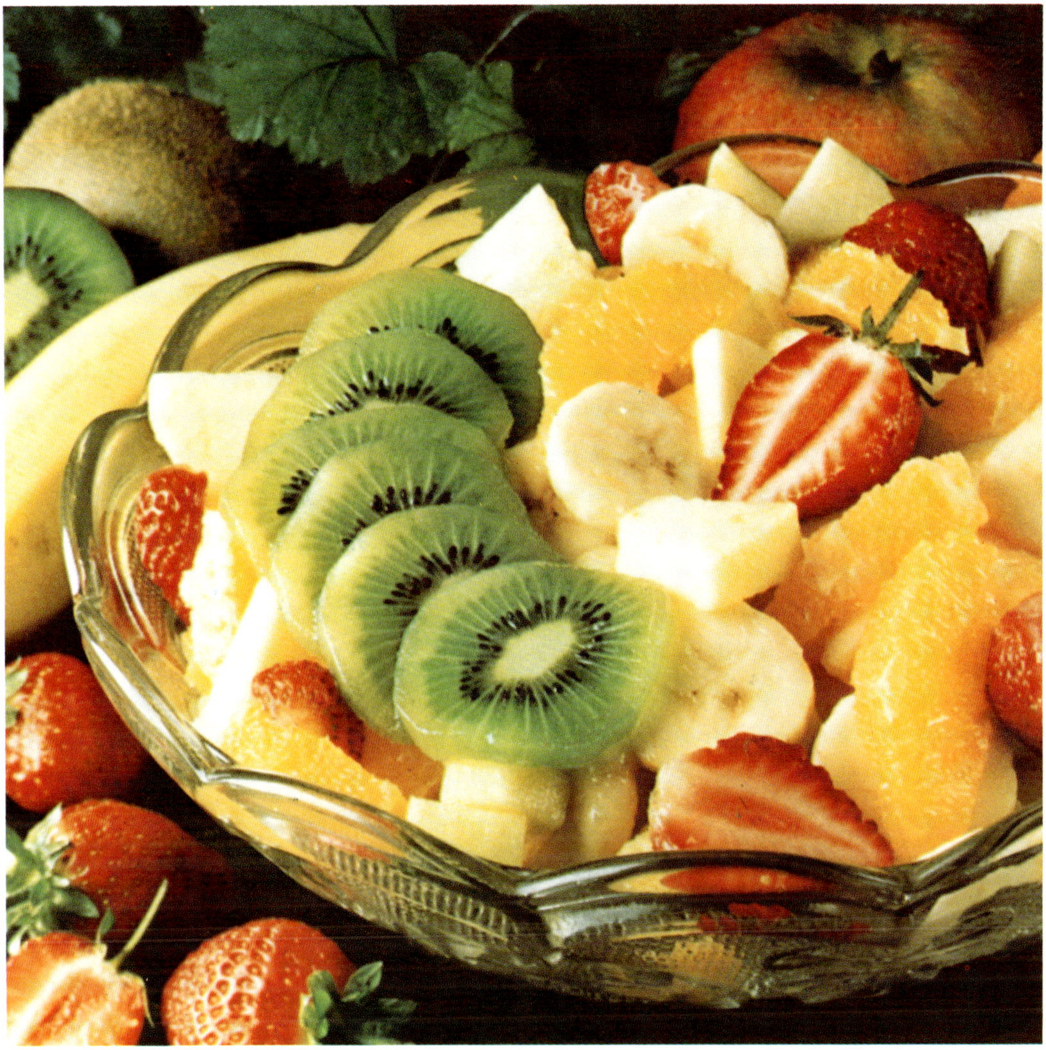

Obstsalat mit Kiwi

HK, MD, LG, NB, D, F, T

(4 Personen)

2 Orangen (300 g), 2 Äpfel (300 g), 1 Banane (100 g), 150 g Erdbeeren, Kirschen oder anderes Obst, 1 Kiwi (150 g), 50 g Orangensaft, 1 Eßlöffel Zitronensaft

Obst kleinschneiden und in eine Schüssel geben. Orangensaft und Zitronensaft zur Sauce verrühren und über den Salat geben. Gut durchziehen lassen und gekühlt servieren.

2 g Eiweiß
1 g Fett
32 g Kohlenhydrate

145 Kalorien
606 Joule
2⅔ BE

Apfel-Apfelsinen-Salat HK, MD, LG, T

100 g Apfel, 100 g Apfelsine, 25 g Nüsse oder Mandeln, 10 g Honig

5 g Eiweiß
16 g Fett
37 g Kohlenhydrate
310 Kalorien
1296 Joule
3 BE

Apfel und Apfelsine schälen, entkernen und in kleine Stückchen schneiden. Dann mit Honig oder Fruchtzucker vermischen und an einem kühlen Ort Saft ziehen lassen. Mit gehackten Nüssen, Mandeln oder auch Knusperflocken bestreut anrichten. Sollte der Salat nicht saftig genug sein, kann etwas Apfelsaft hinzugefügt werden.

Apfel-Bananen-Salat HK, MD, LG, F, T

100 g Apfel, 100 g Banane, Saft einer Zitrone, 10 g Honig

1 g Eiweiß
1 g Fett
44 g Kohlenhydrate
189 Kalorien
790 Joule
3⅔ BE

Banane schälen, Apfel gut reinigen, beides in feine Scheibchen schneiden und abwechselnd in eine Glasschale schichten. Zitronensaft mit Honig vermischen und zwischen die Lagen geben. Das Ganze gut durchzogen servieren. Nach Wunsch kann man den Salat auch mit Nüssen, Mandeln oder auch Weizenflocken überstreut anrichten.

Apfel-Birnen-Salat HK, MD, LG

100 g Birne, 100 g Apfel, 10 g Korinthen, ⅛ l Apfelsaft, 10 g Honig, 25 g Joghurt oder Schlagsahne

2 g Eiweiß
2 g Fett
57 g Kohlenhydrate
254 Kalorien
1063 Joule
4¾ BE

Birne und Apfel gut reinigen und in feine Scheibchen schneiden. Diese mit Korinthen vermischt in eine Schale geben. Saft mit Honig vermischen und über das Obst gießen. Das Ganze gut durchzogen mit Schlagsahne oder Joghurt bedeckt anrichten.

Ananassalat HK, MD, LG, T

150 g Ananas, 100 g Birnen, 50 g Sauerkirschen, 10 g Honig

2 g Eiweiß
1 g Fett
49 g Kohlenhydrate
209 Kalorien
875 Joule
4 BE

Ananas und Birnen schälen und in Stückchen schneiden, mit entsteinten Sauerkirschen vermischen und mit Honig abschmecken.

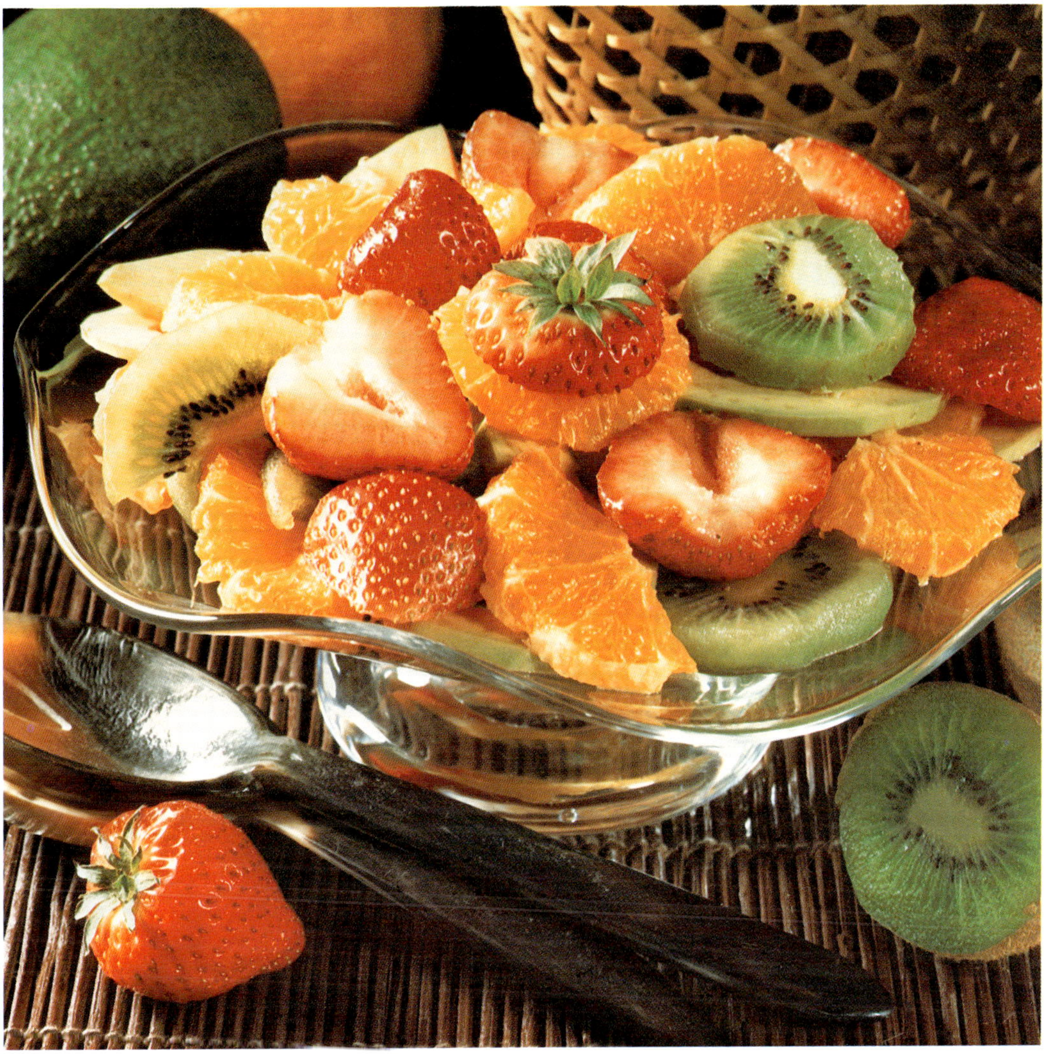

Exotischer Obstsalat (4 Personen) HK, MD, LG, D, F, T

2 Orangen (200 g), 1 Avocado (150 g), 3 Kiwis (200 g), 250 g Erdbeeren, Saft einer Zitrone, 3 Teelöffel Honig

Orangen gut schälen, in Scheiben schneiden und vierteln. Kiwis dünn schälen und in Scheiben schneiden. Gesäuberte Erdbeeren halbieren. Avocado halbieren, Kern entfernen, in Scheiben schneiden und mit etwas Zitronensaft beträufeln, damit sie nicht braun werden. Früchte vorsichtig mischen; Honig mit dem restlichen Zitronensaft verrühren und über den Salat geben. Nochmals vorsichtig mischen und einige Minuten kühl stellen.

2 g Eiweiß
10 g Fett
25 g Kohlenhydrate

198 Kalorien
828 Joule
2 BE

Tofu-Obstsalat (3 Personen)

HK, MD, LG, T

100 g Tofu (gewürfelt), Saft einer Zitrone, 1 Eßlöffel Ahorn-Creme, 1 Apfel, 1 Birne, 1 Banane, 1 Kiwi, 1 Orange

6 g Eiweiß
2 g Fett
40 g Kohlenhydrate
207 Kalorien
869 Joule
3⅓ BE

Saft einer Zitrone mit der Ahorn-Creme gut verrühren. Darin den gewürfelten Tofu einige Zeit durchziehen lassen. Das restliche Obst kleinschneiden und alles gut vermischen. Gut gekühlt servieren.

Früchtedip (2 Personen)

HK, MD, LG

250 g Quark (10% Fett), 2 Eßlöffel Milch, 2 Eßlöffel Birnendicksaft, Vanillemark, 1 Orange, 1 Pfirsich, 1 Kiwi, 125 g Erdbeeren

19 g Eiweiß
4 g Fett
28 g Kohlenhydrate
224 Kalorien
936 Joule
2⅓ BE

Quark mit Milch, Birnendicksaft und Vanillemark schaumig rühren und abschmecken. Das angegebene Obst oder frische Früchte der Jahreszeit waschen, schälen oder entstielen, dann in mundgerechte Stücke oder Spalten teilen und mit Cocktailspießchen versehen. Durch Eintauchen der Fruchtspieße in die Quarkcreme bedient man sich.

Obstsalat mit Bioghurtsauce (2 Personen)

HK, MD, LG, NB, D, F, T

2 Orangen, 1 säuerlicher Apfel, 1 Eßlöffel gehackte Pistazien

3 g Eiweiß
2 g Fett
37 g Kohlenhydrate
178 Kalorien
744 Joule
3 BE

Sauce:

½ Becher Bioghurt, Saft und abgeriebene Schale von ½ Zitrone, 1 Eßlöffel Honig, 1 Eßlöffel Fruchtsaft

Geschälte Orangen und vom Kerngehäuse befreiten Apfel in dünne Scheiben schneiden, mit Pistazien mischen. Aus Bioghurt, Zitronensaft und -schale, Honig und Fruchtsaft eine Sauce herstellen. Mit Obstsalat mischen und ziehen lassen.

Apfel-Rohkost MD, NB

150 g Äpfel, 1 Teelöffel Zitronensaft, 10 g Mandelmus, 25 g Weizenkeimflocken, 10 g Honig, 1 Eigelb

11 g Eiweiß
13 g Fett
44 g Kohlenhydrate

337 Kalorien
1409 Joule
3⅔ BE

Die Äpfel gut reinigen und fein raspeln, mit Honig und Mandelmus vermischen sowie mit Zitronensaft und Eigelb abschmecken. Apfelmasse in eine kleine Schüssel füllen und mit Flocken bestreut anrichten.

Tomaten-Rohkost HK, MD, LG, NB, D, F

200 g Tomaten, 1 große Zwiebel, 1 Teelöffel Schnittlauch, 50 g Buttermilch oder Joghurt, Meersalz, Würzextrakt, 1 Prise Zucker bzw. Sionon, einige Tropfen Zitronensaft

5 g Eiweiß
6 g Fett
9 g Kohlenhydrate

110 Kalorien
460 Joule
¾ BE

Tomaten in Scheiben schneiden und abwechselnd mit Zwiebelringen schuppenförmig auf eine Platte legen. Joghurt oder Buttermilch mit Salz, Würzextrakt, Zucker bzw. Sionon und Zitronensaft vermischen, über die Tomaten gießen und die Platte sofort mit feingehacktem Schnittlauch bestreut servieren.

Sellerie-Rohkost MD, LG, NB, D, F

100 g Knollensellerie, 50 g Apfel, 1 Teelöffel gehackte Petersilie, 20 g Joghurt, einige Tropfen Zitronensaft, Meersalz, Pfeffer

2 g Eiweiß
1 g Fett
12 g Kohlenhydrate

65 Kalorien
272 Joule
1 BE

Sellerie und Apfel raspeln. Beides gut vermischen und mit Joghurt, Meersalz, wenig Pfeffer und Zitronensaft abschmecken. Mit gehackter Petersilie bestreuen.

Kohl-Rohkost HK, MD, D, F

150 g Weiß- oder Rotkohl, etwas gestoßener Kümmel, 50 g Joghurt oder Sahne, Meersalz, Würzextrakt, 1 kleine Zwiebel, ½ Eßlöffel Zitronensaft, 1 Eßlöffel Schnittlauch

4 g Eiweiß
4 g Fett
11 g Kohlenhydrate

96 Kalorien
401 Joule
1 BE

Kohl fein hobeln und die Zellwände mit einem Holzlöffel oder Stampfer zerstampfen, dazu Sahne oder Joghurt, Salz, Würzextrakt, gestoßenen Kümmel, geriebene Zwiebel und Zitronensaft geben, gut durchmischen und mit Schnittlauch bestreut anrichten.

Rettich-Rohkost

HK, MD, LG, D, F

1 mittelgroßer Rettich, 10 g gehackte Nußkerne, 1 Teelöffel Zitronensaft, Meersalz

Rettich fein hobeln, mit Salz bestreuen, in eine Schale geben, mit Zitronensaft beträufeln, gut vermengen und mit gehackten Nüssen bestreuen.

2 g Eiweiß
6 g Fett
6 g Kohlenhydrate
86 Kalorien
360 Joule
½ BE

Paprika-Rohkost

D, F

1 grüne Paprikaschote, 2 Tomaten, 1 kleine Zwiebel, 2 Eßlöffel saure Sahne, 1 Teelöffel gehackte Petersilie, Paprikapulver

Die Paprikaschote halbieren, alle Kerne und weißen Teile herauslösen, die Schote in feine Streifchen schneiden und überbrühen. Auf einem Sieb abtropfen lassen. Die Tomaten in Scheiben schneiden und mit den Paprikastreifen vermischen. Aus Sahne, Petersilie, geriebener Zwiebel und Paprikapulver eine Salatsauce rühren und über die Rohkost geben. Sofort servieren.

4 g Eiweiß
4 g Fett
11 g Kohlenhydrate
92 Kalorien
386 Joule
1 BE

Paprika-Radieschen-Rohkost

HK, LG, D, F

(4 Personen)

2 Paprikaschoten, 1 großes Bund Radieschen, 1 Eßlöffel kaltgeschlagenes Pflanzenöl, Saft einer Zitrone, 1 Knoblauchzehe, Zwiebelpulver, Kräutersalz, Paprikapulver

Die Schüssel mit Knoblauch ausreiben, Sauce aus Öl, Zitronensaft und Gewürzen herstellen. Paprika würfeln, Radieschen in Scheiben schneiden. Salat gut mit der Sauce vermischen.

1 g Eiweiß
4 g Fett
3 g Kohlenhydrate
52 Kalorien
217 Joule
¼ BE

Fenchel-Rohkost (4 Personen)

HK, MD, NB, D

500 g Fenchel (2–3 Knollen), 1–2 Orangen, 2 Eßlöffel Obstessig, Meersalz, schwarzer Pfeffer, 4 Eßlöffel kaltgepreßtes Sonnenblumenöl oder Walnußöl, ca. 10 Walnußkerne

Fenchel putzen und waschen, die Außenhülle – wenn nötig – entfernen und den Fenchel in dünne Scheiben schneiden. Die Orangen schälen (auch die weiße Innenhaut entfernen) und ebenfalls in dünne Scheiben schneiden. Für die Sauce Obstessig, Meersalz, Pfeffer und Öl verrühren und über den Salat geben, gut vermengen und mit gehackten Nüssen bestreuen. Dazu paßt ein Hirseauflauf mit Tomatensauce.

5 g Eiweiß
20 g Fett
17 g Kohlenhydrate
268 Kalorien
1120 Joule
1½ BE

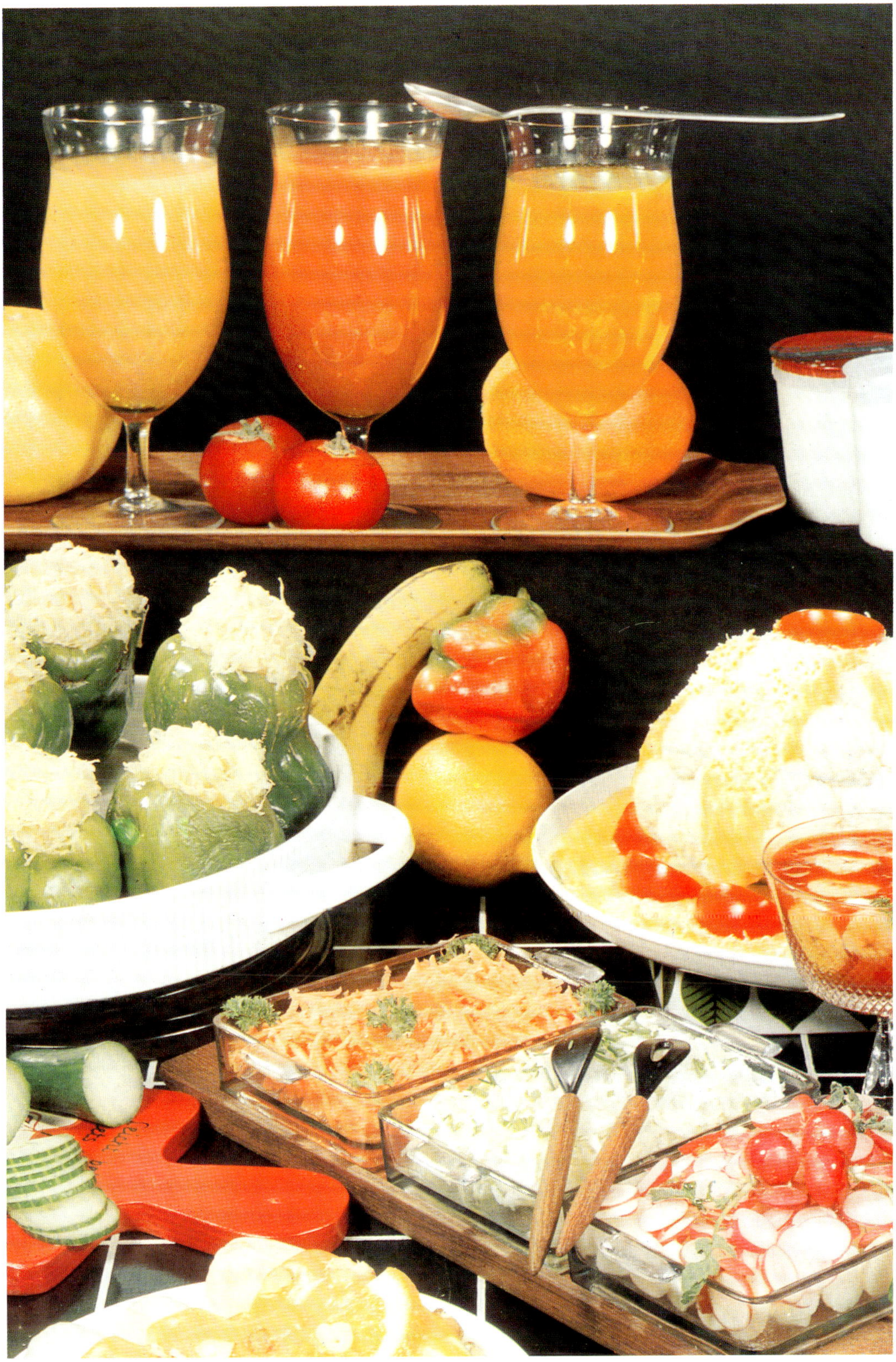

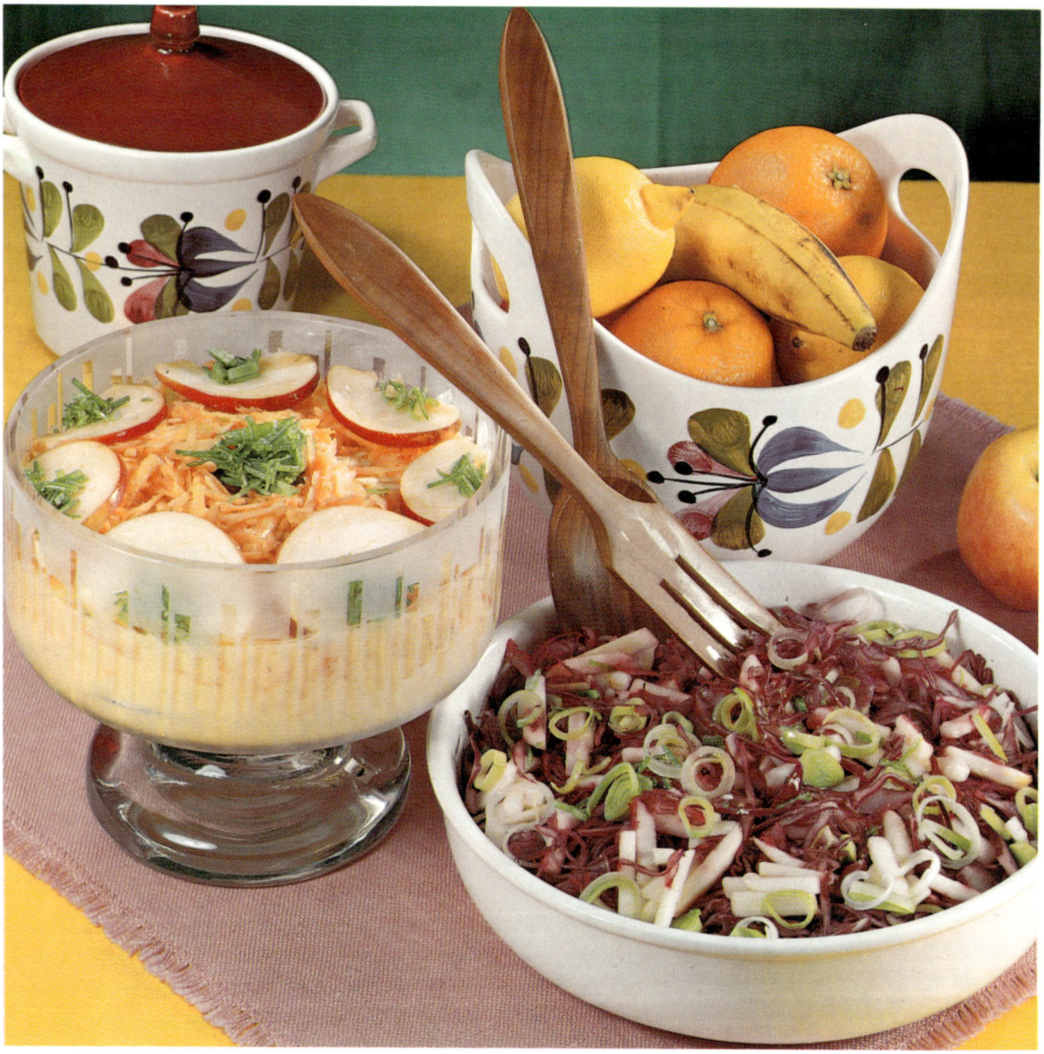

Rotkohl-Rohkost (4 Personen) HK, MD, LG, D, F

150 g Rotkohl, 125 g Lauch (Porree), 1 gestrichener Eßlöffel Senf, 1 Eßlöffel Zitronensaft, 2 Eßlöffel kaltgeschlagenes Sonnenblumenöl

Rotkohl fein raffeln, Lauch in hauchdünne Scheiben schneiden und in einer Marinade aus Senf, Zitronensaft und Öl gut durchziehen lassen.

3 g Eiweiß
15 g Fett
7 g Kohlenhydrate
175 Kalorien
732 Joule
½ BE

Möhren-Rohkost (1)

HK, MD, LG, NB, D

150 g Möhren, 1 kleiner Apfel, 1 Teelöffel Zitronensaft, Meersalz, Hefe-Extrakt, 50 g Joghurt oder saure Sahne, 1 kleine Zwiebel, 10 g gehackte Nüsse

5 g Eiweiß
9 g Fett
30 g Kohlenhydrate

221 Kalorien
925 Joule
2½ BE

Möhren und Apfel säubern und raspeln, in eine kleine Schale füllen, mit Zitronensaft, Salz, Hefe-Extrakt, geriebener Zwiebel und mit 1 Eßlöffel Joghurt oder saurer Sahne gut vermischen und abschmecken. Den restlichen Joghurt bzw. die saure Sahne über die Rohkost geben und alles mit gehackten Nüssen bestreuen.

Möhren-Rohkost (2) *

HK, MD, LG, D, F, T

200 g Möhren, 1 kleiner Apfel, 1 Eßlöffel saure Sahne, 1 Eßlöffel geriebene Nüsse, 1 Teelöffel Zitronensaft

5 g Eiweiß
12 g Fett
34 g Kohlenhydrate

258 Kalorien
1080 Joule
2¾ BE

Möhren putzen und Apfel schälen, fein raspeln, mit saurer Sahne und Zitronensaft vermischen sowie mit geriebenen Nüssen bestreuen.

Italienische Rohkost

HK, MD, NB

100 g Sellerie, 100 g Möhren, 50 g Lauch, 1 kleiner Apfel, 100 g Magermilch-Joghurt, 1 Eßlöffel Mayonnaise (50 %)

8 g Eiweiß
9 g Fett
37 g Kohlenhydrate

265 Kalorien
1109 Joule
3 BE

Feingeraffelte Sellerie und Möhren sowie den feingeschnittenen Lauch mit einer Sauce aus Joghurt und Mayonnaise vermischen. Mit Apfelscheiben und etwas feingeschnittenem Lauch garnieren.

Sauerkraut-Rohkost

HK, MD, NB, D, F

150 g Sauerkraut, 100 g Apfel, 10 g kaltgeschlagenes Pflanzenöl, 1 kleine Zwiebel, 1 Messerspitze Kümmelpulver, 1 Teelöffel Kapern, Meersalz, Paprikapulver

3 g Eiweiß
11 g Fett
22 g Kohlenhydrate

199 Kalorien
832 Joule
1¾ BE

Sauerkraut zerpflücken und kleinschneiden. Den Apfel gut reinigen und mit der Schale gerieben unter das Sauerkraut mischen. Kümmel, Öl, Paprika, Salz, Kapern und geriebene Zwiebel hinzufügen und alles gut vermengen.

Rohkostplatte mit Avocados und Quarkremoulade (4 Personen) V

½ Salatgurke, 4 zarte Staudensellerie (ca. 300 g), 4 Fleischtomaten (600 g), 1 rote Paprikaschote (ca. 200 g), 1 grüne Paprikaschote (ca. 200 g), 2 große Avocados (ca. 600 g), 2 Eigelb, ⅛ l kaltgepreßtes Sonnenblumenöl, 100 g Magerquark, Zitronensaft, 1 Teelöffel Senf, 1 Spritzer Worcestersauce, Meersalz, Paprikapulver, 1 kleine Gewürzgurke, ½ kleine Zwiebel, 1 Eßlöffel Kapern, ½ Bund Petersilie

12 g Eiweiß
70 g Fett
21 g Kohlenhydrate

762 Kalorien
3185 Joule
1¾ BE

Das Gemüse waschen und putzen. Salatgurke in Scheiben, Staudensellerie in mundgerechte Stücke, Tomaten in Achtel und die Paprikaschoten in Streifen schneiden. Die Avocados längs halbieren, die Kerne entfernen, die Schalen abziehen, das Fruchtfleisch in Spalten teilen und mit etwas Zitronensaft beträufeln. Gemüse und Avocados auf vier Glastellerchen dekorativ anrichten. Für die Remoulade das Öl erst tropfenweise, dann in dünnem Strahl unter die verschlagenen Eigelbe rühren, bis eine sämige Sauce entsteht. Den Quark mit der Sauce glattrühren und mit Zitronensaft und den Gewürzen abschmecken. Die übrigen Zutaten feingehackt hinzufügen. Die Quarkremoulade separat zu der Rohkostplatte reichen.

Rohkostplatte mit Ei V

2–3 Tomaten, ½ Salatgurke, 2–3 Möhren, ½ Sellerieknolle, 1 feingehackte Zwiebel, Salatkräuter, Zitronensaft, 5 g Butter, 1 Ei, Paprikapulver

17 g Eiweiß
12 g Fett
44 g Kohlenhydrate

352 Kalorien
1471 Joule
3⅔ BE

Tomaten und Gurken in Scheiben, Möhren und Sellerie in feine Streifchen schneiden (oder raffeln), auf einer Platte hübsch anrichten. Mit gehackter Zwiebel und Salatkräutern bestreuen und mit Zitronensaft beträufeln. Das Ei in der Butter bei milder Hitze braten, auf die Salatplatte setzen und mit Paprikapulver bestreuen.

Sauerkraut-Trauben-Rohkost HK, MD, NB
(2 Personen)

150 g Sauerkraut, 100 g Weinbeeren, Meersalz, 10 g kaltgeschlagenes Sonnenblumenöl, 1 kleine Zwiebel

3 g Eiweiß
6 g Fett
36 g Kohlenhydrate

210 Kalorien
878 Joule
3 BE

Das Sauerkraut mit zwei Gabeln lockern, mit geriebener Zwiebel, Öl, halbierten Weinbeeren und Salz vermischen und abschmecken.

Saucen (Dressings) zur Rohkostzubereitung*

Rahmsauce

2 Eßlöffel Rahm, 10 g Magerquark, 1 Teelöffel Zitronensaft, 1 Teelöffel Würzkräuter (frisch oder getrocknet), etwas Zwiebel

Alles mit dem Handmixer gut vermischen.

2 g Eiweiß
5 g Fett
3 g Kohlenhydrate

65 Kalorien
271 Joule
¼ BE

Mandelcremesauce

2 Eßlöffel Mandelmus, Saft einer halben Zitrone, Apfeldicksaft, 1 Prise Meersalz, Wasser bei Bedarf

Alles zu einer dickflüssigen Creme verrühren.

9 g Eiweiß
26 g Fett
5 g Kohlenhydrate

287 Kalorien
1200 Joule
½ BE

Joghurtsauce

50 g Magerjoghurt, einige Tropfen Zitronensaft, etwas feingeschnittene Zwiebel, eventuell Knoblauch, Kräutersalz, Petersilie, Schnittlauch, Dill

Den Magerjoghurt mit dem Zitronensaft glattrühren, Zwiebel, Gewürze und Kräuter daruntermengen. Diese Sauce kann zu verschiedenen Salaten gereicht werden.

2 g Eiweiß
– Fett
2 g Kohlenhydrate

169 Kalorien
706 Joule
¼ BE

Cumberlandsauce V

100 g Preiselbeerkompott, 60 g Johannisbeergelee (ungesüßt), 50 g ungesüßtes Hagebuttenmark, 2 Eßlöffel Orangensaft, 1 Teelöffel Zitronensaft, 2 Teelöffel Senf oder Sojasauce, abgeriebene Schale einer halben Orange, 2 Eßlöffel Apfelessig

Apfelessig mit Orangenschale aufkochen. Vom Preiselbeerkompott einen Eßlöffel voll abnehmen. Die übrigen Zutaten gut verrühren, durch ein Sieb streichen und in einem Schälchen mit dem zurückbehaltenen Preiselbeer-Kompott garnieren.

3 g Eiweiß
1 g Fett
26 g Kohlenhydrate

125 Kalorien
523 Joule
2 BE

* Die Saucen bilden nur einen Teil der Rohkostrezepte und sind daher keinen Krankheitsgruppen zugeordnet.

Sauce Vinaigrette V

4 Eßlöffel kaltgeschlagenes Sonnenblumenöl, 2½ Eßlöffel Apfelessig oder Zitronensaft, 2 Eßlöffel Wasser, 1 Teelöffel Meersalz, 1 hartgekochtes Ei, 2 Cornichons, 6 Eßlöffel gehackte Kräuter (Schnittlauch, Petersilie, Estragon, Kerbel)

8 g Eiweiß
66 g Fett
7 g Kohlenhydrate

654 Kalorien
2734 Joule
½ BE

Öl, Essig oder Zitronensaft, Meersalz und Wasser sehr gut miteinander verrühren. Ei kleinhacken, die Cornichons fein wiegen und mit den Kräutern in die Sauce geben.

Mango-Sauce V

2 grüne Mangos, ¼ l Wasser, 4 Eßlöffel Honig, 1 Messerspitze Ingwer

4 g Eiweiß
– g Fett
116 g Kohlenhydrate

555 Kalorien
2314 Joule
9¾ BE

Mangos schälen, in Streifen schneiden. Mit Wasser weich kochen. Vom Herd nehmen, den Honig unterrühren, bis er sich gelöst hat. Mit Ingwer würzen. Als warme Sauce vorzüglich zu Eis, kalt zu Grießflammeri reichen.

Salatsauce auf Vorrat

⅛ l kaltgeschlagenes Pflanzenöl, ⅛ l Zitronensaft, 1 gestrichener Eßlöffel Kräutersalz, 1 gestrichener Eßlöffel Hefe-Extrakt, 1 Teelöffel Meersalz, 1 Teelöffel Apfeldicksaft (eventuell auch Honig), ½ Teelöffel Knoblauchpulver

– g Eiweiß
125 g Fett
10 g Kohlenhydrate

1190 Kalorien
4981 Joule
1 BE

Alle Zutaten in einen Mixbecher geben, tüchtig schütteln. Bei Gebrauch eventuell frische Kräuter, kleingeschnittene Zwiebeln dazugeben. Die Sauce im Kühlschrank aufbewahren.

Grüne Sauce

⅛ l saure Sahne, ⅛ l Joghurt, 2 hartgekochte Eier, Meersalz, Zitronensaft, 1 Tasse gehackte frische Kräuter (Petersilie, Schnittlauch, Kresse, Pimpernelle, Kerbel, Borretsch, Zitronenmelisse, Löwenzahn, Sauerampfer, Brennessel)

31 g Eiweiß
30 g Fett
24 g Kohlenhydrate

453 Kalorien
1894 Joule
2 BE

Alle Kräuter gut verlesen und fein hacken. Sahne und Joghurt mit fein zerdrücktem Ei, mit Kräutern, Meersalz und Zitronensaft vermischen und abschmecken. Diese Sauce schmeckt vortrefflich zu allen frischen und gekochten Salaten, jedoch auch zu hartgekochten Eiern, Pellkartoffeln oder gedünsteten Chicoréestauden.

Suppen und Kaltschalen

Gemüsebrühe HK, MD, LG, NB, D, F

250 g gemischtes Gemüse, 25 g kaltgeschlagenes Pflanzenöl, Hefe-Extrakt, Suppenwürze

Das geputzte, zerkleinerte Gemüse in Öl andünsten, mit ½ Liter Wasser auffüllen und etwa 30 Minuten kochen lassen. Dann die Brühe abseihen und würzen.

5 g Eiweiß
26 g Fett
15 g Kohlenhydrate

318 Kalorien
1308 Joule
1¼ BE

Lauchcremesuppe (2 Personen) HK, MD, NB, D, F

250 g Lauch, 50 g Kartoffelmehl, 600 ml Wasser oder Gemüsebrühe, 20 g Pflanzenmargarine, 1 Eßlöffel Mandelmus, gehackte Petersilie, Hefe-Extrakt

Den Lauch kleinschneiden und in Margarine andünsten. Das Mehl in wenig Wasser anrühren. Den Lauch mit Wasser oder Gemüsebrühe auffüllen, aufkochen lassen und das angerührte Mehl dazugeben. Mandelmus mit Wasser glattrühren und in die Suppe geben. Mit der gehackten Petersilie und der Hefewürze abschmecken.

4 g Eiweiß
14 g Fett
27 g Kohlenhydrate

250 Kalorien
1045 Joule
2¼ BE

Zwiebelsuppe HK, MD, NB

15 g kaltgeschlagenes Sonnenblumenöl, 2 große Zwiebeln, 10 g Mehl (Type 1050), ¼ l Wasser oder Gemüsebrühe, Meersalz, Hefe-Extrakt, 30 g Brot, 15 g geriebener magerer Käse

Öl erhitzen, in Ringe geschnittene Zwiebeln darin anrösten, Mehl darüber stäuben, mit Wasser oder Brühe auffüllen und so lange kochen, bis die Zwiebeln weich sind und die Suppe sämig ist. Die Suppe mit Salz und Hefe-Extrakt abschmecken, in eine Tasse füllen, mit einer gerösteten Brotscheibe belegen, mit Käse bestreuen und unter dem Grill oder im heißen Backofen überbacken.

9 g Eiweiß
20 g Fett
27 g Kohlenhydrate

322 Kalorien
1347 Joule
2¼ BE

Möhrensuppe mit Grießklößchen und Avocadokugeln (4 Personen) V

500 g Möhren, 40 g Butter oder Pflanzenmargarine, ⅛ l Gemüsebrühe, ⅛ l Wasser, 1 Teelöffel Meersalz, 65 g Vollkorngrieß, 1 Ei, 2 Eßlöffel feingehackte Petersilie, ¾ l Wasser, ¾ l Gemüsebrühe, Meersalz, frisch gemahlener Pfeffer, Ingwerpulver, Saft einer Orange, 1 Avocado

6 g Eiweiß
25 g Fett
25 g Kohlenhydrate

349 Kalorien
1459 Joule
2 BE

Möhren in Würfel oder Scheiben schneiden, Butter in einem Topf erhitzen, Möhren darin gründlich andünsten, mit Gemüsebrühe aufgießen, bei mäßiger Hitze etwa 10–15 Minuten garen, etwas abkühlen lassen. ⅛ l Wasser mit Salz und Butter zum Kochen bringen, Grieß unter Rühren einstreuen und so lange weiterrühren, bis sich der Grießkloß vom Topfboden löst. Topf zur Seite ziehen. Ei und Petersilie unterrühren. ¾ l Wasser zum Kochen bringen, mit zwei Teelöffeln 12–16 kleine Grießklößchen abstechen und bei geringer Hitze etwa 5 Minuten garziehen lassen. Möhren im Mixer pürieren, in einem Topf mit der Brühe verquirlen, erhitzen, mit Meersalz, Pfeffer, Ingwerpulver und Orangensaft lieblich abschmecken. Avocado längs halbieren, den Kern entfernen, mit dem Kartoffelausstecher Kugeln aus dem Avocado-Fruchtfleisch abstechen und in die Möhrensuppe geben. Vorsichtig erhitzen, nicht kochen lassen. Grießklößchen hinzufügen. Suppe in einer großen Terrine oder in Suppentassen servieren.

Kürbissuppe HK, MD, LG, NB, D, F

100 g Kürbisfleisch, 10 g Pflanzenmargarine, 10 g Mehl (Type 1050), 1 kleine Zwiebel, ½ l Wasser, 1 Tomate, 10 g Hefe-Extrakt, 1 Eßlöffel gehacktes Suppengemüse, Meersalz

6 g Eiweiß
8 g Fett
22 g Kohlenhydrate

184 Kalorien
769 Joule
1¾ BE

Margarine schmelzen, die kleingeschnittene Zwiebel darin andünsten und mit Mehl bestäuben. Nun mit Wasser auffüllen und die Suppe durchkochen lassen. Das in kleine Stückchen geschnittene Kürbisfleisch und die Tomate sowie das Suppengemüse hinzufügen und alles zusammen weich kochen. Die Suppe durch ein Sieb streichen und mit Hefe-Extrakt und Salz würzen. Wenn Sie einen Mixer besitzen, können Sie damit die Suppe pürieren.

Broccolisuppe HK, MD, LG, D

300 g tiefgekühlter oder frischer Broccoli, 3/8 l Wasser, 1 Gemüsebrühwürfel, Meersalz, Muskat, Basilikum, 50 g Sahne, Petersilie

Das Wasser erhitzen und den Brühwürfel darin auflösen. Broccoli in kochender Brühe weich kochen (8–20 Minuten). Das Ganze pürieren und erneut erhitzen. Nach dem Aufkochen mit Gewürzen, Sahne und feingehackter Petersilie abschmecken.

12 g Eiweiß
17 g Fett
15 g Kohlenhydrate

253 Kalorien
1059 Joule
1 1/4 BE

Broccoli-Joghurt-Creme-Suppe HK, MD, LG, D, F

(4 Personen)

3/4 l Gemüsebrühe, 1 Paket tiefgekühltes Suppengrün, 500 g Broccoli, 2 Becher Vollmilch- oder Sahnejoghurt, Meersalz, weißer Pfeffer, einige blanchierte Broccoli-Blätter und Möhrenstreifen zum Garnieren

Gemüsebrühe mit dem gefrorenen Suppengrün und dem geputzten und kleingeschnittenen Broccoli zum Kochen bringen. Zugedeckt auf niedriger Temperatur etwa 30 Minuten garen lassen. Suppe mit einem Pürierstab oder mit Hilfe eines Mixers fein pürieren. Joghurt zufügen. Mit Meersalz und Pfeffer abschmekken. Noch einmal erwärmen. Mit Möhrenstreifen und Broccoliblättern garniert servieren.

8 g Eiweiß
3 g Fett
12 g Kohlenhydrate

107 Kalorien
447 Joule
1 BE

Brotsuppe HK, MD, NB

50 g Vollkornbrot, 1/4 l Wasser, Meersalz, 10 g Pflanzenmargarine, 1–2 Eßlöffel gemischte Würzkräuter, 1 Teelöffel Kümmel, roh geriebener Sellerie oder Meerrettich

Trockenes Vollkornbrot zerkrümeln und durch die Mühle drehen. Die Krümel mit Wasser aufkochen, dann mit Margarine, Salz und Kräutern vermischen und abschmecken. Nach Wunsch mit Kümmel, Sellerie oder statt dessen auch mit rohem Meerrettich würzen.

5 g Eiweiß
8 g Fett
20 g Kohlenhydrate

172 Kalorien
719 Joule
1 2/3 BE

Haferflockensuppe HK, MD, LG, NB, D, F, T

50 g Haferflocken, 3/4 l Gemüsebrühe, 160 g geschnittenes Mischgemüse, 1 Eßlöffel Olivenöl, Hefe-Extrakt, Kümmel, 1 Teelöffel Nußmus

Haferflocken mit der Gemüsebrühe ansetzen und 10 Minuten köcheln lassen. Gemüse in Öl andünsten, wenig Wasser auffüllen, garen und zu der Brühe geben. Mit Hefe-Extrakt und Kümmel würzen. Vor dem Servieren Nußmus unterrühren.

11 g Eiweiß
26 g Fett
45 g Kohlenhydrate

458 Kalorien
1914 Joule
3 3/4 BE

Grüne Jägersuppe (4 Personen) HK, MD, LG

125 g Grünkernmehl, 1 Eßlöffel Sojamehl, 1¼ l Wasser, 2 Würfel Gemüsebrühe, 50 g Champignons (aus der Dose), 20 g Butter, 4 Eßlöffel saure Sahne, 1 Eigelb, Meersalz und Kräutersalz, 1 Eßlöffel gehackte Kräuter

7 g Eiweiß
9 g Fett
26 g Kohlenhydrate
213 Kalorien
890 Joule
2¼ BE

Grünkern- und Sojamehl mit ¼ l Wasser glattrühren. Das restliche Wasser aufkochen und die Brühwürfel darin auflösen. Den Mehlbrei mit dem Schneebesen hineinrühren und aufkochen. Feinblättrig geschnittene Champignons zufügen und nochmals aufkochen. Auf abgestellter Kochplatte 5 Minuten ziehen lassen, dann Butter und Sahne zufügen und vom Herd nehmen, mit dem Eigelb legieren und abschmecken. Mit Kräutern bestreut servieren.

Grüne Kartoffelsuppe HK, MD, LG, NB

200 g Kartoffeln, 1 kleine Zwiebel, 1 Stück Sellerieknolle, einige Stengel Petersilie, 1 Möhre, 10 g Pflanzenmargarine, ½ l Gemüsebrühe oder Wasser, einige Eßlöffel Joghurt oder saure Sahne, 1 Tasse gehackte Brennesselblätter oder Kresse, Meersalz

8 g Eiweiß
11 g Fett
36 g Kohlenhydrate
275 Kalorien
1150 Joule
3 BE

Die Kartoffeln werden geschält, kleingeschnitten und in der Brühe oder in Wasser mit gehackter Zwiebel, geputzter Möhre und Sellerie weich gekocht. Alles mit dem Handmixer pürieren oder durch ein Sieb streichen. Erneut aufkochen lassen. Vom Herd nehmen und dann gehackte Petersilie und Brennesselblätter oder Kresse hinzufügen und das Ganze mit Pflanzenmargarine, Meersalz und Sahne oder Joghurt abschmecken.

Grüne Grießsuppe HK, MD, LG, D

¼ l Gemüsebrühe, 15 g Pflanzenmargarine, 15 g Vollkorngrieß, 1 Zwiebel, 1 kleine Möhre, 1 Stück Sellerie oder einige Sellerieblätter, 1 Stück Porree, 1 Eßlöffel gehackter Sauerampfer oder andere frische Kräuter (zusammen 20 g), Majoran, Meersalz

4 g Eiweiß
12 g Fett
20 g Kohlenhydrate
204 Kalorien
853 Joule
1⅔ BE

Margarine schmelzen, die kleingeschnittene Möhre, Sellerie, Porree und Zwiebel darin anrösten. Grieß darüberstreuen und goldgelb bräunen, dann mit Brühe auffüllen und alles gut durchkochen lassen. Die Suppe schließlich mit etwas Majoran und Meersalz würzen und mit Kräutern vermischt auftragen.

Grünkernsuppe (4 Personen) HK, MD, NB

125 g Grünkern (grob geschrotet), 1 Eßlöffel Butter, 1 Zwiebel, 1 Kohlrabi, 1½ l Wasser, 1 Teelöffel Hefebrühe aus dem Glas, 1 Eigelb, 4 Eßlöffel Sahne (süß oder sauer), Meersalz, Sojasauce, 1 Bund Petersilie oder Schnittlauch

6 g Eiweiß
8 g Fett
26 g Kohlenhydrate

200 Kalorien
836 Joule
2¼ BE

Butter erhitzen, kleingewürfelte Zwiebel und in Stifte geschnittenen Kohlrabi nacheinander darin andünsten. Mit heißem Wasser aufgießen, Hefebrühe dazugeben. Nun den geschroteten Grünkern unter Rühren einlaufen lassen. Alles auf kleiner Flamme 30–40 Minuten garen. Eigelb und Sahne miteinander verquirlen, zugeben (nicht mehr aufkochen lassen). Mit Meersalz und Sojasauce abschmecken und mit gehackter Petersilie oder Schnittlauchröllchen bestreuen.

Abbildung nächste Seite

Hirsesuppe (4 Personen) HK, MD, LG, NB

125 g ganze Hirse, 1 Eßlöffel Distelöl, 1 Stange Lauch, 1 Möhre, 1 l Wasser, 1 Teelöffel Gemüsebrühe, 1 Prise Meersalz, 1 Eßlöffel saure Sahne

5 g Eiweiß
6 g Fett
28 g Kohlenhydrate

186 Kalorien
778 Joule
2⅓ BE

Öl erhitzen, Lauch (in Streifen geschnitten) und Möhre (gewürfelt) zugeben und kurz andünsten. Dann die Hirse hinzufügen und das Ganze ein paarmal wenden, bis sich die Körner mit Öl überzogen haben. Mit Wasser auffüllen und mit der Gemüsebrühe abschmekken. Etwa 15–20 Minuten köcheln lassen. Saure Sahne unterziehen, eventuell mit Meersalz nachwürzen.

Abbildung nächste Seite

Tomatensuppe (4 Personen) HK, MD, LG, NB, D, F

1 kg Tomaten, 1 Eßlöffel feingemahlener Weizen, 1 Eßlöffel Pflanzenmargarine, 1 l Wasser, 1 Teelöffel Gemüsebrühe, 2 Eßlöffel Tomatenmark, 2 Eßlöffel süße Sahne, Kräutersalz, 2 Scheiben Grahambrot, 10 g Pflanzenmargarine

4 g Eiweiß
7 g Fett
16 g Kohlenhydrate

137 Kalorien
575 Joule
1⅓ BE

Tomaten waschen, häuten und kleinschneiden. Pflanzenmargarine erhitzen, Weizen darin andünsten und die Tomaten zugeben Kurz durchrühren. Mit Wasser aufgießen, Gemüsebrühe und Tomatenmark zugeben. 10 Minuten auf kleiner Flamme garen. Am Schluß die Sahne zugeben und mit Kräutersalz abschmecken. Die Suppe soll schön sämig sein. Das Brot in Würfel schneiden, in Margarine knusprig rösten. Die Suppe in Suppentassen verteilen und geröstete Brotwürfel darübergeben.

Abbildung nächste Seite

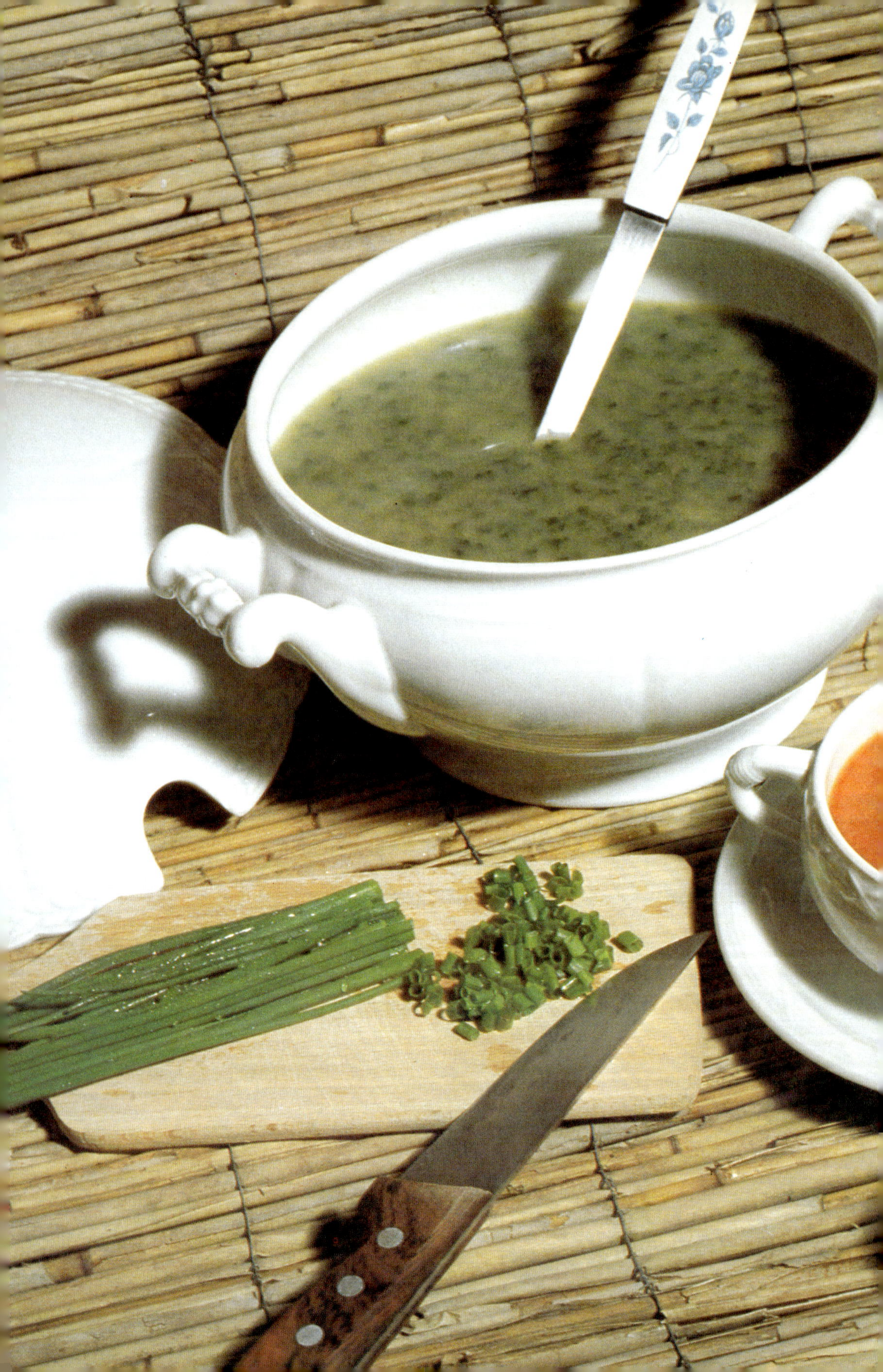

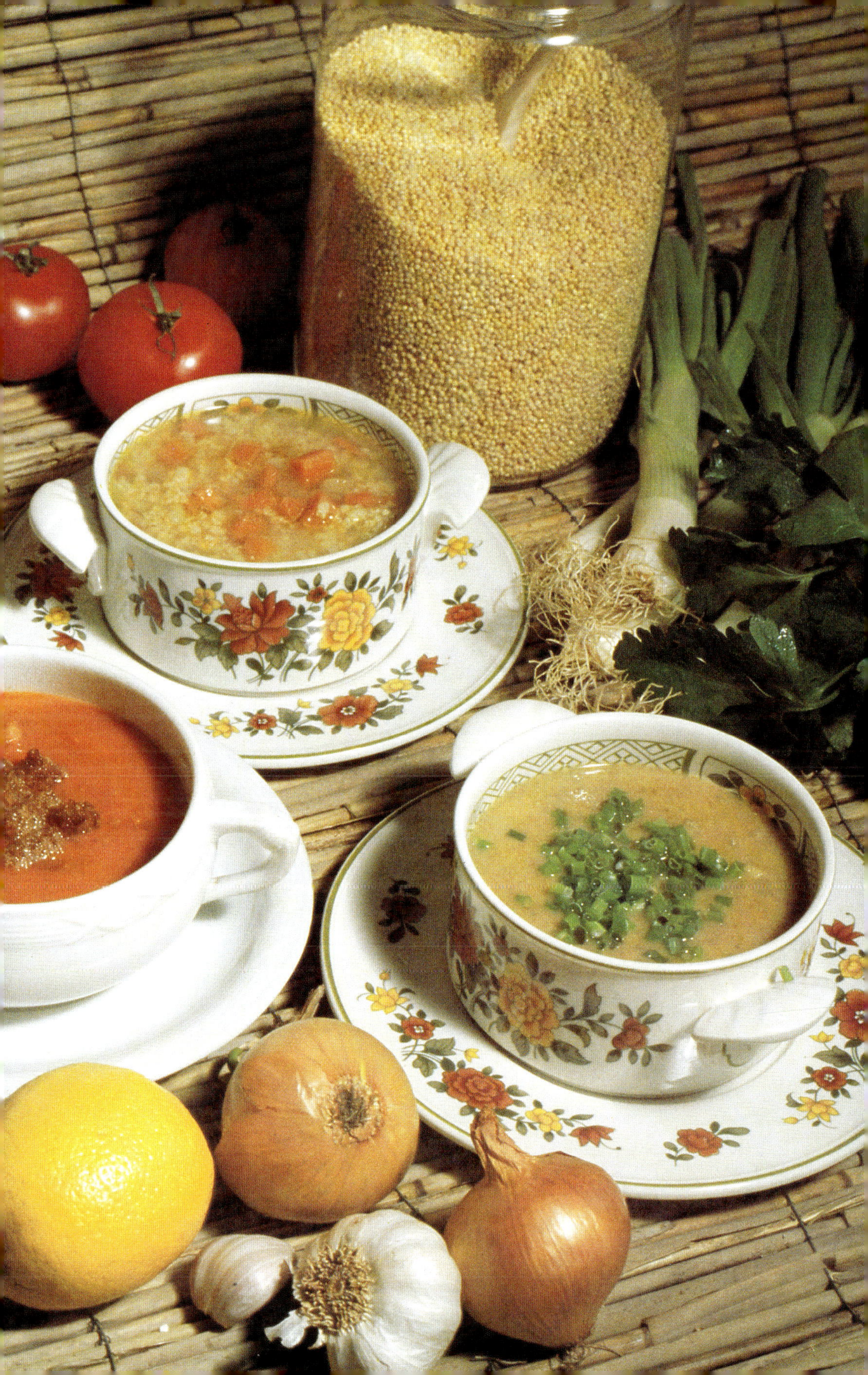

Spinatsuppe (4 Personen) HK, MD, NB

250 g frischer Spinat, 1 Zwiebel, 1 Eßlöffel Pflanzenmargarine zum Andünsten, ¾ l Gemüsebrühe, 2 Eßlöffel fein gemahlener Weizen, 4 Eßlöffel Sahne, Kräutersalz, Muskat, 1 Eigelb, etwas Sahne zum Garnieren

4 g Eiweiß
7 g Fett
10 g Kohlenhydrate
119 Kalorien
497 Joule
¾ BE

Den Spinat von groben Stielen befreien, waschen, gut abtropfen lassen. Die Zwiebel in feine Würfel schneiden. Pflanzenfett erhitzen, die Zwiebel darin glasig werden lassen. Den Spinat zugeben und etwa 10 Minuten auf kleiner Flamme garen. Anschließend pürieren oder mit dem Messer hacken. In die heiße Gemüsebrühe geben. Feingemahlenen Weizen mit der Sahne anrühren, in die Suppe einlaufen lassen, kurz aufkochen und auf kleiner Flamme noch 5 Minuten ziehen lassen. Mit Kräutersalz und Muskat abschmecken. Am Schluß mit Eigelb legieren (nicht mehr aufkochen lassen). Die Suppe soll schön sämig werden. Mit einem Sahnehäubchen servieren.

Abbildung vorige Seite

Minestra HK, MD, LG, NB, D

1½ Eßlöffel Pflanzenmargarine, 2 Eßlöffel feingeschnittener Lauch, einige Sellerieblätter, 1 Handvoll Mangoldblätter, 1 Eßlöffel Liebstökkel, etwas Petersilie, 1 Zwiebel, 270 ml Wasser, 15 g Spinatnudeln, 1 Teelöffel Nußmus

5 g Eiweiß
24 g Fett
17 g Kohlenhydrate
304 Kalorien
1271 Joule
1½ BE

Lauch und Zwiebelringe in der Margarine dünsten, Wasser, Sellerieblätter, Mangold und Gewürze beifügen und bei geringer Hitze kochen. Nach 15 Minuten die Nudeln dazugeben, weitere 15 Minuten kochen lassen. Vor dem Servieren Nußmus unterrühren.

Kraftsuppe (4 Personen) HK, MD, LG, NB

100 g frischer Weizenschrot, 1¼ l Wasser, 15 g Pflanzenmargarine, nach Geschmack Kümmel, Kräuter, Tomate, Sellerie, Meerrettich, frisches oder getrocknetes Obst

3 g Eiweiß
4 g Fett
15 g Kohlenhydrate
108 Kalorien
451 Joule
1¼ BE

Frisch bereiteten Weizenschrot mit Wasser aufkochen und mit einem Stück Pflanzenmargarine verfeinern. Nach Geschmack entweder mit Kümmel, feingewiegten frischen Kräutern, zerschnittenen Tomaten, geriebenem Sellerie oder Meerrettich oder auch mit Rosinen, Feigen, Datteln, getrockneter Banane, aufgequollenen getrockneten Zwetschen, Birnen und Kirschen mischen.

Fenchelcremesuppe (4 Personen)

HK, LG, V

1 kg Fenchel (5–6 Knollen), ½ l heiße Gemüsebrühe (oder Extrakt), Saft von 2 Zitronen mit Wasser zu ⅛ l aufgefüllt, 20 g Butter oder ungehärtete Pflanzenmargarine, Meersalz, Pfeffer aus der Mühle, 1 Prise Koriander, ⅛ l Sahne, Streifen von einer ungespritzten Orange

5 g Eiweiß
14 g Fett
26 g Kohlenhydrate

260 Kalorien
1087 Joule
2 BE

Fenchel putzen, waschen und kleinschneiden. Mit der Gemüsebrühe und dem Zitronensaft zum Kochen bringen und etwa 15–20 Minuten dünsten. Dann alles durch ein Haarsieb drücken oder mixen, anschließend nochmals zum Kochen bringen, mit Butter oder Pflanzenmargarine, Meersalz, Pfeffer und Koriander abschmecken. Die Sahne steifschlagen, auf der Suppe verteilen und mit Orangenschalenstreifen garnieren.

Grundrezept für Kräutersuppen

HK, MD, LG, D, T

⅛ l Gemüsebrühe, ⅛ l Buttermilch oder Milch, 10 g Pflanzenmargarine, Meersalz, eventuell einige Eßlöffel Joghurt oder saure Sahne, 1–2 Eßlöffel gehackte Kräuter, 10 g Mehl (Type 1050)

7 g Eiweiß
8 g Fett
14 g Kohlenhydrate

156 Kalorien
652 Joule
1 BE

Mehl in Margarine hell anschwitzen, mit Brühe und Milch auffüllen und durchkochen lassen. Vom Herd nehmen, mit Kräutern vermischen und mit Salz abschmecken.

Wildkräutersuppe

HK, MD, LG, D, T

20 g feingehackte Wildkräuter (Brennesseln, junge Gänseblümchenblätter, Vogelmiere, junge Brombeer- und Himbeerblätter, Hopfenspitzen, Spitzwegerich, wenig Löwenzahn und Schafgarbe), 15 g Pflanzenmargarine, 1 feingeschnittene Zwiebel, ¼ l Gemüsebrühe oder Wasser, 50 g Kartoffeln, einige Eßlöffel Milch oder Sahne, 10 g Haferflocken, etwas Meersalz, etwas Basilikum

8 g Eiweiß
13 g Fett
24 g Kohlenhydrate

245 Kalorien
1024 Joule
2 BE

Kräuter verlesen, waschen und fein hacken. Margarine in einer Kasserolle schmelzen, ⅓ der Kräuter darin mit der feingehackten Zwiebel andünsten, mit Flüssigkeit auffüllen und durchkochen lassen. Die Suppe mit Haferflocken und der roh geriebenen Kartoffel binden, mit Salz, Basilikum, Sahne oder Milch abschmekken und vor dem Servieren mit den restlichen frischen Kräutern vermischen.

Sauerampfersuppe (4 Personen) V

200 g frischer Sauerampfer, 40 g Pflanzenmargarine, 1 l Gemüsebrühe, 5 Eigelb, ⅛ l Sahne, 1 Prise weißer Pfeffer, Meersalz, 1 Eßlöffel gehackter Kerbel, 2 Scheiben gerösteten Vollkorntoast

7 g Eiweiß
26 g Fett
10 g Kohlenhydrate

302 Kalorien
1262 Joule
¾ BE

Verlesenen Sauerampfer gut waschen und abtropfen lassen, dann in feine Streifen schneiden. Fett zerlassen, Sauerampfer bei milder Hitze andünsten, mit der Brühe aufgießen und etwa 15 Minuten leise köcheln lassen. Eigelb mit Sahne und Pfeffer verquirlen und unter kräftigem Rühren mit dem Schneebesen zur Suppe geben. Diese unter Weiterrühren nochmals bis kurz vor den Siedepunkt erhitzen und eventuell nachwürzen. Wer die Sauerampfersuppe besonders fein wünscht, passiert sie nun durch ein Sieb. Die Suppe wird mit Kerbel bestreut und mit Toastbrotecken belegt serviert.

Kümmelsuppe HK, MD, LG, NB, D, F

10 g Vollkornmehl, 10 g Pflanzenmargarine, ⅛ l Milch, ⅛ l Wasser, Meersalz, gemahlener Kümmel, Weizenkeime

5 g Eiweiß
11 g Fett
12 g Kohlenhydrate

167 Kalorien
698 Joule
1 BE

Mehl in Margarine goldgelb anrösten, mit Milch und Wasser auffüllen und mit Salz und Kümmel würzen. Nach Wunsch können noch Weizenkeime über die Suppe gestreut werden.

Bulgarische Joghurtsuppe (4 Personen) HK, F

Je 3 Becher Magermilch- und Vollmilch-Joghurt (à 100 g), 1 kleine Salatgurke (300 g), 1 Frühlingszwiebel oder andere Zwiebel, 1 Fleischtomate, 1 rote Parikaschote (ca. 180–200 g), 1 Eßlöffel gehackter Dill und Schnittlauch, 3–4 Eßlöffel Zitronensaft, 2 zerdrückte Knoblauchzehen, Meersalz, weißer Pfeffer

10 g Eiweiß
7 g Fett
18 g Kohlenhydrate

175 Kalorien
732 Joule
1½ BE

Joghurt in einer Schüssel gut verrühren. Die Salatgurke schälen, halbieren und entkernen. ¾ der Gurke würfeln, den Rest in dünne Scheiben schneiden. Zwiebel hacken, Tomate mit kochendem Wasser überbrühen, häuten, entkernen und würfeln. Paprika entkernen und würfeln. 1 gehäuften Teelöffel davon zurückbehalten. Gemüsewürfel und Kräuter unter den Joghurt mischen. Mit Zitronensaft, Knoblauch und den Gewürzen abschmecken. Suppe etwa 30 Minuten gut durchziehen lassen, dann mit den Gurkenscheiben und den zurückbehaltenen Paprikawürfeln bestreut servieren.

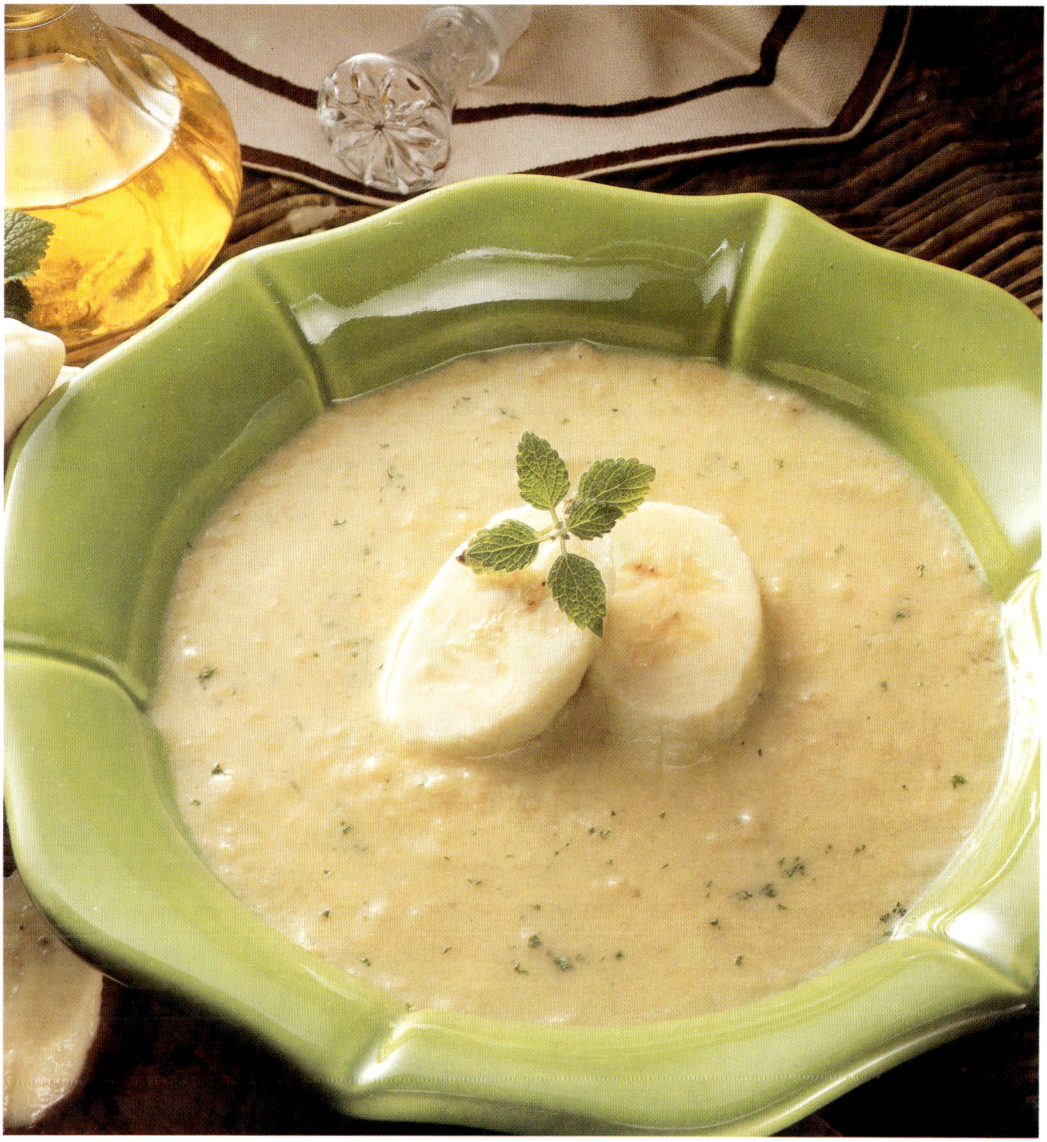

Süß-saure Suppe „Bananera“ (4 Personen) HK, MD

4 vollreife Bananen, 150 g Crème fraîche, 4 Eßlöffel Obstessig, 1–2 Teelöffel Honig, ½ Teelöffel Zwiebelpulver, ¾ l Gemüsebrühe, Safran

Die Bananen schälen, zerdrücken und mit Crème fraîche vermischen. Mit Obstessig, Honig und Zwiebelpulver süß-sauer abschmecken und langsam in die heiße Gemüsebrühe gießen. Einmal aufkochen lassen und heiß servieren. Ein wenig Safran macht die Suppe goldgelb wie vollreife Bananen.

3 g Eiweiß
4 g Fett
29 g Kohlenhydrate

164 Kalorien
686 Joule
2½ BE

Weizenschrotsuppe HK, MD, LG, NB, D, F, T

(4 Personen)

4 Eßlöffel Weizenschrot, ¾ l Flüssigkeit (Milch, Wasser oder gemischt), Meersalz, 2 Eßlöffel Rosinen, Zimt, Zitronenschale

Flüssigkeit zum Kochen bringen und den mit ein wenig Wasser angerührten Weizenschrot dazugeben. Die gewaschenen Rosinen, Zimt und Zitronenschale hinzufügen. Sobald die Suppe aufkocht, den Strom abstellen und das Ganze quellen lassen. Dazu paßt frisches Kompott oder auch Obstsalat.

8 g Eiweiß
7 g Fett
20 g Kohlenhydrate

175 Kalorien
732 Joule
1¾ BE

Buttermilchsuppe mit Weizenkeimen HK, MD, LG, NB, T

¼ l Buttermilch, 15 g Vollkorngrieß, etwas abgeriebene Zitronenschale, 10 g Honig, 15 g Rosinen, 10 g Weizenkeime

Den Grieß in die Buttermilch einrühren, die abgeriebene Zitronenschale hinzufügen und das Ganze unter ständigem Rühren aufkochen lassen. Die Suppe mit Rosinen und Honig vermischen und mit Weizenkeimen bestreut zu Tisch geben.

14 g Eiweiß
4 g Fett
44 g Kohlenhydrate

268 Kalorien
1120 Joule
3⅔ BE

Haferschleim HK, MD, LG, NB

Nach Schwere der Gesundheitsstörung je zur Hälfte Milch und Wasser nehmen. 1 Tasse Flüssigkeit mit 1 Teelöffel Honig und einem gehäuften Eßlöffel Schmelzflocken kurz aufkochen lassen. Wenn keine süße Suppe gewünscht wird, kann auch der Honig weggelassen und die Suppe mit einer Prise Salz gewürzt werden. Statt des Wassers kann man auch Fruchtsäfte verwenden.

Kerbelsuppe V

10 g Pflanzenmargarine, 10 g Mehl (Type 1050), ¼ l Wasser oder Gemüsebrühe, Meersalz, Hefe-Extrakt, 2 Eßlöffel Kerbel, 1 Eigelb, 15 g Brot, 15 g Olivenöl

Mehl in Margarine anschwitzen und mit Wasser oder Gemüsebrühe ablöschen, mit Meersalz und Hefe-Extrakt abschmecken, dann den feingewiegten Kerbel und das Eigelb unterrühren. Die Suppe nicht wieder aufkochen, sondern nur ziehen lassen. Das Brot würfeln und in Öl knusprig braun braten. Zur Suppe servieren.

4 g Eiweiß
29 g Fett
6 g Kohlenhydrate

298 Kalorien
1245 Joule
½ BE

Kräuterschwamm (4 Personen) F, V

2 Eier, 20 g Mehl (Type 1050), etwas Meersalz, 2 Eßlöffel Suppenkräuter

4 g Eiweiß
3 g Fett
5 g Kohlenhydrate
63 Kalorien
263 Joule
½ BE

Die Eier trennen, Eigelb schaumig rühren, Eiweiß steif schlagen und mit Mehl und Salz unter das Eigelb ziehen. Nun die Kräuter unterheben, diese Masse auf die fertige kochende Suppe geben und bei gedrosselter Hitze im geschlossenen Topf stocken lassen. In Würfel geschnitten in der Suppe servieren.

Kräutereinlauf (4 Personen) V

100 g Milch, 50 g Mehl (Type 1050), 2 Eier, Meersalz, 2 Eßlöffel gemischte Kräuter

6 g Eiweiß
4 g Fett
10 g Kohlenhydrate
100 Kalorien
418 Joule
¾ BE

Mehl, Milch und Eier zu einem glatten Teig verquirlen, Salz hinzufügen und die gehackten Kräuter untermischen. Diesen Teig durch ein Sieb in die Suppe einlaufen lassen. Die Einlage ist gar, wenn sie an der Oberfläche schwimmt.

Kräuterklößchen (4 Personen) HK, MD, F

10 g Pflanzenmargarine, 1 trockenes Vollkornbrötchen, 100 g Brennesselblätter oder Kresse, Basilikum, Bohnenkraut, Meersalz, 1 Ei

2 g Eiweiß
3 g Fett
6 g Kohlenhydrate
59 Kalorien
247 Joule
½ BE

Das trockene Brötchen reiben, die Margarine schaumig rühren und erst das Ei und dann nach und nach die Semmelbrösel dazugeben, so daß eine dicke Masse entsteht. Die gewiegten Kräuter und Salz hinzufügen, aus dem Teig kleine Klößchen formen und diese in der kochenden Suppe gar ziehen lassen.

Semmelklößchen (4 Personen) V

80 g trockene Vollkornbrötchen, 40 g Pflanzenmargarine, 2 Eier, Meersalz, 2 Eßlöffel gewiegte Kräuter

5 g Eiweiß
11 g Fett
11 g Kohlenhydrate
163 Kalorien
681 Joule
1 BE

Brötchen in lauwarmem Wasser einweichen und ausdrücken. Margarine im Topf schmelzen, die Semmelmasse hineingeben und so lange rühren, bis sich die Masse vom Topfboden löst, dann von der Kochstelle nehmen, Eier, Salz und Kräuter untermischen, mit einem Teelöffel kleine Klößchen abstechen und diese in der fertigen, kochendheißen Suppe 5–10 Minuten ziehen lassen.

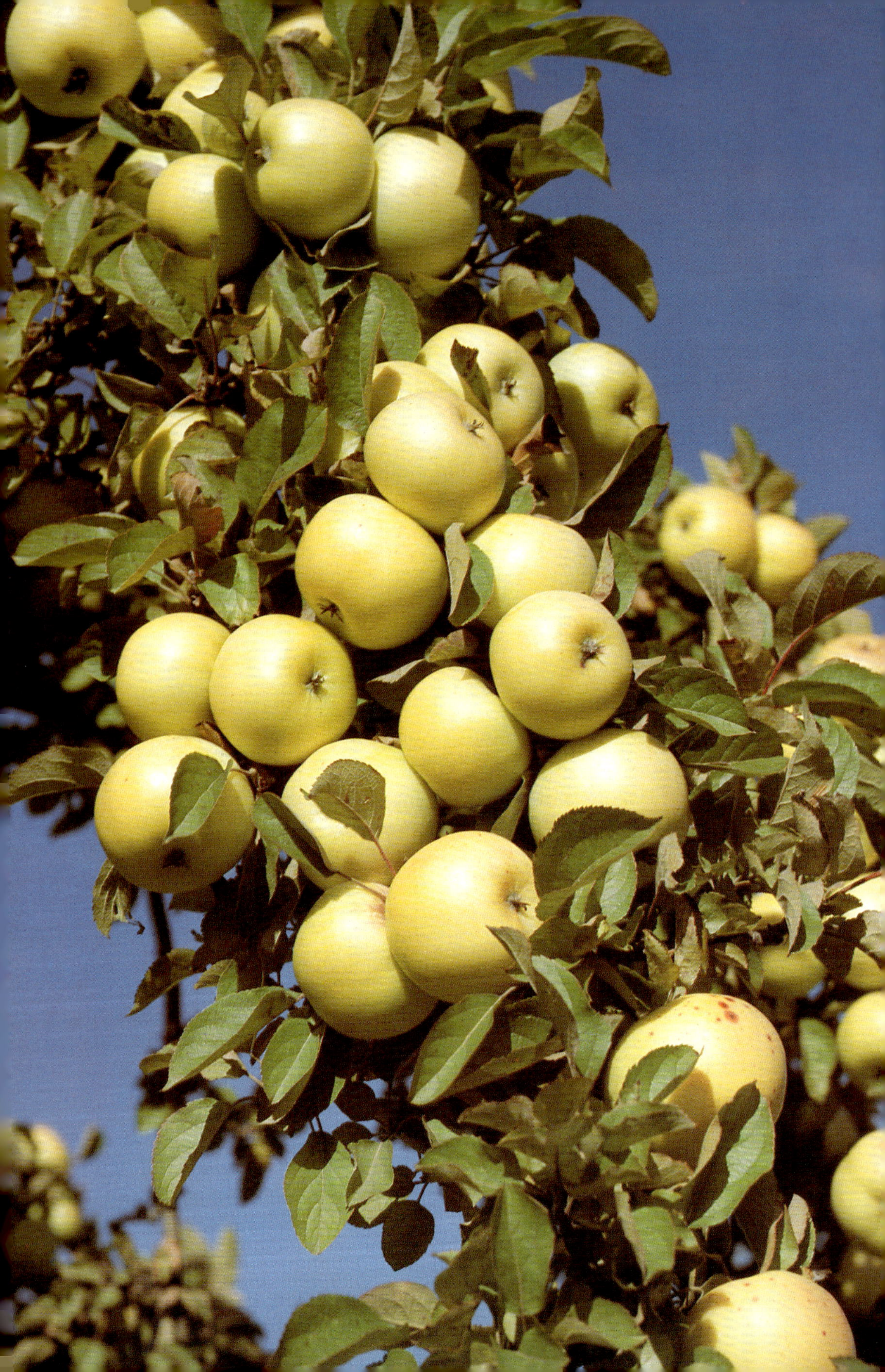

Apfelsuppe

HK, MD, NB

¼ l Milch, 20 g Haferflocken, 15 g Honig, 150 g Äpfel, 20 g Nußmus

Milch mit Haferflocken aufkochen lassen. Die Suppe in einen Teller füllen, mit Nußmus, Honig und geraspeltem Apfel vermischen und sofort auftragen.

15 g Eiweiß
20 g Fett
64 g Kohlenhydrate

496 Kalorien
2073 Joule
5⅓ BE

Birnensuppe

HK, MD, LG, NB

150 g Birnen, ¼ l Milch, 10 g Mehl (Type 1050), etwas Zimt und Nelken, nach Belieben Honig

Birnen schälen, in Stücke schneiden und in etwas Wasser weich kochen. In der Zwischenzeit Milch mit Zimt und Nelken aufkochen, angerührtes Mehl einrühren und aufkochen lassen. Die Suppe eventuell mit Honig süßen und vor dem Anrichten die Birnenstückchen in die Milchsuppe einlegen.

10 g Eiweiß
10 g Fett
39 g Kohlenhydrate

281 Kalorien
1174 Joule
3¾ BE

Quittensuppe

HK, MD, LG, NB

125 g Quitten, ¼ l Wasser, 20 g Honig, abgeriebene Zitronenschale, 10 g Vollkornzwieback

Quitten schälen, in Stückchen schneiden, in Wasser (oder Apfelsaft) weich kochen, durch ein Sieb streichen und mit abgeriebener Zitronenschale und Honig abschmecken. Die Suppe über Zwiebackbrocken anrichten.

2 g Eiweiß,
1 g Fett
42 g Kohlenhydrate

185 Kalorien
773 Joule
3½ BE

Holundermilchsuppe

V

1 Dolde Holunder (etwa 100 g Beeren), ¼ l Milch, 10 g Stärkemehl, 1 Ei (getrennt), 20 g Honig zum Süßen

Die gewaschenen Beeren in der Milch weich kochen und durch ein Sieb streichen. Die Fruchtmilch nochmals zum Kochen bringen, mit angerührtem Stärkemehl binden und mit Honig abschmecken. Die Suppe mit einem Eigelb legieren und von der Kochstelle nehmen. Eiweiß steif schlagen, kleine Klößchen abstechen und in kochendes Wasser legen. Die gegarten Klößchen auf der Suppe servieren.

15 g Eiweiß
13 g Fett
46 g Kohlenhydrate

357 Kalorien
1492 Joule
3¾ BE

Holundersuppe mit Grießklößchen

HK, MD, LG, NB, F

¼ l Holundersaft, 10 g Stärkemehl, 50 g Milch (4 Eßlöffel), einige Eßlöffel Apfelsaft oder 75 g Apfel

Den Holundersaft erhitzen und mit dem in Milch angerührten Stärkemehl aufkochen lassen. Nach Geschmack Apfelsaft oder gedünstete Apfelstückchen hinzufügen.

7 g Eiweiß
2 g Fett
40 g Kohlenhydrate
206 Kalorien
861 Joule
3⅓ BE

Grießklößchen:

50 g Vollkorngrieß, ⅛ l Milch, 10 g Pflanzenmargarine, ½ Ei, etwas abgeriebene Zitronenschale, 1 Prise Meersalz

Die Milch zusammen mit der Margarine zum Kochen bringen, Grieß einstreuen und zu einem dicken Brei kochen. Margarine, Zitronenschale, Meersalz und das halbe Ei untermischen und aus der Masse mit einem Teelöffel Klößchen abstechen. Diese in wenig heißem Wasser etwa 10 Minuten ziehen lassen, dann in die Holunder Suppe geben und die Suppe sofort auftragen.

13 g Eiweiß
16 g Fett
42 g Kohlenhydrate
364 Kalorien
1522 Joule
3½ BE

Holundersuppe

HK, MD, LG, NB, D, F

150 g Holunderbeeren, ¼ l Wasser, 10 g Stärkemehl, etwas abgeriebene Zitronenschale, Honig nach Geschmack, 100 g Äpfel

Holunderbeeren sorgfältig von den Dolden lösen und mit Wasser und Zitronenschale aufkochen. Alles durch ein Sieb streichen, nochmals aufkochen und mit angerührtem Stärkemehl dicken. Die Suppe mit Honig abschmecken und mit einem feingeriebenen Apfel vermischt anrichten.

2 g Eiweiß
– Fett
32 g Kohlenhydrate
136 Kalorien
569 Joule
2⅔ BE

Kirschsuppe

HK, MD, LG, NB, F

100 g Sauer- oder 150 g Süßkirschen, 1 Stück Zitronenschale, ¼ l Wasser, 20 g Honig nach Geschmack, 10 g Stärkemehl

Die Kirschen entsteinen. Die Kerne mit ¼ l Wasser kurz durchkochen und abseihen. Die entsteinten Kirschen und die Zitronenschale in das Kirschwasser geben, noch einmal kurz aufkochen lassen und mit dem angerührten Stärkemehl binden. Mit Honig nach Geschmack süßen.

1 g Eiweiß
– Fett
38 g Kohlenhydrate
156 Kalorien
652 Joule
3 BE

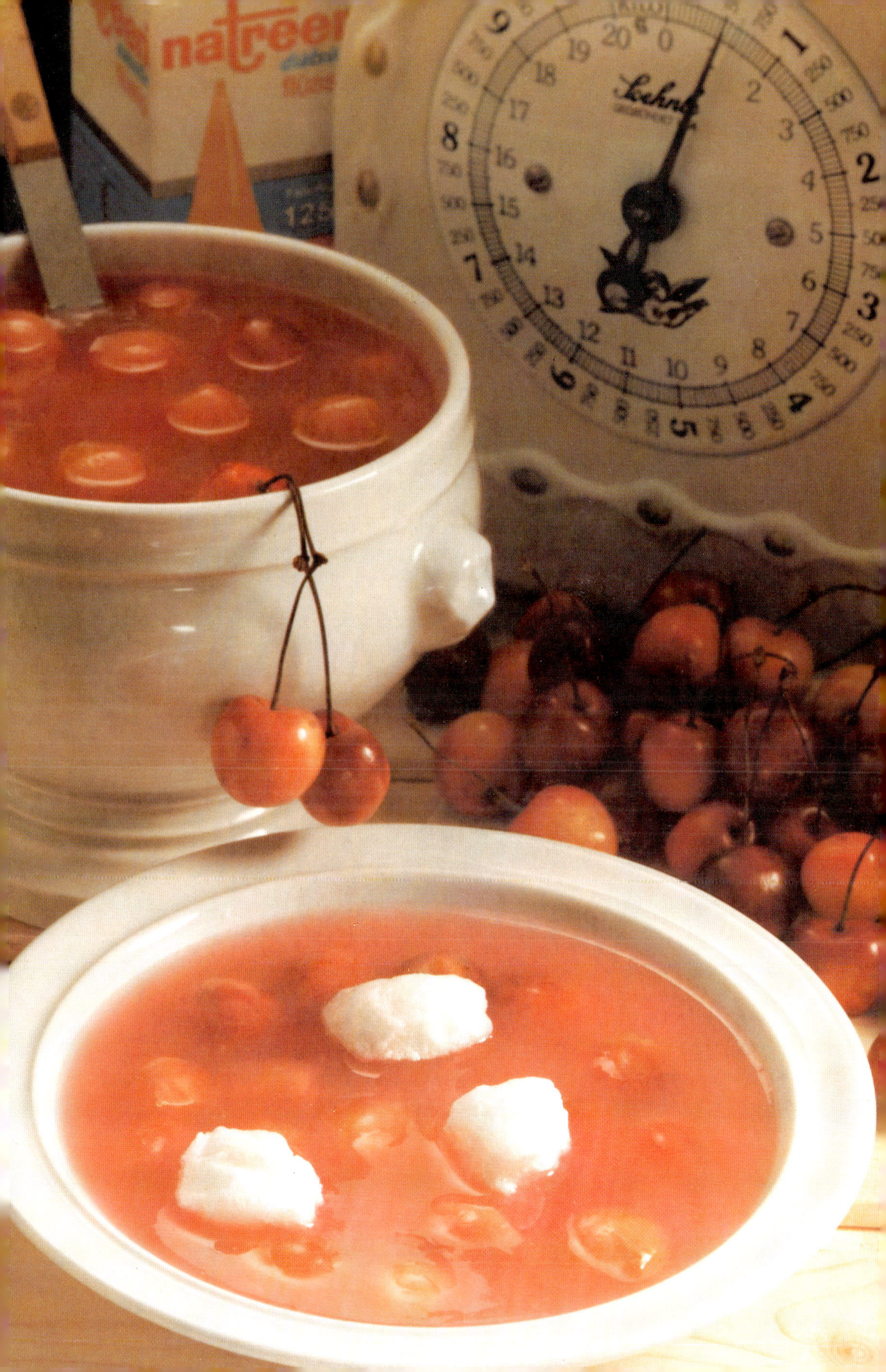
natreen

Sagosuppe mit Erdbeeren HK, MD, NB

¼ l Milch, etwas abgeriebene Zitronenschale, 15 g Honig, 15 g Sago, 125 g Erdbeeren

Milch mit abgeriebener Zitronenschale zum Kochen bringen, Sago einstreuen und ausquellen lassen. Honig unter die fertige Suppe rühren und diese mit geputzten Erdbeeren auftragen.

9 g Eiweiß
9 g Fett
33 g Kohlenhydrate

249 Kalorien
1041 Joule
2¾ BE

Reissuppe mit Himbeeren HK, MD, LG, NB

¼ l Milch, 15 g Honig, etwas Vanillezucker, 15 g Naturreis (Rundkorn), 125 g Himbeeren (eventuell aus der Tiefkühltruhe)

Milch zum Kochen bringen, Vanillezucker und Reis einstreuen und den Reis bei geschlossener Kasserolle ausquellen lassen. Himbeeren mit einer Gabel leicht zerdrücken, in einen Suppenteller geben und die mit Honig gesüßte Suppe darüberfüllen.

11 g Eiweiß
9 g Fett
47 g Kohlenhydrate

313 Kalorien
1308 Joule
4 BE

Heidelbeersuppe HK, MD, LG, NB

150 g Heidelbeeren, 1 Tasse Wasser, 15 g Honig, 1 Stück Stangenzimt, etwas abgeriebene Zitronenschale, nach Belieben Zwiebackstückchen, Getreideflocken oder Vollkornbrotwürfel

Heidelbeeren rasch waschen und mit Zimt und Wasser aufkochen. Die Suppe mit abgeriebener Zitronenschale und Honig abschmekken. Zwiebackbrocken, Brotwürfel oder Getreideflocken in einen Teller geben, die heiße Suppe darübergießen und sofort servieren.

1 g Eiweiß
– Fett
31 g Kohlenhydrate

128 Kalorien
535 Joule
2½ BE

Hagebuttensuppe HK, MD, LG, NB

1 Eßlöffel Hagebuttenmus, ¼ l Apfel- oder Traubensaft, 10 g Stärkemehl, 1 Eigelb, 1–2 Teelöffel Honig, goldbraun geröstete Brotwürfel oder Getreideflocken

Saft mit Hagebuttenmus zum Kochen bringen, das angerührte Stärkemehl einrühren und aufkochen lassen. Die Suppe, wenn nötig, mit etwas Honig süßen, mit Eigelb legieren und mit gerösteten Brotwürfeln oder Getreideflocken anrichten.

7 g Eiweiß
6 g Fett
45 g Kohlenhydrate

262 Kalorien
1095 Joule
3¾ BE

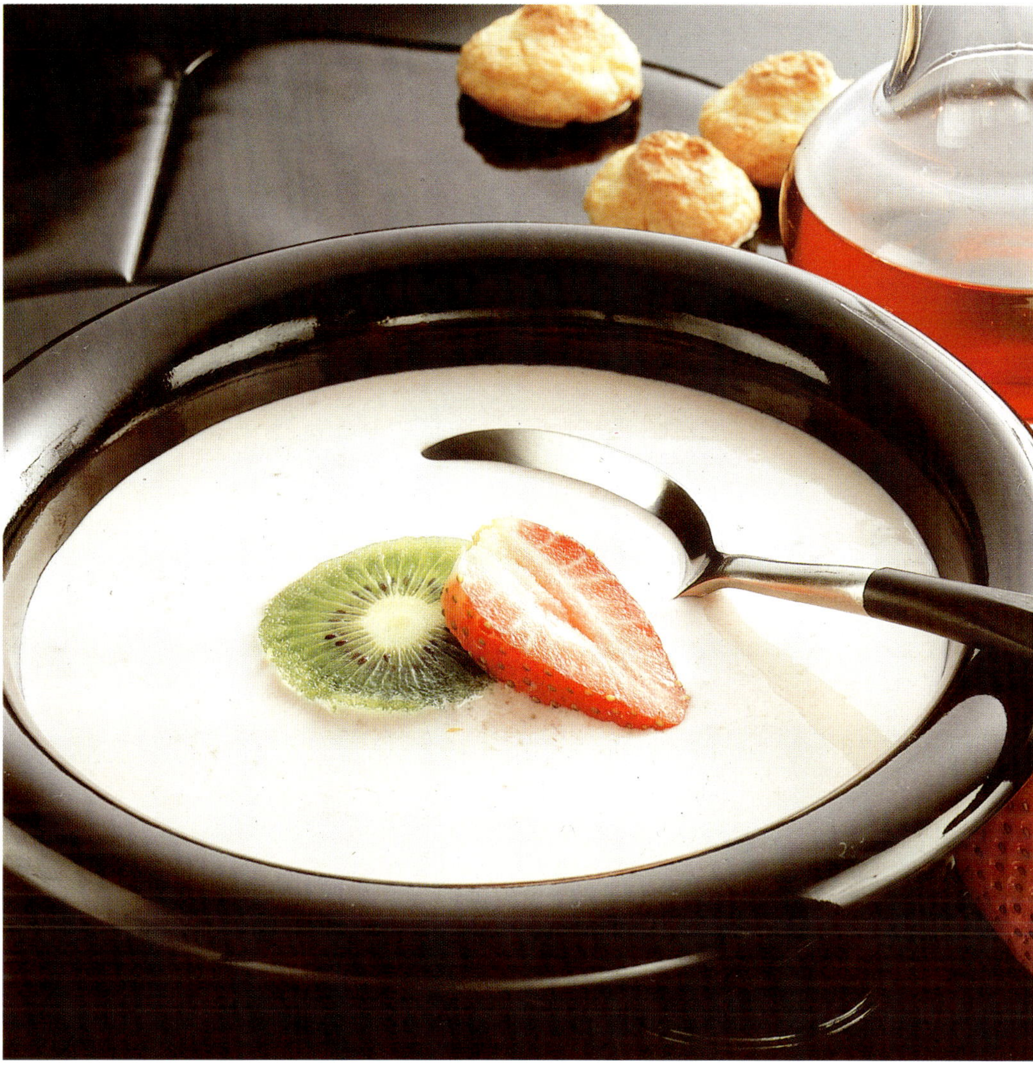

Kefir-Kaltschale mit Erdbeeren und Kiwis (4 Personen)

HK, MD, LG, NB

2 Becher (je 500 g) fettarmer Kefir, 400 g Erdbeeren, 2 Kiwis, 2 Zitronen, 1 Eßlöffel Honig oder entsprechende Menge Süßstoff, 1 Tasse Suppenmakronen

Erdbeeren waschen und putzen, die Kiwis schälen. Eine halbe Kiwi und einige Erdbeeren zurückbehalten. Die restlichen Erdbeeren und die Kiwis im Mixer pürieren, fettarmen Kefir und Zucker zugeben. Alles gut miteinander verquirlen. Die Zitronen entsaften, den Saft mit der Kefirspeise vermischen. Im Kühlschrank gut durchziehen lassen. Die Makronen in Suppenteller verteilen, die Kaltschale darübergeben und mit den restlichen Früchten garniert servieren.

11 g Eiweiß
7 g Fett
57 g Kohlenhydrate

335 Kalorien
1400 Joule
4¾ BE

Bei Verwendung von Süßstoff für Diabetiker:

32 g Kohlenhydrate

235 Kalorien
982 Joule
2⅔ BE

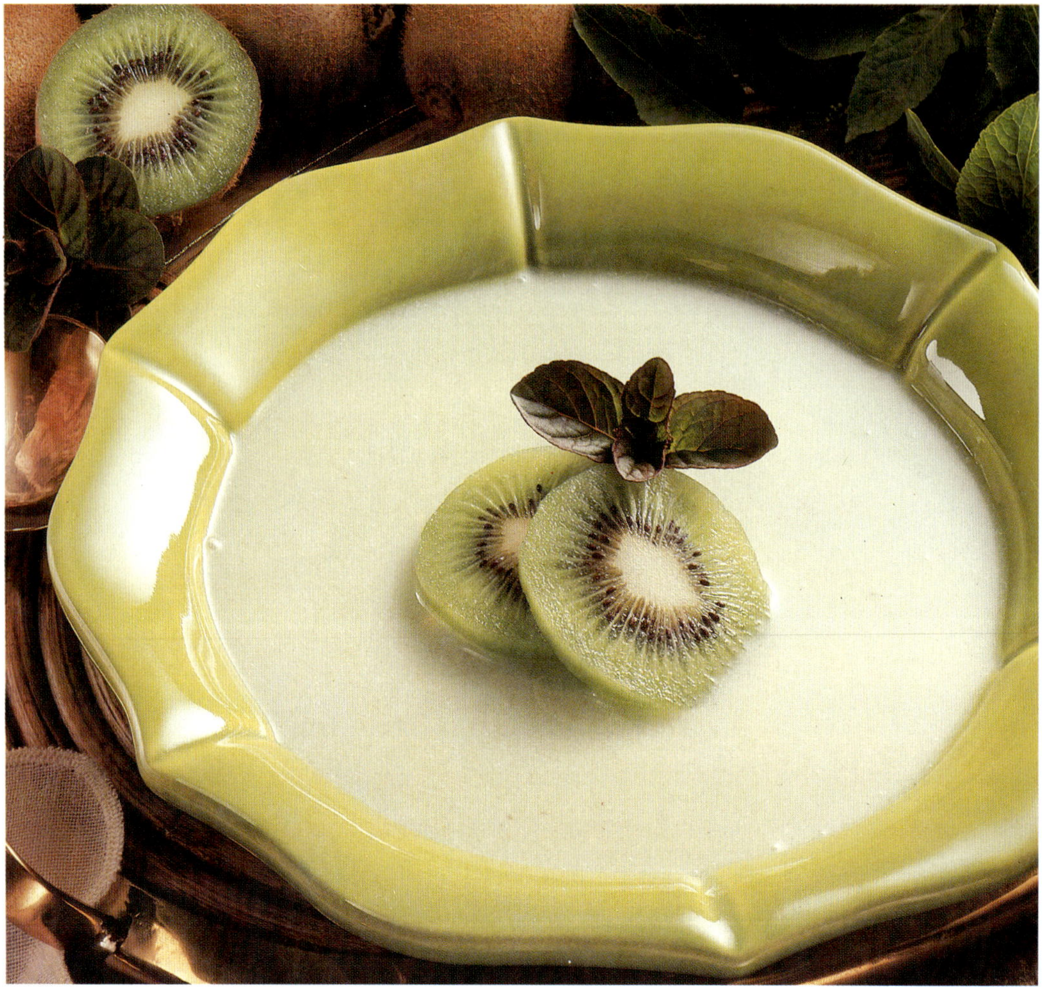

Sommerliche Kiwi-Kaltschale (4 Personen) V

½ l alkoholfreier Weißwein oder Apfelsaft, 4 Nelken, 1 Stück Zimtrinde, 4 Eßlöffel Ahornsirup, 5 Kiwis, 100 g Crème fraîche, einige frische Minzeblättchen

2 g Eiweiß
5 g Fett
33 g Kohlenhydrate

185 Kalorien
773 Joule
2¾ BE

Den Weißwein mit Nelken und Zimtrinde zum Kochen bringen, aufkochen, vom Herd nehmen, Ahornsirup einrühren und die Flüssigkeit erkalten lassen. Kiwis schälen, 4 Scheiben beiseite legen, den Rest der Früchte grob zerschneiden, im Mixer ganz kurz pürieren, dann durch ein Sieb streichen, um die Kernchen zurückzuhalten. Den Wein ebenfalls durch das Sieb gießen. Wein und Kiwipüree mit der Crème fraîche verquirlen, dann die Kaltschale in den Kühlschrank stellen. Kurz vor dem Servieren in Suppenteller oder -tassen füllen und mit den zurückbehaltenen Kiwischeiben und Minzeblättchen garnieren.

Beeren mit Sauermilch, Joghurt oder Buttermilch

HK, MD, LG, NB, F

125 g frische Beeren (Johannis-, Stachel-, Heidel-, Himbeeren), ¼ l Sauer- oder Buttermilch oder 150 g Joghurt oder Kefir, 30 g Honig

12 g Eiweiß
3 g Fett
46 g Kohlenhydrate

256 Kalorien
1071 Joule
3¾ BE

Beeren reinigen und roh in einen Teller geben. Joghurt oder andere Sauermilch mit Honig süßen und über das Obst füllen. Mit Flocken, Zwieback oder Vollkornbrösel bestreut anrichten. Die Milch kann auch mit Zimt, Vanille oder Zitronensaft abgeschmeckt werden. Diese Kaltschalen sind sehr erfrischend.

Brombeerkaltschale mit Äpfeln oder Birnen

HK, MD, LG, NB

¼ l Wasser, 125 g Brombeeren, 125 g Äpfel oder Birnen, 15 g Honig, 10 g Stärkemehl, Suppenmakronen

2 g Eiweiß
– Fett
46 g Kohlenhydrate

192 Kalorien
803 Joule
3¾ BE

Äpfel oder Birnen schälen, in Scheibchen schneiden und in wenig Honigwasser weich kochen. Die Suppe mit angerührtem Stärkemehl binden, verlesene Brombeeren hineingeben, kalt stellen und mit Makronen servieren.

Erdbeerkaltschale

HK, MD, LG, NB, F

150 g Erdbeeren, 10 g Vanille-Puddingpulver, ⅛ l Wasser, ⅛ l Trauben- oder Apfelsaft, Honig nach Geschmack

1 g Eiweiß
– Fett
45 g Kohlenhydrate

184 Kalorien
769 Joule
3¾ BE

Wasser zum Kochen bringen, das angerührte Puddingpulver hineingeben, aufkochen lassen und mit Honig süßen. Früchte säubern und in eine Schale geben. Puddingsuppe mit Saft vermischen und gut gekühlt über die Früchte gießen.

Blaubeer-Kaltschale

HK, MD, LG, NB, D, F, T

(6 Personen)

375 g Blaubeeren, 1 ungespritzte Zitrone, 3/8 l Wasser, 1 Zimtstange, 20 g Stärkemehl, 1/8 l roter Traubensaft, Saft von 1 Zitrone, 1 1/2 Teelöffel Diätsüße, 500 g säuerliche Äpfel, etwas Wasser, Saft von 1/2 Zitrone

1 g Eiweiß
– Fett
22 g Kohlenhydrate
92 Kalorien
385 Joule
1 3/4 BE

Blaubeeren verlesen und waschen, abtropfen lassen. Zitrone dünn schälen und auspressen. 250 g Blaubeeren und 3/8 l Wasser, Diätsüße, Zimtstange, Saft und Schale einer Zitrone etwa 10 Minuten kochen. Durch ein Sieb streichen und nochmals zum Kochen bringen. Stärkemehl mit dem Traubensaft und dem Saft einer Zitrone verrühren und die Blaubeersuppe damit binden. Mit Diätsüße süßen. Kalt stellen. Die restlichen Blaubeeren zugedeckt kühl stellen. Äpfel schälen, vierteln und Kerngehäuse entfernen. Apfelviertel in Spalten schneiden und in wenig Wasser mit Zitronensaft etwa 2–3 Minuten kochen. Sie dürfen nicht zu weich werden. Apfelspalten mit den restlichen Blaubeeren erst kurz vor dem Servieren in die eiskalte Blaubeersuppe geben.

Waldmeisterkaltschale

HK, MD, NB

1/4 l Milch, 1 Bündchen Waldmeister, 10 g Honig, 15 g gehackte Nüsse, 30 g Grahambrot, 15 g Rosinen

12 g Eiweiß
18 g Fett
49 g Kohlenhydrate
406 Kalorien
1697 Joule
4 BE

Milch mit Honig verschlagen. Waldmeister in die Milch hängen und die Milch mit dem Waldmeistergeschmack etwa 1 Stunde durchziehen lassen. Brot würfeln und in einen Teller legen. Waldmeistermilch darübergießen und die Kaltschale mit gehackten Nüssen und Rosinen bestreut anrichten.

Kirschkaltschale

HK, MD, LG, NB

150 g Kirschen, 1/4 l Milch, 15 g Honig, etwas Vanillezucker, 10 g Vollkorngrieß, 1 Ei (getrennt)

8 g Eiweiß
6 g Fett
43 g Kohlenhydrate
258 Kalorien
1078 Joule
3 1/2 BE

Die entsteinten Kirschen in wenig Wasser dünsten. Milch mit Vanillezucker zum Kochen bringen, den Grieß einstreuen und dick kochen. Honig oder Fruchtzucker und Kirschen untermischen, die Suppe mit Eigelb legieren und den steifgeschlagenen Eischnee unterheben. Durchkühlen lassen!

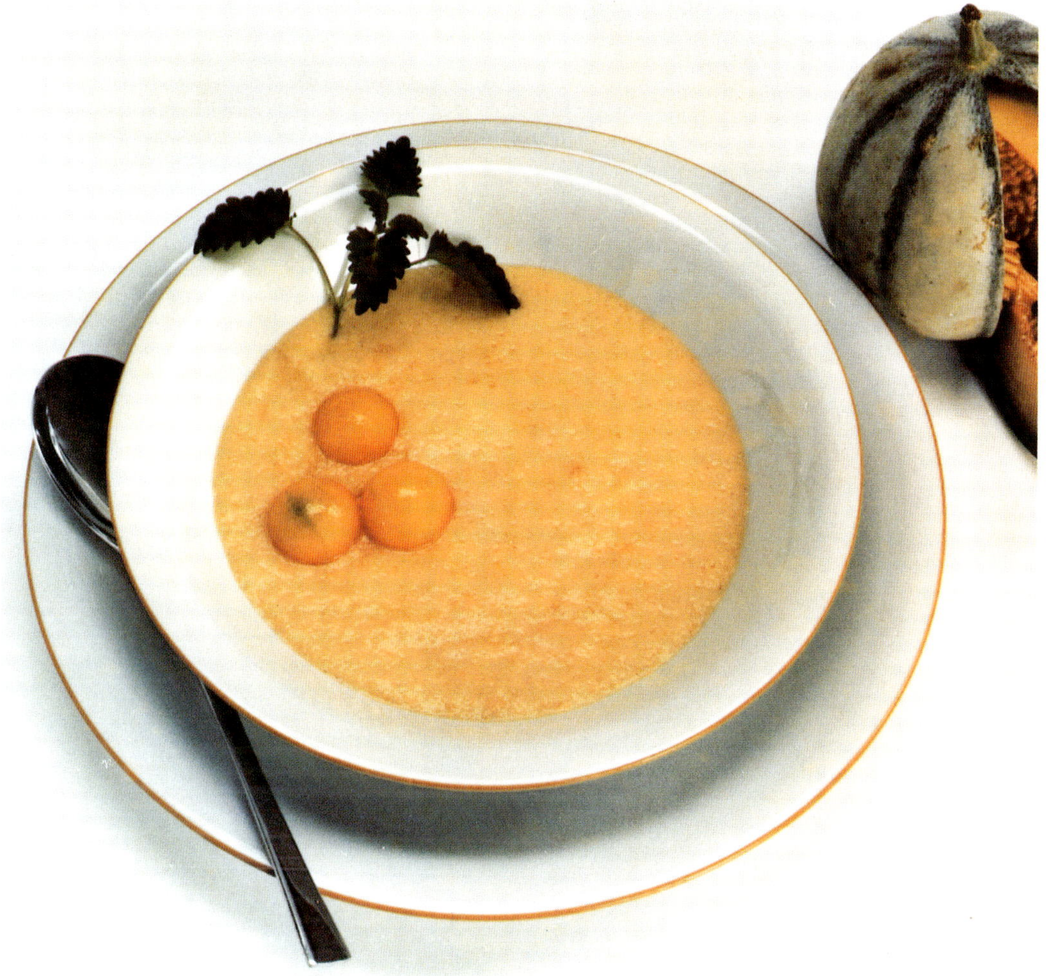

Kalte Melonen-Suppe

HK, MD, LG, NB, D, F, T

(2 Personen)

350 g Fruchtfleisch von Honig-, Netz- oder Cavaillonmelone, 50 ml Zitronensaft, 1 Eßlöffel Honig, 1 Prise Muskat, abgeriebene Schale von ½ naturreinen Zitrone, Zitronenmelisse

1 g Eiweiß
– Fett
18 g Kohlenhydrate

76 Kalorien
318 Joule
1½ BE

Aus dem gut gekühlten Melonenfleisch 6 kleine Kugeln ausstechen und beiseite stellen. Den Rest im Mixer pürieren, mit allen anderen Zutaten kurz schaumig aufschlagen und sofort auf zwei Teller verteilen. In jeden Teller drei Melonenkugeln legen und mit einem Zweig Zitronenmelisse garnieren (kann mitgegessen werden). Wer keinen Mixer hat, rührt das Fruchtfleisch durch ein Sieb und mischt dann mit dem Schneebesen oder dem Handrührer die übrigen Zutaten darunter.

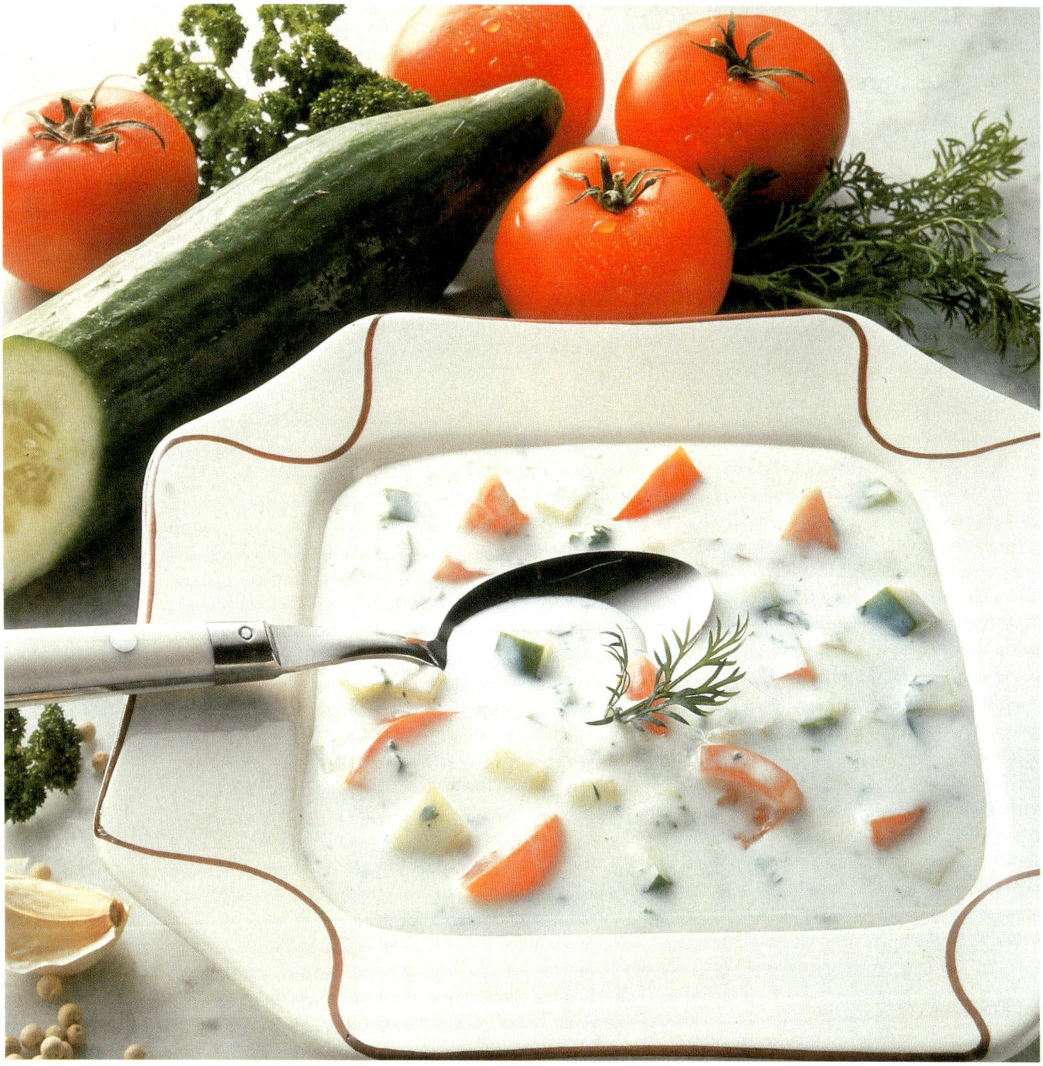

Gurkenkaltschale (4 Personen) HK, NB, D, F, V

2 Becher (je 500 g) fettarmer Kefir, 1 große Salatgurke (600–700 g), 5 feste Tomaten (ca. 400 g), 1 Bund Dill, 2 Eßlöffel feingewiegte Petersilie, Saft einer Zitrone, Meersalz, frisch gemahlener Pfeffer, etwas Knoblauchpulver

Gurke schälen und in kleine Würfel schneiden, Tomaten achteln. Kefir mit Zitronensaft und Kräutern verrühren, mit Meersalz und den Gewürzen pikant abschmecken. Über das Gemüse gießen, leicht umrühren und die Kaltschale etwa 1 Stunde im Kühlschrank durchziehen lassen. Kurz vor dem Servieren nochmals abschmekken, mit Dillfähnchen garniert servieren.

12 g Eiweiß
4 g Fett
19 g Kohlenhydrate

160 Kalorien
669 Joule
1½ BE

Eisgekühlte Dill-Gurken-Suppe HK, D, F, V

(4 Personen)

1 Salatgurke (ca. 600 g), 1 Zwiebel, 2 Eßlöffel kaltgeschlagenes Pflanzenöl, 1–2 Knoblauchzehen, 8 Eßlöffel Obstessig, Meersalz, frisch gemahlener weißer Pfeffer, Ingwerpulver, ¼ l Sahne, 1 kleiner Bund Dill, 4 Eiswürfel aus dem Eiswürfelfach.

3 g Eiweiß
13 g Fett
8 g Kohlenhydrate
161 Kalorien
673 Joule
⅔ BE

Salatgurke waschen, schälen, längs halbieren, mit einem Löffel die Kerne herausschaben, die Gurke in kleine Würfel schneiden. Zwiebel schälen, in feine Würfel schneiden. Knoblauchzehen schälen, durch die Presse drücken. Öl erhitzen, Zwiebel und Knoblauch darin glasig dünsten. Gurkenwürfel hinzufügen und mit Essig aufgießen. Etwa 5–10 Minuten langsam kochen lassen, bis die Gurkenwürfel glasig sind, etwas abkühlen lassen. Gurken im Mixer pürieren und kräftig mit Salz, Pfeffer und Ingwerpulver abschmecken, kalt stellen. Kurz vor dem Servieren Sahne aus dem Kühlschrank darunterrühren und nochmals nachschmecken. Dill waschen, gut abtropfen lassen, fein hacken und darüberstreuen. In jede Portion einen Eiswürfel geben.

Anmerkung:

Ebenso köstlich schmeckt eine eisgekühlte Tomatensuppe. Verwenden Sie einfach statt der Gurken abgezogene Fleischtomaten oder abgetropfte geschälte Tomaten aus der Dose, statt Obstessig Brühe und statt Ingwerpulver Thymian und Oregano. Als „grüner Clou" eignet sich Schnittlauch oder Kresse.

Eisgekühlte Pflaumensuppe HK, MD, NB

125 g Pflaumen, ¼ l Wasser, 20 g Honig, etwas Zimt oder Zitronenschale, Knusperflocken oder Zwiebackbrocken

1 g Eiweiß
– Fett
36 g Kohlenhydrate
148 Kalorien
619 Joule
3 BE

Pflaumen entsteinen, mit Wasser und Zitronenschale oder Zimt weich kochen, mit dem elektrischen Mixer pürieren oder durch ein Sieb streichen. Die Suppe mit Honig abschmecken. Kalt stellen. Mit Knusperflocken oder Zwiebackbrocken anrichten.

Hauptgerichte

Lauchgemüse mit roh gerösteten Kartoffeln HK, MD, NB

250 g Lauch (Porree), 10 g Pflanzenmargarine, 10 g Mehl (Type 1050), 2 Eßlöffel (50 g) Joghurt, 15 g geriebener Käse, Meersalz, Muskat

11 g Eiweiß
15 g Fett
20 g Kohlenhydrate
259 Kalorien
1083 Joule
1⅔ BE

Den Porree oder Lauch gut säubern, fein schneiden und in wenig Wasser weich dünsten. Margarine hinzufügen und die Brühe mit in Joghurt angerührtem Mehl binden. Das Gemüse mit Salz, Käse und Muskat abschmecken und dazu Röstkartoffeln reichen.

Röstkartoffeln:

200 g Kartoffeln, 20 g kaltgeschlagenes Pflanzenöl, 1 Zwiebel, Salz

4 g Eiweiß
20 g Fett
32 g Kohlenhydrate
324 Kalorien
1354 Joule
2⅔ BE

Die geschälten rohen Kartoffeln in feine Scheibchen schneiden. Dann das Öl erhitzen und die Kartoffelscheiben mit gehackter Zwiebel und Meersalz bestreut von allen Seiten braun braten.

Chicoréegemüse mit Curry-Reis HK, MD, LG, F

200 g Chicorée, 15 g Pflanzenmargarine, Meersalz, 1 Eßlöffel Semmelbrösel, eventuell etwas süße Sahne

4 g Eiweiß
10 g Fett
14 g Kohlenhydrate
162 Kalorien
677 Joule
1 BE

Aus den Chicoréestauden den bitteren Kern herausschneiden und die Stauden in wenig Salzwasser weich dünsten. Dann abgetropft auf eine kleine Platte legen und mit in Margarine gerösteten Semmelbröseln überstreuen. Mit etwas süßer Sahne übergossen schmeckt die Chicorée besonders delikat.

Curry-Reis:

45 g Naturreis (Langkorn), ¼ l Gemüsebrühe, 50 g Banane, Meersalz, Curry, 1 Zwiebel

3 g Eiweiß
– Fett
47 g Kohlenhydrate
200 Kalorien
836 Joule
4 BE

Gemüsebrühe (von der Chicorée) mit gehackter Zwiebel zum Kochen bringen, den Reis einstreuen und ausquellen lassen. Unter den trockenen Reis die zerdrückte Banane, Salz und Curry mischen und abschmecken.

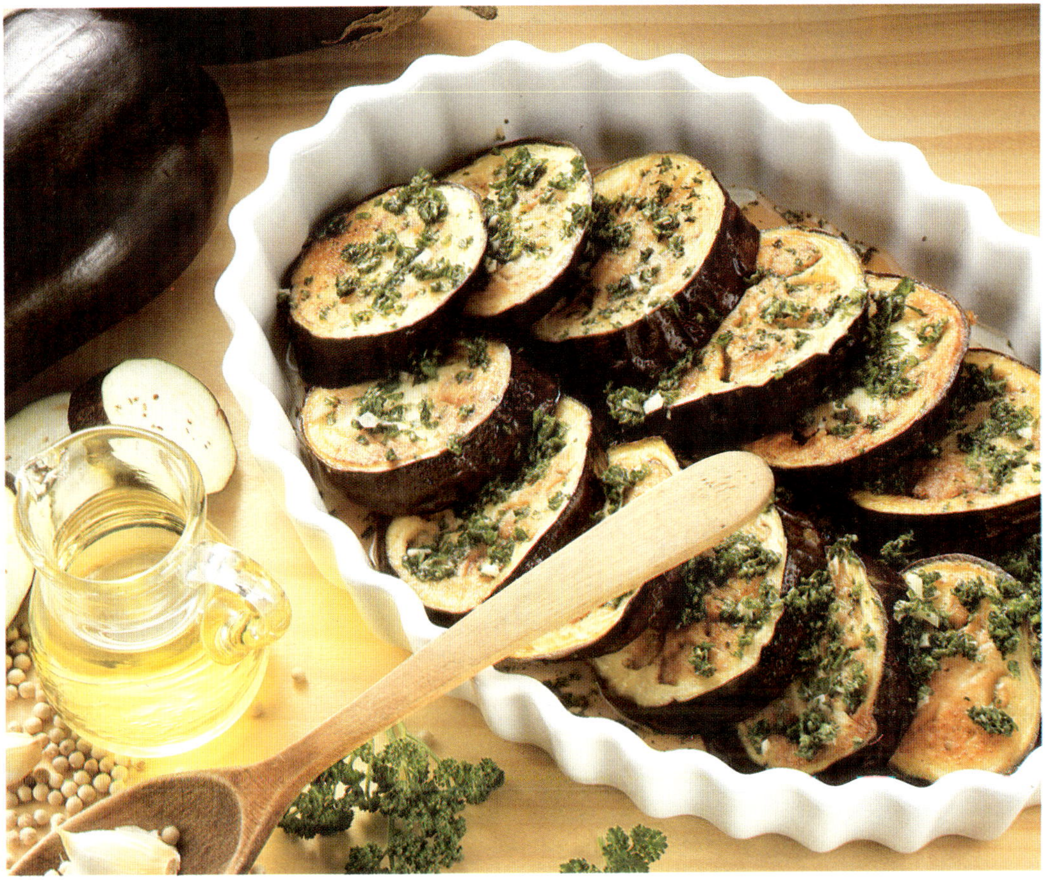

Marinierte Auberginen (4 Personen) MD, NB, V

2 Auberginen, 4 Eßlöffel Mehl (Type 1050), Meersalz, Pfeffer, ¼ l Pflanzenöl

Marinade:

100 ml kaltgeschlagenes Pflanzenöl, 4 Eßlöffel Zitronensaft, 4 Eßlöffel Wasser, Meersalz, 3 kleine Knoblauchzehen, 1 Bund Petersilie

2 g Eiweiß
88 g Fett
17 g Kohlenhydrate

868 Kalorien
3628 Joule
1½ BE

Die Auberginen waschen, trocknen, den Stielansatz abnehmen und die Früchte in 1 cm dicke Scheiben schneiden. Das Mehl mit Meersalz und Pfeffer würzen. Das Pflanzenöl in der Pfanne sehr heiß werden lassen. Die Auberginenscheiben jeweils im Mehl drehen, etwas abklopfen, auf beiden Seiten goldgelb ausbacken, mit Küchenkrepp etwas abtupfen und dachziegelartig in eine Auflaufform oder eine Schüssel schichten.
Aus Pflanzenöl, Zitronensaft und Wasser eine Marinade herstellen, mit Meersalz abschmecken. Die Knoblauchzehen zerdrücken, dazugeben. Die Petersilie fein hacken, hinzufügen. Alles über die Auberginenscheiben gießen und zugedeckt etwa drei Stunden im Kühlschrank ziehen lassen.

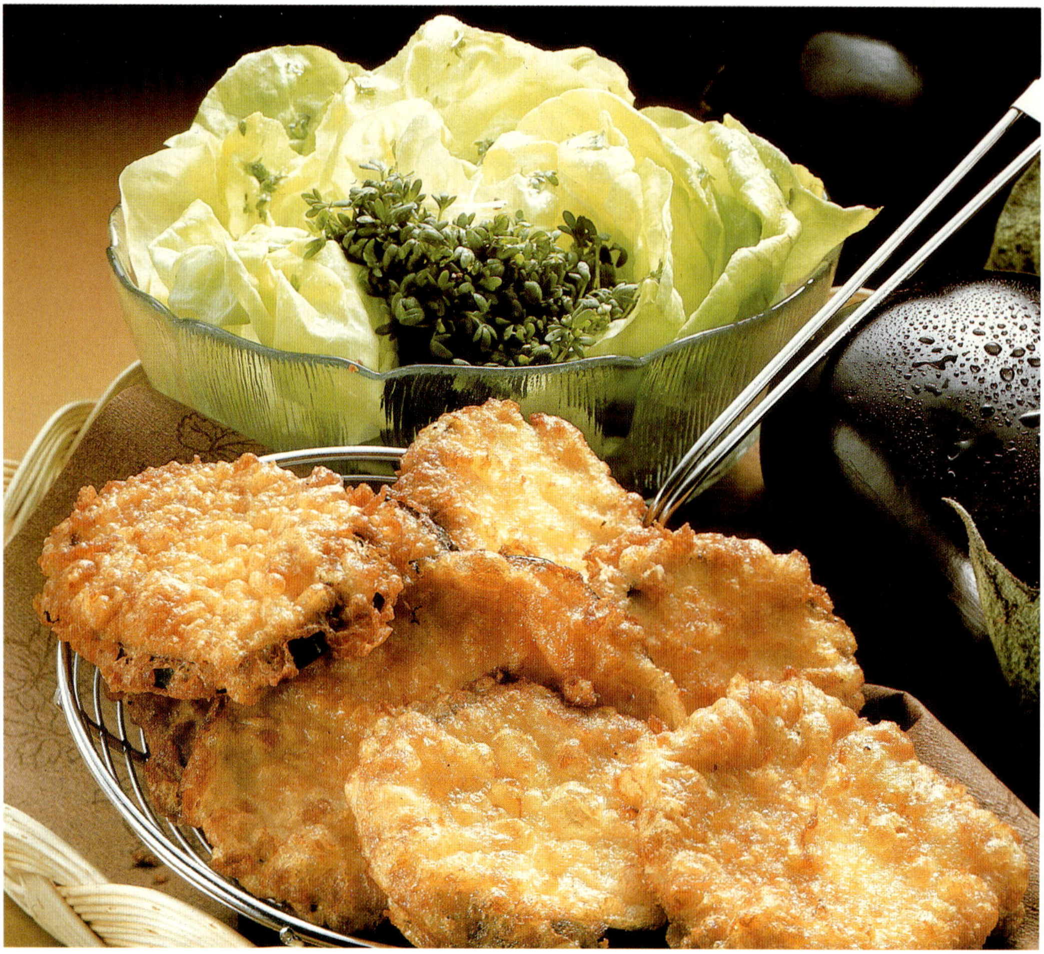

Goldgelbe Auberginenschnitten und Kopfsalat mit Kresse (4 Personen)

MD, NB

600 g Auberginen, 3 Eßlöffel frischgepreßter Zitronensaft, Meersalz, Pfeffer, 200 ml Milch, 2 Eier, 80 g Mehl (Type 1050), Olivenöl zum Ausbacken, 1 großer Kopf Salat, 1 Kästchen Kresse, 2 Eßlöffel kaltgeschlagenes Pflanzenöl, 2 Eßlöffel Zitronensaft, Meersalz

8 g Eiweiß
30 g Fett
24 g Kohlenhydrate

398 Kalorien
1664 Joule
2 BE

Die Auberginen waschen, vom Stiel befreien, in ½ cm dicke Scheiben schneiden, mit Zitronensaft beträufeln und mit Meersalz und Pfeffer bestreuen. Aus Milch, Eiern und Mehl einen Eierteig herstellen, mit Meersalz abschmecken. Die Auberginenscheiben jeweils eintauchen und schwimmend in heißem Olivenöl in etwa 5 Minuten goldgelb ausbacken. Den Kopfsalat putzen und waschen, gut abtropfen lassen. Die Kresse abschneiden, waschen, ebenfalls abtropfen lassen. Aus Öl, Zitronensaft, Meersalz eine Marinade herstellen, den Kopfsalat damit beträufeln, vorsichtig vermengen und zu den Auberginenschnitten servieren.

Auberginen à la reine (2 Personen) HK, MD, NB

2 Auberginen, 350 g Champignons, 1 Eßlöffel kaltgeschlagenes Pflanzenöl, Meersalz

11 g Eiweiß
44 g Fett
27 g Kohlenhydrate

548 Kalorien
2291 Joule
2¼ BE

Frikasseesauce:

40 g Pflanzenmargarine, 30 g Mehl (Type 1050), ⅜ l Wasser, Meersalz, 1 Prise Zucker, 1 Eigelb, 2 Eßlöffel Sahne, 2 Eßlöffel Zitronensaft, Tabasco, Hefe-Extrakt

Auberginen halbieren, mit spitzem Messer etwa 5 mm vom Rand das Fruchtfleisch ein wenig lösen, das Innere mehrmals einschneiden und in heißem Fett schwimmend ausbacken (nicht bräunen). Dann die Auberginen aushöhlen, aber soviel Fruchtfleisch belassen, daß die Schalen nicht zusammenfallen. Champignons blättrig schneiden und dünsten.
Helle Grundsauce zubereiten. Mit verquirltem Eigelb legieren, mit Sahne und Zitronensaft abschmecken. Die Frikasseesauce mit den Champignons und dem gehackten Fruchtfleisch vermischen, zuletzt noch einmal mit Tabasco und Hefe-Extrakt abschmecken, in die Auberginen füllen, hübsch garnieren und mit Zitronenspalten reichen.

Gefüllte Paprikaschoten (4 Personen) V

4 gleichgroße Paprikaschoten, 250 g Naturreis, 1 Dose (200 g) Sandwich-Creme (granoVita), 2 Eßlöffel kaltgeschlagenes Pflanzenöl, 2 Zwiebeln, 100 g getrocknete Pilze, 2 Eßlöffel gehackte Petersilie, 70 g Tomatenmark, 150 g Joghurt, 1 Teelöffel Mehl (Type 1050), Meersalz, gekörnte Hefebrühe

17 g Eiweiß
26 g Fett
73 g Kohlenhydrate

594 Kalorien
2483 Joule
6 BE

Die Paprikaschoten der Länge nach aufschneiden, alle Kerne und weißen Teile entfernen und mit der folgenden Füllung füllen: Öl in einer Kasserolle erhitzen, gehackte Zwiebeln goldgelb darin anrösten, eingeweichte Pilze dünsten und den getrennt gegarten Reis unterheben. Sandwich-Creme untermischen und alles mit gehackter Petersilie und Hefebrühe abschmecken. Die mit dieser Füllung versehenen Paprikaschoten in eine Kasserolle setzen. 2 Tassen Wasser mit Tomatenmark verrühren und darin die Paprikaschoten garen. Dann die Sauce mit in Joghurt angerührtem Mehl binden und mit Meersalz abschmecken.

Gefüllter Sellerie mit Kartoffelbrei

HK, MD, NB

1 mittlere Sellerieknolle, 20 g Pflanzenmargarine, 1 Zwiebel, 1 Teelöffel gehackte Petersilie, 1 Eigelb, Meersalz, 1 Eßlöffel Semmelbrösel, Muskat, 2 Eßlöffel Joghurt (50 g), 15 g Pflanzenmargarine, 1 Teelöffel Semmelbrösel

11 g Eiweiß
35 g Fett
35 g Kohlenhydrate
499 Kalorien
2086 Joule
3 BE

Die Sellerieknolle gut reinigen und dünn schälen. In wenig Salzwasser unter öfterem Wenden etwa 15 Minuten kochen. Dann herausnehmen, nach dem Abkühlen einen Deckel abschneiden, die Knolle innen aushöhlen und das herausgeschnittene Selleriefleisch fein wiegen. Die Margarine schmelzen, feingehackte Zwiebel und Semmelbrösel darin anrösten, dem Selleriefleisch zusetzen und dieses mit Salz, Muskat, gehackter Petersilie, Joghurt und Eigelb abschmecken.
Die mit dieser Masse gefüllte Knolle in eine kleine feuerfeste Form setzen, den Deckel wieder auflegen und eine Tasse Wasser angießen. Die Knolle mit Bröseln bestreuen, mit einem Stückchen Margarine belegen und im Backofen bei 200° C in etwa 47 Minuten fertig garen.

Kartoffelbrei:

200 g Kartoffeln, ½ Tasse Milch, 10 g Pflanzenmargarine, eventuell Meersalz und Muskat

6 g Eiweiß
11 g Fett
36 g Kohlenhydrate
267 Kalorien
1116 Joule
3 BE

Die geschälten Kartoffeln in wenig Wasser weich kochen und mit heißer Milch und Margarine aufschlagen. Nach Wunsch mit Salz und Muskat würzen.

Gebackene Selleriescheiben mit Tomatenreis

HK, MD, NB, D

1 kleine Sellerieknolle, 1 Ei, 50 g Semmelbrösel, 15 g Mehl (Type 1050), Meersalz, Muskat, 40 g kaltgeschlagenes Pflanzenöl zum Braten

15 g Eiweiß
46 g Fett
55 g Kohlenhydrate
694 Kalorien
2901 Joule
4½ BE

Die gesäuberte Sellerieknolle fast weich kochen, aus dem Wasser nehmen, abgekühlt schälen und in fingerdicke Scheiben schneiden. Diese mit Salz und Muskat würzen, in Mehl, verquirltem Ei und Semmelbrösel wenden und in heißem Öl von beiden Seiten knusprig braun braten.

Tomatenreis:

100 g Tomaten, 40 g Naturreis, 15 g kaltgeschlagenes Pflanzenöl, 1 kleine Zwiebel, 1/8 l Wasser, Meersalz, Würzextrakt, Paprikapulver

1 g Eiweiß
15 g Fett
33 g Kohlenhydrate

271 Kalorien
1133 Joule
2 3/4 BE

Öl erhitzen, gehackte Zwiebel und Reis hineingeben und anrösten. Mit 1/8 l Wasser auffüllen und die gehäuteten, kleingeschnittenen Tomaten hinzufügen. Den Topf gut verschließen und den Reis im Backofen oder auf dem Herd bei schwacher Hitze quellen lassen. Mit Salz, Würzextrakt und Paprika abschmecken.

Gefüllte Zwiebeln (4 Personen)

MD, NB

4 große Gemüsezwiebeln (ca. 600–700 g), 100 g Soja-vita (grano-Vita), 1/8 l Wasser, 1 Ei, 50 g Quark, 1 kleine Kartoffel, 1–2 Eßlöffel Semmelbrösel, 1 Eßlöffel Sojasauce, Majoran, 4 Eßlöffel Olivenöl, 2 Tomaten, 4 Scheiben Käse, 4 gefüllte Oliven, Schnittlauch, Petersilie

27 g Eiweiß
25 g Fett
30 g Kohlenhydrate

453 Kalorien
1894 Joule
2 1/2 BE

Zwiebeln schälen, in Salzwasser 10–15 Minuten leicht kochen, dann abtropfen und etwas auskühlen lassen und aushöhlen. Das Innere fein hacken und zu dem nach Anweisung eingeweichten Soja-vita geben. Mit Ei, Quark, geriebener Kartoffel, Semmelbröseln und Gewürzen zu einer weichen Masse verarbeiten. Diese in die Zwiebeln füllen. Eine passende Pfanne mit Deckel oder einen flachen Topf mit Öl auspinseln, Zwiebeln hineinsetzen und zugedeckt bei Mittelhitze etwa 40 Minuten garen. Nun die Zwiebeln mit Tomatenscheiben und dem Käse belegen, kurz überbacken und mit Olivenscheiben, Schnittlauchröllchen und Petersilie garnieren. Dazu passen gedünstete Karottenstreifen und Maiskörner.

Gefüllte Gurke

HK, MD, LG, NB, D, F

1 mittelgroße, dickbauchige Gurke, 100 g gemischte Pilze, 1 große Zwiebel, 1 Teelöffel gehackte Petersilie, 50 g Joghurt, 10 g Pflanzenmargarine, Meersalz, Paprikapulver, Hefe-Extrakt

11 g Eiweiß
13 g Fett
19 g Kohlenhydrate

237 Kalorien
991 Joule
1 1/2 BE

Die Gurke schälen, halbieren, alle Kerne mit einem Silber- oder Plastiklöffelchen herausschaben. Pilze mit feingeschnittener Zwiebel, Meersalz, Hefe-Extrakt, Paprika, gehackter Petersilie gut vermengen und abschmecken. Die Masse in die eine Gurkenhälfte füllen, die andere darüberdecken und mit einem Baumwollfaden zusammenbinden. Pflanzenmargarine schmelzen, die Gurke darin anbraten, mit zwei Eßlöffeln Wasser ablöschen und zugedeckt etwa 30 Minuten bei schwacher Hitze schmoren lassen. Die Flüssigkeit mit Joghurt, Meersalz und Paprika vermischen und abschmecken. Dazu reicht man 100 g Pellkartoffeln.

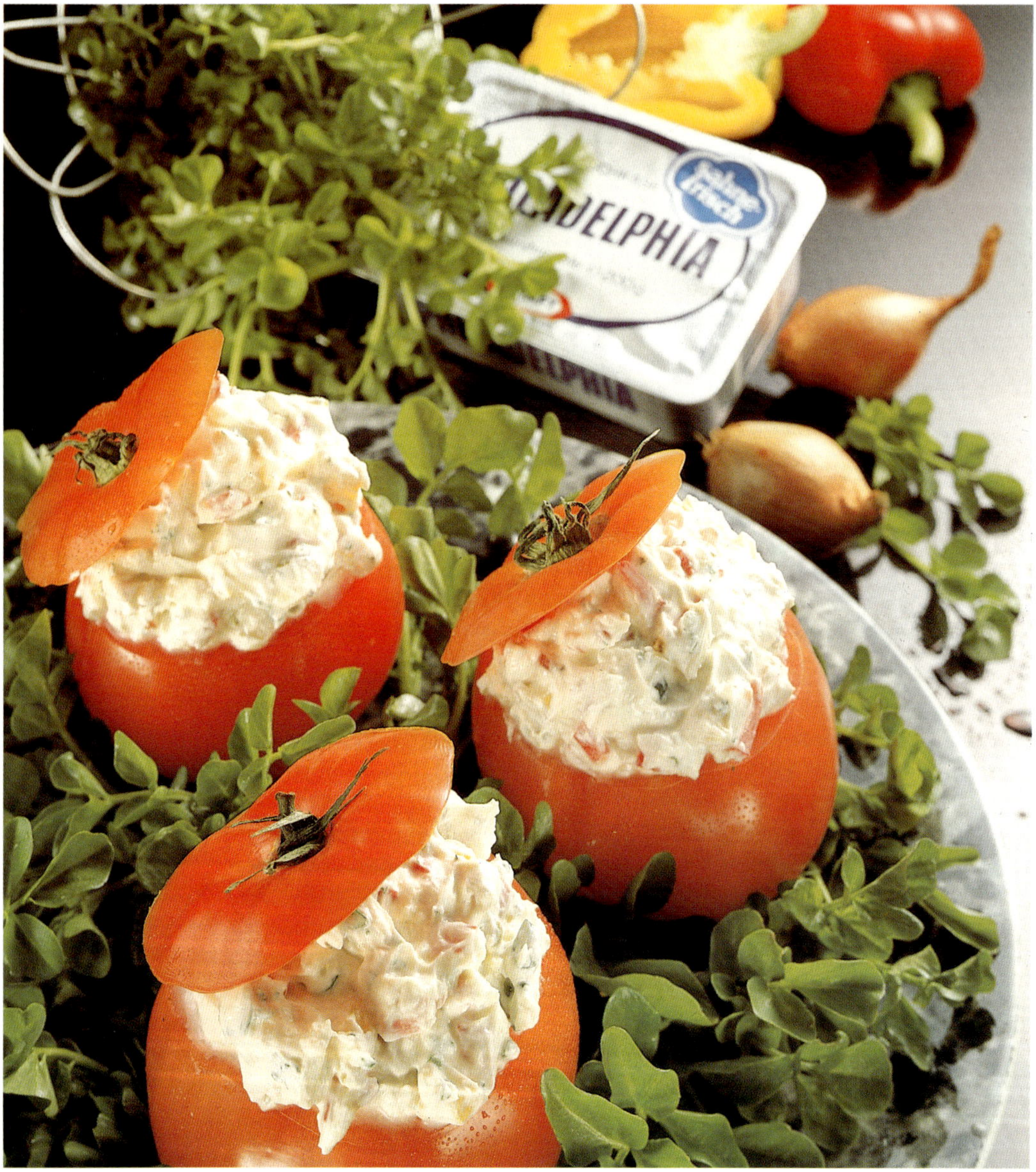

Philadelphia-Tomaten auf Brunnenkresse (4 Personen)

MD, NB, D

100 g Brunnenkresse, 4 Fleischtomaten (je 200 g), Meersalz, Pfeffer, 1 Packung Philadelphia-Frischkäse (200 g), 100 ml süße Sahne (30 %), 1 Schalotte, 1 Eßlöffel feingeschnittenen Zwiebellauch, je 1 Stückchen rote und gelbe Paprikaschote (insgesamt 50 g), 5 paprikagefüllte Oliven, 1 Knoblauchzehe, 1 Eßlöffel feingewiegte Petersilie, Meersalz,

8 g Eiweiß
30 g Fett
11 g Kohlenhydrate

346 Kalorien
1446 Joule
1 BE

frischgemahlener Pfeffer, 1 Eßlöffel Zitronensaft, 2 Eßlöffel kaltgeschlagenes Pflanzenöl, ½ Teelöffel milder Senf

Brunnenkresse abschneiden, waschen, gut abtropfen lassen. Fleischtomaten waschen, abtrocknen, jeweils einen flachen Deckel abschneiden und mit einem scharfkantigen Löffel aushöhlen (Fruchtfleisch anderweitig verwenden), mit Meersalz und Pfeffer würzen.
Philadelphia mit Sahne glattrühren. Geschälte Schalotte fein hakken, mit dem Zwiebellauch hinzufügen. Gewaschene Paprikaschoten und Oliven hacken, ebenfalls dazugeben. Knoblauchzehe schälen, durch die Presse drücken. Petersilie fein wiegen. Alles mit der Käsecreme gut verrühren, mit Meersalz und Pfeffer kräftig abschmecken, die Masse in die Tomaten füllen, die Deckel nicht auflegen, sondern einstecken. Brunnenkresse auf vier große Portionsteller verteilen, in die Mitte je eine der gefüllten Tomaten setzen. Zitronensaft und Öl mit dem Schneebesen verrühren, bis eine sämige Sauce entstanden ist. Senf hinzufügen, mit Meersalz und Pfeffer abschmecken, die Brunnenkresse damit beträufeln.

Gurken mit Pilzfüllung und Tomatensauce

HK, MD, NB

1 Schmorgurke, 1 Zwiebel, Meersalz, 150 g Pilze, 1 Eßlöffel gehackte gemischte Kräuter, etwas Zitronensaft, 20 g Pflanzenmargarine, 50 g Joghurt

8 g Eiweiß
19 g Fett
14 g Kohlenhydrate
259 Kalorien
1083 Joule
1 BE

Die Gurke sorgfältig schälen, halbieren, alle Kerne herausschaben und die Innenseite mit Salz und kleingeschnittenen Zwiebeln sowie Zitronensaft würzen. Pilze säubern, hacken und mit Salz, Zitronensaft, Joghurt (oder saurer Sahne) und Kräutern vermischt in die Gurkenhälften füllen. Diese mit Fettflöckchen belegen, in eine feuerfeste Form setzen und mit wenig Wasser im Backofen weich dünsten. Dazu eine Tomatensauce und Pellkartoffeln reichen.

Tomatensauce:

150 g Tomaten, 10 g Mehl (Type 1050), 10 g Pflanzenmargarine, 50 g Sahne, Meersalz, Würzextrakt

4 g Eiweiß
25 g Fett
17 g Kohlenhydrate
309 Kalorien
1292 Joule
1½ BE

Die Tomaten häuten und pürieren, Mehl in Pflanzenmargarine hell anschwitzen, mit Sahne und Tomatenpüree auffüllen und aufkochen lassen. Diese Sauce mit Meersalz und Würzextrakt abschmecken und zu dem Gemüse reichen.

Kohlrabi mit Pilzfüllung und Pellkartoffeln

HK, MD, LG, NB, D, F

2 kleine, zarte Kohlrabi, 100 g Pilze, 1 Zwiebel, 20 g Pflanzenmargarine, 1 Teelöffel gehackte Petersilie, 10 g Mehl (Type 1050), Meersalz, 15 g kaltgeschlagenes Pflanzenöl

8 g Eiweiß
31 g Fett
25 g Kohlenhydrate

411 Kalorien
1718 Joule
2 BE

Die Kohlrabi dünn schälen, eine Kappe abnehmen und die Knollen aushöhlen. Die stehengebliebenen Wände mit kochendem Wasser überbrühen und in eine kleine, feuerfeste, gefettete Form setzen. Die gehackten Pilze, das feingehackte Kohlrabifleisch und die Petersilie in Öl andünsten, mit Mehl bestäuben und mit Salz würzen. Diese Mischung in die Kohlrabi füllen, den Deckel wieder auflegen und das gefüllte Gemüse im Backofen gar schmoren. Mit Pellkartoffeln servieren.

Zucchini-Gemüse in Joghurt-Sauce (4 Personen)

HK, MD, LG, F

4–5 Zucchini (etwa 700 g), 200 g frische Champignons, 3 Fleischtomaten (etwa 400 g), 3 Eßlöffel kaltgeschlagenes Pflanzenöl, 2 zerdrückte Knoblauchzehen, Thymian, Pfeffer, Meersalz, 1 Becher Sahnejoghurt (150 g), 1 Teelöffel Speisestärke, 1 Frühlingszwiebel

14 g Eiweiß
10 g Fett
15 g Kohlenhydrate

206 Kalorien
861 Joule
1⅓ BE

Gemüse waschen und putzen. Zucchini und Champignons in Scheiben schneiden. Tomaten mit kochendem Wasser überbrühen, häuten, vierteln und entkernen. Saft und Kerne im Mixer pürieren. Öl in einer tiefen Pfanne oder in einem Topf erhitzen. Die Zucchini- und Champignonscheiben darin andünsten. Knoblauch, Tomatenviertel, Thymian, Pfeffer und das passierte Tomateninnere zufügen. Alles zugedeckt etwa 15–20 Minuten auf niedriger Temperatur dünsten lassen. Mit Salz würzen. Joghurt und Speisestärke zusammen in das Gemüse rühren. Die Frühlingszwiebel in Ringen darüberstreuen. Alles noch 5 Minuten zugedeckt dünsten lassen. Dazu paßt Naturreis.

Zum Bild rechte Seite

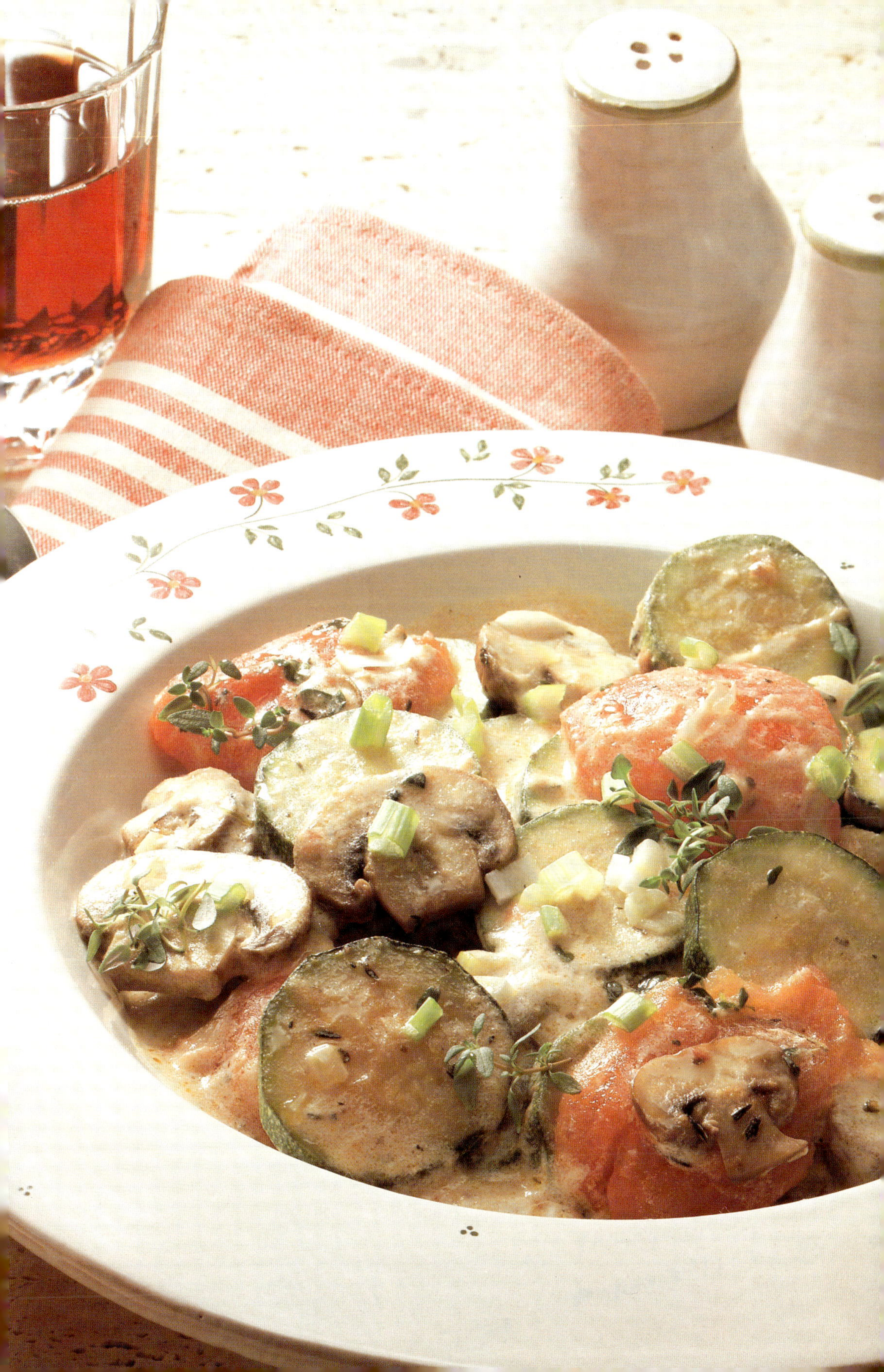

Paprika-Tomaten-Gemüse mit Reis HK, MD, NB

200 g Paprikaschoten, 4 Tomaten, 15 g kaltgeschlagenes Pflanzenöl, 1 Teelöffel gehackte Petersilie, 2 Zwiebeln, Meersalz, Paprikapulver, 40 g gegarter Reis

9 g Eiweiß
16 g Fett
49 g Kohlenhydrate

376 Kalorien
1572 Joule
4 BE

Paprikaschoten von Kernen und weißen Teilen befreien und in Streifchen schneiden. Öl in einer kleinen Kasserolle erhitzen, Paprikastreifen, Zwiebelringe und gehäutete Tomatenachtel hineingeben und zusammen weich dünsten. Mit Salz, Paprika und gehackter Petersilie abschmecken und mit Reis servieren.

Rote Bete (eingelegt)

1,7 kg sehr kleine rote Bete, ½ Teelöffel Kümmel, 250 g Zwiebeln, 4 Lorbeerblätter, eventuell 1 Stück frischer Meerrettich, 1 Eßlöffel weiße Pfefferkörner, 6 Pimentkörner, ½ l Essig, ½ l Wasser, ½ Teelöffel Meersalz, 3–3½ Teelöffel Diätsüße, Einmachhilfe

Diese Menge füllt 2 Einmachgläser von 1,5 l und 1 l Inhalt.

Die Kalorien betragen beim 1,5-l-Glas 371, beim 1-l-Glas 248.

Rote Bete unter fließendem Wasser gründlich abbürsten. Wurzel- und Blattansätze nicht abschneiden, damit die Knollen nicht „ausbluten". Die rote Bete in einen Schnellkochtopf mit etwa 1 l kochendem, leicht gesalzenem Wasser geben. Kümmel zufügen. Den Deckel gut verschließen und etwa 15 Minuten unter Druck garen. (Sonst etwa 35–40 Minuten kochen lassen.) Danach abgießen und unter kaltem Wasser abschrecken. Rote Bete schälen. Die Zwiebeln ebenfalls schälen und in Ringe schneiden. Abwechselnd mit roter Bete in vorbereitete Gläser füllen. Für den Sud Essig, Wasser und Gewürze zum Kochen bringen. Einmachhilfe einrühren und kochendheiß über die rote Bete gießen. Gläser verschließen und mindestens 2–3 Tage durchziehen lassen. Kühl aufbewahren. Mindestens 3 Monate haltbar.

Rote-Bete-Gemüse mit Gurken und Pellkartoffeln HK, MD, LG, NB, D, F

250 g rote Bete, 200 g Gurke, 15 g Pflanzenmargarine, 15 g Mehl (Type 1050), 50 g Joghurt, Meersalz, Kümmelpulver, Rosmarin, Zitronensaft

9 g Eiweiß
15 g Fett
39 g Kohlenhydrate

327 Kalorien
1367 Joule
3¼ BE

Die rote Bete roh schälen, in feine Scheibchen schneiden und diese in ganz wenig Wasser weich dünsten. Dann mit in Joghurt (oder saurer Sahne) angerührtem Mehl binden und mit Salz, Margarine, Kümmel, Rosmarin, Zitronensaft und geraspelter Gurke vermischen. Dazu Pellkartoffeln reichen.

Rote-Bete-Gemüse (4 Personen) HK, MD, LG, NB, D, F

1 kg rote Bete, 50 g Pflanzenmargarine, 250 g Zwiebeln, ⅛ l Gemüsebrühe, 2 Eßlöffel Obstessig, 3 Tropfen Tabasco, 1 Teelöffel Majoran, 1 Eßlöffel Sojamehl, 3 Eßlöffel saure Sahne, Meersalz

4 g Eiweiß
12 g Fett
33 g Kohlenhydrate

256 Kalorien
1070 Joule
2¾ BE

Rote Bete eine knappe Stunde in etwa 2 l Salzwasser garen. Dann unter kaltem Wasser abschrecken, damit sie sich leichter schälen lassen. Rote Bete in etwa 1 cm große Würfel schneiden. Zwiebeln grob würfeln, in der Margarine durchschmoren und mit heißer Brühe auffüllen. Gewürze zugeben. Sojamehl mit etwas Wasser und der sauren Sahne anrühren und damit die Zwiebelsauce binden. Die Rote-Bete-Würfel in der Sauce noch einmal aufkochen und etwas durchziehen lassen. Mit Meersalz abschmecken. Mit Pellkartoffeln ergibt dies eine vollwertige Mahlzeit.

Grüne Bohnen „jugoslawisch" HK, MD, LG, D, F

(2 Personen)

300 g Tiefkühlbohnen, 100 ml Tomatensaft oder 2–3 frische Tomaten, 1 feingeschnittene Zwiebel, 30 g Pflanzenmargarine, ½ Teelöffel Majoran, Frugola, Meersalz, Paprikapulver, Knoblauchpulver, frische Kräuter, ½–1 Tasse Wasser, ½ Dose in Scheiben geschnittene Soja-Koletts (granoVita)

20 g Eiweiß
12 g Fett
14 g Kohlenhydrate

244 Kalorien
1020 Joule
1 BE

Die feingeschnittene Zwiebel in der Margarine andünsten und dann die Bohnen und die Tomaten dazugeben, mit den Gewürzen abschmecken und etwa 20 Minuten schmoren lassen. Eventuell das Wasser mit dazugeben. Zum Schluß die Kolettscheiben kurz mitschmoren und das Gemüse mit frischen Kräutern anrichten.

Dicke Bohnen mit geschmolzenem Frischkäse (4 Personen) HK, MD, NB, D, F

2 Pakete tiefgekühlte dicke Bohnen (je 350 g), 2 Bund Lauchzwiebeln, 2 Knoblauchzehen, 5 Eßlöffel Sojaöl, ¼ l Gemüsebrühe, 200 g Kräuter-Frischkäse

9 g Eiweiß
35 g Fett
20 g Kohlenhydrate

431 Kalorien
1802 Joule
1⅔ BE

Das Sojaöl erhitzen, geputzte, kleingeschnittene Lauchzwiebeln und Knoblauch unter Wenden glasig dünsten. Bohnen hinzufügen und kurz mitwenden. Mit Brühe 20 Minuten im geschlossenen Topf garen. Ohne Deckel so lange weiter schmurgeln lassen, bis die Flüssigkeit verdampft ist. Den Käse unter Rühren schmelzen lassen und unter die Bohnen rühren. Sofort servieren.

Zur Abbildung nächste Seite

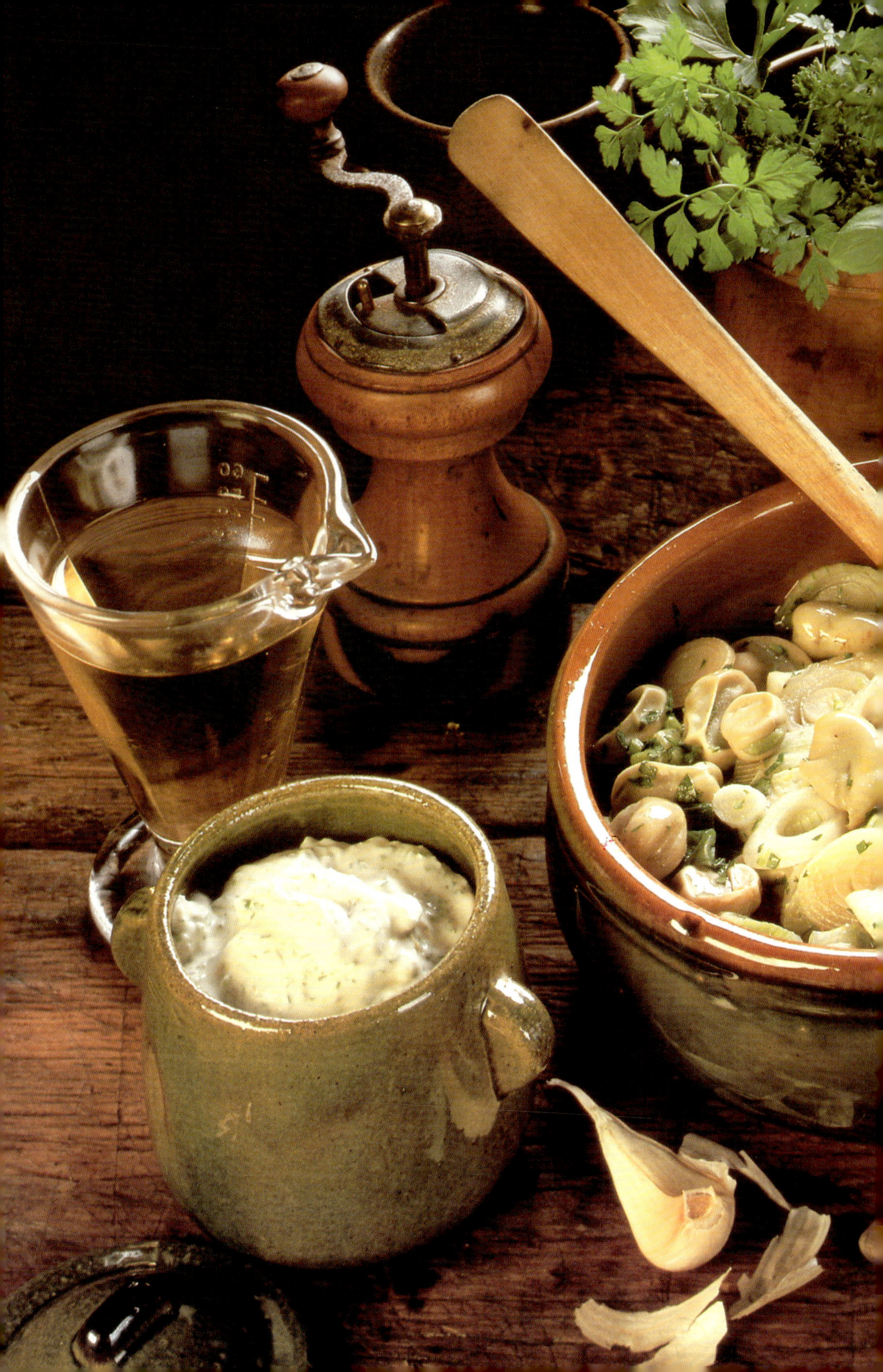

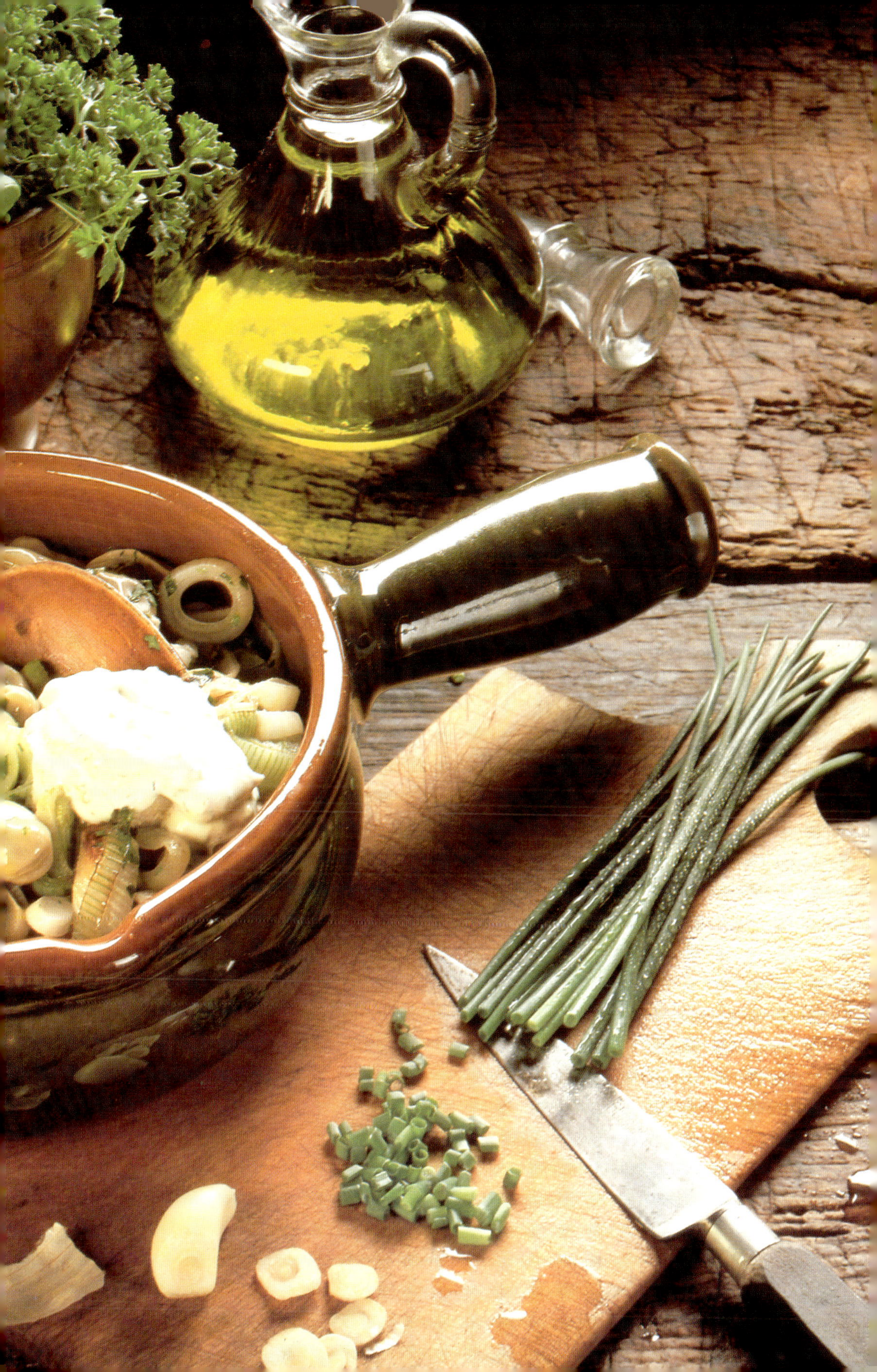

Tomatengemüse mit Gurken und Reis

HK, MD, LG, NB

200 g Tomaten, 200 g Gurke, 20 g Pflanzenmargarine, 1–2 Zwiebeln, 1 Teelöffel gehackter Dill, Würzextrakt, Paprikapulver, 50 g Joghurt, 15 g Mehl (Type 1050)

8 g Eiweiß
19 g Fett
27 g Kohlenhydrate
312 Kalorien
1304 Joule
2¼ BE

Margarine zerlassen, die gehackte Zwiebel darin anrösten, die geschälte, gewürfelte Gurke hinzugeben und fast gar schmoren, dann die gehäuteten, geachtelten Tomaten hinzufügen und mit Würzextrakt und Paprika abschmecken. Wenn alles gar ist, die Brühe mit in Joghurt (oder saurer Sahne) verquirltem Mehl binden und das Gemüse mit Dill bestreut zum Reis reichen.

Petersilienreis:

40 g Naturreis, ⅛ l Gemüsebrühe, 1 Teelöffel gehackte Petersilie, 10 g Pflanzenmargarine

3 g Eiweiß
8 g Fett
31 g Kohlenhydrate
208 Kalorien
869 Joule
2½ BE

Den Reis in die kochende Brühe einstreuen und in geschlossenem Topf auf der Kochstelle oder im Backofen bei schwacher Hitze ausquellen lassen. Dann mit Margarine und Petersilie vermischen.

Möhrengemüse mit Zwiebelkartoffeln

HK, MD, LG, NB, D, F

150 g Möhren, 15 g Pflanzenmargarine, Meersalz, gehackte Petersilie

2 g Eiweiß
12 g Fett
13 g Kohlenhydrate
169 Kalorien
706 Joule
1 BE

Möhren putzen, in feine Stiftchen oder Scheiben schneiden und in ganz wenig Wasser garen. Dann mit Meersalz würzen, mit Pflanzenmargarine und Petersilie vermischen.

Zwiebelkartoffeln:

50 g große Zwiebeln, 200 g gekochte Kartoffeln, 15 g kaltgeschlagenes Pflanzenöl, Meersalz

5 g Eiweiß
15 g Fett
40 g Kohlenhydrate
315 Kalorien
1317 Joule
3⅓ BE

Die in Ringe geschnittenen Zwiebeln in heißem Öl leicht anrösten, die gewürfelten Kartoffeln dazugeben, alles durchrösten, würzen.

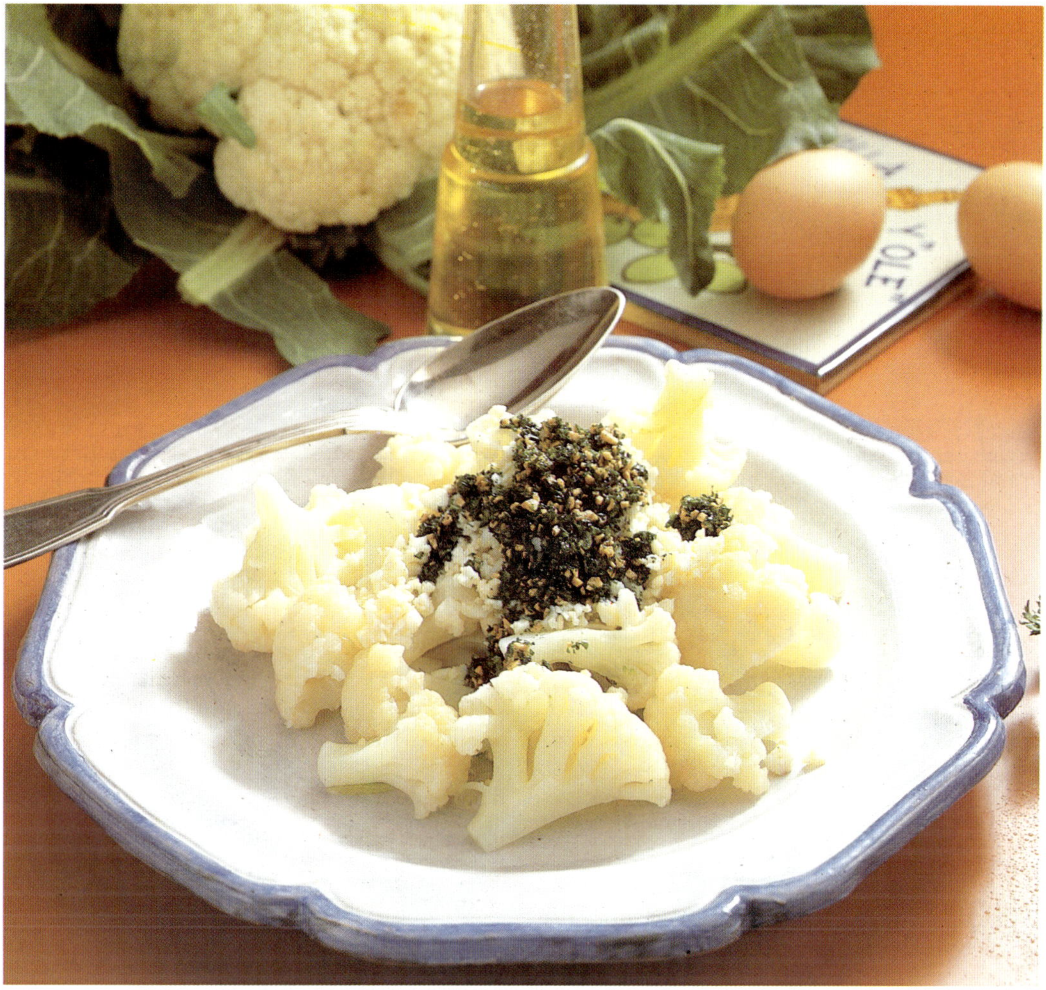

Gekochter Blumenkohl auf spanische Art

MD, D, F

(4 Personen)

1 Blumenkohl (750 g), Salzwasser, 3 hartgekochte Eier, 30 g Olivenöl, 2 Eßlöffel gehackte Petersilie, 1 Eßlöffel grobgehackte Pinienkerne (oder Haselnüsse)

10 g Eiweiß
14 g Fett
11 g Kohlenhydrate

210 Kalorien
878 Joule
1 BE

Den Blumenkohl putzen, waschen und in Röschen teilen. Salzwasser in einem entsprechend großen Topf zum Kochen bringen und die Kohlröschen darin etwa 10–12 Minuten kochen lassen. Sie dürfen nicht zu weich sein. Dann die Kohlröschen in einem Sieb abtropfen lassen und warm stellen. Die Eier pellen und sehr fein hacken. Das Öl in einer Pfanne erhitzen und die Nußkerne darin hellbraun anlaufen lassen. Den Blumenkohl auf eine vorgewärmte Platte geben, mit den gehackten Eiern bestreuen und das Öl mit den Nußkernen und die Petersilie darüber verteilen.

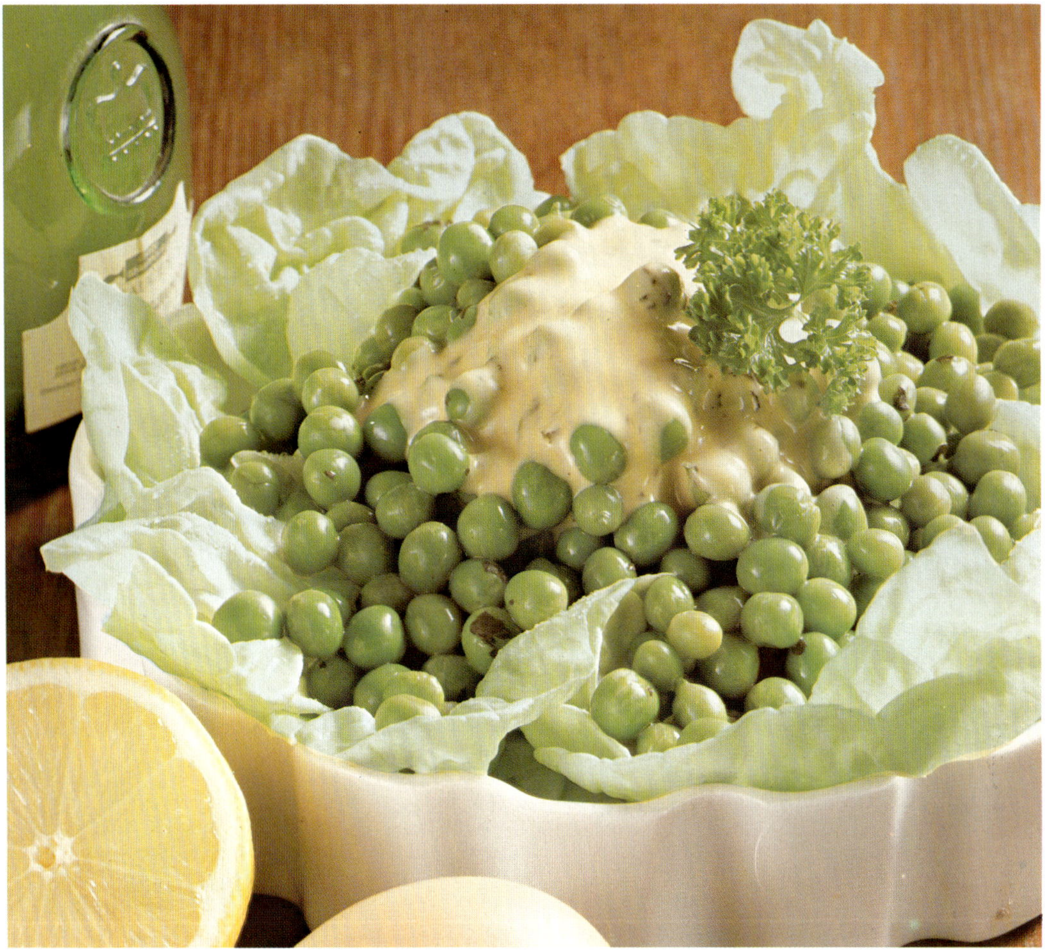

Erbsen der Prinzessin (2 Personen)

MD, NB, F

1 Packung tiefgekühlte junge Erbsen (300 g), 1 Tasse Wasser, 1 Prise Meersalz, 1 Eßlöffel Mintsauce (Fertigprodukt), 5 Eigelb, 30 g flüssige, abgekühlte Butter, 2 Teelöffel Zitronensaft, 1 Kopfsalat, Petersilie zum Garnieren

17 g Eiweiß
33 g Fett
18 g Kohlenhydrate

437 Kalorien
1827 Joule
1½ BE

Die Erbsen aus der Packung in dem kochenden, mit Meersalz und Mintsauce gewürzten Wasser etwa 10 Minuten garen. Nach 5 Minuten die Hitze mildern. 3 Eßlöffel von dem Erbsensud abnehmen. Nach und nach mit Eigelb verquirlen, unter Schlagen im Wasserbad erwärmen. Die abgekühlte Butter nach und nach darunterschlagen, bis die Sauce cremig-dick wird. Zitronensaft untermischen und die Sauce im Wasserbad warm halten. Die abgetropften Erbsen in eine feuerfeste Form geben, die Sauce darübergießen und unter dem vorgeheizten Grill kurz überbacken. Kopfsalat putzen, waschen und gut abtropfen lassen. Vor dem Servieren die Erbsen mit Kopfsalatblättern und mit Petersilie garnieren.

Erbsen mit Käsekartoffeln HK, MD, LG, NB

200 g frische Erbsen, 10 g kaltgeschlagenes Pflanzenöl, Meersalz, 1 Teelöffel gehackte Petersilie

13 g Eiweiß
11 g Fett
25 g Kohlenhydrate

250 Kalorien
1045 Joule
2 BE

Erbsen in eine Kasserolle geben, ganz wenig Wasser hinzufügen und die Erbsen bei geringer Hitze in geschlossenem Topf weich dünsten. Dann den Deckel abnehmen, das Wasser verdunsten lassen und die Erbsen mit Öl, Salz und gehackter Petersilie vermischen.

Käsekartoffeln:

200 g Kartoffeln, Meersalz, 75 g geriebener magerer Käse, 1 Teelöffel Kümmel, 20 g Pflanzenmargarine

24 g Eiweiß
28 g Fett
32 g Kohlenhydrate

476 Kalorien
1990 Joule
2⅔ BE

Die Kartoffeln gut bürsten und ungeschält halbieren. Die Schnittfläche mit Salz, Kümmel und Käse bestreuen und die Kartoffeln mit der bestreuten Schnittfläche nach oben auf ein Backblech oder in eine feuerfeste flache Form setzen. Mit zerlassener Pflanzenmargarine beträufeln und bei Mittelhitze backen.

Spargel mit Tomatenreis HK, MD, LG, NB, D, F

(4 Personen)

1 kg Spargel, 150 g Naturreis (2 Tassen), ½ l Gemüsebrühe, 1 Döschen Tomatenmark, Petersilie, Meersalz

8 g Eiweiß
1 g Fett
36 g Kohlenhydrate

190 Kalorien
794 Joule
3 BE

Spargel waschen, sorgfältig schälen, in mild gesalzenem Wasser garen. Reis gründlich waschen und in der Brühe mit dem Tomatenmark körnig ausquellen lassen. Die Spargelstangen auf vorgewärmter Platte anrichten und mit Petersilie garnieren. Den Reis in heiß ausgespülte Förmchen (Tassen) drücken, stürzen.

Spargel und Reis (2 Personen) HK, MD, LG, NB, D, F

500 g Spargel, 75 g Naturreis (1 Tasse), ¼ l Gemüsebrühe, Petersilie, Meersalz, Nußmus

17 g Eiweiß
3 g Fett
76 g Kohlenhydrate

399 Kalorien
1668 Joule
6⅓ BE

Spargel schälen und in mild gesalzenem Wasser garen. Naturreis trocken erhitzen, Gemüsebrühe aufgießen, aufkochen lassen und 30–35 Minuten auf kleinster Flamme ausquellen lassen. Die Spargelstangen auf vorgewärmter Platte anrichten, erwärmtes, mit wenig Wasser glattgerührtes Nußmus darübergeben und mit Petersilie garnieren. Den Reis dazu servieren.

Spargel auf maltesische Art HK, MD, LG, NB, D, F, T
(4 Personen)

1 kg Spargel, 2 Blutapfelsinen, Meersalz, Dill

Sauce:

20 g Speisestärke, 2 Eigelb, 3/8 l kalte Gemüsebrühe, 60 g Butter, Blutapfelsinensaft

8 g Eiweiß
16 g Fett
20 g Kohlenhydrate

256 Kalorien
1070 Joule
1 2/3 BE

Spargel sorgfältig vorbereiten und in leicht gesalzenem Wasser gar kochen. Gut abgetropft auf vorgewärmter Platte mit Blutapfelsinenscheiben anrichten. Mit Dill garnieren. Für die Sauce Speisestärke mit Eigelb und Brühe verquirlen, im heißen Wasserbad cremig schlagen und nach und nach Butterstückchen unterrühren, dann mit Blutapfelsinensaft abschmecken.

Spinat mit Rührei HK, MD, NB, D, F

200 g Spinat, 10 g Butter oder Pflanzenmargarine, 1 kleine Zwiebel, 1 Stück Knoblauchzehe, Meersalz, Muskat, 1 Ei, 1 Eßlöffel Wasser

11 g Eiweiß
12 g Fett
10 g Kohlenhydrate

195 Kalorien
814 Joule
3/4 BE

Spinat waschen. Butter in einer kleinen Kasserolle schmelzen, kleingeschnittene Zwiebel und zerdrückte Knoblauchzehe andünsten, den tropfnassen Spinat dazugeben und zugedeckt etwa 10 Minuten bei geringer Hitze dünsten. Dann mit einem elektrischen Handgerät zerkleinern oder mit dem Küchenmesser auf einem mit Wasser abgespülten Holzbrett durchhacken. Den Spinat mit Meersalz und Muskat abschmecken. Ei mit Wasser und einer Prise Meersalz verrühren, in eine Tasse füllen und diese in ein Wasserbad stellen. Bei geringer Hitze unter ständigem Rühren das Ei stocken lassen.

Broccoli in Käsesauce mit Ei (4 Personen) V

1 kg Broccoli, 60 g Pflanzenmargarine, 200 g geriebener Käse, 40 g Mehl (Type 1050), 1/4 l Milch, 4 hartgekochte Eier, Muskat, Meersalz

31 g Eiweiß
35 g Fett
21 g Kohlenhydrate

523 Kalorien
2186 Joule
1 3/4 BE

Broccoli säubern und in einen Topf mit nicht zu viel Salzwasser geben. Den Topf verschließen und das Gemüse garen. Mehl in Pflanzenmargarine hell anschwitzen, mit 1/4 l Broccoli-Kochwasser und Milch auffüllen und durchkochen lassen. Die Sauce mit Käse vermischen und mit Muskat und Meersalz abschmecken. Diese Sauce über das Gemüse gießen und dieses mit Eihälften servieren.

Kartoffel-Kräuter-Auflauf mit Weißkrautsalat

HK, MD, NB

1 Vollkornbrötchen oder die gleiche Menge Grahambrot, ½ Tasse Milch, 125 g gekochte Kartoffeln, 10 g Mehl (Type 1050), ½ Ei, 1 Prise Meersalz, 1 Teelöffel gehackte Kräuter, nach Geschmack 20 g geriebener Käse oder Hefeflocken

18 g Eiweiß
10 g Fett
66 g Kohlenhydrate

426 Kalorien
1781 Joule
5½ BE

Brot oder Brötchen in Milch einweichen, ausdrücken und mit der geriebenen Kartoffel, mit Ei, Mehl, Salz und Kräutern vermischen. Diese Masse in eine gefettete Auflaufform füllen, den Auflauf mit Hefeflocken oder Käse bestreuen und im Backofen backen. Man kann die Kartoffel-Brötchen-Masse auch noch mit 50 g Speisequark verfeinern.

Salat:

200 g Weißkohl, 1 Zwiebel, 40 g Joghurt, Zitronensaft, Meersalz

4 g Eiweiß
2 g Fett
11 g Kohlenhydrate

78 Kalorien
326 Joule
1 BE

Den Weißkohl fein hobeln und mit dem Kartoffelstampfer stampfen, bis der Kohl Saft gezogen hat. Dann mit geriebener Zwiebel, Joghurt (oder saurer Sahne), Zitronensaft und Salz vermischen und abschmecken.

Kartoffel-Pilz-Auflauf

HK, MD, LG, NB

200 g Kartoffeln, 200 g Pilze, 20 g Stärkemehl, 20 g Soja-Vollmehl, Selleriesalz, 30 g geriebener magerer Käse, 1 Zwiebel, 1 Eßlöffel gehackte Petersilie, 20 g Pflanzenmargarine

26 g Eiweiß
23 g Fett
56 g Kohlenhydrate

535 Kalorien
2236 Joule
4⅔ BE

Kartoffeln in der Schale kochen, pellen und durch die Kartoffelpresse drucken. Erkaltet mit Sojamehl, Stärkemehl, Selleriesalz und geriebenem Käse locker vermischen. Von dieser Masse eine dünne Schicht in eine kleine Auflaufform geben, gedünstete Pilze und gehackte Zwiebel darauf verteilen. Mit gehackter Petersilie bestreuen und mit der restlichen Kartoffelmasse abschließen. Fettflöckchen auf den Auflauf legen und im Backofen bei Mittelhitze backen. Günstig ist es, wenn Sie die Kartoffeln schon am Vorabend oder morgens garen, pellen und pressen und etwa 12–24 Stunden vor dem Zubereiten des Auflaufs stehenlassen.

Pommes Gratin „Dauphinois" HK, MD, F

(4 Personen)

1 kg gute, nicht zu trockene, rohe Kartoffeln, Meersalz, Pfeffer, 1 Eßlöffel feingehackte Petersilie, ½ Teelöffel gerebelter Thymian (am besten frischer), 10 g Butter oder Margarine, 1 Knoblauchzehe, 100 g geriebener Emmentaler (45 % F. i. Tr.), 400 ml Kaffeesahne.

14 g Eiweiß
22 g Fett
45 g Kohlenhydrate

434 Kalorien
1814 Joule
3¾ BE

Kartoffeln schälen, waschen, in 2–3 mm dicke Scheiben schneiden, nicht ins Wasser geben. Mit Salz, Pfeffer, Petersilie und Thymian würzen. Eine Auflaufform mit Butter ausstreichen. Knoblauchzehe schälen, durch die Presse drücken, in der Auflaufform verteilen. Eine nicht zu dicke Lage Kartoffeln einfüllen, Käse darüberstreuen und so fort, mit einer Lage Käse abschließen. Mit Kaffeesahne auffüllen und die Kartoffeln im vorgeheizten Backofen bei 250° C etwa 30–40 Minuten garen.

Kümmelkartoffeln mit Krautsalat V

250 g Kartoffeln, 20 g Pflanzenmargarine, Meersalz, ½ Teelöffel Kümmel, ⅛ l Milch

9 g Eiweiß
22 g Fett
43 g Kohlenhydrate

406 Kalorien
1697 Joule
3½ BE

Kartoffeln schälen und klein würfeln oder grob raffeln. In einer kleinen feuerfesten Form das Fett im Backofen schmelzen, die Kartoffeln hineingeben und mit Salz und Kümmel bestreuen. Kochende Milch darübergießen und die Kartoffeln bei starker Hitze im Backofen garen, bis die Milch aufgesaugt ist (ca. 30–40 Minuten).

Krautsalat:

200 g Rot- oder Weißkraut, 1 Zwiebel, 1 Stück Lorbeerblatt, 2 Wacholderbeeren, 1 Stück Knoblauchzehe, 20 g kaltgeschlagenes Pflanzenöl, 1 Teelöffel Zitronensaft, Meersalz

4 g Eiweiß
20 g Fett
11 g Kohlenhydrate

240 Kalorien
1003 Joule
1 BE

Kraut fein hobeln und mit Lorbeerblatt, Wacholderbeeren, geschälter Zwiebel und zerdrückter Knoblauchzehe in wenig nur leicht gesalzenem Wasser blanchieren. Auf einem Sieb abtropfen und abkühlen lassen. Dann mit Öl, Zitronensaft und Salz abschmecken. Gut durchzogen reichen. Sehr zu empfehlen ist es auch, noch einen rohen Apfel unter den Salat zu reiben.

Kräuterkartoffeln mit Selleriesalat

HK, MD, LG, NB

250 g Kartoffeln, 1 kleine Zwiebel, Meersalz, 10 g Mehl (Type 1050), ½ Tasse Milch, 25 g Pflanzenmargarine, 1–2 Eßlöffel gehackte gemischte Kräuter

7 g Eiweiß
18 g Fett
50 g Kohlenhydrate

390 Kalorien
1630 Joule
4 BE

Kartoffeln schälen, in Scheiben schneiden und abwechselnd mit der gehackten Zwiebel und den Kräutern lagenweise in eine kleine feuerfeste Form schichten. Milch (oder Joghurt) mit Salz und Mehl verquirlen und über die Kartoffeln gießen. Den Auflauf mit Fettflöckchen bestreuen und bei Mittelhitze backen, bis die Milch aufgesaugt und die Kartoffelmasse gar ist (ca. 40 Minuten).

Selleriesalat:

250 g Sellerie, 10 g kaltgeschlagenes Pflanzenöl, 1 Zwiebel, 1 Teelöffel Zitronensaft, Meersalz

2 g Eiweiß
10 g Fett
17 g Kohlenhydrate

166 Kalorien
694 Joule
1½ BE

Die Knolle säubern, kochen, schälen und in feine Scheibchen oder kleine Würfel schneiden. Diese mit Öl, Salz und Zitrone sowie geriebener Zwiebel vermischen. Den Salat abschmecken und gut durchzogen servieren. Selleriesalat schmeckt auch gut mit geriebenem Apfel.

Lauchkartoffeln

HK, MD, LG, NB, D

250 g Lauch, 250 g Kartoffeln, 75 g magerer Hartkäse, 20 g Pflanzenmargarine, Meersalz, 1 Teelöffel gehackte Petersilie, Paprikapulver, ½ Tasse saure Sahne, ½ Tasse Gemüsebrühe

32 g Eiweiß
47 g Fett
53 g Kohlenhydrate

763 Kalorien
3189 Joule
4½ BE

Den Lauch gut säubern und in Stückchen, die geschälten Kartoffeln in dünne Scheiben schneiden und beides lagenweise in eine kleine feuerfeste Form schichten. Gemüsebrühe mit Sahne (oder Joghurt), einer Prise Meersalz, Paprika und Petersilie verrühren und über den Auflauf gießen. Nun das Ganze mit Fettflöckchen und dem geriebenen Hartkäse bestreuen und im Backofen bei 250°C (etwa 30–40 Minuten) garen.

Tomaten-Kohl-Auflauf mit Kümmelsauce (2 Personen)

HK, MD, NB, D

250 g Weißkohl, 250 g Tomaten, 250 g Kartoffeln oder 30 g Perlgraupen, Meersalz, 30 g Pflanzenmargarine, 30 g Weizenkeime

10 g Eiweiß
14 g Fett
37 g Kohlenhydrate
314 Kalorien
1313 Joule
3 BE

Weißkohl fein hobeln, mit Salz einstampfen und etwa eine Stunde ziehen lassen. Tomaten mit kochendem Wasser überbrühen, die Haut abziehen und die Früchte in Scheiben schneiden. Eine kleine gefettete Auflaufform lagenweise mit Weißkohl, Tomatenscheiben und Graupen oder rohen Kartoffelscheiben füllen. Auf jede Lage etwas Salz streuen. Den Auflauf mit Fettflöckchen und Weizenkeimen abschließen und im Backofen bei 200° C 45–60 Minuten garen.

Sauce:

10 g Pflanzenmargarine, 10 g Mehl (Type 1050), 1 geriebene Zwiebel, ⅛ l Gemüsebrühe, 1 Teelöffel Kümmel, Meersalz

1 g Eiweiß
4 g Fett
5 g Kohlenhydrate
60 Kalorien
251 Joule
½ BE

Gemüsebrühe mit Kümmel etwa 10 Minuten langsam kochen, dann das angerührte Mehl einlaufen und erneut aufkochen lassen. Die Sauce mit Pflanzenmargarine verfeinern und mit der geriebenen Zwiebel und mit dem Salz abschmecken.

Nudelauflauf (2 Personen)

V

200 g Vollkornnudeln, 250 g Auberginen, Saft von 1 Zitrone, Kräutersalz, Pfeffer, 4 Eßlöffel kaltgeschlagenes Pflanzenöl (40 g), 1 Dose Bologneser Nudelsauce (Reformhaus), ⅛ l Milch, 2 Eier, 2 Eßlöffel Sonnenblumenkerne

50 g Eiweiß
45 g Fett
108 g Kohlenhydrate
1067 Kalorien
4460 Joule
9 BE

Die Nudeln in reichlich Salzwasser mit 1 Eßlöffel Öl 6–8 Minuten kochen, abtropfen lassen. Die Auberginen waschen, in Würfel schneiden und mit Zitronensaft beträufeln. Mit Kräutersalz und Pfeffer würzen. Das übrige Öl in einer Pfanne erhitzen und die Auberginen bei kleiner Hitze etwa 15 Minuten dünsten. Die Nudeln in eine feuerfeste, gefettete flache Form füllen. Die Nudelsauce und die Auberginen darauf verteilen. Milch, Eier und Kräutersalz verquirlen, darübergießen, mit Sonnenblumenkernen bestreuen. Im vorgeheizten Backofen bei 200° C etwa 50 Minuten backen.

Zum Bild rechte Seite

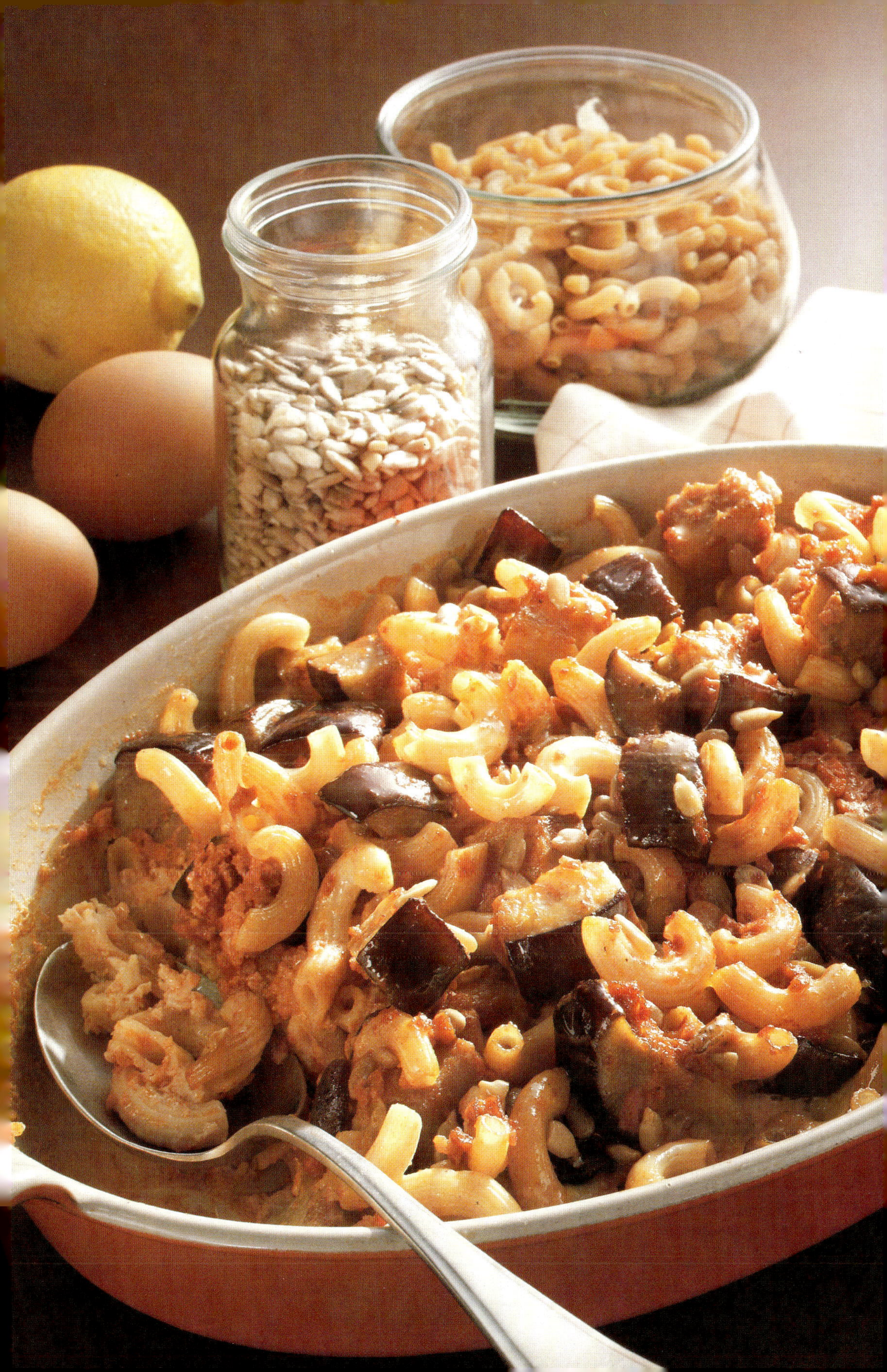

Spinatauflauf V

150 g Spinat, 30 g Pflanzenmargarine, 75 g Weißbrot, eventuell etwas Milch, 1 Ei, Ingwer, Hefe-Extrakt

Den gründlich gewaschenen Spinat in 15 g geschmolzener Pflanzenmargarine weich dünsten, mit einem Schaumlöffel herausheben und durch den Fleischwolf drehen. In dem verbliebenen Spinatsaft das Weißbrot einweichen. Sollte nicht genügend Flüssigkeit vorhanden sein, diese mit etwas Milch verlängern. Das eingeweichte Brot, das Eigelb und die restliche Margarine unter den Spinat mischen und mit Ingwer und Hefe-Extrakt würzen. Zum Schluß das steifgeschlagene Eiweiß untermischen. Diese Masse in eine kleine feuerfeste Form füllen und bei Mittelhitze backen.

15 g Eiweiß
31 g Fett
43 g Kohlenhydrate

510 Kalorien
2133 Joule
3½ BE

Weißkraut-Sojawürstchen-Gratin HK, F

½ Teelöffel kaltgeschlagenes Pflanzenöl, Sojawürstchen-Brühe, 75 g geraspeltes Weißkraut, 50 g frische Gurkenscheiben, Kräutersalz, Knoblauch, ½ Teelöffel Oregano, 1 Eßlöffel Hefeflocken, 1 Sojawürstchen (granoVita), 15 g geriebener Käse (Gouda)

Weißkraut und Gurke in Öl und Sojawürstchen-Brühe gar dünsten. Mit Gewürzen abschmecken. Hefeflocken und gewürfeltes Sojawürstchen untermischen, in eine Auflaufform geben, mit geriebenem Käse bestreuen und kurz bei Mittelhitze überbacken.

9 g Eiweiß
16 g Fett
2 g Kohlenhydrate

201 Kalorien
840 Joule
¼ BE

Blumenkohl-Reis-Auflauf V

250 g Blumenkohl, 50 g Naturreis, ¼ l Wasser, 10 g Mehl (Type 1050), ⅛ l Gemüsebrühe, ⅛ l Milch, 1 Eigelb, 1 Teelöffel gemischte gehackte Kräuter, 10 g geriebener Käse, 10 g Pflanzenmargarine, 15 g Semmelbrösel und 20 g Reibekäse zum Bestreuen, Meersalz, Muskat

Reis in kochendes Wasser einstreuen, bei geringer Hitze ausquellen und durch ein Sieb abtropfen lassen. Blumenkohl in Röschen teilen und in leicht gesalzenem Wasser garen. Mehl in Margarine anschwitzen, mit Blumenkohlwasser und Milch auffüllen und durchkochen lassen. Die Sauce mit Eigelb abziehen und mit Käse, Kräutern, Muskat und Salz abschmecken. In eine gefettete Form die Hälfte des Reises geben, Blumenkohlröschen und Sauce darüberfüllen und mit Reis abdecken. Den Auflauf mit Käse, Fettflöckchen und Semmelbröseln bestreuen und im Backofen etwa 20 Minuten bei starker Hitze überbacken.

17 g Eiweiß
55 g Fett
72 g Kohlenhydrate

847 Kalorien
3540 Joule
6 BE

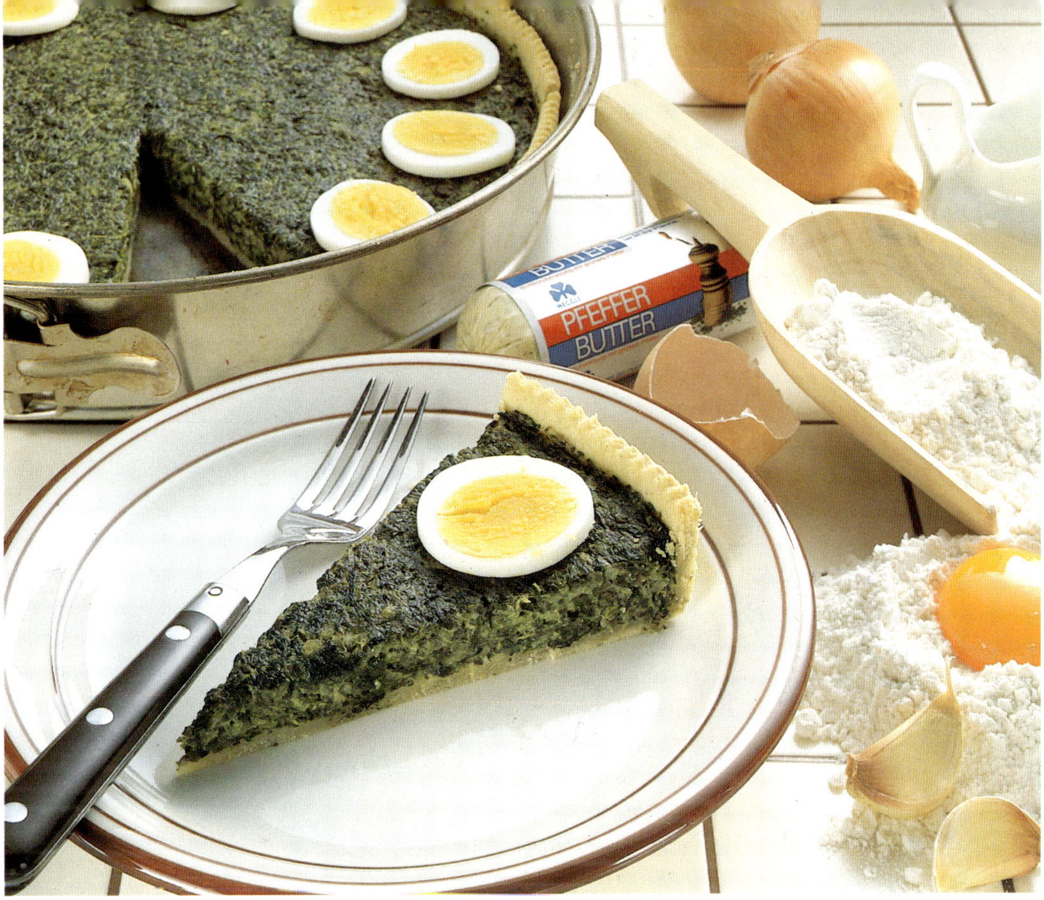

Spinat-Torte (4–8 Personen) V

300 g Mehl (Type 1050), ½ Teelöffel Backpulver, 75 g Pfefferbutter, 75 g Magerquark

Belag:

20 g Pfefferbutter, 2 Eßlöffel Wasser, 1 Zwiebel, 1 Knoblauchzehe, 2 Packungen Tiefkühl-Spinat à 450 g, 250 g Magerquark, 1–2 Eßlöffel Sahne, 1 Eigelb, 1 Eßlöffel scharfer Senf

Mehl mit Backpulver mischen. Weiche Pfefferbutter und Quark dazugeben und miteinander verkneten. Evtl. noch ein wenig Wasser hinzufügen, so daß ein geschmeidiger, aber nicht klebender Teig entsteht. Teig im Kühlschrank etwa 20 Minuten kühlen. Inzwischen Pfefferbutter erhitzen, feingewürfelte Zwiebel und gehackte Knoblauchzehe darin glasig braten, Spinat hinzufügen, auftauen und weich garen lassen. Danach durch ein Sieb abtropfen, leicht ausdrücken und abkühlen lassen. Quark mit Sahne, Eigelb und Senf gut mischen, unter den Spinat heben. Boden und Rand einer Springform mit Kuchenteig auslegen, Spinat-Quark-Masse einfüllen und im vorgeheizten Backofen bei 180° C etwa 30 Minuten backen.

Angaben pro Stück (8):
13 g Eiweiß
13 g Fett
31 g Kohlenhydrate
297 Kalorien
1241 Joule
2¾ BE

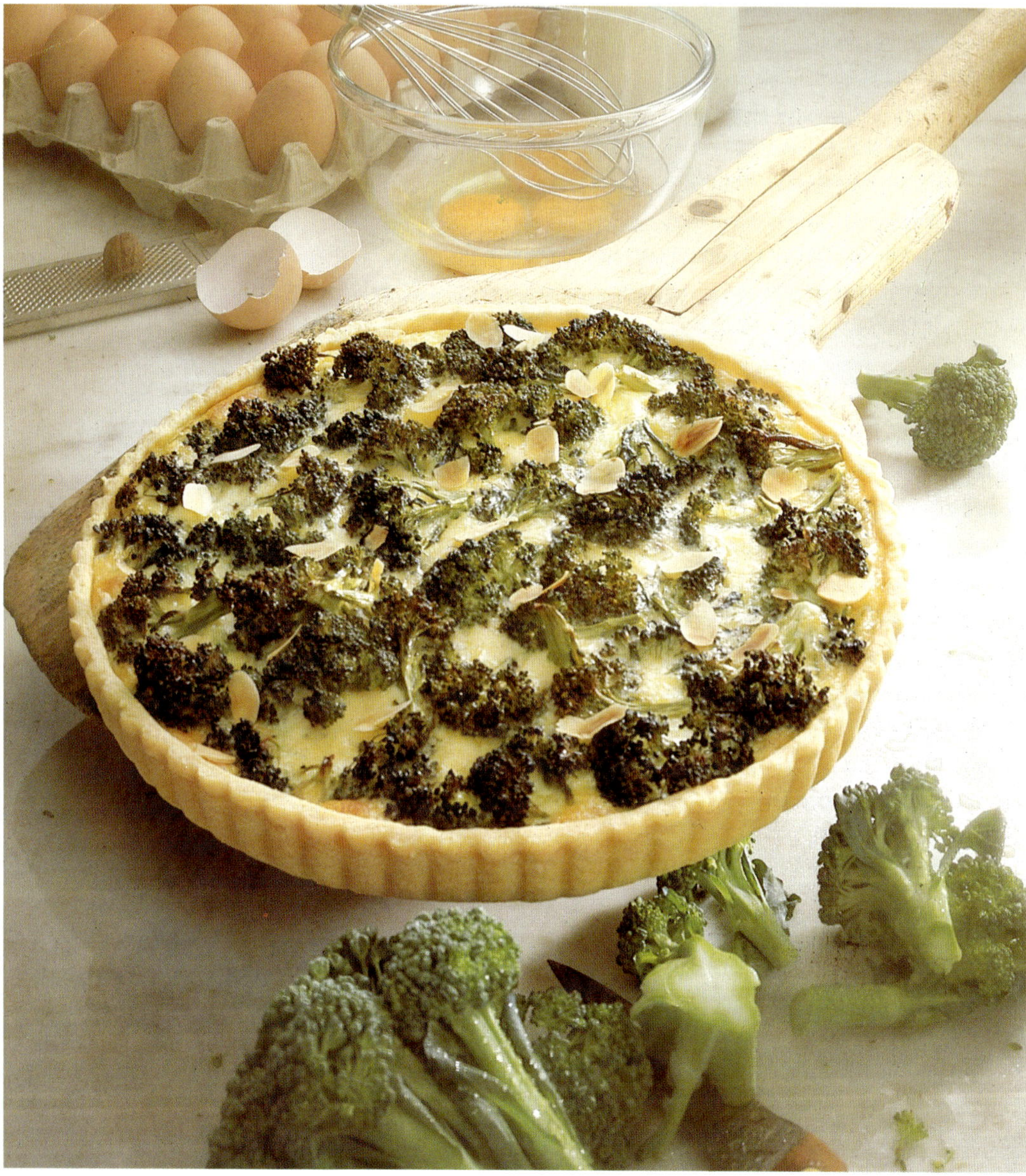

Broccoli-Torte (8 Personen) V

125 g Mehl (Type 1050), 75 g Butter, 1 Ei, 1 Messerspitze Meersalz, eventuell 1 Teelöffel kaltes Wasser, 1 kg Reis (als Backhilfe)

Belag:

250 g geputzte Broccoliröschen, 5 Eier, ⅛ l Milch, ⅛ l Sahne, ½ Teelöffel Meersalz, etwas gemahlener weißer Pfeffer, 1 Prise Muskatnuß (gemahlen), 1 Eßlöffel Mandelblättchen

Angaben pro Stück:

6 g Eiweiß
17 g Fett
12 g Kohlenhydrate

225 Kalorien
941 Joule
1 BE

Das Mehl auf eine Arbeitsfläche sieben, die kühle Butter in kleinen Stückchen darüber verteilen, Ei, Salz sowie das kalte Wasser zugeben. Mit kühlen Händen rasch einen Mürbeteig kneten. Den Teig zu einer Kugel formen, in Folie einwickeln und 1–2 Stunden im Kühlschrank ruhen lassen. Den Broccoli mit kaltem Wasser abbrausen und gut ausschütteln. (Das Gemüse sollte möglichst trocken sein bei der Verwendung.) Den Teig aus dem Kühlschrank nehmen und auf leicht bemehlter Arbeitsfläche etwa ½ cm dick ausrollen. Die Teigplatte in eine leicht gefettete Kuchenform von 26 cm Durchmesser legen, an den Rändern festdrücken und eventuell überstehenden Teig mit einem Messer abschneiden. Auf den Teig in der gleichen Größe ein Stück Pergamentpapier legen, darauf etwa 1 kg Reis bis fast zum Rand geben und den Teig im vorgeheizten Backofen bei 200° C 8–10 Minuten blindbacken. (So bleibt der Teig hell und in Form.) Den Boden aus dem Backofen nehmen und mit dem Pergamentpapier den Reis herausheben. Dann die Broccoliröschen auf den vorgebackenen Boden verteilen, die Eier mit den übrigen Zutaten einschließlich Muskatnuß verrühren und über den Broccoli gießen. Die Mandelblättchen darüberstreuen, die Torte wieder in den Backofen schieben und auf der Mittelschiene bei 200° C noch 65 Minuten backen.

Pikanter Kuchen mit Mangold V

(ergibt ca. 6 Stücke)

225 g Weizenschrot, 3–4 Eßlöffel saure Sahne, ½ Teelöffel Meersalz, 150 g Butter oder Pflanzenmargarine, 1–2 Eßlöffel kaltes Wasser

Angaben pro Stück:
9 g Eiweiß
32 g Fett
27 g Kohlenhydrate

427 Kalorien
1785 Joule
2¼ BE

Belag:

1 Staude Mangold (500–600 g), 2–3 Eier, 150 ml saure Sahne (10 % Fett), 100 ml süße Sahne (30 % Fett), gemahlener schwarzer Pfeffer, Muskat, 1 Eßlöffel gehackte Petersilie

Schrot auf ein Backbrett sieben, eine Mulde eindrücken. Saure Sahne und Salz hineingeben, Butter oder Margarine in Flöckchen auf dem Mehlrand verteilen. Alles gut verkneten und etwa 20 Minuten kühl stellen. Den Teig auswellen, eine Form damit belegen, den Rand hochdrücken. Von der Mangoldstaude den Wurzelansatz abschneiden, den Rest gut waschen. Stiele der Länge nach halbieren und zusammen mit den Blättern in etwa 1 cm breite Streifen schneiden. In wenig Wasser einige Minuten dünsten und auf dem Teig verteilen. Eier mit saurer und süßer Sahne verquirlen. Mit Gewürzen abschmecken. Bei 220° C etwa 30 Minuten backen.

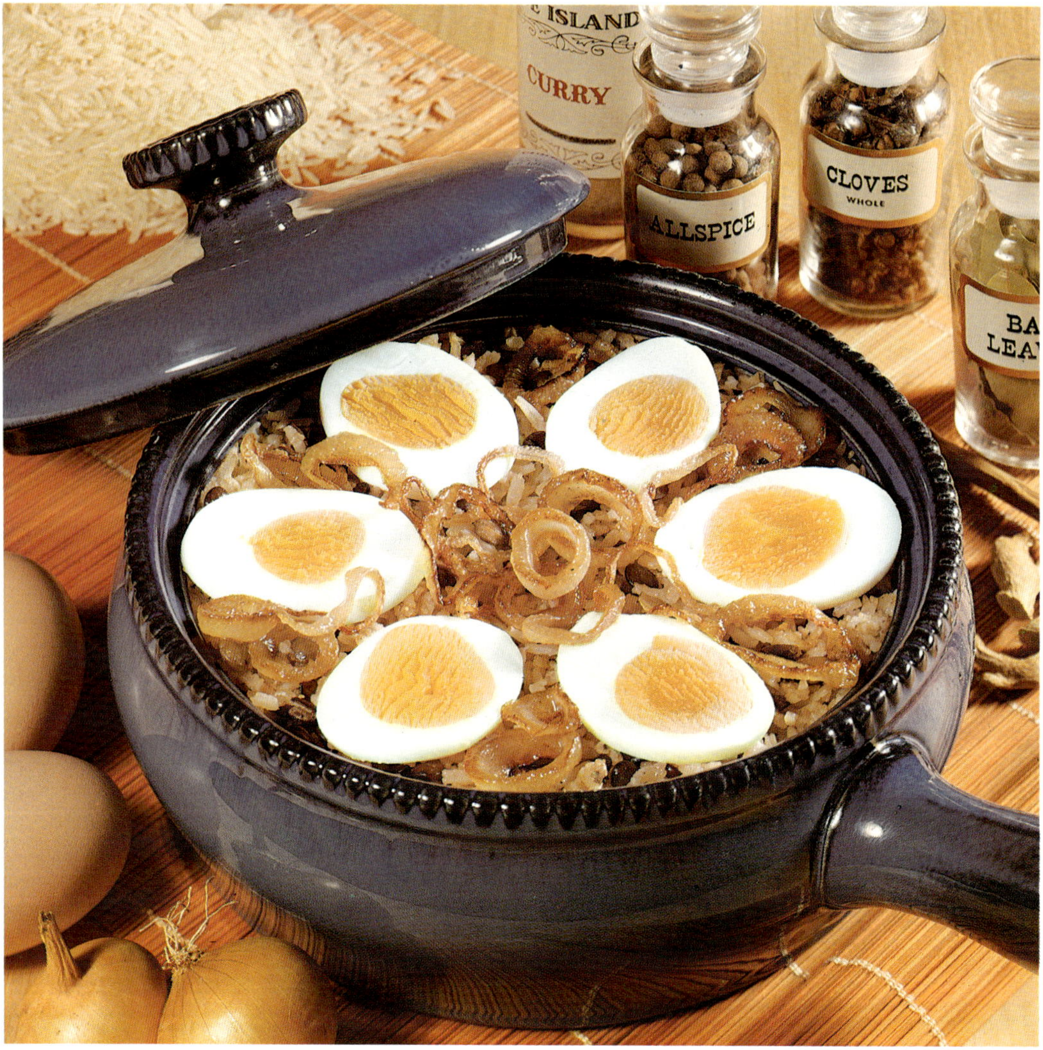

Reis-Linsen-Eintopf (4 Personen) V

375 g Linsen, 375 g Natur-Langkornreis, 5 Eßlöffel kaltgeschlagenes Pflanzenöl, 1 Zwiebel, 5 Pfefferkörner, 1 Lorbeerblatt, 1 Teelöffel Curry, Meersalz, 1 Messerspitze Ingwerpulver; hartgekochte Eier und geröstete Zwiebelringe als Beilage

29 g Eiweiß
22 g Fett
124 g Kohlenhydrate

810 Kalorien
3386 Joule
10⅓ BE

Linsen über Nacht in kaltem Wasser weichen, gut abtropfen lassen. Öl erhitzen und Zwiebelwürfel darin anschwitzen. Langkornreis und die Linsen zufügen, gut umrühren, dann kochendes Wasser bis 2 cm über Zutatenhöhe angießen. Das Gericht zum Kochen bringen, Gewürze hineingeben, zugedeckt bei mäßiger Hitze 25–35 Minuten garen. Mit halbierten hartgekochten Eiern und in etwas Öl gerösteten Zwiebelringen garnieren.

Reiseintopf mit Pilzen

HK, MD, LG, NB

200 g Pilze, 50 g Naturreis, ½ l Gemüsebrühe, 20 g Pflanzenmargarine, 1 Zwiebel, Meersalz, 1 Stück Knoblauchzehe

Margarine zerlassen, die kleingeschnittene Zwiebel und den Reis darin anrösten, die geputzten, zerkleinerten Pilze und die Gemüsebrühe hinzufügen und den Eintopf durchkochen lassen, bis der Reis gar ist. Dann mit Salz und zerriebener Knoblauchzehe abschmecken.

10 g Eiweiß
18 g Fett
47 g Kohlenhydrate

387 Kalorien
1616 Joule
4 BE

Eintopfgericht mit getrockneten Pilzen

HK, MD, LG, NB

250 g Kartoffeln, 1 Eßlöffel getrocknete Pilze, 2 große Zwiebeln, 1 Eßlöffel gemischte Kräuter, 50 g kaltgeschlagenes Pflanzenöl, Meersalz, Pfeffer

Die Pilze in einer halben Tasse Wasser über Nacht einweichen. Kartoffeln schälen, in dünne Scheiben schneiden und eine Lage davon mit Öl in eine kleine Form geben. Zwiebelringe und Pilze darüberfüllen und mit den restlichen Kartoffelscheiben abdecken. Das Einweichwasser der Pilze und die Kräuter vermischen, mit Salz und Pfeffer abschmecken und über den Auflauf gießen. Bei geschlossener Form im Backofen bei 200° C ca. 45 Minuten garen.

9 g Eiweiß
50 g Fett
53 g Kohlenhydrate

696 Kalorien
2909 Joule
4½ BE

Irish Stew

HK, MD, LG, NB

150 g rohe Kartoffeln, 100 g Sellerie, 1 Stange Lauch, 100 g grüne Erbsen, 1 Lorbeerblatt, Meersalz oder 1 Teelöffel Hefe-Extrakt, 150 g Weißkraut, 100 g Möhren, 1 Petersilienwurzel, 1 Zwiebel, Petersilie, Majoran, 1 Eßlöffel kaltgeschlagenes Pflanzenöl, 1 Eßlöffel Hefeflocken (nach Belieben)

Das Öl erwärmen und schichtweise nacheinander das kleingeschnittene Gemüse hineingeben. Auf jede Schicht Kräuter, Hefe-Extrakt und Hefeflocken geben, mit etwas Wasser auffüllen und 1 Stunde dünsten. Dazu paßt ein Tomatensalat mit Schnittlauch.

25 g Eiweiß
17 g Fett
75 g Kohlenhydrate

553 Kalorien
2312 Joule
6¼ BE

Gemüse-Eintopf mit Flockenklößchen

MD, NB

2 Eßlöffel Haferflocken, 1 Teelöffel Mandelmus, 1 Eigelb, Majoran, 250 g tiefgekühltes gemischtes Suppengemüse, 30 g Naturreis, salzarme Suppenwürze

12 g Eiweiß
15 g Fett
63 g Kohlenhydrate

435 Kalorien
1818 Joule
5¼ BE

Haferflocken, Mandelmus, Eigelb und Majoran zu einem dicken Brei verarbeiten, eine halbe Stunde quellen lassen und dann mit einem Teelöffel Klößchen abstechen. Suppengemüse und Reis in eine Tasse kochendes Wasser geben, mit der Suppenwürze abschmecken. Die Flockenklößchen in die Suppe einlegen und 5 Minuten ziehen lassen.

Blumenkohl-Eintopf

HK, MD, LG, NB, D, T

100 g Soja-zart (granoVita), 1 Bund Suppengrün, 200 g Blumenkohl, 1 Teelöffel Petersilie, Meersalz, Hefe-Extrakt, 20 g Naturreis

21 g Eiweiß
14 g Fett
25 g Kohlenhydrate

310 Kalorien
1296 Joule
2 BE

½ l Wasser zum Kochen bringen, das gewürfelte Soja-Fleisch und das zerkleinerte Suppengemüse dazugeben und weich kochen. Die Brühe mit Meersalz und Hefe-Extrakt abschmecken. Blumenkohl putzen, in Röschen teilen und mit dem Reis in die Brühe geben. Zusammen garen. Das Gericht mit Meersalz und Hefe-Extrakt abschmecken und mit gehackter Petersilie bestreut servieren.

Sauerkraut-Eintopf

HK, MD, LG, D, F

250 g Sauerkraut, 30 g Naturreis, 1 Apfel, ½ Dose Soja-Koletts (granoVita), 2 Wacholderbeeren, 1 Lorbeerblatt, 1 kleine Zwiebel, 1 Tasse Wasser, Pfeffer, Paprikapulver

39 g Eiweiß
6 g Fett
59 g Kohlenhydrate

446 Kalorien
1864 Joule
5 BE

Koletts in Würfel schneiden und mit der Hälfte des Sauerkrautes, mit Reis, Pfeffer, Paprikapulver, kleingeschnittenem Apfel, Zwiebel, Lorbeerblatt und Wacholderbeeren in einen kleinen Topf geben und mit Wasser weich dünsten. Vor dem Anrichten das rohe Sauerkraut untermischen, kurz aufkochen, servieren.

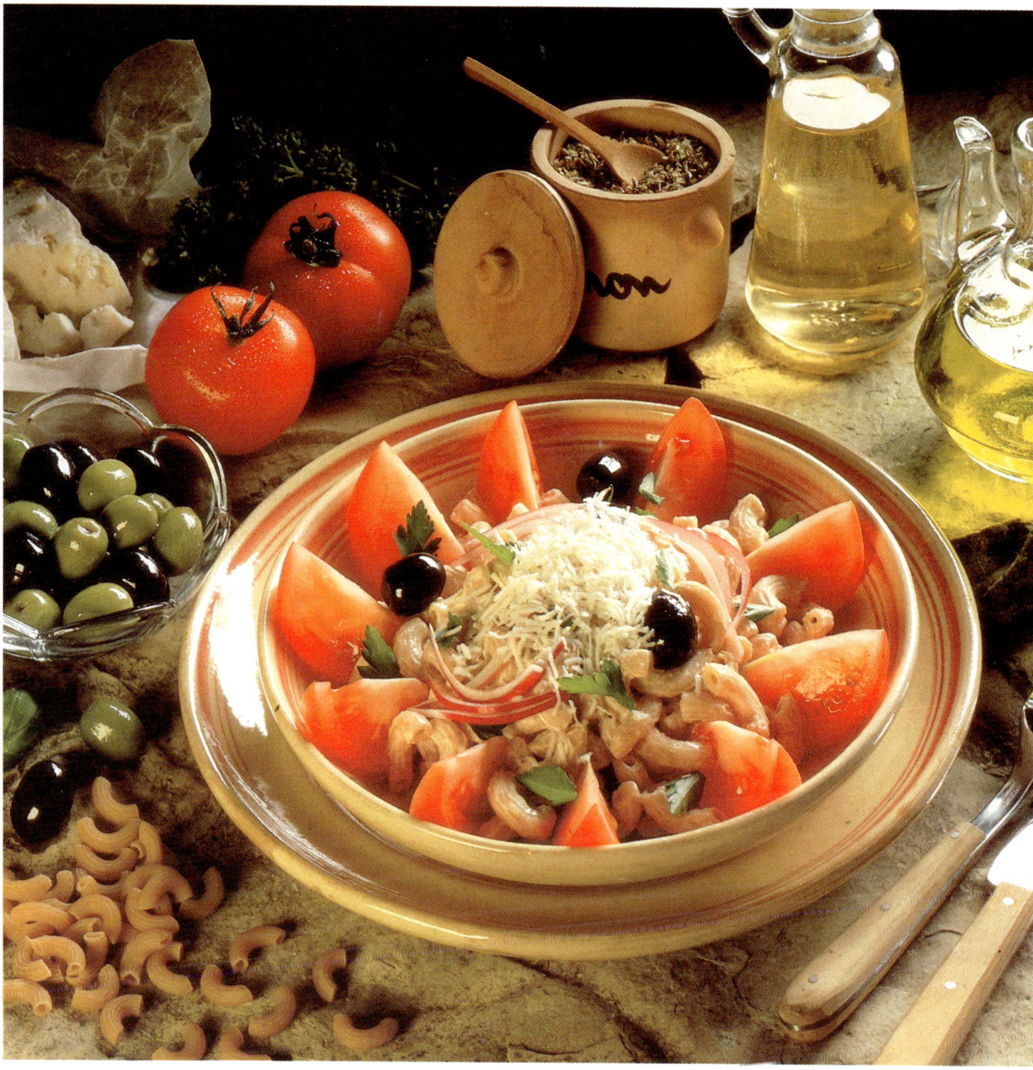

Griechischer Nudelsalat (4 Personen) HK, MD, V

200 g Vollkornnudelhörnchen (oder kleingeschnittene Spaghetti), 500 g Tomaten, 2 Eßlöffel Oliven nach Geschmack, 100 g Schafskäse

Marinade:

1 Becher Crème fraîche, 1 Teelöffel Tomatenmark, 1 Eßlöffel Kräuteressig, Meersalz, Pfeffer, etwas Oregano, 4 Eßlöffel Sojaöl

Nudeln in Salzwasser bißfest kochen und danach abtropfen lassen. Tomaten waschen und in Achtel schneiden. Eine Salatsauce aus Crème fraîche, Tomatenmark, Gewürzen, Sojaöl und Oregano rühren. Vorsichtig die Nudeln darunter heben, Tomaten hinzufügen. Mit dem zerbröselten Schafskäse bestreuen.

15 g Eiweiß
33 g Fett
42 g Kohlenhydrate
525 Kalorien
2195 Joule
3½ BE

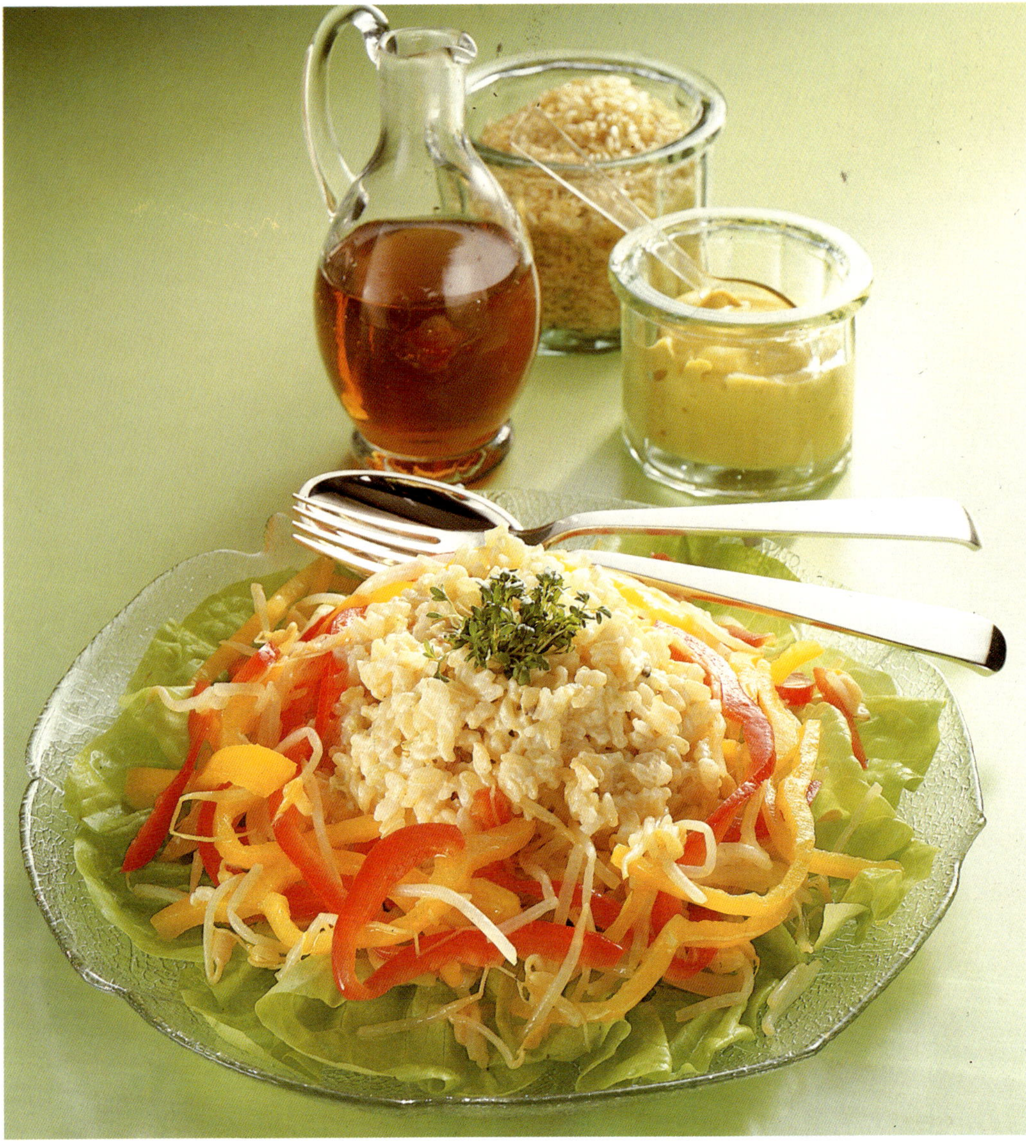

Reissalat (4 Personen) HK, MD, LG, NB

150 g Natur-Langkornreis, 400 ml Wasser, 1 Teelöffel Gemüsebrühe-Extrakt, 1 Glas Sojakeimlinge (200 g), 1 rote Paprikaschote (180 g), 1 gelbe Paprikaschote (140 g), 4 Eßlöffel Obstessig, Saft von 1 Zitrone, 1 Teelöffel Senf, etwas Cayennepfeffer, 6 Eßlöffel Distelöl, 1 kleiner Kopfsalat, 1 Becher Joghurt (150 g), etwas Kresse

7 g Eiweiß
25 g Fett
33 g Kohlenhydrate

386 Kalorien
1613 Joule
2¾ BE

Den verlesenen Reis mit dem Wasser und der Brühe zum Kochen bringen und bei kleinster Flamme etwa 40 Minuten zugedeckt garen. Abkühlen lassen. Die Sojakeimlinge abtropfen lassen.

Die Paprikaschoten waschen, halbieren, weiße Rippen und Kerne entfernen und in feine Streifen schneiden. Mit den Sojakeimlingen vermischen. Für die Vinaigrette den Essig, Zitronensaft, Senf, Cayennepfeffer und das Öl verrühren. Die Hälfte davon mit dem Joghurt vermischen und unter den Reis heben. Die restliche Vinaigrette unter Paprika und Sojakeimlinge mischen. Den Kopfsalat putzen und waschen, gut abtropfen lassen. Die Blätter auf eine Platte legen, den Reis in die Mitte und das Gemüse rundherum anrichten. Mit etwas Kresse bestreut servieren.

Avocadosalat „griechisch" (4 Personen) MD, LG

2 große Avocados (ca. 600 g), 2 hartgekochte Eier, 4 kleine Tomaten (200 g), 2 Zwiebeln (100 g), 10 grüne, mit Paprika gefüllte Oliven, 4 Salatblätter, 4 schwarze Oliven, 4 Eßlöffel kaltgepreßtes Olivenöl, 2 Eßlöffel Zitronensaft, Meersalz, Paprikapulver, Rosmarin und Thymian

7 g Eiweiß
53 g Fett
11 g Kohlenhydrate

549 Kalorien
2295 Joule
1 BE

Avocados halbieren, Kern und Schale entfernen. Eier pellen, Tomaten waschen und Zwiebeln schälen. Alles in feine Scheiben bzw. die Zwiebeln in Ringe schneiden. Grüne Oliven halbieren. Bunt gemischt in vier mit den Salatblättern ausgelegten Glasschälchen verteilen. Für die Sauce die Zutaten gut verschlagen, herzhaft abschmecken, über den Salat verteilen und durchziehen lassen. Mit je einer schwarzen Olive garniert servieren.

Waldorfsalat (4 Personen) MD, NB

1 junge Sellerieknolle (250 g), 500 g Äpfel, 100 g Walnußkerne, 2 Eßlöffel Zitronensaft, 100 g Mayonnaise (50% Fett), 5 Eßlöffel Sahne, Pfeffer

6 g Eiweiß
38 g Fett
27 g Kohlenhydrate

489 Kalorien
2044 Joule
2¼ BE

Geschälte Sellerieknolle und Äpfel raspeln oder in sehr feine Streifen schneiden (stifteln), sofort mit Zitronensaft beträufeln. Einige Walnußkerne zum Garnieren zurücklegen und die übrigen vierteln. Alles mit Mayonnaise vermischen, mit Pfeffer würzen. Sahne steif schlagen und unterziehen. Kalt stellen und durchziehen lassen. Mit halbierten Walnußkernen garnieren.

Soja-Gemüse-Salat (4 Personen) HK, MD, NB, D

1 Dose Soja-zart (granoVita), 150 g Champignons aus der Dose, 100 g gegarte Möhren, 150 g Mayonnaise, Meersalz, Basilikum, Zitronensaft, 1 Teelöffel feingeschnittener Schnittlauch

16 g Eiweiß
32 g Fett
9 g Kohlenhydrate

388 Kalorien
1622 Joule
¾ BE

Soja-zart aus der Dose nehmen, abtropfen lassen und in Streifchen schneiden. Dann mit gegarten Erbsen, Möhren und Champignons vermischen. Aus Mayonnaise, Zitronensaft, Salz, Basilikum und Schnittlauch eine pikante Salatsauce bereiten und diese mit den anderen Salatzutaten gut vermischen.

Soja-Fleischsalat mit Champignons V

(2 Personen)

100 g Mayonnaise, 100 g saure Sahne, Tomaten-Ketchup, Meersalz, Honig, 250 g Champignons, 150 g Soja-zart (granoVita), Petersilie

30 g Eiweiß
83 g Fett
14 g Kohlenhydrate

923 Kalorien
3858 Joule
1 BE

Mayonnaise mit saurer Sahne gut verrühren, mit Tomaten-Ketchup, Meersalz und Honig pikant abschmecken. Champignons säubern, in Scheibchen schneiden und bei geringer Wärmezufuhr mit einer Prise Salz gar dünsten. Die erkalteten, gut abgetropften Champignons mit den in Streifen geschnittenen Sojascheiben unter die Sauce mischen und mit fein gewiegter Petersilie bestreut anrichten.

Champignongulasch mit Tomatenreis (4 Personen) HK, MD, LG, NB

400 g Phag-Schnitten (granoVita), 200 g Champignons, 30 g Pflanzenmargarine, 1 Zwiebel, 2 Eßlöffel Mehl (Type 1050), ¼ l Milch, 1 Eßlöffel gehackte Petersilie, einige Tropfen Zitronensaft, 1 Eigelb, Meersalz

27 g Eiweiß
16 g Fett
54 g Kohlenhydrate

468 Kalorien
1956 Joule
4½ BE

Tomatenreis:

200 g Naturreis, 70 g Tomatenmark, ½ l Wasser, Meersalz, Paprikapulver

Margarine zerlassen, gehackte Zwiebeln darin andünsten, die geputzten Champignons hinzufügen und bei geschlossener Kasserolle etwa 20 Minuten dünsten. Dann die Pilze mit in Milch angerührtem Mehl binden, die in Stückchen geschnittenen Phag-Schnitten daruntermischen und alles mit Salz, Zitronensaft und Petersilie abschmecken. Das Pilzgericht mit Eigelb legieren und zu

Tomatenreis reichen. Hierfür Tomatenmark mit Wasser vermischen und zum Kochen bringen, den Reis einstreuen, mit Salz und Paprikapulver abschmecken und ausquellen lassen.

Pilze in Rahmsauce (4 Personen)

HK, MD, LG, D, V

1 kg Pilze (Steinpilze oder Pfifferlinge), 50 g Pflanzenmargarine, 1 Zwiebel, Meersalz, Pfeffer, 1/8 l Sauerrahm, 1 Eßlöffel Mehl (Type 1050), reichlich Petersilie, Saft von 1 Zitrone, eventuell 2 Tomaten

8 g Eiweiß
17 g Fett
16 g Kohlenhydrate

249 Kalorien
1041 Joule
1 1/3 BE

Pilze putzen, waschen, in dünne Scheiben schneiden. Feingewiegte Zwiebel in heißer Margarine andünsten, Pilze dazugeben, mit Salz und Pfeffer würzen, 15–20 Minuten dünsten (man kann zwei geschälte Tomaten mitdünsten). Mehl mit Sauerrahm glattrühren und dazugeben. 5 Minuten kochen. Reichlich feingewiegte Petersilie darüberstreuen und mit Zitronensaft abschmecken.

Spiegeleier in Pilzsauce (2 Personen)

V

500 g Pfifferlinge, 30 g Pflanzenmargarine, 1 Zwiebel, Meersalz, Pfeffer, 1 Teelöffel Mehl (Type 1050), 1/8 l saure Sahne, Petersilie, 4 Eier, 10 g Pflanzenmargarine

20 g Eiweiß
36 g Fett
15 g Kohlenhydrate

468 Kalorien
1957 Joule
1 1/4 BE

Pilze putzen, waschen, schneiden. Margarine erhitzen und die gehackte Zwiebel mit den geschnittenen Pilzen darin etwa 15 Minuten dünsten. Die mit Mehl verrührte saure Sahne unter ständigem Rühren dazugeben. Die Sauce mit den Gewürzen abschmecken, in flacher Schüssel oder Form anrichten und mit Petersilie bestreuen. Eier in Margarine braten und die Pilzsauce damit bedecken.

Pilzgemüse mit Soja-pikant

HK, MD, NB

(2 Personen)

1 Eßlöffel kaltgeschlagenes Pflanzenöl, 1 mittelgroße Zwiebel, 1 Dose Champignons, 40 g Soja-pikant, 1 Teelöffel Speisestärke, Pilzwasser, Curry, Knoblauchpulver, Meersalz

4 g Eiweiß
10 g Fett
8 g Kohlenhydrate

138 Kalorien
577 Joule
2/3 BE

Dünsten Sie die kleingeschnittene Zwiebel in Öl kurz an. Die Champignonscheiben und Soja-pikant dazugeben, kurz schmoren. Die angerührte Speisestärke mit Pilzwasser darübergießen und mit den Gewürzen abschmecken, nochmals kurz aufkochen lassen. Dazu passen sehr gut Knödel oder Reis.

Pilze mit Rührei und Röstkartoffeln

HK, MD, NB, D

200 g Pilze, 1 Ei, 1 Eßlöffel Milch, Meersalz, 10 g Pflanzenmargarine, 1 Teelöffel gehackte Petersilie, 1 Teelöffel kleingeschnittener Schnittlauch, 200 g Kartoffeln, 20 g kaltgeschlagenes Pflanzenöl

14 g Eiweiß
32 g Fett
39 g Kohlenhydrate

503 Kalorien
2102 Joule
3¼ BE

Geputzte Pilze in Scheiben schneiden und in der Margarine dünsten, bis die Pilzflüssigkeit verdunstet ist. Ei mit Milch verquirlen, mit Salz und Petersilie vermischen und über die Pilze gießen, stocken lassen und mit Schnittlauch bestreut anrichten. In der Schale gekochte, gepellte Kartoffeln in Scheiben schneiden, in Öl leicht anrösten und zu dem Pilz-Rührei servieren.

Ausgebackene Austernpilze mit Zitronen-Kräuterdip (4 Personen)

HK, MD, LG, NB

600 g Austernpilze, Meersalz, frisch gemahlener schwarzer Pfeffer, 200 g Vollmehl, 4 Eigelb, ¼ l Milch, 1 Eiweiß, frisch geriebene Muskatnuß, 1 Knoblauchzehe, 750 g Butterschmalz zum Ausbacken, je 1 Bund Basilikum, Petersilie und Schnittlauch, 3 Becher Bioghurt (natur, 150 g), Saft einer halben Zitrone

15 g Eiweiß
23 g Fett
48 g Kohlenhydrate

210 Kalorien
2140 Joule
4 BE

Die Austernpilze von Wachstumsresten wie Stroh säubern und den Strunk abschneiden. Große Pilze in etwa 2 cm breite Streifen schneiden. 4 Eßlöffel Mehl in einen Teller geben und die Pilze darin wenden. Aus dem übrigen Mehl, den Eigelben und der Milch einen Teig rühren. Das Eiweiß steif schlagen und unterziehen. Mit Salz, Pfeffer und Muskatnuß würzen. Den Knoblauch schälen, durch die Presse drücken und dazugeben. Das Butterschmalz erhitzen. Die Austernpilze durch den Teig ziehen und portionsweise in heißem Butterschmalz goldgelb ausbacken. Auf dem Küchenkrepp abtropfen lassen und warmstellen. Die Kräuter abbrausen und fein schneiden. Den Bioghurt mit dem Zitronensaft verrühren, mit Meersalz, Pfeffer und Muskatnuß würzen und die Kräuter untermischen. Die Austernpilze mit dem Dip servieren.

Abbildung nächste Seite

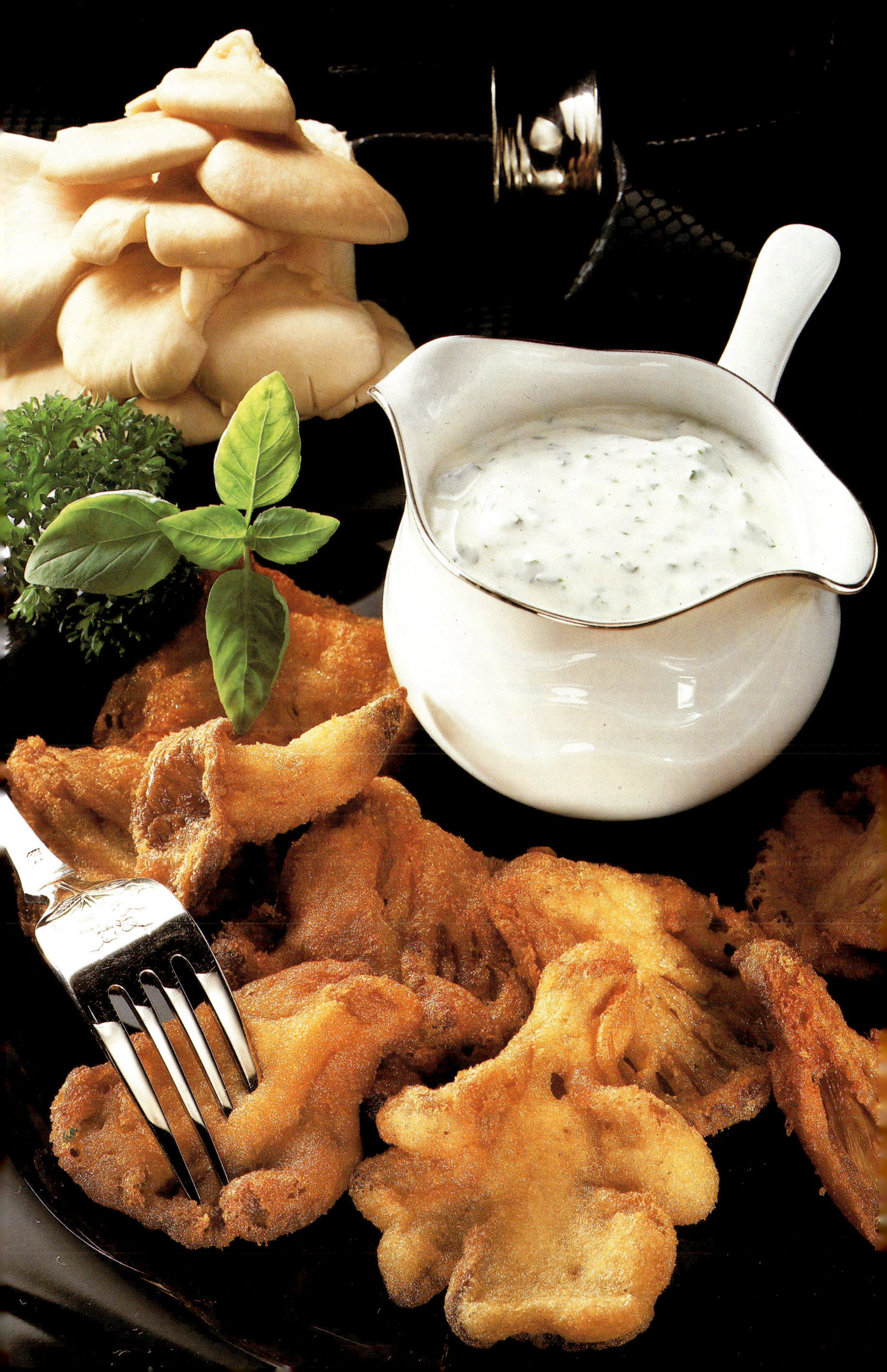

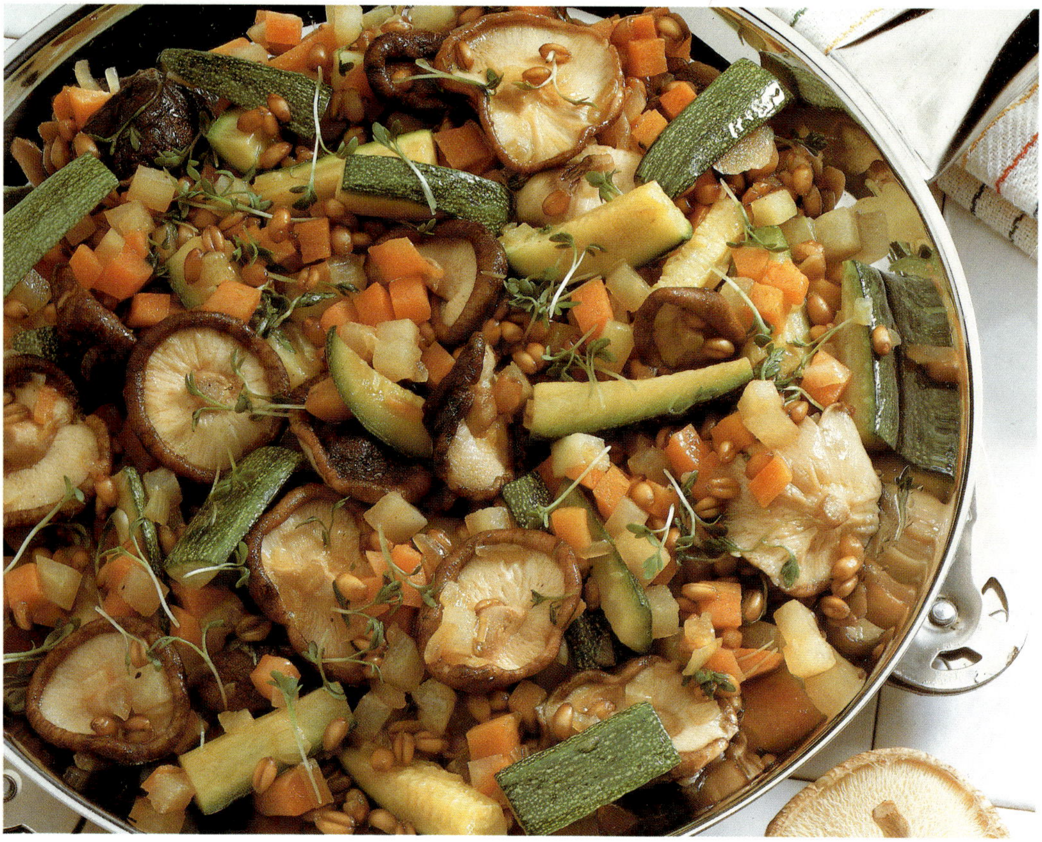

Shii-Take-Gemüsepfanne
HK, MD, LG, NB, D, F

(4 Personen)

60 g Weizenkörner, ¼ l Gemüsebrühe, 2 Eßlöffel Sojasauce, ¼ l Wasser, 200 g Möhren, 1 Kohlrabi, 200 g kleine Zucchini, 1 kleine Zwiebel, 2 Eßlöffel Pflanzenmargarine, 400 g Shii-Take-Pilze, Meersalz, frisch gemahlener schwarzer Pfeffer, Zitronensaft, 1 Knoblauchzehe, 1 Kästchen Kresse

6 g Eiweiß
6 g Fett
20 g Kohlenhydrate

165 Kalorien
675 Joule
1¾ BE

Die Weizenkörner über Nacht einweichen. Am nächsten Tag mit Gemüsebrühe und Sojasauce übergießen, 15 Minuten kochen. Das Wasser zugeben, bei geringer Hitze 40 Minuten ausquellen lassen. Möhren und Kohlrabi schälen, klein würfeln. Zucchini längs vierteln und in Stücke schneiden. Zwiebel fein hacken und in heißer Pflanzenmargarine weichdünsten. Shii-Take-Pilze mit Küchenkrepp abreiben, vom Stengel befreien, zu den Zwiebeln geben, kurz und kräftig anbraten. Gemüsewürfel zugeben. Mit Meersalz, Pfeffer, Zitronensaft und fein gehacktem Knoblauch würzen. Fünf Minuten schmoren. Weizenkörner abgießen, dazugeben, weitere sieben Minuten schmoren. Abschmecken. Kresse abbrausen und kurz vor dem Servieren über dem Gemüse abschneiden. Umrühren. Mit Reis servieren.

Pilztopf mit Soja-Klößchen (4 Personen) MD, V

1 kg frische Mischpilze oder 600 g aus der Dose, 50 g Pflanzenmargarine, 100 g Zwiebeln, je 1 grüne und rote Paprikaschote (200 g), ½–¾ l Gemüsebrühe, 4 Tomaten, Meersalz, je 1 Messerspitze weißen Pfeffer und Paprikapulver, 1 Eßlöffel gehackte Petersilie

20 g Eiweiß
14 g Fett
32 g Kohlenhydrate
330 Kalorien
1379 Joule
2⅔ BE

Soja-Klößchen:

½ Päckchen Soja-vita (granoVita), 1 Ei, 2–3 Eßlöffel Semmelbrösel

Pilze gründlich putzen, waschen, evtl. kurz abbrühen und in mundgerechte Stücke teilen. Die gewürfelte Zwiebel in der Margarine glasig dünsten. Pilze und anschließend den Paprika ebenfalls andünsten, mit heißer Brühe auffüllen und auf kleiner Flamme garen. Inzwischen Soja-Klößchen nach Anweisung unter Zugabe von Ei und Semmelbröseln vorbereiten und in siedendes Salzwasser geben, bis sie oben schwimmen. Tomaten häuten, achteln und entkernen. Soja-Klößchen mit einem Schaumlöffel herausnehmen und mit den Tomaten unter das Pilzgemüse mischen. Den Pilztopf noch kurz ziehen lassen, mit den Gewürzen abschmecken und mit Petersilie bestreut servieren.

Erbsencremesuppe mit Austernpilzstreifen (4 Personen) HK, MD, V

2 Schalotten, 2 Eßlöffel Pflanzenmargarine, 500 g frische oder tiefgekühlte Erbsen, 1 Becher Crème fraîche (150 g), knapp 1 l Gemüsebrühe, Meersalz, Selleriesalz, frisch gemahlener weißer Pfeffer, 250 g Austernpilze, 2 Eßlöffel Pflanzenmargarine, 3 Knoblauchzehen, 3 Zweige frische Minze, Zitronensaft, 1 Schuß Worcestersauce

9 g Eiweiß
28 g Fett
17 g Kohlenhydrate
495 Kalorien
2080 Joule
1½ BE

Die Schalotten schälen, fein hacken und in heißer Pflanzenmargarine weich dünsten. Die Erbsen hinzufügen, die Crème fraîche mit der Gemüsebrühe in den Topf geben und 25 Minuten bei geringer Hitzezufuhr kochen. Die Suppe im Mixer oder mit dem Pürierstab des Handrührgerätes zerkleinern. Mit Meersalz, Selleriesalz und weißem Pfeffer würzen. Die Austernpilze von eventuellen Wachstumsresten wie Stroh säubern, den Strunk abschneiden und die Pilze in schmale Streifen schneiden, in heißer Pflanzenmargarine in zwei Portionen braten. Den Knoblauch schälen, zerdrücken und während des Bratens dazugeben. Die Minze abbrausen und von den Stengeln zupfen. Die Suppe nochmals aufkochen und mit Zitronensaft und Worcestersauce abschmecken. Auf vier Teller verteilen und mit den Austernpilzstreifen und den Minzeblättchen bestreuen.

Schmorkartoffeln mit Rote-Bete-Salat

HK, MD, NB

200 g Pellkartoffeln, 20 g Pflanzenmargarine, 1 Zwiebel, 1 Apfel, etwas Wasser, 2 Eßlöffel Milch, 10 g Mehl (Type 1050), Meersalz, Basilikum

6 g Eiweiß
18 g Fett
63 g Kohlenhydrate

439 Kalorien
1833 Joule
5¼ BE

Zwiebel und Apfel schälen und würfeln, in Margarine andünsten, Wasser dazugießen, in Scheiben geschnittene Kartoffeln darüberlegen und alles zusammen weich schmoren. Das Gericht mit Meersalz und Basilikum würzen, mit in Milch angerührtem Mehl binden und mit Rote-Bete-Salat reichen.

Salat:

1 rote Bete, Meersalz, Pfeffer, 1 große Zwiebel, Zitronensaft, einige Kümmelkörner, 1 Stückchen Meerrettich, 1 Lorbeerblatt, etwas Honig

4 g Eiweiß
– Fett
22 g Kohlenhydrate

104 Kalorien
435 Joule
1¾ BE

Die rote Bete kochen, schälen und abgekühlt in Scheibchen schneiden. Diese mit Zwiebelringen, Lorbeerblatt, Zitronensaft, Meerrettich und Kümmelkörnern, Honig, Meersalz und Pfeffer in eine kleine Schüssel schichten, mit kochendem Wasser bedecken und etwa einen Tag lang durchziehen lassen.

Kartoffelschmarren mit Spargelsalat

HK, MD, NB

200 g Kartoffeln, 50 g Mehl (Type 1050), 1 Ei, 30 g kaltgeschlagenes Pflanzenöl, Meersalz

14 g Eiweiß
34 g Fett
66 g Kohlenhydrate

626 Kalorien
2617 Joule
5½ BE

Gekochte Kartoffeln über Tag stehenlassen und am Abend reiben. Unter die Kartoffeln Mehl und Ei mischen und mit Salz abschmekken. Öl in einer Pfanne erhitzen, die Kartoffelmasse zu einem flachen Kuchen hineindrücken und von beiden Seiten backen, dann noch einmal wenden, mit zwei Gabeln in Stückchen zerreißen und knusprig braten. Dazu Spargelsalat reichen.

Salat:

250 g Spargel, 40 g süße Sahne, Meersalz, einige Tropfen Zitronensaft, 1 Teelöffel Schnittlauch

7 g Eiweiß
13 g Fett
11 g Kohlenhydrate

188 Kalorien
785 Joule
1 BE

Spargel schälen, in ganz kleine Stückchen schneiden und diese mit Sahne, Salz, Zitronensaft und Schnittlauch vermischen. Der Salat kann als Rohkost oder auf die gleiche Weise mit gedünsteten Spargelstückchen zubereitet werden.

Kartoffel-Kümmelstangen mit Gewürzkräutersauce

HK, MD, LG, NB

25 g Pflanzenmargarine, 150 g Kartoffeln, 40 g Stärkemehl, etwas Meersalz, 1 Teelöffel gemahlener Kümmel, Ei zum Bestreichen, Kümmel zum Bestreuen

7 g Eiweiß
24 g Fett
58 g Kohlenhydrate

472 Kalorien
1971 Joule
4¾ BE

Die Margarine verrühren und mit den gekochten, gepellten und geriebenen Kartoffeln, mit Stärkemehl, Salz und Kümmel vermischen. Den Teig etwa ½ Stunde ruhen lassen, dann fingerdicke, etwa 10 cm lange Stangen formen, diese mit dem verquirlten Ei bestreichen, mit Kümmel bestreuen, auf ein gefettetes Blech legen und bei Mittelhitze abbacken. Heiß mit Kräutersauce servieren.

Sauce:

1 Becher Joghurt (150 g) oder ¼ l Buttermilch oder Sauermilch, 1 Teelöffel Zitronensaft, ½ hartgekochtes Ei, 1–2 Eßlöffel gemischte gehackte Kräuter, 1 Prise Meersalz, Paprikapulver

18 g Eiweiß
10 g Fett
17 g Kohlenhydrate

229 Kalorien
956 Joule
1½ BE

Das Ei fein zerdrücken, mit den übrigen Zutaten verrühren und zuletzt die Kräuter unterheben.

Gebratene Topinamburen mit Tomatensalat

HK, MD, LG, NB, D, F

250 g Topinamburknollen, 10 g kaltgeschlagenes Pflanzenöl, Meersalz, 1 Zwiebel, Kümmel, 1 Teelöffel gehackte Petersilie

7 g Eiweiß
11 g Fett
42 g Kohlenhydrate

293 Kalorien
1224 Joule
3½ BE

Die Knollen gut bürsten und ungeschält in feine Scheiben schneiden. Öl in einer Stielpfanne erhitzen, die Knollenscheiben mit gehackter Zwiebel, Kümmel und Salz gar braten und mit gehackter Petersilie bestreut anrichten.

Tomatensalat:

200 g reife und feste Tomaten, 1 Teelöffel Schnittlauch, 75 g saure Sahne, Meersalz, Hefe-Extrakt, einige Tropfen Zitronensaft, 10 g kaltgeschlagenes Pflanzenöl

5 g Eiweiß
18 g Fett
10 g Kohlenhydrate

220 Kalorien
920 Joule
¾ BE

Tomaten in Scheiben schneiden und auf einer Platte anordnen. Sahne mit Öl, feingeschnittenem Schnittlauch, Salz, Zitronensaft, Hefe-Extrakt verrühren und über die Tomaten geben.

Schweizer Käserösti (4 Personen)

HK, MD, NB

1 kg Kartoffeln, 40 g Sonnenblumenöl, 80 g geriebener fettarmer Käse, 2 Eßlöffel Wasser, 8 Scheiben Schnittkäse (100 g), Meersalz

17 g Eiweiß
20 g Fett
40 g Kohlenhydrate
408 Kalorien
1705 Joule
3¼ BE

Pellkartoffeln kochen, pellen und über Nacht stehenlassen. Am nächsten Tag die Kartoffeln grob raffeln. Sonnenblumenöl in einer Stielpfanne erhitzen, die Kartoffeln hineingeben und unter vorsichtigem Wenden goldgelb rösten. Wasser und Salz hinzufügen, einen Deckel auf die Pfanne legen und etwa 3 Minuten zugedeckt dünsten. Nun den geriebenen Käse untermischen, den Pfanneninhalt zu einem flachen Kuchen zusammendrücken und von unten knusprig braun rösten. Auf einen Teller stürzen und mit Käsescheiben belegt anrichten. Dazu Salat geben.

Polenta (2 Personen)

HK, MD, NB

125 g feiner Maisgrieß, ½ l Wasser, 1½ Eßlöffel kaltgeschlagenes Pflanzenöl, 15 g geriebener Käse

8 g Eiweiß
14 g Fett
49 g Kohlenhydrate
354 Kalorien
1480 Joule
4 BE

Den Maisgrieß unter ständigem Umrühren in kochendes Wasser einstreuen und bei mäßiger Hitze ca. 30 Minuten lang ausquellen lassen. Zwischendurch öfter umrühren. Den Brei auf ein kalt abgespültes Brett oder Backblech 1 cm dick aufstreichen und auskühlen lassen. Dann in Quadrate oder Rhomben schneiden. Die Schnitten in erhitztem Öl von beiden Seiten goldbraun braten, mit geriebenem Käse bestreuen.

Gemüse-Risotto

HK, MD, LG, NB, D, F

100 g Soja-zart (granoVita), 5 g kaltgeschlagenes Pflanzenöl, 100 g Zwiebeln, 50 g Möhren, 100 g Schnittbohnen, 100 g Kohlrabi, 20 g Naturreis, Meersalz, Hefe-Extrakt, Curry

8 g Eiweiß
5 g Fett
39 g Kohlenhydrate
233 Kalorien
974 Joule
3¼ BE

Soja-zart in Streifchen, geschrappte Möhren in Scheibchen, Zwiebeln in Würfel, Schnittbohnen in Stückchen, Kohlrabi in Stiftchen schneiden. Öl in einer Kasserolle erhitzen, Gemüse und Soja-zart darin andünsten, mit 75 ml Wasser auffüllen, zum Kochen bringen und den Reis einstreuen. Bei geringer Hitze so lange weiterdünsten, bis der Reis das Wasser aufgesaugt hat und das Gemüse gar ist. Besonders gut kann das Gericht im Backofen ausquellen, da hierbei nicht die Gefahr besteht, daß es anbrennt. Vor dem Servieren mit Meersalz, Hefe-Extrakt und Curry abschmecken.

Reis mit Gemüse

HK, MD, LG, NB

200 g Gemüse (Lauch, Sellerie, Möhren), 1 Eßlöffel Pflanzenöl, 80 g Naturreis, 200 ml Wasser, 1 Teelöffel Gemüsebrühe, Hefeflocken

Das kleingewürfelte Gemüse in Öl kurz andünsten. Reis, Wasser und Gewürze hinzugeben. Nach kurzem Aufkochen bei geringer Hitze etwa 40 Minuten quellen lassen. Vor dem Anrichten mit Hefeflocken bestreuen.

10 g Eiweiß
17 g Fett
71 g Kohlenhydrate

477 Kalorien
1994 Joule
6 BE

Tomatenreis mit Schwarzwurzelsalat

HK, MD, LG, NB

150 g Gemüsebrühe, 50 g Naturreis, 2 große Tomaten, 2 große Zwiebeln, Meersalz, Majoran, Hefe-Extrakt, 10 g Pflanzenöl, Paprikapulver

Öl in einer kleinen Form im Backofen erhitzen, den Reis und die gewürfelten Zwiebeln hineingeben und goldgelb anrösten. Nun die kochende Flüssigkeit auffüllen und die gehäuteten, kleingeschnittenen Tomaten hinzufügen. Die Brühe mit Salz, Hefe-Extrakt, Paprika und Majoran würzen und den Reis bei geringer Hitze zugedeckt ausquellen lassen. Dann mit Salat servieren.

9 g Eiweiß
10 g Fett
46 g Kohlenhydrate

310 Kalorien
1296 Joule
3¾ BE

Schwarzwurzelsalat:

200 g Schwarzwurzeln, 25 g Mayonnaise, 25 g Joghurt, 1 Teelöffel Zitronensaft, 1 Teelöffel gehackte Kräuter, Meersalz, Hefe-Extrakt

Die geputzten und in kleine Stückchen geschnittenen Schwarzwurzeln in Essig- oder Zitronenwasser weich kochen und abtropfen und auskühlen lassen. Aus Mayonnaise mit Joghurt, Zitronensaft, gehackten Kräutern, Meersalz und Hefe-Extrakt eine Marinade rühren und abschmecken. Die Gemüsestückchen unterheben und das Ganze gut durchziehen lassen.

4 g Eiweiß
22 g Fett
43 g Kohlenhydrate

384 Kalorien
1605 Joule
3½ BE

Tomaten-Champignon-Reis

HK, MD, NB, F

250 g Tomaten, 100 g Champignons, 30 g Naturreis, ⅛ l Wasser, 40 g Käsewürfel, Meersalz, Paprikapulver

Tomaten abziehen, in Scheiben schneiden und mit Wasser, Champignons und Reis in eine Kasserolle geben. Würzen und bei geringer Hitze ca. eine Stunde quellen lassen. Danach den gewürfelten Käse hinzufügen und nochmals mit Meersalz und Paprikapulver abschmecken.

18 g Eiweiß
13 g Fett
35 g Kohlenhydrate

326 Kalorien
1363 Joule
3 BE

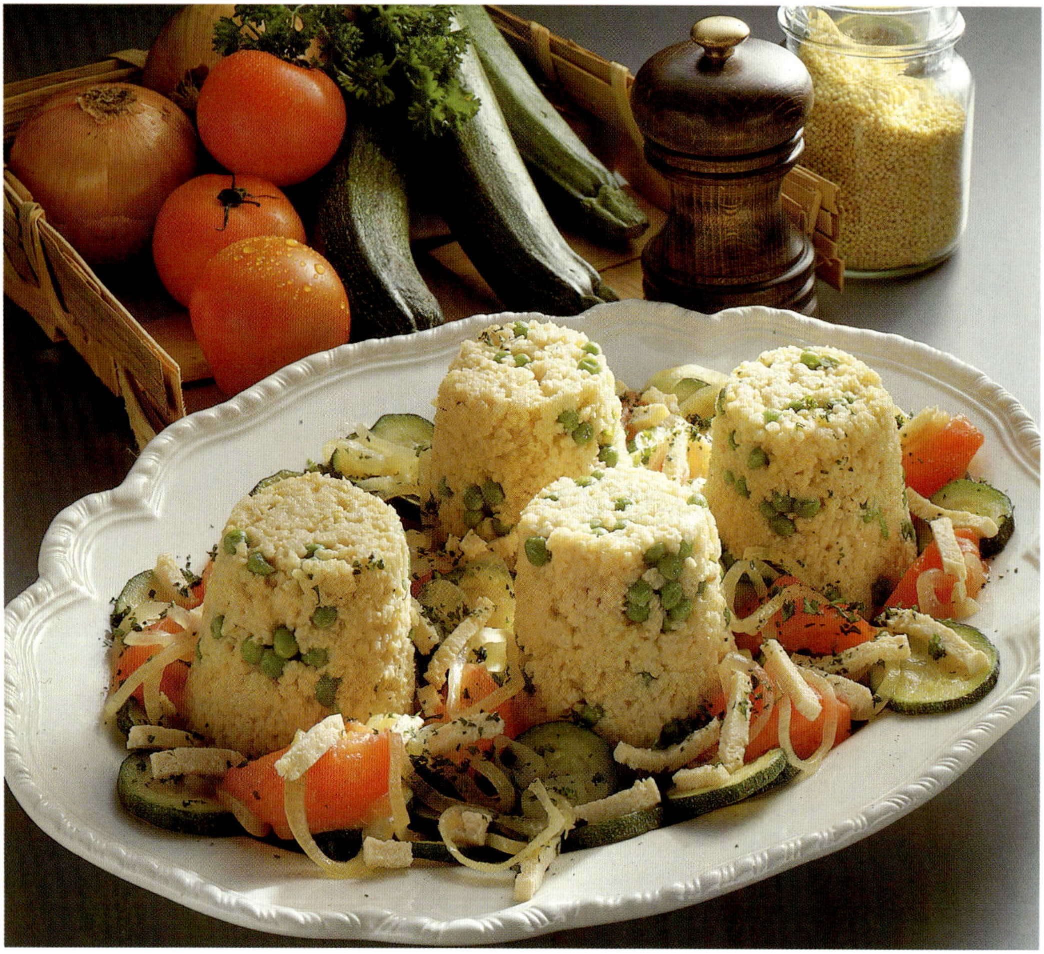

Hirse mit Schmorgemüse (4 Personen) HK, MD, LG, NB

200 g Hirse, 800 ml Wasser, 1 Teelöffel Gemüsebrühe-Extrakt, 150 g Erbsen, 400 g Zucchini, 1 Gemüsezwiebel (300 g), 2 Fleischtomaten (150 g), 3 Eßlöffel kaltgeschlagenes Pflanzenöl, Kräutersalz, Pfeffer, 1 Teelöffel Butter, 200 g Tofu, 1 Bund Petersilie

20 g Eiweiß
12 g Fett
54 g Kohlenhydrate

404 Kalorien
1689 Joule
4½ BE

Die Hirse mit dem Wasser und der Gemüsebrühe zum Kochen bringen. Bei kleiner Hitze zugedeckt 30 Minuten köcheln lassen. Die Erbsen 5 Minuten vor Ende der Garzeit zufügen. Die Zucchini und die Zwiebel in Scheiben schneiden. Die Tomaten einritzen, in kochendes Wasser halten und die Haut abziehen, dann achteln. Zucchinischeiben, Zwiebelringe und Tomatenachtel in einen Topf geben. Öl, Kräutersalz und Pfeffer zufügen. Zugedeckt bei mittlerer Hitze etwa 30 Minuten schmoren. Den Tofu in feine Streifen schneiden. Die Hirse in gebutterte Tassen füllen und auf eine vorgewärmte Platte stürzen. Das Gemüse dazugeben, den Tofu und die gehackte Petersilie darüberstreuen.

Kräuterspätzle mit Rettichsalat HK, MD, NB, F

60 g Mehl (Type 1050), ½ Ei, Meersalz, einige Eßlöffel Milch, 1 Eßlöffel feingehackte Kräuter, eventuell Reibekäse und Butterflöckchen zum Bestreuen

9 g Eiweiß
3 g Fett
41 g Kohlenhydrate

226 Kalorien
943 Joule
3½ BE

Aus Mehl, Ei und Milch einen Teig bereiten und kräftig schlagen, bis er Blasen wirft. Er muß eine gummiartige, geschmeidige Beschaffenheit aufweisen. Dann die feingehackten Kräuter und das Salz unterziehen. Die Masse nunmehr auf ein Brettchen streichen und mit einem Messer Spätzle in kochendes Salzwasser schaben oder den Teig durch eine Spätzlepresse drücken. Wenn die Spätzle an der Oberfläche schwimmen, herausheben und auf eine Platte legen. Man kann die Spätzle noch mit geriebenem Käse bestreuen und mit Butterflöckchen belegen.

Rettichsalat:

1 mittlerer Rettich, Meersalz, 10 g kaltgeschlagenes Pflanzenöl, 1 Teelöffel Zitronensaft, 1 Teelöffel gehackte Petersilie

4 g Eiweiß
10 g Fett
22 g Kohlenhydrate

194 Kalorien
811 Joule
1¾ BE

Den Rettich schälen und in ganz feine Scheibchen hobeln. Diese mit Salz, Öl, Zitronensaft und gehackter Petersilie vermischen.

Käsenudeln mit Quark (4 Personen) V

400 g Vollkornbandnudeln, 2–3 l Salzwasser, 2 Knoblauchzehen, 62,5 g Pfefferbutter, 100 g geriebener Allgäuer Emmentaler

29 g Eiweiß
43 g Fett
74 g Kohlenhydrate

799 Kalorien
3340 Joule
6 BE

Quarkmischung:

2 Bund feingewiegte Petersilie, 2 grob gehackte Knoblauchzehen, 100 g Pfefferbutter, 1 Eßlöffel Zitronensaft, 200 g Magerquark, 3–4 Eßlöffel heißes Wasser

Die Bandnudeln in sprudelndem Salzwasser bißfest kochen und abgießen. Knoblauchzehen schälen, in Scheibchen schneiden und in erhitzter Pfefferbutter kurz andünsten. Die Nudeln hinzufügen und alles gut vermischen. In eine vorgewärmte Schüssel füllen, geriebenen Käse unterheben. Für die Quarkcreme alle angebenen Zutaten gut vermischen und getrennt zu den Käsenudeln reichen.

zur Abbildung nächste Seite

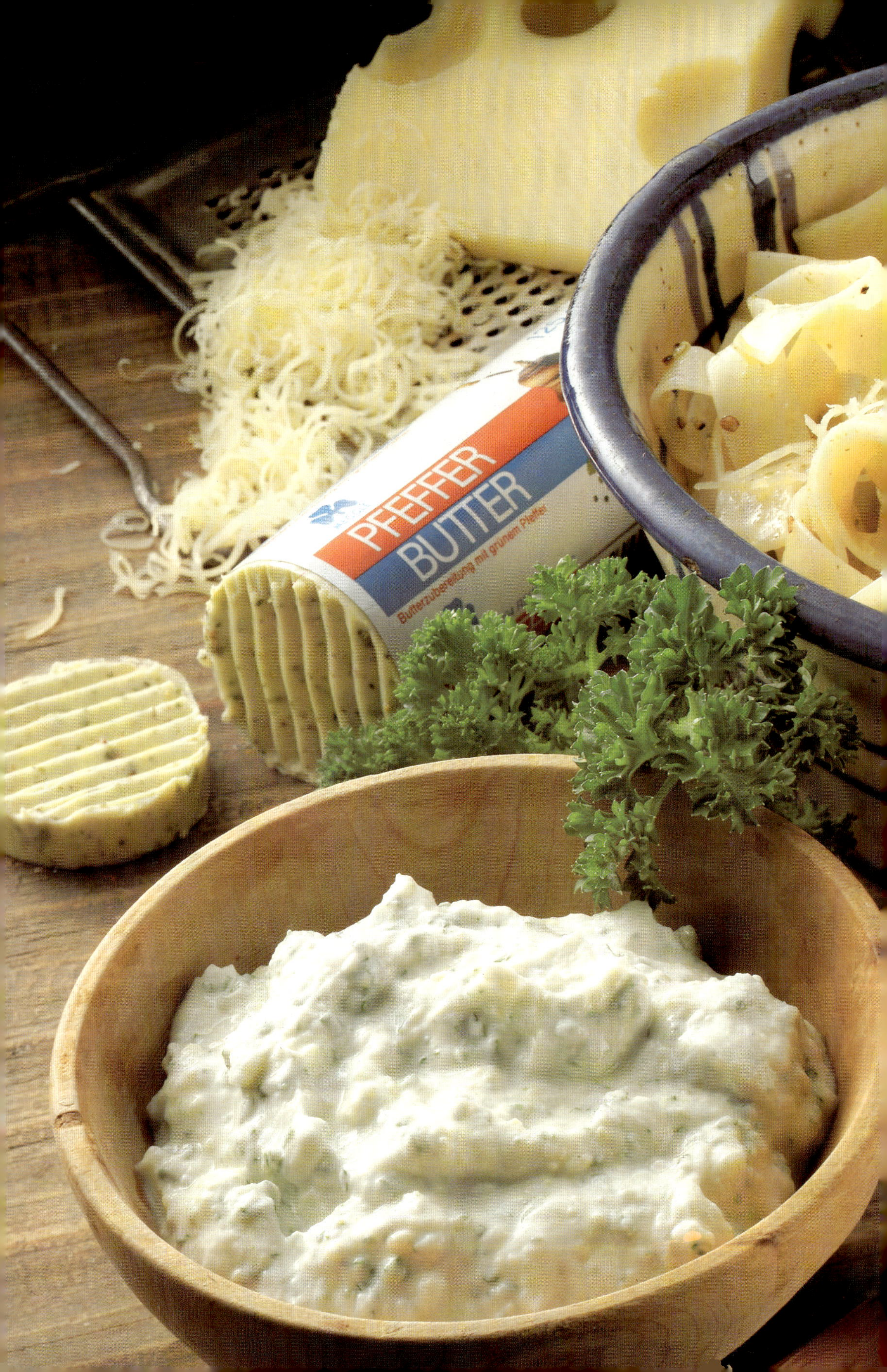
PFEFFER
BUTTER
Butterzubereitung mit grünem Pfeffer

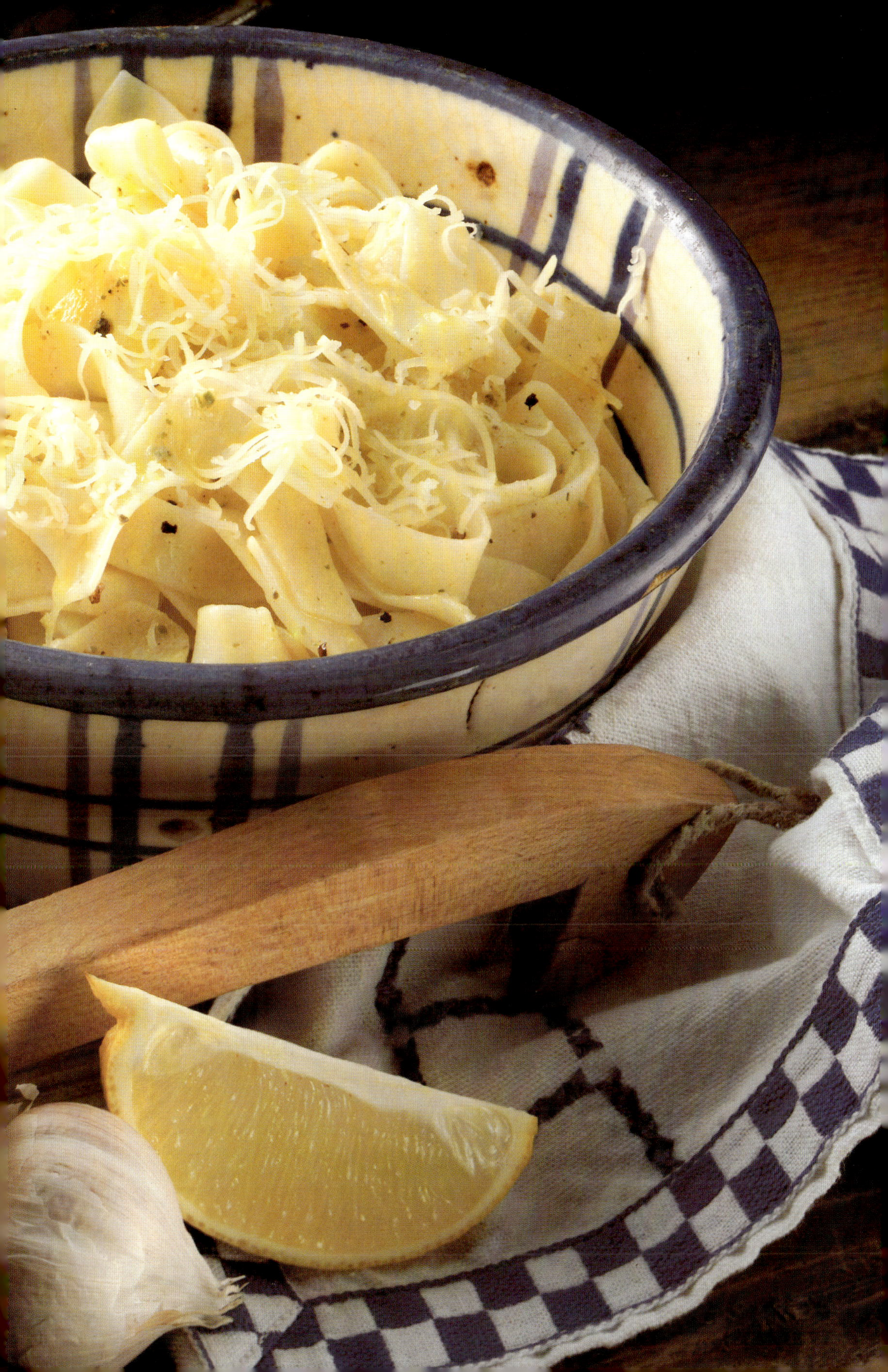

Ravioli (2 Personen) V

250 g Mehl (Type 1050), 1 Dose Pasta chuta (granoVita), 1 Ei, 1 Eiweiß, 1 Teelöffel Meersalz; eventuell einige Eßlöffel Wasser oder kaltgeschlagenes Pflanzenöl

34 g Eiweiß
9 g Fett
114 g Kohlenhydrate

673 Kalorien
2813 Joule
9½ BE

Mehl in eine Schüssel sieben, Ei und Salz hinzufügen, zu einem glatten Teig schlagen und unter einer angewärmten Schüssel etwa 1 Stunde ruhen lassen. Sollte der Teig zu fest sein, mit einigen Eßlöffeln Wasser oder Öl verdünnen. Dann auf einem bemehlten Küchenhandtuch ausziehen, runde Plätzchen ausstechen, die Teigränder mit dem Eiweiß bestreichen und die Plätzchenmitten mit je einem Teelöffel Pasta chuta belegen. Die Plätzchen jeweils zusammenschlagen, die Ränder gut andrücken und die Ravioli in kochendem Salzwasser etwa 10 Minuten ziehen lassen.

Buchweizen-Pfannkuchen (4 Personen) V

250 g Weizenvollkornmehl (Type 1700), 150 g Buchweizenmehl, 1 Eßlöffel Sojamehl, ½ Teelöffel Meersalz, 4 kleine Eier, ½ l Milch, ¼ l Mineralwasser mit Kohlensäure, Pflanzenmargarine zum Ausbacken

23 g Eiweiß
13 g Fett
76 g Kohlenhydrate

513 Kalorien
2144 Joule
ohne Ausbackfett
6⅓ BE

Mehle mit Salz mischen und mit Eiern, Milch und Mineralwasser zu einem dünnen Teig verquirlen. Den Teig ½–1 Stunde quellen lassen. In Pflanzenmargarine Pfannkuchen ausbacken. Den Teig dabei immer wieder aufrühren, da sich Vollkornmehl leicht absetzt. Diese Pfannkuchen können wahlweise mit Käse und Kräutern bestreut zu Salaten oder mit Marmelade oder Honig bestrichen zu Kompott gereicht werden.

Buchweizengrütze mit Soja-Gulasch (2 Personen) HK, MD, LG, V

100 g Buchweizengrütze, 300 g Wasser, 2 Teelöffel gekörnte Brühe, 1 Dose Soja-Gulasch (granoVita)

19 g Eiweiß
22 g Fett
50 g Kohlenhydrate

495 Kalorien
2069 Joule
4 BE

Das Wasser zum Kochen bringen, mit gekörnter Brühe abschmekken, Buchweizengrütze dazugeben. Etwa 15 Minuten bei geringer Hitze quellen lassen und dann in eine gefettete Auflaufform füllen. Soja-Gulasch gleichmäßig darauf verteilen und zugedeckt 10–15 Minuten im vorgeheizten Backofen überbacken. Dazu paßt sehr gut Salat.

Gefüllter Buchweizenring (4 Personen) HK, MD, V

500 g Buchweizen, 1 l Wasser, 2 Würfel Gemüsebrühe, 20 g Pflanzenmargarine, 200 g Möhren, 300 g Broccoli, ¼ l Wasser, ½ Teelöffel Meersalz, Muskat, 20 g Butter, 1 Päckchen Kräutersauce (für ¼ l), 1 Eigelb, 1 Eßlöffel gehackte Kräuter

18 g Eiweiß
15 g Fett
102 g Kohlenhydrate

615 Kalorien
2571 Joule
8½ BE

Wasser aufkochen, Brühwürfel auflösen und den Buchweizen einstreuen. Bei milder Hitze 25 Minuten garen. Eine Ringform von knapp 2 l Inhalt mit Pflanzenmargarine ausstreichen, die Buchweizenmasse eindrücken und 10 Minuten in den auf 170° C vorgeheizten Backofen stellen. Gemüse waschen und putzen, die Möhren stifteln, Broccoli in Röschen teilen. ¼ l Wasser mit den Gewürzen aufkochen und das Gemüse 15–18 Minuten darin garen. Das Gemüsewasser abgießen und für die Sauce verwenden. Die Butter über dem Gemüse zergehen lassen und warm stellen. Gemüsewasser mit kaltem Wasser auf einen Viertelliter auffüllen und damit die Kräutersauce nach Anweisung zubereiten. Vom Herd nehmen, mit dem Eigelb legieren und den Kräutern bestreuen. Buchweizenring auf eine vorgewärmte Platte stürzen, in die Mitte das Gemüse füllen und mit der Kräutersauce servieren.

Mangoldroulade mit Füllung HK, MD, V

(4 Personen)

8–12 große Mangoldblätter, Meersalz, 250 g Pellkartoffeln, 1 Becher saure Sahne (150 g), 100 g geriebener Schnittkäse, 2 Eier, Muskat, Hefe-Extrakt, Saft von 1 Zitrone, 2 Eßlöffel Crème fraîche

12 g Eiweiß
16 g Fett
15 g Kohlenhydrate

252 Kalorien
1053 Joule
1¼ BE

Mangoldblätter waschen, die dicken Stielansätze entfernen und Blatt für Blatt in kochendem Wasser nur wenige Sekunden blanchieren. Gut abtropfen lassen und die Blätter für 4 Rouladen schuppenartig ausbreiten. Gekochte Kartoffeln schnell pellen und noch heiß durch die Kartoffelpresse oder ein Sieb drücken. Mit saurer Sahne, geriebenem Käse, Eiern, Muskat und Hefe-Extrakt vermengen und die Masse auf den 4 Blätterhäufchen verteilen. Die Blätter zusammenrollen, eventuell mit Faden und Rouladennadeln befestigen und in eine gefette Auflaufform setzen. Bei 200° C ca. 20 Minuten überbacken. Die Rouladen herausnehmen, warm stellen und aus dem verbleibenden Gemüsewasser mit etwas Zitronensaft und Crème fraîche die Sauce herstellen.

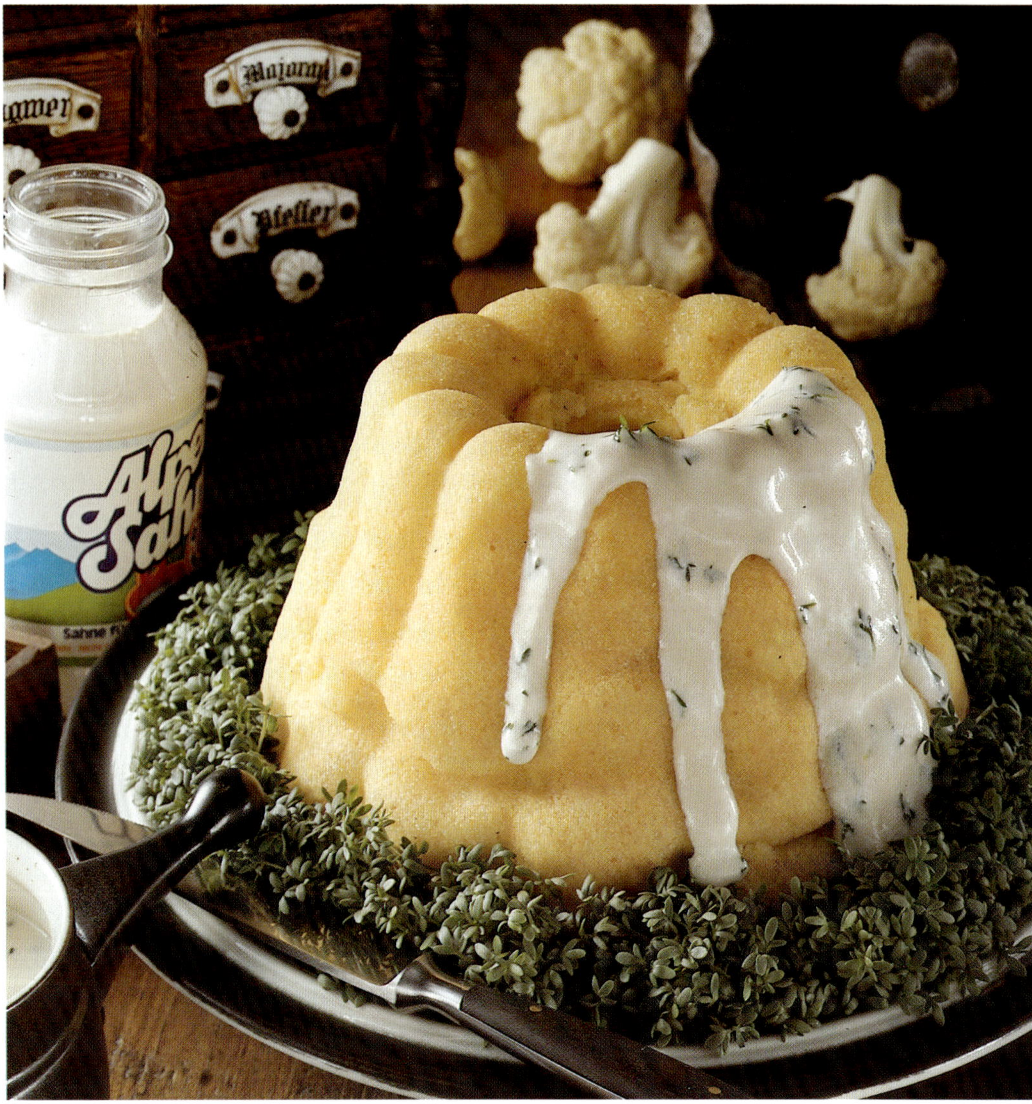

Blumenkohlpudding mit Käse-Kresse-Rahm (4 Personen)

V

100 g Pflanzenmargarine, 125 g Mehl (Type 1700), 500 ml Milch, Meersalz, Muskat, 4 Eigelb; Wasser, 1 Teelöffel Meersalz, 600 g Blumenkohlröschen, 90 g Vollkorngrieß, 4 Eiweiß, Pflanzenmargarine zum Ausstreichen, Semmelbrösel zum Ausstreuen der Form.

Käse-Kresse-Rahm:

40 g Pflanzenmargarine, 30 g Mehl (Type 1050), 300 ml kalte Gemüsebrühe, 200 g Kaffeesahne, 1 Ecke Schmelzkäse, eventuell Meersalz und weißer Pfeffer, 2 Kästchen Kresse

26 g Eiweiß
48 g Fett
59 g Kohlenhydrate

772 Kalorien
3227 Joule
5 BE

Pflanzenmargarine in einem Topf erhitzen, Mehl darin gründlich anschwitzen, mit Milch aufgießen, gut durchkochen lassen, mit Meersalz und Muskat abschmecken. Eigelb nach und nach unterziehen, abkühlen lassen. Wasser mit Salz zum Kochen bringen. Blumenkohlröschen waschen, ins Wasser geben und bei geringer Hitze etwa 10 Minuten „auf Biß" garen. Abgießen, kalt überbrausen, abtropfen lassen. Grieß in die kalte Mehl-Ei-Masse rühren. Eiweiß zu sehr steifem Schnee schlagen. Zunächst ein Viertel, dann den Rest vorsichtig unter die Grießmasse ziehen. Zum Schluß die Blumenkohlröschen unterheben. Eine Puddingform sehr sorgfältig mit Fett ausstreichen und mit Semmelbröseln ausstreuen. Die Masse bis zu zwei Drittel, höchstens bis zu drei Viertel einfüllen, die Form verschließen. In einem entsprechend großen Topf Wasser lauwarm werden lassen, die geschlossene Puddingform hineinsetzen – sie muß etwa zwei Drittel tief im Wasser stehen –, den Topf zudecken und bei leise kochendem Wasser den Pudding etwa 60–75 Minuten garen. Pflanzenmargarine in einem kleinen Topf erhitzen, Mehl darin gründlich anschwitzen, mit Gemüsebrühe und Kaffeesahne aufgießen, gut durchkochen. Schmelzkäse darin zergehen lassen, eventuell mit Meersalz und Pfeffer abschmecken. 1 Kästchen Kresse abschneiden, hinzufügen. Die Puddingform aus dem kochenden Wasser nehmen, kurze Zeit stehen lassen, öffnen, auf einen großen Teller stürzen. Mit dem zweiten Kästchen Kresse dekorieren. Den Käse-Kresse-Rahm dazu reichen.

Kastanien-Gericht (4 Personen) V

1 kg Eßkastanien (Maronen), Meersalz, 65 g Butter

9 g Eiweiß
18 g Fett
115 g Kohlenhydrate

658 Kalorien
2750 Joule
9½ BE

Kastanien waschen, oben kreuzweise einschneiden und in mild gesalzener Brühe etwa 30 Minuten garen. Die Brühe abgießen und von den abgekühlten Kastanien die Schalen entfernen. Kurz vor dem Anrichten 65 g Butter goldbraun werden lassen, die Kastanien hineingeben und einige Minuten darin leicht rösten. Mit Rosenkohl und Apfelkompott zu Tisch geben.

Gefüllte Kohlrabi mit Tofu HK, MD, LG, D, V

250 g Kohlrabi (einen größeren oder zwei kleine, die Kohlrabi sollten zart sein), 125 g Tofu, 1 kleine Zwiebel, 1 Teelöffel Petersilie, Paprikapulver, ½ Knoblauchzehe, 2 Tomaten, 1 Eßlöffel Joghurt, ganz wenig Pfeffer, Meersalz

28 g Eiweiß
15 g Fett
26 g Kohlenhydrate
351 Kalorien
1467 Joule
2¼ BE

Die Kohlrabi schälen, die Deckel abschneiden und die Kohlrabi aushöhlen. Das ausgehöhlte Kohlrabifleisch, Petersilie, Zwiebel und Knoblauch fein hacken und mit dem Tofu gut vermischen. Die Masse mit Paprikapulver und einem Hauch Pfeffer abschmecken und in die Kohlrabi füllen. Die Kohlrabideckel wieder auflegen, die Kohlrabi in eine kleine feuerfeste Form setzen, geschälte, in Scheiben geschnittene Tomaten und zwei Eßlöffel Wasser dazugeben und bei verschlossener Kasserolle im Backofen oder bei geringer Hitze auf der Kochstelle weich dünsten. Die entstandene Sauce durch ein Sieb streichen, mit Joghurt und einer Prise Salz abschmecken und zu dem Kohlrabi reichen.

Soja-Lasagne mit Tofu (4 Personen) V

100 g getrocknetes Sojahackfleisch, 200 ml Wasser, 1 kleine Zwiebel, 1 Knoblauchzehe, 1 Eßlöffel Sojaöl, 2 Tomaten (60 g), 2 Eßlöffel gehackte Petersilie, Meersalz, 1 Prise Oregano; 250 g Mehl (Type 1050), 1–2 Eier, etwas Meersalz, 2–3 Eßlöffel Öl, ca. 3 Eßlöffel heißes Wasser, Salzwasser, 1 Eßlöffel kaltgeschlagenes Pflanzenöl; 100 g Tofu, 2 Eßlöffel Mineralwasser, 1 Ei, Meersalz, etwas geriebene Muskatnuß, 2 Eßlöffel geriebener Parmesan, 50 g Butter

27 g Eiweiß
25 g Fett
49 g Kohlenhydrate
526 Kalorien
2205 Joule
4 BE

Sojahackfleisch mit dem Wasser übergießen und 10 Minuten quellen lassen. Die Zwiebel und Knoblauchzehe schälen, fein hacken und in 1 Eßlöffel Öl möglichst in einer beschichteten Pfanne glasig dünsten. Sojahack dazugeben und unter Rühren kurz anbraten. Die gewaschenen Tomaten fein würfeln, dazugeben sowie Petersilie, Meersalz und Oregano. Noch etwa 5 Minuten bei Mittelhitze durchrösten. Für den Lasagneteig Mehl, Eier, Salz, 2–3 Eßlöffel Öl, 3 Eßlöffel Wasser verkneten. Teig 30 Minuten ruhen lassen. Dünn ausrollen, quadratische Platten schneiden. Diese in Salzwasser mit 1 Eßlöffel Öl bißfest kochen. Tofu mit Mineralwasser, Ei, Salz und Muskat zu einer Sauce verrühren. Schichtweise die abgetropften Lasagneblätter, Sojahackmasse und Tofu-Sauce in eine Auflaufform geben. Die Oberfläche mit Parmesan bestreuen und die Butter in Flöckchen daraufsetzen. Im vorgeheizten Backofen bei 200° C etwa 30 Minuten überbacken.

Tofu-Bolognese (4 Personen) V

300 g Tofu (fein gewürfelt), 500 g Vollkornnudeln, 2 Eßlöffel kaltgeschlagenes Sonnenblumenöl, 2 Knoblauchzehen (fein gehackt), 2 Zwiebeln (gehackt), 2–3 Eßlöffel Tomatenmark, 6–7 geschälte und gewürfelte Tomaten, Meersalz, Paprikapulver edelsüß, Oregano, Basilikum, Gemüsebrühe

29 g Eiweiß
11 g Fett
95 g Kohlenhydrate

595 Kalorien
2487 Joule
8 BE

Sonnenblumenöl erhitzen und darin Knoblauch, Zwiebel-, Tofu- und Tomatenwürfel andünsten. Tomatenmark hinzufügen, mit Gemüsebrühe auffüllen und einige Minuten kochen lassen. Mit den Gewürzen abschmecken und zu den gegarten Nudeln servieren. Eventuell die Sauce mit etwas Mehl andicken.

Tofuscheiben paniert (4 Personen) HK, MD, NB, D, F

500 g Tofu, 5 Eßlöffel Sojasauce, Meersalz, 1 Ei, 2 Eßlöffel Weizenmehl Type 1050, 2 Eßlöffel Graham-Paniermehl, 1 Eßlöffel Sesam-Samen, 20 g Maiskeimöl zum Braten

21 g Eiweiß
14 g Fett
14 g Kohlenhydrate

266 Kalorien
1112 Joule
1 BE

Tofu in Scheiben schneiden, mit Sojasauce beträufeln und mit Meersalz würzen. Einige Zeit zum Durchziehen stehen lassen. Das Graham-Paniermehl mit dem Sesam mischen. Die marinierten Tofuscheiben in Mehl, Ei und Paniermehl wenden und in heißem Öl braten.

Soja mit Chicorée-Gemüse HK, MD, LG, NB, D, F

100 g Soja-zart (granoVita), 200 g Chicorée, 50 g Tomaten, 1 Zwiebel, 1 Teelöffel Petersilie, einige Eßlöffel Wasser

17 g Eiweiß
14 g Fett
10 g Kohlenhydrate

234 Kalorien
978 Joule
¾ BE

Chicorée gut säubern, den weißen, harten Kern herausstechen und das Gemüse in grobe Stücke schneiden. Mit einigen Eßlöffeln Wasser, gehackter Zwiebel und den abgezogenen Tomaten weich dünsten. Gewiegte Petersilie unterziehen. Soja-zart-Scheiben unter dem Grill von beiden Seiten garen.

Soja-Steak mit Pfifferlingen V

200 g Soja-zart (granoVita), Basilikum, 1 Wacholderbeere, 200 g Pfifferlinge, 1 Zwiebel, 1 Teelöffel gehackte Petersilie, einige Tropfen kaltgeschlagenes Pflanzenöl

Soja-zart-Scheiben mit Basilikum und zerdrückter Wacholderbeere einreiben. Von beiden Seiten mit wenig Öl bestreichen und unter dem Grill garen. Pfifferlinge in wenig Wasser weich dünsten und mit einer geriebenen Zwiebel und gewiegter Petersilie abschmekken.

34 g Eiweiß
36 g Fett
19 g Kohlenhydrate

536 Kalorien
2241 Joule
1½ BE

Koletts nach „Wiener Art" HK, MD, LG, NB, D, F

(4 Personen)

1 Dose Soja-Koletts (granoVita), 2 geschälte Zwiebeln, 2 geschälte Äpfel, 3–4 Eßlöffel kaltgeschlagenes Pflanzenöl, 2 Eßlöffel Mehl (Type 1050), Meersalz, Paprikapulver

Mehl und Gewürze mischen, die abgetropften, in Scheiben geschnittenen Koletts darin wenden. Das Öl erwärmen, die Scheiben kurz anbraten und warm stellen. Zwiebeln und Äpfel in die Pfanne geben, hellbraun braten und über die Kolettscheiben füllen.

17 g Eiweiß
11 g Fett
11 g Kohlenhydrate

211 Kalorien
2241 Joule
1 BE

Soja-Koletts (paniert) HK, MD, LG, D, F

100 g Soja-Koletts (granoVita), 1 Ei, Paniermehl, Hefe-Extrakt, kaltgeschlagenes Pflanzenöl

Koletts der Länge nach durchschneiden, mit Hefe-Extrakt bestreichen, in Ei und Paniermehl wälzen. Eine beschichtete Pfanne mit Öl auspinseln und erhitzen. Koletts auf beiden Seiten anbräunen.

22 g Eiweiß
7 g Fett
6 g Kohlenhydrate

175 Kalorien
732 Joule
½ BE

Blumenkohlröschen mit Soja-Koletts HK, MD, LG, NB, D, F

250 g Blumenkohl, 100 g Soja-Koletts (granoVita), 1 kleine Zwiebel, Meersalz, Hefe-Extrakt, 1 Teelöffel Kräuter

Blumenkohl in leicht gesalzenem Wasser garen. Die gewürfelte Zwiebel in Öl goldgelb rösten, die gewürfelten Koletts dazugeben, erhitzen und mit Salz und Hefe-Extrakt abschmecken. Zum Blumenkohl reichen. Das Ganze mit Kräutern überstreuen.

20 g Eiweiß
1 g Fett
9 g Kohlenhydrate

125 Kalorien
523 Joule
¾ BE

Chicorée mit Käse und Soja-zart HK, MD, D, F

(4 Personen)

800 g Chicorée, 8 Scheiben Soja-zart (granoVita), 4 Scheiben Schnittkäse, 1 Tasse entfettete Gemüsebrühe, Meersalz

17 g Eiweiß
15 g Fett
5 g Kohlenhydrate

223 Kalorien
932 Joule
½ BE

Den bitteren Kern der Chicoréestauden ausstechen und die Stauden gut säubern, in eine Auflaufform geben und mit Soja belegen. Die Käsescheiben darübergeben und die Gemüsebrühe angießen. Die Form verschließen und in den Backofen schieben. Etwa 30 Minuten bei Mittelhitze garen.

Soja-Curry mit Chicoréegemüse HK, MD, D, F

3 Scheiben Soja-zart (granoVita), etwas Soja-zart-Brühe, 1 kleine gewürfelte Zwiebel, 1 Tomate, Schnittlauch, Curry; 250 g Chicorée, 5 g kaltgeschlagenes Pflanzenöl, 3 Eßlöffel Wasser, 1 gehackte Zwiebel, Petersilie

22 g Eiweiß
23 g Fett
20 g Kohlenhydrate

375 Kalorien
1568 Joule
1⅔ BE

Zwiebelwürfel in etwas Soja-zart-Brühe andünsten, Soja-zart in Streifen schneiden und dazugeben. Mit Curry würzen, noch etwas Brühe aufgießen und mäßig erwärmen. Mit Schnittlauch bestreuen und mit Tomatenscheiben anrichten. Chicorée säubern, den bitteren Kern ausstechen und das Gemüse grob zerschneiden. Mit Öl, wenig Wasser und der gehackten Zwiebel dünsten und mit feingewiegter Petersilie bestreuen.

Soja-zart mit Blumenkohlröschen HK, MD, D, F

2–3 Scheiben Soja-zart (granoVita), 1 Teelöffel Petersilie, 250 g Blumenkohl, 1 Eßlöffel geriebener Käse

25 g Eiweiß
22 g Fett
14 g Kohlenhydrate

354 Kalorien
1478 Joule
1 BE

Soja-zart-Scheiben unter dem Grill von beiden Seiten garen und mit Petersilie bestreuen. Blumenkohl in wenig Wasser dünsten, in eine feuerfeste Schüssel geben, mit Käse bestreuen und unter dem Grill überbacken.

Kohlrouladen

HK, MD, LG, NB, D, F

200 g Kohlblätter, 20 g Joghurt, 100 g Soja-Pasta chuta (granoVita), 50 g Zwiebeln, 100 g Tomaten, 5 g kaltgeschlagenes Pflanzenöl, 1 Eßlöffel Petersilie, Meersalz, Paprikapulver, Hefe-Extrakt

15 g Eiweiß
10 g Fett
27 g Kohlenhydrate

258 Kalorien
1078 Joule
2¼ BE

Kohlblätter einmal mit kochendem Wasser überbrühen und abkühlen lassen. Pasta chuta in die Kohlblätter einwickeln und die Kohlblätter mit einem Baumwollfaden oder mit Rouladennadeln befestigen. Öl in einer Kasserolle erhitzen, die Kohlroulade darin anbräunen, die enthäuteten, in Scheiben geschnittenen Tomaten und die gehackte Zwiebel dazugeben und zusammen zugedeckt schmoren lassen. Sollte sich nicht genügend Flüssigkeit bilden, etwas Wasser angießen. Die Sauce mit Meersalz, Hefe-Extrakt, Paprikapulver abschmecken und vor dem Servieren mit Joghurt vermischen.

Sojabraten mit Rote-Bete-Gemüse (4 Personen)

HK, MD, LG, NB

100 g Vollsojamehl, 200 ml Wasser, 100 g Knusperflocken oder geriebenes Brot, 1 kleine Zwiebel, 1 gestrichener Teelöffel Majoran, 1 Teelöffel Thymian, Meersalz, 10 g kaltgeschlagenes Pflanzenöl, 100 g rohe Kartoffeln, Semmelbrösel und Pflanzenmargarine für die Form, 2 Eßlöffel Milch zum Bestreichen

12 g Eiweiß
9 g Fett
24 g Kohlenhydrate

225 Kalorien
941 Joule
2 BE

Sojamehl mit Wasser anrühren, über die Flocken oder das Brot geben und alles zu einem dicken Brei ausquellen lassen. Diesen mit roh geriebener Kartoffel, gehackter Zwiebel, Öl, Majoran, Thymian und Meersalz verrühren und den Bratenteig in eine gefettete, mit Semmelbröseln ausgestreute Form füllen. Mit Milch bestreichen und bei geringer Hitze im Backofen backen.

Gemüse:

200 g rote Bete, 1 kleine Zwiebel, 15 g Pflanzenmargarine, 10 g Mehl (Type 1050), ⅛ l Milch, Meersalz, einige Tropfen Zitronensaft, 1 Apfel

2 g Eiweiß
4 g Fett
8 g Kohlenhydrate

76 Kalorien
318 Joule
⅔ BE

Die rote Bete säubern und in Wasser garen, schälen und kleine Würfel oder Scheiben schneiden. Mehl in Margarine anschwitzen, mit Milch auffüllen und durchkochen lassen. Die Sauce mit einem geriebenen Apfel, mit Salz, geriebener Zwiebel und Zitronensaft abschmecken. Die Gemüsewürfel einlegen, durchziehen lassen. Mit Pellkartoffeln (200 g pro Person) zu dem Braten servieren.

Tomatenbraten mit Meerrettichkartoffeln (4 Personen) HK, MD, LG

200 g Graham- oder Weißbrot, 200 g Tomatenpüree, 1 große Zwiebel, ½ Knoblauchzehe, 1 Tasse Würzkräuter (Petersilie, Borretsch, Brunnenkresse, wenig Salbei und Beifuß), 2 Eier, 50–100 g Pflanzenmargarine, Meersalz, Semmelbrösel

5 g Eiweiß
9 g Fett
30 g Kohlenhydrate

221 Kalorien
924 Joule
2½ BE

Brot in eine Schüssel geben und mit dem Tomatenpüree begießen (aus frischen, durch ein Sieb gestrichenen oder im Mixer pürierten Tomaten). Das Brot ganz durchweichen lassen. Das Ganze nun gut verkneten oder durch den Fleischwolf drehen, so daß eine glatte Masse entsteht. Diese mit Ei, gehackten Kräutern, Salz, geschmolzener Margarine, geriebener Zwiebel und Knoblauchzehe vermischen und abschmecken. Eine kleine Kastenform fetten und mit Semmelbröseln ausstreuen, den Tomatenteig einfüllen und das Ganze bei mäßiger Hitze abbacken. Dabei ist es günstig, die Kastenform gleich in die Fettpfanne zu setzen, 1–2 Tassen Wasser in die Pfanne zu gießen und den Braten im Wasserbad zu garen.

Meerrettichkartoffeln:

250 g Kartoffeln, Meersalz, 1 Eßlöffel geriebener Meerrettich, ⅛ l Milch, 10 g Pflanzenmargarine, 1 Teelöffel gehackte Petersilie

2 g Eiweiß
3 g Fett
12 g Kohlenhydrate

83 Kalorien
347 Joule
1 BE

Kartoffeln schälen, in Scheibchen schneiden und in eine gefettete Form schichten. Dabei den Meerrettich zwischen den Schichten verteilen. Die Margarine in die kochende Milch geben, die Kartoffeln damit begießen und im Backofen bei Mittelhitze garen. Dabei soll die Milch von den Kartoffeln aufgesaugt werden. Die Kartoffeln mit Petersilie bestreut auftragen.

Quarkbraten mit feinem Wildgemüse (2 Personen) HK, MD, LG, NB, V

125 g Magerquark, einige Eßlöffel Milch, 1 Ei, 50 g Getreideflocken, Kümmel, Salbei, 1 Zwiebel, Meersalz, Pflanzenmargarine und Semmelbrösel für die Form

17 g Eiweiß
8 g Fett
21 g Kohlenhydrate

224 Kalorien
936 Joule
1¾ BE

Quark mit Milch (oder Sahne), Ei, Getreideflocken oder geriebenem Vollkornbrot verrühren und mit Kümmel, Salz, geriebener Zwiebel und Salbei gut vermischen. Diese Masse in eine gefettete Auflaufform füllen, mit Milch bestreichen und im Backofen garen.

Gemüse:

250 g Wildgemüse (Brennessel, Taubnessel, Breitwegerich, Gänseblümchenblätter, Sauerampfer, Löwenzahn, Brunnenkresse, Hirtentäschel), 20 g Pflanzenmargarine, 1 Zwiebel, 20 g Mehl (Type 1050), ⅛ l Milch, 3 Eßlöffel Sahne, einige Tropfen Zitronensaft, Meersalz

4 g Eiweiß
12 g Fett
12 g Kohlenhydrate

172 Kalorien
719 Joule
1 BE

Die gut gewaschenen Blätter tropfnaß in einen Topf geben und dünsten. Dann durch den Fleischwolf drehen. Margarine schmelzen, gehackte Zwiebel darin andünsten und mit Mehl bestäuben. Milch dazugeben, durchkochen lassen und die Sauce mit Meersalz, Zitronensaft, Sahne abschmecken. Das Gemüse untermischen und mit gegarten Pellkartoffeln zu dem Braten reichen.

Selleriebraten mit Röstkartoffeln (4 Personen) HK, MD, NB, V

200 g Grahambrot, ¼ l Wasser, 200 g Sellerie, 50 g Pflanzenmargarine, 2 Eier, etwas Meersalz, 2 kleine Zwiebeln, ½ Knoblauchzehe, Gewürzkräuter (Petersilie, Selleriekraut, Majoran, Basilikum), Pflanzenmargarine und Semmelbrösel für die Form

12 g Eiweiß
15 g Fett
37 g Kohlenhydrate

331 Kalorien
1384 Joule
3 BE

Brot mit Wasser übergießen und durchweichen lassen. Sellerie kochen, schälen und mit dem Brot durch den Fleischwolf drehen. Dann kleingeschnittene Zwiebeln, zerdrückte Knoblauchzehe, Salz, feingewiegte Kräuter und Eier untermischen und diesen Teig in eine gefettete, mit Semmelbröseln ausgestreute Form füllen. Bei Mittelhitze im Backofen garen.

Röstkartoffeln:

200 g Pellkartoffeln, 10 g kaltgeschlagenes Pflanzenöl, 1 Apfel (100 g), Meersalz, Kümmel

4 g Eiweiß
10 g Fett
41 g Kohlenhydrate

270 Kalorien
1129 Joule
3½ BE

Die abgepellten Kartoffeln in Würfel schneiden und in heißem Öl anbraten. Den in kleine Würfel geschnittenen Apfel, Salz und Kümmelkörner hinzufügen und mitschmoren.

Vegetarischer Braten mit Wildkräutergemüse

HK, MD, LG, NB, V

(4 Personen)

125 g Grünkerngrütze, 100 g Weizen- oder Maisgrieß, 100 g Haferflocken, ½ l Wasser, 40 g Pflanzenmargarine, 1 Ei, 40 g Semmelbrösel oder geriebenes Grahambrot, Meersalz, 1 feingeschnittene Zwiebel, Petersilie, Majoran und Basilikum, Pflanzenmargarine und Semmelbrösel für die Form

15 g Eiweiß
13 g Fett
73 g Kohlenhydrate

469 Kalorien
1960 Joule
6 BE

Grünkerngrütze, Haferflocken und Grieß jeweils getrennt mit Wasser zu einem dicken Brei kochen. Alle drei Breie untereinandermischen und mit Ei, gehackten Kräutern, geschmolzener Margarine und Salz gut verrühren und abschmecken. Grahambrot oder Semmelbrösel mit gehackter Zwiebel in wenig Margarine rösten und ebenfalls unter die Masse kneten. Eine Kastenform fetten, mit Semmelbröseln ausstreuen und mit dem Bratenteig füllen. Bei nicht zu starker Hitze etwa eine Stunde backen.

Gemüse:

250 g Wildkräuter (gemischt drei Viertel Brennessel, Taubnessel, Breitwegerich und Gänseblümchenblätter, ein Viertel Sauerampfer, Löwenzahn, Brunnenkresse, Hirtentäschel), 1 Zwiebel, 15 g Pflanzenmargarine, 100 g Milch, 35 g Haferflocken, Meersalz, Hefe-Extrakt

12 g Eiweiß
18 g Fett
35 g Kohlenhydrate

350 Kalorien
1163 Joule
3 BE

Die gut gereinigten Kräuter fein wiegen oder durch den Fleischwolf drehen. Margarine schmelzen, die kleingeschnittene Zwiebel darin glasig werden lassen, zwei Drittel des Gemüses zusetzen und etwa 10 Minuten dünsten. Dann das restliche Gemüse mit Milch (oder Sahne), Haferflocken, Salz und Hefe-Extrakt dazugeben, aufkochen lassen. Das Gemüse mit Pellkartoffeln (200 g pro Person) zum Braten servieren.

Gersten-Kräuter-Bratlinge mit Möhren-Rettich-Salat (2 Personen) HK, MD, NB

100 g Gerstengraupen, 4 Eßlöffel Wasser, 15 g Pflanzenmargarine, ½ Tasse Brennesselblätter, etwas Meersalz, 1 Zwiebel, 25 g kaltgeschlagenes Pflanzenöl

6 g Eiweiß
19 g Fett
38 g Kohlenhydrate

347 Kalorien
1451 Joule
3 BE

Die über Tag eingeweichten Graupen mit dem Wasser zu einem dicken Brei kochen. Die in Margarine gedünstete Zwiebel und die gehackten Brennesselblätter daruntermischen und die Masse mit Salz abschmecken. Dann Bratlinge daraus formen und in kaltgeschlagenem Öl in der Pfanne knusprig braun braten.

Möhren-Rettich-Salat:

200 g Möhren, 100 g Rettich, 65 g Magerquark, 2 Eßlöffel Milch, 1 kleine Zwiebel, 1 Teelöffel Schnittlauch, 1 Prise Meersalz, 15 g kaltgeschlagenes Pflanzenöl, einige Tropfen Zitronensaft, einige Salatblätter

8 g Eiweiß
8 g Fett
12 g Kohlenhydrate

152 Kalorien
635 Joule
1 BE

Möhren und Rettich putzen, reiben und untereinandermischen. Aus Quark, Milch, Öl, Zitronensaft, feingeschnittenem Schnittlauch, Salz und geriebener Zwiebel eine Marinade rühren und mit der geriebenen Masse vermischen. Den Salat auf Kopfsalatblättern anrichten.

Gebratene Grünkernfrikadellen HK, MD, NB

(4 Personen)

1 kleine Zwiebel (50 g), 1 Teelöffel Pflanzenmargarine (10 g), ⅜ l Wasser, ½ Teelöffel Meersalz, 1 Lorbeerblatt, 100 g Grünkernschrot, 2 Eier, 30 g Vollkorn- oder Schwarzbrotbrösel, ½ Teelöffel getrockneter Majoran, 2 Eßlöffel gehackte glatte Petersilie, 50 g geriebener Goudakäse, 80 g Pflanzenmargarine

9 g Eiweiß
24 g Fett
25 g Kohlenhydrate

352 Kalorien
1471 Joule
2 BE

Die Zwiebel schälen, fein würfeln und in der erhitzten Margarine hellgelb andünsten. Wasser, Salz, Lorbeerblatt und Grünkernschrot einrühren, aufkochen lassen und 10 Minuten unter gelegentlichem Umrühren ausquellen lassen. Danach das Lorbeerblatt entfernen und den Brei auskühlen lassen. Eier, Brösel, Majoran, Petersilie und Käse unter die Masse rühren und mit nassen Händen 8 runde Frikadellen formen. Die Margarine in einer beschichteten Pfanne erhitzen und die Frikadellen darin von jeder Seite etwa 4 Minuten braten. Eine Tomatensauce und frischen Salat dazu servieren.

Getreideflockenbratlinge mit Hagebuttenmus

V

100 g Brotkrumen oder Getreideflocken, 100 g ungesüßtes, verdünntes Hagebuttenmus, 1 Zwiebel, Kräuter, Meersalz, 1 Ei, 25 g kaltgeschlagenes Pflanzenöl

23 g Eiweiß
33 g Fett
85 g Kohlenhydrate

729 Kalorien
3047 Joule
7 BE

Die Getreideflocken oder Brotkrumen über Tag mit Hagebuttenmus übergossen ziehen lassen. Die feingeschnittene Zwiebel, gehackte Kräuter, Salz und Ei untermischen und von dem Teig handtellergroße Plätzchen in Öl backen. Mit Apfelmus, Preiselbeerkompott oder Salat reichen.

Soja-Bratlinge

HK, MD, NB, V

½ Päckchen Soja-vita (vegetarische Frikadellenmischung von grano-Vita), ⅛ l kochendes Wasser, 10 g kaltgeschlagenes Pflanzenöl, 8 Scheiben frische Gurken

34 g Eiweiß
12 g Fett
36 g Kohlenhydrate

388 Kalorien
1622 Joule
3 BE

Kochendes Wasser über die Klopsmischung geben und 15 Minuten stehen lassen. Die Masse zu Frikadellen formen und in Öl oder Pflanzenmargarine auf beiden Seiten langsam anbraten. Mit Gurkenscheiben garniert servieren.

Soja-Champignon-Bratlinge

HK, MD, NB, V

(ca. 15 Stück)

80 g Haferflocken, ¼ l Wasser, 100 g Zwiebeln (gewürfelt), 1 Knoblauchzehe, 20 g kaltgeschlagenes Pflanzenöl, 80 g Sojamehl, 1 Eßlöffel Paniermehl, 2 Teelöffel gekörnte Brühe, 200 g Champignons (feingehackt), 1 Ei, Muskat

56 g Eiweiß
49 g Fett
97 g Kohlenhydrate

1053 Kalorien
4402 Joule
8 BE

Haferflocken in Wasser einweichen, etwa 15 Minuten stehen lassen, bis das Wasser aufgesaugt ist. Zwiebeln und Knoblauch glasig dünsten. Haferflocken, Zwiebeln, Sojamehl und Paniermehl gut vermischen. Eventuell etwas Wasser dazugeben, wenn die Masse zu trocken ist. Die anderen Zutaten daruntermischen und abschmecken. In wenig Öl auf beiden Seiten langsam braten, bis die Bratlinge goldbraun und fest sind.

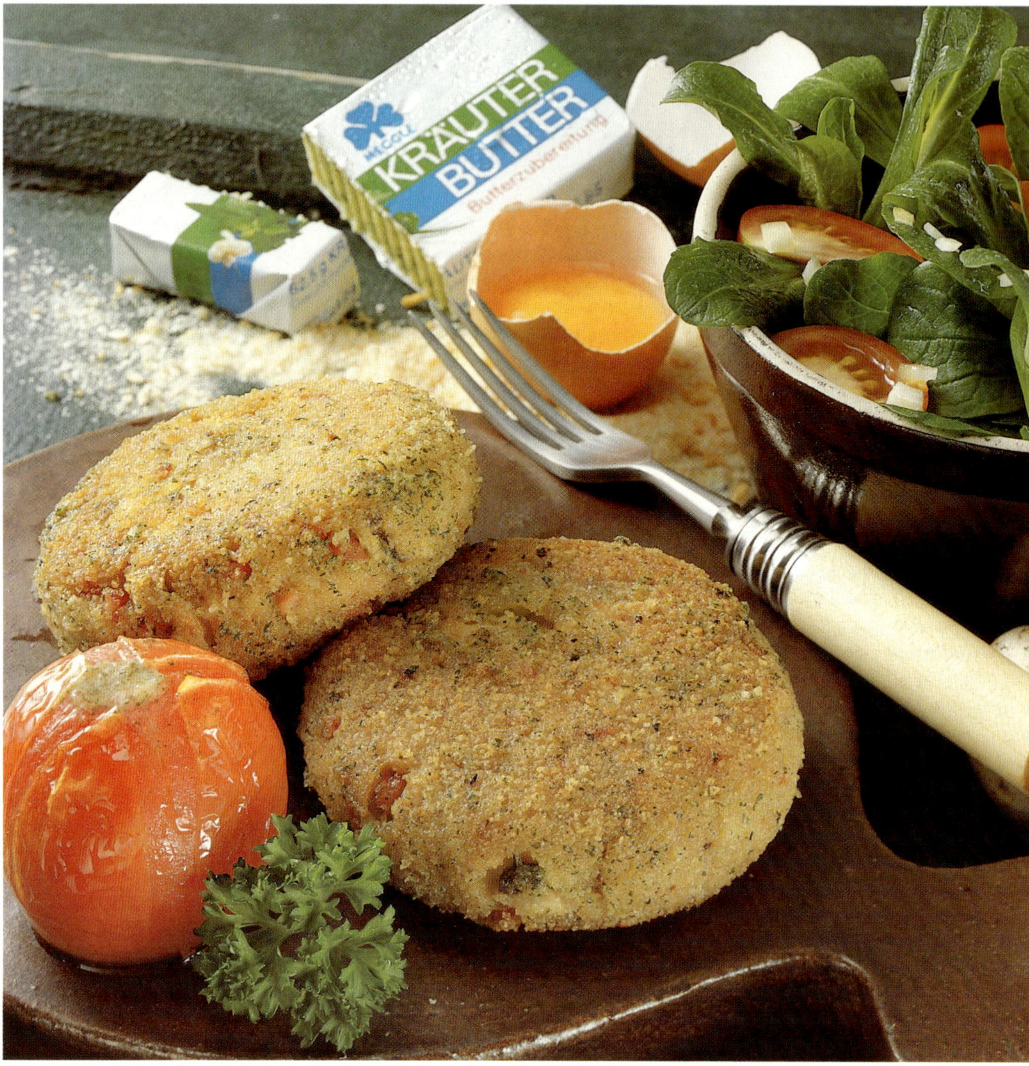

Pilz-Frikadellen

HK, MD, LG, NB

2 altbackene Vollkornbrötchen, 1–2 Eßlöffel Sahne, 125 g frische Champignons, ½ Teelöffel Meersalz, 1 Eßlöffel Zitronensaft, 1 Eßlöffel Sojasauce, 1 Ei, 4–6 Eßlöffel Semmelbrösel, Kräuterbutter

Die Brötchen in wenig Wasser einweichen, gut ausdrücken und mit Sahne vermischen. Champignons putzen, kurz unter fließendem Wasser abspülen, trockentupfen und in dünne Scheibchen schneiden, mit ½ Teelöffel Salz und Zitronensaft vermischen. Sojasauce und Ei unterrühren. Aus der Masse je nach Bedarf 10 bis 12 flache Frikadellen formen, in Semmelbrösel wälzen und in erhitzter Kräuterbutter von allen Seiten braun braten. Dazu passen Pellkartoffeln.

19 g Eiweiß
8 g Fett
78 g Kohlenhydrate

461 Kalorien
1926 Joule
(ohne Bratfett)
6½ BE

Pilzbratlinge (2 Personen)

HK, MD, LG, NB

200 g gedünstete Pilze oder die entsprechende Menge eingeweichte Trockenpilze, 30 g Mehl (Type 1050), 30 g Pflanzenmargarine, 1/8 l Milch, 20 g kaltgeschlagenes Pflanzenöl zum Braten, 50 g geriebenes Grahambrot, 1 Ei, 1 Teelöffel gehackte Petersilie, Meersalz

11 g Eiweiß
28 g Fett
36 g Kohlenhydrate

440 Kalorien
1839 Joule
3 BE

Mehl in Margarine anschwitzen und mit Milch aufkochen lassen, so daß ein dicker Brei entsteht. Die gedünsteten, gehackten Pilze (ohne Flüssigkeit), die gehackte Petersilie und Salz unter den Brei mischen. Die Masse etwa eine Stunde kalt stellen. Dann fingerlange Bratlinge formen, in verquirltem Ei und Grahambröseln wenden und in heißem Öl knusprig braun braten.

Feine Haferflocken-Soja-Küchlein (2 Personen)

HK, MD, NB, V

150 g feine Haferflocken, 4 Eßlöffel (50 g) Soja-Keimlinge, 400 ml Milch, 1 Zwiebel, 1 Möhre (100 g), 1 Bund Petersilie, 1 Eßlöffel kaltgeschlagenes Pflanzenöl, 1 Teelöffel Meersalz, 1 Prise Majoran, 1 Ei, 1 Eßlöffel Mehl (Type 1050), kaltgeschlagenes Sonnenblumenöl zum Braten

25 g Eiweiß
23 g Fett
77 g Kohlenhydrate

615 Kalorien
2570 Joule
(ohne Bratfett)
6 1/2 BE

Die Haferflocken in eine Schüssel geben, mit der kochenden Milch übergießen und zugedeckt 10 Minuten stehenlassen. Zwiebel, Petersilie und Möhre fein hacken, zusammen mit den Soja-Keimlingen in einem Eßlöffel Öl leicht anrösten und unter die Haferflocken mischen. Meersalz, Majoran, geschlagenes Ei und Mehl dazugeben und alles zu einer gleichmäßigen Masse rühren. Öl in der Bratpfanne heiß werden lassen und mit einem Eßlöffel kleine Häufchen dieser Masse hineingeben. Diese mit dem Bratwender leicht flachdrücken und beidseitig goldbraun braten. Dazu eine Schüssel grünen Salat servieren.

Sojaklößchen

HK, MD, LG, NB

50 g Vollkornflocken (Weizen- oder Haferflocken), 30 g Sojamehl, 125 ml heißes Wasser, 1 Eßlöffel Olivenöl, 1 Zwiebel, 1 Teelöffel getrocknete Würzkräuter, 1 Prise Muskat

15 g Eiweiß
21 g Fett
51 g Kohlenhydrate

453 Kalorien
1894 Joule
4 1/4 BE

Flocken und Sojamehl gut vermischen und in heißem Wasser einweichen. Die feingeschnittene Zwiebel in Öl glasig dünsten. Flocken-Soja-Gemisch mit den Zwiebeln mischen und würzen. Aus dieser Masse Klößchen formen und in sehr heißem Wasser 10–12 Minuten gar ziehen lassen.

Quarkklöße mit Meerrettichsauce HK, MD, LG

125 g Magerquark, 1 Ei, 50 g Knusperflocken, 125 g Pellkartoffeln, Meersalz, 1 Eßlöffel gemischte gehackte Kräuter

33 g Eiweiß
7 g Fett
66 g Kohlenhydrate
459 Kalorien
1919 Joule
5½ BE

Den Quark mit Ei, Flocken (oder Semmelbröseln) und gepellten, geriebenen Kartoffeln vermischen. (Am besten Kartoffeln vom Vortag verwenden.) Diese Masse mit Kräutern und Salz abschmecken. Dann etwa 15 Minuten stehenlassen. Mit einem Löffel kleine Klößchen abstechen und diese in sehr heißem Salzwasser gar ziehen lassen. Mit dem Schaumlöffel herausheben und mit Meerrettichsauce zu grünem Salat reichen.

Meerrettichsauce:

⅛ l Milch, 10 g Pflanzenmargarine, 10 g Mehl (Type 1050), ½ Eigelb, 1 Stück Apfel, geriebener Meerrettich, etwas Zitronensaft, Meersalz

6 g Eiweiß
15 g Fett
23 g Kohlenhydrate
251 Kalorien
1049 Joule
2 BE

Mehl in Margarine leicht anschwitzen, mit Milch auffüllen und aufkochen lassen. Die Sauce dann mit geriebenem Meerrettich und Apfel vermischen, mit Zitronensaft und Salz abschmecken. Zum Schluß mit Eigelb verfeinern. Sie darf dann nicht mehr aufkochen, da das Eigelb sonst gerinnt und der Meerrettich durch Kochen bitter wird.

Kartoffelklöße mit Preiselbeeren HK, MD, NB, V

(4 Personen)

1 Packung Kartoffelklöße „halb und halb", 1 Scheibe Grahambrot, 1 Eßlöffel Butter, 8 Eßlöffel Preiselbeeren

5 g Eiweiß
3 g Fett
95 g Kohlenhydrate
427 Kalorien
1785 Joule
8 BE

Aus dem nach Vorschrift zubereiteten Kartoffelteig zwölf Klöße formen, in die man jeweils einige geröstete Brotwürfel einarbeitet. Die Klöße nach Anweisung garen und mit den Preiselbeeren servieren. Eventuell zerlassene Butter dazu reichen. Dieses Gericht wird mit einem frischen Salat aus Sellerie, Möhren und Apfel, auf Salatblättern angerichtet, zu einer vollständigen Mahlzeit.

Kräuter-Semmelklöße mit Rettichsalat

HK, MD, NB, V

100 g Vollkornbrösel, 100 ml Milch, 10 g Weizenvollkornmehl (Type 1700), ½ Ei, Meersalz, 1 Teelöffel feingeschnittener Schnittlauch, Petersilie, Basilikum

21 g Eiweiß
7 g Fett
92 g Kohlenhydrate

515 Kalorien
2153 Joule
7⅔ BE

Die Brösel mit Milch einweichen, dann Mehl, Ei, Salz und Kräuter untermischen. Aus der Masse kleine Klößchen formen, diese in sehr heißes Salzwasser einlegen und gar ziehen lassen.

Rettichsalat:

1 Rettich, 1 Apfel, 20 g Haselnüsse, 15 g kaltgeschlagenes Pflanzenöl, 1 Eßlöffel Joghurt, 1 Teelöffel Zitronensaft, 1 Prise Meersalz

3 g Eiweiß
29 g Fett
21 g Kohlenhydrate

357 Kalorien
1492 Joule
1¾ BE

Rettich und Apfel schälen und grob raspeln. Mit Öl, Salz, Zitronensaft und Joghurt (oder Sahne) vermischen und mit gehackten Nüssen bestreut anrichten.

Eierkuchen (Grundrezept)

MD, NB, V

60 g Weizenvollkornmehl (Type 1700), 1 Ei, ⅛ l Milch, 1 Prise Meersalz, 25 g kaltgeschlagenes Pflanzenöl

11 g Eiweiß
30 g Fett
41 g Kohlenhydrate

473 Kalorien
1977 Joule
3½ BE

Mehl in eine Schüssel geben, Ei, Salz und Milch unterschlagen. Den Teig 30 Minuten quellen lassen. Dann in heißem Öl ein bis zwei Eierkuchen backen. Diese mit Marmelade, Fruchtsaft, Kompott usw. oder mit Salat reichen. Dieses Rezept kann man vielfach abwandeln, indem man dem Teig frische Gewürzkräuter, gehackte Spinatblätter, Käse, Paprikastreifchen oder auch andere Kräuter und Gemüse zusetzt. Dadurch kann man geschmacklich und diätetisch die verschiedensten Varianten erzielen.

Omelett mit Tomaten

HK, MD, V

2 Eier, 2 Eßlöffel Wasser, 1 Teelöffel Schnittlauch, 1 Prise Meersalz, 5 g Pflanzenmargarine, 3 Tomaten, 1 große Zwiebel, Paprikapulver, 1 Eßlöffel kaltgeschlagenes Pflanzenöl

17 g Eiweiß
17 g Fett
10 g Kohlenhydrate

261 Kalorien
1091 Joule
¾ BE

Eigelb mit zwei Eßlöffeln Wasser, mit Salz und feingehacktem Schnittlauch verrühren. Eiweiß steif schlagen, unter das Eigelb heben. Margarine in einer Stielpfanne schmelzen, die Eimasse hineinfüllen und stocken lassen. Tomaten und Zwiebel in Scheiben schneiden, mit Paprikapulver bestreuen und mit wenig Pflanzenöl gar dünsten. Das Omelett damit füllen.

Gefüllte Eierkuchen (4 Personen) V

250 g Weizenvollkornmehl (Type 1700), ½ l Milch, 1 Dose Pasta chuta (granoVita), 3 Eier, kaltgeschlagenes Pflanzenöl, Meersalz, Majoran

24 g Eiweiß
30 g Fett
60 g Kohlenhydrate

623 Kalorien
2604 Joule
5 BE

Mehl mit Eiern, Milch, Salz und Majoran zu einem dickflüssigen Eierkuchenteig verrühren. 30 Minuten quellen lassen. Öl in einer kleinen Pfanne erhitzen, Teig hineingießen und dünne Eierkuchen backen. Diese mit der erhitzten Pasta chuta bestreichen, aufrollen und mit einem frischen Salat reichen.

Kräuter-Eierkuchen mit Soja-Haschee V

(4 Personen)

250 g Weizenvollkornmehl (Type 1700), ½ l Milch, 4 Eier (getrennt), Meersalz, Majoran, 8 Eßlöffel Wildkräuter, 4 Eßlöffel kaltgeschlagenes Pflanzenöl, 1 Dose Pasta chuta (granoVita)

26 g Eiweiß
30 g Fett
60 g Kohlenhydrate

632 Kalorien
2642 Joule
5 BE

Aus Mehl mit Milch, Eigelb und Gewürzen einen Eierkuchenteig herstellen. 30 Minuten quellen lassen. Kräuter fein hacken oder pürieren und mit dem steifgeschlagenen Eiweiß unter den Teig heben. In Öl vier Eierkuchen backen, mit der gut gewärmten Pasta chuta bestreichen und zusammenrollen. Sofort servieren.

Schnelle Spinat-Omeletts (4 Personen) V

1 Packung Tiefkühl-Spinat (600 g), 80 g Butter, 2 mittelgroße Zwiebeln, Meersalz, weißer Pfeffer aus der Mühle, 1 Prise geriebene Muskatnuß, 6 Eier, 4 Eßlöffel Milch

17 g Eiweiß
26 g Fett
7 g Kohlenhydrate

327 Kalorien
1367 Joule
½ BE

Spinat auftauen lassen. 40 g Butter in einem Topf erhitzen. Zwiebel schälen und würfeln, in der heißen Butter glasig düsten. Den aufgetauten Spinat dazugeben und unter Umrühren erhitzen, bis der größte Teil der Flüssigkeit verdampft ist. Den Spinat mit Salz, Pfeffer und Muskat würzen. Eier mit Milch verquirlen und würzen. 10 g Butter in einer Pfanne erhitzen, ¼ des Spinatbreies hineingeben und mit ¼ der Eiermilch übergießen. Zugedeckt erhitzen, bis die Eier gestockt sind. Das Omelett zusammengeklappt servieren. Mit restlichem Spinat und Eiermilch drei weitere Omeletts backen.

Zur Abbildung rechte Seite

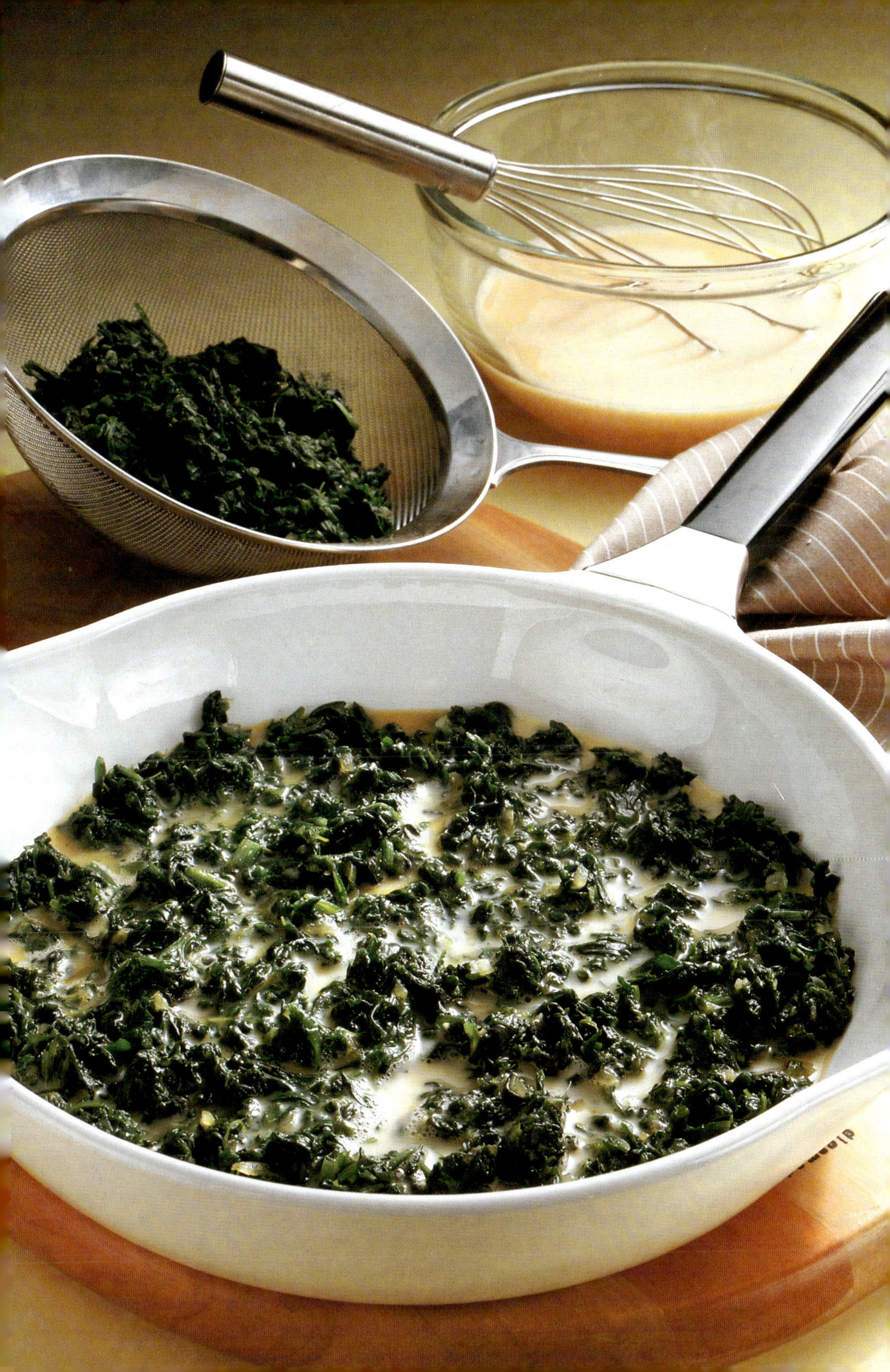

Champignon-Omeletts (2 Personen) HK, MD, LG, NB, D

250 g frische Champignons, 30 g Pflanzenmargarine, 1 kleine Zwiebel, ½ Teelöffel Meersalz, ½ Teelöffel Basilikum (gerebelt), Schnittlauchröllchen

21 g Eiweiß
26 g Fett
8 g Kohlenhydrate

350 Kalorien
1463 Joule
⅔ BE

Omeletts:

4 Eier, 2 Eßlöffel Sojamehl (20 g), 2 Eßlöffel Wasser, ½ Teelöffel Meersalz, Pflanzenmargarine

Champignons in Scheiben, Zwiebel in kleine Würfel schneiden. Zwiebel in Margarine glasig dünsten, Champignonscheiben dazugeben und etwa 10 Minuten mitschmoren. Mit Meersalz, Schnittlauchröllchen und Basilikum abschmecken. Warm stellen. Eiweiß vom Eigelb trennen. Eiweiß zu steifem Schnee schlagen. Eigelb, Sojamehl, Wasser und Meersalz verquirlen. Eischnee und Eigelbmasse mischen. Daraus nacheinander 2 Omeletts backen: Margarine in glatter Pfanne schmelzen lassen. Eimasse hineingeben und stocken lassen. Omeletts jeweils mit einem Pfannenmesser vom Pfannenrand lösen, auf eine Platte gleiten lassen. Eine Hälfte mit Pilzen belegen, die andere Hälfte darüberklappen. Das Ganze mit Salatblättern und enthäuteten, geschnittenen Tomaten garnieren.

Kaiserschmarren (4 Personen) V

250 g Weizenvollkornmehl (Type 1700), 20 g Honig, 50 g Rosinen, 50 g kaltgeschlagenes Pflanzenöl zum Backen, 150 ml Milch, 4 Eier (getrennt), 1 Prise Meersalz, Mark einer halben Vanilleschote

16 g Eiweiß
21 g Fett
52 g Kohlenhydrate

465 Kalorien
1938 Joule
4⅓ BE

Mehl mit der Milch zu einem dickflüssigen Teig anrühren und dann erst das Eigelb, den Honig und das Salz zugeben, mit Vanillemark gut durchmischen und das zu steifem Schnee geschlagene Eiweiß unterheben. Pflanzenöl in der Pfanne erhitzen, Teig etwa 2 cm dick hineingießen, die Rosinen darüber streuen und den Schmarren von beiden Seiten backen. Kurz vor dem Servieren mit der Gabel auseinanderreißen und mit Fruchtzucker bestreut anrichten. Dazu Kompottfrüchte reichen.

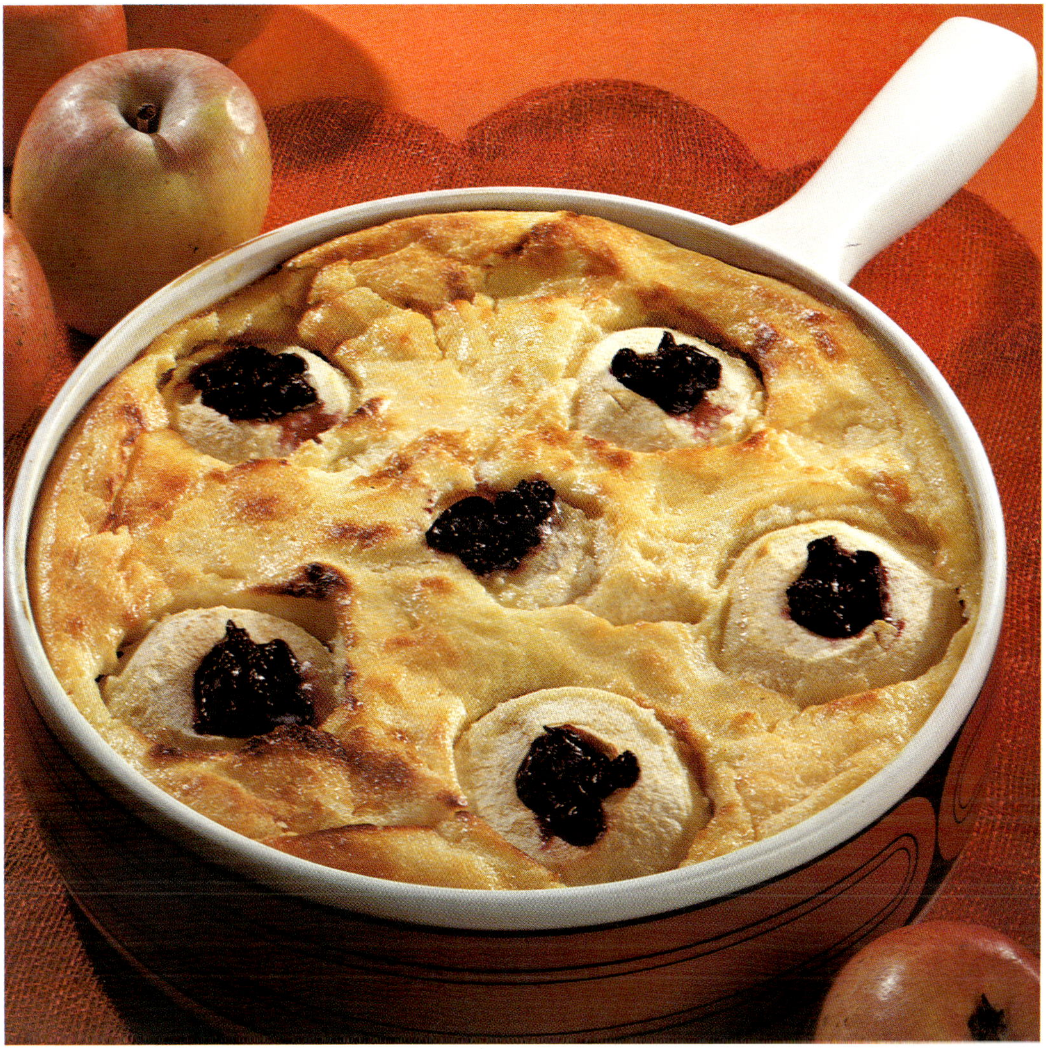

Apfel-Quark-Auflauf (4 Personen) HK, MD, LG, NB

750 g Äpfel, 500 g Magerquark, 100 g Fruchtzucker, 60 g Vollkorngrieß, 60 g Pflanzenmargarine, 3 Eier (getrennt), abgeriebene Schale und Saft einer naturreinen Zitrone, einige Eßlöffel Preiselbeeren, Pflanzenmargarine für die Form

22 g Eiweiß
16 g Fett
66 g Kohlenhydrate

496 Kalorien
2073 Joule
5½ BE

Eier trennen; Margarine mit Eigelb, Zucker und Quark schaumig rühren, den Grieß hinzugeben, desgleichen die abgeriebene Zitronenschale und den Zitronensaft. Zum Schluß den steifgeschlagenen Eischnee unterziehen. Diese Masse in eine gefettete Auflaufform geben. Äpfel schälen, das Kerngehäuse ausstechen und mit Preiselbeeren füllen. Diese gefüllten Äpfel in die Auflaufmasse drücken und alles bei Mittelhitze 45–60 Minuten backen.

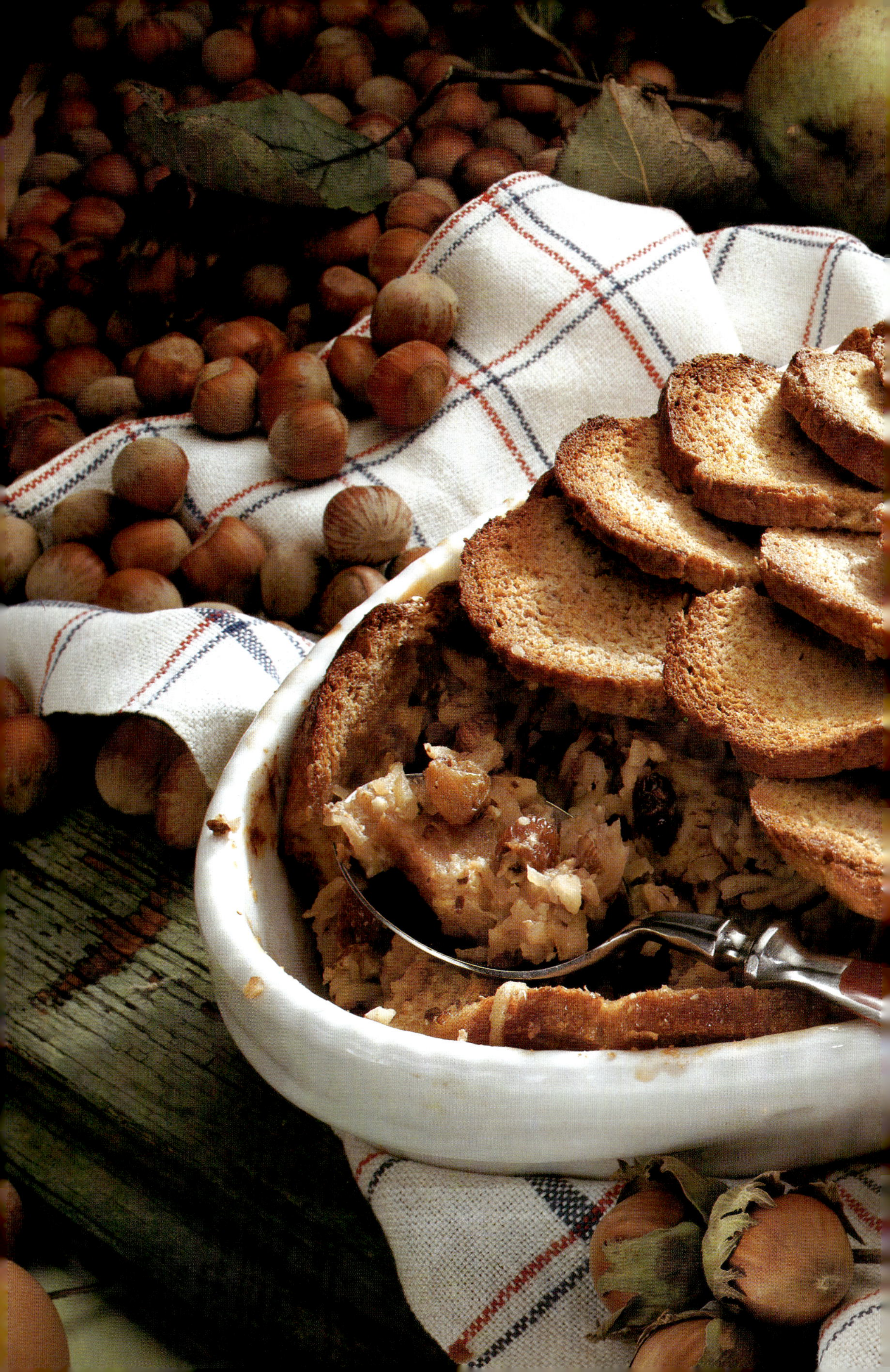

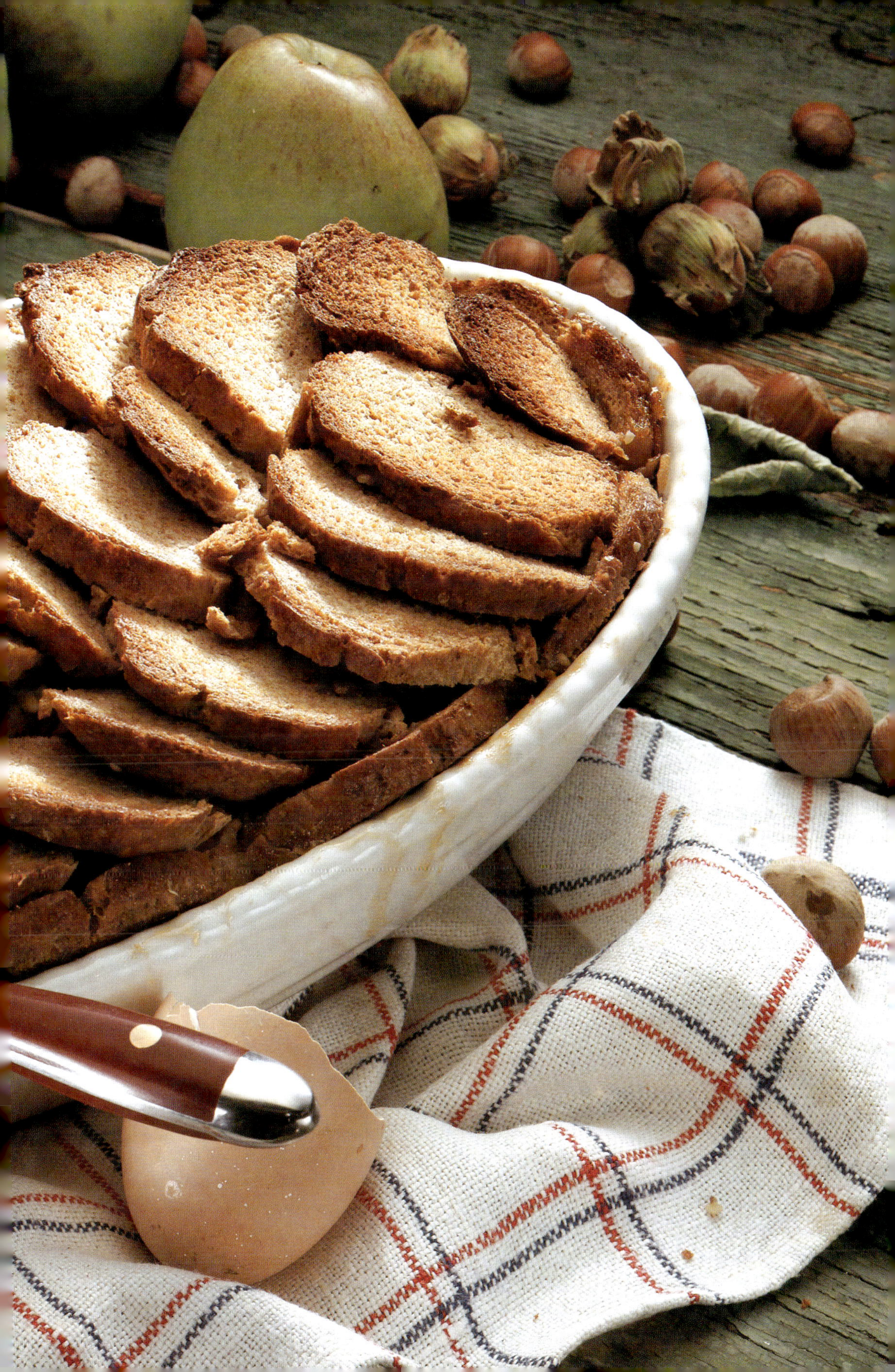

Vollkorn-Apfel-Scheiterhaufen (4 Personen) V

250 g Roggentoast, 750 g säuerliche Äpfel, 80 g Honig, 120 g Rosinen, 100 g grob gehackte Haselnüsse, ¾ l Milch, 3 Eier, 60 g Butter

19 g Eiweiß
41 g Fett
106 g Kohlenhydrate

869 Kalorien
3632 Joule
8¾ BE

Eine feuerfeste Auflaufform leicht ausfetten und mit vier Toastscheiben auslegen. Die Äpfel waschen, dünn schälen und das Kernhaus ausstechen. Auf einer Rohkostreibe grob raspeln. Die Apfelmasse mit dem Honig, den Rosinen und den Haselnüssen vermischen und in die Form geben. Mit etwas gemahlenem Zimt bestreuen. Die Milch mit den Eiern verquirlen. Mit Roggentoastschnitten den Auflauf bedecken, mit der Eiermilch begießen und die Butter in Flöckchen obenauf geben. Die Form in den auf 200° C vorgeheizten Backofen geben und 45 Minuten backen lassen. Heiß servieren.

Zur Abbildung vorige Seite

Apfel-Zwieback-Speise HK, MD, LG, NB

200 g Apfelmus, 15 g Korinthen, 10 g gehackte Nüsse, 25 g Vollkornzwieback, Pflanzenmargarine für die Form

5 g Eiweiß
8 g Fett
59 g Kohlenhydrate

328 Kalorien
1371 Joule
5 BE

Die Hälfte des Apfelmuses in eine gefettete feuerfeste Form geben, den Zwieback darauflegen, mit Korinthen und Nüssen bestreuen und mit Apfelmus abdecken. Das Ganze im Backofen etwa 20 Minuten bei Mittelhitze backen. Wenn Sie statt gehackter Nüsse Nußmus verwenden, streichen Sie dieses auf den Zwieback.

Kirschauflauf (2 Personen) HK, MD, NB

250 g Kirschen, 20 g Pflanzenmargarine, 20 g Fruchtzucker oder Honig, etwas gestoßener Zimt, 1 Ei (getrennt), 1½ Vollkornbrötchen, einige Eßlöffel Milch

6 g Eiweiß
11 g Fett
43 g Kohlenhydrate

295 Kalorien
1233 Joule
3½ BE

Die Kirschen entsteinen. Das Eigelb in der Milch verquirlen und die kleingeschnittenen Brötchen darin einweichen. Pflanzenmargarine mit Zucker und Zimt schaumig rühren, dann die ausgedrückten Brötchen hinzufügen und den steifgeschlagenen Eischnee und die Kirschen unterziehen. Diese Masse in eine gefettete feuerfeste Form füllen und bei Mittelhitze 45 Minuten backen.

Johannisbeerauflauf

HK, MD, NB

1 Tasse dick eingekochtes Johannisbeerkompott, 60 g Vollkornbrösel, 3 Eßlöffel Milch, 1 Ei, Zimt, 15 g Honig

In eine kleine feuerfeste Form lagenweise Brösel und Kompott füllen. Ei mit Milch, Zimt und Honig verrühren und über den Auflauf gießen. Bei Mittelhitze abbacken.

15 g Eiweiß
9 g Fett
61 g Kohlenhydrate

385 Kalorien
1609 Joule
5 BE

Rhabarberauflauf (2 Personen)

HK, MD

200 g Rhabarber, 50 g Fruchtzucker, 60 g Vollkornmehl (Type 1700), einige Eßlöffel Milch, 1 Ei, 15 g Pflanzenmargarine

Vom Rhabarber die Außenhaut abziehen, die Stangen in Stückchen schneiden und in eine feuerfeste Form legen. Aus Mehl, Ei, Milch, Fruchtzucker und geschmolzener Margarine einen Teig rühren und über den Rhabarber füllen. Im Backofen bei Mittelhitze 45–60 Minuten backen.

5 g Eiweiß
10 g Fett
56 g Kohlenhydrate

334 Kalorien
1396 Joule
4⅔ BE

Hirse-Auflauf (4 Personen)

HK, MD, V

200 g Hirse, ¾ l Milch, 1 Prise Meersalz, 50 g Rosinen, 50 g Pflanzenmargarine, 60 g Fruchtzucker, 2 Eier (getrennt), abgeriebene Zitronenschale, 500 g frisches Obst (oder 250 g Trockenobst mit ½ l Wasser einweichen), 2 Eßlöffel Honig, Pflanzenmargarine und Brösel für die Form, 20 g Butter

Milch mit Meersalz aufkochen, gewaschene Hirse einstreuen und 20 Minuten auf kleinster Flamme ausquellen lassen. Rosinen zufügen. Margarine mit Zucker und Eigelb schaumig rühren, mit Zitronenschale würzen. Eiweiß zu Schnee schlagen. Erst die Eigelbmasse und dann den Eischnee unter die Hirse ziehen. Eine Auflaufform gut ausfetten und ausstreuen. Frisches, vorbereitetes Obst mit dem Honig mischen. Bei Trockenobst den Honig weglassen und überschüssiges Einweichwasser abgießen. Die Hälfte der Hirsemasse in die Form geben, das Obst darauf verteilen, die restliche Hirse einfüllen und glatt streichen. Butter in Flöckchen daraufsetzen und den Auflauf bei 200° C etwa 50 Minuten überbacken.

17 g Eiweiß
27 g Fett
92 g Kohlenhydrate

679 Kalorien
2838 Joule
7⅔ BE

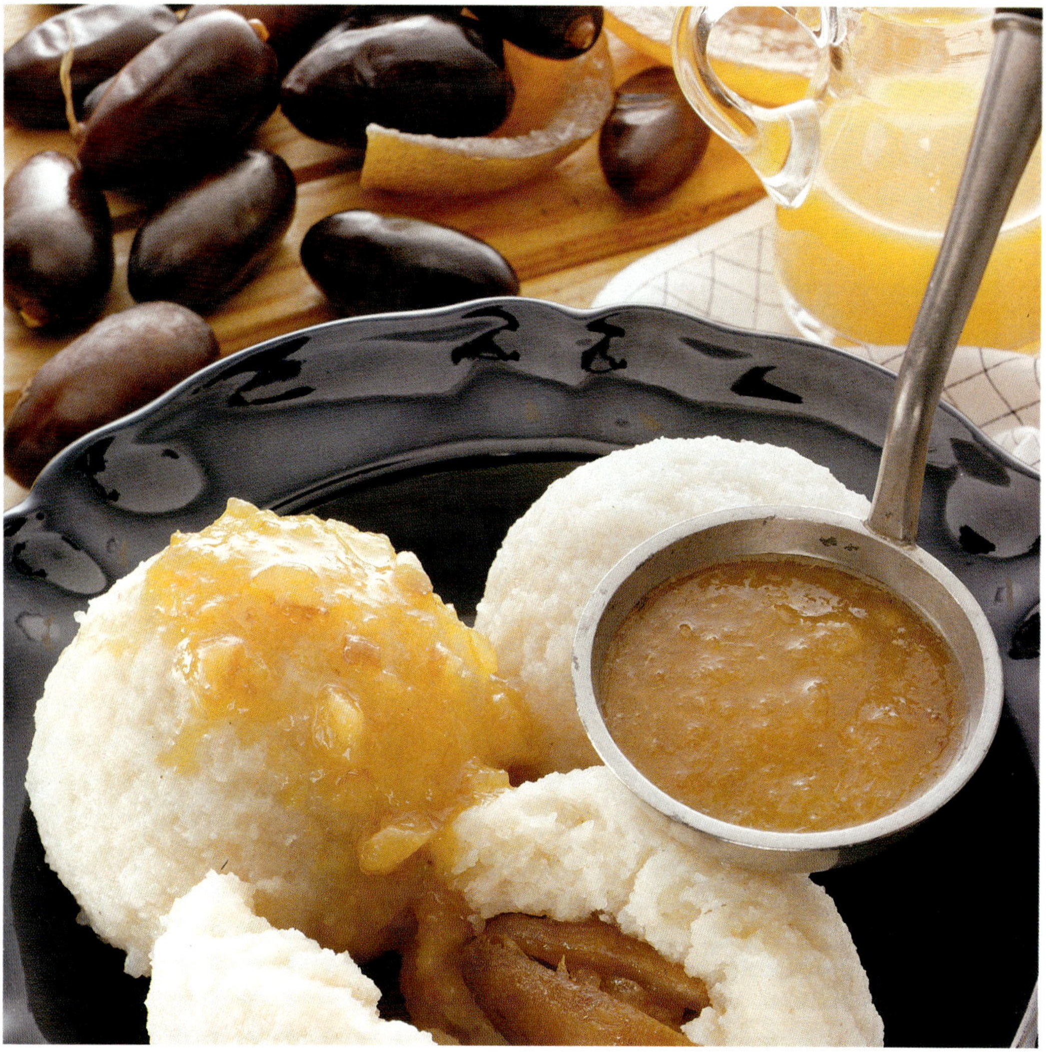

Dattelklöße mit heißer Orangensauce (4 Personen)

HK, MD, NB

8 große frische Datteln, 50 g Orangeat, 1 Packung „Gekochte Klöße"

7 g Eiweiß
2 g Fett
108 g Kohlenhydrate
478 Kalorien
1998 Joule

Orangensauce:

5 Orangen, ca. 100 ml ungesüßter Apfel- oder Ananassaft, 100 g frische Datteln, 80 g Fruchtzucker, 1 Eßlöffel Stärkemehl, ¼ Teelöffel Vanille und 1 Teelöffel abgeriebene Orangenschale (von ungespritzter Orange)

Für die Klöße den Teig nach Anweisung auf der Packung herstellen. Datteln häuten, längs einseitig aufschneiden, den Kern entfernen und die Datteln mit Orangeat füllen. Aus dem Kartoffelteig

acht Klöße formen, mit je einer gefüllten Dattel in der Mitte. Die Klöße in reichlich kochendes Salzwasser geben und bei schwacher Hitze etwa 20 Minuten ziehen lassen.
Für die Sauce die Orangen filieren, d. h. das reine Fruchtfleisch herauslösen, eventuell Saft auffangen. Fruchtfleisch im Mixer pürieren und mit dem übrigen Saft auf ½ l auffüllen. Datteln häuten, entkernen und fein hacken. Zucker hellbraun karamelisieren, Datteln hinzufügen, mit der Hälfte des Saftes ablöschen und durchkochen lassen. Stärkemehl mit etwas Saft anrühren und damit die Sauce binden, gut aufkochen lassen. Gewürze und restlichen Saft zugeben und nochmals erhitzen, aber nicht kochen. Die Sauce heiß zu den Klößen reichen.

Pflaumenklöße (ergibt 6 Klöße) HK, MD, LG, D, F

300 g gekochte Pellkartoffeln, 1 Ei, 1 Eßlöffel Sojamehl, 1 Eßlöffel Mehl (Type 1050), Vollkorngrieß, 1 Eßlöffel Magermilch, 1 Prise Meersalz, 6 entsteinte Dörrpflaumen, Vollkornbrösel

1 Kloß enthält etwa:
3 g Eiweiß
1 g Fett
17 g Kohlenhydrate

89 Kalorien
372 Joule
1½ BE

Die Kartoffeln durchpressen, mit den anderen Zutaten vermengen und mit Weizengrieß in die richtige Konsistenz bringen (nicht zu fest und nicht zu locker). Gewaschene Dörrpflaumen mit heißem Wasser übergießen und etwa 40 Minuten stehenlassen. Knödel mit etwas Mehl formen, in die Mitte eine nicht zu feuchte Dörrpflaume geben. Man läßt die Klöße in fast kochendem Wasser etwa 10 Minuten ziehen. Die Klöße werden mit Semmelbröseln bestreut und können mit Dörrobstkompott gereicht werden.

Marillenknödel (2 Personen) V

100 g gekochte Kartoffeln, 300 g Weizenvollkornmehl (Type 1700), 100 g Pflanzenmargarine, 250 g Aprikosen, 2 Eßlöffel frische Sahne, 1 Ei, 1 Prise Meersalz, Vollkornbrösel

12 g Eiweiß
46 g Fett
55 g Kohlenhydrate

682 Kalorien
2851 Joule
4½ BE

Die noch heißen geschälten Kartoffeln durch eine Kartoffelpresse drücken, mit Mehl, Sahne, der zerlassenen Margarine und Ei sowie einer Prise Salz vermischen und zu einem Teig verarbeiten. Diesen Teig dünn ausrollen, in Vierecke von 8 bis 10 cm Durchmesser schneiden. Auf jede Teigscheibe eine geschälte und entsteinte Aprikose oder zwei Aprikosenhälften (aus der Dose) legen. Den Teig zusammenschlagen und kleine Klöße daraus formen. Diese dann in sehr heißem, leicht gesalzenem Wasser gar ziehen lassen, mit gerösteten Semmelbröseln anrichten.

Reis-Zitronen-Pudding (4 Personen) HK, MD, LG, NB

900 ml Wasser, Saft einer Zitrone, abgeriebene Schale einer ungespritzten Zitrone, 1 Prise Meersalz, 150 g Honig, 150 g Naturreis

Wasser, Zitronensaft und Zitronenschale verrühren und zum Kochen bringen. Den Reis hineingeben und 30 Minuten bei geringer Hitze kochen lassen. Mit Honig süßen, in eine kalt ausgespülte Form füllen und bis zum Servieren kalt stellen.

3 g Eiweiß
1 g Fett
59 g Kohlenhydrate

257 Kalorien
1074 Joule
5 BE

Wasserreis mit Apfelkompott HK, MD, LG, NB

100 g Naturreis (Langkorn), Apfelkompott in beliebiger Menge (auch schwach gesüßt)

Kochvorschrift für den Wasserreis: Sie brauchen jeweils etwa doppelt soviel Wasser wie Reis, also 2 Tassen Wasser auf 1 Tasse Reis. Das Wasser ohne Zusatz zum Kochen bringen, den Reis einstreuen und, ohne umzurühren, gut verschlossen im Backofen oder bei kleinster Hitze auf der Kochstelle ausquellen lassen. Der Reis ist je nach Sorte in etwa 20–30 Minuten gar. Achtung: Verschiedene Reissorten nehmen unterschiedlich viel Wasser auf. Bei Naturreis kommen Sie mit 1½ Tassen Wasser auf 1 Tasse Reis aus, bei sehr stark quellendem Reis können bis zu 3 Tassen Wasser auf 1 Tasse Reis benötigt werden.

7 g Eiweiß
2 g Fett
75 g Kohlenhydrate

346 Kalorien
1446 Joule
6¼ BE

Apfelreis (2 Personen) HK, MD, LG, NB, T

100 g Naturreis, 250–300 ml Wasser, 1 Prise Meersalz, 2 mittlere Äpfel, Zimt

Das Wasser mit dem Meersalz zum Kochen bringen und den gewaschenen Naturreis dazugeben. Bei kleiner Flamme etwa 30 Minuten quellen lassen. Zerkleinerte Apfelschnitze 10 Minuten dünsten, zum Reis geben und mit Zimt abschmecken.

4 g Eiweiß
1 g Fett
49 g Kohlenhydrate

221 Kalorien
924 Joule
4 BE

Apfel-Schalotte V

200 g Äpfel, 25 g Sultaninen, 15 g Honig, 75 g Vollkorn- oder Grahambrotkrumen, einige Eßlöffel Wasser, Zitronensaft, 5 g kaltgeschlagenes Pflanzenöl für die Form, 20 g Pflanzenmargarine

Eine kleine Auflaufform mit Öl fetten und mit Brotkrumen ausstreuen. Kleingeschnittene, mit Honig und Sultaninen vermischte Äpfel darüberfüllen, mit Wasser und Zitronensaft beträufeln und mit den restlichen Bröseln abdecken. Den Auflauf mit Fettflöckchen belegen und etwa 30 Minuten bei Mittelhitze backen.

6 g Eiweiß
22 g Fett
85 g Kohlenhydrate

562 Kalorien
2349 Joule
7 BE

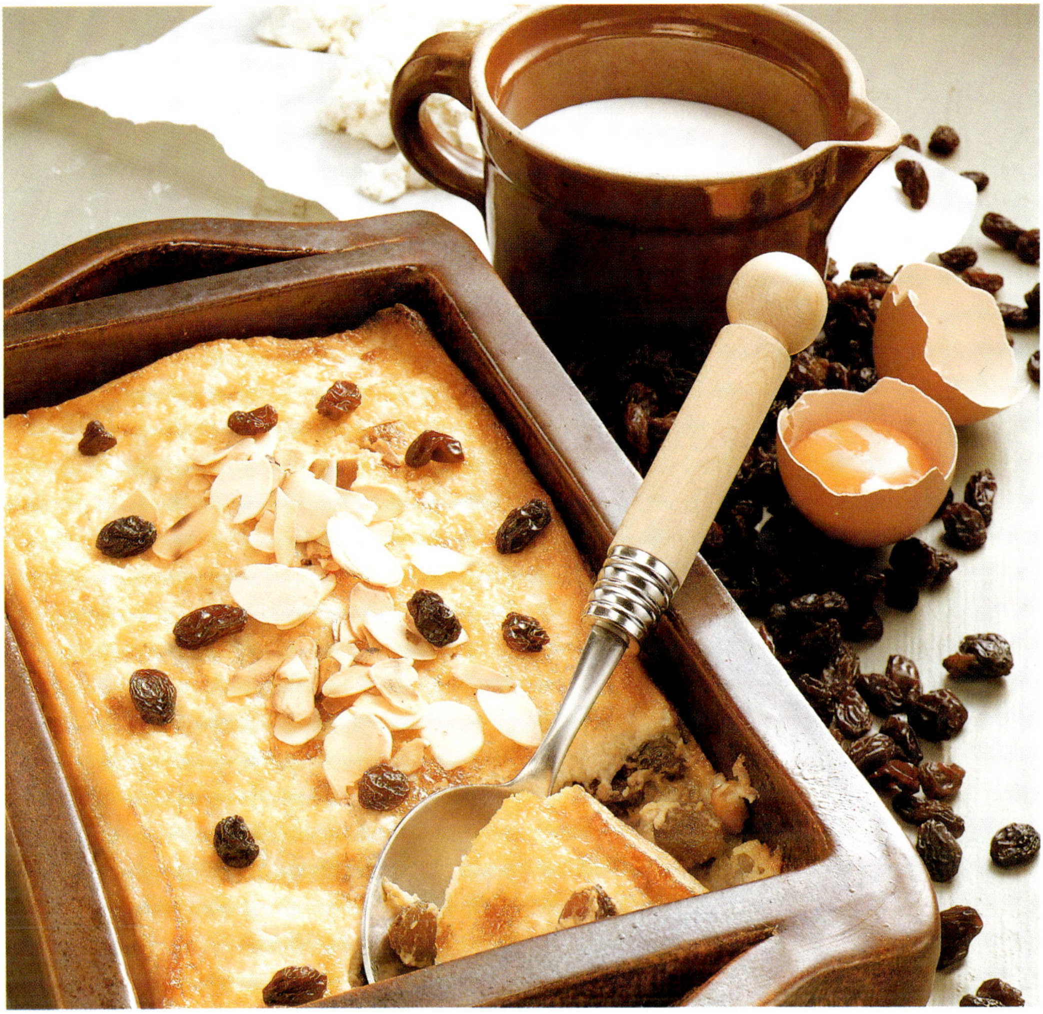

Reisauflauf „Santa Barbara“ HK, MD, LG, NB

(4 Personen)

500 g Magerquark, 2 Eier, 150 g Zucker, 60 g flüssige Butter, ½ l Milch, 150 g ungekochter Vollreis (Rundkorn), ¼ Teelöffel geriebene Schale einer unbehandelten Zitrone, 200 g Rosinen, ⅛ l frisch gepreßter Zitronensaft, Pflanzenfett für die Auflaufform, 40 g geröstete Mandeln

33 g Eiweiß
25 g Fett
108 g Kohlenhydrate

876 Kalorien
3662 Joule
9 BE

Den Magerquark mit Eiern, Zucker und flüssiger Butter gut verrühren. Milch und Milchreis hinzufügen, mit der geriebenen Zitronenschale würzen und die im Zitronensaft eingeweichten Rosinen unterrühren. Einige Rosinen für die Garnierung zurückbehalten. Alles in eine gefettete Auflaufform füllen und im vorgeheizten Backofen bei 200° C gut 60 Minuten garen. Mandeln ohne Fett in einer Pfanne leicht anrösten und über den Reisauflauf streuen, mit Rosinen garnieren.

Nachspeisen

Bunte Sharon-Fruchtschale (4 Personen) V

½ l Milch, 1 Vanilleschote, 3 Eigelb, 3 Eßlöffel Fruchtzucker, 1 Eßlöffel Speisestärke, 3 halbfeste Sharonfrüchte, 1 kleine Ogenmelone (ca. 350 g), 150 g frische Datteln, 150 g blaue Trauben

9 g Eiweiß
9 g Fett
78 g Kohlenhydrate

429 Kalorien
1793 Joule
6½ BE

Milch in einen Topf füllen. Vanilleschote aufschlitzen, ausschaben, das Mark in die Milch geben. Eigelb, Zucker und Speisestärke hinzufügen und auf dem Herd bei mäßiger Hitze mit dem Schneebesen so lange schlagen, bis sich eine dickliche Sauce gebildet hat. Einmal aufwallen lassen, zur Seite stellen, erkalten lassen, dabei hin und wieder rühren. Sharonfrüchte von den kleinen Blättchen befreien, waschen, abtrocknen, nicht schälen, sondern gleich in dünne Schnitze zerteilen wie einen Apfel. Ogenmelone halbieren, mit einem Eßlöffel die Kerne herausholen, mit einem Kartoffelstecher runde Bällchen aus dem Fruchtfleisch bohren. Datteln längs halbieren und das Fruchtfleisch in längliche Schnitze schneiden. Trauben waschen, halbieren und die kleinen Kernchen entfernen. Die Früchte untereinanderheben und zum Servieren mit der Vanillesauce übergießen.

Gefüllte Melone (4 Personen) HK, MD, LG, NB, F

2 kleine Melonen, 100 g Ananas, 50 g Apfel, 50 g Birne, 50 g Banane, 50 g Orange, 15 g Honig, ⅛ l Apfelsaft, Getreideflocken zur Verzierung

3 g Eiweiß
– Fett
31 g Kohlenhydrate

136 Kalorien
569 Joule
2½ BE

Die Melonen halbieren, aushöhlen. Früchte zerkleinern. Den Apfelsaft mit Honig vermischen, das zerkleinerte Obst hinzugeben und unterheben. Den Früchtesalat in die Melonen füllen und mit Getreideflocken (oder Schlagsahne) verzieren.

Früchte in Gelee (4 Personen) HK, MD, LG, NB, F

2 Äpfel, 2 reife Bananen, 2 Eßlöffel Rosinen, 1 Stange Zimt, 2 Eßlöffel Apfelsaft, 3/8 l Apfelsaft, 1 Teelöffel Agar-Agar, 1 Eßlöffel Honig

Geschältes, in Scheiben geschnittenes Obst mit Rosinen und Zimt in etwas Apfelsaft weich schmoren. Für das Gelee 3/8 l Apfelsaft mit Agar-Agar anrühren und kurz auf etwa 70° C erwärmen. Dann mit Honig abschmecken. Kompott in Portionen aufteilen und das Apfelgelee darüber verteilen. Kühl stellen. Nach Belieben mit Schlagsahne servieren.

1 g Eiweiß
1 g Fett
37 g Kohlenhydrate

161 Kalorien
673 Joule
3 BE

Preiselbeer-Grieß-Flammeri mit Birnen (2 Personen) HK, MD, NB

40 g Vollkorngrieß, 1/4 l Milch, Honig zum Süßen, etwas abgeriebene Zitronenschale, 1 Ei, 20 g geriebene Nüsse, 100 g Birnen, 50 g Preiselbeerkompott

Die Milch zum Kochen bringen, Grieß einstreuen und unter ständigem Rühren etwa 8 Minuten bei schwacher Hitze kochen lassen. Den Brei von der Kochstelle nehmen, abgeriebene Zitronenschale hinzufügen und das verquirlte Eigelb, Nüsse und Honig darunter heben. Das Ganze erkalten lassen und den steifgeschlagenen Eischnee unterziehen. Die Speise in eine Schüssel füllen. Nach dem Erkalten die Oberfläche mit gegarten, halbierten Birnen und mit Preiselbeerkompott verzieren.

12 g Eiweiß
14 g Fett
31 g Kohlenhydrate

298 Kalorien
1246 Joule
2 1/2 BE

Pfefferminzflammeri mit Hirse HK, MD, LG, NB
(2 Personen)

35 g Hirse, 1/8 l Milch, 1 Ei, etwas Meersalz, Honig nach Geschmack, 2 Teelöffel gehackte Pfefferminzblätter, 30 g Schlagsahne

Milch mit Hirse zu einem dicken Brei kochen. Diesen mit Salz, Honig und Pfefferminzblättern würzen. Nun das Eigelb und zum Schluß den steifgeschlagenen Eischnee unterziehen. Die Speise in eine kleine Form füllen und mit Sahne verziert anrichten.

8 g Eiweiß
11 g Fett
16 g Kohlenhydrate

195 Kalorien
815 Joule
1 1/3 BE

Kompott von Steinobst HK, MD, LG, NB, F

200 g Steinobst, einige Eßlöffel Wasser, Honig nach Geschmack

Dieses Obst kann entsteint oder auch mit Stein in wenig Wasser weich gekocht und mit Honig gesüßt werden. Werden die Früchte entsteint, dann empfiehlt es sich, aus geschmacklichen Gründen einige Steine mitzukochen, die vor dem Servieren entfernt werden.

1 g Eiweiß
– Fett
34 g Kohlenhydrate

140 Kalorien
585 Joule
2¾ BE

Berberitzenkompott HK, MD, LG, F

100 g Berberitzen, Honig nach Geschmack, 4 Eßlöffel Wasser

Die zugerichteten Berberitzen in Wasser weich dünsten und nach Geschmack mit Honig süßen. Berberitzenkompott kann anstelle von Zitronensaft als Geschmacks- und Vitaminzusatz auch anderen Kompottfrüchten beigemischt werden.

1 g Eiweiß
– Fett
17 g Kohlenhydrate

72 Kalorien
301 Joule
1½ BE

Hagebuttenkompott mit Äpfeln HK, MD, LG, NB

75 g frische oder 35 g getrocknete Hagebutten, ⅛ l Apfelsaft, ⅛ l Wasser, 100 g Apfel, Honig nach Geschmack

Die zugerichteten Hagebutten mit Wasser weich kochen und mit Honig süßen. Den geschälten, kleingeschnittenen Apfel getrennt dünsten. Dann Hagebutten und Apfel vermischen und mit Apfelsaft verdünnen. Verwendet man getrocknete Hagebutten, müssen diese zwölf Stunden eingeweicht und mit dem Einweichwasser gegart werden.

3 g Eiweiß
1 g Fett
45 g Kohlenhydrate

196 Kalorien
819 Joule
3¾ BE

Preiselbeerkompott HK, MD, LG, NB, D, F, T

100 g Preiselbeeren, Honig (bzw. Diätsüße für Diabetiker) nach Geschmack, 100 g Äpfel oder Birnen

Preiselbeeren sind herb und müssen stark gesüßt werden. Mit Äpfeln oder Birnen vermischt, erfordern sie weniger Süßmittel. Die Preiselbeeren in wenig Wasser dünsten, mit Apfel- oder Birnenstückchen vermischen, etwas abgekühlt mit Honig bzw. Diätsüße süßen und zu Quark, Kartoffel-Pfannkuchen, Grießspeisen, Eierkuchen oder Wildfleischgerichten reichen.

1 g Eiweiß
1 g Fett
23 g Kohlenhydrate

107 Kalorien
448 Joule
2 BE

Bei Verwendung von Diätsüße statt Honig:
1 g Eiweiß
1 g Fett
17 g Kohlenhydrate

72 Kalorien
301 Joule
1½ BE

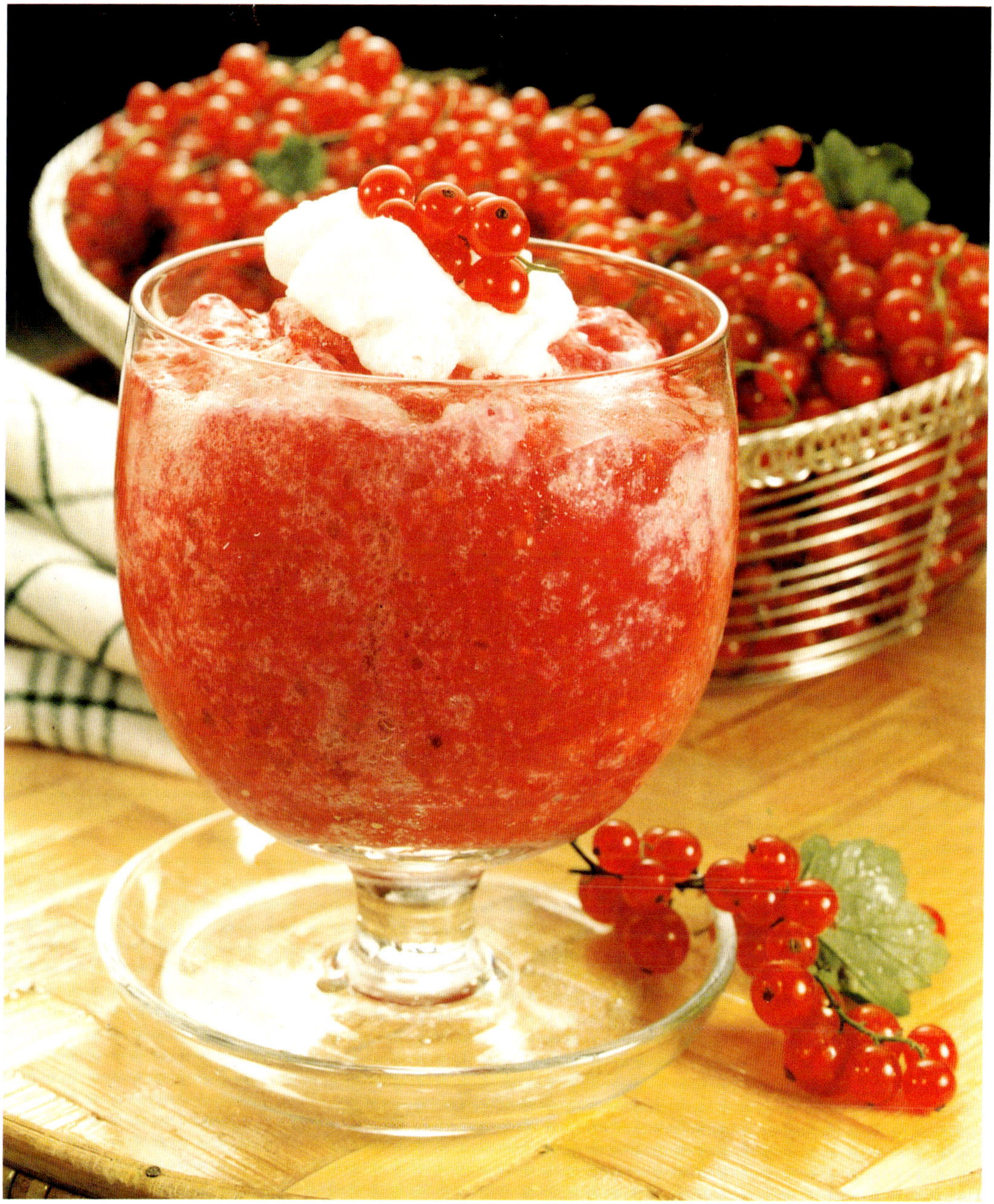

Johannisbeerkompott von rohen Beeren

HK, NB, F

250 g Johannisbeeren, 30 g Honig (bzw. Diätsüße für Diabetiker)

Die Hälfte der gesäuberten, entstielten Beeren durch den Entsafter oder durch ein Sieb geben. Das Fruchtmark mit den restlichen Beeren vermischen und mit Honig abschmecken.

3 g Eiweiß
– Fett
49 g Kohlenhydrate
210 Kalorien
878 Joule
4 BE

Kompott von Quitten HK, MD, LG, NB, D, F

200 g Quitten, 1 Tasse Wasser, Diätsüße oder Honig zum Süßen

Die Quitten, die sehr reif sein sollten, schälen, entkernen, in kleine Stückchen schneiden und mit Wasser und Süßmittel kochen. Ist die Masse zu flüssig, die Fruchtstücke aus dem Saft nehmen, den Saft einkochen und dann wieder über die Früchte füllen.

1 g Eiweiß
1 g Fett
31 g Kohlenhydrate

141 Kalorien
589 Joule
2½ BE

Feinschmecker-Quitten (4 Personen) V

3–4 Quitten (500 g), ½ l Wasser, 2–3 Eßlöffel Obstessig oder Zitronensaft, 30 g Honig, 2 Nelken, 1 Stück Ingwer; 200 g Frischkäse, 1 Eigelb, Meersalz, Paprikapulver; einige Kirschen und Salatblätter zum Garnieren

Quitten gut mit einem Tuch abreiben, halbieren, schälen und das Kerngehäuse herausschneiden. Wasser mit Essig oder Zitronensaft und Honig kräftig süß-säuerlich abschmecken; Nelken und Ingwer hinzufügen, die Quitten darin weich kochen und im Sud auskühlen lassen.
Frischkäse mit dem Eigelb und 3 Eßlöffeln Quittensaft schaumig schlagen. Mit Salz und Paprikapulver abschmecken. In die Quitten spritzen, mit Kirschen garnieren und auf Salatblättern anrichten.

6 g Eiweiß
16 g Fett
24 g Kohlenhydrate

264 Kalorien
1104 Joule
2 BE

Birnenkompott HK, MD, LG, NB

200 g Birnen, 15 g Honig, einige Eßlöffel Wasser, als Geschmackszusatz Zimt, Zitronenschale oder Ingwer

Die Birnen schälen, in kleine Stücke schneiden und in Wasser mit einem Gewürz nach Wahl weich dünsten. Je nach der Obstsorte längere oder kürzere Kochzeit. Das Kompott wird mit Honig gesüßt und nach dem Abkühlen serviert.

1 g Eiweiß
1 g Fett
39 g Kohlenhydrate

168 Kalorien
702 Joule
3¼ BE

Apfelstückchen HK, MD, LG, NB

200 g Äpfel, 10 g Pflanzenmargarine, 15 g Honig

Geschälte, kleingeschnittene Äpfel in Margarine und etwas Wasser weich dünsten. Mit Honig vermischen und abgekühlt servieren.

1 g Eiweiß
9 g Fett
39 g Kohlenhydrate

242 Kalorien
1012 Joule
3¼ BE

Zur Abbildung nächste Seite

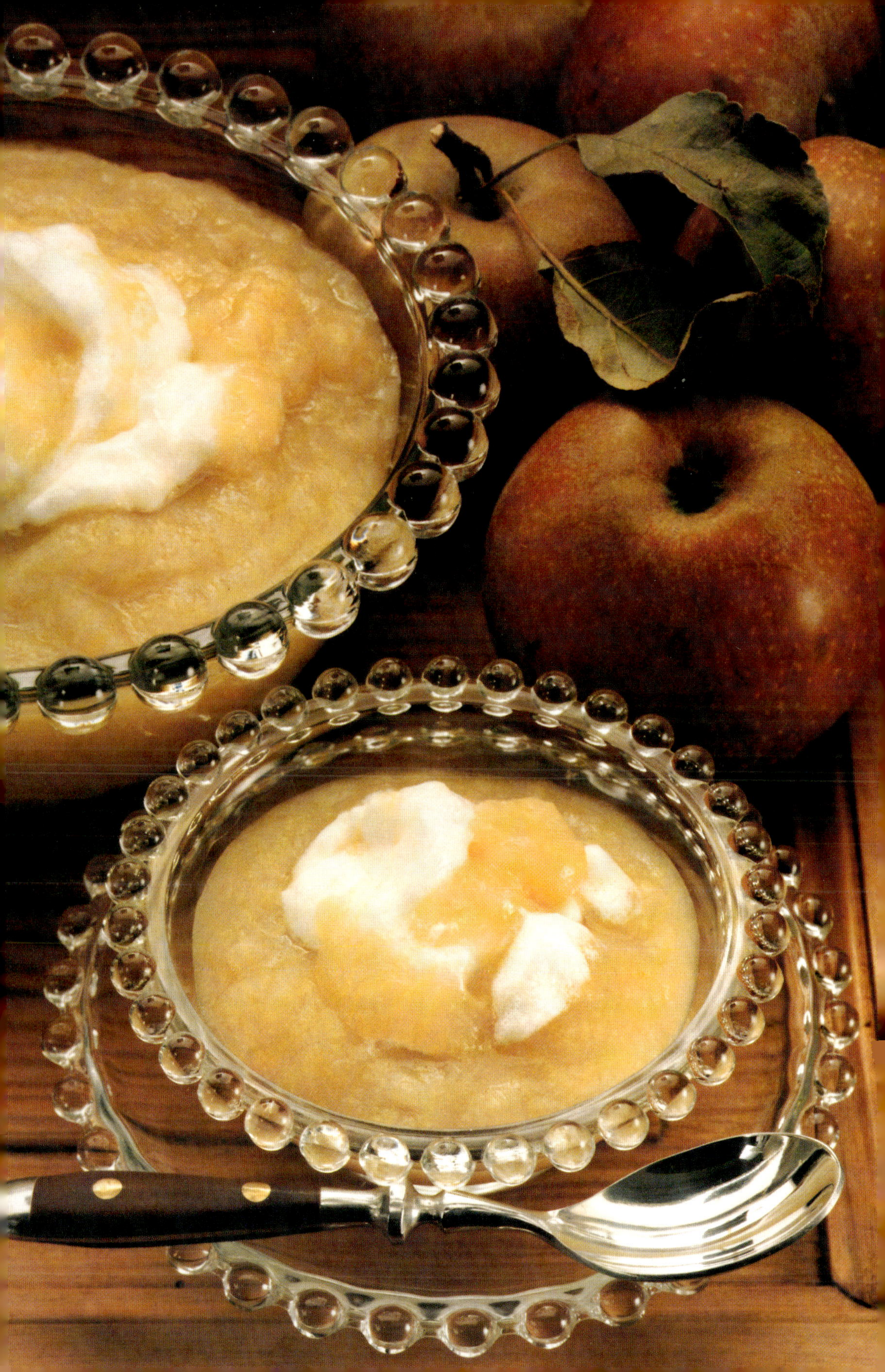

Rote Grütze mit Heidelbeeren HK, MD, NB, F
(2 Personen)

250 g Heidelbeeren, 250 g Himbeeren oder Johannisbeeren, ¼ l Wasser, 2 Eßlöffel Wasser, 20 g Stärke, 1 Eßlöffel Zitronensaft, Honig, Sahne

3 g Eiweiß
1 g Fett
37 g Kohlenhydrate

169 Kalorien
706 Joule
3 BE

Gesäuberte Beeren mit Wasser kurz aufkochen. Saft abgießen, mit dem mit 2 Eßlöffeln Wasser angerührten Stärkemehl nochmals aufkochen. Beeren mit dem angedickten Saft vermischen, leicht abkühlen lassen und mit Zitronensaft und Honig abschmecken. Die rote Grütze wird kalt mit Sahne serviert.

Rote Grütze nach dänischer Art HK, MD, LG, NB
(4 Personen)

½ l roter Johannisbeer- oder Kirschsaft, je 150 g tiefgekühlte Preiselbeeren, Erdbeeren und Himbeeren, 50 g Stärkemehl, etwas Wasser, 2–3 Eßlöffel Honig; frische, ungezuckerte Sahne

2 g Eiweiß
1 g Fett
46 g Kohlenhydrate

201 Kalorien
840 Joule
3¾ BE

Fruchtsaft erhitzen, Preiselbeeren etwa 5 Minuten darin ziehen lassen und dann zum Kochen bringen. Das Stärkemehl mit etwas kaltem Wasser glattrühren, unter Rühren in den Saft einlaufen lassen und unter Weiterrühren kurz aufkochen. Topf von der Kochplatte nehmen, Honig nach Geschmack und die übrigen tiefgekühlten Früchte hineingeben. Durchrühren, bis sich die Früchte voneinander lösen. Die Grütze in eine Schüssel gießen und kalt stellen. Mit ungeschlagener Sahne servieren.

Hagebuttengrütze HK, MD, LG, NB

25 g Gerstengrütze, ¼ l Wasser, 15 g Hagebuttenmus, etwas abgeriebene Zitronenschale, Honig nach Geschmack, etwas Sanddornsaft

2 g Eiweiß
1 g Fett
21 g Kohlenhydrate

98 Kalorien
411 Joule
1¾ BE

Die Grütze in Wasser einweichen und mit Zitronenschale abkochen. Dann Honig und Hagebuttenmus untermischen und mit Sanddornsaft verdünnen.

Stachelbeer-Schichtspeise (4 Personen) V

500 g reife Stachelbeeren, 1 Eßlöffel Diätsüße, 2 Eßlöffel Wasser, ¼ l teilentrahmte Milch (1,5 % Fett), 1 Teelöffel Diätsüße, 15 g Speisestärke, 1 Teelöffel abgeriebene Zitronenschale (naturrein), 100 g süße Sahne, ½ Teelöffel Diätsüße, 1 Eigelb, 1 Eiweiß, etwas Zitronensaft

6 g Eiweiß
6 g Fett
16 g Kohlenhydrate

142 Kalorien
594 Joule
1⅓ BE

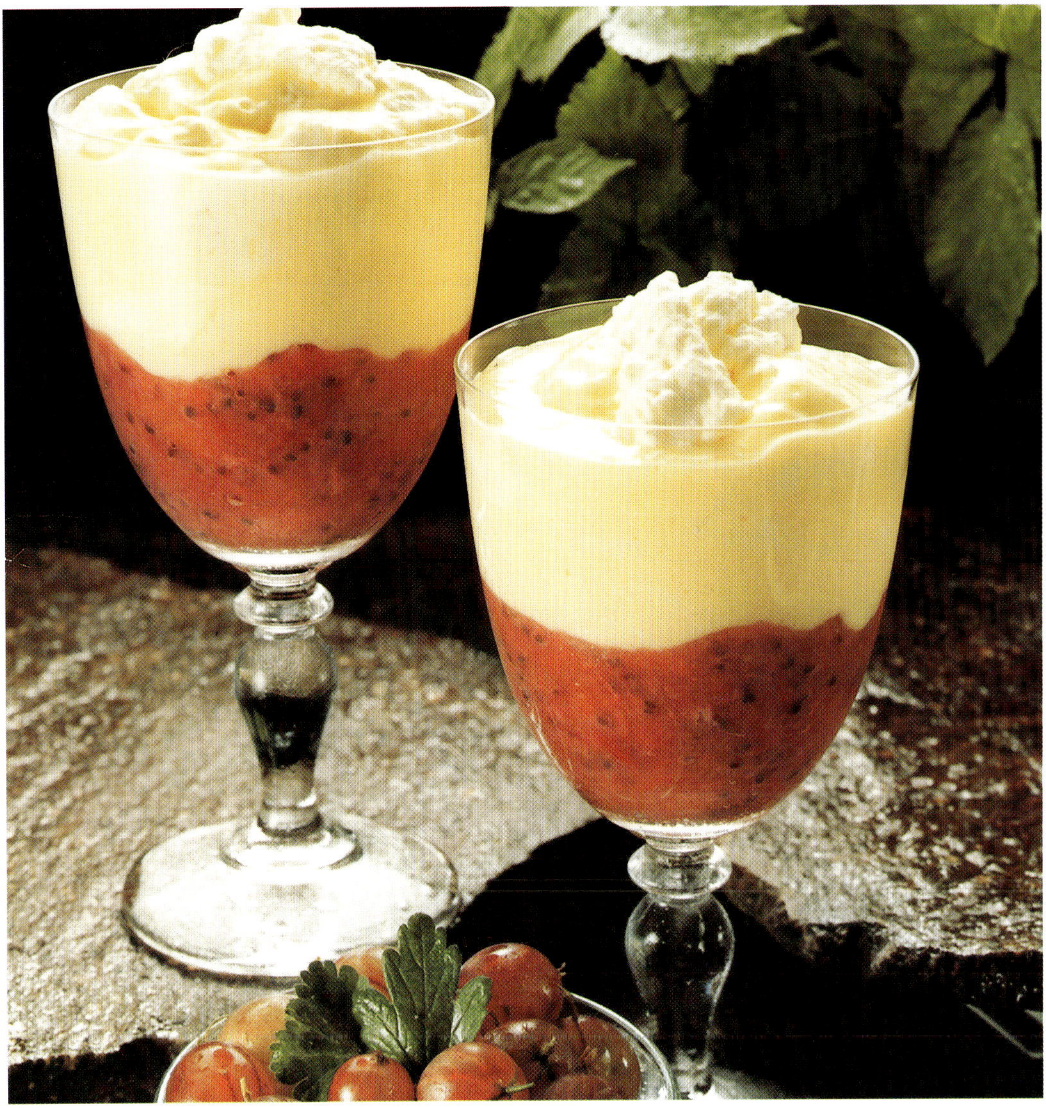

Stachelbeeren waschen und putzen. Mit dem Wasser vorsichtig sehr steif kochen. 1 Eßlöffel Diätsüße zugeben, gut durchrühren, in vier große Portionsgläser verteilen und abkühlen lassen. Von der Milch 2 Eßlöffel abnehmen und die Speisestärke darin auflösen. Den Rest der Milch mit Zitronenschale und 1 Teelöffel Diätsüße aufkochen, Stärke einrühren, gut durchkochen. In die heiße, aber nicht mehr kochende Creme das verquirlte Eigelb einschlagen und das Ganze völlig auskühlen lassen. Eiweiß mit ein paar Tropfen Zitronensaft sehr steif schlagen, unter die kalte Zitronencreme heben, ebenso die steifgeschlagene Sahne, die man mit ½ Teelöffel Diätsüße leicht ansüßen kann. Zur Dekoration etwas Sahne zurückbehalten. Die Creme auf die vier Gläser verteilen, mit Sahnetupfer garnieren und bald servieren.

Bananen-Cremespeise HK, MD, LG, NB

150 g Bananen, 125 g Erdbeeren, 1 Eßlöffel Nußmus, 1–2 Teelöffel Zitronensaft

Die geschälten Bananen gut zerdrücken, Nußmus und Zitronensaft darunterrühren. Die gesäuberten, eventuell aufgetauten Erdbeeren vorsichtig dazugeben. Zum Servieren in Gläser füllen und eventuell mit Nuß-Mandel-Flockenmischung bestreuen.

6 g Eiweiß
11 g Fett
44 g Kohlenhydrate

296 Kalorien
1236 Joule
3⅔ BE

Stachelbeerschaum HK, MD, LG, NB

150 g Stachelbeeren, 1 Tasse Wasser, 1 Päckchen Vanillezucker, 10 g Honig, 15 g Haferflocken, 1 Eiweiß

Stachelbeeren von Blüte und Stiel befreien, in Wasser mit Vanillezucker weich kochen und durch ein Sieb streichen. Das Stachelbeermus mit Haferflocken und Honig vermischen und das steifgeschlagene Eiweiß unterheben.

4 g Eiweiß
1 g Fett
46 g Kohlenhydrate

212 Kalorien
886 Joule
3¾ BE

Erdbeerschaum mit Nußmus HK, MD, NB

150 g Erdbeeren, 10 g Nußmus, 10 g Honig

100 g Erdbeeren durch ein Sieb streichen und mit Nußmus und Honig schaumig schlagen. Dann in eine Schüssel füllen und mit den zurückbehaltenen Früchten verziert anrichten.

3 g Eiweiß
7 g Fett
20 g Kohlenhydrate

158 Kalorien
660 Joule
1⅔ BE

Zitronencreme HK, MD, LG, NB, D, F, T

⅛ l Buttermilch, Saft einer Zitrone, 2 g Agar-Agar, 10 g Honig bzw. Diätsüße für Diabetiker, 20 g Schlagsahne

Buttermilch erhitzen. Agar-Agar mit dem Zitronensaft auflösen und in die heiße Flüssigkeit einrühren. Die Creme stocken lassen. Nach Wunsch kann, wenn die Speise dicklich wird, Schlagsahne untergehoben werden. Zum Schluß mit Honig bzw. Diätsüße süßen.

5 g Eiweiß
7 g Fett
18 g Kohlenhydrate

157 Kalorien
648 Joule
1½ BE

Bei Verwendung von Diätsüße statt Honig:
5 g Eiweiß
7 g Fett
10 g Kohlenhydrate

124 Kalorien
512 Joule
¾ BE

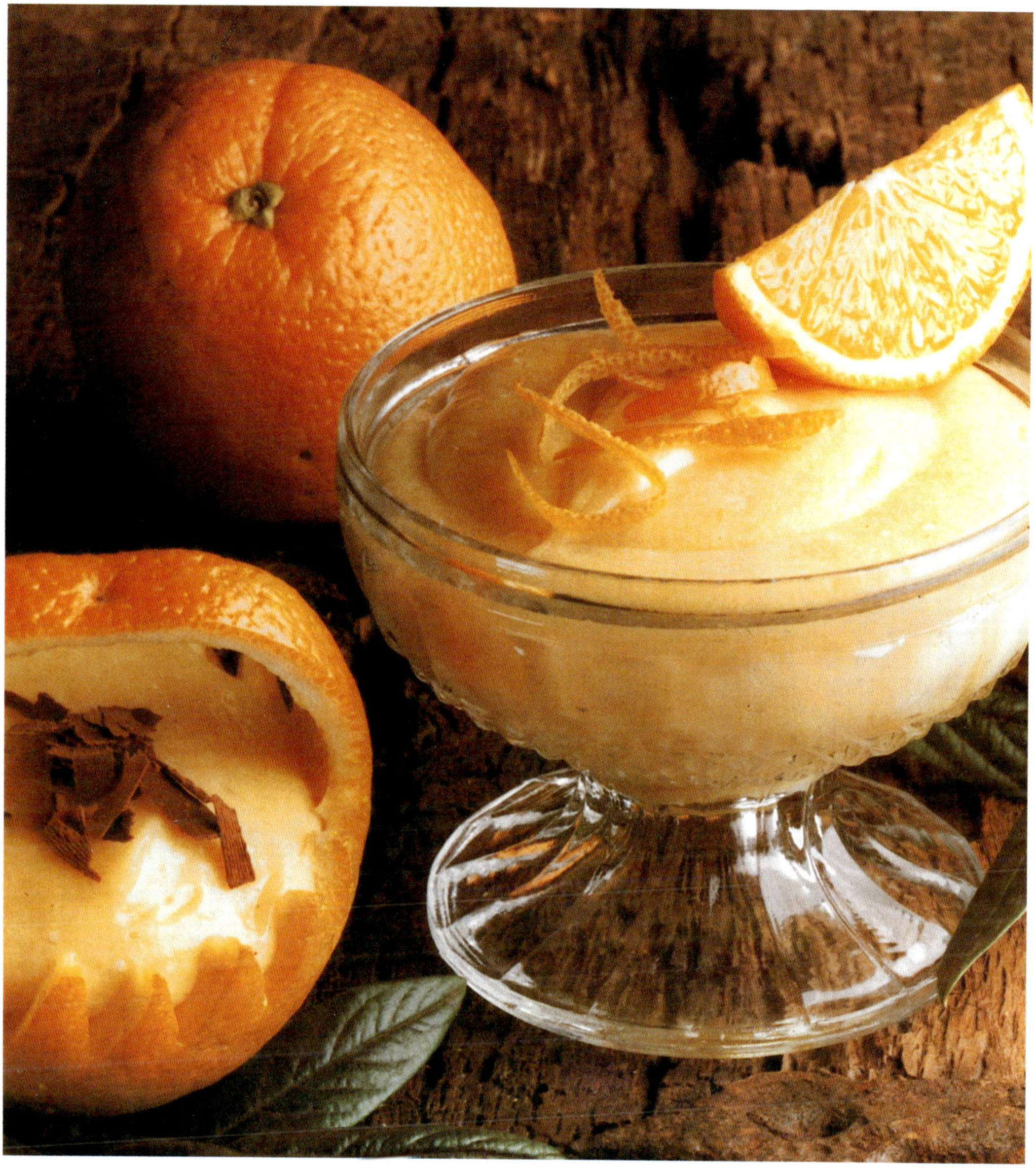

Orangencreme

HK, MD, LG, NB, D, F, V

⅛ l Buttermilch, Saft einer Orange, 2 g Agar-Agar, 10 g Honig bzw. Diätsüße für Diabetiker, 20 g Schlagsahne

5 g Eiweiß
7 g Fett
24 g Kohlenhydrate

163 Kalorien
672 Joule
2 BE

Buttermilch erhitzen. Agar-Agar mit dem Orangensaft auflösen und in die Flüssigkeit einrühren. Die Creme stocken lassen. Wenn die Speise dicklich wird, kann Schlagsahne untergehoben werden. Zum Schluß mit Honig bzw. Diätsüße süßen.

Rhabarberschaum (6 Personen) HK, MD, LG, NB, F

1 kg Rhabarber, 2 Eßlöffel Honig, 3 g Agar-Agar, 2 Eigelb, 4 Eiweiß, 5 g Mandelblättchen

4 g Eiweiß
2 g Fett
13 g Kohlenhydrate
86 Kalorien
360 Joule
1 BE

Rhabarber abziehen und waschen, in etwa 2 cm lange Stücke schneiden. Tropfnaß in einen Topf geben und gar dünsten. Agar-Agar mit Wasser auflösen und in das heiße Rhabarberkompott einrühren, bis die Masse stockt. In das noch heiße Kompott die Eigelb geben. Die Masse etwas abkühlen lassen. Mit Honig süßen und die zu festem Schnee geschlagenen Eiweiß unterheben. In eine Kompottschale oder in Portionsschälchen füllen und kühl stellen. Vor dem Servieren mit einigen gerösteten Mandelblättchen verzieren.

Preiselbeer-Nuß-Creme HK, MD, LG, NB, D

50 g Preiselbeeren, 15 g Honig (bzw. Sionon für Diabetiker), 15 g Nuß- oder Mandelmus

4 g Eiweiß
10 g Fett
18 g Kohlenhydrate
177 Kalorien
742 Joule
1½ BE

Preiselbeeren mit der Gabel fein zerdrücken und mit Honig bzw. Sionon und Nuß- oder Mandelmus aufschlagen.

Kiwi-Sorbet (4 Personen) HK, MD, LG, F

3 Kiwis, je 3 Eßlöffel Ananassaft, Apfelsaft und Mineralwasser, 1 Eiweiß, 1 Prise Meersalz, 50 g Honig

1 g Eiweiß
– Fett
18 g Kohlenhydrate
74 Kalorien
310 Joule
1½ BE

Kiwis so dünn wie möglich schälen, den Stengelansatz ausstechen. Die Früchte fein würfeln, zerdrücken und durch ein Sieb streichen. Oder die Früchte grob zerschnitten im Mixer fein pürieren. Mit dem Saft und Mineralwasser verrühren und in einer Metallschüssel (guter Wärmeleiter) eine Stunde in das Gefrierfach stellen. Kaltes Eiweiß und Salz in einer Rührschüssel sehr steif schlagen, den Honig nach und nach einfließen lassen und weiterschlagen, bis er sich gelöst hat und die Schneespitzen aufrecht stehen bleiben. Das vorgekühlte Kiwipüree gut verrühren, auf den Eischnee geben und mit dem Teigschaber darunterziehen. Zum Festwerden vier Stunden oder länger in das Gefriergerät geben. Sorbet ein bis zwei Stunden vor dem Essen in den Kühlschrank umquartieren und dafür vier Dessertgläser in das Gefriergerät stellen. Das Kiwi-Sorbet, wenn es nicht mehr ganz hart ist, mit einem Löffel abstechen und in den kalten Gläsern sofort servieren.

Holundercreme

HK, MD, LG, NB, F

100 g Holunderbeeren, wenig Wasser, abgeriebene Zitronenschale, 15 g Honig, 20 g Stärkemehl, 3 Eßlöffel Milch, 100 g gedünstete Apfel- oder Birnenschnitzel

Holunderbeeren mit Wasser und Zitronenschale aufkochen und durch ein Sieb streichen. Das Holundermark wieder zum Kochen bringen, mit in Milch angerührtem Stärkemehl vermischen, nochmals aufkochen und anschließend mit Honig süßen. Apfel- oder Birnenschnitzel in ein Schälchen füllen und mit Holundercreme bedecken.

3 g Eiweiß
2 g Fett
49 g Kohlenhydrate

226 Kalorien
945 Joule
4 BE

Bratapfel

HK, MD, NB

1 Apfel (ca.100 g), 15 g Korinthen, 10 g Zimt-Zucker, 10 g gehackte Nüsse, 10 g Pflanzenmargarine, etwas Wasser

Aus dem Apfel die Mitte ausstechen und diese mit einer Mischung aus Nüssen, Zimt-Zucker und Korinthen füllen. Den Apfel in eine kleine feuerfeste Form setzen, mit einem Stück Margarine belegen und mit etwas Wasser umgeben. Bei Mittelhitze im Backofen garen.

2 g Eiweiß
15 g Fett
34 g Kohlenhydrate

278 Kalorien
1160 Joule
2¾ BE

Gebackene Banane

HK, MD, NB

100 g Banane, 15 g Honig, 20 g kaltgeschlagenes Pflanzenöl, Teig wie für Apfelküchlein (siehe Seite 590)

Die Banane schälen, mit Honig bestreichen, in Teig tauchen und in heißem Fett ausbacken.

7 g Eiweiß
26 g Fett
46 g Kohlenhydrate

446 Kalorien
1864 Joule
(mit Teigberechnung)
3¾ BE

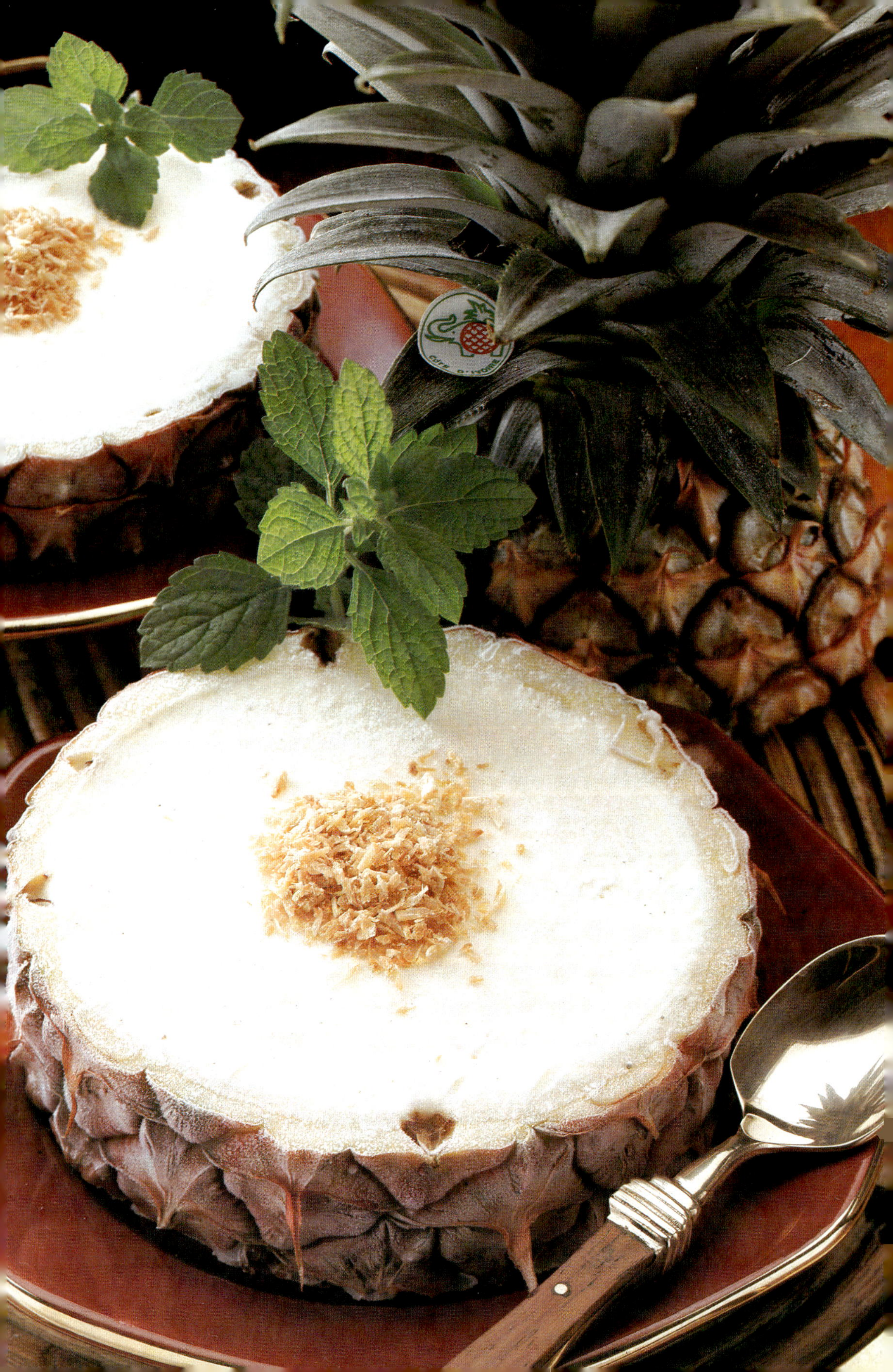

Ananasparfait (4 Personen) V

1 Ananas (ca. 1500 g mit Blattkrone), 2 Eigelb, 50 g Honig, ausgeschabtes Mark einer halben Vanilleschote, 1 Becher süße Sahne (200 g), 75 g Ahornsirup, einige Tropfen Zitronensaft, Mandelsplitter zum Bestreuen

3 g Eiweiß
18 g Fett
47 g Kohlenhydrate

370 Kalorien
1548 Joule
4 BE

Von der Ananas die Krone großzügig abschneiden. Mit einem spitzen scharfen Messer das Fruchtfleisch rund um die Schale herauslösen und in Stücke schneiden. Falls notwendig den harten Innenkern entfernen. Das Fruchtfleisch im Mixer pürieren. Eigelb mit Honig und Vanillemark dickschaumig schlagen, bis sich der Honig gelöst hat. Die Sahne ebenfalls steif schlagen, nach und nach den Ahornsirup unterrühren, Sahne und Eigelbschaum mit dem Ananaspüree mischen und nach Belieben mit etwas Zitronensaft abschmecken. Die Parfaitmasse in die ausgehöhlte Ananas füllen. Die Frucht in Alufolie extra stark einwickeln und ins Gefrierfach stellen. Das Parfait in 8 Stunden (oder noch besser über Nacht) fest werden lassen. Unmittelbar vor dem Servieren auswickeln und die Frucht in 4 dicke Scheiben schneiden. Mit Mandelsplittern bestreuen und rasch servieren.

Zur Abbildung linke Seite

Hagebuttenschnitten HK, MD, LG, NB

30 g Vollkornzwieback, 30 g Hagebuttenmarmelade, einige Eßlöffel Apfelsaft, 20 g Schlagsahne

4 g Eiweiß
8 g Fett
43 g Kohlenhydrate

260 Kalorien
1087 Joule
3½ BE

Den Apfelsaft auf einen Teller gießen. Die Zwiebäcke mit Hagebuttenmarmelade bestreichen und ebenfalls auf den Teller legen, so daß sie den Apfelsaft aufsaugen. Mit Schlagsahne verzieren.

Kastanien mit Äpfeln V

100 g Maronen, 100 g Apfel, 15 g Pflanzenmargarine, 15 g Honig

4 g Eiweiß
15 g Fett
72 g Kohlenhydrate

439 Kalorien
1835 Joule
6 BE

Von den Maronen die Schalen entfernen, die Früchte kleinschneiden und mit dem geschälten, gewürfelten Apfel in Pflanzenmargarine weich dünsten. Eventuell etwas Wasser dazugeben. Das Apfel-Kastanien-Mus mit Honig süßen und warm oder kalt servieren.

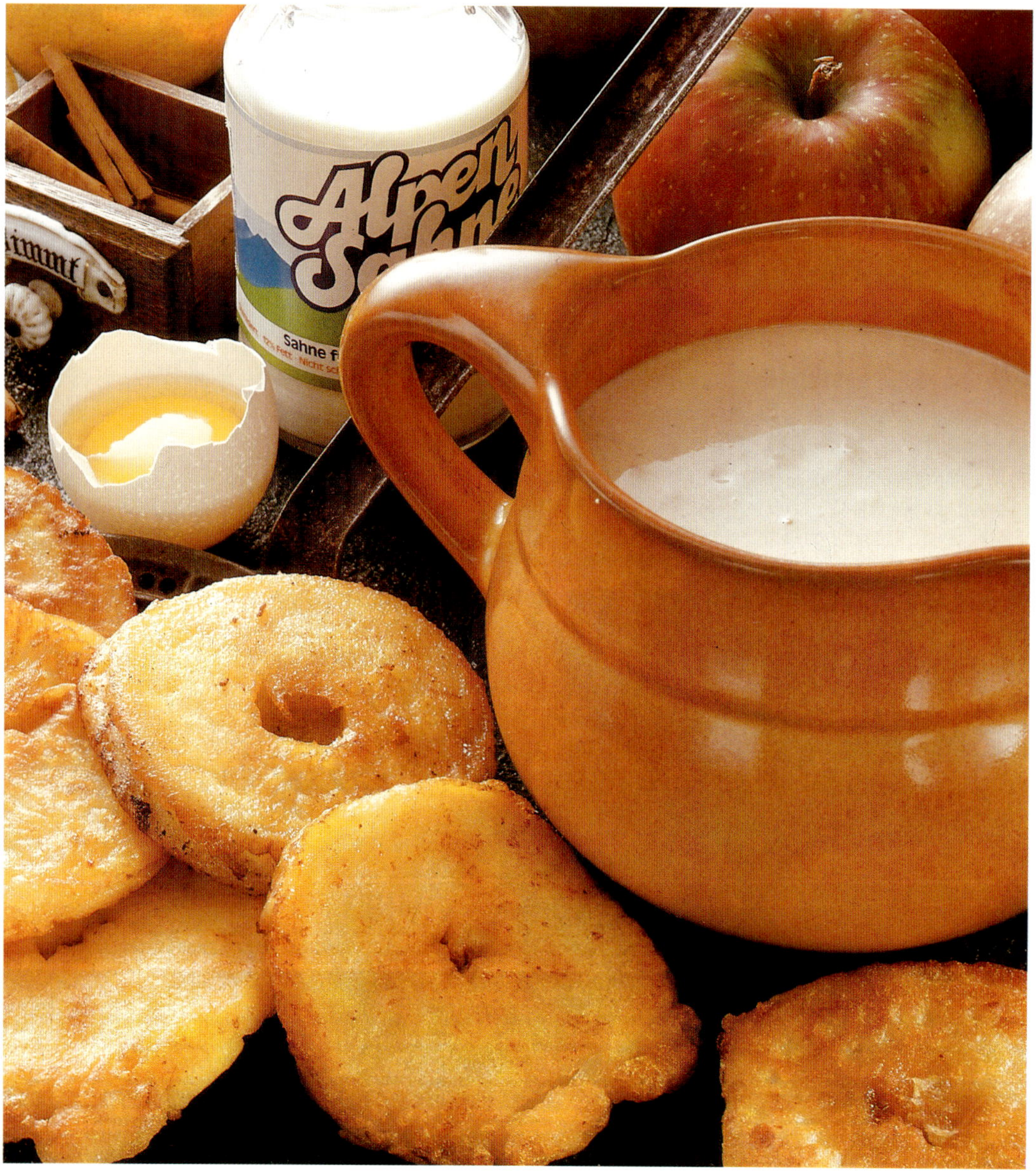

Apfelküchlein

HK, MD, NB

100 g Apfel, 1 Teelöffel Vanillezucker, 1 Ei, 15 g Weizenvollkornmehl (Type 1700), 20 g kaltgeschlagenes Pflanzenöl

Für den Teig das Ei trennen, das Eigelb mit Mehl verrühren und kurz vor dem Ausbacken den steifgeschlagenen Eischnee unterziehen. Dann das Kerngehäuse des Apfels ausstechen, den Apfel schälen und in verhältnismäßig dicke Scheiben schneiden. Diese in den Teig tauchen, in heißem Öl abbacken.

1 g Eiweiß
26 g Fett
31 g Kohlenhydrate

362 Kalorien
1513 Joule
2½ BE

Kuchen – Torten – Kleingebäck – Brot

Gedeckter Apfelkuchen

Belag:

1,5 kg Äpfel, 1 Messerspitze Zimt, 2 Eßlöffel Wasser, 100 g Rosinen, 1 Vanillestange, 1 Eigelb, 1 Eßlöffel Milch

300 g Weizen (frisch und möglichst fein gemahlen), 6 g Backpulver, 50 g Zucker, 1 Eiweiß, 1-2 Eßlöffel Milch, 150 g Butter oder Pflanzenmargarine

48 g Eiweiß
120 g Fett
492 g Kohlenhydrate

3420 Kalorien
14296 Joule

Aus dem gemahlenen Weizen, dem Backpulver, dem Zucker, dem Eiweiß, der Milch und der Butter einen Mürbeteig herstellen. Gut ein Drittel des Teigs auf einem gefetteten Springformboden ausrollen, mehrfach mit einer Gabel einstechen. 10–15 Minuten im auf 170° C vorgeheizten Backofen goldbraun backen, auskühlen lassen.
Äpfel dünn schälen und in Schnitze teilen. Mit Zimt, Wasser und Rosinen dünsten. Nicht zu weich werden lassen! Vanilleschote längs aufschneiden, ausschaben und den Inhalt zu den gedünsteten Äpfeln geben. Die Apfelfüllung abkühlen lassen, falls nötig mit etwas Honig nachsüßen.
Aus einem knappen Drittel des Teigs eine Teigrolle formen und diese als Rand auf den abgekühlten Mürbeteigboden legen, leicht andrücken. Die Füllung auf den Boden geben. Das letze Teigdrittel auf einem Bogen Backtrennpapier ausrollen, als Deckel auf die Füllung legen und das Backtrennpapier vorsichtig abziehen. Eigelb und Milch verpuirlen, den Deckel damit bestreichen. 20–25 Minuten im auf 170° C vorgeheizten Ofen backen.

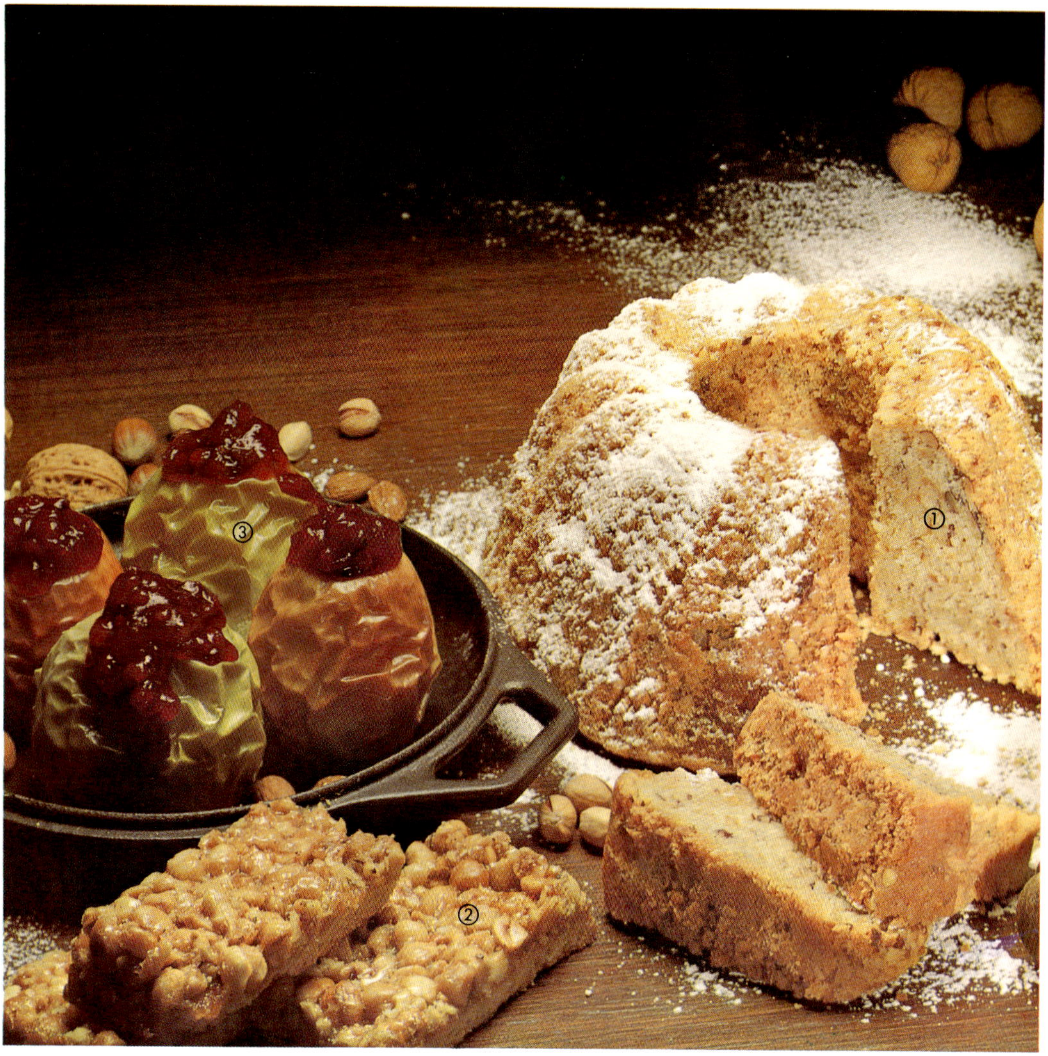

Finnischer Nußkuchen

200 g Pflanzenmargarine, 100 g Fruchtzucker, 250 g Weizenvollkornmehl (Type 1700), 150 g Nüsse, 100 g Leinsamen, 5 Eier, Zimt, 1 Prise Meersalz, Pflanzenmargarine und gehackte Nüsse für die Form, 2 Teelöffel Backpulver

109 g Eiweiß
323 g Fett
279 g Kohlenhydrate

4452 Kalorien
18602 Joule

Margarine und Zucker schaumig rühren und die Eier nach und nach einzeln untermischen. Nüsse reiben und auf einem Blech im Ofen oder in einer trockenen Pfanne unter öfterem Wenden ohne Fettzusatz rösten. Mehl mit Backpulver über die Eier-Zucker-Masse sieben, Nüsse und Leinsamen darübergeben, Salz und Zimt hinzufügen und alles zu einem glatten Teig schlagen. Diesen in eine gefettete, mit Nüssen ausgestreute Form füllen und bei Mittelhitze etwa eine Stunde backen.

Zur Abbildung oben ①

Nußknacker

250 g Mehl (Type 1050), 1 Ei, 50 g Fruchtzucker, 100 g Pflanzenmargarine

1 Stück (50 g) enthält:
4 g Eiweiß
17 g Fett
16 g Kohlenhydrate
232 Kalorien
971 Joule

Belag:

50 g Fruchtzucker, 100 g Honig, 400 g Nüsse, 100 g Pflanzenmargarine

Mehl auf ein Backbrett sieben, in die Mitte eine Vertiefung schieben. Ei, Zucker und in Flöckchen geteilte Pflanzenmargarine dazugeben und alles zu einem glatten Teig verarbeiten. Den Teig auf einem Backblech ausrollen und mit folgendem Belag bestreichen: Zucker mit Margarine und Honig in einer Kasserolle schmelzen und 3–4 Minuten kochen lassen. Grob gehackte Nüsse untermischen und diese Masse etwas abgekühlt auf den Mürbeteig streichen. Zusammen bei Mittelhitze etwa 25 Minuten backen und noch heiß in ca. 24 Rechtecke schneiden.

Zur Abbildung linke Seite ②

Russische Äpfel

4 Äpfel, 100 g gehackte Nüsse, 50 g Korinthen, 50 g Pflanzenmargarine, ¼ l Wasser, 1 Orange, 1 Zitrone, Preiselbeerkompott

Pro Apfel:
4 g Eiweiß
26 g Fett
37 g Kohlenhydrate
398 Kalorien
1663 Joule

Das Kerngehäuse der Äpfel ausstechen. Nüsse, Korinthen mischen und die Äpfel damit füllen. Die Früchte in eine Kasserolle setzen und mit Margarineflöckchen belegen. Wasser, Orangen- und Zitronensaft miteinander verrühren. Diese Mischung an die Äpfel gießen und alles zugedeckt im Backofen garen. Dann mit Preiselbeerkompott belegt anrichten.

Zur Abbildung linke Seite ③

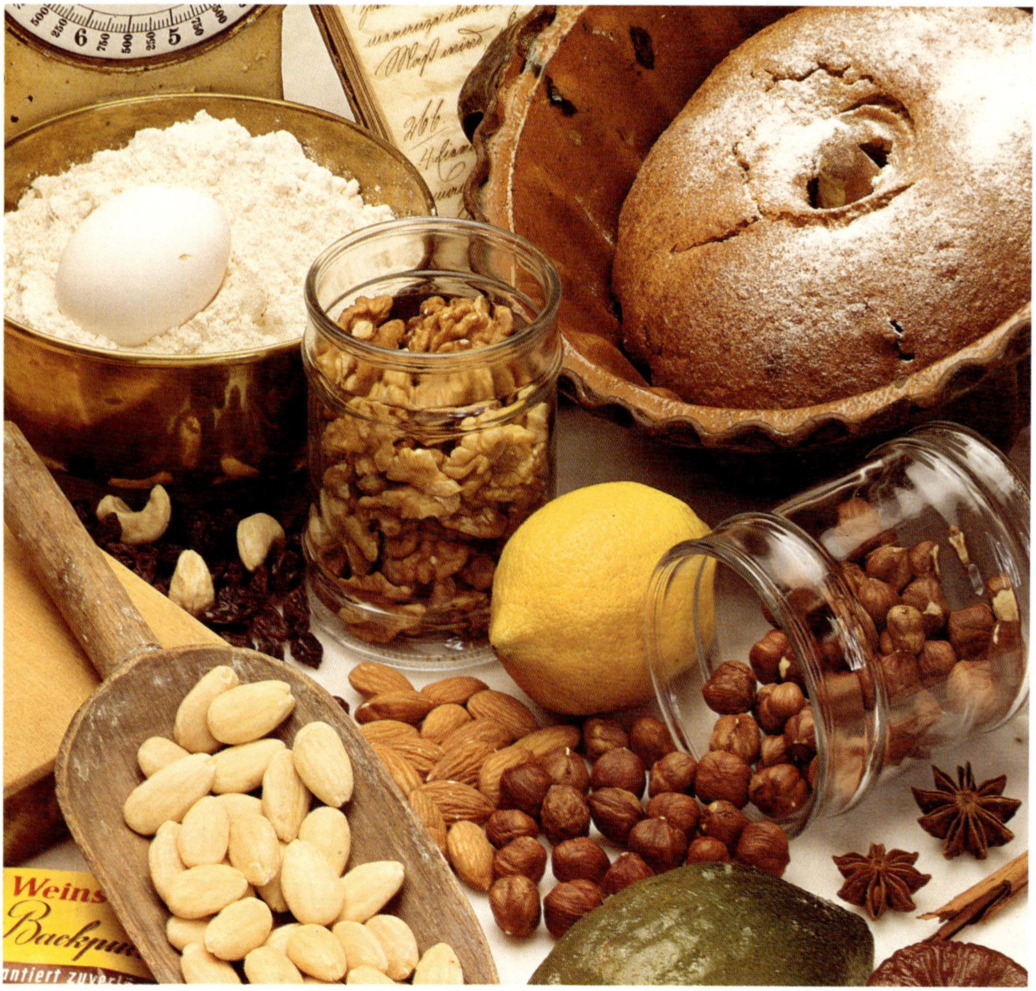

Gugelhupf

500 g Weizenmehl (Type 1050), 40 g Hefe, ¼ l Milch, 1 Teelöffel Zucker, 125 g Butter oder Pflanzenmargarine, 50 g Honig, 3–4 Eier, 125 g gemischte, gehackte Trockenfrüchte, 50 g Zitronat, 50 g gemahlene Haselnüsse, 50 g gehackte Walnüsse, 1 Prise Meersalz, ½ Teelöffel Zimt, 1 Prise Anis oder Muskat, 50 g geschälte Mandeln und 30 g Butter für die Form

116 g Eiweiß
378 g Fett
528 g Kohlenhydrate

5979 Kalorien
24993 Joule
(ergibt 20 Stücke)

Aus Hefe, Zucker, ⅛ l lauwarmer Milch und etwas Mehl einen breiigen Vorteig bereiten und ¼ Stunde warm stellen. Honig in der restlichen Milch auflösen. Fett und Eier schaumig rühren, Mehl und Honigmilch nach und nach daruntergeben und dann mit dem gegangenen Vorteig gut verarbeiten und abschlagen. Früchte und Nüsse mit den Gewürzen vermischen und unter den Teig kneten. Eine Napfkuchenform mit Butter gut ausfetten und mit den halbierten oder geblätterten Mandeln auslegen. Den Teig einfüllen und zugedeckt gehen lassen, bis er sich etwa verdoppelt hat. Den Kuchen in den auf 50° C vorgeheizten Backofen stellen, die Temperatur auf 175° C erhöhen und etwa eine Stunde backen. Eventuell nach 45 Minuten mit Backpapier abdecken.

Schokoladenkuchen

250 g Weizenvollkornmehl (Type 1700), 85 g Pflanzenmargarine, 100 g Honig, 2 Eier, ½ Päckchen Backpulver, 1 Eßlöffel Kakaopulver (15 g), abgeriebene Schale einer Zitrone, 1 Prise Meersalz, etwa ½ Tasse Milch

48 g Eiweiß
90 g Fett
245 g Kohlenhydrate

1977 Kalorien
8276 Joule

Margarine, Eier und Honig cremig rühren. Mehl, Backpulver und Kakaopulver durchsieben und löffelweise unter Zugabe der Milch und der Gewürze darunterrühren, bis ein glatter Teig entstanden ist. Den Teig in eine gefettete Kastenform füllen und im vorgeheizten Backofen bei Mittelhitze 45 bis 50 Minuten backen.

Gewürzkuchen aus Hefeteig

200 g Weizenmehl (Type 1050), 100 g Weizenschrot (Type 1700 feingemahlen), 50 g Sojamehl (fettarm), 15 g Hefe, 1 Teelöffel Zucker, lauwarmes Wasser (etwa 60 ml), 100 g Haselnußmus, 75 g Rohzucker, 1 Ei, 1 Teelöffel Zimt, je 1 Messerspitze Nelkenpulver, Kardamom, Piment oder 1 Teelöffel Spekulatiusgewürz, ⅓ l Wasser

77 g Eiweiß
76 g Fett
309 g Kohlenhydrate

2227 Kalorien
9306 Joule

Mehl mit Weizenschrot und Sojamehl mischen. Eine Vertiefung in der Mitte des Teiges formen. Die mit etwas lauwarmem Wasser und Zucker angerührte Hefe hineingeben und zugedeckt an warmer Stelle stehenlassen. Zucker, Gewürze, Ei, Haselnußmus und so wenig wie möglich lauwarmes Wasser unter den Teig rühren. Der Teig muß eine glatte, geschmeidige Konsistenz haben und darf nicht an der Schüssel kleben bleiben. Ein zu nasser Teig würde nach dem Backen zusammenfallen. Eine Kastenform (26 × 10 cm) einfetten und mit Semmelbröseln ausstreuen. Teig zu einer Rolle formen, in die Kuchenform drücken und nochmals warmgestellt gehen lassen, bis er sich um ⅓ des Volumens vergrößert hat. Bei mittlerer Hitze etwa 45 Minuten backen. Zum Servieren können Sie die Scheiben mit Nuß-mix oder De-Vau-San bestreichen.

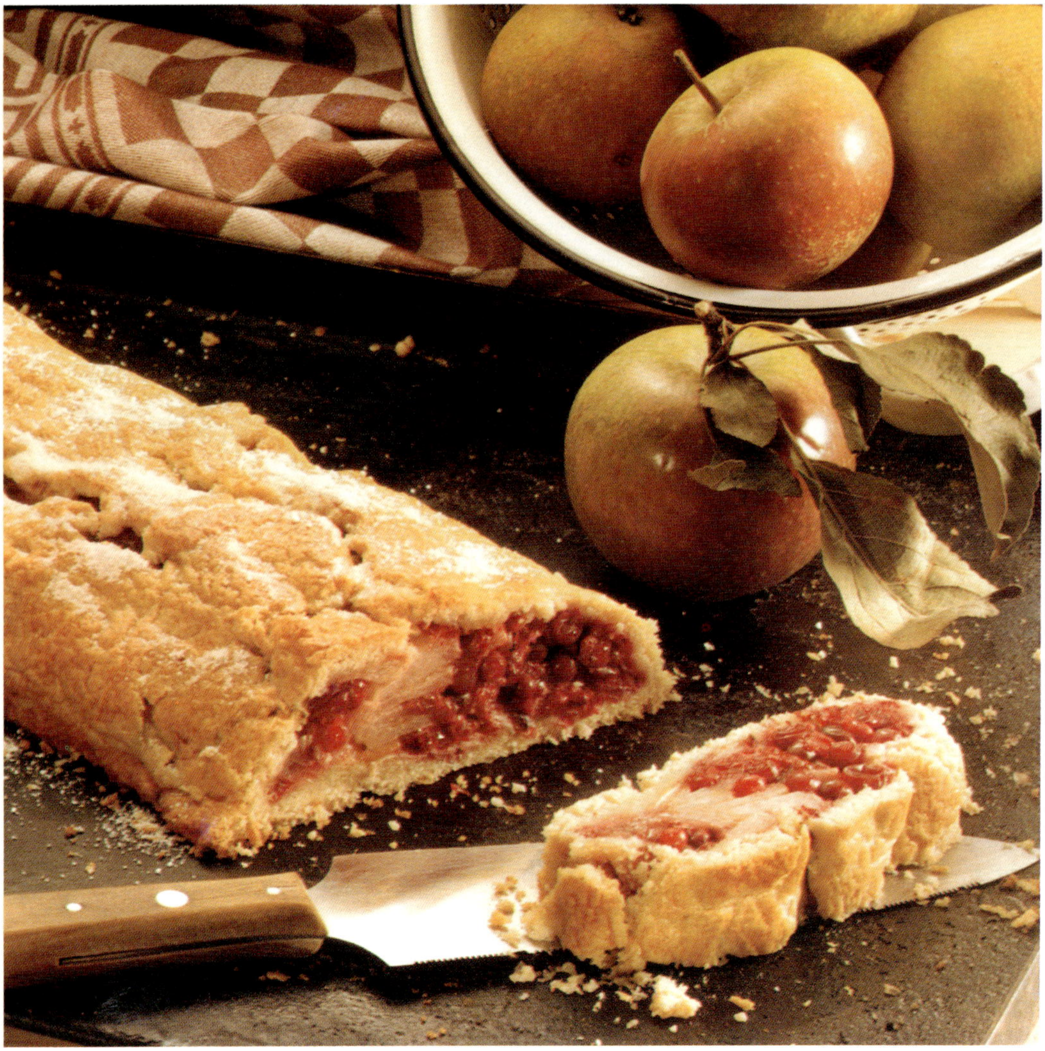

Preiselbeerrolle

125 g Butter oder Pflanzenmargarine, 2 Eigelb, 100 g Honig, 1 Eßlöffel Milch oder Wasser, 1 Messerspitze Vanillemark, 1 Prise Meersalz, 350 g Weizen

57 g Eiweiß
129 g Fett
432 g Kohlenhydrate

3117 Kalorien
13029 Joule

Füllung:

750 g mürbe Äpfel, ¼ Teelöffel Delifrut, etwas Zitronensaft, 1 Glas Preiselbeeren (ca. 400 g); 1 Eiweiß und 1 Eigelb zum Bestreichen, 10 g Sionon zum Bestreuen

Für den Teig das weiche Fett mit Eigelb, Honig, Flüssigkeit und Gewürzen schaumig rühren. Weizen mehlfein mahlen und 50 g

Kleie aussieben. Das restliche Mehl nach und nach mit der Buttermasse verrühren. Den Teig mindestens 30 Minuten zugedeckt und kühl ruhen lassen. Inzwischen geschälte Äpfel (ohne Kerngehäuse) in dünne Scheiben schneiden, mit Delifrut und Zitronensaft würzen. Backofen auf 200° C vorheizen. Den Teig zu einem Rechteck (30 × 40 cm) ausrollen. Die ausgesiebte Kleie darüberstreuen oder teilweise unter Äpfel bzw. Preiselbeeren mischen. Die Früchte als langen Mittelstreifen auf den Teig häufen, Enden etwas frei lassen. Ränder mit Eiweiß bestreichen. Die Seitenstreifen übereinanderschlagen, so daß eine Rolle entsteht. Enden zusammendrücken. Rolle mit Eigelb bestreichen und etwa 45 Minuten im unteren Teil des Backofens backen. Mit Sionon bestreuen und heiß oder kalt servieren.

Biskuitrolle mit Erdbeer-Sahne-Füllung

5 Eier, 125 g Mehl (Type 1050), 50 g Honig, Saft und geriebene Schale einer halben Zitrone

63 g Eiweiß
163 g Fett
185 g Kohlenhydrate

2463 Kalorien
9941 Joule

Füllung:

600 g Erdbeeren, 400 g Schlagsahne, 10 g Honig, Vanille

Eier trennen. Eigelbe mit Honig, Zitronensaft und -schale schaumig schlagen. Mehl und den steifgeschlagenen Eischnee vorsichtig unterheben. Die Biskuitmasse auf ein mit Backpapier ausgelegtes Blech etwa 1 cm dick aufstreichen. Bei mäßiger Hitze in etwa 10–15 Minuten hellgelb backen. Die Biskuitplatte auf ein sauberes Geschirrtuch stürzen, Backpapier abziehen und Biskuit mit Hilfe des Geschirrtuches von der Schmalseite her aufrollen. Abkühlen lassen.
Für die Füllung Erdbeeren putzen, 12 Stück zum Garnieren beiseite legen. Die restlichen Erdbeeren vierteln. Sahne steifschlagen, 3 Eßlöffel davon zum Verzieren abnehmen. Honig unter die restliche Sahne ziehen. Biskuitrolle wieder auseinanderrollen, Sahne darauf verstreichen, Erdbeeren darauf verteilen. Biskuit wieder aufrollen, mit der Naht nach unten auf eine Platte legen. 12 Stück markieren, jedes mit einer Sahnerosette und einer Erdbeere verzieren. 60 Minuten im Kühlschrank durchziehen lassen.

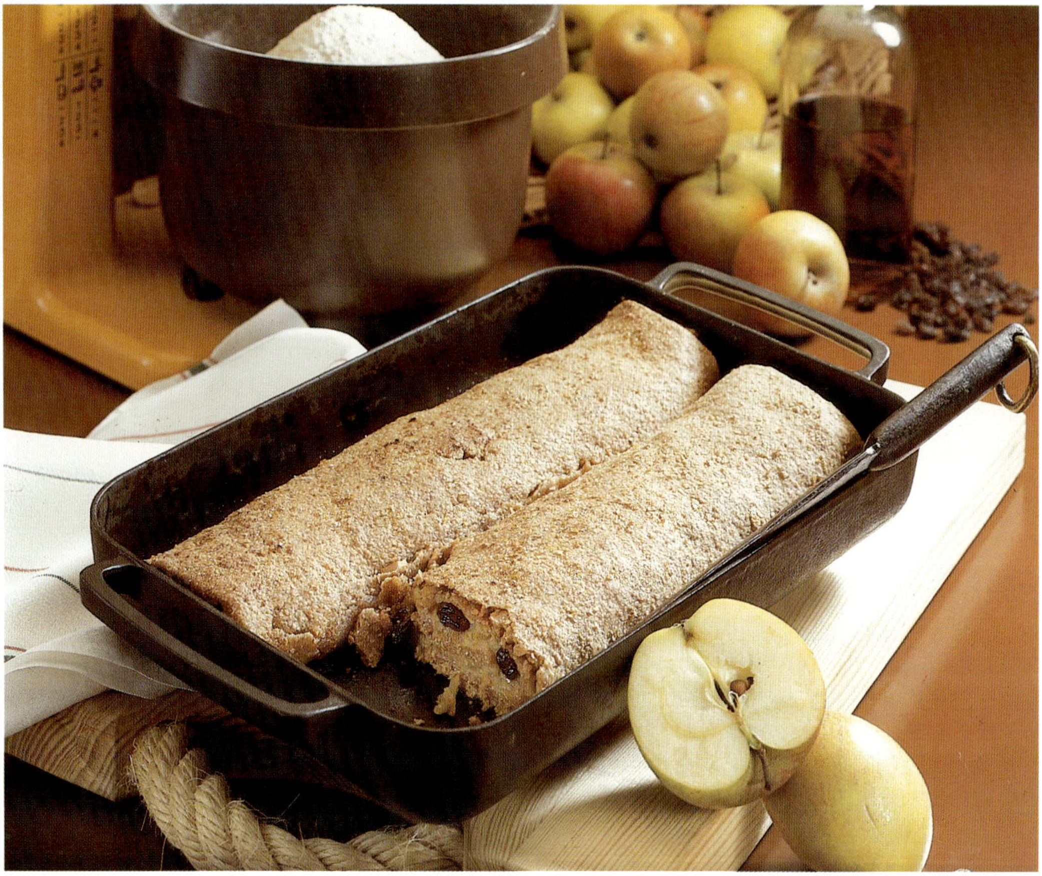

Apfelstrudel — Vollkorn

600 g Weizen, 200 ml Wasser, 60 g kaltgeschlagenes Sonnenblumenöl, Pflanzenmargarine für die Form

71 g Eiweiß
111 g Fett
582 g Kohlenhydrate

3621 Kalorien
15236 Joule

Füllung:

70 g ungeschwefelte Rosinen, 1 kg Äpfel, 40 g Butter, 2–4 Eßlöffel Honig, abgeriebene Schale von einer ungespritzten Zitrone, ½ Teelöffel Zimt

Den Weizen mehlfein mahlen. Durchsieben und in eine Schüssel geben, 100 g zurückbehalten. In die restlichen 500 g Mehl in der Mitte eine Vertiefung drücken. Das Wasser auf 35° C (handwarm) erhitzen, in die Vertiefung gießen und das Öl zugeben. Aus Mehl, Wasser und Öl einen festen, aber elastischen Teig kneten. 10 Minuten kräftig durcharbeiten, 2 Kugeln daraus formen und mit Öl bestreichen, damit sie nicht austrocknen. Unter einem angewärmten Topf 1 Stunde ruhen lassen. In der Zwischenzeit die Rosinen einweichen. Die Äpfel waschen, vierteln und das Kernhaus ausschneiden. Die Äpfel wenn möglich mit der Schale grob raspeln. Eine rechteckige feuerfeste Form mit Margarine einfetten. Die erste der Teigkugeln auf einem bemehlten Tuch dünn ausrollen. Die Butter zerlassen und den Teig damit dünn bestreichen. Mit der Hälfte der Äpfel belegen, die Teigränder dabei freilassen. Mit etwas Honig beträufeln. Die Hälfte der Rosinen darauf streuen. Die Zitronenschale über die Äpfel reiben und mit Zimt würzen. Den unteren Rand des Tuches hochheben und den Strudel vorsichtig zusammenrollen. Die Teigenden gut zusammendrücken. Die Rolle vom Tuch behutsam in die Form gleiten lassen. Die Oberfläche des Strudels mit zerlassener Butter bestreichen. Die andere Hälfte des Teiges ebenso füllen. Diesen Strudel neben dem ersten in die Form legen. Die Form auf die unterste Schiene im Backofen schieben. Die Strudel bei 220° C in 40–45 Minuten backen, bis die Teigkruste knusprig braun ist. In der Form servieren.

Pflaumenkuchen

250 g Weizenvollkornmehl (Type 1700), 85 g Pflanzenmargarine, 80 g Honig, 1 Ei, abgeriebene Schale einer Zitrone, 1 Teelöffel Backpulver, 1 Prise Meersalz, 750 g Pflaumen, 1 Eßlöffel Weizenkeime

44 g Eiweiß
81 g Fett
340 g Kohlenhydrate

2265 Kalorien
9468 Joule

Ei, Honig und Margarine verrühren, Mehl, Backpulver sowie Gewürze untermengen und alles zu einem glatten Teig verkneten. Eine Springform fetten, den Teig eindrücken und kalt stellen. Die gewaschenen Pflaumen entsteinen und halbieren. Den Teig im vorgeheizten Backofen bei 200° C fünf Minuten vorbacken, mit den Weizenkeimen bestreuen, mit den Pflaumen belegen und noch etwa 55 Minuten weiterbacken.

Hefekuchen mit Obst

250 g Weizenvollkornmehl (Type 1700), 30 g Hefe, 1/8 l Milch, 50 g kaltgeschlagenes Pflanzenöl, 1 Prise Meersalz, 1 Ei, 15 g Honig, 500 g Obst nach Jahreszeit

44 g Eiweiß
63 g Fett
273 g Kohlenhydrate

1842 Kalorien
7700 Joule

Mehl in eine Schüssel sieben, in die Mitte eine Vertiefung drücken und die mit lauwarmer Milch verrührte Hefe hineingeben. Daraus einen kleinen Vorteig bereiten und diesen gehen lassen. Dann Öl, Ei, Salz und Honig dazugeben, alles gut verschlagen und nochmals gehen lassen. Eine Springform fetten, den Teig darauf ausrollen, mit vorbereitetem Obst bedecken und bei Mittelhitze abbacken.

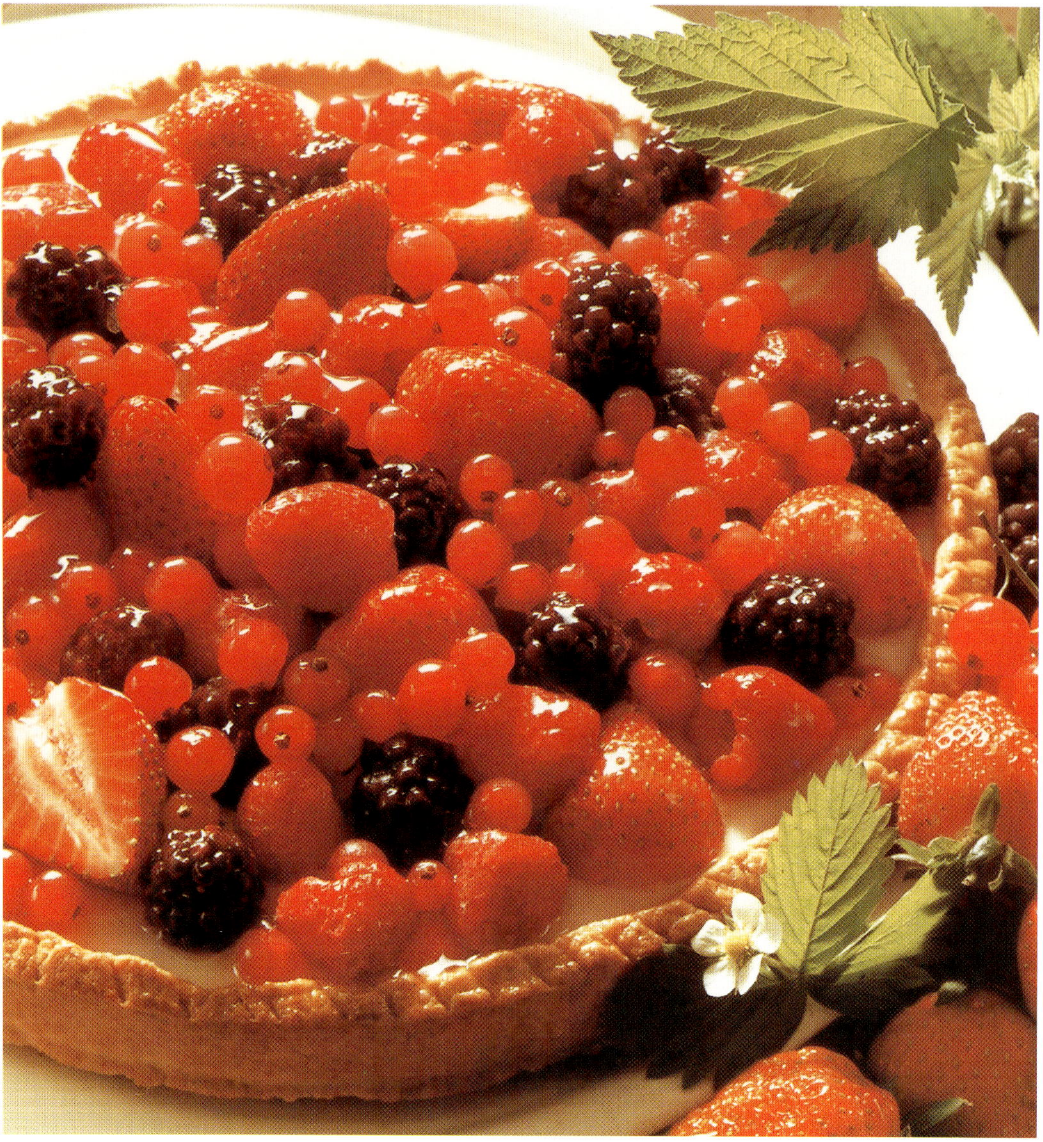

Tortenboden mit frischem Obst

250 g Mehl (Type 1050), 125 g Pflanzenmargarine, 50 g Fruchtzucker, ½ Teelöffel Vanillepulver, 1 Ei, frisches Obst, 2 g Agar-Agar, ¼ l Wasser oder Obstsaft und Schlagsahne

36 g Eiweiß
104 g Fett
247 g Kohlenhydrate

2068 Kalorien
8642 Joule

Mehl auf ein Backbrett sieben, in die Mitte eine Vertiefung drücken und dahinein das Ei gleiten lassen. Margarineflöckchen, Fruchtzucker und Vanillepulver darüberstreuen und alle Zutaten zu einem glatten Teig verkneten. Diesen etwa 30 Minuten kalt ruhen lassen. Dann in eine gefettete Tortenbodenform geben und bei Mittelhitze abbacken. Abgekühlt mit frischem Obst nach der Jahreszeit belegen. Eventuell Obstsaft oder Wasser mit Agar-Agar steifen und dann darübergeben. Die Torte mit Schlagsahne verziert anrichten.

Apfeltorte

50 g Honig, 2 Eier, 80 g Pflanzenmargarine, Schale von einer Zitrone, 50 g Hirseflöckli, 100 g Weizen, 1 gestrichener Teelöffel Backpulver

46 g Eiweiß
154 g Fett
243 g Kohlenhydrate

2548 Kalorien
10652 Joule

Honig und Eier schaumig schlagen. Margarine und Zitronenschale unter ständigem Rühren zugeben. Weizen fein mahlen, mit Hirseflöckli und Backpulver mischen und in den Teig rühren. Teigmasse in eine gefettete Springform füllen. Wer den Weizen nicht mahlen will, kann auch Weizenvollkornmehl (Type 1700) verwenden.

Belag:

3 mittelgroße Äpfel, 1 Eßlöffel Pflanzenmargarine, 1 Eßlöffel Sahne, ½ Teelöffel Zimt, 2 Eßlöffel Honig, 100 g Haselnüsse, 30 g Weinbeeren

Äpfel in Scheiben schneiden und auf den Teig legen. Margarine schmelzen lassen. Sahne mit der abgekühlten Margarine, Honig und Zimt vermengen, über die Äpfel geben. Haselnüsse in Scheiben schneiden, mit den Weinbeeren mischen und über die Äpfel streuen. Im vorgeheizten Backofen bei 200° C auf mittlerer Schiene etwa 35 Minuten backen.

Himbeerschichttorte

250 g Vollkornzwieback, 500 g Himbeeren, 100 g Honig, etwas Himbeersaft, ¼ l Schlagsahne, 100 g gehackte Nüsse, 50 g Mandel- oder Nußmus

59 g Eiweiß
175 g Fett
354 g Kohlenhydrate

3227 Kalorien
13489 Joule

Die Zwiebäcke mit Mandel- oder Nußmus bestreichen. Himbeeren säubern und zerdrückt mit Honig vermischen. Zwiebäcke und Himbeeren lagenweise in eine Kastenform füllen, gut durchziehen lassen. Die Zwiebäcke, wenn nötig, noch mit etwas Himbeersaft tränken. Die Torte gestürzt mit Schlagsahne bestreichen und mit gehackten Nüssen bestreut servieren.

Joghurtcreme-Torte mit Johannisbeeren

100 g Vollkornzwieback für den Boden, ¼ l Magermilchjoghurt, 50 g Fruchtzucker, Saft und abgeriebene Schale einer naturreinen Zitrone, die abgeriebene Schale einer naturreinen Orange, 3 Eiweiß, 400 g rote Johannisbeeren, 3 g Agar-Agar

386 g Eiweiß
22 g Fett
97 g Kohlenhydrate

735 Kalorien
3068 Joule

Für die Dekoration:

100 g Johannisbeeren, 50 g geschlagene Sahne

Den Boden einer Springform möglichst lückenlos mit Zwieback auslegen; den Rand mit Backtrennpapier oder Pergamentpapier auskleiden. Die Johannisbeeren waschen, entstielen und gut abtropfen lassen, 100 g zur Dekoration beiseite stellen. Den gekühlten Joghurt mit Zitronensaft und Zitronenschale, Orangenschale und Fruchtzucker glattrühren. Agar-Agar auflösen, tropfenweise unter die Joghurtcreme rühren und die Johannisbeeren dazugeben. Wenn die Creme zu gelieren beginnt, das steifgeschlagene Eiweiß vorsichtig unterziehen und die Mischung sofort in die Springform füllen, glatt streichen und kühl stellen. Vor dem Servieren die Torte mit den restlichen Johannisbeeren und der Sahne verzieren.

Quark-Sahne-Torte

1 Mürbeteig, 500 g Beerenobst oder Saft von 2 Zitronen, 500 g Magerquark, 50 g Fruchtzucker, ¼ l Schlagsahne, 10 g Agar-Agar

114 g Eiweiß
191 g Fett
419 g Kohlenhydrate

3966 Kalorien
16574 Joule

Aus dem Mürbeteig (siehe das Rezept auf Seite 600 „Tortenboden mit frischem Obst") zwei dünne Böden in der Springform backen. Einen Boden ganz lassen, den anderen sofort in 12 Tortenstücke schneiden. Den ganzen Boden zurück in die Springform legen, den Formenrand mit einer Papiermanschette auskleiden, die Quarkcreme einfüllen und erstarren lassen. Nach etwa 3 Stunden in Stücke geteilten zweiten Boden auflegen, den Formenrand entfernen und die Torte servieren.

Quarkcreme:

Den Quark mit Zucker und Zitronensaft oder den vorbereiteten Beeren gut vermischen. Agar-Agar auflösen, tropfenweise unterschlagen und zuletzt die steifgeschlagene Sahne vorsichtig unterziehen.

Nußtorte

4 Eier, 100 g Honig, 200 g gemahlene Haselnüsse, 50 g Vollkorngrieß, Schale einer Zitrone

59 g Eiweiß
147 g Fett
144 g Kohlenhydrate

2134 Kalorien
8905 Joule

Eigelb mit Honig so lange rühren, bis eine dicke Creme entstanden ist. Dann die abgeriebene Zitronenschale, gemahlene Nüsse und Grieß hinzufügen und gut verrühren. Zum Schluß den steifgeschlagenen Eischnee unterheben. Diesen Teig in eine gefettete Form füllen und bei milder Hitze abbacken.

Mandel-Möhren-Torte

3 Eier, 6 Eßlöffel heißes Wasser, 100 g Honig, 100 g Weizenschrot (Type 1700 fein), 100 g Vanille-Puddingpulver, 1 Teelöffel Backpulver, 100 g Mandeln, 100 g Möhren, Zitronenschale, Meersalz

54 g Eiweiß
74 g Fett
237 g Kohlenhydrate

1874 Kalorien
7842 Joule

Mandeln brühen, abziehen und fein reiben. Möhren waschen, schälen und fein reiben. Eier trennen. Springform ausfetten. Eigelb mit Wasser und Honig schaumig schlagen. Weizenschrot, Puddingpulver und Backpulver unterrühren. Mandeln, Möhren, abgeriebene Zitronenschale und Meersalz hinzufügen und alle Zutaten miteinander verrühren. Steifgeschlagenes Eiweiß zum Schluß vorsichtig unterheben. Den Teig in die Form füllen und sofort im vorgeheizten Backofen bei Mittelhitze 40 bis 45 Minuten backen. Aus dem Kuchen können 12 Stücke geschnitten werden.

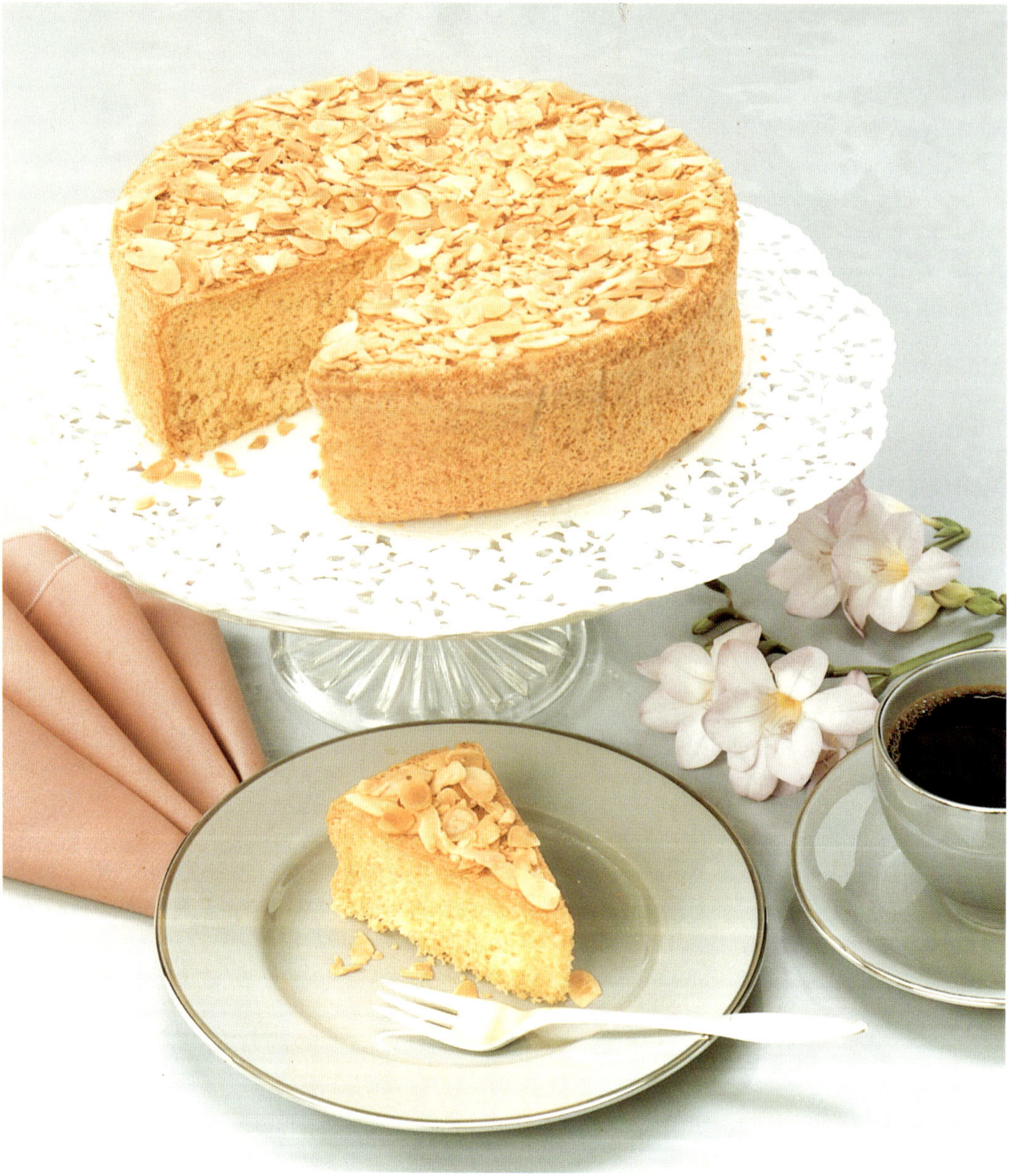

Mandel-Torte (16 Stück)

6 ganze Eier, 2 Eigelb, 250 g Mandeln (ohne Schale gerieben und in der trockenen Pfanne leicht angeröstet), 1 Eßlöffel Diätsüße, abgeriebene Schale von einer halben Zitrone (naturrein), 1 Teelöffel Bittermandelessenz (nicht Backöl)

Belag:

40 g Diät-Konfitüre Aprikose, 30 g Mandelblättchen (geröstet)

1 Stück enthält:

6 g Eiweiß
12 g Fett
4 g Kohlenhydrate

148 Kalorien
626 Joule

4 Eier trennen und das Eiweiß beiseite stellen. Die 4 Eigelb mit den restlichen zwei ganzen Eiern und den zusätzlichen 2 Eigelb in eine Schüssel geben und zusammen mit 2 Eßlöffel warmem Wasser und Diätsüße sehr schaumig rühren (Handrührer Stufe 3). Die 4 Eiweiß mit ein paar Tropfen Zitronensaft zu einem festen Schnee schlagen. Auf die Eigelbmasse die geriebenen Mandeln schütten, Zitronenschale darüberreiben, Bittermandelessenz auftropfen, darüber den Eischnee geben und alles mit dem Schneebesen so vorsichtig untereinanderheben, daß der Eischnee nicht zusammenfällt, also auf keinen Fall rühren! Eine Springform von 24 cm Durchmesser mit Backtrennpapier auslegen, den Teig hineinlöffeln, nicht schütten! Im vorgeheizten Backofen bei 200° C etwa 1–1½ Stunden backen. In der ersten halben Stunde sollte die Unterhitze stärker als die Oberhitze sein. Hölzchenprobe machen. Wenn der Kuchen gar ist, dürfen keine Krümel mehr an dem Hölzchen haften. Wenn die Torte aus dem Ofen kommt, 10 Minuten in der Form auskühlen lassen mit gelöstem, aber nicht abgenommenem Springformring. Dann auf ein Rost stürzen, die Form entfernen und das Backtrennpapier vorsichtig abziehen. Die Oberfläche der ausgekühlten Torte mit der Aprikosenkonfitüre bestreichen und mit Mandelblättchen bestreuen.

Nougat-Keks-Torte

80 g Honig, 5 Eßlöffel heißes Wasser, 1 Teelöffel Getreidekaffeepulver, 2 Teelöffel Kakao, ½ Teelöffel Vanillepulver, ½ Teelöffel Zimt, 200 g Haselnüsse, 250 g Magerquark, 1 Packung (300 g) Vollkornkeks

89 g Eiweiß
182 g Fett
279 g Kohlenhydrate

3112 Kalorien
13023 Joule

Getreidekaffeepulver mit dem heißem Wasser anrühren. Honig darin auflösen, Kakao und Gewürze dazugeben. Zum Schluß die mehlfein gemahlenen Haselnüsse gut mit der Flüssigkeit vermengen. Quark mit Nougat-Creme gut verrühren. Den Boden der Springform mit Folie oder Pergamentpapier auslegen. Als Tortenboden eine Schicht Vollkornkekse legen, darauf einen Teil der Nougatmasse verstreichen und dann wieder eine Schicht Kekse und so weiter, mit Keksen abschließen. Die Torte für einige Stunden sehr kalt stellen – vielleicht für kurze Zeit in die Tiefkühltruhe.

Apfeltaschen (12 Stück)

500 g Weizen oder Dinkel, 20 g Hefe (½ Würfel) oder entsprechende Menge Trockenhefe, 80 g Honig, ca. ¼ l handwarme Milch, 100 g Pflanzenmargarine, 2 Eier, 1 Prise Meersalz

Füllung:

700 g Äpfel, 200 g Haselnüse, 200 g Weinbeeren, Honig, Zimt, Vanille

Weizen oder Dinkel mahlen und einen Vorteig folgendermaßen herstellen: In die Mitte des Mehls eine Mulde drücken, darin Hefe, etwas Honig und einen Teil der Milch mit wenig Mehl verrühren. Zudecken und etwa 10 Minuten an einem warmen Ort gehen lassen. Unter den gegangenen Vorteig alle übrigen Zutaten einschließlich Margarine, Eier, Salz geben und etwa 5 Minuten kneten. Zudecken und gehen lassen, bis der Teig sein Volumen verdoppelt hat. Nochmals kurz kneten. Äpfel in feine Streifen schneiden, Nüsse fein mahlen, mit Honig, Zimt und Vanille abschmecken. Den gegangenen Teig auf einem bemehlten Brett auswellen, in etwa 12 gleich große Quadrate teilen, auf jedes etwa 1 Eßlöffel der Füllung geben und die Quadrate so zusammenlegen, daß Dreiecke entstehen. Auf ein gefettetes Blech setzen, nochmals kurz gehen lassen, mit Milch bestreichen und im vorgeheizten Ofen bei 200° C ungefähr 30 Minuten backen.

Ein Stück enthält:
10 g Eiweiß
20 g Fett
43 g Kohlenhydrate
432 Kalorien
1706 Joule

Quarkblätterteig-Teilchen

250 g Weizenmehl (Type 1050), 250 g Magerquark, 250 g Pflanzenmargarine, 375 g Obst oder 100 g Marmelade als Füllung, 1 Eigelb, 30 g Puderzucker

Mehl mit Quark und Margarine verkneten. Den Teig etwa 1 Stunde kalt stellen, dann dünn ausrollen, mehrere Schichten übereinanderlegen und erneut ausrollen. Drei- oder Vierecke ausschneiden und mit Obst oder Marmeladenklecksen belegen. Zusammenklappen, gut andrücken, mit verquirltem Eigelb bestreichen und im Backofen backen. Mit Puderzucker bestreut kalt oder warm servieren.

mit Obst:
76 g Eiweiß
211 g Fett
262 g Kohlenhydrate
3348 Kalorien
13995 Joule

mit Marmelade:
75 g Eiweiß
211 g Fett
280 g Kohlenhydrate
3418 Kalorien
14286 Joule

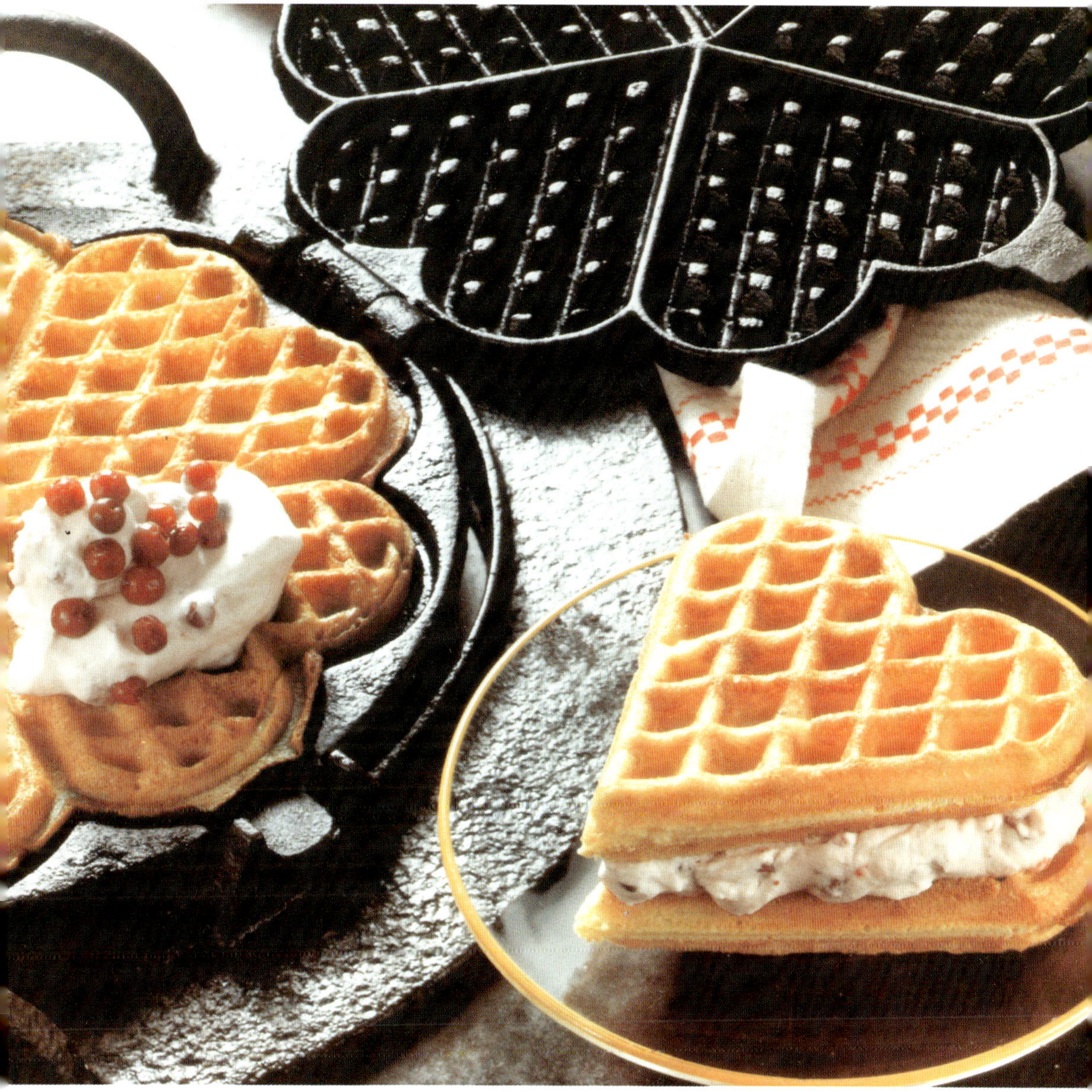

Süße Waffeln (8 Stück)

250 g Dinkel oder Weizen, 300 ml Milch, 1 Ei, 50 g Butter oder Pflanzenmargarine, 50 g Honig, 1 Teelöffel Anis, 1 Teelöffelspitze Vanillepulver, 1 Prise Meersalz

Weizen oder Dinkel mahlen. Alle Zutaten miteinander verrühren und im Waffeleisen backen. Feinschmecker können je zwei Waffelherzen mit Preiselbeerquark füllen.

Ein Stück enthält:

6 g Eiweiß
8 g Fett
29 g Kohlenhydrate

212 Kalorien
886 Joule

Anisbrezeln

150 g Butter, 100 g Honig, 1 Prise Salz, 3 Eier, 2 Eßlöffel gemahlenen Anis, 150 g Mehl (Type 1050), 150 g Weizenvollkornmehl

56 g Eiweiß
149 g Fett
274 g Kohlenhydrate

2662 Kalorien
11144 Joule

Die angegebenen Zutaten nach und nach zu einem Rührteig verarbeiten. Diesen 2 Stunden kühl stellen. Dann bleistiftdicke Rollen formen , in 10 cm lange Stücke teilen. Brezeln formen. Auf das gefettete Blech legen und darauf 3–4 Stunden an der Luft trocknen lassen. Anschließend bei 180° C 15 Minuten backen lassen.

Hagebutten-Makronen

100 g Hagebuttenmark, 180 g Weizenkeime oder geriebene Mandeln, 3 Eiweiß, 90 g Fruchtzucker, 60 g Vollkorngrieß

67 g Eiweiß
18 g Fett
243 g Kohlenhydrate

1402 Kalorien
5853 Joule

Das Eiweiß steif schlagen, dann Weizenkeime oder Mandeln, Fruchtzucker, Hagebuttenmark und Grieß unterheben. Von dieser Masse kleine Häufchen auf ein gefettetes Blech setzen und bei 175° C ca. 15–20 Minuten abbacken.

Mandelplätzchen

250 g Haferflocken, 200 g Mehl (Type 1050), 150 g Pflanzenmargarine, 150 g Fruchtzucker oder Honig, ½ Teelöffel Vanillepulver, 1 Zitrone, 2 Eier, 1 Teelöffel Backpulver, 50 g Mandeln, 1 Eigelb

85 g Eiweiß
187 g Fett
449 g Kohlenhydrate

3817 Kalorien
15953 Joule

Die Margarine mit den Flocken zerkrümeln. Zucker oder Honig, Vanille, abgeriebene Zitronenschale und zwei ganze Eier schaumig rühren, das mit Backpulver gesiebte Mehl unterheben und diese Schaummasse mit der Flockenmischung verkneten. Den Teig dünn ausrollen, beliebige Formen ausstechen, mit Eigelb bestreichen und mit fein geschnittenen Mandeln bestreut auf ein Backblech geben. Bei 200° C ca. 15 Minuten backen.

Sojakekse

100 g Sojamehl, 100 g Weizenmehl (Type 1050), 100 g De-Vau-San, 100 g geriebene Haselnüsse, 80 g Honig, ½ Teelöffel Vanillepulver, 6 Eßlöffel Wasser, abgeriebene Schale einer Zitrone

62 g Eiweiß
173 g Fett
174 g Kohlenhydrate

2501 Kalorien
10450 Joule

Alle Zutaten zu einem Knetteig verarbeiten, dünn ausrollen und mit Plätzchenformen ausstechen. Im Backofen bei 200° C in 10–15 Minuten goldbraun backen.

Sonnenblumenkekse

⅛ l kaltgeschlagenes Sonnenblumenöl, 70 g brauner Zucker, 2 Eier, ½ Teelöffel Vanillepulver, 250 g Weizenmehl (Type 1050), 75 g Kokosflocken, 125 g Sonnenblumenkerne, ½ Teelöffel Meersalz, 60 ml Wasser

81 g Eiweiß
233 g Fett
275 g Kohlenhydrate

3517 Kalorien
14698 Joule

Öl und Zucker mit dem elektrischen Handrührgerät verrühren, Eier zufügen und schaumig schlagen. Dann Gewürze, Mehl, Kokosflocken, Wasser und Sonnenblumenkerne unterziehen. Den Teig teelöffelweise auf ein mit Backtrennpapier ausgelegtes Backblech verteilen und im vorgeheizten Backofen bei 200° C in 15–20 Minuten abbacken.

Vollkornkekse mit Walnüssen

125 g Haferflocken, 40 g Rohzucker, 100 ml kaltgeschlagenes Sonnenblumenöl, ½ Teelöffel Vanillepulver, ¼ Teelöffel Meersalz, 140 g Vollkornmehl, 100 g Sultaninen, 60 g Walnüsse (kleingehackt), 1 Eßlöffel Rübensaft, 1 großes Ei, 2 Teelöffel Nußmus, 3 Teelöffel Wasser

58 g Eiweiß
175 g Fett
300 g Kohlenhydrate

3007 Kalorien
12570 Joule

Haferflocken und Rohzucker vermischen. Öl darüber träufeln. 1 Stunde stehenlassen. Die nächsten 6 Zutaten dazugeben. Ei, Nußmus und Wasser miteinander verschlagen, zu der Masse geben und alles gut miteinander vermischen. Backblech ölen. Den Teig eßlöffelweise auf das Backbleck setzen und bei 180° C etwa 25 Minuten backen, bis die Kekse goldbraun sind.

Nuß-Bananenbrot

150 g Pflanzenmargarine, 150 g Honig, 3 Eier, 2 Bananen, 350 g Weizen, 3 gestrichene Teelöffel Backpulver, ¼ Teelöffel Meersalz, 100 g Haselnüsse (gehackt), 2 Messerspitzen Vanillepulver, etwa ⅛ l Milch

82 g Eiweiß
212 g Fett
410 g Kohlenhydrate

3876 Kalorien
16202 Joule

Margarine und Honig schaumig rühren. Eier unter ständigem Rühren dazugeben. Bananen fein zerdrücken und unterrühren. 350 g Weizen mahlen, mit den restlichen Zutaten mischen und in die Teigmasse im Wechsel mit der Milch einrühren. Teig in eine gefettete Kastenform geben und glattstreichen. Auf der untersten Schiene im vorgeheizten Backofen 50 Minuten bei 180° C backen. Wer den Weizen nicht mahlen will, kann auch Weizenmehl (Type 1050) oder Weizenvollkornmehl (Type 1700) verwenden.

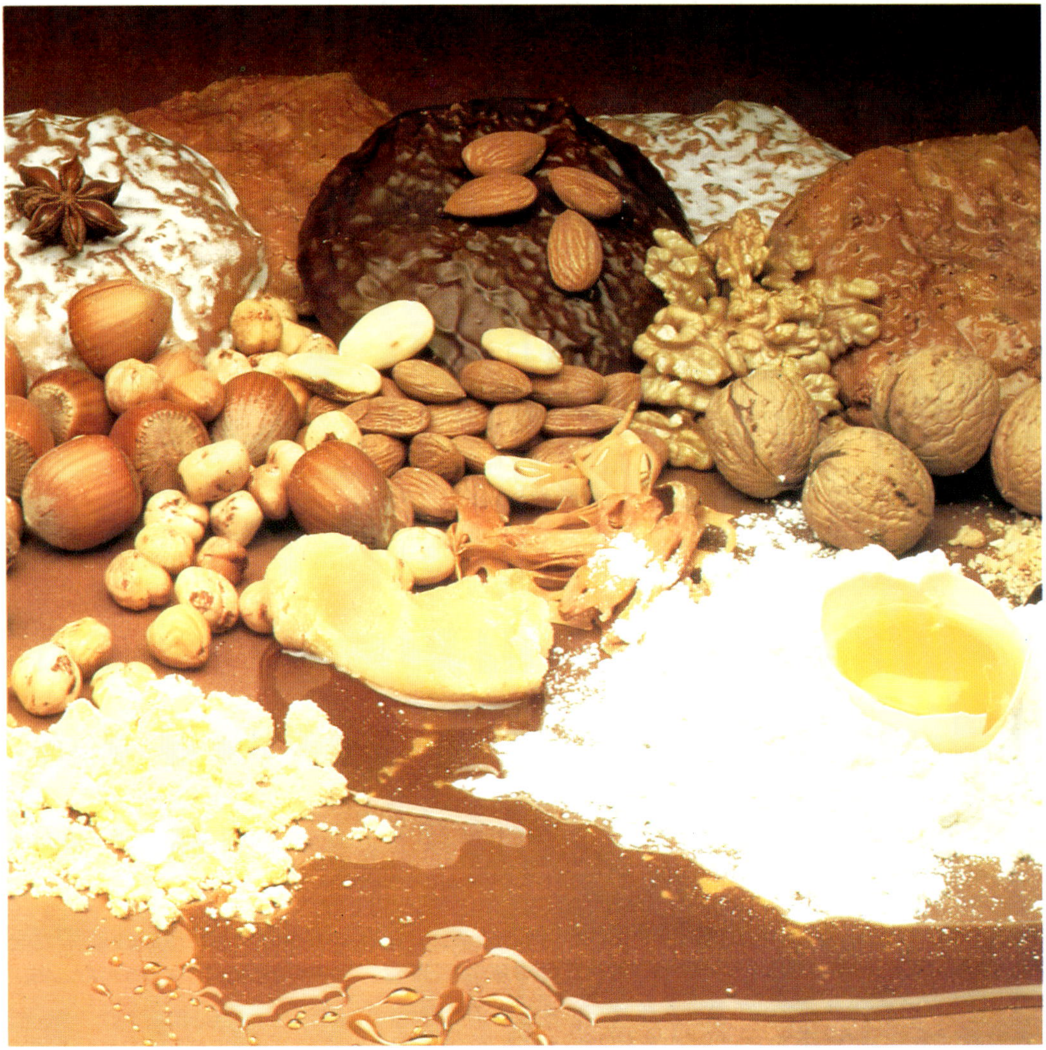

Honiglebkuchen „Insterburg"

500 g Honig, 200 g brauner Zucker, 1½ kg gesiebtes Weizenvollmehl (Type 1700), 185 g feingehacktes Orangeat, 185 g feingehacktes Zitronat, 500 g geriebene Mandeln, abgeriebene Schale von 2 Zitronen, 5 g Nelkengewürz, 5 g Vanillemark, 5 g Muskatblüte, 3 Eßlöffel Backpulver, Mandeln, Nüsse, kandierter Ingwer

272 g Eiweiß
300 g Fett
1609 g Kohlenhydrate

10222 Kalorien
42704 Joule

Honig mit Zucker erwärmen, bis beides zerfließt. Mehl nach und nach unterrühren. Orangeat, Zitronat, Mandeln, Zitronenschalen, Nelkengewürz, Vanillemark, Muskatblüte sowie Backpulver untermischen und den Teig kräftig durchkneten. 5 mm dick ausrollen, auf ein gefettetes Backblech legen und bei mittlerer Hitze hell backen. Den noch warmen Lebkuchen in Rechtecke schneiden und mit Mandeln, Nüssen und Ingwer verzieren.

Selber Brot backen

Mit dem ständig steigenden Bewußtsein für eine natürliche und vollwertige Ernährung hat auch das Brotbacken in jüngster Zeit wieder an Bedeutung gewonnen, und dies, obwohl es in Deutschland ein reichhaltiges Angebot von etwa 250 verschiedenen Brotsorten gibt.

Wesentliche Vorbehalte gegen industriell gefertigte Brote bestehen in der Behandlung des Mehles, das häufig kaum noch etwas von den hochwertigen Nährstoffen des Ausgangsgetreides enthält, dafür jedoch mit chemischen Zusatzstoffen belastet ist. Der private Brotbäcker dagegen kann selbst entscheiden, was in sein Brot hineinkommt.

Das Mehl

Die Typenbezeichnungen auf den Mehltüten zeigen den Ausmahlungsgrad des Mehles an und benennen die Menge an Mineralstoffen in Milligramm, die bei der Veraschung von 100 g Mehl als Rest übrigbleibt. Mehle mit hoher Typenzahl besitzen also einen höheren Eiweiß-, Vitamin- und Mineralstoffgehalt, da sie stärker ausgemahlen sind, das heißt wesentliche Bestandteile des Getreidekorns vor dem Mahlvorgang nicht entfernt wurden. Wenn auch sehr viel gesünder als das übliche Weißmehl, büßen selbst einige dieser hochausgemahlenen Mehlsorten Teile ihres Vollwertes ein: Nach dem Steinmetzverfahren wird den zur Vermahlung gelangenden Körnern die Glashaut abgetrennt, was ihren Anteil an Ballaststoffen herabsetzt.

Generell hat die Verwendung von abgepacktem Mehl den Nachteil, daß wichtige Vital- und Aromastoffe durch die zum Teil sehr lange Lagerung verlorengehen. Der volle Wert des Getreides kann demnach nur bei der Verwendung frisch gemahlener Körner ausgeschöpft werden.

Im Gegensatz zum Mehl kann frisches Getreide sehr lange gelagert werden, ohne an seinem Nährwert einzubüßen. Der Markt bietet ein großes Angebot verschiedener Getreidemühlen, die vor allem nach dem Gesichtspunkt des individuellen Getreideverbrauches ausgewählt werden sollten. Mühlen mit Steinmahlvorsatz sind zu bevorzugen, weil sie das Getreide durch geringeren Mahldruck wesentlich schonender behandeln als Getreidemühlen mit Stahlwalze. Viele Naturkostläden und Reformhäuser bieten auch den Service des Mahlens an.

Neben Roggen und Weizen eignen sich Dinkel, Hafer, Gerste, Hirse, Buchweizen und sogar Mais zum Brotbacken. Da letztere sich allein jedoch schwer verarbeiten lassen, sollten sie stets mit Roggen oder Weizen vermischt werden. Samen, Nüsse und Trockenfrüchte bieten eine weitere Ergänzung der Geschmackspalette.

Hinweise für das Backen

Damit das Brot auf Anhieb gut gelingt, müssen alle Zutaten genau ausgewogen werden. Dabei wird man sehr schnell feststellen, daß der Teig je nach verwendeter Getreideart und Feinheit des Mehles unterschiedliche Festigkeit besitzt. Vollkornmehl braucht länger zum Aufquellen als Weißmehl, so daß der Teig erst nach einiger Zeit fest wird. Deshalb sollte man mit dem Untermengen zusätzlichen Mehles äußerst zurückhaltend sein, selbst wenn der Teig zunächst sehr weich erscheint.

Statt Zucker eignen sich Ahornsirup, Dicksaft aus Äpfeln oder Birnen, Honig, Rübenkraut oder Trockenfrüchte als *Süßmittel.* Sie verleihen dem Brot ein besonderes Aroma, so daß mit zusätzlichen Gewürzen vorsichtig umgegangen werden kann.

Als *Backfett* sollten nur hochwertige

Pflanzenfette verwendet werden, zur Geschmacksveredlung eventuell auch Butter.

Bei den *Teiglockerungsmitteln* unterscheidet man die chemischen Triebmittel (Backpulver, Pottasche, Hirschhornsalz) von den biologischen (Backferment, Hefe und Sauerteig). Hefe und Sauerteig sind für die Brotherstellung am geeignetsten.

Für den *Hefebrotteig* sollte stets frische Preßhefe verwendet werden. Die Flüssigkeitstemperatur muß zwischen 20 und 25° C liegen. Den Teig unbedingt gut kneten und während des Gehenlassen mit einem Tuch abdecken, damit die Oberfläche nicht austrocknet. Die auf Hefepackungen oder in Rezepten angegebenen Gehzeiten sind nicht verbindlich, da der Gehvorgang von Luftfeuchtigkeit und Lufttemperatur abhängig ist. Der Teig ist dann genug gegangen, wenn er sein Volumen etwa verdoppelt hat.

Sauerteig erhält man nur noch selten beim Bäcker; man muß ihn also möglichst selbst nach folgendem Rezept herstellen:

Herstellung von Grundsauer (Dreistufensauer)

1. Tag: 30 g feingemahlenes Roggenvollkornmehl, 30 ml Wasser, noch besser Trinkmolke, Buttermilch oder Sauermilch (40° C warm).

Mehl und Flüssigkeit gut verrühren, in Steinzeug- oder Porzellanschüssel füllen, mit einem Tuch zudecken und an einem warmen Ort (auf Herdseite bei Kohlenherd, auf dem Kachelofen oder auf Wärmflasche bzw. Heizkissen) bei 37– 40° C stehen lassen, am besten über Nacht und den darauffolgenden Tag.

2. Tag: 30 g feingemahlenes Roggenvollkornmehl, 30 ml Wasser, Molke, Butter- und Sauermilch (40° C warm).

Am Abend zu der Mischung vom Vorabend rühren, wieder zudecken und gut gewärmt gehen lassen.

3. Tag: 40 g feingemahlenes Roggenvollkornmehl, 40 ml Wasser, Molke, Butter- oder Sauermilch (40° C warm).

Wieder am Abend zu der gärenden Mischung rühren, nochmals über Nacht zugedeckt reifen lassen, bis die Mischung angenehm säuerlich riecht und mit Blasen durchsetzt ist.

Um nicht für jedes Brot einen neuen Sauerteig bereiten zu müssen, können nach dem zweiten Kneten vom Brotteig 100 g abgenommen und in einem Glas oder Steingutgefäß kühl aufbewahrt werden.

Der Teig muß sehr sorgsam geknetet werden. In gleichmäßigem Rhythmus wird er durchgewalkt, bis er glatt und geschmeidig ist und nicht mehr an Schüssel oder Backbrett festklebt. Jetzt braucht der Teig Ruhe, um sich wieder zu lockern. Wölbt sich seine Oberfläche leicht und zeigt sie kleine Risse, kann das Nachkneten erfolgen, bei dem die überflüssige Luft herausgepreßt und das Gärmittel besser verteilt wird.

Der Teig kann nun nach Belieben ausgeformt werden. Mit Nüssen oder Samen bestreute Laibe sorgen für eine weitere geschmackliche Vielfalt.

Beim Backen muß stets für genügend Feuchtigkeit gesorgt werden, damit das Brot richtig aufgeht und nicht zu schnell eine harte Kruste bekommt. Schon während des Vorheizens deshalb eine Schale mit Wasser in den Backofen stellen.

Ob das Brot gar ist, kann durch die Stricknadel- oder Hölzchenprobe nicht eindeutig festgestellt werden, weil auch ein richtig gebackenes Brot anfangs noch ziemlich feucht ist. Am zuverlässigsten ist hier die – leider etwas umständliche – Wiegeprobe. Wenn das Brot gar ist, hat es 12 % seines Teiggewichts verloren.

Von eventuellen anfänglichen Mißerfolgen sollte man sich nicht entmutigen lassen. Die Routine stellt sich sehr bald ein, und dann sind der Phantasie beim Brotbakken kaum noch Grenzen gesetzt.

Hutzelbrot

250 g Birnenschnitze, 250 g entsteinte Dörrpflaumen, ½ l Wasser, 125 g Sultaninen, 250 g Feigen, 250 g Nußkerne oder Walnüsse, 500 g Weizenmehl (Type 1050), 1 Teelöffel Zimt, 1 Messerspitze Nelken, 1 Prise Meersalz, etwa 150–200 g Dörrobstbrühe

121 g Eiweiß
178 g Fett
839 g Kohlenhydrate

5445 Kalorien
22751 Joule

Vorteig:

40 g Hefe, 80 g Dörrobstbrühe (handwarm), 1 Eßlöffel Mehl, 1 Teelöffel Zucker

Gewaschene Birnenschnitze, Dörrpflaumen und Wasser 15 Minuten bei schwacher Hitze kochen, danach das Obst abgießen. Obstbrühe etwas abkühlen lassen. Zerbröckelte Hefe, 1 Teelöffel Zucker, 1 Eßlöffel Mehl mit ein wenig Dörrobstbrühe zu einem Vorteig vermischen, an einem warmen Ort gehen lassen. Mehl, Vorteig, Gewürze und Dörrobstbrühe zu einem festen Hefeteig kneten. Danach zerkleinertes Obst und Nüsse dazugeben. Mit Mehl bestreut an einem warmen Ort 2–3 Stunden stehenlassen. Wenn das Mehl Risse zeigt, formt man 1–2 Laibchen aus dem Teig, setzt sie auf ein gut bestrichenes Backblech und läßt sie nochmals gehen. Dann werden sie mit Dörrobstbrühe bestrichen. Das Hutzelbrot kann auch mit Pflaumen verziert werden. Bei 200° C etwa 40 Minuten backen.

Früchtebrot

600 g Weizen oder Dinkel, 1 Würfel Hefe, 2 Eier, ca. ¼ l lauwarme Milch, 1 gestrichener Teelöffel Meersalz, 2 gestrichene Teelöffel Lebkuchengewürz, 200 g Feigen (ungeschwefelt), 100 g Aprikosen (ungeschwefelt), 100 g Datteln (ungeschwefelt), 150 g Weinbeeren (ungeschwefelt), 100 g Nüsse

122 g Eiweiß
98 g Fett
746 g Kohlenhydrate

4355 Kalorien
18201 Joule

Weizen oder Dinkel mahlen und sämtliche Zutaten miteinander vermengen. Feigen, Aprikosen und Datteln in Streifen schneiden, Nüsse halbieren und mit den Weinbeeren zum Teig geben. Einige Minuten kneten. Einen großen oder zwei kleine Laibe formen und etwa 2 Stunden gehen lassen. Mit Wasser einpinseln und auf ein gefettetes Blech setzen. Bei 180° C etwa 40 Minuten backen. Die abgekühlten Früchtebrote in Folie wickeln und einige Tage durchziehen lassen.

Sauerteig-Hefe-Brot

300 g Weizen, ½ Würfel Hefe, 100 g Sauerteig (Grundsauer, Herstellung siehe Seite 612), 1 Teelöffel Honig, etwa 400 ml lauwarmes Wasser, 300 g Roggen, 2 gehäufte Teelöffel Meersalz

78 g Eiweiß
11 g Fett
377 g Kohlenhydrate

1926 Kalorien
8051 Joule

Weizen mahlen und einen Vorteig folgendermaßen herstellen: In die Mitte des Mehls eine Mulde drücken, darin Hefe, Honig und einen Teil des Wassers mit wenig Mehl verrühren. Zudecken und etwa 10 Minuten an einem warmen Ort gehen lassen. Roggen auf Stufe 1 mahlen, mit Sauerteig und Salz vermengen, zu dem Vorteig geben und alle Zutaten mindestens 10 Minuten intensiv kneten. Den gekneteten Teig mit einem Tuch zudecken und etwa 30 Minuten an einem warmen Ort stehen lassen. Anschließend den Teig nochmals gut durchkneten, zu einem runden oder länglichen Laib formen und auf ein gefettetes Blech oder in eine Kastenform setzen, mit Wasser bepinseln und an der Oberfläche einschneiden. Nochmals ungefähr 30 Minuten gehen lassen! Im vorgeheizten Backofen backen. Ein Gefäß mit Wasser während des Backens in den Ofen stellen.
Backzeit: bei 250° C etwa 20 Minuten und bei 200° C etwa 40 Minuten.

Weizen-Vollkornbrot

1 kg Weizen, 1 Würfel Hefe, etwa 600 ml lauwarmes Wasser, 1 gestrichener Teelöffel Meersalz
Die Hefemenge kann bis auf die Hälfte reduziert werden, doch verlängert sich dann die Gehzeit!

134 g Eiweiß
21 g Fett
618 g Kohlenhydrate

3197 Kalorien
13364 Joule

Weizen mahlen und einen Vorteig folgendermaßen herstellen: In die Mitte des Mehls eine Mulde drücken, Hefe hineingeben, mit etwas Wasser und wenig Mehl verrühren. Zudecken und etwa 10 Minuten bei Zimmertemperatur stehen lassen. Danach Meersalz gleichmäßig am Rand verteilen und das übrige Wasser nach und nach zugeben, bis ein glatter, weicher Teig entstanden ist, der noch etwas feucht ist. Er darf sich nie ganz von der Schüssel lösen. Knetzeit: ungefähr 10 Minuten. Teig zudecken und bei Zimmertemperatur so lange gehen lassen, bis er sein Volumen etwa verdoppelt hat. Teig nochmals kurz durchkneten und in eine gefettete Brotbackform geben oder zu einem runden oder länglichen Laib formen und auf ein gefettetes Backblech setzen. Mit Wasser einstreichen und nach Belieben einschneiden. Nochmals zugedeckt etwa 20 Minuten gehen lassen und im vorgeheizten Ofen backen. Es empfiehlt sich, eine feuerfeste Schale mit Wasser in den Ofen zu stellen.
Backzeit: bei 250° C 20 Minuten und bei 200° C 40 Minuten.

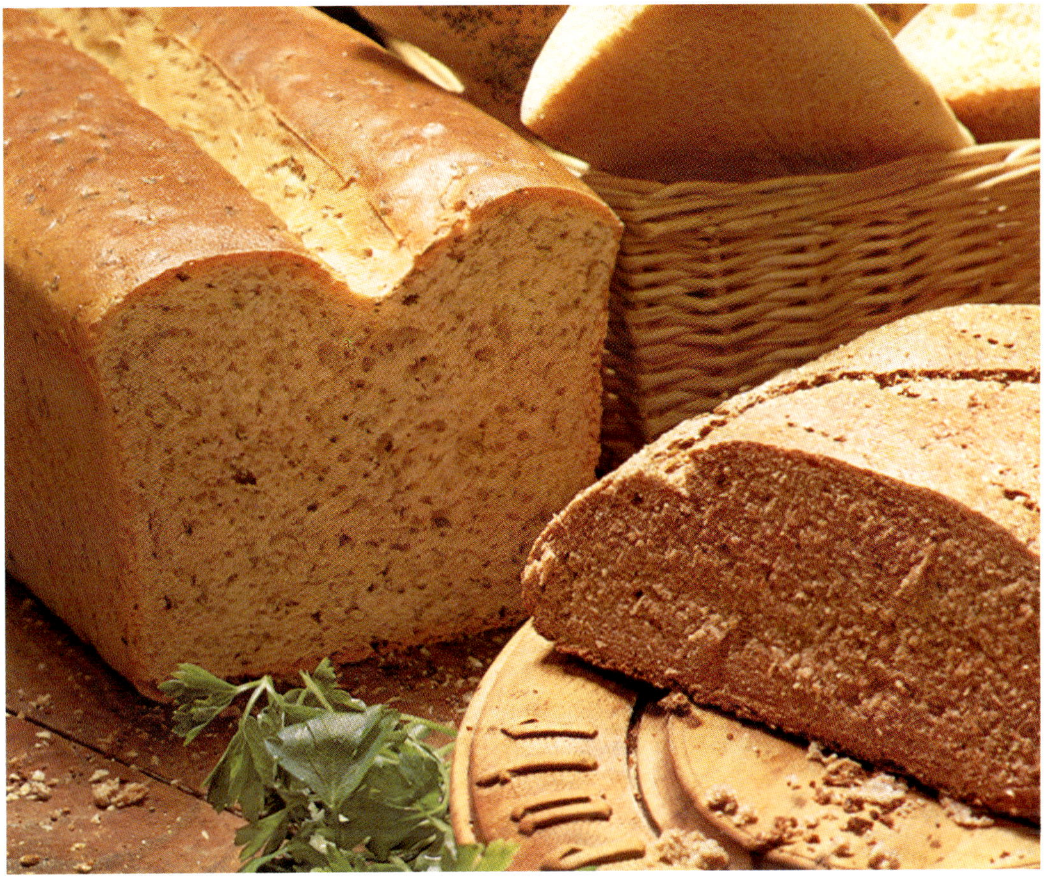

Grahambrot

250 g Grahammehl, 250 g Weizenmehl (Type 1050), 42 g Hefe (1 Würfel), 200 ml Milch, 50 ml Wasser, 1 Prise Meersalz, 1 Eßlöffel Puderzucker, etwas kalte Milch zum Einpinseln

62 g Eiweiß
16 g Fett
358 g Kohlenhydrate

1819 Kalorien
7603 Joule

Das Mehl in eine Schüssel geben und in die Mitte eine Vertiefung drücken. Die Hefe hineinbröckeln, 1 Tasse warme Milch und 1 Teelöffel Puderzucker darübergeben (von der angegebenen Menge abnehmen). 15 Minuten gehen lassen. Die Zutaten der Reihenfolge nach hinzufügen. Mit dem Handrührgerät (Knethaken) erst auf niedriger und dann auf höchster Schaltstufe verkneten, bis sich der Teig vom Schüsselrand löst. Mit Mehl bestäuben, abdecken und gehen lassen, bis sich der Teig verdoppelt hat (etwa 40 Minuten). Mit bemehlten Händen den Teig auf dem Backbrett durchkneten und in eine gebutterte Kastenform geben. Zugedeckt nochmals etwa 15–20 Minuten gehen lassen. Etwas Milch mit dem restlichen Puderzucker verrühren, das Brot damit einpinseln und die Kastenform auf dem Rost (untere Schiene) in den vorgeheizten Backofen schieben und bei 200°C etwa 40–50 Minuten backen.

Roggenschrotbrot

700 g Roggenschrot (Type 1800), 700 ml Wasser (40° C), 200 g Sauerteig (Grundsauer, Herstellung siehe Seite 612), 300 g Weizenmehl (Type 1050), 25 g Hefe, 20 g Meersalz, 1 Teelöffel Kümmel (gemahlen), ½ Teelöffel Anis (gemahlen)

124 g Eiweiß
19 g Fett
775 g Kohlenhydrate

3767 Kalorien
15746 Joule

Roggenschrot, Sauerteig und warmes Wasser gut vermischen, mindestens 3–4 Stunden stehen lassen; dieser Ansatz muß Bläschen aufwerfen. Dann Mehl, Hefe, Gewürze und etwas Wasser zugeben, etwa 5 Minuten gut durchkneten. 2 Teigstücke formen, 15–20 Minuten gehen lassen, im vorgeheizten Backofen bei 250° C 15 Minuten anbacken und bei 200° C gut ausbacken (60–90 Minuten). Stellen Sie in den Backofen eine Schüssel mit heißem Wasser.

Gewürzmischbrot

200 g Roggenmehl (Type 1370), 300 g Weizenmehl (Type 550), 42 g Hefe (1 Würfel), 1 Teelöffel Zucker, 200 ml warmes Wasser, 1 Bund Schnittlauch, 1 kleine gehackte Zwiebel, 2 Teelöffel Meersalz, je 1 Teelöffel Kümmel, Fenchelsamen und Oregano, 4 Eßlöffel Pflanzenöl. Zum Bestreichen: 1 Ei, 2 Eßlöffel Milch, etwas Meersalz

62 g Eiweiß
73 g Fett
372 g Kohlenhydrate

2393 Kalorien
10004 Joule

Mehl in eine Schüssel geben, die Hefe in eine Vertiefung bröckeln, den Zucker und 1 Tasse warmes Wasser zugeben und 15 Minuten gehen lassen. Alle Zutaten zufügen und mit dem Handrührgerät (Knethaken) verkneten, bis sich der Teig vom Schüsselrand löst. Etwa 50 Minuten gehen lassen. Auf dem Backbrett den Teig durchkneten, ein ovales Brot formen und auf das gefettete Backblech legen. 20 Minuten gehen lassen. Den Teig einmal längs einschneiden. Ei, Milch und Salz verrühren und damit einpinseln. Auf mittlerer Schiene im vorgeheizten Backofen ausbacken. Backzeit: bei 225°C etwa 50 Minuten.

Zwiebelbrot

650 g Weizen (frisch gemahlen, fein), 42 g Hefe, 15 g Meersalz, 3 große Zwiebeln, 2 Eßlöffel Pflanzenmargarine, etwa 300 ml Wasser

82 g Eiweiß
38 g Fett
408 g Kohlenhydrate

2298 Kalorien
9605 Joule

Aus Weizenmehl, Hefe, Salz und Wasser einen Teig kneten. Von der Wassermenge zunächst nur 250 ml nehmen. Die Zwiebeln kleinschneiden, in der Pflanzenmargarine glasig dünsten und abgekühlt in den schon kurz gekneteten Teig geben und weiter mitkneten (15 Minuten), dann Teig 20 Minuten gehen lassen, durchkneten, in eine Kastenform geben und nochmals 15 Minuten gehen lassen. Vor dem Einschieben mit Wasser bestreichen. Backzeit: 15 Minuten bei 200° C.

Heilkräuterbrot

300 g Roggen (fein gemahlen), 100 g Sauerteig (Grundsauer, Herstellung siehe Seite 612), 700 g Weizen (fein gemahlen), 42 g Hefe, 50 g Honig, 20 g Meersalz, 20 g Koriander (zerstoßen), 20 g Kümmel (zerstoßen), 10 g Anis (zerstoßen), 50 g Mohn, 50 g Sesam, 650 ml Wasser, 30 g Brennesseln (getrocknet), 50 g Ringelblumen (getrocknet)

149 g Eiweiß
70 g Fett
740 g Kohlenhydrate

4306 Kalorien
17999 Joule

Den frisch gemahlenen Roggen mit 250 ml warmem Wasser und dem Grundsauerteig gut vermischen, über Nacht zugedeckt warm stellen. Ringelblumen und Brennessel in 400 ml Wasser über Nacht einweichen. Am nächsten Morgen die Hefe mit etwas Kräuterflüssigkeit und ein wenig Weizenschrot anrühren, 10 Minuten zugedeckt stehen lassen. Dann beide Vorteige mit den eingeweichten Kräutern und den Gewürzen zu dem restlichen Weizenschrot geben und zu einem geschmeidigen Teig verkneten. Eine Stunde zugedeckt ruhen lassen. Noch einmal gründlich durchkneten, zwei Brotlaibe formen, aufs Backblech setzen und eine weitere halbe Stunde gehen lassen. Vor dem Einschieben in den auf 250° C vorgeheizten Backofen mit Wasser bestreichen und mit der Gabel ringsum einstechen. Eine Schüssel mit Wasser in den Backofen stellen und das Brot 10 Minuten bei 250° C backen. Anschließend die Wasserschüssel entfernen und noch 40 Minuten bei 175–200° C backen. Das Brot erst etwa 5 Minuten nach dem Abschalten aus dem Ofen nehmen.

Einfaches Kräuterbrot

120 ml Milch, 1½ Eßlöffel Zucker, 1 Teelöffel Meersalz, 1 Eßlöffel Butter, 20 g Hefe, 120 ml warmes Wasser, 370 g Weizenmehl (Type 1050) oder Weizenvollkornmehl (Type 1700), ½ gehackte Zwiebel, ½ Teelöffel getrockneter Dill, 1 Teelöffel getrocknetes Rosmarin (zerstoßen)

50 g Eiweiß
19 g Fett
287 g Kohlenhydrate

1623 Kalorien
6784 Joule

Die Milch bis zum Siedepunkt erhitzen und Zucker, Salz und Butter darin auflösen, auf Zimmertemperatur abkühlen lassen. In einer großen Schüssel die Hefe im lauwarmen Wasser auflösen, Milch, Mehl, gehackte Zwiebel und Kräuter hinzufügen, alles gut verrühren. Wenn der Teig glatt ist, zugedeckt an einem warmen Ort etwa 45 Minuten gehen lassen, bis er das dreifache Volumen hat. Abschlagen, einige Minuten kräftig durcharbeiten, in eine gefettete Kastenform geben und nochmals 10 Minuten gehen lassen. Bei 175° C im vorgeheizten Backofen 1 Stunde backen.

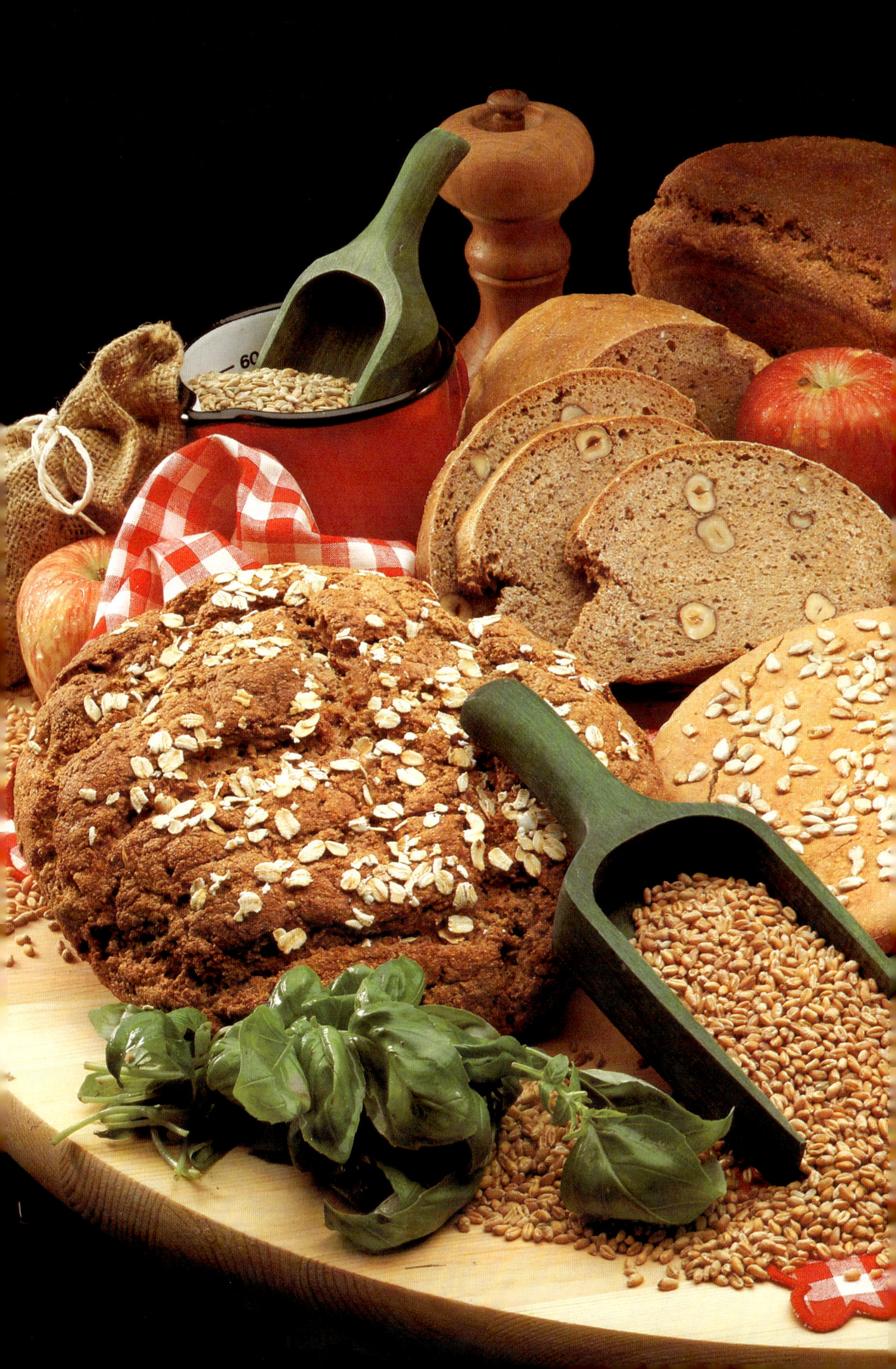

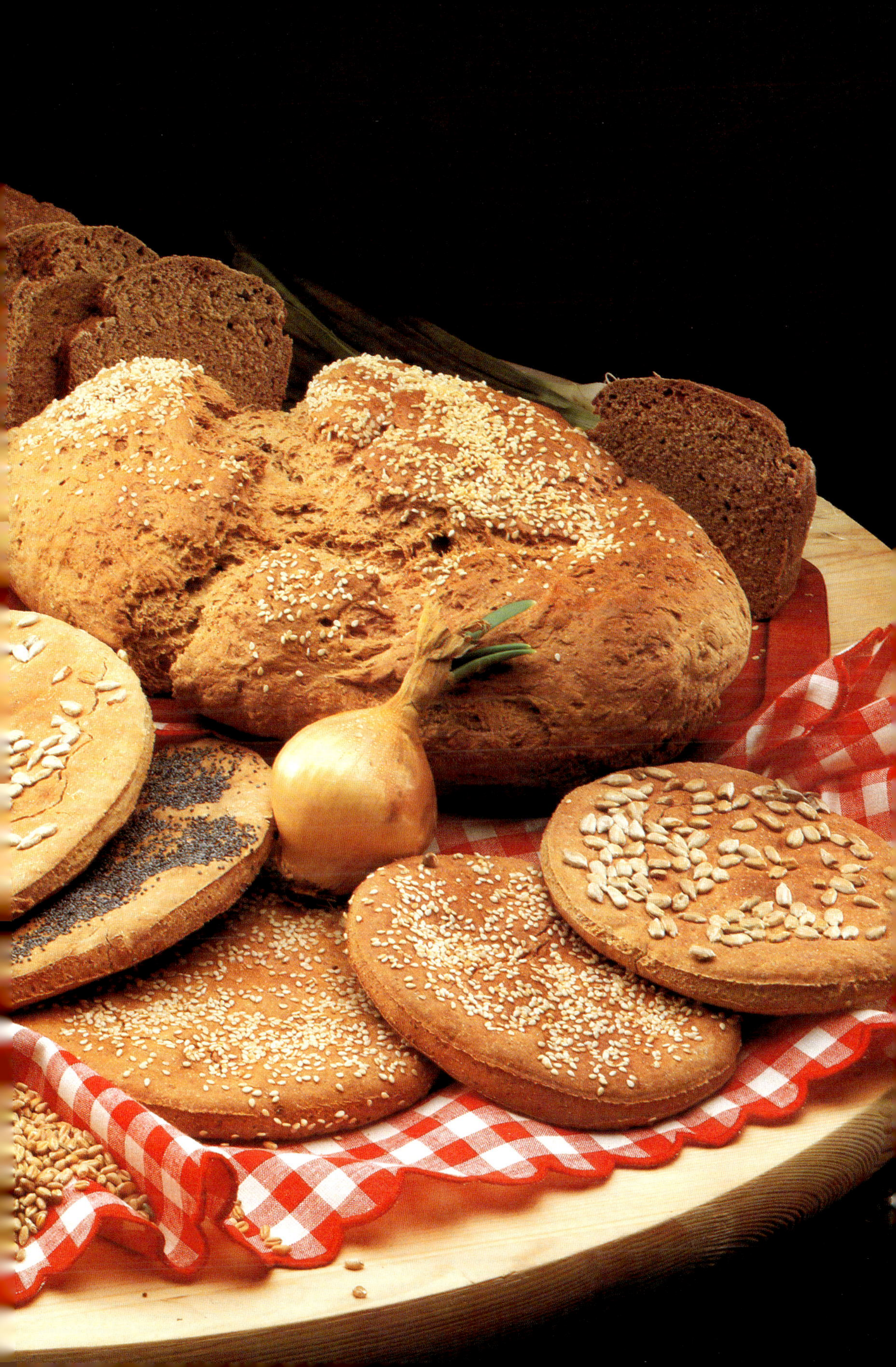

Pumpernickel

20 g Hefe, 40 ml lauwarmes Wasser, 2 Eßlöffel Butter, 1 Eßlöffel Kümmel, 2 Eßlöffel abgeriebene Zitronenschale, 1 Eßlöffel Meersalz, 2 Eßlöffel Melasse (oder Sirup), 50 g Korinthen, 470 ml Milch, 300 g Roggenvollkornmehl (Type 1150), 330 g Weizenvollkornmehl (Type 1050), 150 g grobe Kleie, 80 g Weizenkeime, 60 g Klebermehl

109 g Eiweiß
35 g Fett
613 g Kohlenhydrate

3288 Kalorien
13744 Joule

Die Hefe im lauwarmen Wasser auflösen. Butter, Kümmel, abgeriebene Zitronenschale, Salz, Melasse und Korinthen in eine große Rührschüssel geben. Die Milch abkochen und dazugießen. Ist die Butter geschmolzen und die Milch nur noch lauwarm, die Hefe einrühren, dann das Roggenmehl und die Hälfte des Weizenmehls. Den Teig kräftig glattschlagen, Kleie, Weizenkeime und Klebermehl unter Rühren hinzufügen. Ein wenig vom restlichen Weizenmehl auf ein Backbrett sieben, den Teig daraufgeben und langsam Mehl unterkneten, bis er nicht mehr klebt. Eine Kugel formen, in einer gefetteten Schüssel zugedeckt 1½–2 Stunden an einem warmen Ort gehen lassen (auf etwa doppelte Größe). Den Teig abschlagen, 2 Laibe formen und auf einem bemehlten Backblech zugedeckt noch einmal etwa 1 Stunde auf das doppelte Volumen aufgehen lassen. Die Laibe mit kaltem Wasser bepinseln und im vorgeheizten Ofen bei 190° C etwa 50 Minuten backen.

Honig-Vollkornbrot

80 g trockene Weizenkörner, Wasser nach Bedarf, 400 ml abgekochte, abgekühlte Milch, 20 g Hefe, 150 g Honig, 2 Eßlöffel zerlassene Butter, 2 Teelöffel Meersalz, 900–1100 g sehr feines Weizenvollkornmehl (Type 1050), 80 g in Honig geröstete Weizenkeime

167 g Eiweiß
59 g Fett
922 g Kohlenhydrate

5105 Kalorien
21339 Joule

Die Weizenkörner in knapp ½ l Wasser 2½–3 Stunden leise kochen lassen (nach Bedarf Wasser nachgießen). Die Hefe in etwa 50 ml warmem Wasser auflösen, Milch, Honig, Butter und Salz zufügen. 700 g des Mehls dazusieben und die Masse abrühren. Dann 250 g Mehl sowie die Weizenkeime hineingeben und unterarbeiten. Der Teig wird jetzt sehr steif sein. Ein großes Backbrett mit Mehl bestäuben und den Teig gründlich durchkneten (falls nötig, noch Mehl dazu geben, aber nicht zu viel!). Wenn der Teig seidig glatt ist, in einer gefetteten Schüssel zugedeckt etwa ½ Stunde gehen lassen, bis er die doppelte Größe erreicht hat. Anschließend die gekochten Weizenkörner – sie müssen weich genug zum Kauen sein – unterkneten. 2 Laibe formen, in gefettete Kastenformen geben und wiederum zugedeckt auf das doppelte Volumen aufgehen lassen. Im vorgeheizten Backofen bei 190° C ungefähr 60 Minuten backen.

Sonnenbrot

1200 g Weizenschrot, 300 g Weizenmehl (Type 1050), 100 g Leinsamen (ungeschrotet), 100 g Sesam (ungeschält), 100 g Sonnenblumenkerne, 5 gestrichene Teelöffel Meersalz, 1 Würfel Hefe, 1100 ml lauwarmes Wasser

231 g Eiweiß
113 g Fett
945 g Kohlenhydrate

5719 Kalorien
23905 Joule

Alle Zutaten zu einem glatten Teig verkneten und etwa eine Stunde zugedeckt an einem warmen Ort gehen lassen, bis sich sein Volumen etwa verdoppelt hat. Den gegangenen Teig nochmals durchkneten und in drei gut gefettete Kastenformen füllen. Die Oberfläche mit etwas Wasser glattstreichen. Den Teig noch etwa 20–30 Minuten in den Kastenformen gehen lassen. Inzwischen den Backofen auf 250° C vorheizen. Alle drei Kastenformen auf unterster Schiene auf den Backrost stellen. 25 Minuten bei 250° C backen, dann auf 200° C herunterschalten, den Backrost eine Schiene höher einschieben und das Brot weitere 20 Minuten backen.

Vollkornbrötchen (12 Stück)

600 g Weizen, ⅜ l Flüssigkeit (Wasser, Buttermilch, Brühe, Milch), ½ Würfel Hefe, 1 Eßlöffel Butter, 1 Teelöffel Meersalz, 1 Teelöffel Honig, Milch oder Dosenmilch; nach Belieben: Mohn, Kümmel, Sesam, Fenchel, Anis, gehackte Nüsse, Sonnenblumenkerne, gedünstete Zwiebelwürfel, Kräuter oder Rosinen usw.

6 g Eiweiß
2 g Fett
30 g Kohlenhydrate

163 Kalorien
683 Joule

Weizen sehr fein mahlen. Hefe in der Flüssigkeit auflösen. Je nachdem, ob herzhafte oder süße Brötchen gewünscht werden, Meersalz oder Honig zufügen und zusammen mit der Butter unter ⅔ des Mehles mengen. Diese Mischung kräftig rühren, bis der Teig elastisch und etwas glänzend wird, dann das restliche Mehl unterrühren bzw. -kneten. Nun nach Belieben Zwiebelwürfel, Kräuter oder Rosinen unter den Teig mischen. Einen runden Kloß formen und zugedeckt gehen lassen, bis er zur doppelten Größe aufgegangen ist. Jetzt aus dem Kloß eine Rolle formen und diese in 12 Stücke teilen. Diese zu Kugeln rollen mit einer glatten Oberseite, damit die Brötchen beim Backen nicht aufreißen. Bei Rosinen darauf achten, daß keine aus dem Teig herausschauen, da sie sonst beim Backen verbrennen. Die Brötchen mit lauwarmer Milch oder Dosenmilch bestreichen oder kurz hineintauchen und nach Wunsch in Mohn, Kümmel usw. rollen. Die fertigen Brötchen mit etwas Abstand auf ein gefettetes Blech legen und mit einem Tuch bedecken. Den Backofen etwa 20 Minuten auf 200° C vorheizen und die nun aufgegangenen Brötchen auf der Leiste unterhalb der Backofenmitte etwa 30 Minuten backen.

Weizenbrötchen (12 Stück)

½ Würfel Hefe, 100 ml lauwarmes Wasser, 100 g Weißmehl, Type 405 (oder 100 g Vollmehl und 5 g Lezithin), 1 Prise Zucker, 500 g feingemahlener Weizen, 3 gehäufte Eßlöffel Haferflocken, 1 Teelöffel Meersalz, 400 ml lauwarmes Wasser, etwas Weißmehl zum Bestäuben, etwas Milch

6 g Eiweiß
1 g Fett
34 g Kohlenhydrate

170 Kalorien
711 Joule

Die Hefe zerböckeln und in 100 ml lauwarmem Wasser auflösen, das Weißmehl und eine Prise Zucker in die Flüssigkeit rühren, 15 Minuten gehen lassen. Gemahlenen Weizen, Haferflocken und Salz mit 400 ml Wasser anrühren, den Vorteig dazugeben und etwa zehn Minuten gründlich durchkneten. Mit etwas Weißmehl bestäuben und glattdrücken. Zugedeckt 1–1½ Stunden gehen lassen. Das Teigvolumen muß sich dabei verdoppeln. Den gegangenen Teig auf ein Backbrett geben, mit Weißmehl bestäuben, abschlagen, durchkneten und zu einer Rolle formen. In zwölf gleichgroße Stücke schneiden. Die Schnittstelle leicht mit Weißmehl bestäuben und Brötchen formen. Die Brötchen auf ein gefettetes Backblech legen, mit Milch bestreichen und etwa 10 Minuten gehen lassen.
Backzeit: Im vorgeheizten Backofen 10 Minuten bei 250° C und weitere 5–10 Minuten bei 190° C. Auf einem Kuchengitter abkühlen lassen.
Dieses Grundrezept kann durch Haselnüsse, Sesam, Sonnenblumenkerne, Mohn, Leinsamen, Kümmel oder gebratene Zwiebeln ergänzt werden. Für süße Brötchen kommen Rosinen in Frage. Dann werden die 500 ml Wasser durch 500 ml Milch und 50 g Pflanzenmargarine ersetzt.

Dinkelbrötchen (16 Stück)

600 g Dinkelschrot, 42 g Hefe, ⅜ l Wasser, Milch zum Bestreichen, Gewürze nach Wahl zum Bestreuen

5 g Eiweiß
1 g Fett
26 g Kohlenhydrate

133 Kalorien
556 Joule

Mehl fein gemahlen in eine Schüssel geben und darin eine Mulde drücken, Hefe in Wasser auflösen, dem Teig zugeben, 3 Minuten kräftig durchrühren und 10 Minuten durchkneten (Hände oder Maschine). Der Teig darf dann nicht mehr kleben und muß geschmeidig sein. 16 Teigstücke schneiden und zu Brötchen formen, auf ein mit Schrot bestreutes Backblech legen, zudecken und 30 Minuten gehen lassen, anschließend mit Milch bestreichen und Gewürze nach Belieben aufstreuen (auch Mohn oder Sonnenblumenkerne), leicht andrücken. Backzeit: 20 Minuten bei einer Temperatur von 220° C.

Getränke für alle Gelegenheiten

Milch-Frucht-Cocktail

⅛ l Milch, ⅛ l Fruchtsaft, 20 g Bioghurt

Gut gekühlte Milch wird in einem Schüttelbecher oder Mixer mit Fruchtsaft oder Fruchtdicksaft und Bioghurt kräftig geschüttelt bzw. gemixt, damit sich alles innig miteinander verbindet und schaumig wird. Das Getränk wird recht kalt serviert. Der Mischung können auch noch Fruchteis, Vanillezucker oder einige Tropfen Zitronensaft zugeben werden.

6 g Eiweiß
5 g Fett
14 g Kohlenhydrate

120 Kalorien
502 Joule
1 BE

Honig-Orangen-Cocktail

3 Eßlöffel Honig, ¼ l Orangensaft, Eiswürfel

Honig mit frisch gepreßtem Orangensaft vermischen und auf gestoßenem Eis in Cocktailgläsern servieren.

2 g Eiweiß
1 g Fett
64 g Kohlenhydrate

268 Kalorien
1120 Joule
5⅓ BE

Möhren-Cocktail

100 g Joghurt, 150 g Möhren, 100 g Orange, 1 Teelöffel Zitronensaft, 10 g Honig

Möhren säubern und durch den Entsafter geben oder die gereinigten Möhren fein reiben und mittels eines Tuches den Saft ausdrükken. Diesen mit Joghurt, Honig, Orangen- und Zitronensaft vermischen und abschmecken. Dieses Getränk ist bei Kindern außerordentlich beliebt. Bei Erwachsenen wirkt es, einige Wochen täglich getrunken, anregend auf Haut, Haar und Stoffwechsel.

7 g Eiweiß
5 g Fett
38 g Kohlenhydrate

215 Kalorien
899 Joule
3 BE

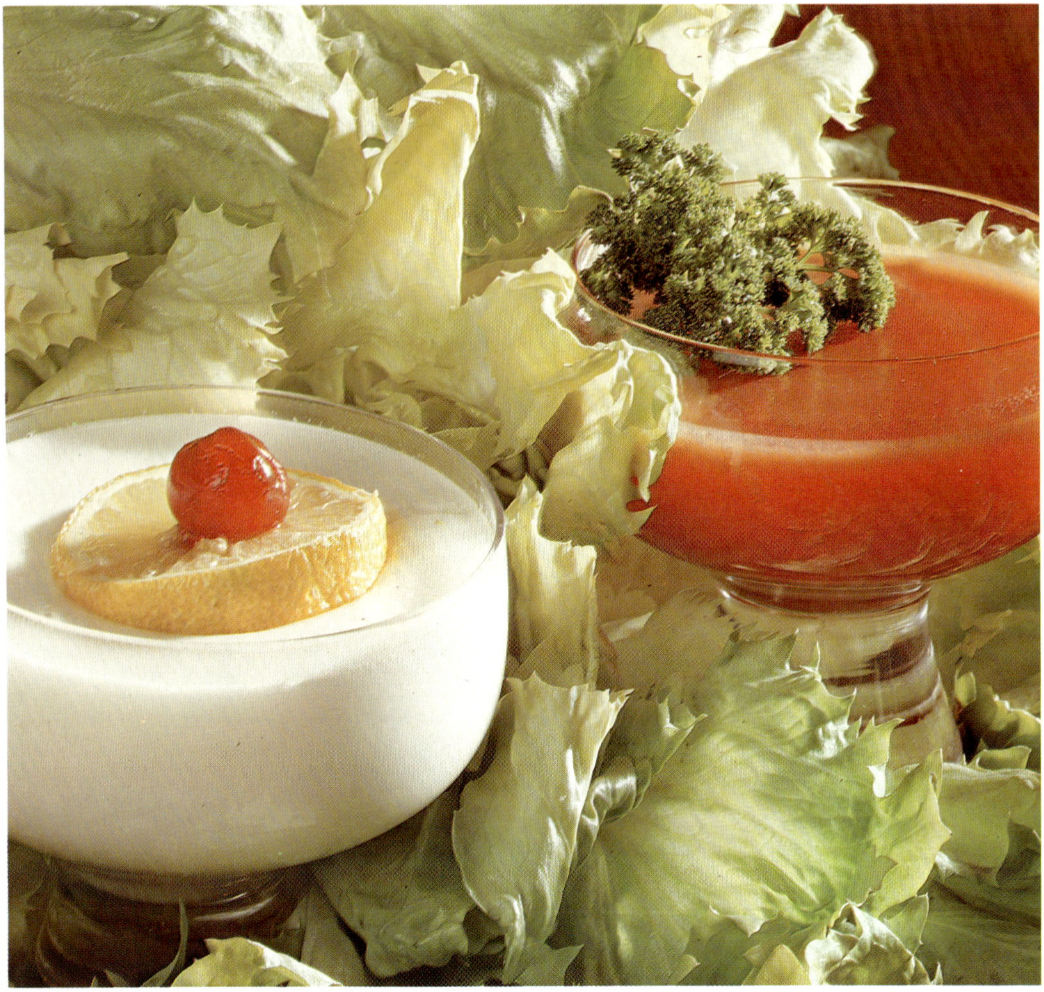

Tomaten-Cocktail (2 Personen)

300 ml Tomatensaft, Meersalz, 1 geriebene Zwiebel, 1 Eßlöffel gehackte Petersilie, 1 Tüte Agar-Agar

Tomatensaft herzhaft mit Meersalz und geriebener Zwiebel abschmecken. Nach Vorschrift zubereitetes Agar-Agar untermischen, den Saft kurz anstocken lassen und mit gehackter Petersilie bestreut anrichten.

2 g Eiweiß
– Fett
17 g Kohlenhydrate

76 Kalorien
318 Joule
1½ BE

Milch-Hefe-Cocktail

150 g Joghurt, 10 g Trockennährhefe, 20 g Hagebuttenmark oder Sanddorndicksaft

Joghurt (oder Sauermilch) mit Hefe, Hagebuttenmark oder Sanddornsaft gut vermischen und nach Bedarf abschmecken.

11 g Eiweiß
6 g Fett
14 g Kohlenhydrate

155 Kalorien
648 Joule
1 BE

Mandelmilch-Cocktail

30 g Mandeln, 200 ml Wasser (oder 1 Teelöffel bis 1 Eßlöffel Mandel- oder Nußmus und 1 Tasse Milch), 10 g Bienenhonig, 10 g Weizenkeime

15 g Eiweiß
29 g Fett
26 g Kohlenhydrate

427 Kalorien
1783 Joule
2 BE

Die Mandeln mit kochendem Wasser überbrühen, abschälen und einige Stunden in kaltem Wasser einweichen. Jede Mandel einzeln gut abtrocknen, und nach etwa 15 Minuten alle Mandeln im Mörser zu Brei zerstampfen. Diesen Brei mit 200 ml Wasser verdünnen, etwa 15 Minuten stehenlassen, dann durch ein sauberes Leinentuch filtern und zum Schluß ausdrücken. Die so gewonnene Mandelmilch mit Weizenkeimen und etwas Honig vermischt servieren.

Oder:

Fertig gekauftes Mandel- oder Nußmus mit Milch und Honig verrühren und abschmecken.

Beide Getränke sind gut für Kinder und Genesende. Man kann damit eine volle Mahlzeit ersetzen, ohne den Magen zu belasten.

Honig-Flip

½ l Milch, 1 Eigelb, 10 g Honig, 15 g Weizenkeime

23 g Eiweiß
24 g Fett
39 g Kohlenhydrate

464 Kalorien
1940 Joule
3¼ BE

Milch mit Eigelb und Honig gut vermischen. Das Getränk mit Weizenkeimen anreichern.

Erdbeermilch

50 g Erdbeeren, 15 g Honig, ¼ l Milch, 20 g Bioghurt

9 g Eiweiß
10 g Fett
29 g Kohlenhydrate

237 Kalorien
991 Joule
2½ BE

Alles im Mixer oder mit dem Schneebesen gut verrühren. Wenn kein Mixer vorhanden ist, kann man die Erdbeeren auch mit der Gabel fein zerdrücken.

Orangen- oder Zitronenmilch

¼ l Milch, Saft von 1 Orange oder Zitrone, 15 g Honig, 20 g Bioghurt

10 g Eiweiß
10 g Fett
34 g Kohlenhydrate

259 Kalorien
1082 Joule
2¾ BE

Milch (oder Buttermilch bzw. Sauermilch) mit ausgepreßtem Saft, Bioghurt und Honig gut vermischen oder im Mixer aufschlagen und sofort servieren, da sich das Gemisch leicht absetzt.

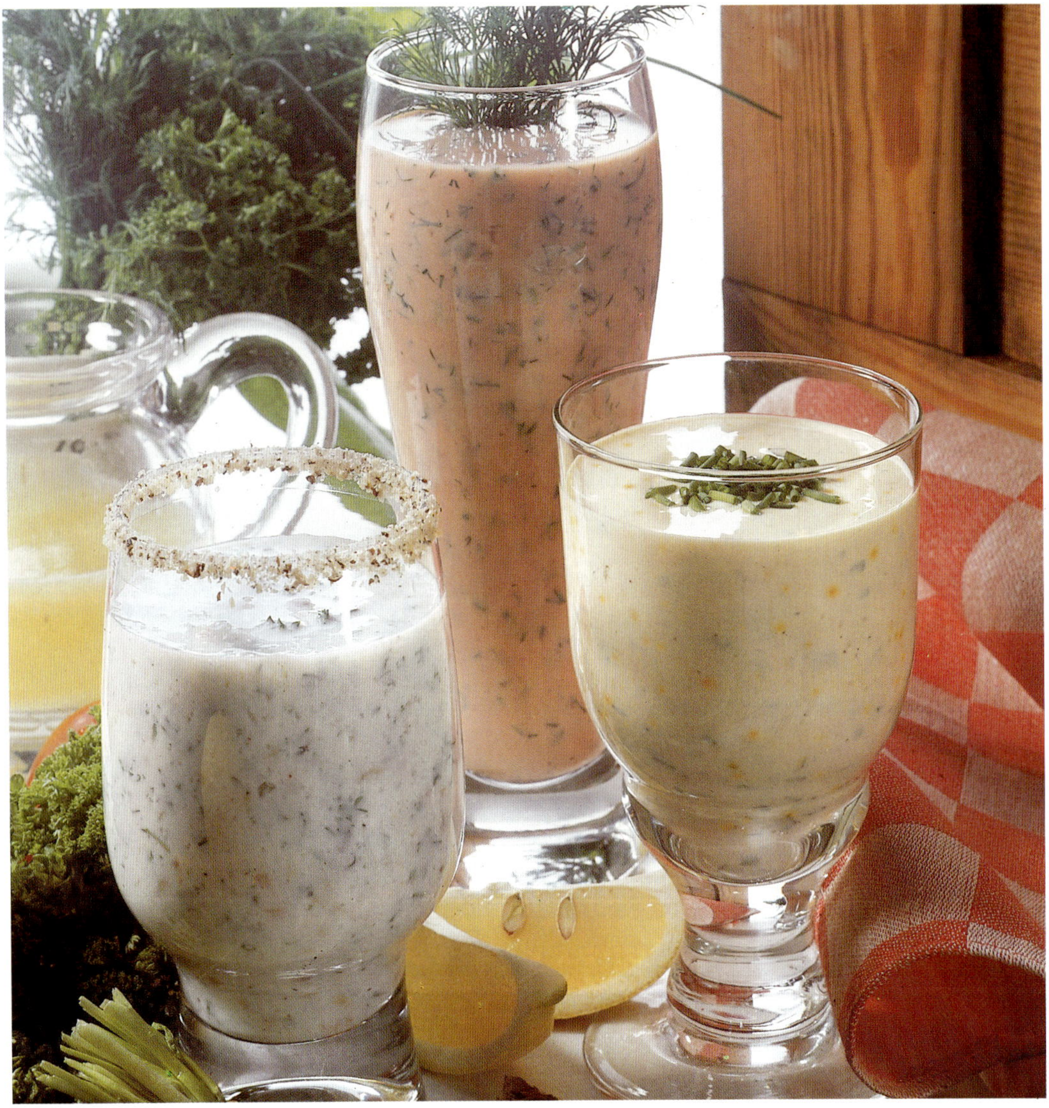

„Schnittlauch-Liebchen"

1 Becher (175 g) Sahne-Dickmilch, 1 Eigelb, 1 Prise Safran, 1 Eßlöffel Schnittlauch (feingewiegt), 1 Eßlöffel Sauerampferblätter (feingewiegt), Meersalz, schwarzer Pfeffer aus der Mühle, 2 Eßlöffel Zitronensaft, 1 Teelöffel Schnittlauchröllchen zum Garnieren

Eigelb gut verrühren, mit Sahne-Dickmilch verschlagen und zur Färbung Safran unterrühren. Kräuter und Gewürze zugeben und abschmecken. Mit Schnittlauch garniert servieren. Diese Kräuterspezialität eignet sich auch hervorragend als Dip zu heißen Grillkartoffeln oder als leckere Salatsauce!

10 g Eiweiß
23 g Fett
9 g Kohlenhydrate

283 Kalorien
1183 Joule
¾ BE

„Kräuterweiblein" (Zum Bild linke Seite)

¼ l fettarmer Kefir, 4 Eßlöffel feingewiegte gemischte Kräuter (Schnittlauch, Kerbel, Dill, Zitronenmelisse, Petersilie), 1 Eßlöffel Zitronensaft, Pfeffer, Knoblauchsalz, 1 Eßlöffel gehackte Haselnüsse zum Garnieren

Die Zutaten gut verrühren, den Drink abschmecken und in ein bzw. zwei Gläser füllen. Mit Nüssen bestreuen oder den Glasrand vor dem Einfüllen mit Nüssen garnieren.

11 g Eiweiß
13 g Fett
14 g Kohlenhydrate

217 Kalorien
909 Joule
1 BE

„Errötender Dill" (Zum Bild linke Seite)

¼ l Buttermilch, 100 ml Karottensaft, 2 gestrichene Teelöffel Tomatenmark, Pfeffer, Selleriesalz, etwas Tabasco, 2 Eßlöffel Zitronensaft, 2 Eßlöffel feingewiegter Dill, Dillzweig zum Garnieren

Alle Zutaten gut verrühren und pikant-würzig abschmecken. In ein großes Glas geben und mit Dill garnieren.

11 g Eiweiß
3 g Fett
18 g Kohlenhydrate

137 Kalorien
571 Joule
1½ BE

„Mexicana"

¼ l Tomatensaft, 2 Eßlöffel gehackte gemischte Kräuter, 1 Eigelb, 1 Eßlöffel saure Sahne, ¼ Teelöffel Meersalz, etwas Chilipulver, 1 Becher Bioghurt

Tomatensaft mit den angegebenen Zutaten und dem Bioghurt gut mischen, in Gläser füllen und mit gehackten Kräutern bestreuen.

12 g Eiweiß
15 g Fett
19 g Kohlenhydrate

277 Kalorien
1123 Joule
1½ BE

Tomaten-Aperitif

150 ml Tomatensaft, 50 ml Wasser, 1–2 Teelöffel Hefeflocken, 1 Teelöffel Zitronensaft, 1 Schuß Mineralwasser

Alles miteinander vermischen und zum Schluß Mineralwasser dazugeben.

4 g Eiweiß
– g Fett
7 g Kohlenhydrate

43 Kalorien
185 Joule
½ BE

Rote-Bete-Trank (4 Personen)

½ l Rote-Bete-Saft, ½ l Apfelsaft, 4 Eßlöffel Zitronensaft

Die Säfte gut miteinander verquirlen und in Portionsgläser aufteilen. Am besten frisch gepreßte Säfte verwenden.

1 g Eiweiß
– Fett
27 g Kohlenhydrate

112 Kalorien
468 Joule
2¼ BE

Sellerietrunk

100 g Selleriemost, 100 g Apfelsaft

Selleriemost (aus dem Reformhaus) und Apfelsaft miteinander vermischen.

Dieses Getränk hat etwa 75 Kalorien

Karottenmilch

¼ l Buttermilch, 1 mittelgroße Karotte, 1 Prise Meersalz

Buttermilch mit geputzter, geraffelter Karotte und Meersalz gut verrühren.

10 g Eiweiß
3 g Fett
14 g Kohlenhydrate

123 Kalorien
514 Joule
1 BE

Brennesselmilch

1 Eßlöffel zarte Brennesselblätter, ⅛ l Milch, 10 g Honig

Die Blätter ganz fein hacken und mit kochender Milch überbrühen. Die abgeseihte Milch mit Honig abschmecken.

Oder:

Die kochende Milch mit Brennesselblättern in den Mixer geben, gut durchschlagen und süßen. Das Getränk noch warm morgens auf nüchternen Magen zu sich nehmen.

4 g Eiweiß
4 g Fett
15 g Kohlenhydrate

112 Kalorien
468 Joule
1¼ BE

Mango-Dickmilch mit Bananen (2 Personen)

250 g Dickmilch, 2 Eßlöffel Mango-Vollfrucht, 1 Teelöffel Haselnußmus, 1–2 Teelöffel Honig, 1–2 Teelöffel Apfeldicksaft oder Zitronensaft, 1 Banane, 2 Haselnüsse

Die Hälfte der Banane mit einer Gabel zerdrücken, mit Nußmus, Honig und Mango-Vollfrucht fein verrühren. Sofort mit Dickmilch und Zitronensaft vermischen. Die restliche Banane gewürfelt unterziehen. Jede Portion mit einer Nuß verzieren.

6 g Eiweiß
8 g Fett
28 g Kohlenhydrate

208 Kalorien
869 Joule
2⅓ BE

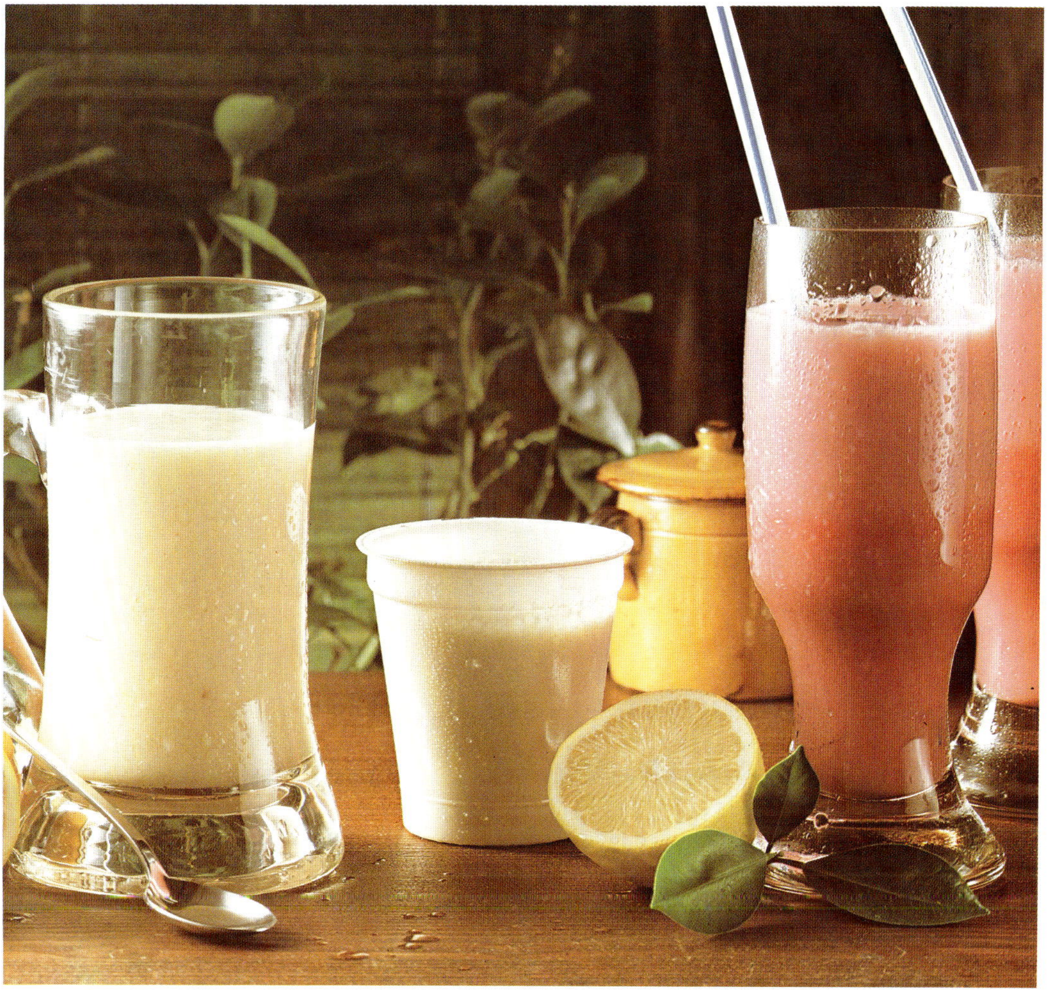

Bioghurt mit Zitrone (2 Personen)

2 Becher Bioghurt, 3 Eßlöffel Zitronensaft, 2 Eßlöffel Honig, Vanillepulver

Alle Zutaten miteinander glattrühren und in Gläser füllen. Eventuell mit einer Zitronenscheibe garnieren.

5 g Eiweiß
5 g Fett
31 g Kohlenhydrate

182 Kalorien
761 Joule
2½ BE

Sprudelmilch

⅛ l Milch, 200 ml Mineralwasser, 75 ml Fruchtsaft, Saft einer halben Zitrone

Alles gut durchmischen und abschmecken. Sofort servieren, da die Milch durch Säure gerinnt.

5 g Eiweiß
4 g Fett
9 g Kohlenhydrate

92 Kalorien
385 Joule
¾ BE

Sanddorn-Quark-Milch (3 Gläser)

125 g Magerquark, 1/4 l Milch, 3 Eßlöffel Sanddorn, 1/8 l Orangensaft

Quark, Milch, Sanddorn und Orangensaft verrühren oder im Mixer schlagen.

9 g Eiweiß
4 g Fett
10 g Kohlenhydrate

109 Kalorien
456 Joule
3/4 BE

Sojamilch

100 g Sojabohnen, Meersalz, Malzextrakt, Sanddornsaft-Extrakt oder 1 Teelöffel Honig

Die Bohnen 12–24 Stunden einweichen, dann zerkleinern oder besser noch im elektrischen Mixgerät zermahlen. Die Masse mit der dreifachen Wassermenge 30 Minuten kochen lassen. Dann die Flüssigkeit durch ein Tuch abseihen. Die abgetropfte „Milch" kann man je nach Geschmack mit Meersalz, Malzextrakt, Sanddornsaft oder Honig würzen.

37 g Eiweiß
18 g Fett
39 g Kohlenhydrate

467 Kalorien
1951 Joule
3 1/4 BE

Joghurt-Trank (2 Personen)

250 ml Magermilch, 75 g Magermilchjoghurt, 100 g verlesene Himbeeren, 10 g Honig, einige Tropfen Zitronensaft

Alle sehr kalten Zutaten pürieren. Eventuell durchsieben, damit die Himbeerkerne entfernt sind. Sofort servieren.

7 g Eiweiß
– Fett
16 g Kohlenhydrate

93 Kalorien
386 Joule
1 1/3 BE

Fitness-Kefir (2 Personen)

1 Becher löffelfester Kefir (250 g), 2 gehäufte Teelöffel Weizenkleie, 1 Eßlöffel Rosinen, 1 Eßlöffel gehackte Walnüsse, 2 Eßlöffel Haferflokken, 1 Eßlöffel Honig, 1 Eßlöffel Leinsamen, Saft einer Zitrone

Den löffelfesten Kefir mit Weizenkleie, Leinsamen, Haferflocken und Rosinen gut verrühren und durchziehen lassen. Dann die gehackten Walnüsse, Zitronensaft und Honig darunterrühren.

10 g Eiweiß
13 g Fett
24 g Kohlenhydrate

253 Kalorien
1058 Joule
2 BE

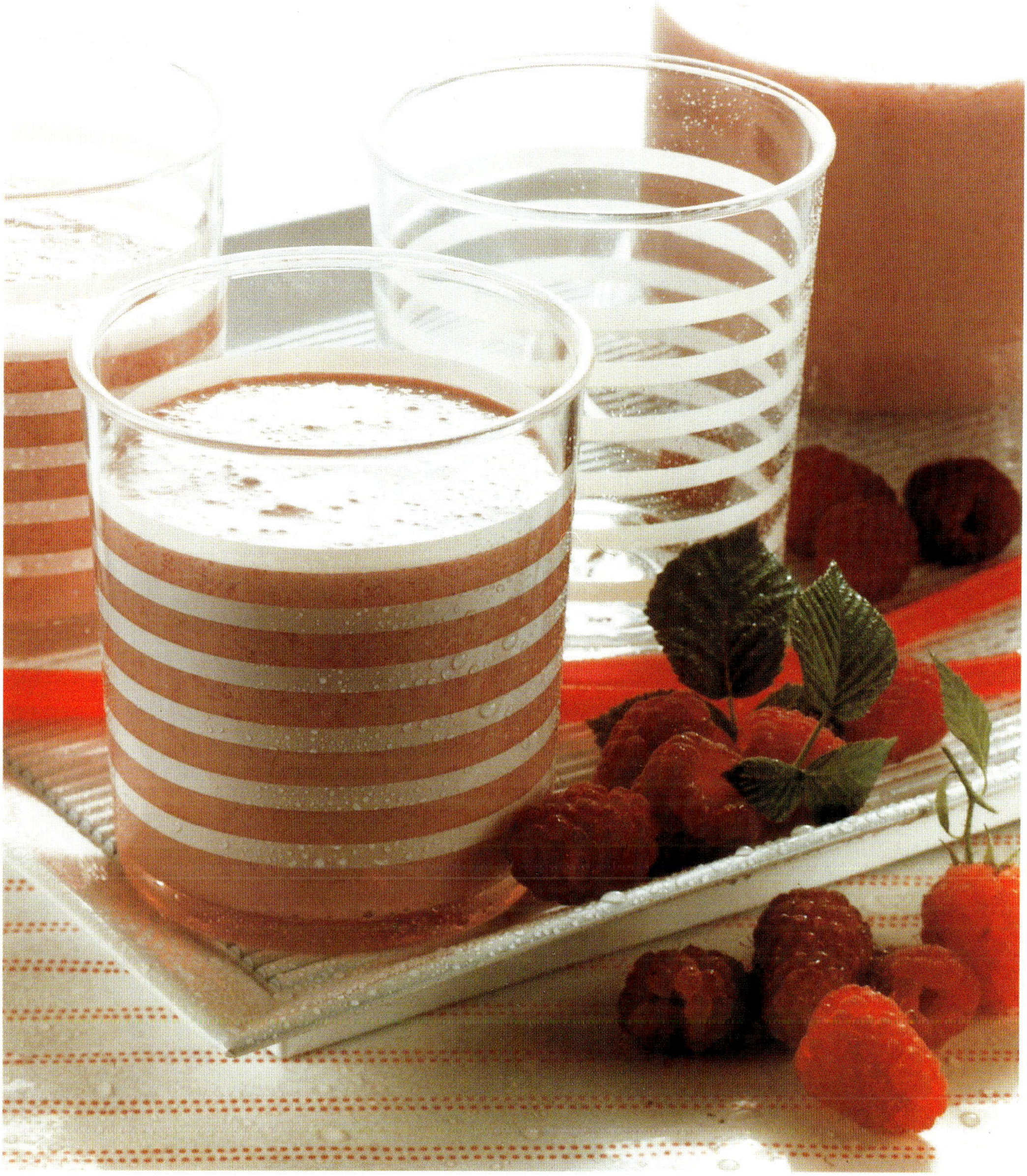

Himbeer-Buttermilch (3 Personen)

250 g frische oder tiefgefrorene Himbeeren, Saft einer halben Zitrone, 10 g Honig (bzw. Diätsüße für Diabetiker), ⅜ l Buttermilch

Himbeeren mit einer Gabel zerdrücken und durch ein Sieb streichen. Himbeermark mit Zitronensaft und Honig bzw. Diätsüße abschmecken, dann mit eiskalter Buttermilch gut durchschlagen und auf drei Gläser verteilen.

6 g Eiweiß
2 g Fett
15 g Kohlenhydrate

101 Kalorien
421 Joule
1¼ BE

Erfrischender Erdbeertrunk (4 Personen)

250 g Erdbeeren, Vanille, 2 Eßlöffel Honig, 1 Eßlöffel Zitronensaft, ½ l Buttermilch

Erdbeeren mit den Gewürzen pürieren. Die Buttermilch nach und nach dazugießen und den Trunk kühl servieren.

6 g Eiweiß
2 g Fett
22 g Kohlenhydrate

123 Kalorien
514 Joule
1¾ BE

Bu-Zi-Getränk

⅛ l Buttermilch, 1 Zitrone, 1 Teelöffel Honig

Buttermilch mit Zitronensaft und Honig gut verschlagen und abschmecken, in ein hohes Glas füllen und mit einer Zitronenscheibe am Glasrand verziert reichen.

5 g Eiweiß
1 g Fett
20 g Kohlenhydrate

110 Kalorien
463 Joule
1⅔ BE

Möhren-Shake

200 ml Möhrensaft, 20 g Sahne, 1 Teelöffel Honig

Im Mixer kurz mixen.

2 g Eiweiß
6 g Fett
26 g Kohlenhydrate

169 Kalorien
706 Joule
2 BE

Kaffee-Shake

200 ml Milch, 2 Teelöffel Getreide-Kaffee Instant, 2 Teelöffel Honig

Im Mixer alles gut mischen. Eventuell mit Sahne verfeinern.

6 g Eiweiß
7 g Fett
34 g Kohlenhydrate

207 Kalorien
867 Joule
2¾ BE

Früchte-Shake (4 Personen)

½ l Buttermilch, 200 g Beerenfrüchte nach Jahreszeit oder 2 kleine Bananen, Saft von 2 Orangen, 1 Eßlöffel Zitronensaft, 1 Eßlöffel Honig

Buttermilch mit Saft und Honig abschmecken und die fein pürierten Früchte unterziehen. Sofort servieren.

6 g Eiweiß
1 g Fett
24 g Kohlenhydrate

129 Kalorien
539 Joule
2 BE

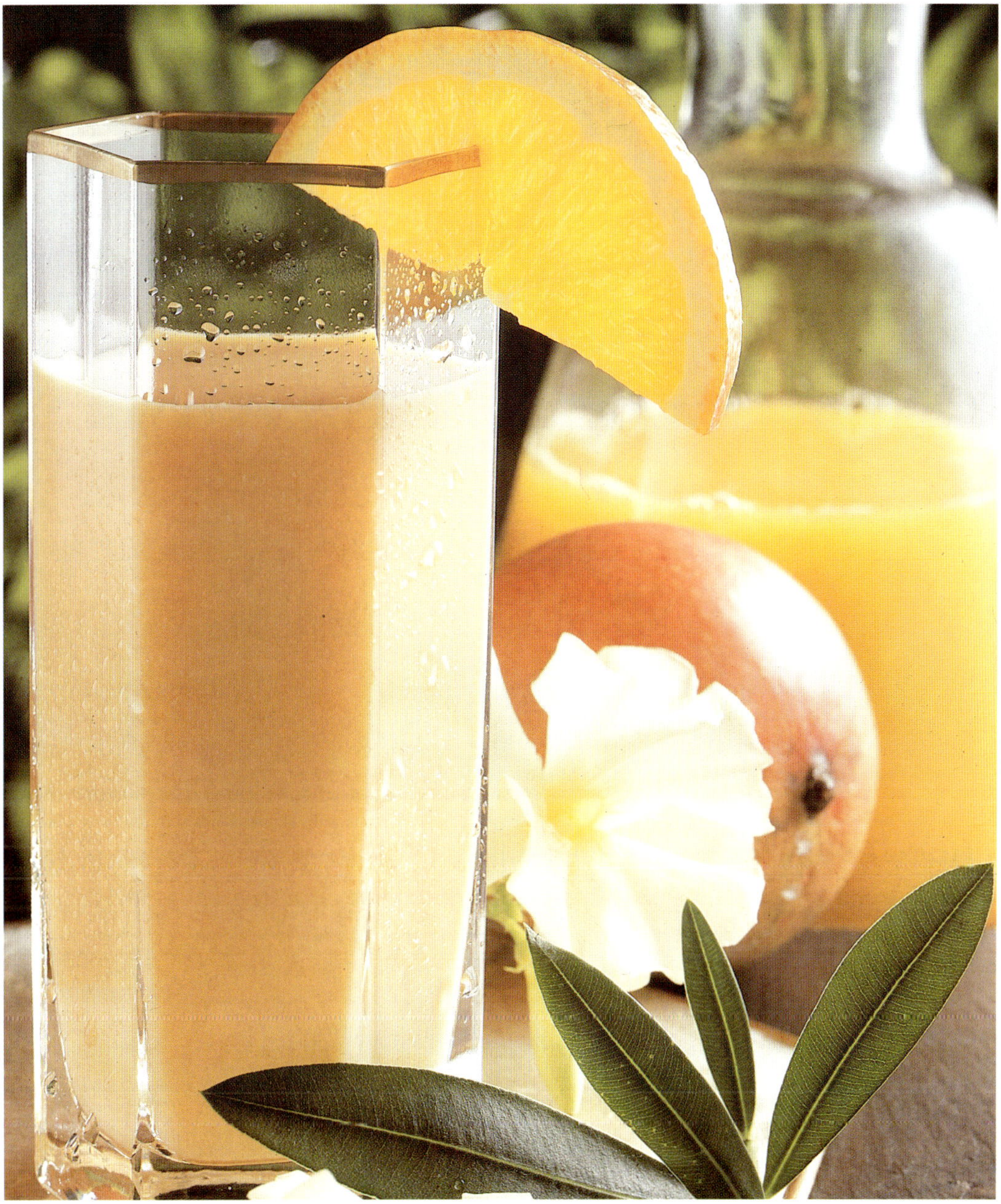

„Swingtime" (4 Personen)

1 Becher (500 g) fettarmer Kefir, 200 ml Maracujasaft, 200 ml Orangensaft, 1 Eßlöffel Honig, Vanille

Kefir mit Orangen- und Maracujasaft verquirlen und mit Honig und Vanille abschmecken.

5 g Eiweiß
2 g Fett
17 g Kohlenhydrate

110 Kalorien
460 Joule
1½ BE

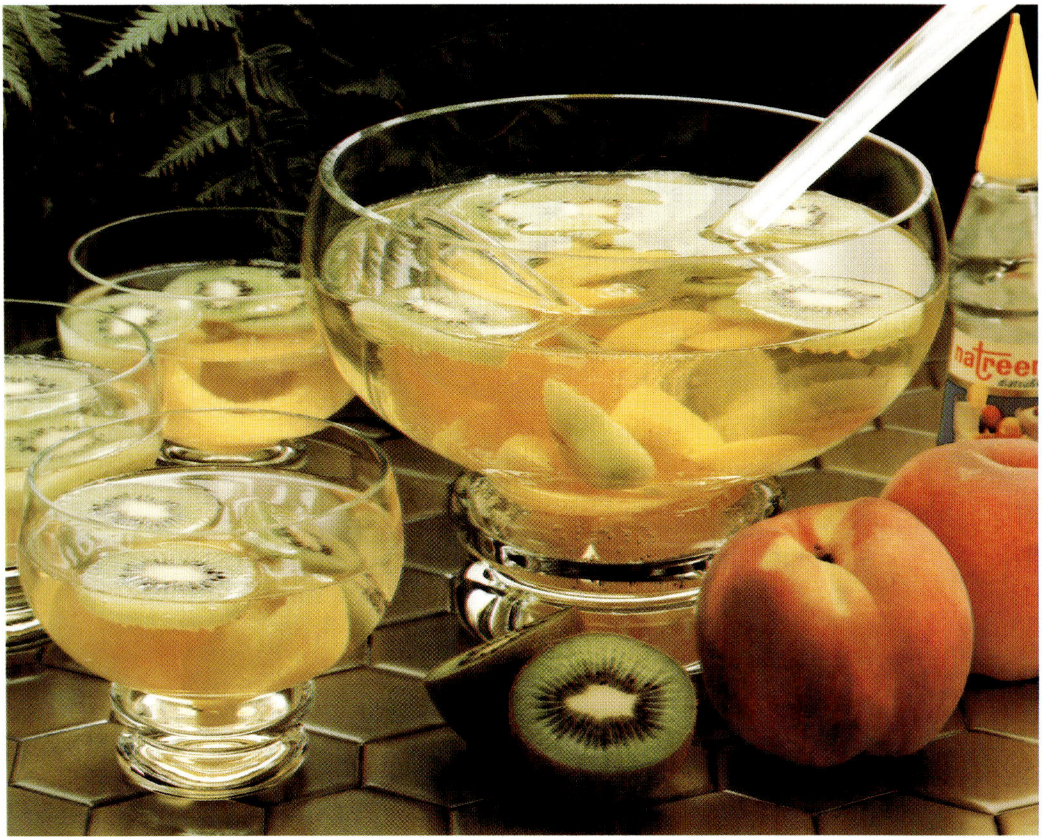

Pfirsich-Kiwi-Bowle

500 g Pfirsiche, 2 Kiwis, 50 ml Zitronensaft, 1 Eßlöffel Honig (bzw. Diätsüße für Diabetiker), 2 Flaschen Weißwein (alkoholfrei), 1 Flasche Sekt (alkoholfrei)

7 g Eiweiß
1 g Fett
149 g Kohlenhydrate

638 Kalorien
2669 Joule

Pfirsiche schälen, entkernen, in Spalten schneiden. Kiwis ebenfalls schälen und in Scheiben geschnitten mit den Pfirsichen, dem Zitronensaft, Honig bzw. Diätsüße und ½ Flasche Weißwein zugedeckt 1–2 Stunden ziehen lassen. Den restlichen Wein und den Sekt gut kühlen, zu dem Ansatz gießen und sofort servieren.

Kiwi-Bowle

6 Kiwis, 1½ Teelöffel Honig (bzw. Diätsüße für Diabetiker), Saft von 3 Zitronen (100 ml), 0,7 l heller Traubensaft, 0,7 l Mineralwasser, Eiswürfel

5 g Eiweiß
2 g Fett
165 g Kohlenhydrate

700 Kalorien
2923 Joule

Kiwis schälen, in Scheiben schneiden, mit Honig bzw. Diätsüße und Zitronensaft in einem Glas im Kühlschrank 1 Stunde ziehen lassen. Kiwischeiben und den Saft aus dem Glas in einen vorgekühlten Krug gießen. Mit Traubensaft und Mineralwasser auffüllen und mit Eiswürfeln servieren.

Erdbeer-Bowle

500 g Erdbeeren, 2 Teelöffel Honig, 4 Eßlöffel Glühfrucht (Reformhaus), 1 Flasche roter Johannisbeersaft (0,7 l), 2 Flaschen Selters (je 0,7 l), Zitronensaft oder Zitronenscheiben nach Geschmack

7 g Eiweiß
3 g Fett
123 g Kohlenhydrate

545 Kalorien
2277 Joule

Erdbeeren gründlich waschen, Stiel entfernen, große Früchte eventuell durchschneiden und in einen Bowlentopf oder eine ausreichend große Glasschüssel geben. Glühfrucht und Zucker unter die Erdbeeren rühren und diese einige Stunden ziehen lassen. Mit gut gekühltem Johannisbeersaft und Selters auffüllen und mit Zitrone abschmecken. Eine herrliche Sommererfrischung.

Erdbeer-Ananas-Bowle

500 g Erdbeeren, 500 g Ananas, ½ l Apfelsaft, 2 Zitronen, eventuell Honig, Mineralwasser oder Eiswürfel

7 g Eiweiß
4 g Fett
171 g Kohlenhydrate

740 Kalorien
3093 Joule

Obst, Saft und Zitronensaft vermischen, mit Honig abschmecken, ziehen lassen. Mit kühlem Mineralwasser oder einem Fruchteisblock servieren. Hierfür werden aus einer Gefrierschale die Einteilung herausgenommen und Ananasstücke und Erdbeeren hineingelegt. 2 Eßlöffel Wasser über die Früchte geben und einfrieren. Dann soviel Wasser darübergießen, daß die Früchte bedeckt sind, und wieder einfrieren. Den Block aus der Schale nehmen und mit den Früchten nach oben in die Bowle geben.

Ananas-Kiwi-Bowle „Summerdream"

(6 Personen)

1 Ananas, 6 Kiwis, Saft von 4 Zitronen, 6 cl Mangosirup, ¼ l ungesüßter Ananassaft, ¼ l Maracujanektar, 2 Flaschen eiskalter weißer Traubensaft (à 0,7 l), 2 Flaschen eiskaltes, kohlensäurehaltiges Mineralwasser (à 0,7 l)

3 g Eiweiß
1 g Fett
94 g Kohlenhydrate

393 Kalorien
1644 Joule

Die Ananas schälen und in Würfel schneiden. Die Kiwis schälen, vierteln und in Scheiben schneiden. Den Zitronensaft, den Mangosirup, den Ananassaft und den Maracujanektar gut verrühren und über die Früchte geben. Zudecken, kühl stellen und mehrere Stunden durchziehen lassen. Die Früchtemischung mit Saft in ein Bowlengefäß geben, den Traubensaft dazugeben und umrühren. Mit dem Mineralwasser auffüllen.

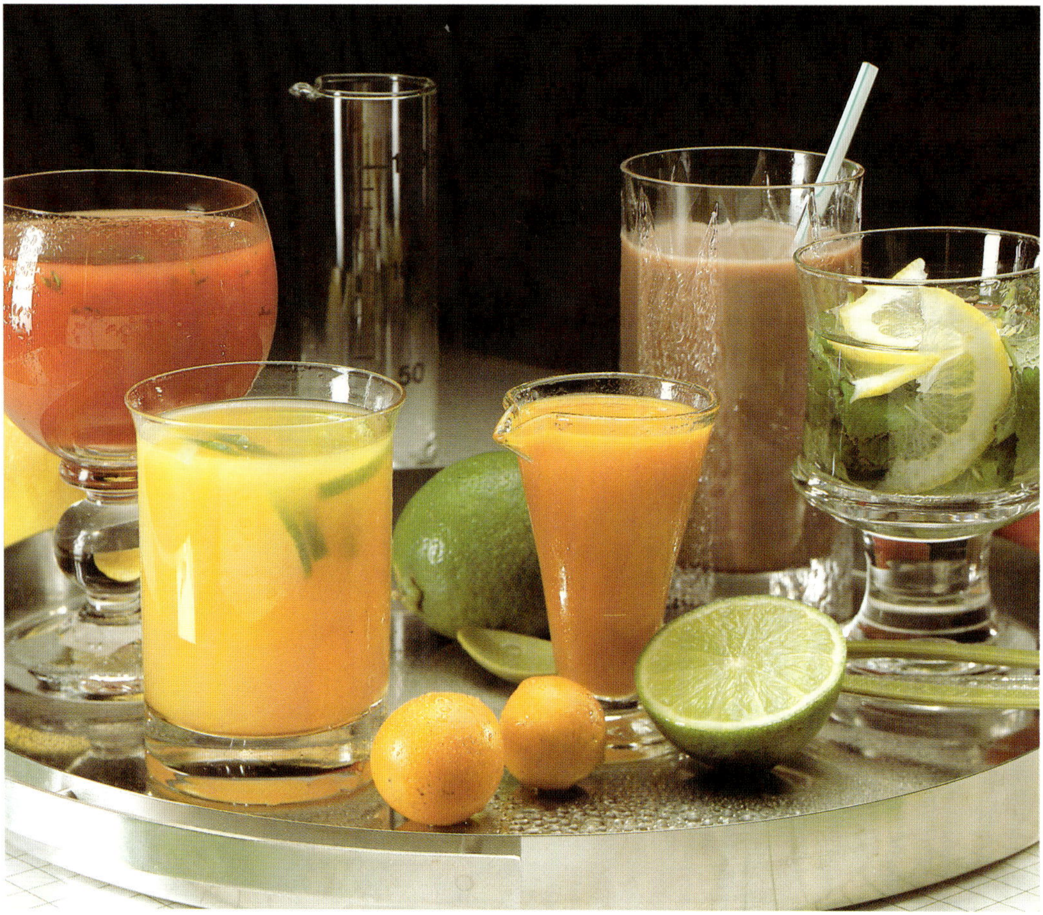

Exotik-Drink

0,7 l Maracujasaft, 3 Eßlöffel Mangovollfrucht, 2 Eßlöffel Birnensaftkonzentrat, Saft von 2–3 Zitronen, Eiswürfel, 0,7 l Mineralwasser, Scheiben von 1 Zitrone (ungespritzt)

7 g Eiweiß
2 g Fett
111 g Kohlenhydrate

491 Kalorien
2052 Joule

Maracujasaft mit Mangovollfrucht, Birnensaftkonzentrat und Zitronensaft mischen. Vor dem Ausgießen Eiswürfel und Mineralwasser zugeben, durchrühren, mit Zitronenscheiben garnieren.

Zitronen-Eis-Tee

1 Bund Melisse (einige Blätter zum Garnieren zurücklassen), 2 l Wasser, 3–4 Eßlöffel Honig, Saft von 4–5 Zitronen, Schale (spiralförmig geschnitten) von 2–3 Zitronen (ungespritzt), Eiswürfel

– Eiweiß
– Fett
69 g Kohlenhydrate

276 Kalorien
1154 Joule

Melisse mit kochendem Wasser überbrühen. Kalt stellen. Nach 1–2 Stunden mit Honig und Zitronensaft abschmecken, Eiswürfel zugeben, mit Zitronenschale und Melissenblättern garnieren.

Apfeltee

5 Eßlöffel getrocknete Apfelschalen, 1 l Wasser

Zur Herstellung des Dörrgutes wird von wohlschmeckenden Äpfeln die Schale in dünnen Spiralen abgeschält und im Backofen bei offener Tür oder auf dem Ofen gedörrt. Das überbrühte Dörrgut etwa 10–15 Minuten kochen und dann noch einmal die gleiche Zeit ziehen lassen. Den Tee abseihen und mit Honig und Zitronensaft abschmecken. Der Geschmack wird noch besser, wenn zu den Schalen noch einige getrocknete Apfelringe gegeben werden. Auch ungesüßt ist dieser Tee ein schmackhaftes Getränk.

Hagebuttenkerntee/Hagebuttenschalentee

3 Eßlöffel Hagebuttenkerne oder Hagebuttenschalen, 1½ l Wasser

Die Kerne oder Schalen über Nacht einweichen, am nächsten Tag so lange kochen, bis sich die Flüssigkeit rot färbt. Den Tee gesüßt oder ungesüßt reichen.

Bittertee

30 g Tausendgüldenkraut, 30 g Kardobenediktenkraut, 40 g Wermut

Einen halben Teelöffel dieser Mischung mit einer Tasse kochendem Wasser überbrühen, ziehen lassen und den abgeseihten Tee gesüßt oder ungesüßt etwa eine halbe Stunde vor dem Essen trinken. Er regt den Appetit an und steigert die Magensaft- und Magensäurebildung.

Kakao-Nuß-Tee

2–2½ l Wasser, 3–8 Eßlöffel Kakaoschalen-Tee, 2–3 Eßlöffel Haselnußmus, 1 Teelöffel Vanille, 2–3 Teelöffel Ahornsirup, 100 ml flüssige Sahne (30% F.), ½ Teelöffel Zimt

8 g Eiweiß
59 g Fett
30 g Kohlenhydrate

684 Kalorien
2858 Joule

Kakaoschalen-Tee mit kaltem Wasser ansetzen, aufkochen und etwa 10–15 Minuten ziehen lassen. Abgießen. Leicht abkühlen lassen, das Nußmus einrühren und etwa 1 Stunde in den Kühlschrank stellen. Dann alles mit Vanille, Ahornsirup und flüssiger Sahne abschmecken. Gut gekühlt servieren. Mit Zimt bestäuben.

Heimische Kräutertees

Brombeer-, Himbeer- und Erdbeerblätter bilden fast immer die Grundlage zahlreicher deutscher Tees. Sie werden untereinander in verschiedenen Mengenverhältnissen oder mit anderen Haustees gemischt. Hierzu einige Beispiele:

a) 40 Teile Erdbeerblätter, 40 Teile Brombeerblätter, 20 Teile Huflattichblätter. Der Aufguß wird trübe, der Geschmack ist auch ohne Süßmittel nicht herb.

b) 35 Teile Brombeerblätter, 35 Teile Himbeerblätter, 30 Teile Preiselbeerblätter. Der Aufguß ist trübe, der Geschmack ist ungesüßt ewas herb.

c) 25 Teile Himbeerblätter, 50 Teile Erdbeerblätter, 25 Teile Preiselbeerblätter. Der Aufguß ist kaum merkbar getrübt, der Geschmack ungesüßt nur wenig herb.

d) 50 Teile Himbeerblätter, 50 Teile Erdbeerblätter. Der Aufguß ist klar, der Geschmack auch ungesüßt nicht herb.

e) 40 Teile Himbeerblätter, 40 Teile Erdbeerblätter, 20 Teile Waldmeister. Der Aufguß ist klar, der Geschmack erinnert an schwarzen Tee.

f) Erdbeer-, Himbeer-, Brombeerblätter zu gleichen Teilen.

g) Erdbeer-, Brombeer-, Lindenblätter, Pfefferminzstengel, Waldmeister und Quecke zu ungefähr gleichen Teilen.

h) Je 25 Teile Brombeerblätter, schwarze Johannisbeerblätter, Lindenblätter und Quecken sowie einige Apfelschalen.

i) Brombeerblätter, Lindenblätter, schwarze Johannisbeerblätter und Hagebuttenschalen zu gleichen Teilen.

Von diesen Teemischungen rechnet man 2 gehäufte Eßlöffel auf 1 l Wasser. Man kann die Mischungen überbrühen und den Tee vor dem Filtrieren nach Geschmack 5–10 Minuten ziehen lassen. Diese Tees lassen sich in so vielen Kombinationen und Variationen herstellen, daß jeder nach einigen Versuchen eine ihm geschmacklich zusagende Mischung herausfindet.

Zur schnellen Zubereitung eignen sich auch die überall käuflichen Aufgußbeutel. Pro Tasse 1 Beutel nehmen, mit kochendem Wasser übergießen und 5–10 Minuten ziehen lassen.

Nachwort

Wir vermögen weder alle Krankheiten noch den Naturvorgang des Alterns zu verhindern. Auch wissen wir, daß dem menschlichen Leben eine Grenze gesetzt ist.

Durch Vollwertkost und eine sinnvolle diätetische Bekämpfung der sogenannten Risikofaktoren können wir zwar nicht das Leben verlängern, aber ein weitgehend beschwerdefreies und sinnvolles Leben bis ins höhere Alter ermöglichen. Dazu vermag eine entsprechende Heilkost mehr beizutragen, als es viele Medikamente vermögen.

Zahlreiche Menschen sind schon lange daran gewöhnt, Befindens- und leichtere Gesundheitsstörungen körperlicher oder seelischer Art, vor allem aber auch Krankheiten aller Schweregrade, mit Medikamenten vorwiegend chemischer Art zu behandeln. Fast alle diese auch Chemotherapeutika genannten Mittel wirken vorwiegend symptomatisch, das heißt, sie führen zur Unterdrückung oder auch zum Verschwinden der Krankheitserscheinungen. Zuweilen bewirken sie aber auch – meist sekundär – eine Heilung und damit das Erlöschen der Krankheit. In vielen Fällen müssen jedoch dabei sehr unerwünschte Nebenwirkungen in Form von Funktionsstörungen oder organischen Schädigungen, meist der Leber, Nerven oder Blutbildungsorgane, in Kauf genommen werden.

Dieses Buch zeigt einen Weg, der durch systematische Anwendung unserer Nahrungsmittel zu einer dauerhaften Heilung führen, zumindest aber entscheidend dazu beitragen kann.

Der Wissensstand über die Verbreitung ernährungsabhängiger Krankheiten hat in unserer Bevölkerung erheblich zugenommen. Es ist aber den meisten Menschen nicht genügend bewußt, daß unsere Nahrungsmittel, unbedacht eingesetzt, Krankheiten fördern oder sogar erzeugen, während bei sinnvoller Anwendung die Gesundheit geschützt und Krankheiten verhütet, häufig sogar dauerhaft geheilt werden.

Glücklicherweise wächst heute das Verständnis dafür, daß eine einfache, gesundheitsbewußte Lebens- und Ernährungsweise für den einzelnen und damit für die ganze Bevölkerung von unschätzbarem Wert ist.

Dieses Buch soll dazu anregen, die gesundheitsfördernde und die Gesundheit erhaltende Kraft unserer Nahrungsmittel zu erkennen und diese als Heilmittel einzusetzen.

Dr. med. E. Schneider

Rezeptverzeichnis

Bei mehreren gleichlautenden Rezepten sind die in den Speiseplänen verwendeten Rezepte mit einem * versehen.

Literaturverzeichnis

Anhohn, A. C., The relationship of a vegetarian diet to blood pressure, Prev. Med. 7, 1978

Armstrong, B./Clark, H./Martin, C./Ward, W./Norman, N./Maserei, J., Urinary sodium and blood pressure in vegetarians, Am. J. Clin. Nutr. 32, 1979

Armstrong, B./van Merwyk, A. J./Coates, H., Blood pressure in Seventh-Day-Adventist vegetarians, Am. J. Epidemiol. 105, 1977

Aschner, B., Trost und Hilfe für Rheumakranke, Ernst Reinhardt Verlag, München/Basel, 1957

Assmann, G./Schriewer, H., Zur Rolle des HDL-Cholesterins in der Präventivmedizin, Therapiewoche 8/33, 1983

Bajusz, E., Herz-Kreislauf-Erkrankungen und Ernährung, Bayerischer Landwirtschaftsverlag, München/Basel/Wien, 1967

Bernwardis, M., Praktische Hinweise zur Durchführung der kochsalzarmen Kost, Ernährungsumschau 10, 1984

Bertram, F., ABC für Zuckerkranke, Georg Thieme Verlag, Stuttgart, 1956

Bircher-Benner, M., Kranke Menschen in diätetischer Heilbehandlung, Wendepunkt-Verlag, Zürich, 1938

– Eine neue Ernährungslehre, Wendepunkt-Verlag, Zürich, 1940

– Die Verhütung des Unheilbaren, Wendepunkt-Verlag, Zürich, 1934

– Frischgemüse im Haushalt, Wendepunkt-Verlag, Zürich

– Ernährungskrankheiten, Wendepunkt-Verlag, Zürich, 1940

– Die Rheumakrankheiten, Wendepunkt-Verlag, Zürich, 1939

Bircher, R., Sturmfeste Gesundheit – 20 Jahre länger jung, Edition Wendepunkt, Bircher-Benner-Verlag, Bad Homburg

– Die Krankheitsschuld der Eiweißmast, Der Wendepunkt 1, 1977

Blümel, P. M./Jungmann, H., Untersuchungen über Blutveränderungen bei absoluter, befristeter Nahrungskarenz (Fasten) kombiniert mit Übungstherapie, Medizinische Welt 20, 1969

Böning, H./Frentzel-Beyme, R. (Deutsches Krebsforschungszentrum Heidelberg, Institut für Dokumentation, Information und Statistik), Schützt die Lebensweise von Vegetariern vor einigen Erkrankungen? Aktuelle Ernährungsmedizin 8, 1983

Bräuer, H., u. a., Einfluß sogenannter Diätfette mit hohem Anteil an Polyensäuren, Münchener Medizinische Wochenschrift 122, Supplementum 3, 1980

Brauchle, A., Die Geschichte der Naturheilkunde in Lebensbildern, Reclam Verlag, Stuttgart, 1951

Brodribb, A. J. M., Dietary fibre in the aetiology and treatment of gastrointestinal disease, in: Rottka, H., Pflanzenfasern – Ballaststoffe in der menschlichen Ernährung, Georg Thieme Verlag, Stuttgart, 1980

Brown, M. S./Goldstein J. L., Arteriosklerose und Cholesterin: Die Rolle der LDL-Rezeptoren, Spektrum der Wissenschaft 1, 1985

Buchinger, O., Heilfastenkur. Gesund werden, gesund bleiben, Bruno Wilkens Verlag, Hannover

– Über Ursache und Verhütung der Krebskrankheit, Verlag Leonhard Friedrich, Bad Pyrmont

Burkitt, D. P., Fibre – the neglected Factor in Food, Spectrum 112, 1973

Castrup, J./Fuchs, K., Zur Zellerneuerung bei entzündlichen Magenschleimhautveränderungen, Deutsche Medizinische Wochenschrift 99, 1974

Classen, M./Matzkies, F./Dobe-Tauchert, D./Demling, L., Nahrungsmittelunverträglichkeiten bei Colitis ulcerosa und Cholelithiasis, Innere Medizin 1/7, 1974

Deutsche Gesellschaft für Ernährung, Empfehlungen für die Nährstoffzufuhr, 4. erweiterte Überarbeitung, Umschau Verlag, Frankfurt, 1985

Diehlmann, W. (Hrsg.), Therapie der entzündlich-rheumatischen Krankheiten, Miamed Verlag, Ravensburg, 1983

Drangmeister, E., Untersuchungen über den Cholesterinspiegel, Dissertation, Universität Hamburg, 1965

Eberhagen, D./Seng, P. N., Lipide, Biochemie und Physiologie der Ernährung, Georg Thieme Verlag, Stuttgart, 1980

Eichholtz, F., Lehrbuch der Pharmakologie, Springer-Verlag, Berlin/Heidelberg, 1947

Elmadfa, I., u. a., Die große GU Nährwert-Tabelle, erweiterte Neuausgabe 1988/89, Gräfe und Unzer, München, 1987

Engelmann, B./Kohl, E., Selber backen mit Vollkorn, BLV Verlagsgesellschaft, München/Wien/Zürich, 1983
Ernährungsbericht 1984, hrsg. von der Deutschen Gesellschaft für Ernährung, Frankfurt a. M., 1984
Ferro-Luzzi, A., u. a., Veränderungen der mediterranen Diät, Einfluß auf die Blutfette, Diät-Therapie 5/2, 1985
Forell, M. M./Lehnert, P., Physiologie und Biochemie von Verdauung und Resorption in: Ernährungslehre und Diätetik, Georg Thieme Verlag, Stuttgart/New York, 1980
Fraser, E. G./Swannel, R. J., Diet and serum cholesterol in Seventh-Day-Adventists. A cross sectional study showing significant relationships, Journal of Chronical Diseases 34, 1981
Fritsch, W.-P./Scholten, T./Müller, J./Strohmeyer, G., Ulcus ventriculi, Internistische Welt 3, 1981
Gear, J. S. S., Dietary fibre and asymptomatic diverticular disease of the colon, J. Plant Foods 3, 1978
Gergely, S., Anorexia nervosa: Welche Rolle spielen die Mütter? Ärztliche Praxis 20/XXXVI, 1980
Gerson, M., Meine Diät, Verlag Ullstein, Berlin, 1930
– Eine Krebstherapie, Berichte über 50 geheilte Fälle, Hyperion-Verlag, Freiburg i. Br., 1961
Graffi, A./Bielka, H., Probleme der experimentellen Krebsforschung, Akademische Verlagsgesellschaft, Geest und Postig KG, Leipzig, 1959
Hartl, P., Ankylosierende Spondylitis, Werk-Verlag, Dr. Edmund Banaschewski, München-Gräfelfing, 1982
Heun, E., Die Rohsäftekur, Hippokrates Verlag, Stuttgart, 1951
– Heilung von Kreislaufstörungen, Bruno Wilkens Verlag, Hannover, 1953
Heupke, W., Heilung von Magenleiden durch schmackhafte Diät, Umschau Verlag, Frankfurt, 1952
Heupke, W./Weitzel, W., Deutsches Obst und Gemüse in der Ernährung und Heilkunde, Hippokrates Verlag, Stuttgart, 1950
Holtmeier, H.-J./Heilmeyer, L., Rezepttaschenbuch der Diätetik, Gustav Fischer Verlag, Stuttgart, 1967
Holtz, J./Schwemmle, K., Chronische Pankreatitis – Konsequenzen und praktisches Vorgehen, in: Der chronisch Kranke in der Gastroenterologie, Springer-Verlag, Berlin, 1974
Jenkins, R. R., Health implications of the vegetarian diet, J. Am. Coll. Health 24, 1975
Keller, A., Naturgemäße Heilung von Rheuma, Heinrich Schwab Verlag, Schopfheim, 1971
Kluthe, R./Quirin, H., Diätbuch für Nierenkranke, Georg Thieme Verlag, Stuttgart, 1978
Koelsch, K. A., Schluckstörung, Schluckschmerz, Sodbrennen, in: Klinische Gastroenterologie, Georg Thieme Verlag, Stuttgart, 1973
Koelz, H. R., Die Refluxkrankheit der Speiseröhre – konservative Therapie, in: Der chronisch Kranke in der Gastroenterologie, Springer-Verlag, Berlin/Heidelberg/New York/Tokio, 1984
Kollath, W., Die Ordnung unserer Nahrung, Verlag K. F. Haug, Heidelberg, 1983
– Der Vollwert der Nahrung und seine Bedeutung für Wachstum und Zellersatz, Wissenschaftliche Verlagsgesellschaft, Stuttgart, 1950
Krauss, H., Möglichkeiten und Grenzen des therapeutischen Fastens, Diaita 4, 1967
Kuo, P. T., Diätetische Maßnahmen bei Hyperlipoproteinämie und Arteriosklerose, Diät-Therapie 4, 1984
Liechti-v. Brasch, D./Kunz-Bircher, A./Bircher, R., Adernverkalkung und Bluthochdruck, Wendepunkt 12, 1956
Luban-Plozza, B./Pöldinger, W., Der Psychosomatische Kranke in der Praxis, Springer-Verlag, Berlin/Heidelberg/New York, 1980
Lynen, F./Hartmann, G. R., Zur Struktur und Wirkungsweise von Enzymen, Mannheimer Forum 76/77
Malten, H., Herzkrankheiten, Walter Hädecke Verlag, Stuttgart-Weil der Stadt, 1951
Margarine-Institut für gesunde Ernährung, Fett in der Ernährung, Lebensmittel- und Verlagsgesellschaft GmbH, Düsseldorf/Hamburg, 1980
Matern, S./Gerok, W., Litholyse – Indikation, Prophylaxe und Langzeitbetreuung, in: Der chronisch Kranke in der Gastroenterologie, Springer-Verlag, Berlin/Heidelberg/New York/Tokio, 1984
Mathies, H., Rheuma – ein Lehrbuch für Patienten, Gustav Fischer Verlag, Stuttgart, 1979
Mathies, H./Wagenhäuser, F. J./Siegmeth, W., Richtlinien zur Therapie rheumatischer Erkrankungen, Verlag Eular Publishers, Basel, 1980
Menden, E., Ideal, Normal oder Optimal – was ist tatsächlich das richtige Körpergewicht? Musik und Medizin 14, 1982
Meyer, A. E., Die Betonung liegt auf „mager", Monatskurse für ärztliche Fortbildung 35, 1985
Meyer-Warstadt, B., Ernährung, Magen-Darm-Funktion und deren Störungen im Alter, Medizin und Ernährung 1/8, 1967
Middelhoff, G., Fettstoffwechselstörungen – eine Standortbestimmung, Therapiewoche 6/33, 1983
Miehlke, K., Die chronische Polyarthritis und ihr heutiges therapeutisches Konzept, Sandoz AG, Nürnberg, 1974
Mommsen, H., Heilkunde auf neuen Wegen, Verlag K. F. Haug, Heidelberg, 1981
– Möglichkeiten und Grenzen des therapeutischen Fastens, Diaita 4, 1967

Nolfi, K., Meine Erfahrungen mit Rohkost, Medizinalpolitischer Verlag, Hilchenbach (Westf.), 1952
Pfeiffer, E., Diabetesheilung allein durch Fasten? Periskop 9/3, 1973
Phillips, R. L./Lemon, F.R./Beeson, W. L./Kuzma, J. W., Coronary heart disease mortality among Seventh-Day-Adventists with differing dietary habits: a preliminary report, Am. J. Clin. Nutr. 31, 1978
Rakow, A. D., Nulldiät auch in der Praxis, Medical Tribune 17, 1975
Rasenack, U. / Caspary, W. F., Akute und chronische Diarrhoen, Information des Arztes 19/10, 1982
Riecker, G., Klinische Kardiologie, Springer-Verlag, Berlin/Heidelberg/New York, 1975
Rottka, H., Vegetarische Ernährung – Pro und Contra, Ernährungsumschau, Sonderheft, 1983
Rottka, H./Thefeld, W., Gesundheit und vegetarische Lebensweise, Aktuelle Ernährungsmedizin 6/9, 1984
Ruys, J./Hickie, J. B., Serum cholesterol and triglyceride levels in Australian adolescent vegetarians, Br. Med. J., July 10, 1976
Sacks, F. M./Castelli, W. T./Douner, A./Kass, E. H. (Harvard University and Boston City Hospital, Boston and the Framingham Heart Study, Framingham, M. A., USA), Plasma lipids and lipoproteins in vegetarians and controls, Medizin 5/1, 1977; N. England J. Med. 292, 1975
Scala, F. J., Handbuch der Diätetik, Sensen-Verlag, Wien, 1968
Schenck, E. G./Meyer, H. E., Das Fasten, Hippokrates Verlag, Stuttgart, 1938
Schettler, G., Fettstoffwechselstörungen, Georg Thieme Verlag, Stuttgart, 1971
– Alterskrankheiten, Georg Thieme Verlag, Stuttgart, 1966
– Das Arterioskleroseproblem, Deutsches Ärzteblatt 11, 1977
– Der Mensch ist so gesund wie seine Gefäße, Piper Verlag, München, 1982
Schlayer, C. R./Prüfer, J., Lehrbuch der Krankenernährung, Verlag Urban & Schwarzenberg, München, 1951
Schlierf, G., Ernährung, Arteriosklerose und koronare Herzkrankheiten, Deutsches Ärzteblatt 41, 1984
Schmidt, S., Hilfe für Krebskranke durch biologische Kombinationsbehandlung, Helfer Verlag E. Schwabe, Bad Homburg
Schneider, J., Corned Beef statt Fasten, Medical Tribune 9/16, 1981
Schnitzer, J. G., Gesunde Zähne von der Kindheit bis ins Alter, Bircher-Benner-Verlag, Bad Homburg
– Biologische Heilbehandlung der Zuckerkrankheit, Bircher-Benner-Verlag, Bad Homburg, 1980
Schormüller, T., Lehrbuch der Lebensmittelchemie, 2. Auflage, Springer-Verlag, Berlin, 1974
Schuppien, W., Die Evers-Diät, Hippokrates Verlag, Stuttgart, 1955
Simmling-Annefeld, M., u. a., Kapillarwandverengungen bei der rheumatischen Arthritis, Zeitschrift für Rheumatologie 38, 1979
Sinclair, H. M., The human nutritional advantages of plant foods over animal foods, Qual. Plant. 29, 1979
Somogyi, J. C., Ernährung und Atherosklerose, S. Karger-Verlag, Basel/New York, 1969
Somogyi, J. C./Cremer, H. D., Beeinflussung des Stoffwechsels durch die Ernährung, S. Karger-Verlag, Basel/New York, 1969
Souci, S. W./Fachmann, W./Kraut, H., Die Zusammensetzung der Lebensmittel, Nährwert-Tabellen 1986/87, Wissenschaftliche Verlagsgesellschaft, Stuttgart, 1986
Strick, W., Erkrankungen des Herzens und des Kreislaufs und ihre Behandlung, Herder Verlag, Freiburg, 1974
Taylor, C. B./Allen, F. S./Mikkelson, B. E. S./Ho, K. J., Serum cholesterol levels for Seventh-Day-Adventists, Art. Wall 30, 1976
Trumpp, R., Safttage ganz einfach, Verlag Buch- und Kunstdruckerei Ph. Rauscher, München
Wabser, E./Stadelmann, O./Löffler, A./Miederer, S. E., Beeinflussung der basalen Magen- und Pankreassekretion des Menschen durch Zigarettenrauchen, Deutsche Medizinische Wochenschrift 99, 1974
Watkinson, G., Colitis ulcerosa, in: Klinische Gastroenterologie, Georg Thieme Verlag, Stuttgart, 1973
Welsch, A., Krankenernährung, Georg Thieme Verlag, Stuttgart, 1965
Wendt, L., Krankheiten verminderter Kapillarmembran-Permeabilität. Die essentielle Hypertonie des Überernährten, Verlag E. E. Koch, Frankfurt, 1974–1976
West, R./Hayes, O. B., Diet and serum cholesterol levels. A. Comparisons between vegetarians and non-vegetarians in a Seventh-Day-Adventists group, Am. J. Clin. Nutr. 21, 1968
Yamagata, S./Masuda, H., Magenkarzinom, in: Klinische Gastroenterologie, Georg Thieme Verlag, Stuttgart, 1973
Zabel, W., Sinn und Wesen einer Gesamtheitsmedizin, Ärzte-Verlag, Gießen, 1950
– Ganzheitsbehandlung der Geschwulsterkrankungen, Hippokrates Verlag, Stuttgart, 1953
– Die interne Krebstherapie und die Ernährung des Krebskranken, 2. Auflage, Bircher-Benner-Verlag, Bad Homburg/Zürich

Stichwortverzeichnis

Halbfett gedruckte Seitenzahlen bedeuten, daß dort die Hauptinformation über das Stichwort zu finden ist.
(f. = folgende Seite, ff. = folgende Seiten)

Bildnachweis

Farbbilder

Anthony-Verlag, Starnberg: 40, 53, 85, 368
J. Apel, Baden-Baden: 166 l.
H. Baensch, Hamburg: 19, 105, 148, 329, 363, 369
Bavaria-Verlag, Gauting: 167, 222/223, 286, 313
Fa. M. Bihler, Eigeltingen: 355, 367
Bildarchiv Thomae, Stuttgart: 249 (2), 289, 343 (2)
Bioghurt Gesellschaft, München: 255, 629
Blumebild, Celle: 41
Bundeszentrale für gesundheitliche Aufklärung, Köln: 247
CMA (Centrale Marketinggesellschaft der Deutschen Agrarwirtschaft), Bonn: 274, 565
CMB (Citrus Marketing Board of Israel), Hamburg: 92
Contactpress, Hamburg: 101, 145, 191, 455, 510/511, 529
DE-VAU-GE, Lüneburg: 30, 73
Fa. Fink, Herrenberg: 90, 124, 291
Fa. Göbber, Eystrup: 28
Falken-Verlag, Niedernhausen: 613
Food Archiv Studio Eising, München: 406
FRÜCO (Früchtehandels-Compagnie), Hamburg: 219 (2)
Informationsstelle Oblaten-Lebkuchen (ARGE), München: 610
E. Kempfe, Hamburg: 133
D. Klees-Jorde, Hainburg: 81
F. Köhnen, Sprockhövel: 20, 111, 567, 592, 624
Komplett-Büro, München: 87, 137, 317, 386, 419, 429, 456/457, 483, 492, 499, 500, 504, 523, 535/536, 544/545, 548, 560, 572, 575, 588, 590
Kontar, Offenbach: 44/45, 158, 185, 382
Langnese-Iglo, Hamburg: 380 l.
Lünebest, Lüneburg: 95, 507
Mainbild/Schindler, Frankfurt: 200
Margarine-Institut für gesunde Ernährung, Hamburg: 259, 261, 263, 432/433
H. J. Matussek, Buggingen: 215
Mauritius Bildagentur, Mittenwald: 59, 106, 166 r., 173, 208/209, 380 r.
Molkerei Alois Müller, Aretsried: 47, 77, 405, 408, 411, 412, 415, 417, 491, 496, 626, 633
natreen Informationsdienst, Ambach: 34, 68, 103, 207, 331, 447, 461, 463, 489, 579, 581, 583, 585, 596, 600, 604, 607, 632, 636
Fa. Nestlé, Frankfurt: 103
neuform Kurier, Bad Homburg: 232/233, 302/303, 442/443, 618/619
Pharmathek, Seeheim-Jugenheim: 161
Photo-Center, Braunschweig: 225, 486
O. Poss, Siegsdorf: 99, 153, 162
„Rauchsignale", Darmstadt: 154, 163 (2)
Dr. Ritter, Köln: 197
Scholz' Photo-Atelier, Hamburg: 109, 347, 467, 468, 526
F. Schreiber, Salzburg: 594
Silvestris Fotoservice, Kastl: 25, 65, 71, 74, 96, 98, 102, 131, 150/151, 176/177, 205, 257, 265
sionon Informationsdienst: 66, 165, 217, 495, 631
W. Stuhler, Hergensweiler: 91
Techniker-Krankenkasse, Hamburg: 22/23, 36/37, 187 (aus Broschüre „Die Zähne"), 188, 236, 373 (aus Broschüre „Allergien")
Terveys, Tampere/Finnland: 168/169, 194/195, 287, 349
Chr. Teubner, Füssen: 33, 43, 141, 243, 423, 427, 445, 450, 513, 514, 521, 524, 530, 542, 568/569, 598
A. Tölle, Rötenbach: 341
Verlagsarchiv: 93
E. Vetter, Meerbusch: 159 (2)
A. Wesselow, Hamburg: 50, 183
Wick Pharma, Groß-Gerau: 55
S. Wiedenmann, München: 229, 376/377, 478/479
G. Wolff, Bad Vilbel: 89
K. Zimmermann, Burg/Mosel: 218
Zyma-Blaes AG, München: 241 (2)

Schwarzweißbilder

Anthony-Verlag, Starnberg: 21
Ärzte-Zeitung, Frankfurt: 308
H. Baensch, Hamburg: 148, 237, 351
Bavaria-Verlag, Gauting: 26/27
Beiersdorf AG, Hamburg: 186 (2)
Center Press, Frankfurt: 295
Komplett-Büro, München: 449
KZV-Nordrhein, Dortmund: 192
Chr. Petri, Regensburg: 339
W. Piatscheck, Hamburg: 72
O. Poss, Siegsdorf: 42, 69, 149, 239
Mainbild, Frankfurt: 231
P. Svibek, Wien: 226
E. Vetter, Meerbusch: 38
Verlag Wort und Bild, Baierbrunn: 202
Verlagsarchiv: 70, 175, 309, 385
Vorsorge-Initiative, Frankfurt: 49
WHO, Genf: 348

Wir danken dem neuform Kurier, der Techniker-Krankenkasse und der Pharmathek Verlags-GmbH für die freundliche Überlassung zahlreicher Zeichnungen und Dias.

Außerdem danken wir Herrn Dieter Fels und der FRÜCO Früchtehandels-Compagnie Hegewisch & Co., Hamburg, für das zur Verfügung gestellte Bildmaterial.

GROSSE KAL

Milch und Milchprodukte

In 100 Gramm	kcal	kJ
Kuhmilch		
Kuhmilch, frisch 3,5 % Fett	64	268
Magermilch	34	143
Molke	23	97
Milchpulver aus entrahmter Milch 1 % Fett i. Tr.	358	1496
Milchpulver aus Vollmilch 26,5 % Fett i. Tr.	485	2027
Molkenpulver	338	1413
Andere Milcharten		
Muttermilch	67	280
Eselsmilch	43	180
Schafsmilch	97	405
Stutenmilch	47	197
Ziegenmilch	69	289
Milchprodukte		
Buttermilch	41	172
Sauermilch (Dickmilch)	63	264
Sauermilch (Dickmilch), entrahmt	32	134
Joghurt aus Vollmilch	68	286
Joghurt aus Magermilch	32	134
Kondensmilch 10 % Fett i. Tr.	176	736
Butter	754	3152
Sahne 10 % Fett (Kaffeesahne)	123	514
Sahne 30 % Fett (Schlagsahne)	309	1292
Saure Sahne	117	488
Speisequark, Magerstufe	81	339
Speisequark 20 % Fett	118	493
Speisequark 40 % Fett	160	669
Früchtequark i. Durchschnitt	147	614
Hüttenkäse	155	649
Butterkäse 50 % Fett i. Tr.	361	1510
Camembert 50 % Fett i. Tr.	328	1372
Doppelrahmfrischkäse 60 % Fett i. Tr.	355	1486
Edamer 40 % Fett i. Tr.	341	1427
Gorgonzola 45 % Fett i. Tr.	374	1565
Gouda 45 % Fett i. Tr.	400	1674
Parmesankäse 45 % Fett i. Tr.	410	1715
Raclettekäse 50 % Fett i. Tr.	402	1682
Schafskäse 50 % Fett i. Tr.	370	1548

Hefe

In 100 Gramm	kcal	kJ
Bierhefe, getrocknet	355	1491
Bäckerhefe	96	403
Torulahefe	351	1474

Pilze

In 100 Gramm	kcal	kJ
Champignons, frisch	15	62
Pfifferlinge, frisch	23	96
Steinpilze, frisch	34	142

Eier

	kcal	kJ
1 Hühnerei ca. 60 g	100	418
1 Eiklar ca. 33 g	16	67
1 Eidotter ca. 17 g	60	252

Öle und Fette

In 100 Gramm	kcal	kJ
Erdnußöl	895	3746
Kokosöl	894	3741
Leinöl	896	3747
Maiskeimöl	899	3762
Mohnöl	925	3872
Olivenöl	897	3754
Palmöl	898	3758
Safloröl (Distelöl)	899	3762
Sesamöl	896	3747
Sojaöl	899	3762
Sonnenblumenöl	898	3758
Walnußöl	896	3747

Soja und Sojaprodukte

In 100 Gramm	kcal	kJ
Sojabohnen	418	1747
Sojamehl, vollfett	440	1848
Sojamehl, fettarm	335	1402

RIENTABELLE

In 100 Gramm	kcal	kJ
Gemüsefrüchte		
Artischocken	59	247
Auberginen	25	105
Erbsen, grüne	79	331
Gemüsebohne (Schnittbohne)	35	146
Gurken	13	54
Kürbis	27	113
Linsen	331	1390
Paprika	24	100
Sojabohne	418	1756
Tomaten	21	88
Wassermelone	24	100
Wurzel- und Knollengemüse		
Kartoffeln	72	301
Meerrettich	75	314
Möhren	41	172
Rettich	19	80
Schwarzwurzel	74	309
Sellerie (Knollen)	40	167
Topinambur (Erdartischocke)	77	322
Zwiebel	40	167
Grüne Salate		
Chicorée	16	67
Endivien	19	80
Feldsalat (Rapunzel)	21	88
Gartenkresse	46	192
Kopfsalat	17	71
Wildgemüse – Wildsalate		
Brennessel (Saft)	12	50
Brunnenkresse	21	87
Löwenzahn	45	187
Sauerampfer	23	87

Gewürzpflanzen

In 100 Gramm	kcal	kJ
Dill	40	166
Knoblauch	135	566
Petersilie (Blatt)	60	253
Schnittlauch	38	161
Schwarzer Senf	102	425

Vollgetreidearten

In 100 Gramm	kcal	kJ
Buchweizen	360	1505
Dinkel, Grünkern	357	1492
Gerste	358	1497
Hafer	383	1601
Hirse	371	1552
Mais	393	1643
Roggen	308	1287
Weizenvollkorn	362	1513

Brote und Getreideprodukte

In 100 Gramm	kcal	kJ
Grahambrot	227	949
Knäckebrot	318	1327
1 Scheibe Knäckebrot (10g)	32	133
Mischbrot (Graubrot)	225	940
Pumpernickel	201	840
Roggenvollkornbrot	206	864
Vollkornbrötchen	240	1003
Weizenvollkornbrot	208	870
Aus dem Reformhaus		
Acht-Früchte-Müsli (Bösen)	410	1471
Bio-Müsli (Bösen)	413	1726
Bircher-Müsli (Bösen)	387	1618
Corn-flakes	336	1404
Gerstenknusperflocken	374	1589
Müsli-Riegel Haselnuß-Vollkorn	488	2068
Müsli-Riegel Nuß-Mandel	468	1984
Nuß-Mandel-Knusper Frühstück	495	2069
Reisknusperflocken	374	1563
Sesam-Knusper-Frühstück	507	2119
Vollkorn-Früchte-Müsli	392	1639
Vollkorn-Knusper-Frühstück	462	1931
Weizenknusperflocken	386	1613
Wildfrucht-Knusper-Frühstück	447	1868

Forsetzung hinten